Handbuch der experimentellen Pharmakologie

Handbook of Experimental Pharmacology

Heffter-Heubner New Series

Band XXVII

Anticoagulantien

Bearbeitet von

E. Deutsch · K.-O. Haustein · J. E. Jorpes
H. Landmann · E. F. Mammen · F. Markwardt

Herausgeber

F. Markwardt

Mit 75 Abbildungen

Springer-Verlag Berlin · Heidelberg · New York 1971

ISBN 3-540-05133-3 Springer-Verlag Berlin Heidelberg New York
ISBN 0-387-05133-3 Springer-Verlag New York Heidelberg Berlin

Universitätsdruckerei H. Stürtz AG, Würzburg

Vorwort

Die Gerinnung des Blutes ist ein erstaunliches Naturphänomen, das sich wenige Minuten nach Austritt des Blutes aus den Gefäßen zeigt. So nützlich sich diese Eigenschaft bei Verletzungen des Körpers erweist, indem durch die Bildung eines verschließenden Pfropfens das Weiterbluten verhindert wird, so verhängnisvoll kann sie aber auch sein, wenn die Gerinnung im Blutgefäß selbst eintritt und zur Thrombose des entsprechenden Gefäßabschnittes führt. Den thromboembolischen Erkrankungen kommt eine besondere Bedeutung als Morbiditäts- und Mortalitätsursache zu, so daß die therapeutische Beeinflussung der Thrombosevorgänge ein wesentliches Problem der Medizin ist, das infolge der steigenden Zahl operativer Eingriffe am Gefäßsystem und am Herzen weitere Aktualität gewinnt. Es besteht daher schon immer der Wunsch nach einer medikamentösen Beeinflussung des Gerinnungsvorganges. Bekanntlich ist dieses Problem lange Zeit in fruchtlosen Theorien und erfolglosen Versuchen steckengeblieben. Noch im Jahre 1935 erklärte P. Morawitz, dem wir die Aufstellung des sog. klassischen Blutgerinnungsschemas verdanken: „Bekennen wir es nur, wir sind fast so hilflos wie vor 50 Jahren. So gibt es zwar unzählige Vorschläge, aber kein zuverlässiges anerkanntes Verfahren zur Verhütung und Behandlung des Thromboseleidens. Theoretisch könnte es zunächst zweckmäßig erscheinen, bei Thrombosegefahr z.B. nach Operationen, das Blut schwerer gerinnbar zu machen. Es ist aber bisher nicht gelungen, ein Mittel zu finden, das auf dem Wege der Erschwerung der Gerinnung der Thrombose entgegen wirkt und sich dabei auch für die Praxis eignet.“ Dieses hat sich grundlegend gewandelt. Die moderne Entwicklung auf dem Gebiet der Biochemie und Pharmakologie der Hämostase- und Thrombosevorgänge hat Möglichkeiten zur Prophylaxe und Therapie thromboembolischer Erkrankungen eröffnet und insbesondere zur Entwicklung von Stoffen geführt, welche eine chemische Regulation der Blutgerinnungsvorgänge im Organismus bewirken können. Der vorliegende Handbuchband bemüht sich um die Darstellung des gegenwärtigen Standes der Entwicklung dieser unter dem Begriff der Anticoagulantien zusammengefaßten Arzneistoffgruppe, die eine Stufe erreicht hat, welche eine handbuchmäßige Beschreibung erforderlich macht.

Die Anwendung der Anticoagulantien, d.h. die medikamentöse Beeinflussung des Gerinnungsvorganges im Sinne einer Herabsetzung der Coagulantionstendenz des Blutes wie auch die Untersuchung ihres Wirkungsmechanismus erfordert die Kenntnis der modernen Vorstellungen über den physiologischen Ablauf der Blutgerinnung. Aus diesem Grunde beschäftigt sich das einleitende Kapitel (Mammen: Physiologie und Biochemie der Blutgerinnung) mit dem heutigen Stand des Wissens über diese Vorgänge.

In dem Maße, wie sich die Kenntnisse über die Blutgerinnung vermehrten, vertieften sich auch die Einblicke in den Wirkungsmechanismus der Anticoagulantien. Ihre Wirkung beruht auf einem Eingriff in eine Reaktionskette, welche durch spezifische proteolytische Fermente ausgelöst und unterhalten wird. Ein solcher Effekt kann im Organismus prinzipiell auf zwei verschiedenen Wegen erreicht werden, einmal durch eine Hemmung der Synthese von Gerinnungsfaktoren, die für den Ablauf der Reaktionskette erforderlich sind (Syntheseblocker). Das bekannteste Beispiel hierfür ist die Blockierung der Synthese des

Prothrombins und einiger seiner Umwandlungsfaktoren (Faktor VII, IX und X) in der Leber durch Dikumarolderivate. Dementsprechend wurde diese Verbindungsklasse, die auch als indirekte Anticoagulantien bezeichnet wird, geschlossen abgehandelt (HAUSTEIN/MARKWARDT: 4-Hydroxy-cumarine und 1,3-Indandione). Der andere Weg besteht darin, daß man versucht, die Wirkung von Gerinnungsfaktoren direkt zu hemmen (Wirkungsblocker), wie dies bei Anwendung des körpereigenen Anticoagulans Heparin geschieht, dessen Chemie und Wirkung vom Altmeister der Heparinforschung beschrieben wurde (JORPES: Heparin). Zur Gruppe der Wirkungsblocker gehören weiterhin körpereigene Inhibitoren, wie das Antithrombin des Blutes, und Naturstoffe, wie Hirudin, sowie neuere Inhibitoren proteolytischer Fermente, welche auch eine Hemmung der Gerinnungsfermente bewirken können. Da auf diesem Gebiet neue Erkenntnisse und weitere Entwicklungen für die Anticoagulantientherapie erwartet werden können, wurde auch diese Gruppe von Substanzen in einem geschlossenen Kapitel dargestellt (MARKWARDT/LANDMANN: Proteinartige blutgerinnungshemmende Wirkstoffe).

Pharmakologie und Klinik haben sich bei der Analyse der Anticoagulantienwirkung in den vergangenen Jahren sehr erfolgreich ergänzt. Klinische Erfahrungen haben insbesondere bei dieser Arzneistoffklasse Kenntnisse über den Wirkungsmechanismus geliefert. Aus diesem Grunde wird sich das abschließende Kapitel (DEUTSCH: Klinische Anwendung der Anticoagulantien) mit dem heutigen Stand der Anticoagulantientherapie und mit den Methoden zum Nachweis und zur Kontrolle der Anticoagulantienwirkung beschäftigen, die auch für die Beurteilung und Prüfung derartiger Präparate von Bedeutung sind. Schließlich soll diese Darstellung auch dem experimentell arbeitenden und dem klinischen Pharmakologen das Verständnis für die therapeutischen Probleme erleichtern.

Die während der letzten Jahre erreichten grundlegenden Fortschritte in der Thromboembolie-Bekämpfung sind durch vorsorgliche oder therapeutische Anwendung der Anticoagulantien erzielt worden, die somit zu einer klinisch-therapeutisch essentiellen Gruppe von Medikamenten geworden sind. Die Anticoagulantien stellen darüber hinaus ein ideales Beispiel für die Darstellung von modernen pharmakologischen Prinzipien dar. Da es sich bei ihrer Anwendung um die chemische Regulation eines biochemischen Systems von vitaler Bedeutung handelt, ist es erst nach Einführung biochemischer Denk- und Arbeitsweise gelungen, zu einer Klärung des Wirkungsmechanismus zu kommen, der heute bis auf Molekülebene verfolgt werden kann. Weiterhin ist insbesondere deutlich, daß eine erfolgversprechende und risikoarme therapeutische Verwendung nur auf der Grundlage genauer Kenntnis des pharmakokinetischen Verhaltens gewährleistet ist. Dem Studium pharmakokinetischer Fragen wurde daher schon bald Beachtung geschenkt, zumal das Blut für Anticoagulantien nicht nur Transportorgan, sondern auch Wirkungsort ist. Schließlich soll nicht unerwähnt bleiben, daß die Anticoagulantien neben ihrem Gebrauch als Arzneimittel mit Erfolg zur Erforschung der Physiologie und Pathologie von Blutgerinnungsvorgängen gedient haben und zur Diagnostik von Hämostasestörungen verwendet werden.

Erfurt, den 4. September 1970

FRITZ MARKWARDT

Inhalt

Mitarbeiterverzeichnis

DEUTSCH, Professor Dr. E., Vorstand der I. Medizinischen Universitätsklinik, Spitalgasse 23, A-1090 Wien

HAUSTEIN, Dozent Dr. K.-O., Institut für Pharmakologie und Toxikologie der Med. Akademie, Nordhäuser Str. 74, DDR-50 Erfurt

JORPES, Professor Dr. J. ERIK, Karolinska Institutet, Kemiska Institutionen II, Stockholm 60/Schweden

LANDMANN, Dr. H., Institut für Pharmakologie und Toxikologie der Med. Akademie, Nordhäuser Str. 74, DDR-50 Erfurt

MAMMEN, M. D., Professor EBERHARD F., Department of Physiology and Pharmacology, Department of Pathology, Wayne State University, School of Medicine, 1400 Chrysler Freeway, Detroit, MI 48236/USA

MARKWARDT, Professor Dr. Dr. Fritz, Direktor des Instituts für Pharmakologie und Toxikologie der Med. Akademie, Nordhäuser Str. 74, DDR-50 Erfurt

Physiologie und Biochemie der Blutgerinnung

EBERHARD F. MAMMEN

Mit 5 Abbildungen

I. Einleitung

Der physiologische Ablauf der Hämostase ist ein komplexer Vorgang, der durch Adhäsion und Aggregation von Plättchen an der verletzten Intima eingeleitet wird. Blutgefäße, die einen Durchmesser von 50 μ nicht überschreiten, können durch ein sich bildendes Plättchenaggregat zunächst einmal völlig verschlossen werden. Da zu diesem Zeitpunkt in dem Plättchenpfropf noch kein Fibrin nachgewiesen werden kann, muß dieser Vorgang ohne die Beteiligung des Gerinnungssystems ablaufen. Erst nachdem die Plättchen morphologischen Veränderungen unterworfen werden, kommt es zur Fibrinbildung. Diese als viscöse Metamorphose bezeichnete Plättchenstrukturänderung bewirkt die Freisetzung von Phospholipoiden, die für die Prothrombinaktivierung von unbedingter Notwendigkeit sind. Die Bildung eines Plättchenpfropfes geht also der Fibrinbildung voraus. Der anfänglich gebildete Plättchenpfropf wird dabei durch Fibrin ersetzt, so daß das Fibringerinnsel (Thrombus) einen dauerhafteren und, von hämodynamischen Gesichtspunkten aus gesehen, festeren und somit sicheren Gefäßverschluß darstellt. In diesem Zusammenhang ist es von Interesse, daß in niederen Lebewesen, die kein Gerinnungssystem besitzen, der Gefäßverschluß allein durch Zelladhäsion und Zellaggregation bewirkt wird. Somit muß, phylogenetisch gesehen, das Gerinnungssystem jüngeren Datums sein, um der komplexeren Gefäßstruktur und den höheren hydrostatischen Drucken im Gefäßsystem gerecht zu werden.

Das Fibringerinnsel wird letztlich durch eine Aktivierung des fibrinolytischen Systems langsam aufgelöst, so daß Bindegewebe den endgültigen Gefäßverschluß bewirken kann.

In dem nachfolgenden Beitrag wird lediglich die Physiologie und Biochemie der Gerinnung besprochen werden, die nur einen Teilmechanismus des gesamten hämostatischen Ablaufs darstellt.

Das erste Blutgerinnungsschema wurde um die Jahrhundertwende von MORAWITZ (1904) beschrieben und bestand aus 4 Komponenten: Fibrinogen, Prothrombin, Gewebethrombokinase und Calciumionen. Diese 4 Gerinnungskomponenten sind später als Faktoren I, II, III und IV bezeichnet worden. Durch die Freisetzung von Gewebethrombokinase sollte Prothrombin in Thrombin umgewandelt werden, das seinerseits Fibrinogen in Fibrin verwandeln sollte. Durch dieses Schema wurde zunächst der Eindruck erweckt, daß die Blutgerinnung nur durch Gewebsextrakte eingeleitet würde. Jedoch schon LISTER (1863), FREUND (1888) und BORDET und GENGOU (1901) hatten darauf hingewiesen, daß das Blut auch in Abwesenheit von Gewebsbestandteilen gerinnen würde. LISTER (1863) hatte angedeutet, daß der Kontakt des Blutes mit Glasoberflächen von entscheidender Bedeutung sei. FREUND (1888) und BORDET und GENGOU (1901) machten dann die Beobachtung, daß das Blut in paraffinisierten Gefäßen nicht so schnell gerinnt wie in Glasgefäßen. Jedoch erst nach den Untersuchungen von Brinkhous (1939) wurde eine klare Unterscheidung zwischen Blutgerinnung in Anwesenheit und in Abwesenheit von Gewebethrombokinasen getroffen.

Das klinische Interesse an Patienten mit Hämophilie führte schließlich zur Erkenntnis, daß neben den von Morawitz postulierten 4 Gerinnungsfaktoren noch weitere Blutbestandteile an dem Gerinnungsablauf beteiligt sind. Die ersten Hinweise hierfür ergaben sich aus den Untersuchungen von Addis (1911). Addis hatte eine Plasmafraktion hergestellt, die den Gerinnungsdefekt im Hämophilieplasma in vitro normalisierte. Addis glaubte jedoch, daß diese Plasmafraktion Prothrombin enthielte und vertrat die Ansicht, daß die Hämophilie durch ein funktionell abnormes Prothrombin bedingt sei. Diese Annahme wurde von Howell (1914) abgelehnt. Howell war der Auffassung, daß die Hämophilie durch einen Plättchendefekt verursacht sei. Erst durch die Arbeiten von Feissly und Fried (1924), Govaertz und Gratia (1931) und später Quick und Stefanini (1948) wurde offenbar, daß eine Plättchenabnormalität nicht in ursächlichem Zusammenhang mit dem Gerinnungsdefekt der Hämophilie stand. Die Untersuchungen von Patek und Stetson (1936) zeigten schließlich, daß die Gerinnungsstörung im hämophilen Plasma in vitro durch eine Plasmafraktion normalisiert werden konnte, die kein Prothrombin enthielt. Somit mußte zumindest noch ein weiteres Plasmaprotein an dem Gerinnungsablauf teilnehmen. Dieses Protein wurde später antihämophiles Globulin genannt und wird heute vielfach als Faktor VIII bezeichnet.

Hinweise für das Vorhandensein weiterer Gerinnungsfaktoren wurden erst etwa 10 Jahre später bekannt, als Owren (1947a, b) einen Patienten fand, dessen Gerinnungsstörung sich von der typischen Hämophilie unterschied. Während die Zugabe von Gewebethrombokinasen zum Hämophilieplasma eine normale Gerinnung ergab, wie Brinkhous (1939) nachgewiesen hatte, wurde die Gerinnungsstörung dieses Patienten nicht durch Gewebeextrakte korrigiert. Owren (1947a, b) bezeichnete diesen neuen Gerinnungsdefekt „Parahämophilie“ und vertrat die Ansicht, daß dem Patienten ein Gerinnungsfaktor fehle, den er „Proaccelerin“ nannte. Dieser Faktor schien im Normalplasma vorhanden zu sein, da dieses den Gerinnungsdefekt des Patienten vollständig normalisierte. Erst später wurde es offensichtlich, daß dieser Faktor mit einer von Seegers et al. (1938a) beschriebenen Plasmafraktion identisch war, die Ware et al. (1947a) als „accelerator globulin“ oder „Ac-globulin“ bezeichneten. Quick (1943) gab dem Faktor die Bezeichnung „labile factor“. Der Faktor ist heute als Faktor V bekannt. Aus den Untersuchungen wurde geschlossen, daß Faktor V an der Aktivierung des Prothrombins beteiligt war.

In den nachfolgenden Jahren wurden eine Anzahl von weiteren Gerinnungsstörungen beschrieben, die sich von allen bisher bekannten unterschieden. Alle Gerinnungsstörungen wurden als *Mangel* des einen oder anderen Faktors angesehen. Da Normalplasma den Defekt stets zu korrigieren in der Lage war, wurden die Faktoren als neue, für die Prothrombinaktivierung notwendige, selbständige Plasmaproteine beschrieben. In vielen Fällen wurde der Name des Patienten benutzt, um den Gerinnungsfaktor zu identifizieren. Auf diese Weise wurden Faktor VII (Serum Prothrombin Conversion Accelerator — SPCA, Prokonvertin, stable factor), Faktor IX (Plasma Thromboplastin Component — PTC, Christmas-Faktor, antihemophilic factor B), Faktor X (Stuart-Prower-Faktor), Faktor XI (Plasma Thromboplastin Antecedent — PTA) und Faktor XII (Hageman-Faktor) bekannt. Dabei ist bislang unklar, ob es sich tatsächlich um einen Mangel dieser Faktoren handelt. Es besteht durchaus die Möglichkeit, daß es sich auch um biochemisch fehlgebildete Proteine oder Hemmkörper handeln kann. Es sei darauf hingewiesen, daß normale Mengen von Faktor VIII aus Hämophilieplasmen isoliert worden sind (MAMMEN, 1963a) und daß in den letzten Jahren eine Anzahl von Patienten mit abnormen Fibrinogenmolekülen (Dysfibrinogenämien) bekannt geworden sind. In einer Familie wurde der Defekt im Fibrinogenmolekül auf den Austausch einer Aminosäure in der α-(A-)Kette zurückgeführt (M. BLOMBÄCK et al., 1968; MAMMEN et al., 1969). Es ist durchaus denkbar, daß ähnliche Defekte auch bei anderen Gerinnungsfaktoren nachgewiesen werden können. Auch die Ansicht, daß es sich bei den einzelnen Gerinnungsfaktoren um selbständige Plasmaproteine handelt, ist keinesfalls bewiesen. Es wird aus den späteren Ausführungen klar werden, daß einige Faktoren sehr ähnliche Eigenschaften haben. Erst wenn die einzelnen Faktoren isoliert und genügend charakterisiert worden sind, wird man diese Frage mit Sicherheit beantworten können.

Auch viele unserer Vorstellungen über den physiologischen Gerinnungsablauf sind zur Zeit spekulativ und sollten nur als Hypothesen angesehen werden. KLINE (1965) hat das Problem folgendermaßen beschrieben: "Since his (the investigator's) hypotheses are not on firm ground, constant revision is the price the imaginative scientist must pay in exchange for exhilerating leaps into the partially known." Dieses Zitat findet sein Echo in der Vielzahl von Gerinnungsschemen, die in den letzten 20 Jahren beschrieben worden sind. Im Rahmen dieses Beitrages wird es nicht möglich sein, alle bislang aufgestellten Hypothesen einzeln zu beschreiben. Im wesentlichen werden nur *zwei* Vorstellungen diskutiert werden, die in den letzten Jahren in der Literatur als mögliche Erklärungen für den physiologischen Gerinnungsablauf vertreten worden sind.

Die erste Theorie ist die Kaskaden- oder Wasserfalltheorie, die 1964 unabhängig voneinander von DAVIE und RATNOFF (1964) und von MACFARLANE (1964a) beschrieben wurde. Diese Vorstellung ist in den nachfolgenden Jahren von MACFARLANE (1965, 1966) und DAVIE und RATNOFF (1965) weiter ausgebaut worden. Diese Hypothese geht von der Voraussetzung aus, daß alle Gerinnungsfaktoren unabhängige Plasmaproteine sind, die zunächst im Plasma als Proenzyme vorliegen. Während der Gerinnung wird jedes Proenzym von einem vorhergebildeten Enzym aktiviert, das seinerseits wiederum von einem Enzym aktiviert worden war. Die Sequenz endet mit der Bildung von Thrombin aus Prothrombin.

Das zweite hier zu diskutierende Konzept ist die Vorstellung von SEEGERS, die in einer Anzahl von Übersichtsartikeln und Büchern dargestellt worden ist (SEEGERS, 1962a, 1964, 1965, 1967, 1968, 1969; SEEGERS et al., 1967a; MAMMEN, 1968). SEEGERS Vorstellung basiert auf Untersuchungen an gereinigten Gerinnungsfaktoren, ihrer biochemischen Charakterisierung und auf kinetischen Studien an diesen gereinigten Substanzen. SEEGERS vertritt die Ansicht, daß nicht nur Thrombin aus dem Prothrombin entstehen kann, sondern daß, abhängig von den Bedingungen, auch Derivate aus dem Prothrombin entstehen können, die autokatalytisch in die weitere Prothrombinumwandlung eingreifen können. Diese Derivate sind als „Autoprothrombine" bezeichnet worden. Sie sind in vieler Hinsicht mit den Faktoren der Kaskadentheorie identisch.

Auf den ersten Blick erwecken beide Vorstellungen den Eindruck, daß sie kaum etwas gemein haben. Dies würde bedeuten, daß zwei verschiedene Wege zum Endpunkt der Gerinnung führen können. Offensichtlich ist das nicht der Fall. Da angenommen werden muß, daß die experimentellen Ergebnisse beider Arbeitsgruppen im Prinzip korrekt sind, kann der Grund für die verschiedenen Vorstellungen lediglich in der Interpretation der Versuchsergebnisse liegen. Somit sollte es möglich sein, die beschriebenen Ergebnisse auf einen gemeinsamen Nenner zu bringen. Dieses soll in dem vorliegenden Beitrag versucht werden. Dabei wird es nicht möglich sein, die mehreren tausend Arbeiten der Literatur einzeln zu referieren. Es sollen jedoch die Publikationen erwähnt werden, die einen entscheidenden Beitrag zu unserer heutigen Vorstellung der Gerinnung geliefert haben. Somit ist das Literaturverzeichnis ausgewählt und nicht vollständig.

II. Nomenklatur

Das Verständnis der einzelnen Vorgänge während der Blutgerinnung war und ist zum Teil auch heute noch durch eine Vielzahl von Namen erschwert, die den verschiedenen Gerinnungsfaktoren gegeben wurden. Von diesem Problem sind besonders Studenten und jüngere Mitarbeiter betroffen. Jedoch selbst der erfahrene Wissenschaftler hat vielfach Verständigungsschwierigkeiten. Es wurden in der Vergangenheit nicht nur verschiedene Namen für einen Gerinnungsfaktor benutzt, sondern auch gleiche Namen für verschiedene Faktoren. Zu diesem Problem hat die fast gleichzeitige Beschreibung einer Gerinnungsstörung durch verschiedene Arbeitsgruppen geführt. Seit 1954 hat sich ein internationales Komitee mit der Nomenklaturfrage beschäftigt und empfohlen, alle Gerinnungsfaktoren mit römischen Zahlen zu versehen. Die Berichte der jährlichen Tagungen dieses Komitees sind als Ergänzungen zu „Thrombosis et Diathesis haemorrhagica“ veröffentlicht worden. Diese Tagungsberichte enthalten unter anderem auch Übersichten über die biologischen und physikalisch-chemischen Eigenschaften der einzelnen Faktoren. Dennoch bestehen in der biochemischen Identifikation vieler Faktoren beträchtliche Unklarheiten.

Tabelle 1. *Plasmagerinnungsfaktoren und ihre Synonyme*

Faktor I	Fibrinogen
Faktor II	Prothrombin
Faktor III	Gewebethrombokinase, Gewebethromboplastin
Faktor IV	Calcium
Faktor V	Plasma Accelerator Globulin, Plasma Ac-Globulin, Proaccelerin
Faktor VII	Prokonvertin, Serum Prothrombin Conversion Accelerator, SPCA, Autoprothrombin I
Faktor VIII	Antihämophiles Globulin, Antihämophiler Faktor, Facteur antihémophilique A
Faktor IX	Antihämophiles Globulin B, Christmas Faktor, Plasma Thromboplastin Component, Facteur antihémophilique B, Autoprothrombin II
Faktor X	Stuart-Prower Faktor, Autoprothrombin III oder C, Plasmathrombokinase
Faktor XI	Plasma Thromboplastin Antecedent (PTA), Antihämophiler Faktor C
Faktor XII	Kontaktfaktor, Hageman Faktor
Faktor XIII	Fibrinstabilisierender Faktor, Fibrin Stabilizing Enzyme, Fibrinase, Plasma Transglutaminase, Laki-Lorand Faktor

Da die Bezeichnung der Gerinnungsfaktoren mit römischen Zahlen bislang keine einheitliche Verwendung gefunden hat und sich vielleicht im Prinzip auch nicht durchsetzen wird, da Zahlen ohne nähere Beschreibung unverständlich bleiben, sind die noch gebräuchlichen Namen der einzelnen Faktoren den römischen Zahlen in Tabelle 1 gegenübergestellt worden. Die Tabelle sollte dem mit der Blutgerinnung weniger bekannten Leser von Nutzen sein und das Verständnis der komplexen Vorgänge erleichtern.

III. Physikalisch-chemische Eigenschaften der Gerinnungsfaktoren

In den letzten Jahren wurde es zunehmend deutlich, daß der Schlüssel für das Verständnis des Gerinnungsvorgangs in der Biochemie zu suchen ist. Eine wichtige Voraussetzung hierfür ist, daß zunächst einmal die teilnehmenden Gerinnungskomponenten aus dem Plasma isoliert werden müssen. Erst dann können die biophysikalischen und biochemischen Eigenschaften ermittelt werden, die dann eingehende kinetische Untersuchungen der einzelnen Vorgänge möglich machen. Dieser Weg hat sich bislang als recht schwierig erwiesen, da die biologische Aktivität einzelner Faktoren außerordentlich labil ist. Bei anderen Faktoren hat sich die Molekularstruktur als sehr komplex herausgestellt. In den nachfolgenden Ausführungen sollen die bislang bekannten wichtigsten biochemischen Eigenschaften der Faktoren erörtert werden. Weitere Einzelheiten wurden kürzlich von HARMISON und MAMMEN (1967) beschrieben.

A. Prothrombin (Faktor II)

Das Prothrombin ist die Muttersubstanz des Enzyms Thrombin und war eine der ersten Gerinnungskomponenten, die von SEEGERS und seinen Mitarbeitern isoliert wurde (SEEGERS et al., 1938b, 1945a; SEEGERS, 1940, 1952a, 1962; SEEGERS und SMITH, 1941; WARE und SEEGERS, 1948a). Weitere Reinigungsverfahren für Rinderprothrombin wurden von MILLER (1958), GOLDSTEIN et al. (1959), MOORE et al. (1965) und TISHKOFF et al. (1968) beschrieben. Menschliches Prothrombin wurde von LANCHANTIN et al. (1963), LANCHANTIN und FRIEDMANN (1963), MAGNUSSON (1965a), SHAPIRO und WAUGH (1966) und ARONSON (1966) gereinigt dargestellt. ANDERSON und BARNHART (1964b) beschrieben die Isolierung von Prothrombin aus Hundeplasma, während MILLER und PHELAN (1967) Methoden zur Reinigung von Pferdeprothrombin ausgearbeitet haben. Prothrombin aus Rattenplasma wurde von LI und OLSON (1967) isoliert.

Die meisten physikalisch-chemischen Eigenschaften sind bislang am Rinderprothrombin bestimmt worden. Dabei ist es nicht sicher, ob menschliches Prothrombin in jeder Hinsicht dem Rinderprothrombin ähnlich ist. Vorläufige Untersuchungen scheinen jedoch eine gewisse Ähnlichkeit anzudeuten (LANCHANTIN et al., 1968b).

Die Prothrombinkonzentration im Rinderplasma beträgt etwa 10—15 mg-% (SEEGERS, 1962). Sie scheint im menschlichen Plasma etwas niedriger zu sein. Bei Neugeborenen und Patienten mit Lebererkrankungen ist der Prothrombinspiegel im Plasma mehr oder weniger deutlich erniedrigt. Diese Beobachtungen deuteten darauf hin, daß Prothrombin in der Leber gebildet wird. Diese Annahme wurde von BARNHART (1960) und ANDERSON und BARNHART (1964a) experimentell bestätigt. Mit Hilfe von fluorescierenden Antikörpern konnte die Prothrombinbildung in der Leberparenchymzelle nachgewiesen werden. Die Synthese des Prothrombins in der Leber kann durch Abkömmlinge des 4-Hydroxycumarins und des Indandions gehemmt werden (s. hierzu Beitrag MARKWARDT und HAUSTEIN in diesem Band).

Elektrophoretisch wandert das Prothrombin im Plasma mit den α_2-Globulinen (OWEN und MCKENZIE, 1954), während aus Rinderplasma und Menschenplasma gereinigtes Prothrombin zwischen den α_1- und α_2-Globulinen wandert (SEEGERS et al., 1950).

Prothrombinpräparationen aus Rinderplasma, die eine spezifische Aktivität von 2200 Iowa-Einheiten/mg Protein besaßen, erwiesen sich in der analytischen

Ultrazentrifuge und in der freien Elektrophorese bis zu einem pH von 7,0 als homogen. In einem mehr alkalischen Milieu dissoziiert Prothrombin in kleinere Fragmente (SEEGERS et al., 1966a).

Rinderprothrombin hat eine Sedimentationskonstante ($S^0_{20,w}$) von 5,22 Svedberg-Einheiten (HARMISON et al., 1961), ein partielles spezifisches Volumen ($\bar{v}$) von 0,70 ml/gm und eine Diffusionskonstante ($D_{20,w}$) von $6{,}25 \times 10^{-7}$ cm²/sec (LAMY und WAUGH, 1953). Aus diesen Werten wurde ein Molekulargewicht von 68000—68500 ermittelt (LAMY und WAUGH, 1953; HARMISON et al., 1961). TISHKOFF et al. (1968) errechneten an Hand von Ultrazentrifugationsdaten ein Molekulargewicht von 70500. Gelfiltrationsuntersuchungen ergaben ein Molekulargewicht von 68000 ± 4000 (MURANO, 1968).

Für Pferdeprothrombin ergaben sich folgende physikalische Werte: $S^0_{20,w} =$ 5,35 Svedberg-Einheiten, $D_{20,w} = 3{,}8 \times 10^{-7}$ cm²/sec, Molekulargewicht = 130000 (MILLER und PHELAN, 1967). Offenbar ist das Pferdeprothrombin doppelt so groß wie Rinderprothrombin.

Die Moleküllänge des Rinderprothrombins wurde mit der Methode von FLORY und FOX (1950) als 119 Å errechnet, die Molekülbreite war 34 Å (LAMY und WAUGH, 1953). HARMISON et al. (1961) errechneten unter Zugrundelegung des Molekulargewichts eine Länge von 134 Å und eine Breite von 35 Å. Im Elektronenmikroskop hatten dehydrierte Rinderprothrombinmoleküle eine einheitliche Höhe von 105 Å (RIDDLE et al., 1963).

Der isoelektrische Punkt für Prothrombin wurde von SEEGERS et al. (1966a) mit Hilfe der freien Elektrophorese bestimmt. In Puffern mit einer Ionenstärke von 0,2 lag der isoelektrische Punkt bei pH 4,25. In Puffern mit einer Ionenstärke von 0,1 fanden TISHKOFF et al. (1968) einen isoelektrischen Punkt bei pH 4,1.

Die Aminosäurenzusammensetzung des Rinderprothrombins ist von mehreren Arbeitsgruppen bestimmt worden (LAKI et al., 1954; MAGNUSSON, 1965b; SEEGERS et al., 1967b). Dabei wurden weitgehend übereinstimmende Ergebnisse gefunden. Die zuletzt von SEEGERS et al. (1967b) angegebenen Werte sind in Tabelle 2 zusammengestellt. Offenbar setzt sich das Prothrombinmolekül aus 526 Aminosäuren zusammen. Unter Verwendung der von BRAND (1946) beschriebenen Methode haben SEEGERS et al. (1967b) das Molekulargewicht anhand der Aminosäurenzusammensetzung bestimmt. Danach beträgt das Molekulargewicht 58800. Addiert man zu dem Proteinanteil den Kohlenhydratanteil mit einem Molekulargewicht von etwa 8000, so erhält man ein Gesamtgewicht von 66800, das dem mit den physikalischen Methoden bestimmten Molekulargewicht sehr ähnlich ist.

LANCHANTIN et al. (1968a) haben die Aminosäurenzusammensetzung des menschlichen Prothrombins bestimmt und fanden, daß es sich aus 556 bis 559 Aminosäuren zusammensetzt (Tabelle 2).

CARTER und WARNER (1954, 1956) haben die Anzahl der Disulfidbrücken im Prothrombinmolekül bestimmt. In einer 8 M Harnstofflösung wurden 8 Mol Disulfidbrücken/Mol Prothrombin gefunden. Dieser Wert stimmt mit der in Tabelle 2 dargestellten Aminosäurenzusammensetzung überein.

Die N-terminalen Aminosäuren wurden von mehreren Autoren bestimmt. Rinderprothrombin hat 1 Mol Alanin/Mol Prothrombin (MAGNUSSON, 1958, 1965b; THOMAS und SEEGERS, 1960; MURANO, 1968). Dabei war das Prothrombin mit verschiedenen Methoden isoliert worden. Die C-terminalen Aminosäuren wurden von MILLER und VAN VUNAKIS (1956a), MAGNUSSON und STEELE (1965) und THOMAS und SEEGERS (1960) bestimmt. Mit der Carboxypeptidasemethode konnten keine C-terminalen Aminosäuren nachgewiesen werden, mit der Methode von TIBBS (1951) wurden Tyrosin und Glykokoll gefunden. Keine quantitativen

Tabelle 2. *Aminosäurenzusammensetzung von Prothrombin, Prethrombin und Thrombin*

	Anzahl der Aminosäuren pro Mol					
	Rinder-prothrombin-komplex	menschlicher Prothrombin-komplex	Prethrombin (Rind)	Thrombin (Rind) 3, 76 S	Thrombin (Rind) 3,2 S	acetyliertes Thrombin (Rind) 3, 76 S und 3, 2 S
Asp	54	55—56	36	28	16	17
Thre	27	38	16	13	8	8
Ser	36	37—38	20	14	10	9
Glu	66	69	40	29	20	19
Pro	32	31	21	14	9	10
Gly	47	43	29	21	15	15
Ala	32	34	20	12	9	9
Cys $^1/_2$	16	23	8	6	6	6
Val	34	29	21	16	11	12
Meth	6	7	4	4	3	3
Ileu	18	21	11	11	8	8
Leu	41	38	27	24	16	16
Tyr	19	21	13	10	7	7
Phe	19	20	13	10	8	8
Lys	26	26	20	18	14	14
His	10	9	6	5	4	4
Arg	32	35—36	23	17	13	13
Try	11	20	10	6	6	6
Total	526	556—559	333	258	183	184

Werte sind bislang bekannt. Offenbar sind die C-terminalen Aminosäuren der Carboxypeptidase nicht zugängig (Magnusson, 1965c). Aus technischen Erwägungen kann die Bestimmung der C-endständigen Aminosäuren als nicht unbedingt sicher gelten. Endgültige Schlüsse sollten erst nach zusätzlichen Untersuchungen gezogen werden.

Schwick und Schultze (1959) ermittelten den Kohlenhydratanteil des Rinderprothrombins und fanden 11,2%. Magnusson (1965d) bestimmte 11,6%. Beide Arbeitsgruppen fanden 3,06% Galaktose, 1,53% Mannose, 0,09% Fucose, 2,3% Hexosamin und 4,2% Neuraminsäure. Ähnliche Werte wurden kürzlich von Tishkoff et al. (1968) beschrieben. Lanchantin et al. (1968a) fanden im menschlichen Prothrombin einen Kohlenhydratanteil von 10%.

Aus diesen bisher vorliegenden Untersuchungen kann man schließen, daß Prothrombin ein aus 526 Aminosäuren zusammengesetztes Glykoprotein ist, das etwa die Größe von Albumin hat. Da nur eine N-terminale Aminosäure vorliegt, besteht es wahrscheinlich aus nur einer Peptidkette.

B. Prethrombin

Die Umwandlung von Prothrombin in Thrombin ist von einer Dissoziation des Moleküls begleitet, die der Entstehung der biologischen Thrombinaktivität vorausgeht (Lorand et al., 1953; Seegers und Alkjaersig, 1956). Die Dissoziation des Moleküls ist durch Ultrazentrifugationsuntersuchungen, mit der freien Elektrophorese und anhand von N-terminalen Aminosäuren verfolgt worden (Lamy und Waugh, 1954, 1958; Seegers et al., 1950; Magnusson, 1958, 1964). Während der Dissoziation werden 60—80% der Kohlenhydrate und etwa 40% des Proteins in

Trichloressigsäure löslich (Lorand et al., 1953; Seegers und Alkjaersig, 1956). Da zum Zeitpunkt der ersten Dissoziation noch keine Thrombinaktivität gemessen werden kann, muß das Thrombin in einer noch inaktiven Form in einem der Bruchstücke enthalten sein. Ein derartiges Bruchstück ist inzwischen isoliert worden und hat die Bezeichnung „Prethrombin" erhalten (Seegers und Marciniak, 1965; Marciniak und Seegers, 1965; Seegers et al., 1965a, 1967b). Ähnliche inaktive Prothrombinbruchstücke sind von Asada et al. (1961), Magnusson (1965f), Lanchantin et al. (1965a, 1967, 1968b), Aronson (1966), Aronson und Ménaché (1966) und Tishkoff et al. (1968) beschrieben worden. Die Dissoziation des Prothrombinmoleküls wird durch Thrombin bewirkt.

Im Gegensatz zu Prothrombin kann Prethrombin weder in einer 25%igen Natriumcitratlösung noch mit Gewebethrombokinasen in Thrombin verwandelt werden (Seegers und Marciniak, 1965; Seegers et al., 1967b). Auch Plättchenphospholipoide und Faktor VIII vermögen Prethrombin nicht zu aktivieren (Marciniak und Seegers, 1966a). Im Gegensatz zu Prothrombin können auch sog. Faktor VII-, IX- und X-Mangelplasmen nicht durch Prethrombin normalisiert werden. Prethrombin kann nur durch aktivierten Faktor X (Autoprothrombin C) in Thrombin umgewandelt werden (Seegers und Marciniak, 1965; Marciniak und Seegers, 1966a, b; Seegers et al., 1967b).

Prethrombin wurde von Seegers und Marciniak (1965) und Seegers et al. (1967b) isoliert. Die erhaltenen Präparationen hatten eine spezifische Aktivität von 40000—45000 Iowa-Einheiten/mg Tyrosin. Diese hohen spezifischen Aktivitäten sind entsprechenden Thrombinpräparaten ähnlich.

Die Sedimentationskonstante ($S^0_{20,w}$) für Prethrombin betrug 3,93 Svedberg-Einheiten. Sie ist somit kleiner als die des Prothrombins, jedoch noch größer als die des Thrombins (3,76 S). Die Diffusionskonstante und das partielle spezifische Volumen sind bislang noch nicht bestimmt worden, so daß noch keine Molekulargewichtsbestimmung anhand dieser physikalischen Messungen vorliegt. Gelfiltrationsuntersuchungen ergaben ein Molekulargewicht von 52000 ± 9000 (Murano, 1968). Tishkoff et al. (1968) beschrieben ein Molekulargewicht von 52395 ± 3449 für „modified zymogen", das dem Prethrombin entsprechen dürfte.

Prethrombin hat offenbar ein niedrigeres Molekulargewicht als Prothrombin, jedoch noch ein größeres Molekulargewicht als Thrombin (33000).

Der isoelektrische Punkt des Prethrombins liegt bei pH 5,5 (Acetatpuffer, Ionenstärke 0,1) (Seegers et al., 1967b). Der isoelektrische Punkt des Prothrombins lag bei pH 4,1, der des Thrombins bei pH 5,75, wie später noch ausgeführt wird.

Die Aminosäurenzusammensetzung des Prethrombins wurde von Seegers et al. (1967b) bestimmt und ist in Tabelle 2 wiedergegeben. Das Prethrombinmolekül setzt sich offenbar aus 333 Aminosäuren zusammen.

Murano (1968) hat die N-terminalen Aminosäuren des Prethrombins bestimmt und fand Lysin und Threonin. Die durchschnittliche Ausbeute betrug 1,03 M Lysin und 0,97 M Threonin pro Mol Prothrombin (Molekulargewicht 52000). Dieser Befund deutet an, daß Prethrombin zwei N-terminale Aminosäuren hat und somit wahrscheinlich ein aus zwei Peptidketten bestehendes Molekül ist. Hieraus kann man schließen, daß Thrombin während der Umwandlung von Prothrombin in Prethrombin einen Teil des N-terminalen Anteils des Moleküls abspaltet, wobei die dem Prothrombin zugehörende N-endständige Aminosäure Alanin verlorengeht. Jedoch muß angenommen werden, daß noch ein weiterer Bruch in der Prothrombinpeptidkette stattfindet, da aus dem einkettigen Protein ein zweikettiges Protein geworden ist. Mit großer Wahrscheinlichkeit erfolgt diese zweite Spaltung an einer intramolekularen Disulfidbrücke. Thrombin besteht aus zwei Peptidketten, wie später ebenfalls ausgeführt werden wird. Dabei ist es interessant, daß Prethrombin bereits Threonin als eine N-terminale Aminosäure besitzt, die sich später auch im Thrombin wiederfindet. Prethrombin unterscheidet sich somit erheblich vom Prothrombin, ist jedoch dem Thrombin schon ähnlich. Prethrombin hat jedoch noch keine proteolytische Aktivität, so daß offenbar das aktive Enzymzentrum des Thrombins noch verborgen ist. Die weitere Spaltung des Prethrombins in Thrombin kann *nicht* durch Thrombin selbst erfolgen, sondern ist nur durch Autoprothrombin C (aktivierter Faktor X) möglich.

C. Thrombin

Thrombin kann aus Prothrombinpräparationen nach erfolgter Aktivierung mit Gewebethrombokinasen oder in konzentrierten Salzlösungen isoliert werden, und Präparationsmethoden sind von SEEGERS et al. (1958), MAGNUSSON (1965c), MILLER und COPELAND (1965), BERG et al. (1966), BAUGHMAN und WAUGH (1967) und HUSSAIN und NEWCOMB (1964) beschrieben worden.

Rinderthrombin mit einer spezifischen Aktivität von 45000—52000 Iowa-Einheiten/mg Tyrosin erwies sich in der analytischen Ultrazentrifuge und in der freien Elektrophorese als homogen (SEEGERS et al., 1958, 1966a). Es hat eine Sedimentationskonstante ($S^0_{20,w}$) von 3,76 Svedberg-Einheiten, ein partielles spezifisches Volumen ($\bar{v}$) von 0,69 ml/gm und eine Diffusionskonstante ($D_{20,w}$) von $8{,}70 \times 10^{-7}$ cm²/sec (HARMISON et al., 1961). Anhand dieser biophysikalischen Werte wurde ein Molekulargewicht von 33700 errechnet (HARMISON et al., 1961). MAGNUSSON (1965e) und BAUGHMAN und WAUGH (1967) haben ein ähnliches Molekulargewicht bestimmt. Legt man die spezifische Aktivität des Thrombins zugrunde, so erhält man ein Molekulargewicht von 33600. MURANO (1968) benutzte die Gelfiltrationstechnik und bestimmte ein Molekulargewicht von 32000 ± 2500. LANCHANTIN et al. (1965a) fanden für menschliches Thrombin ein Molekulargewicht von 35000.

Die Länge des Rinderthrombinmoleküls wurde mit 84 Å angegeben, die Breite mit 30 Å (HARMISON et al., 1961). Die durchschnittliche Höhe der Moleküle betrug im Elektronenmikroskop 91—92 Å (RIDDLE et al., 1963).

Der isoelektrische Punkt für Rinderthrombin lag bei pH 5,6 (Papierelektrophorese) (LEVINE und NEUHAUS, 1959) und in der freien Elektrophorese bei pH 5,75 (SEEGERS et al., 1966a).

Die Aminosäurenzusammensetzung des Thrombins wurde von MILLER et al. (1959), SCHRIER et al. (1962), LAKI und GLADNER (1964) und SEEGERS et al. (1967b) bestimmt. Dabei wurden weitgehend übereinstimmende Resultate erhalten. Die von SEEGERS et al. (1967b) beschriebenen Werte sind in Tabelle 2 aufgeführt. Thrombin mit einer Sedimentationskonstanten von 3,76 Svedberg-Einheiten scheint aus 258 Aminosäuren zu bestehen.

Das Molekulargewicht des Thrombins wurde auch unter Zugrundelegung der Aminosäurenzusammensetzung nach der Methode von BRAND (1946) bestimmt. Ein Wert von 29500 wurde ermittelt (SEEGERS et al., 1967b). Wird dieser Wert durch den Kohlenhydratanteil korrigiert, so ergibt sich ein Molekulargewicht von 32500. Auch dieser Wert stimmt mit den mit anderen Methoden gefundenen Gewichten überein.

CARTER und WARNER (1956) fanden 2,15 Mol Disulfidbrücken/Mol Thrombin, aufgrund der Aminosäurenzusammensetzung muß man jedoch 3 Mol/Mol erwarten.

Rinderthrombin hat zwei N-terminale Aminosäuren, nämlich 1 Mol Threonin und 1 Mol Isoleucin pro 33000 gm (MAGNUSSON, 1965c; MURANO, 1968). Es dürfte sich somit um ein zweikettiges Protein handeln. MAGNUSSON (1968) hat für Rinderthrombin eine A-Kette und eine B-Kette beschrieben, die durch Disulfidbrücken zusammengehalten werden. Die A-Kette hat Threonin als N-terminale Aminosäure und besteht aus 49 Aminosäuren. Die B-Kette hat Isoleucin als N-terminale Aminosäure, an die sich Valin, Glutaminsäure und Glykokoll anschließen (MAGNUSSON, 1965e). Die B-Kette des menschlichen Thrombins hat als N-endständige Aminosäure ebenfalls Isoleucin, auch gefolgt von Valin, woran sich dann aber nochmals Glykokoll und Glykokoll anschließen (MAGNUSSON, 1965e).

Der Kohlenhydratanteil des Thrombins beträgt 9,68%, davon sind 2,34% Galaktose, 1,17% Mannose, 0,07% Fucose, 2,2% Hexosamin und 3,9% Neuraminsäure (SCHWICK und SCHULTZE, 1959).

Thrombin ist ein proteolytisches Enzym, das durch Abspaltung zweier Fibrinopeptide vom Fibrinogenmolekül die Fibrinbildung einleitet (s. S. 49). Thrombin dissoziiert außerdem das Prothrombinmolekül (s. S. 36) (MARCINIAK und SEEGERS, 1965; SEEGERS und MARCINIAK, 1965; SEEGERS et al., 1967a; SEEGERS, 1968). Auch synthetische Ester werden von Thrombin gespalten, wie erstmals von SHERRY und TROLL (1954) nachgewiesen wurde. Dabei haben sich Tosyl-L-argininmethylester (TAMe), α-Benzoyl-L-argininmethylester (BAMe), Tosyl-L-lysinmethylester (TLMe), Benzoylarginin-p-nitroanilid, gewisse β-Naphthylamide und eine Anzahl weiterer äthylierter Argininester und Lysinester als wirksame Substrate erwiesen (SHERRY und TROLL, 1954; EHRENPREIS et al., 1957; RONWIN, 1959; MARTIN et al., 1959; LORAND et al., 1962; KÖBELE, 1962; ELMORE und CURRAGH, 1963; LANCHANTIN et al., 1965b; MAGNUSSON, 1965c). Dagegen werden Tosyl-Glycin und Tosyl-Tyrosinester offenbar nicht gespalten (SHERRY et al., 1954).

Die fibrinogenspaltende Aktivität des Thrombins konnte durch Acetylierung zerstört werden, wobei die esterolytische Aktivität des Thrombins erhalten blieb (LANDABURU und SEEGERS, 1959). Dieses „Esterasethrombin" hatte eine Sedimentationskonstante ($S^0_{20,w}$) von 3,2 Svedberg-Einheiten. Intravenös verabreicht, induzierte es die Aktivierung des fibrinolytischen Systems (SEEGERS et al., 1960b; SEEGERS, 1961; LANDABURU et al., 1968). Die fibrinolytische Aktivität des Thrombins war schon von NOLF (1908) und von GUEST und WARE (1950) beschrieben worden.

Die fibrinogenspaltende und esterolytische Aktivität des Thrombins konnte durch Diisopropylfluorophosphat (DFP) gehemmt werden (GLADNER und LAKI, 1956; MILLER und VAN VUNAKIS, 1956b). Hieraus kann man folgern, daß Serin ein Teil des aktiven Enzymzentrums sein muß. Auch Histidin muß ein Teil dieses Zentrums sein, da 1-Chloro-3-tosylamido-7-amino-2-heptanon (TLCK) die Thrombinaktivität hemmte (SHAW et al., 1965; MARCINIAK und SEEGERS, 1966a). Während Tosylphenylalaninchlormethylketon (TPCK) die Aktivität nicht hemmte, wurde Thrombin durch Phenylmethylsulfonylfluorid (PMSF) inaktiviert (SEEGERS et al., 1965b). Oxydierende Agentien und Substanzen, die Aminogruppen blockieren, zerstörten ebenfalls die Thrombinaktivität (CALDWELL und SEEGERS, 1965).

SEEGERS et al. (1968) haben kürzlich Thrombin, das eine Sedimentationskonstante von 3,76 Svedberg-Einheiten hatte, an Amberlit IRC-50 rechromatographiert und dabei eine spezifische Aktivität von 8200 E/mg Protein erhalten. Dieses Thrombin hatte in der analytischen Ultrazentrifuge eine Sedimentationskonstante ($S^0_{20,w}$) von 3,2 Svedberg-Einheiten. Die Aminosäurenzusammensetzung (Tabelle 2) war um 75 Aminosäuren reduziert worden: Das 3,2 S-Thrombin enthielt nur 183 Aminosäuren, während das 3,76 S-Thrombin 258 enthielt. Besonders vermindert war der Gehalt an Glutaminsäure und Asparaginsäureresten, wodurch eine Verschiebung des isoelektrischen Punktes von pH 5,75 auf pH 6,2 bedingt war. Das Molekulargewicht des 3,2 S-Thrombins betrug aufgrund physikalischer Messungen nur 22800 (SEEGERS et al., 1968). Mit der Gelfiltrationstechnik wurde ein Molekulargewicht von 23000 ± 1000 bestimmt (MURANO, 1968).

Der Kohlenhydratanteil dieses Thrombins betrug 5,02%, davon waren 0,69% Glucosamin, 0,46% Galaktosamin und 1,7% Neuraminsäure (SEEGERS et al., 1968).

Da die N-terminalen Aminosäuren des 3,2 S-Thrombins die gleichen waren wie die des 3,76 S-Thrombins (MURANO, 1968), wurden die 75 Aminosäuren offenbar nicht von dem N-terminalen Anteil des Moleküls abgespalten. Überraschend war, daß die Abspaltung von nur 29% des Proteins die spezifische Aktivität verdoppelte. Dieses könnte mit der Annahme erklärt werden, daß der abgespaltene Anteil Hemmeigenschaften besitzt (SEEGERS et al., 1968), da auch schon LANDABURU et al. (1965) gerinnungshemmende Peptide im 3,76 S-Thrombin gefunden hatten.

Es war bereits darauf hingewiesen, daß die Acetylierung des 3,76 S-Thrombins die Sedimentationskonstante auf 3,2 S reduzierte (SEEGERS et al., 1960a). SEEGERS et al. (1968) acetylierten auch das um 75 Aminosäuren reduzierte Thrombin und zerstörten dabei die fibrinogenspaltende Aktivität. Die Sedimentationskonstante wurde dabei jedoch nicht verändert, sie blieb 3,2 S. Die Aminosäurenzusammensetzung ergab, daß dieses acetylierte 3,2 S-Thrombin die gleiche Zusammensetzung wie das acetylierte 3,76 S-Thrombin hatte (SEEGERS et al., 1968). Beide waren wiederum identisch mit der des *nicht* acetylierten 3,2 S-Thrombins (Tabelle 2). Hieraus kann man schließen, daß offenbar durch Rechromatographie die gleichen 75 Aminosäuren abgespalten wurden, die auch durch Acetylierung vom 3,76 S-Thrombin abgetrennt wurden. Rechromatographie zerstört jedoch nicht die fibrinogenspaltende Aktivität. SEEGERS et al. (1968) bestimmten die Michaelis-konstante (Km) für alle 3 Thrombine unter Verwendung von TAMe als Substrat. Km für das 3,76 S-Thrombin betrug $2,97 \times 10^{-4}$ M, Km für das 3,2 S-Thrombin war $9,5 \times 10^{-5}$ M und Km für das acetylierte 3,76 S-Thrombin war $4,85 \times 10^{-4}$ M.

D. Faktor X

Die Untersuchungen von LISTER (1863), FREUND (1888), BORDET und GENGOU (1901) und MORAWITZ (1905) deuteten bereits darauf hin, daß Blut auch in Abwesenheit von Gewebeextrakten gerinnen kann. Es wurde angenommen, daß eine der Gewebethrombokinase ähnliche Aktivität entstehen würde. MELLANBY (1909) war der Meinung, daß sich diese Aktivität aus den Plasmaglobulinen entwickelte. COLLINGWOOD und MCMAHON (1912) dagegen postulierten, daß die Thrombokinase im Blut in einer inaktiven Form vorliege und wahrscheinlich in den Plättchen zu finden sei. Die Autoren prägten die Bezeichnung „Prothrombokinase". Erst DALE und WALPOOLE (1916) deuteten an, daß diese Prothrombokinase aus dem Plasma käme und nicht aus den Plättchen. Diese Vorstellung wurde später von LENGGENHAGER (1936) und von WIDENBAUER und REICHEL (1942) bestätigt. In den nachfolgenden Jahren hat sich dann MILSTONE (1947, 1948, 1949, 1951, 1952a, b, c, 1955, 1959a, b) intensiv mit dieser Frage beschäftigt und schließlich Thrombokinase aus dem Plasma isoliert (MILSTONE, 1960a, b). Nach der Isolierung wurden die funktionellen Eigenschaften eingehend untersucht (MILSTONE, 1962, 1964; MILSTONE et al., 1963).

Während der gleichen Jahre beschrieben BIGGS et al. (1953a), daß alle zur Bildung der aktiven Blutthrombokinase notwendigen Komponenten im Plasma vorhanden seien. Diese Vorstellung führte zur Beschreibung des „Thrombokinasebildungstestes“ (Biggs und Douglas, 1953) und zu der Annahme, daß die Aktivierung der Thrombokinase schrittweise erfolge (Biggs et al., 1953b, c).

Wenig später berichteten Bergsagel und Hougie (1956) daß die Inkubation der Faktoren VIII, IX und X zusammen mit Calciumionen eine Aktivität ergäbe, die zusammen mit Faktor V und Phospholipoiden Thrombokinase bilden würde. Die Aktivität wurde „coagulation product I“ genannt, aus der sich „coagulation product II“ (Thrombokinase) bilden sollte. Produkt I wurde in den nachfolgenden Jahren in einer teilweise gereinigten Form dargestellt und seine funktionellen Eigenschaften beschrieben (Bergsagel, 1956; Zucker-Franklin et al., 1961; Zucker-Franklin und Spaet, 1963; Spaet und Cintron, 1960, 1961, 1963; Horowitz und Spaet, 1961; Spaet, 1962, 1964).

Um die gleiche Zeit beschrieben Telfer et al. (1956), Hougie (1956) und Hougie et al. (1957) Patienten mit Gerinnungsstörungen, die auf einen Mangel an Faktor X zurückgeführt wurden.

Im Jahre 1961 fand Macfarlane, daß der Faktor X das Substrat für das im Russell-Viperngift enthaltene Enzym sei. Der Faktor X wurde isoliert und einige physikalisch-chemische Eigenschaften beschrieben (Esnouf und Williams, 1962a, b).

Etwa zur gleichen Zeit fanden Marciniak und Seegers (1962), daß neben Thrombin während der Dissoziation des Prothrombinkomplexes ein zweites Enzym gebildet würde, das die Autoren Autoprothrombin C nannten. Diese Bezeichnung war von Kowarzyk und Marciniak (1961) und Marciniak (1961) geprägt worden, als beobachtet wurde, daß verschiedene Thrombine in verschiedenem Ausmaß den Prothrombinverbrauch im Hämophilieplasma korrigierten. Autoprothrombin C wurde in den nachfolgenden Jahren isoliert (Seegers et al., 1963a, 1966b) und eingehend hinsichtlich physikalisch-chemischer und biologischer Eigenschaften untersucht (Seegers und Marciniak, 1962a, b; Seegers et al., 1962a, b, c, 1963a, b, c, 1965a, b, 1966b, 1967a, b; Marciniak et al., 1962a, b c; Seegers, 1964, 1965, 1967, 1968; Cole et al., 1962; Seegers und Kagami, 1964; Caldwell und Seegers, 1965; Marciniak und Seegers, 1965).

Die inaktive Vorstufe des Autoprothrombin C wurde mit Autoprothrombin III bezeichnet, nachdem sie isoliert und näher charakterisiert worden war (Seegers et al., 1962a, 1964b, 1967a, b; Seegers und Marciniak, 1965; Seegers, 1964, 1965, 1967, 1968).

Es kann heute als sicher gelten, daß nicht nur die als Autothrombin C, aktivierter Faktor X, Thrombokinase und coagulation product I beschriebenen Aktivitäten ein und dieselbe Substanz darstellen (Spaet, 1964; Kline, 1965; Lechner und Deutsch, 1965; Marciniak und Seegers, 1965; Seegers, 1967, 1968a; Harmison und Mammen, 1967), sondern daß auch Autoprothrombin III und inaktiver Faktor X untereinander identische Substanzen sind.

Auch Faktor X wird wahrscheinlich, wie Prothrombin, in der Leber gebildet, da der Plasmaspiegel bei Patienten mit Lebererkrankungen reduziert ist. Neugeborene haben ebenfalls verminderte Faktor X-Konzentrationen im Plasma. Therapie mit Abkömmlingen des 4-Hydroxycumarins und des Indandions senkt ebenfalls den Faktor X-Spiegel.

1. Inaktiver Faktor X

Dieses Proenzym ist aus Rinderplasma (Esnouf und Williams, 1962b; Papahadjopoulos et al., 1964a; Lechner und Deutsch, 1965) und aus dem gereinigten Prothrombinkomplex isoliert worden (Seegers et al., 1964b; Seegers und Marciniak, 1965; Lechner und Deutsch, 1965). Die aus Rinderplasmen erhaltenen Präparationen wanderten elektrophoretisch mit den α_1-Globulinen (Papahadjopoulos et al., 1964a). Die elektrische Mobilität betrug $7,26 \times 10^{-5}$ cm²/V/sec (Esnouf, 1965). Der isoelektrische Punkt lag bei pH 4,75 (Seegers et al., 1967b). Esnouf und Williams (1962a, b) bestimmten eine Sedimentationskonstante von 4,23 Svedberg-Einheiten, eine Diffusionskonstante von $4,57 \times 10^{-7}$ cm²/sec und ein partielles spezifisches Volumen von 0,738 ml/gm. Hieraus wurde ein Molekulargewicht von 87000 errechnet. Autoprothrombin III hatte eine Sedimentationskonstante von 3,4 Svedberg-Einheiten (Seegers et al., 1967b). Harmison und Mammen (1967) haben darauf hingewiesen, daß die von Esnouf und Williams (1962a, b) errechnete Diffusionskonstante möglicherweise um 25—30% zu niedrig ist, womit dann das beschriebene Molekulargewicht als kleiner anzunehmen wäre. Andere Ultrazentrifugenuntersuchungen ergaben ein Molekulargewicht von 84000±7000 (Esnouf und Williams, 1962a, b). Mit der Gelfiltrationstechnik wurde ein Molekulargewicht von 74000±9000 erhalten (Murano, 1968).

Tabelle 3. *Aminosäurenzusammensetzung von Faktor X, aktivierter Faktor X, Faktor VII und Faktor IX*

	Anzahl der Aminosäuren pro Mol			
	Faktor X (Autoprothrombin III) (Rind)	aktivierter Faktor X (Autoprothrombin C) (Rind)	Faktor VII (Autoprothrombin I) (Rind)	Faktor IX (Autoprothrombin II) (Rind)
Asp	47	21	26	31
Thre	27	11	12	11
Ser	33	14	17	14
Glu	61	22	26	32
Pro	26	10	13	16
Gly	40	15	21	25
Ala	32	11	16	18
Cys $^1/_2$	19	8	9	4
Val	28	13	14	17
Meth	6	3	2	4
Ileu	14	6	5	9
Leu	35	15	17	21
Tyr	16	7	8	7
Phe	23	9	9	9
Lys	24	13	8	17
His	9	4	3	4
Arg	22	8	13	17
Try	10	5	2	6
Total	472	195	221	262

Die Aminosäurenzusammensetzung des Autoprothrombin III wurde von Seegers et al. (1967b, 1969) bestimmt und ist in Tabelle 3 wiedergegeben. Umgerechnet auf ein Molekulargewicht von etwa 70000 dürfte das Molekül aus 472 Aminosäuren zusammengesetzt sein.

Die N-terminalen Aminosäuren wurden von Esnouf und Williams (1962b) als Alanin und Glykokoll angegeben. Högenauer et al. (1968) fanden dagegen Glykokoll und Serin, während die Analysen von Murano (1968) Glykokoll, Alanin und Serin ergaben.

Die C-terminalen Aminosäuren wurden von HÖGENAUER et al. (1968) ebenfalls als Glykokoll und Serin angegeben.

Diese sich zum Teil widersprechenden Angaben über die endständigen Aminosäuren bedürfen einer weiteren Aufklärung und vor allem einer quantitativen Analyse. Anhand dieser vorläufigen Ergebnisse möchte man annehmen, daß der inaktive Faktor X ein aus zwei Peptidketten zusammengesetztes Protein darstellt.

2. Aktivierter Faktor X

Dieses Enzym wurde von ESNOUF und WILLIAMS (1962b) und von SEEGERS et al. (1963a, 1966b) isoliert. ESNOUF und WILLIAMS (1962a, b) errechneten eine Sedimentationskonstante von 2,8 Svedberg-Einheiten. Unter der Annahme, daß das partielle spezifische Volumen des Proteins während der Aktivierung unverändert bliebe, wurde eine Diffusionskonstante von $6{,}2 \times 10^{-7}$ cm^2/sec ermittelt. Aus diesen Werten ergab sich ein Molekulargewicht von 36000.

SEEGERS et al. (1963a) fanden eine Sedimentationskonstante von 2,27 Svedberg-Einheiten, ein partielles spezifisches Volumen von 0,695 ml/gm und eine Diffusionskonstante von $8{,}4 \times 10^{-7}$ cm^2/sec. In der Svedberg-Gleichung ergab sich ein Molekulargewicht von 21500. Aus diesen Untersuchungen ergab sich, daß der aktivierte Faktor X ein anderes partielles spezifisches Volumen hat als der inaktive Faktor X, so daß die von ESNOUF und WILLIAMS (1962a, b) errechnete Diffusionskonstante korrigiert werden muß. Dies wiederum bedeutet, daß die Molekulargewichtsangabe einer Berichtigung bedarf.

Die Länge des Moleküls wurde mit 126 Å angegeben, die Breite mit 21 Å (SEEGERS et al., 1963a).

Die Aminosäurenzusammensetzung von Autoprothrombin C ist in Tabelle 3 wiedergegeben (SEEGERS et al., 1963a, 1969). Das Molekül setzt sich offenbar aus 195 Aminosäuren zusammen. Auffällig ist der niedrige Methioningehalt. Mit Hilfe der Methode von BRAND (1946) wurde das Molekulargewicht dieses Proteinanteils bestimmt und ein Wert von 24000 errechnet (SEEGERS et al., 1963a). Wird dieser Wert durch einen Kohlenhydratanteil von 7% korrigiert, so ergibt sich ein Molekulargewicht von 27000.

TISHKOFF et al. (1968) haben kürzlich ein Molekulargewicht von 37772 ± 1234 für Faktor X angegeben. Dieser Wert wurde mit der Ultrazentrifuge nach der Methode von YPHANTIS (1964) erhalten. Dabei ist es nicht sicher, ob TISHKOFF et al. (1968) mit vollaktiviertem oder nur teilweise aktiviertem Faktor X gearbeitet haben.

In Anbetracht der bislang vorliegenden Daten dürfte das Molekulargewicht des aktivierten Faktor X wahrscheinlich um 24000 liegen. Es ist somit wesentlich kleiner als seine Muttersubstanz.

Die N-terminalen Aminosäuren des aktivierten Faktor X wurden von ESNOUF und WILLIAMS (1962a) und von MURANO (1968) bestimmt. ESNOUF und WILLIAMS fanden Glykokoll und Leucin (oder Isoleucin), während MURANO Alanin, Glykokoll und Serin angab. MURANO fand somit keinen Unterschied in den N-terminalen Aminosäuren des inaktiven und des aktivierten Faktor X. Diese Befunde bedürfen ebenfalls weiterer Untersuchungen und vor allem auch einer quantitativen Analyse.

Wie schon angedeutet wurde, ist aktivierter Faktor X dasjenige Enzym, das die letztliche Umwandlung von Prethrombin in Thrombin möglich macht. Außerdem hat Faktor X auch die Fähigkeit synthetische Ester zu spalten, wobei Tosyl-L-argininmethylester (TAMe) sich als ein geeignetes Substrat erwiesen hat (MILSTONE, 1959b, 1964; ESNOUF und WILLIAMS, 1962a; MARCINIAK und SEEGERS, 1962; SEEGERS et al., 1962c; LECHNER und DEUTSCH, 1965). Lysinethylester wurden nicht gespalten (ESNOUF und WILLIAMS, 1962a). Die Michaeliskonstante (Km) betrug für TAMe 2,5 $\times 10^{-2}$ M (ESNOUF und WILLIAMS, 1962a).

Die biologische Aktivität des Faktor X konnte weder durch Diisopropylfluorophosphat (DFP) noch durch 1-Chloro-3-tosylamido-7-amino-2-heptanon (TLCK) gehemmt werden (SEEGERS et al., 1962c; ESNOUF, 1965; MARCINIAK und SEEGERS, 1966a). Hieraus kann man schließen, daß weder Serin noch Histidin im aktiven Enzymzentrum des Faktor X enthalten sind. Auch Tosylphenylalaninchloromethylketon (TPCK) und Hirudin hatten keinen Einfluß auf die Faktor X-Aktivität (SEEGERS et al., 1965b; MARKWARDT et al., 1964). Dagegen erwies sich Sojabohnentrypsininhibitor als ein wirksamer Hemmstoff (MILSTONE, 1960b, 1962). Die biologische Aktivität wurde auch durch reduzierende und oxydierende Agentien und Substanzen, die Aminogruppen blockieren, zerstört (CALDWELL und SEEGERS, 1965). Besonderes Interesse verdient die Beobachtung von SEEGERS und MARCINIAK (1962a) und SEEGERS et al. (1964a), daß die Faktor X-Aktivität durch Antithrombin III neutralisiert werden kann.

E. Faktor VII

Schon BORDET und GENGOU (1904), BORDET (1919) und später NOLF (1945) hatten die Beobachtung gemacht, daß die Blutgerinnung durch die Zugabe von Serum erheblich beschleunigt werden konnte. Diese Aktivität im Serum ist vielfach der heute als Faktor VII bezeichneten Aktivität zugeschrieben worden, obwohl sie mit großer Wahrscheinlichkeit richtiger dem Faktor X zuzuordnen wäre. Dennoch weiß man heute, daß der Faktor VII an der Prothrombinumwandlung in Gegenwart von Gewebethrombokinasen beteiligt ist, wie später ausführlich beschrieben werden wird. Faktor VII ist im Plasma von Neugeborenen und Patienten mit Lebererkrankungen vermindert. Auch Abkömmlinge des 4-Hydroxycumarins und Indandions beeinflussen die Bildung des Faktor VII in der Leber. Faktor VII hat also in dieser Hinsicht dem Faktor X und Prothrombin ähnliche Eigenschaften, wie von einer Vielzahl von Autoren beschrieben wurde (ALEXANDER, 1952, 1955, 1959, 1961; ALEXANDER et al., 1948, 1949, 1950, 1951; DE VRIES et al., 1949; OWEN und BOLLMAN, 1948; OWEN et al., 1951; OWREN, 1951, 1953; KOLLER et al., 1951, 1952; BIGGS et al., 1953c; MANN und HURN, 1950, 1951, 1953; HARDISTY, 1955; GRAY et al., 1956; HOUGIE et al., 1957; HOUGIE, 1959; HJORT, 1957; WITTE und DIRNBERGER, 1953; DOUGLAS, 1952, 1955).

Die enge Beziehung zwischen Faktor VII und Prothrombin wurde ebenfalls von McCLAUGHRY und SEEGERS (1952), SEEGERS et al. (1955) und ALKJAERSIG und SEEGERS (1955) beobachtet. Eine Faktor VII-ähnliche Aktivität konnte durch Zugabe von Plättchenfaktor 3 und Calciumionen aus dem Prothrombinkomplex erhalten werden. Diese wurde Autoprothrombin I genannt (SEEGERS et al., 1955; PENNER und SEEGERS, 1956; SEEGERS, 1956). Auch Gewebethrombokinasen vermochten diese Aktivität aus dem Prothrombinkomplex freizusetzen (SEEGERS et al., 1956). Die Isolierung dieses Faktors wurde später von MAMMEN et al. (1960a) versucht.

Es kann heute als sicher gelten, daß die als Faktor VII, Prokonvertin, serum prothrombin conversion accelerator (SPCA) und Autoprothrombin I bezeichneten Aktivitäten einer Plasmakomponenten entsprechen.

Faktor VII ist aus Serum (DEUTSCH und SCHADEN, 1953; ALEXANDER, 1959; FISCH, 1958; STRAUB, 1960; DUCKERT et al., 1953, 1961b; SOULIER et al., 1962;

PRYDZ, 1964; OSBORN, 1965; SHAW et al., 1966; MAMMEN et al., 1960a), aus Plasma (DUCKERT et al., 1953; TISHKOFF et al., 1960; WILLIAMS und NORRIS, 1966; DEUTSCH et al., 1966; LEWIS et al., 1958; PECHET et al., 1960; HÖGENAUER et al., 1968) und aus gereinigtem, dissoziierten Prothrombinkomplex (Definition siehe S. 17) isoliert worden (MAMMEN et al., 1960a; SEEGERS et al., 1962b; SEEGERS und KAGAMI, 1964; TISHKOFF et al., 1968).

In der Elektrophorese wanderte die Faktor VII-Aktivität zwischen den α- und β-Globulinen. Gereinigtes Autoprothrombin I hatte in der analytischen Ultrazentrifuge eine Sedimentationskonstante ($S^0_{20,w}$) von 3,34 Svedberg-Einheiten (HARMISON et al., 1965). Das Molekulargewicht der aus dem Prothrombinkomplex erhaltenen Faktor VII-Präparate wurde anhand von Ultrazentrifugenuntersuchungen mit 34300 errechnet (HARMISON et al., 1965). TISHKOFF et al. (1968) bestimmten in ähnlichen Fraktionen ein Molekulargewicht von 33900 ± 3390. Mit Hilfe von Gelfiltrationsuntersuchungen wurde ein Molekulargewicht von 48000 erhalten (PRYDZ, 1965). Diese Präparate waren aus Serum isoliert worden.

Die Aminosäurenzusammensetzung wurde von HARMISON et al. (1965) bestimmt (Tabelle 3). Danach scheint das Molekül aus 221 Aminosäuren zu bestehen. Mit Hilfe der Methode von BRAND (1946) wurde aus der Aminosäurenzusammensetzung ein Molekulargewicht von 34300 errechnet (HARMISON et al., 1965).

Faktor VII-Präparationen aus Plasma hatten ein Molekulargewicht von 55000 (DEUTSCH et al., 1966), bzw. 63000 (PRYDZ, 1965). Beide Werte wurden mit der Gelfiltrationstechnik ermittelt.

PRYDZ (1965) fand einen Kohlenhydratanteil von 51%. Davon waren nur etwa 1% Methylpentosen and 1,2% Hexosamin. Da keine Neuraminsäure nachweisbar war, muß der Rest des Kohlenhydratanteils aus Hexosen bestehen. Dieses ist ein ungewöhnlich hoher Kohlenhydratanteil, der einer sorgfältigen Kontrolle bedarf.

Die N-terminalen Aminosäuren wurden zuerst von DEUTSCH et al. (1966) bestimmt. Es fand sich entweder Threonin oder Glykokoll. Bei einer kürzlichen Nachuntersuchung fanden sich Glykokoll und Serin (HÖGENAUER et al., 1968). Die gleichen Aminosäuren fanden sich in der C-terminalen Position des Faktor VII (HÖGENAUER et al., 1968). Quantitative Angaben sind bislang nicht bekannt geworden.

Dieser Befund ist insofern interessant, als diese beiden Aminosäuren sich nicht nur in der N-terminalen und C-terminalen Position des Faktor VII-Moleküls befinden, sondern auch in der N-terminalen und C-terminalen Position des inaktiven Faktor X. Beide Proteine bestehen somit möglicherweise aus zwei Peptidketten. Wurden beide Proteine durch Trypsin aufgespalten, so fand sich ein sehr ähnliches Peptidmuster (HÖGENAUER et al., 1968). Vergleicht man die mit der Gelfiltrationstechnik erhaltenen Molekulargewichte des inaktiven Faktor X und des aus Plasma isolierten Faktor VII, so ergibt sich auch dort eine gewisse Ähnlichkeit. Auch das klinische Bild des Faktor X-Mangels und sein Erbgang lassen sich nicht vom klinischen Bild und Erbgang des Faktor VII-Mangels unterscheiden. Es erscheint in Anbetracht dieser Ähnlichkeiten möglich, daß die aktiven Formen beider Proteine aus einer Muttersubstanz stammen. Vielleicht entspricht eine Peptidkette dem aktiven Faktor X und die zweite dem aktiven Faktor VII. Addiert man die Molekulargewichte des aktiven Faktor X (24000) zum Molekulargewicht des Faktor VII aus Serum (34000) so ergibt sich ein Gesamtgewicht, das dem inaktiven, aus Plasma gewonnenen Faktor VII (55000—63000) oder dem inaktiven Faktor X (±70000) beträchtlich nahekommt.

Die bislang bekannten physikalisch-chemischen Eigenschaften beider inaktiven und aktiven Faktoren können heute bestenfalls als vorläufige Ergebnisse angesehen werden. Sie bedürfen einer weiteren intensiven Analyse, bevor endgültige Schlüsse gezogen werden können.

Auch die Frage, ob es sich bei den Faktoren VII und X um vom Prothrombin unabhängige Plasmaproteine oder um Spaltprodukte des Prothrombinmoleküls handelt, wie von SEEGERS postuliert worden ist, läßt sich heute nicht mit endgültiger Sicherheit entscheiden. In Anbetracht der Untersuchungen von DEUTSCH et al. (1966), HÖGENAUER et al. (1968) und TISHKOFF et al. (1968) muß man die Seegerssche Vorstellung ablehnen. Auch die Untersuchungen von MURANO (1968) haben Hinweise dafür geliefert, daß die Faktoren VII und X vom Prothrombin unabhängige Faktoren sind. MURANO (1968) hat Beweise erbringen können, daß das Prothrombin möglicherweise aus zwei Thrombinmolekülen (Dimer) aufgebaut ist. In Anbetracht dieser Ergebnisse werden, in Anlehnung an die von TISHKOFF et al. (1968) geprägte Terminologie, die Faktoren VII, X und auch IX als Teile des Prothrombin*komplexes* angesehen.

F. Faktor IX

PAVLOVSKY (1947) machte als erster die Beobachtung, daß das Plasmagemisch von zwei Hämophiliepatienten schneller gerinnt als jedes Plasma für sich allein. Ähnliche Beobachtungen wurden von KOLLER et al. (1950) gemacht. Diese Untersuchungen führten dazu, daß 1952 von drei verschiedenen Arbeitsgruppen eine zweite Hämophilieart beschrieben wurde, die klinisch und genetisch nicht von der klassischen Hämophilie zu unterscheiden war (AGGELER et al., 1952; BIGGS et al., 1952; SCHULMAN und SMITH, 1952). Es wurde angenommen, daß diesen Patienten ein neuer Gerinnungsfaktor fehle, der als „Plasma Thromboplastin Component — PTC“ oder „Christmas Factor“ bezeichnet wurde. Dieser Faktor ist heute weitläufig unter der Bezeichnung Faktor IX bekannt. Um diese Erkrankung von der klassischen Hämophilie unterscheiden zu können, wurde die Bezeichnung Hämophilie B geprägt; die klassische Hämophilie wurde als Hämophilie A bezeichnet. Der Faktor IX war lagerungsstabil, konnte an solche Adsorbentien gebunden werden, die auch Prothrombin adsorbierten und konnte nicht in der Cohnschen Fraktion I nachgewiesen werden.

Etwa zur gleichen Zeit wurde von S. A. JOHNSON et al. (1952) ein Faktor mit ähnlichen Eigenschaften im Serum nachgewiesen, der möglicherweise in enger Beziehung zum Prothrombin steht. SEEGERS und JOHNSON (1956) gaben diesem Faktor die Bezeichnung „Autoprothrombin II“. Die Aktivität entwickelt sich während der Dissoziation des Prothrombinkomplexes (PENNER et al., 1956; MAMMEN et al., 1960a). Dieser Faktor vermochte den Gerinnungsdefekt im Plasma von Patienten mit Hämophilie B zu normalisieren.

Es kann heute als sicher gelten, daß Autoprothrombin II mit dem Faktor IX identisch ist.

Die Faktor IX-Aktivität ist im Plasma von Neugeborenen und Patienten mit Lebererkrankungen nur vermindert nachzuweisen. Auch Abkömmlinge des 4-Hydroxycumarins und Indandions reduzieren diesen Faktor im Plasma. Hieraus kann man schließen, daß der Faktor IX wahrscheinlich in der Leber synthetisiert wird und in vieler Hinsicht dem Prothrombin und den Faktoren VII und X ähnlich ist. Faktor IX greift in die Prothrombinumwandlung in Abwesenheit von Gewebethrombokinasen ein, wie später ausführlich beschrieben wird.

Eine Anzahl von Autoren haben die Isolierung des Faktor IX aus Plasma beschrieben (BIGGS et al., 1952; S. G. WHITE et al., 1953b; AGGELER et al.

1954b; BLATRIX und SOULIER, 1959; BLATRIX et al., 1959; DIDISHEIM et al., 1959a; BIGGS et al., 1961; YIN und DUCKERT, 1961; BIDWELL, 1962; SCHIFFMAN et al., 1963; HINK und JOHNSON, 1964; TULLIS et al., 1965; BIDWELL et al., 1967). Der Reinheitsgrad dieser Präparationen ist jedoch so gering, daß bislang keine physikalisch-chemischen Eigenschaften an diesen Präparationen bestimmt werden konnten. Einige dieser Präparationen sind jedoch therapeutisch verwandt worden.

Auch die aus dem Serum gewonnenen Präparationen (S. G. WHITE et al., 1953a; AGGELER et al., 1954a, b; MAMMEN et al., 1960a; SOULIER et al., 1962) sind noch für physikalisch-chemische Untersuchungen ungeeignet.

Nur Faktor IX-Fraktionen, die aus dem dissoziierten Prothrombinkomplex isoliert worden sind (MAMMEN et al., 1960a), haben sich als genügend rein erwiesen, um daran einige physikalisch-chemische Analysen durchzuführen.

Elektrophoretisch wanderte die im Plasma oder Serum befindliche Faktor IX-Aktivität mit den α_1- und α_2-Globulinen (LEWIS et al., 1958). Gereinigte Präparationen wanderten in der Region der β-Globuline (AGGELER et al., 1954a, b).

Die Sedimentationskonstante ($S^0_{20,w}$) des Faktor IX betrug 4,33 Svedberg-Einheiten, die Diffusionskonstante ($D^0_{20,w}$) war $7{,}45 \times 10^{-7}$ cm²/sec und das partielle spezifische Volumen ($\bar{v}$) betrug 0,708 ml/gm (HARMISON und SEEGERS, 1962). Aus diesen physikalischen Messungen wurde unter Zuhilfenahme der Svedberg-Gleichung ein Molekulargewicht von 49900 bestimmt.

Die Aminosäurenzusammensetzung des Faktor IX wurde von HARMISON und SEEGERS (1962) beschrieben und ist in Tabelle 3 dargestellt. Das Molekül scheint aus 262 Aminosäuren zusammengesetzt zu sein. HARMISON und SEEGERS (1962) errechneten anhand der Aminosäurenzusammensetzung das Molekulargewicht für den Proteinanteil und fanden einen Wert von 39500. Da der Kohlenhydratanteil 20% zu betragen scheint (MAMMEN et al., 1960a), ist das korrigierte Molekulargewicht des Glykoproteins 51200 (MAMMEN, 1964a).

HARMISON und SEEGERS (1962) errechneten eine Moleküllänge von 93 Å und eine Breite von 35 Å. Diese Präparationen hatten nur eine N-terminale und eine C-terminale Aminosäure. Die N-terminale Aminosäure war Prolin, die C-terminale Tyrosin (MAMMEN et al., 1960a).

Oxydierende Agentien zerstörten die Faktor IX-Aktivität, während reduzierende Chemikalien und Substanzen, die Aminogruppen blockieren, keine Wirkung auf die Aktivität ausübten (MARSHALL, 1966).

Die von SEEGERS vertretene Ansicht, daß Faktor IX ein Spaltprodukt des Prothrombinmoleküls ist, kann bislang nicht als gesichert angenommen werden. Seine enge Beziehung zum Prothrombin kann nicht bestritten werden. Alle bislang aus Plasmen erhaltenen Präparationen enthielten beträchtliche Mengen von Prothrombin und selbst durch chromatographische Methoden konnte der Faktor IX nicht vom Prothrombin getrennt werden (TISHKOFF et al., 1968). Erst nach erfolgter Dissoziation kann Faktor IX von den anderen Komponenten des Prothrombinkomplexes getrennt werden (MAMMEN et al., 1960a). Antikörper gegen Faktor IX reagieren nicht nur mit Prothrombin, sondern auch mit Thrombin (BARNHART, 1967), und Antikörper gegen Prothrombin und Thrombin reagieren mit Faktor IX. Diese Befunde könnten dahingehend gedeutet werden, daß Faktor IX tatsächlich ein Prothrombinderivat sei. Unverständlich bleibt jedoch, wie man dann den Erbgang der Hämophilie B (recessiv geschlechtsgebunden) und den grundsätzlich verschiedenen Erbgang des Prothrombinmangels (recessiv *nicht* geschlechtsgebunden) erklären kann.

G. Faktor VIII

Faktor VIII ist ein Plasmaprotein, das in enger Beziehung zur Hämophilie A steht. Seine Entdeckung geht auf frühe Untersuchungen von ADDIS (1911) zurück. Die interessante Geschichte der Hämophilie A wurde kürzlich von HECHT (1966a) beschrieben und soll hier nicht weiter ausgeführt werden.

Faktor VIII greift ähnlich wie der Faktor IX in den Prothrombinumwandlungsmechanismus in Abwesenheit von Gewebethrombokinasen ein. Seine genaue Wirkung wird später beschrieben werden.

Die Menge an Faktor VIII im menschlichen Plasma wurde auf 2—5 mg-% geschätzt (BRINKHOUS, 1956; POOL und ROBINSON, 1959). Die Konzentration in Tierplasmen scheint erheblich zu variieren (BRINKHOUS und WAGNER, 1959; THELIN und WAGNER, 1961).

Der Bildungsort des Faktor VIII im Organismus ist umstritten. Während der Plasmaspiegel bei schweren Lebererkrankungen nicht absinkt, hat man Faktor VIII-Aktivität in isolierten Leberperfusionsversuchen aus der Leber erhalten können. Auch die Milz schien Faktor VIII zu bilden (POOL, 1966; WEBSTER et al., 1967; NORMAN et al., 1967). ZACHARSKI et al. (1968) haben kürzlich Faktor VIII-Aktivität in Leukocyten nachweisen können. Dieser Befund entspricht unseren eigenen Untersuchungen. Mit Hilfe von fluorescierenden Antikörpern haben wir besonders in den Plasmazellen Faktor VIII nachweisen können.

Seit der ersten Fällung von Faktor VIII aus Plasma durch ADDIS (1911) haben eine Vielzahl von Autoren die Präparation aus Plasma versucht. Dabei lag das Hauptgewicht der Bemühungen auf Versuchen, den Faktor VIII für therapeutische Zwecke zu gewinnen. Einfache Säurefällungen wurden von BENDIEN und VAN CREVELD (1936), PATEK und STETSON (1936) und ALEXANDER und LANDWEHR (1948) beschrieben. Aussalzverfahren wurden von BIDWELL (1955a,b), BRINKHOUS und WAGNER (1959) und von SPAET und KINSELL (1953) verwandt. Auch Äther wurde zur Fällung von Faktor VIII aus Plasmen benutzt (KEKWICK und WOLF, 1957; HOLMAN und WOLF, 1963). Alle diese Präparationen enthalten, wie die Cohnsche Fraktion I (Alkoholfällung) neben der Faktor VIII-Aktivität beträchtliche Fibrinogenmengen (ACHENBACH et al., 1959; BAUMGARTEN et al., 1963; KALINKE und EGLI, 1967). Erst vor wenigen Jahren hat sich die Cryopräcipitation als eine einfache und gute Methode zur Herstellung von therapeutisch wirksamen Faktor VIII- Präparaten erwiesen (POOL et al., 1964; POOL und SHANNON, 1965; HERSHGOLD et al., 1966; SIMSON et al., 1966; BROWN et al., 1967; ALEXANDER und ODAKE, 1967). Dem Gewicht nach enthalten alle diese Präparate bedeutend mehr Fibrinogen als Faktor VIII, das jedoch ihre klinische Nutzbarkeit nicht mindert. Einige Autoren haben mehr komplexe Präparationsverfahren ausgearbeitet, in denen eine Trennung von Fibrinogen angestrebt wurde (VAN CREVELD et al., 1956, 1959, 1960, 1961, 1966; WAGNER et al., 1957, 1964a, b; SOULIER et al., 1957; SEEGERS et al., 1957, 1959; SHINOWARA, 1957a, 1964; M. BLOMBÄCK, 1958a; NIEMETZ et al., 1961; SIMONETTI et al., 1961, 1964; JANIAK und SOULIER, 1962; PAVLOVSKY et al., 1962; LANGDELL, 1962; MICHAEL und TUNNAH, 1963, 1966; MAMMEN, 1963b; NOUR-ELDIN, 1963; KEKWICK und WALTON, 1965; RIZZA et al., 1965; VEDER, 1966; BIDWELL et al., 1966; HURT et al. 1966a, b; BARROW et al., 1966a; GUGLER, 1966; MORRISON, 1966; WEAVER et al., 1966, 1967; SCHWICK, 1967; A. J. JOHNSON et al., 1967; BRINKHOUS et al., 1968). Dabei hat sich gezeigt, daß die Abtrennung von Fibrinogen nicht nur die Stabilität des Faktor VIII erheblich verschlechtert, sondern dem Faktor VIII auch andere Fällungseigenschaften verleiht (VAN CREVELD et al., 1959, 1960, 1961;

MICHAEL und TUNNAH, 1963; BARROW et al., 1966b). Ähnliche Beobachtungen wurden an Faktor VIII Präparationen gemacht, die aus Plasmen von Patienten mit Afibrinogenämie isoliert wurden (GOBBI, 1960), oder die aus Serum hergestellt worden waren (MAMMEN, 1964b).

Die ungewöhnliche Labilität hochgereinigter Faktor VIII-Präparationen hat die physikalisch-chemische Charakterisierung des Faktors erschwert, und bislang sind nur wenige dieser Eigenschaften bekannt geworden.

Wir haben uns während der letzten zehn Jahre intensiv mit der Reinigung von Faktor VIII aus Rinderplasma beschäftigt und dabei nur selten Präparationen erhalten, die sich in der analytischen Ultrazentrifuge und in der freien Elektrophorese als homogen erwiesen. Alle diese Präparationen hatten bei mehrfacher Bestimmung eine Sedimentationskonstante ($S^0_{20,w}$) von 6,65 Svedberg-Einheiten (HARMISON und MAMMEN, Addendum zu SHULMAN et al., 1960; MAMMEN, 1964c). SHINOWARA (1964) hatte einen Wert zwischen 6,0 und 6,5 gefunden. Diese Werte stehen jedoch in scharfem Gegensatz zu Angaben von HERSHGOLD und SPRAWLS (1966), die S-Werte von 12 und 19 beschrieben. Dabei ist es möglich, daß es sich um Aggregatbildungen gehandelt hat, die auch wir immer wieder beobachtet haben (MAMMEN, 1964c). SHULMAN et al. (1960) haben eine Diffusionskonstante ($D^0_{20,w}$) von $3{,}30 \times 10^{-7}$ cm²/sec beschrieben. Aus diesen Werten wurde ein Molekulargewicht von 196000 errechnet (SHULMAN et al., 1960). ARONSON et al. (1962) beschrieben ein Molekulargewicht von 180000. Dagegen fanden HERSHGOLD et al. (1967) ein Molekulargewicht von 2,8 Millionen, das wiederum durch Aggregatbildungen der Moleküle erklärt werden könnte.

In der Elektrophorese schien Faktor VIII mit den β-Globulinen zu wandern (SEEGERS et al., 1957; VAN CREVELD et al., 1956; SPAET und KINSELL, 1953; SHINOWARA, 1964; HERSHGOLD und SPRAWLS, 1966). Der isoelektrische Punkt für Faktor VIII lag bei pH 6,4 (SEEGERS et al., 1957).

Der Kohlenhydratgehalt betrug 3,6%, wie von SEEGERS et al. (1957) bestimmt wurde. SHINOWARA (1964) fand 0,9% Hexosen in seinen Präparationen.

Die Aminosäurenzusammensetzung und die endständigen Aminosäuren sind bislang nicht beschrieben worden.

BLOMBÄCK et al. (1962) und auch SIMONETTI et al. (1964) haben die Frage aufgeworfen, ob Faktor VIII nicht ein Lipoprotein sei. Dem ist entgegenzuhalten, daß SHINOWARA (1964) nur 0,4% Cholesterol in seinen noch heterogenen Präparaten fand, während wir in homogenen Fraktionen weniger als 1% Lipoidphosphor und weniger als 1% veresterte Fettsäuren nachweisen konnten (MAMMEN, 1964c).

Die Labilität des Faktor VIII wird auch in den nächsten Jahren noch eine Schwierigkeit in der weiteren Charakterisierung dieses Proteins darstellen, womit auch das Verständnis seiner Funktion erschwert wird.

H. Faktor V

Faktor V ist ein Plasmaprotein, das in der Prothrombinumwandlung in Gegenwart *und* Abwesenheit von Gewebethrombokinasen von Bedeutung ist. Im menschlichen Plasma dürfte seine Konzentration etwa 1 mg-% betragen, während Rinderplasma wahrscheinlich etwa 9 mg-% enthält (AOKI et al., 1963). Bei schweren Lebererkrankungen und nach experimenteller Leberschädigung mit Chloroform wurde die Plasmakonzentration erniedrigt gefunden (SYKES et al., 1948). Hieraus kann man schließen, daß der Faktor V vielleicht in der Leber gebildet wird. BARNHART et al. (1963) haben mit fluorescierenden Antikörpern direkt nachweisen können, daß der Faktor V in der Leberparenchymzelle gebildet wird. Die Synthese wird jedoch durch Abkömmlinge des 4-Hydroxycumarins und Indandions nicht blockiert.

Die biologische Aktivität des Faktor V ist im menschlichen Plasma sehr lagerungslabil und in Blutkonserven, die eine Woche gelagert wurden, sind nur noch Spuren nachweisbar (STEFANINI, 1950; RAPAPORT et al., 1959). Im Rinderplasma bleibt die Faktor V-Aktivität besser erhalten (MURPHY et al., 1947; FAHEY et al., 1948; SEEGERS, 1962). Während der Gerinnung wird der Faktor V im menschlichen Plasma verbraucht, während er im Rinderserum erhalten bleibt (SEEGERS, 1962a).

Ähnlich wie beim Faktor VIII, hat auch die Labilität des Faktor V Isolierungsversuche sehr erschwert. Erste derartige Versuche wurden bereits von OWREN (1948) und WARE und SEEGERS (1948b) durchgeführt und später von mehreren Autoren fortgesetzt (LEWIS und WARE, 1954; COX et al., 1956; SURGENOR et al., 1961; FENICHEL und ROSE, 1961; LANDABURU und SEEGERS, 1961; KORSAN-BENGTSEN und YGGE, 1961; BLOMBÄCK und BLOMBÄCK, 1963; AOKI et al., 1963; URAYAMA und ASADA, 1964; BARTON und HANAHAN, 1967; ESNOUF und JOBIN, 1967; SCHWICK, 1967; N. B. WHITE et al., 1968).

Die von ESNOUF und JOBIN (1967) hergestellten Präparationen erwiesen sich in der analytischen Ultrazentrifuge als homogen. Die Sedimentationskonstante ($S^0_{20,w}$) für diese Präparationen betrug 8,68 Svedberg-Einheiten, das partielle spezifische Volumen 0,73 ml/gm. Aus diesen physikalischen Messungen wurde ein Molekulargewicht von 290000 errechnet. Aus Gelfiltrationsuntersuchungen von LEWIS (1964) ging hervor, daß der Faktor V ein Molekulargewicht von über 200000 haben mußte. Ähnliche Werte wurden von PAPAHADJOPOULOS et al. (1964b) angegeben. Dagegen fanden HUSSAIN und NEWCOMB (1963) ein Molekulargewicht von nur 180000.

In der freien Elektrophorese betrug die Wanderungsgeschwindigkeit $3{,}3 \times 10^{-5}$ $cm^2/V/sec$ (ESNOUF und JOBIN, 1967). In der Papierelektrophorese wanderte der Faktor V zwischen den β- und γ-Globulinen (OWEN und McKENZIE, 1954).

Die Aminosäurenzusammensetzung wurde von AOKI et al. (1963) und von ESNOUF und JOBIN (1967) bestimmt. Dabei ergaben sich erhebliche Unterschiede, wie aus Tabelle 4 hervorgeht. Es ist möglich, daß diese Unterschiede auf einem ungleichen Reinheitsgrad beruhen.

Die endständigen Aminosäuren des Faktor V sind bislang nicht beschrieben worden.

Die Faktor V-Aktivität wurde durch oxydierende Agentien, SH-Blocker und Monojodessigsäure zerstört, während reduzierende Agentien keinen Einfluß auf die Aktivität ausübten (AOKI et al., 1963). Die Lagerungslabilität konnte weder durch Zugabe von Cystein noch von reduziertem Glutathion verbessert werden (AOKI et al., 1963), woraus sich schließen läßt, daß die Labilität der Faktor V-Aktivität nicht allein auf einer Oxydierung der SH-Gruppen zurückzuführen ist. Durch Entfernung von bivalenten Kationen wurde die Stabilität des Faktor V noch weiter verschlechtert (BLOMBÄCK und BLOMBÄCK, 1963; ZUCKER und BORELLI, 1958), so daß möglicherweise die Kationen für die Molekularstruktur von Wichtigkeit sind (ESNOUF und JOBIN, 1967).

WARE et al. (1947b) machten zuerst die Beobachtung, daß die Faktor V-Aktivität durch Thrombin gesteigert werden könne. Sie prägten die Bezeichnung „plasma Ac-globulin“ und „serum Ac-globulin“ und beschrieben, daß die „serum Ac-globulin“-Aktivität größer sei als die entsprechende Plasma-Aktivität. Diese Befunde wurden von anderen Autoren bestätigt (WARE und SEEGERS, 1948b; LEWIS und WARE, 1954; COX et al., 1956). Die gleiche Beobachtung wurde auch an gereinigten Präparaten gemacht (AOKI et al., 1963; BARTON und

Tabelle 4. *Aminosäurenzusammensetzung von Faktor V und Faktor XII*

	Gram Aminosäuren pro 100 Gram Protein			
	Faktor V (Rind) AOKI et al. (1963)	Faktor V (Rind) ESNOUF und JOBIN (1967)	Faktor XII (Rind) MAMMEN und GRAMMENS (1967a, b)	menschlicher Faktor XII SPEER et al. (1965)
Asp	9,3	8,1	5,6	8,9
Thre	4,6	4,9	5,9	8,1
Ser	4,5	5,7	7,1	10,6
Glu	10,8	11,1	6,9	11,1
Pro	3,6	6,8	3,6	5,8
Gly	3,3	3,6	2,9	13,3
Ala	3,7	3,2	2,6	7,9
Cys $^1/_2$	1,6	1,6	0,69	0,65
Val	5,9	4,4	5,8	5,4
Meth	1,8	1,2	0,7	1,0
Ileu	4,1	3,5	1,8	3,7
Leu	7,9	5,4	4,6	6,5
Tyr	3,9	4,2	3,6	2,0
Phe	5,2	3,7	2,5	3,4
Lys	6,0	—	4,3	6,3
His	2,3	3,9	1,5	2,1
Arg	4,9	3,7	3,6	3,4
Try	0,9	2,4	—	—
Total	84,3	87,4	63,7	100,2

HANAHAN, 1967), obgleich bislang unbekannt bleibt, wie der Effekt zu erklären ist. AOKI et al. (1963) haben errechnet, daß ein Thrombinmolekül etwa 10 Faktor V-Moleküle aktiviert. Nach anfänglicher Aktivierung wird Faktor V durch Thrombin zerstört (WARE et al., 1947b). Diese Beobachtung dürfte die fehlende Faktor V-Aktivität im menschlichen Serum erklären.

Es ist bislang nicht sicher, ob Faktor V ein Enzym ist, wie vielfach angenommen worden ist. Im Augenblick ist noch kein Substrat bekannt, das durch Faktor V gespalten wird.

I. Faktor XII

Die Bedeutung des Faktor XII oder Hageman-Faktor für die Blutgerinnung wurde zuerst von RATNOFF (1954) und von RATNOFF und COLOPY (1955) erkannt, als die Autoren einen Patienten mit einer Gerinnungsstörung fanden, der keine Blutungsneigung zeigte. Die Erkrankung wurde als „Hageman Trait" bezeichnet und das Fehlen eines bislang unbekannten Gerinnungsfaktors angenommen.

Faktor XII ist ein Glykoprotein, das sich im Plasma aller Säugetiere und Amphibien in einer inaktiven Form nachweisen läßt, jedoch im Plasma von Vögeln und Reptilien fehlt (RATNOFF und ROSENBLUM, 1957; DIDISHEIM et al., 1959b; HACKETT und LE PAGE, 1961; DIDISHEIM, 1962). Seine Konzentration im menschlichen Plasma wurde auf 1 mg-% geschätzt (DAVIE und RATNOFF, 1965).

In vitro kann der Faktor XII durch Kontakt mit Glasoberflächen, Kaolin, Bariumsalzen, Asbest und mehreren anderen anorganischen Substanzen aktiviert werden (RAPAPORT et al., 1955; MARGOLIS, 1957, 1958a, b; RATNOFF und ROSENBLUM, 1957, 1958; JOHNSTON et al., 1958; SOULIER et al., 1959; WAALER, 1959).

Auch langkettige Fettsäuren (Margolis, 1962; Didisheim und Mibashan, 1963; Speer und Ridgway, 1967), Ellagsäure (Ratnoff und Crum, 1964; Iatridis, 1966; Cliffton, 1967), Kollagen und Elastin (Niewiarowski et al., 1965; Wilner et al., 1968) sowie Kontakt mit der Epidermis (Nossel, 1966) vermögen den Faktor XII zu aktivieren.

Es wird heute angenommen, daß der aktivierte Faktor XII den Faktor XI aktiviert (Hardisty und Margolis, 1959; Soulier et al., 1959; Waaler, 1959; Ratnoff et al., 1961) und somit die Blutgerinnung in Abwesenheit von Gewebethrombokinasen in Gang setzt. Dem Hageman-Faktor ist auch eine fibrinolytische Aktivität zugeschrieben worden (Niewiarowski und Prou-Wartelle, 1959; S. G. Iatridis und Ferguson, 1962; Holemans und Roberts, 1964; Holemans et al., 1966). Der Faktor XII ist offenbar an der Plättchenoberfläche adsorbiert und kann die Aggregation der Plättchen einleiten (Sharp, 1958; Waaler, 1959; Jürgens, 1962; P. G. Iatridis und Ferguson, 1965; Mammen und Grammens, 1967a, b). Ihm könnte somit eine wichtige Funktion in der frühesten Phase des hämostatischen Ablaufs zukommen.

Dem Faktor XII ist auch eine Wirkung in der Kallikreinogenumwandlung zugeschrieben worden (Margolis, 1958a, b, 1959, 1960; Ratnoff und Miles, 1964; Habermann, 1966; Shigeharu et al., 1968). Faktor XII soll Kallikreinogen in Kallikrein verwandeln, welches aus dem Kininogen des Blutplasmas Kallidin bildet. Diese Beobachtung könnte mit der die Gefäßpermeabilität steigernden Wirkung des Faktor XII in Zusammenhang stehen (Margolis, 1958c, 1963; Ratnoff und Miles, 1964; R. C. Graham et al., 1965; C. L. Johnston und Barrow, 1965; Kellermeyer, 1967; Donaldson, 1968), könnte die gefäßdilatierende Wirkung (Webster und Ratnoff, 1961), die Kontraktion der glatten Muskulatur (Margolis, 1958b) und die Wanderung der Leukocyten aus dem Gefäßsystem (Graham et al., 1965) erklären.

Die Bildungsstätte des Hageman-Faktors ist unbekannt, jedoch sollen erniedrigte Plasmaspiegel bei schweren Lebererkrankungen beobachtet worden sein (Jürgens, 1962).

Verschiedene Autoren haben den Hageman-Faktor aus Plasma zu isolieren versucht (Schiffman et al., 1960; Haanen et al., 1961; Ratnoff et al., 1961; Ratnoff und Davie, 1962b; Schoenmakers et al., 1963, 1965, Speer et al., 1965; Mammen und Grammens, 1967a, b). Faktor XII kann aus Plasmen an benetzbaren Oberflächen adsorbiert werden und haftet fest an diesen (Margolis, 1963; Vroman, 1963, 1965, 1967, 1968). Nur hochkonzentrierte Salzlösungen vermögen den Faktor XII von diesen Oberflächen zu lösen. Schoenmakers et al. (1965) bestimmten eine Sedimentationskonstante ($S^0_{20,w}$) von 7,08 Svedberg-Einheiten, die mit dem von uns gefundenen Wert (7,04) übereinstimmt (Mammen und Grammens, 1976a, b). Donaldson und Ratnoff (1965) haben einen Wert von 4,5 angegeben. Die Diffusionskonstante ($D^0_{20,w}$) betrug $7{,}14 \times 10^{-7}$ cm^2/sec (Schoenmakers et al., 1965). Aus diesen physikalischen Messungen errechneten Schoenmakers et al. (1965) ein Molekulargewicht von 82000, wobei ein partielles spezifisches Volumen von 0,7 ml/gm angenommen wurde. Wir ermittelten auf Grund dieser Daten für unsere Präparationen ein Molekulargewicht von 79000. Beide Werte stimmen mit den von Haanen et al. (1965) angegebenen Werten überein; sie stehen jedoch im Kontrast zu den von Speer et al. (1965) gefundenen Molekulargewichten. Anhand von Ultrazentrifugenuntersuchungen wurde ein Wert von 20000 gefunden, jedoch mit der Gelfiltrationstechnik fand sich ein Molekulargewicht von über 100000. Wir haben kürzlich das Molekulargewicht des Faktor XII nochmals in der Ultrazentrifuge bestimmt, wobei wir die von Yphantis (1964) angegebene Technik verwandten. Wir ermittelten dabei ein

Gewicht von 140000. Das partielle spezifische Volumen betrug 0,724 ml/gm. Das Molekulargewicht änderte sich nicht, wenn das Protein in einer 5 M Guanidinhydrochloridlösung zentrifugiert wurde. Wurden jedoch die Präparationen zusätzlich mit Natriumsulfit behandelt, so fanden sich Bruchstücke mit einem Molekulargewicht von 20000. Die Bruchstücke waren homogen und hatten eine Sedimentationskonstante von 1,97 Svedberg-Einheiten.

Im elektrischen Feld wanderte der gereinigte Hageman-Faktor entweder mit den β-Globulinen (Davie und Ratnoff, 1965) oder mit den γ-Globulinen (Speer et al., 1965; Mammen und Grammens, 1967 a, b). Im Plasma schien er ebenfalls mit den γ-Globulinen zu wandern (Lewis et al., 1958). Der isoelektrische Punkt für den Hageman-Faktor lag bei pH 7,8 (Mammen und Grammens, 1967a, b).

Die Aminosäurenzusammensetzung des Faktor XII wurde von Speer et al. (1965) und von uns (Mammen und Grammens, 1967a, b) bestimmt. Beide Werte sind in Tabelle 4 dargestellt. Die Speerschen Präparationen waren aus menschlichem Plasma isoliert, unser Faktor XII stammte aus Rinderplasma. Auffällig waren die hohen Werte für Serin und Glutaminsäure. Speer et al. (1965) fanden Arginin als die N-terminale Aminosäure und Methionin als die C-terminale Aminosäure im menschlichen Faktor XII. Wir fanden zwei N-terminale Aminosäuren: Glykokoll und Valin.

Bezüglich des Kohlenhydratanteils bestehen Differenzen. Schoenmakers et al. (1965) fanden einen Gesamtgehalt von 5,9%. Hiervon waren 3,6% Galaktose, 1,8% Mannose und 0,5% Fucose. Der Hexosamingehalt betrug 4,8%, davon waren 3,2% Glucosamin und 1,6% Galaktosamin. Der Neuraminsäuregehalt betrug 4,4%. Wir hingegen (Mammen und Grammens, 1967a, b) konnten nur einen Gesamthexosamingehalt von 0,87% finden, nur 1,95% an Protein gebundene Hexosen, nur 0,2% Fucose und nur 0,37% Neuraminsäure.

Im Gegensatz zu Becker (1960) und Schoenmakers et al. (1964, 1965) fanden Ratnoff und Davie (1962b), daß Diisopropylfluorophosphat (DFP) die Faktor XII-Aktivität nicht zerstörte. Speer et al. (1965) beobachteten, daß Agentien, die -SH, -S-S-, -NH_2, -COOH, aliphatische -OH-Gruppen sowie Wasserstoffbrücken blockieren, die Faktor XII-Aktivität beeinflußten.

Während Niewiarowski et al. (1962) und Schoenmakers et al. (1964, 1965) TAMe spaltende Eigenschaften in gereinigten Faktor XII-Präparationen nachwiesen, konnten Becker (1960), Ratnoff und Davie (1962a), Speer et al. (1965) und wir (Mammen und Grammens, 1967a, b) diesen Befund nicht bestätigen. Sherry et al. (1966) haben angedeutet, daß die im Plasma nachweisbare esterolytische Aktivität nicht dem Faktor XII zuzuschreiben sei, sondern einem bislang nicht näher beschriebenen Enzym, das durch Faktor XII aktiviert würde. Da Faktor XI esterolytische Aktivität hat, könnte die Diskrepanz in diesen Beobachtungen in einer Verunreinigung der Faktor XII-Präparate mit Faktor XI liegen.

Die unterschiedlichen physikalisch-chemischen Eigenschaften zwischen den von Schoenmakers et al. (1965) und von uns beschriebenen Präparate bedürfen einer weiteren Aufklärung.

Nossel und Niemetz (1965) und Nossel et al. (1968) haben angedeutet, daß sich möglicherweise im Plasma ein Hemmstoff gegen Faktor XII befindet. Wir haben diese Befunde nicht bestätigen können. Gereinigter Faktor XII zum Plasma gegeben, behielt seine Aktivität über mehrere Stunden. Eventuell könnte die von Speer und Ridgway (1967) gemachte Beobachtung, daß Faktor XII aus seiner aktiven in seine inaktive Form zurückverwandelt werden kann, die Befunde der Nosselschen Arbeitsgruppe erklären.

J. Faktor XI

Auch die Entdeckung des Faktor XI geht zunächst auf klinische Untersuchungen zurück (ROSENTHAL et al., 1953). Jedoch im Gegensatz zum Faktor XII-Mangel, leiden die Patienten mit Faktor XI-Mangel an einer hämorrhagischen Diathese. Es wird heute angenommen, daß der durch Hageman-Faktor aktivierte Faktor XI den Faktor IX aktiviert, wie später ausgeführt werden wird.

In der Elektrophorese wanderte Faktor XI mit den β_2-Globulinen (ROSENTHAL, 1955; LEWIS et al., 1958). Bezüglich seiner Adsorptionseigenschaften ähnelt Faktor XI dem Hageman-Faktor. Auch er wurde nur unvollständig aus dem Plasma durch Bariumsalze entfernt (ROSENTHAL, 1955) und war hitzestabil (30 min bei 56° C) (BIGGS et al., 1958; WAALER, 1959; SOULIER und LARRIEU, 1958).

Faktor XI wurde durch Ammoniumsulfat bei einer Konzentration von 25—33% aus dem Plasma gefällt (ROSENTHAL, 1961). Im Cohnschen Fraktionierungsschema fand sich Faktor XI in der Fraktion IV-1 und III (ROSENTHAL, 1955).

Die Bildungsstätte des Faktor XI im Organismus und seine Konzentration im Plasma ist bislang nicht mit Sicherheit bekannt.

SCHIFFMAN et al. (1960) und RATNOFF et al. (1961) haben die Isolierung des Faktor XI aus Plasmen versucht. Sie fanden jedoch, daß er nur sehr schwer vom Faktor XII getrennt werden konnte. Dieses Problem wurde umgangen, wenn Plasmen von Patienten mit Hageman-Faktor Mangel zur Isolierung von Faktor XI Verwendung fanden (RATNOFF et al., 1961). RATNOFF und DAVIE (1962a) und KINGDON et al. (1964) haben die Isolierung aus Seren versucht und Präparate erhalten, die im Vergleich zu Plasma 150fach gereinigt waren. Jedoch auch diese Präparationen waren immer noch mit anderen Plasmaproteinen verunreinigt (KINGDON et al., 1964), so daß bislang keine physikalisch-chemischen Charakterisierungsversuche unternommen worden sind.

Die Faktor XI-Konzentrate besaßen esterolytische Aktivität an TAMe und BAEe (RATNOFF und DAVIE, 1962a) und wurden durch Diisopropylfluorophosphat (DFP) inaktiviert (KINGDON et al., 1964; CATTAN und DENSON, 1964). Hieraus kann man schließen, daß Faktor XI ein Enzym sein sollte. Weitere experimentelle Daten liegen bislang nicht vor.

K. Fibrinogen (Faktor I)

Fibrinogen ist ein Plasmaprotein, dessen Konzentration im menschlichen Plasma 300—400 mg-% beträgt. Bei schweren Lebererkrankungen ist der Plasmaspiegel erniedrigt. Diese Beobachtung ließ schon TOCANTINS (1938) andeuten, daß Fibrinogen möglicherweise in der Leber gebildet wird. Diese Annahme wurde mit fluorescierenden Antikörpern bestätigt, wobei die Leberparenchymzelle als der genaue Bildungsort festgelegt werden konnte (BARNHART und ANDERSON, 1962; FORMAN und BARNHART, 1964). Die biologische Halbwertszeit wurde von verschiedenen Autoren bestimmt. LEWIS et al. (1961) fanden 2,4 Tage, GERDES und MAURER (1957) beschrieben 3,6 Tage, während BLOMBÄCK et al. (1960) 2,9 Tage fanden.

Die Isolierung des Fibrinogens ist von zahlreichen Autoren beschrieben worden, wobei anfänglich überwiegend Salzfällungen verwandt wurden (McLEAN, 1920; SMITH et al., 1934; FLORKIN, 1930; MILSTONE, 1941). Auch Kältefällungen (SEEGERS et al., 1945b; COHN et al., 1946; WARE et al., 1947c), sowie Fällungen mit Äther (KEKWICK et al., 1955) haben sich als nutzvoll erwiesen. In späteren

Jahren wurden komplexere Isolierungsverfahren beschrieben (Blombäck und Blombäck, 1956; Godal und Lüscher, 1960; Mosesson und Finlayson, 1963; Finlayson und Mosesson, 1963), mit denen Präparationen erhalten wurden, die 98% gerinnbares Protein enthielten.

Während der letzten 15 Jahre haben sich zahlreiche Autoren mit der physikalisch-chemischen Charakterisierung des Fibrinogens beschäftigt. Menschliches und Rinderfibrinogen hatte eine Sedimentationskonstante von 7,7—8,5 Svedberg-Einheiten (Oncley et al., 1947; Scheraga und Laskowski, 1957; Caspary und Kekwick, 1957; Ende und Schulz, 1962; Blombäck et al., 1965; Johnson und Mihalyi, 1965). Das partielle spezifische Volumen betrug 0,71—0,72 ml/gm. Anhand dieser physikalischen Messungen wurde ein Molekulargewicht von 330000—340000 bestimmt. Johnson und Mihalyi (1965) beschrieben ein Molekulargewicht von 400000. Das in der Literatur am häufigsten zitierte Molekulargewicht ist 340000. Es stimmt mit anderen physikalischen Messungen überein (Katz et al., 1952; Blombäck und Laurent, 1958).

Tabelle 5. *Aminosäurenzusammensetzung von menschlichem und Rinderfibrinogen*

	Aminosäuren, % Trockengewicht			
	Rinder-Fibrinogen Mihalyi et al. (1964)	menschliches Fibrinogen Tristam (1949)	menschliches Fibrinogen B. Blombäck (1967)	menschliches Fibrinogen Mammen et al. (1969)
Asp	13,7	13,1	11,9	12,4
Thre	6,8	6,1	5,8	5,7
Ser	7,1	7,0	5,9	6,6
Glu	13,7	14,5	12,0	12,5
Pro	5,3	5,7	4,5	4,9
Gly	6,2	5,6	4,7	5,3
Ala	3,3	3,7	2,6	3,2
Cys $^1/_2$	2,6	2,7	2,2	2,6
Val	5,2	4,1	4,4	5,0
Meth	2,2	2,6	1,9	2,5
Ileu	4,8	4,8	4,1	4,1
Leu	6,5	7,1	5,6	3,9
Tyr	5,3	5,5	4,8	3,1
Phe	4,3	4,6	3,9	3,6
Lys	9,3	9,2	8,1	8,0
His	2,6	2,6	2,3	3,1
Arg	8,2	7,8	7,4	9,8
Try	4,9	3,3	4,4	—
Total	112,0	110,0	96,5	96,3

Aus physikalischen Meßdaten wurde abgeleitet, daß das Fibrinogenmolekül ein etwa 30—40 Å dickes und etwa 500—700 Å langes Rotationsellipsoid darstelle (Laki und Gladner, 1964; Scheraga und Laskowski, 1957; Edsall et al., 1947). Anhand von elektronenmikroskopischen Untersuchungen haben Hall und Slayter (1959) die Vermutung geäußert, daß das Fibrinogenmolekül aus drei etwa kugelförmigen Untereinheiten mit einem Durchmesser von 50—65 Å besteht, die durch etwa 15 Å dicke Achsfäden zusammengehalten werden. Köppel (1966, 1967) hat kürzlich auf Grund von elektronenmikroskopischen Untersuchungen die Ansicht vertreten, daß das Fibrinogenmolekül die Form eines Pentagondodekaeders mit einem Durchmesser von 220 Å habe.

Der isoelektrische Punkt für Fibrinogen liegt bei pH 5,5, wie von SEEGERS et al. (1945c) beschrieben wurde. Die Aminosäurenzusammensetzung des menschlichen und Rinderfibrinogens wurde von TRISTAM (1949), BRAND und EDSALL (1947), BAILEY (1944), MIHALYI et al. (1964), HENSCHEN und BLOMBÄCK (1964) und MAMMEN et al. (1969) bestimmt. Aus Tabelle 5 wird ersichtlich, daß nur geringe Unterschiede zwischen dem menschlichen und Rinderfibrinogen zu bestehen scheinen. Auch Fibrinogen aus Bisonplasma und Schafplasma soll eine dem menschlichen Fibrinogen ähnliche Aminosäurenzusammensetzung haben (RAO und CHANDRASEKHAR, 1961). BLOMBÄCK und YAMASHINA (1958) haben errechnet, daß das Rinderfibrinogenmolekül aus 2700 Aminosäuren zusammengesetzt ist.

Auf Grund der Untersuchungen von LORAND und MIDDLEBROOK (1952), BAILEY und BETTELHEIM (1955) und BLOMBÄCK und YAMASHINA (1958) wird heute angenommen, daß das Fibrinogen aus drei Polypeptidkettenpaaren besteht, die möglicherweise in Dimerform aneinandergelagert sind (BLOMBÄCK et al., 1968). IWANAGA et al. (1966) haben den Vorschlag gemacht die Peptidketten mit A, B und C zu bezeichnen. Auf Empfehlung des Internationalen Komitees für Hämostase und Thrombose (Washington, 1967) wurden diese Ketten in α-, β- und γ-Kette umgenannt. Die Symbole A und B beziehen sich heute auf die von der α- und β-Kette durch Thrombin abgespaltenen Peptide. Die drei Polypeptidketten des Fibrinogens werden durch Disulfidbrücken und möglicherweise andere Bindungen zusammengehalten (HENSCHEN, 1962, 1963; CLEGG und BAILEY, 1962; BLOMBÄCK et al., 1967, 1968). Die N-terminale Aminosäure der α-Kette des menschlichen Fibrinogens ist Alanin, die der β-Kette Pyroglutaminsäure und die der γ-Kette Tyrosin. Beim Rinderfibrinogen befinden sich N-terminal Glutaminsäure an der α-Kette, Pyroglutaminsäure an der β-Kette und Tyrosin an der γ-Kette. Die N-terminalen Aminosäuren des Fibrinogens anderer Tierarten wurden kürzlich von BLOMBÄCK (1967) zusammengestellt und sollen hier nicht näher beschrieben werden. Die C-terminalen Aminosäuren sind bislang nicht bekannt geworden.

Die Peptidketten des Fibrinogens können durch Agentien, die Disulfidbrücken sprengen, voneinander getrennt werden (HENSCHEN, 1962; CLEGG und BAILEY, 1962; MIHALYI und GODFREY, 1963; HASCHEMEYER und NADEAU, 1963). HENSCHEN (1963), HASCHEMEYER und NADEAU (1963) und JOHNSON und MIHALYI (1965) haben Fibrinogen durch Natriumsulfit bei vorhergehender Behandlung mit 5 M Guanidinhydrochloridlösung in seine Fragmente zerspalten, die in der analytischen Ultrazentrifuge eine Sedimentationskonstante von 2,44 Svedberg-Einheiten und ein Molekulargewicht von 50000—65000 hatten. Wir haben diese Untersuchungen an menschlichem Fibrinogen durchgeführt und fanden eine Sedimentationskonstante von 2,27 Svedberg-Einheiten und ein Molekulargewicht von 57707 ± 4972 (MAMMEN et al., 1969). Die Fragmente waren in der analytischen Ultrazentrifuge homogen. Diese Befunde stützen die Vermutung, daß das Fibrinogenmolekül aus sechs Einzelketten besteht, ein α-Paar, ein β-Paar und ein γ-Paar. Jede dieser Einzelketten scheint ein Molekulargewicht von etwa 57000 zu haben.

BAGDY et al. (1948), CARTER und WARNER (1954), LOEWY et al. (1961b) und HENSCHEN (1964a) konnten keine freien SH-Gruppen im Fibrinogen nachweisen. Dagegen haben KHOMENKO und BELITZER (1964) 2—4 Mol freies SH/Mol Fibrinogen gefunden. Wir konnten 3 Mol SH/Mol Fibrinogen nachweisen (MAMMEN et al., 1969), wenn die Bestimmungen an frisch präpariertem Fibrinogen durchgeführt wurden. Wurden die Präparate gefroren gelagert, so waren keine freien SH-Gruppen mehr nachweisbar. Diese Beobachtung könnte erklären, warum verschiedene Autoren keine freien SH-Gruppen bestimmen konnten.

HENSCHEN und BLOMBÄCK (1964) haben errechnet, daß das menschliche und Rinderfibrinogen 28—29 Disulfidbrücken (56—58$^1/_2$ Cystin) enthält. Von diesen finden sich 36% in unmittelbarer Nachbarschaft des N-terminalen Anteils des Moleküls, das aus nur etwa 15% des Gesamtmoleküls besteht (BLOMBÄCK et al., 1968). Diese Beobachtung hat dazu geführt, diesen N-terminalen Anteil des

α-(A)-Kette: Thrombin

1 2 3 4 5 6 7 8 9 10 11 12 13 14 15 16 ↓ 17 18 19
Ala–Asp–Ser–Gly–Glu–Gly–Asp–Phe–Leu–Ala–Glu–Gly–Gly–Gly–Val–Arg–Gly–Pro–Arg–

20 21 22 23 24 25 26 27 28 29 30 31 32 33 34 35 36 37
Val–Val–Glu–Arg–His–Glu · NH_2–Ser–Ala–Cys–Lys–Asp–Ser–Asp–Try–Pro–Phe–Asp–Asp–

38 39 40 41 42 43 44 45 46 47 48 49 50
Cys–Glu–Try–Tyr–Ser–Lys–Cys–Pro–Ser–Gly–Cys–Arg–Meth–

β-(B)-Kette: Thrombin

1 2 3 4 5 6 7 8 9 10 11 12 13 14 ↓ 15 16 17
Glu–Gly–Val–Asp · NH_2–Asp–Asp · NH_2–Glu–Glu–Gly–Phe–Phe–Ser–Ala–Arg–Gly–His–Arg–

18 19 20
Pro–Leu–Asp–

γ-Kette:

1 2 3 4 5 6 7 8 9 10 11 12 13 14 15 16 17
Tyr–Val–Ala–Thre–Arg–Asp–Asp · NH_2–Cys–Cys–Leu–Ileu–Asp–Glu–Arg–Phe–Gly–Ser–

18 19 20 21 22 23 24 25 26 27 28 29 30 31 32 33
Tyr–Cys–Pro–Thre–Thre–Cys–Gly–Ileu–Ala–Asp–Phe–Leu–Ser–Thre–Tyr–Glu · NH_2–

34 35 36 37 38 39 40 41 42 43 44 45 46 47 48 49
Thre–Lys–Val–Asp–Lys–Asp–Leu–Glu · NH_2–Ser–Leu–Glu–Asp–Ileu–Leu–His–Glu · NH_2–

50 51 52 53 54 55 56 57 58 59 60 61 62 63 64
Val–Glu–Asp · NH_2–Lys–Thre–Ser–Glu–Val–Lys–Glu · NH_2–Leu–Ileu–Lys–Ala–Ileu–

65 66 67 68 69 70 71 72 73 74 75 76 77 78
Glu · NH_2–Leu–Thre–Tyr–Asp · NH_2–Pro–Asp–Glu–Ser–Ser–Asp–Lys–Pro–Meth–

Abb. 1. Aminosäurensequenz der ersten 50 Aminosäuren vom N-terminalen Anteil der α-Kette, der ersten 20 Aminosäuren vom N-terminalen Anteil der β-Kette und der ersten 79 Aminosäuren der γ-Kette des menschlichen Fibrinogens. Thrombin spaltet Arginin-Glykokollbindungen in der α- und β-Kette, wodurch die Fibrinopeptide A und B freigesetzt werden

Moleküls als „N-terminalen Disulfidknoten" zu bezeichnen (BLOMBÄCK et al., 1967, 1968). Durch Behandlung mit Bromcyanid (CNBr) wurde dieser N-terminale Disulfidknoten vom menschlichen Fibrinogen getrennt, das heißt, es wurden Teile der α-Kette, der β-Kette und der γ-Kette abgespalten. Hierdurch gelang es, die Aminosäurensequenz der ersten 50 Aminosäuren vom N-terminalen Anteil der α-Kette zu bestimmen (BLOMBÄCK et al., 1967). Die Sequenz dieses Bruchstückes ist in Abb. 1 dargestellt. Alanin ist die N-terminale Aminosäure der α-Kette. Unter physiologischen Bedingungen wird das Peptid A (1-16) durch Thrombin abgespalten.

Von der β-Kette ist inzwischen die Sequenz der ersten 20 Aminosäuren beschrieben worden (BLOMBÄCK et al., 1967). Sie ist ebenfalls in Abb. 1 dargestellt. Pyroglutaminsäure ist die N-terminale Aminosäure. Von dieser Kette wird das Peptid B (1-14) durch Thrombin abgespalten.

IWANAGA et al. (1968) haben kürzlich die Sequenz der ersten 78 Aminosäuren der γ-Kette des menschlichen Fibrinogens bestimmt (Abb. 1). Die N-terminale Aminosäure der γ-Kette ist Tyrosin. Thrombin spaltet unter physiologischen Bedingungen kein Peptid von der γ-Kette ab.

Wie in der Abb. 1 dargestellt ist, spaltet Thrombin von der α-Kette 16 Aminosäuren als Peptid A und 14 Aminosäuren als Peptid B von der β-Kette ab. Dabei werden Bindungen zwischen Arginin und Glycin gespalten (BAILEY et al., 1951; GLADNER et al., 1958; LORAND, 1952; BETTELHEIM und BAILEY, 1952). Die Aminosäurensequenz dieser beiden Peptide ist von FOLK et al. (1959), SJÖQUIST et al. (1960) und BLOMBÄCK et al. (1966) bestimmt worden und ist inzwischen auch an Fibrinopeptiden einer großen Anzahl von Tierarten durchgeführt worden. BLOMBÄCK (1967) hat diese zusammengestellt, und der interessierte Leser sei auf diesen Beitrag verwiesen.

Der Kohlenhydratanteil des Fibrinogens ist von mehreren Autoren untersucht worden (LAKI, 1951; CONSDEN und STANIER, 1952; SZARA und BAGDY, 1953; BAGDY und SZARA, 1955; M. BLOMBÄCK, 1958b; B. BLOMBÄCK, 1958; BÖHM und BAUMEISTER, 1955; HÖRMANN und GOLLWITZER, 1964). Im menschlichen Fibrinogen wurden 4,6% Hexosen und 1,1% Hexosamin gefunden (CONSDEN und STANIER, 1952). M. BLOMBÄCK (1958b) untersuchte Rinderfibrinogen und fand $3{,}2 \pm 0{,}3\%$ Hexosen, wobei Galaktose, Mannose und möglicherweise Pentosen identifiziert wurden. Der Glucosamingehalt betrug 1,0%. BAGDY und SZARA (1955) und SZARA und BAGDY (1953) fanden nur $1{,}64 \pm 0{,}02\%$ Hexosen und nur $0{,}56 \pm 0{,}02\%$ Glucosamin im Rinderfibrinogen. Der Neuraminsäuregehalt betrug 0,8% (M. BLOMBÄCK, 1958b). BÖHM und BAUMEISTER (1955) bestimmten 0,64—0,89% Neuraminsäure.

Aus den Untersuchungen von MESTER et al. (1965) und MESTER (1968) geht hervor, daß sich die Neuraminsäure in der terminalen Position der Kohlenhydratkette befindet. Sie ist gefolgt von Galaktose, Glucosamin und Mannose. BLOMBÄCK et al. (1968) fanden Kohlenhydrate in der γ-Kette des N-terminalen Disulfidknotens und vermuten auf Grund der Untersuchungen von MESTER et al. (1967) und HASCHEMEYER et al. (1966), daß die Kohlenhydrate des Fibrinogens an die Asparaginsäure in der 52. Position der γ-Kette gebunden sind. Es ist bislang nicht sicher, ob diese die einzige Bindungsstelle ist. Nach den Untersuchungen von MESTER et al. (1967) und MESTER (1968) müßte man noch eine zweite und möglicherweise dritte Bindungsstelle annehmen, die sich jedoch offenbar nicht in dem bislang bekannten Teil des N-terminalen Disulfidknotens befinden.

L. Faktor XIII

Die Entdeckung des Faktor XIII geht auf die Untersuchungen von ROBBINS (1944) zurück, der fand, daß neben Calciumionen noch ein Serumfaktor notwendig sei, um Fibrin, das aus gereinigtem Fibrinogen gewonnen war, unlöslich zu machen. Die nachfolgenden Arbeiten von LAKI und LORAND (1948), LORAND (1948, 1950), LOEWY und EDSALL (1954) und LOEWY et al. (1957) haben entscheidend zu dem heutigen Verständnis der Wirkungsweise des Faktor XIII beigetragen. Die klinischen Befunde von DUCKERT et al. (1961a) und BECK et al. (1961) haben die physiologische Bedeutung dieses Faktors in dem hämostatischen Ablauf angedeutet.

Auch dieses Gerinnungsprotein hat, wie die meisten anderen Gerinnungsfaktoren, verschiedene Namen bekommen. Die bahnbrechenden Untersuchungen von LAKI und LORAND (1948) haben zur Bezeichnung „Laki-Lorand-Faktor“ geführt. LORAND (1950) hat den Begriff „fibrinstabilisierender Faktor“ geprägt, während Loewy et al. (1961a, b) den Namen „Fibrinase" prägten. Neuerdings wurde die Bezeichnung „Plasmatransglutaminase" benutzt (Metačić und Loewy, 1966; Loewy, 1968). Die vom Internationalen Komitee für Hämostase und Thrombose empfohlene Nomenklatur ist „Faktor XIII".

Loewy et al. (1961a, b) gelang die Reinigung dieses Faktors aus Plasma. Die Präparate waren 8000fach gereinigt. In der analytischen Ultrazentrifuge hatten sie eine Sedimentationskonstante von $9{,}9 \pm 0{,}3$ Svedberg-Einheiten. Die Diffusionskonstante betrug $2{,}5 \times 10^{-7}$ cm²/sec. Aus diesen physikalischen Messungen ergab sich ein Molekulargewicht von 350000 (Loewy et al., 1961a, b). Im Elektronenmikroskop zeigten sich die Moleküle als Rotationsellipsoide mit einer Länge von 61 Å und einer Breite von 36 Å.

Unter gewissen Bedingungen dissoziierte der Faktor XIII in Fragmente, die eine Sedimentationskonstante von $4{,}6 \pm 0{,}2$ Svedberg-Einheiten hatten, eine Diffusionskonstante von $3{,}9 \pm 0{,}2 \times 10^{-7}$ cm²/sec und ein Molekulargewicht von 110000 (Loewy et al., 1961a, b). Hieraus könnte man schließen, daß das Molekül aus drei Fragmenten aufgebaut ist und in dieser Hinsicht dem Fibrinogen ähnlich ist. Die Dissoziation des Moleküls konnte durch Cystein und in gewisser Weise auch durch Zugabe von Glykokoll, Alanin oder Arginin gehemmt werden (Loewy et al., 1961a, b).

Faktor XIII ist ein Enzym, das sich im Plasma in einer Proenzymform findet und durch Thrombin in Gegenwart von Calciumionen aktiviert wird (Buluk et al., 1961; Lorand und Konishi, 1964). Die Untersuchungen von Loewy (1963, 1968), Lorand et al. (1962), Loewy et al. (1964) und Lorand und Jacobsen (1964) haben Hinweise dafür ergeben, daß der Faktor XIII eine Transamidase ist. Es wurde angenommen, daß der Faktor XIII die Bildung von kovalenten Bindungen zwischen α-Aminogruppen (Spendergruppen) einer Fibrinmonomereinheit und β- oder γ-Carboxylgruppen der Asparaginsäure und Glutaminsäure (Empfängergruppe) einer anderen Fibrinmonomereinheit katalysiert. Es wurde angenommen, daß die α-Aminogruppen möglicherweise dem N-terminalen Glykokoll angehören (Middlebrook, 1955; Lorand et al., 1962). Durch neuere Untersuchungen von Doolittle und Fuller (1967), Fuller und Doolittle (1966) und Lorand et al. (1966) wurde es jedoch deutlich, daß die α-Aminogruppen offenbar die ε-Aminogruppen von Lysinresten sind und nicht die α-Aminogruppen der N-terminalen Glycinreste. Während der Transamidierung werden Kohlenhydrate freigesetzt (Chandrasekhar und Laki, 1964; Chandrasekhar et al., 1964), so daß möglicherweise die Asparaginsäure in der 52. Position der γ-Kette des Fibrinogenmoleküls eine Empfängergruppe ist. Es ist bislang nicht bekannt, welche Lysinreste die Spendergruppen darstellen. Die Transamidierung bewirkt die Unlöslichkeit des Fibrins in 5 M Harnstofflösung.

M. Gewebethrombokinasen (Faktor III)

Die Wirkung der Lipoide auf den Gerinnungsablauf ist eingehend untersucht worden und vor einigen Jahren von Hecht (1965) in einer Monographie beschrieben worden. Die Lipoide spielen eine entscheidende Rolle in der Prothrombinaktivierung, wie später ausgeführt werden wird. Sie können entweder aus den verletzten Gewebezellen stammen (Gewebethrombokinasen) oder während der viscösen Metamorphose aus den Plättchen freigesetzt werden (Plättchenfaktor 3). Auch Erythrocyten können Lipoide für den Gerinnungsablauf beisteuern.

Die wichtige Rolle der Gewebethrombokinasen für die Prothrombinaktivierung wurde schon von Morawitz (1904, 1905) beschrieben. Extrakte aus jeglichen Geweben können die Prothrombinumwandlung beschleunigen. Derartige Gewebethrombokinasen können jedoch nicht als chemisch definierbare Einheiten angesehen werden. Sie stellen eine Mischung von gerinnungsfördernden und gerinnungshemmenden Substanzen dar und enthalten außerdem noch zahlreiche andere Komponenten, die keinen Einfluß auf das Gerinnungssystem ausüben. Die Wirkungsweise und Spezifität der Gewebethrombokinasen wird von der qualitativen und quantitativen Zusammensetzung bestimmt.

Hochgereinigte Lungenthrombokinase stellt ein Lipoprotein dar, das von Cohen und Chargaff (1941a, b), Chargaff et al. (1942), Chargaff und Bendich (1944) und von Williams (1964) eingehend untersucht worden ist. Die Präparationen enthalten im Durchschnitt 7,7% Stickstoff und 1,6% Phosphor (Chargaff et al., 1944). Die Sedimentationskonstante betrug 330 Svedberg-Einheiten, die Diffusionskonstante $0{,}38 \times 10^{-7}$ cm^2/sec und das partielle spezifische Volumen 0,87 ml/gm. Hieraus ergab sich ein Molekulargewicht von 167 Millionen (Chargaff et al., 1944). Die elektrophoretische Wanderungsgeschwindigkeit betrug $8{,}4 \times 10^{-5}$ cm^2/V/sec.

Wurde diese Lungengewebsthrombokinase mit Alkohol-Ätherlösungen extrahiert, so wurde dem Gewicht nach 50% des Materials entfernt. Von diesen 50% des Ausgangsmaterials waren 40—45% Lipoide. Diese setzten sich aus Cholesterin (19%), Fetten (18%) und Phospholipoiden (63%) zusammen. Die Phospholipoide bestanden aus Lecithin (25%), Kephalinen (25%) und Sphingomyelinen (12%) (Chargaff et al., 1944). Der übrigbleibende Rest bestand aus Proteinen und Kohlenhydraten. Williams (1964) beschrieb, daß die Lipoide der Lungengewebsthrombokinase eine dem Plättchenfaktor 3 ähnliche Aktivität besaßen („Intrinsic“ Aktivierungsmechanismus). Der Proteinanteil hatte enzymatische Eigenschaften.

Auch Hirngewebsextrakte haben eine gerinnungsfördernde Wirkung. Aus den Untersuchungen von Thies (1957) geht hervor, daß die graue Substanz eine stärkere gerinnungsfördernde Wirkung hatte als die weiße Substanz. Hirngewebsextrakte sind von Hecht et al. (1958) weiter gereinigt worden. Dabei ergaben sich Präparationen, die aus komplexen Lipoiden bestanden. Diese Präparate hatten die gleichen gerinnungsfördernden Eigenschaften wie andere Gewebethrombokinasen. Wurden diese Präparationen in Alkohol gekocht, so ging diese Gewebethrombokinaseeigenschaft verloren und die Produkte hatten nur noch eine dem Plättchenfaktor 3 ähnliche Gerinnungswirkung. Nemerson und Spaet (1964), Irsigler (1963) und Deutsch et al. (1964) haben die gereinigte Hirngewebsthrombokinase in einen Proteinanteil und einen Lipoidanteil aufgespalten. Die Gewebethrombokinaseeigenschaften („Extrinsic“ Aktivierungsmechanismus) konnten erst nach Rekombination der beiden Anteile wiederhergestellt werden. Der Lipoidanteil allein hatte nur eine dem Plättchenfaktor 3 ähnliche Eigenschaft („Intrinsic“ Aktivierungsmechanismus). Der Proteinanteil war in Gerinnungstesten inaktiv. Dagegen konnten Nemerson und Spaet (1964) enzymatische Aktivität in dem Proteinanteil nachweisen. Diese enzymatische Aktivität war mit der in dem Proteinanteil von Lungengewebsthrombokinasen (Williams, 1964) gefundenen identisch. Irsigler (1963) und Deutsch et al. (1964) fanden 15 Aminosäuren in dem Proteinanteil der Hirngewebsthrombokinase. Der Lipoidanteil bestand aus Phosphatidyläthanolamin, Phosphatidylcholin, Phosphatidylserin, Phosphatidylinositol, Lysophosphatidyläthanolamin und Sphingomyelin. Auf Grund dieser Untersuchungen schlossen Irsigler (1963) und Deutsch et al. (1964), daß die Hirngewebsthrombokinase ein Lipoprotein sei und nicht ein komplexes Lipoid, wie von Hecht et al. (1958) angenommen worden war.

Dem Proteinanteil muß während der Gerinnung eine entscheidende Rolle zukommen, da ohne ihn das Prothrombin nur wie in Gegenwart von Plättchenfaktor 3 aktiviert wird (Intrinsic). Erst in seiner Gegenwart wird Prothrombin wie durch Gewebethrombokinasen schnell aktiviert (Extrinsic). Weitere Untersuchungen können die Rolle dieses „Proteinanteils" aufklären (s. S. 41).

N. Phospholipoide

Es wurde bereits angedeutet, daß der Lipoidanteil der Lungen- und der Hirngewebsthrombokinasen die Fähigkeit, Prothrombin auf dem „extrinsic" Aktivierungsmechanismus zu aktivieren, verloren haben. In ihrer Gegenwart kann das Prothrombin nur noch auf dem „intrinsic" Mechanismus aktiviert werden. Sie sind also in ihrer Wirkungsweise dem Plättchenfaktor 3 ähnlich. Die Lipoidanteile der verschiedenen Gewebsthrombokinasen bestanden aus Cholesterol, Sphingomyelinen und Phospholipoiden. Cholesterin hat sich nicht als ein gerinnungsaktives Lipoid erwiesen (Fischer und Hecht, 1934; Hecht, 1965). Auch Sphingomyeline haben keine gerinnungsfördernde Aktivität (Hecht, 1953; Rouser et al., 1958). Sphingosin hat eine gerinnungshemmende Wirkung (Hecht, 1965). Somit verbleiben nur die verschiedenen Phospholipoide als mögliche gerinnungsfördernde Substanzen. Diese sind von zahlreichen Autoren untersucht worden. Dabei wurden zum Teil widersprechende Ergebnisse berichtet. Phosphatidylserin ist einerseits als Plättchenersatz in verschiedenen Testsystemen verwandt worden (Troup und Reed, 1958; Marcus und Spaet, 1958; Marcus et al., 1962). Andererseits hemmte es die sich im Thrombokinasebildungstest entwickelnde Aktivität (Turner und Silver, 1963; Barkhan et al., 1958). Bei in vivo-Versuchen hatte Phosphatidylserin gerinnungshemmende Eigenschaften (Silver et al., 1957; Mustard et al., 1962).

Phosphatidyläthanolamin dagegen wurde von mehreren Autoren als eine gerinnungsfördernde Substanz beschrieben (O'Brien, 1956; Hoelzl-Wallach et al., 1959; Rouser et al., 1958; Robinson und Poole, 1956; Turner et al., 1963; Poole und Robinson, 1956).

Rappport (1956) berichtete, daß die Kombination von Phosphatidyläthanolamin und Phosphatidylcholin die beste gerinnungsfördernde Wirkung habe, während Therriault et al. (1958) und Troup et al. (1960) die Kombination von Phosphatidylcholin und Phosphatidylserin am wirksamsten fanden. Slotta (1960) und Hecht und Slotta (1962) fanden dagegen die Kombination von Phosphatidyläthanolamin und Phosphatidylserin am aktivsten. Die Kombination von Phosphatidylserin und Phosphatidylcholin hatte nur geringe gerinnungsfördernde Eigenschaften. Es ist möglich, daß diese sich widersprechenden Ergebnisse auf der Verwendung von verschiedenen Testsystemen beruhen (Mustard et al., 1962) oder durch Unterschiede in der Löslichkeit der einzelnen Phospholipoide bedingt sind (Hoelzl-Wallach et al., 1959). Auch der Reinheitsgrad der einzelnen Phospholipoide kann eine Rolle gespielt haben (Daemen et al., 1965). Zusätzlich können Unterschiede im Sättigungsgrad und in der Lokalisation der Fettsäuren an den einzelnen Phospholipoiden einen Effekt ausgeübt haben (Rouser und Schoredt, 1958).

Daemen et al. (1965) haben reine synthetische Phospholipoide getestet und fanden, daß die Kombination von Phosphatidyläthanolamin und Phosphatidylserin die wirksamste gerinnungsfördernde Wirkung entwickelten. Nur Phospholipoidsuspensionen, die ein saures Phospholipoid enthielten, waren gerinnungsaktiv. Diese Befunde stützen frühere Annahmen, daß die Gerinnungswirkung der Phospholipoide in enger Beziehung zur elektrischen Oberflächenladung der einzelnen Micellen steht und daß offenbar für die Gerinnungswirkung ein gewisses negatives Zetapotential notwendig ist (BANGHAM, 1961; PAPAHADJOPOULOS et al., 1962; SILVER et al., 1963).

In vivo scheinen die Blutplättchen eine wichtige Quelle der Phospholipoide darzustellen und sowohl Phosphatidyläthanolamin als auch Phosphatidylserin wurde in Plättchen nachgewiesen (TROUP et al., 1960; MARCUS et al., 1962; BARKHAN et al., 1961; FERGUSON et al., 1963; WOODSIDE et al., 1964). Diese als Plättchenfaktor 3 bekannte Aktivität wurde den α-Granula zugeordnet (SCHULZ und HIEPLER, 1959; JOHNSON et al., 1959; MAUPIN, 1959). Sie wurde jedoch später auch in der Plättchenmembran nachgewiesen (MARCUS und ZUCKER-FRANKLIN, 1964; MARCUS und ZUCKER, 1965). Sogar intakte Plättchenmembranen dienten als adäquate Oberflächen für das Zusammenspiel verschiedener Gerinnungsfaktoren. Dabei ist es fraglich, ob diese Wirkung dann durch Phospholipoide eingeleitet wird, da die äußere und innere Oberfläche der Plättchenmembran, wie alle Blutzellmembranen, aus Proteinen aufgebaut ist. MARCUS und ZUCKER (1965) haben die Möglichkeit diskutiert, daß diese Proteinschicht während der frühesten Phase der Blutgerinnung entfernt wird, so daß jetzt auf dieser neuen Oberfläche die Gerinnungsfaktoren miteinander reagieren können. Eine andere Möglichkeit ist, daß der auf der Plättchenoberfläche adsorbierte Faktor XII (SHARP, 1958; WAALER, 1959; JÜRGENS, 1962; S. G. IATRIDIS und FERGUSON, 1965) zunächst aktiviert wird. Der aktivierte Faktor XII ist ein positiv geladenes Protein (MAMMEN und GRAMMENS, 1967a, b), das somit durch seine Aktivierung eine Änderung in der elektrischen Oberflächenladung der Plättchen bewirken würde. Diese somit mehr positiv geladene Oberfläche könnte mehr negativ geladene Gerinnungsproteine, besonders Faktor XI, an sich ziehen und somit die Gerinnung einleiten. Diese Spekulation bedarf zur Zeit weiterer experimenteller Beweise.

Die mit den α-Granula verbundenen Phospholipoide können erst freigesetzt werden, wenn die Plättchen den unter dem Begriff der viskösen Metamorphose zusammengefaßten morphologischen und biochemischen Veränderungen unterliegen. Erst dann kommt es zu einem Zerfall der Plättchenmembran.

Neben Plättchen können auch Erythrocyten als Quelle für Phospholipoide dienen. Schon SHINOWARA (1957b, 1961) hat in dem Stroma der Erythrocyten eine dem Plättchenfaktor 3 ähnliche Aktivität nachweisen können. TROUP et al. (1960) und BARKHAN et al. (1961) haben im Erythrocytenstroma Phosphatidyläthanolamin und Phosphatidylserin gefunden. Die Erythrocyten enthalten offenbar die gleiche Kombination von gerinnungsaktiven Phospholipoiden, die sich in den Plättchen und im Lipoidanteil der Gewebethrombokinasen nachweisen läßt. Hierauf beruht wahrscheinlich ihre gleichartige gerinnungsfördernde Wirkung auf das Gerinnungssystem.

O. Inhibitoren

Das Vorhandensein von physiologischen Hemmstoffen der Blutgerinnung wurde schon von ALEXANDER SCHMIDT (1892, 1895) beschrieben, denn SCHMIDT glaubte, daß diese das Blut im Gefäßsystem flüssig halten würden. Da die eiweißartigen plasmatischen Inhibitoren an anderer Stelle dieses Handbuchbandes charakterisiert werden (s. S. 76), beschränkt sich diese Übersicht auf lipoidartige Inhibitoren.

1. „Inhibitor Source Material“

Die Faktor VIII-Aktivität im Plasma wird offenbar während der Gerinnung zerstört, denn im Serum kann keine Faktor VIII-Aktivität mehr nachgewiesen werden (GRAHAM et al., 1951; JOHNSON et al., 1952). Diese Inaktivierung steht in enger Beziehung zu der sich entwickelnden Thrombinaktivität (Penick, 1957; Rizza und Walker, 1957). Es wurde angenommen, daß der Faktor VIII durch die proteolytische Wirkung des Thrombins zerstört wird (Brinkhous und Wagner, 1959).

Johnson und Seegers (1954) und Mammen et al. (1960b) haben jedoch gefunden, daß die Faktor VIII-Aktivität durch Ätherextraktion aus dem Serum wiedergewonnen werden kann. Diese Befunde deuteten an, daß der Faktor VIII durch Thrombin nicht zerstört, sondern nur inaktiviert wird. Es wurden Hinweise dafür gefunden, daß der Faktor VIII eine Komplexbildung mit einer Plasmakomponente eingeht, die man „inhibitor source material“ genannt hat. Diese Annahme wurde durch Befunde gestützt, daß die Aktivität gereinigter Faktor VIII-Präparate nicht durch Thrombin zerstört wird, und daß Thrombin durch chromatographische Verfahren vom Faktor VIII wieder getrennt werden konnte (Baker und Seegers, 1960). Später ist eine Methode zur Herstellung von Faktor VIII aus dem Serum ausgearbeitet worden (Mammen, 1964b).

Das „inhibitor source material“ ist inzwischen aus Plasmen angereichert und als ein Lipoid identifiziert worden (Mammen, 1965). Wahrscheinlich handelt es sich um ein Glycerinderivat. Wurde das Lipoid dem Plasma zugegeben, so wurden die Gerinnungszeiten dieses Plasmas erheblich verlängert (Mammen et al., 1960b; Mammen, 1965). Es wurde nachgewiesen, daß dies Lipoid die Prothrombinumwandlung in Thrombin in Anwesenheit und Abwesenheit von Gewebethrombokinasen hemmte. Die Befunde deuten an, daß dieses „inhibitor source material“ ein normalerweise im Plasma vorkommender Hemmstoff ist. Während der Gerinnung wird der Hemmstoff neutralisiert, indem er eine Komplexbildung mit dem Faktor VIII eingeht. Die Komplexbildung wird spezifisch durch Thrombin katalysiert, Plasmin oder aktivierter Faktor X haben sich dabei als unwirksam erwiesen (Mammen, 1965). Durch die Komplexbildung wird Faktor VIII ebenfalls inaktiviert, so daß im Serum nach erfolgter Gerinnung keine Faktor VIII-Aktivität mehr nachweisbar ist.

2. Antikephaline

Lipoide können nicht nur die Gerinnung fördern, sondern auch hemmen, wie schon angedeutet wurde (s. S. 32). Sphingosine und Phospholipoide haben sich als gerinnungshemmende Lipoide erwiesen.

Die gerinnungshemmende Wirkung der Sphingosine wurde von Chargaff (1945) und Hecht (1951, 1953) eingehend untersucht. Dabei fand sich, daß die Prothrombinaktivierung blockiert wurde. Sphingosine blockieren sowohl den „intrinsic“ als auch den „extrinsic“ Aktivierungsmechanismus. Hecht und Shapiro (1957a, b) haben die Beziehungen zwischen Sphingosinstruktur und Gerinnungshemmung untersucht und fanden, daß nicht nur die Doppelbindung notwendig ist, sondern daß auch das Vorhandensein der freien funktionellen Hydroxyl- und Aminogruppen für die gerinnungshemmende Wirkung von Wichtigkeit ist.

Da Sphingosin normalerweise nur ein Bestandteil des Hirngewebes ist, ist seine physiologische Funktion im Blut zweifelhaft. Gaschromatographische Untersuchungen haben zwar Spuren von Sphingosin im Plasma identifiziert (Hecht, 1965), jedoch bleibt die Rolle dieser Spuren im physiologischen Gerinnungsablauf unklar.

Von den Phospholipoiden ist bislang nur Phosphatidylserin als eine gerinnungshemmende Substanz bekannt geworden. In niedrigen Konzentrationen hat es gerinnungsfördernde Eigenschaften, die sich jedoch mit zunehmender Konzentration schnell in gerinnungshemmende umwandeln. Die Hemmwirkung des Phosphatidylserins kann nur nachgewiesen werden, wenn es in löslicher Form vorliegt (BARKHAN und SILVER, 1962). In seiner Mizellenform hat es gerinnungsfördernde Eigenschaften (KAZAL, 1965). Die Löslichkeit des Phosphatidylserins kann durch α_1-Lipoproteide, β-Lipoproteide und Albumin erreicht werden (KAZAL et al., 1962; BARKHAN und SILVER, 1962; KAZAL, 1965), wobei den Lipoproteiden die größere Bedeutung zukommt.

Die Struktur dieser Phosphatidylserin-Lipoproteidkomplexe ist bislang unbekannt. Sie haben jedoch eine Hemmwirkung im Thrombokinasebildungstest gezeigt (KAZAL et al., 1962), vermochten die Aktivierung des gereinigten Prothrombins zu hemmen (HOLBURN und SILVER, 1964) und entwickelten auch in vivo gerinnungshemmende Wirkungen (MUSTARD et al., 1962). Eine direkte Antithrombinwirkung konnte ausgeschlossen werden (HOLBURN et al., 1962).

Diese neueren Untersuchungen stehen in enger Beziehung zu den von TOCANTINS (1943a) beschriebenen Antikephalinen. TOCANTINS (1943b, 1944, 1945, 1954) hatte diese im Normalplasma nachgewiesen und eine erhöhte Aktivität in Hämophilie A Plasmen gefunden. KAZAL (1965) glaubt, daß es sich hierbei um das Zusammenspiel von Plasmalipropoteiden mit Phosphatidylserin gehandelt hat und nicht um ein besonderes Antiplasmathromboplastin. MULDER (1961) hat die Ansicht vertreten, daß auch andere Antithrombokinaseeffekte auf dieses Zusammenspiel zurückzuführen sind, wie z.B. das sogenannte ,,Bridge-Anticoagulant", das von NOUR-ELDIN und WILKINSON (1958a, b) beschrieben worden ist.

IV. Aktivierung des Prothrombins

Die Umwandlung von Prothrombin in Thrombin ist ein komplexer Vorgang, an dem verschiedene Gerinnungsfaktoren, Phospholipoide und/oder Gewebethrombokinasen teilnehmen. Die Reihenfolge, in der diese verschiedenen Komponenten in den komplexen Vorgang eingebaut sind, ist in der Vergangenheit vielfach diskutiert und umstritten worden. In der Einleitung wurde bereits ange-

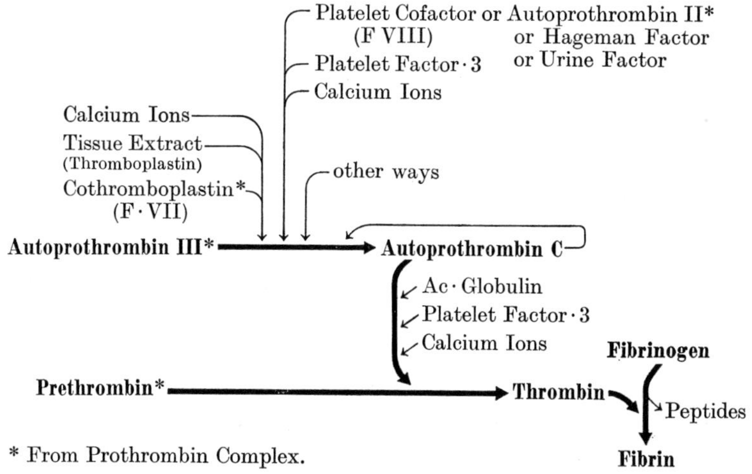

Abb. 2. Schematische Darstellung des von SEEGERS et al. vertretenen Konzepts der Thrombinbildung. Die Abbildung wurde freundlicherweise von Herrn Professor SEEGERS zur Verfügung gestellt

deutet, daß im Prinzip zwei Ansichten vertreten worden sind um den Vorgang zu erklären. Die Kaskadentheorie oder Wasserfalltheorie wurde von Davie und Ratnoff (1964) und von Macfarlane (1964a) postuliert und hat in weiten Kreisen großen Anklang gefunden. Demgegenüber steht die von Seegers u. Mitarb. (Seegers, 1962, 1964, 1965, 1967, 1968; Seegers et al., 1967a) vertretene Ansicht, die in Abb. 2 schematisch dargestellt ist. Beide Vorstellungen unterscheiden sich in gewisser Hinsicht voneinander. In den letzten Jahren sind jedoch neue Vorstellungen entwickelt worden, die beide Theorien einander näher bringen, so daß in diesem Übersichtsreferat ein Versuch gemacht werden soll, beide Vorstellungen in eine Einheit zu schmieden.

A. Thrombinbildung

Die von Morawitz (1904, 1905) vertretene Ansicht, daß das Thrombin aus einer im Plasma befindlichen Vorstufe entstehe, die Prothrombin genannt wurde, konnte erst viel später von Seegers und seinen Mitarbeitern bewiesen werden (Seegers et al., 1938a, b; Seegers, 1940; Seegers und Smith, 1941). Seegers hatte das Prothrombin aus Plasma isoliert und nachgewiesen, daß sich unter verschiedenen Bedingungen Thrombin daraus entwickeln ließ. Während der Umwandlung des Prothrombins in Thrombin kam es zu einer Dissoziation des Moleküls (Seegers et al., 1950; Lorand et al., 1953; Alkjaersig und Seegers, 1955; Lamy und Waugh, 1954, 1958; Magnusson, 1958, 1964). Die Dissoziation des Prothrombinmoleküls ging der eigentlichen Thrombinentstehung voraus, so daß es offensichtlich wurde, daß zum Zeitpunkt der Dissoziation des Prothrombinmoleküls das Thrombin in einer noch inaktiven Vorstufe in einem der Bruchstücke vorhanden sein mußte (Asada et al., 1961; Magnusson, 1965f; Lanchantin et al., 1965a, 1967, 1968b; Aronson, 1966; Aronson und Ménaché, 1966; Tishkoff et al., 1968). Dieses Bruchstück ist inzwischen isoliert worden und hat die Bezeichnung Prethrombin erhalten (Seegers und Marciniak, 1965; Marciniak und Seegers, 1965; Seegers et al., 1965a, 1967b). Tishkoff et al. (1968) haben es „modified zymogen“ genannt.

Aus den vorhergehenden Ausführungen (s. S. 7ff.) wurde deutlich, daß das Prethrombin sich erheblich vom Prothrombin unterscheidet. Es ist nicht nur kleiner als das Prothrombin, sondern besteht schon aus zwei Peptidketten, von denen eine bereits eine N-terminale Aminosäure des späteren Thrombins hat. Dennoch bleibt das aktive Enzymzentrum des Thrombins verborgen.

Seegers et al. (1967a) konnten zeigen, daß die Dissoziation des Prothrombins in Prethrombin nur mit Thrombin erreicht werden kann. Der aktivierte Faktor X (Autoprothrombin C) kann diese Dissoziation nicht bewirken. Diese Dissoziation ist schematisch in Gl. (1) dargestellt.

$$\text{Prothrombin} \xrightarrow{\text{Thrombin}} \text{Prethrombin} \quad (1)$$

Die weitere Umwandlung von Prethrombin in Thrombin konnte nach erfolgter Isolierung und Charakterisierung des Prethrombins durch Marciniak und Seegers (1966a) eingehend untersucht werden. Dabei zeigte sich, daß das Prethrombin, im Gegensatz zu Prothrombin, in einer 25%igen Natriumcitratlösung *nicht* in Thrombin zu verwandeln war. Auch die Reagentien, die zur Zweiphasen-Prothrombinbestimmung verwandt werden (Gewebethrombokinase, Faktor V und Calciumionen), konnten Prethrombin nicht in Thrombin umwandeln. Dies war auch mit Russell-Viperngift und mit Thrombin nicht möglich (Seegers et al., 1965a, 1967a, b). Faktor X ist das Enzym, das Prethrombin in Thrombin verwandelte, wie in Gl. (2) schematisch dargestellt ist.

$$\text{Prethrombin} \xrightarrow{\text{Aktiver Faktor X}} \text{Thrombin} \tag{2}$$

Dabei wurde jedoch deutlich, daß diese in Gl. (2) dargestellte Reaktion nur sehr langsam verlief. Ausreichende Thrombinmengen wurden erst nach mehreren Stunden erhalten (SEEGERS und MARCINIAK, 1965). Dennoch war die Umwandlung vollständig, vorausgesetzt, daß das richtige Enzym-Substratverhältnis gewahrt war.

Da der physiologische Gerinnungsablauf jedoch in wenigen Minuten abgelaufen ist, wurde die physiologische Bedeutung der in Gl. (2) dargestellten Reaktion zunächst einmal in Frage gestellt. Weitere Versuche zeigten jedoch, daß die durch Faktor X eingeleitete Umwandlung von Prethrombin in Thrombin durch die Zugabe von Phospholipoiden aus Plättchen oder Gewebeextrakten, Faktor V und Calciumionen erheblich beschleunigt werden konnte (SEEGERS et al., 1967a, b). BAKER und SEEGERS (1967) haben das Verhältnis der einzelnen Reaktionsteilnehmer zueinander eingehend untersucht und gefunden, daß die Umwandlungsgeschwindigkeit und die Menge des gebildeten Thrombins entscheidend von der zugefügten Menge des Faktor X, der Menge der Phospholipoide und der Menge des Faktor V abhing. Die beste Thrombinausbeute wurde in der kürzesten Zeiteinheit (2—3 min) dann erhalten, wenn Faktor X und Faktor V in einem molaren Verhältnis von 1:1 standen.

Faktor X ist das Enzym, das Prethrombin in Thrombin verwandelte (SEEGERS und MARCINIAK, 1965; SEEGERS et al., 1965a, 1967a, b), während Faktor V die Reaktionsspezifität des Enzyms bestimmte (BAKER und SEEGERS, 1967). Aus diesen Untersuchungen wurde deutlich, daß die Umwandlung von Prethrombin in Thrombin durch aktiven Faktor X, Faktor V, Phospholipoiden und Calciumionen bewirkt werden kann. Diese Reaktion ist in Gl. (3) und in Abb. 2 wiedergegeben.

$$\text{Prethrombin} \xrightarrow[\text{Calciumionen}]{\substack{\text{Aktiver Faktor X}\\ \text{Faktor V}\\ \text{Phospholipoide}}} \text{Thrombin}. \tag{3}$$

Da die Reaktion in wenigen Minuten abläuft, dürfte sie mit einiger Sicherheit den in vivo-Ablauf wiedergegeben.

Diese Befunde unterscheiden sich in gewisser Hinsicht von der in der Kaskadentheorie oder Wasserfalltheorie postulierten Reaktionssequenz (DAVIE und RATNOFF, 1964; MACFARLANE, 1964a). Nach dieser Vorstellung (Abb. 3) soll der aktivierte Faktor X in Gegenwart von Phospholipoiden und Calciumionen den Faktor V aktivieren, der seinerseits Prothrombin in Thrombin umwandeln soll. Das Prethrombin war noch nicht bekannt, als die Kaskadentheorie aufgestellt wurde. Deshalb müßte man sie wohl dahingehend ändern, daß Prethrombin durch Faktor V umgewandelt wird.

Die Vorstellung, daß Faktor V ein Enzym ist, das Thrombin aus Prothrombin aktiviert (HARDISTY, 1955; SURGENOR et al., 1961; DUCKERT, 1961; BRECKENRIDGE und RATNOFF, 1963, 1964, 1965; und DAVIE und RATNOFF, 1964, 1965), ist niemals direkt bewiesen worden. Keiner der Autoren hat Versuche mit gereinigtem Faktor V oder gereinigtem Prothrombin durchgeführt, und MACFARLANE (1964a) schrieb in seiner Arbeit: „Each stage represented is fairly well supported by evidence, with the exception of the supposed activation of factor V, which is included for completeness despite lack of information“.

SEEGERS u. Mitarb. haben für die Untersuchungen gereinigte Substanzen benutzt und dabei niemals Hinweise finden können, daß aktiver Faktor X (Autoprothrombin C) den Faktor V aktiviert. Nur Thrombin steigerte die Faktor V-Aktivität (s. S. 21). Auch Faktor V allein hatte keine Wirkung auf Prothrombin oder Prethrombin. Zur *optimalen* Prethrombin-Aktivierung mußten jedoch neben Faktor X auch Faktor V, Phospholipoide und Calciumionen vorhanden sein, wie bereits ausgeführt wurde [Gl. (3)]. Die enge Beziehung von

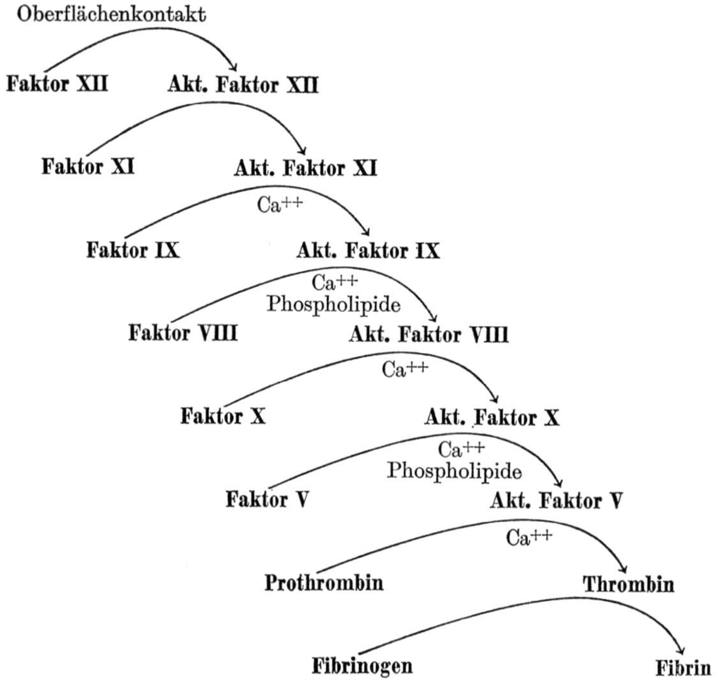

Abb. 3. Die von DAVIE und RATNOFF (1964) postulierte Kaskaden- oder Wasserfalltheorie, die den „intrinsic" Aktivierungsmechanismus der Prothrombinaktivierung darstellt. Eine ähnliche Vorstellung wurde von MACFARLANE (1964a) beschrieben

Faktor V zu Faktor X in der Prothrombinumwandlung ist von verschiedenen Autoren beschrieben worden und alle Befunde ergaben, daß der aktivierte Faktor X ohne Faktor V nicht voll funktionsfähig ist (JENSEN et al., 1955; GRAY et al., 1956; BERGSAGEL und HOUGIE, 1956; HOUGIE, 1957; MACFARLANE 1961; KOWARZYK et al., 1961; SEEGERS und MARCINIAK, 1962b; SPAET und CINTRON, 1963; SEEGERS, 1964, 1965, 1967). Diese Ansicht ist auch von ESNOUF und WILLIAMS (1962a, b), MILSTONE (1962), JOBIN und ESNOUF (1967), BARTON (1967), BARTON et al. (1967), HEMKER et al. (1967) und PRENTICE et al. (1967) vertreten worden.

Ausführliche kinetische Untersuchungen der Kaskadentheorie haben zu dem Schluß geführt, daß die Standardmethoden zum Studium der Enzymkinetik auf die Kaskadentheorie nicht angewandt werden konnten (HEMKER et al., 1965). Dagegen waren sie anwendbar, wenn angenommen wurde, daß der aktivierte Faktor X zusammen mit Faktor V, Phospholipoiden und Calciumionen die Prothrombinumwandlung bewirke (HEMKER und KAHN, 1967).

Diese Befunde erklären jedoch immer noch nicht, wie diese Komponenten zusammen wirken. Schon Hougie (1957) hat die Ansicht vertreten, daß der Faktor X mit den Phospholipoiden eine Komplexbildung eingehe. In den nachfolgenden Jahren haben dann Papahadjopoulos und Hanahan (1964), Cole et al. (1964, 1965), Esnouf und Jobin (1965) und Jobin und Esnouf (1967) experimentelle Beweise dafür erbringen können, daß Faktor X und Faktor V an die Phospholipoidmizellen adsorbiert werden, wobei die Calciumionen die Bindung des Faktor X an die Lipoidoberflächen begünstigen. In Anbetracht dieser Untersuchungen und der Seegerschen Befunde wird die Thrombinbildung offenbar durch einen Komplex bewirkt, der aus Faktor X, Faktor V, Phospholipoiden und Calciumionen besteht. Diese Reaktion ist in Gl. (4) schematisch dargestellt.

$$\underbrace{\text{Aktiver Faktor X} + \text{Faktor V} + \text{Phospholipoide} + \text{Ca}^{++}}$$
$$\text{Prethrombin} \xrightarrow{\text{Komplex}} \text{Thrombin} \tag{4}$$

Die Phospholipoide können, wie bereits ausgeführt wurde, aus den Plättchen (Troup et al., 1960; Barkhan et al., 1961; Marcus et al., 1962; Ferguson et al., 1963; Woodside et al., 1964), aus dem Erythrocytenstroma (Shinowara, 1957 b, 1961; Barkhan et al., 1961) oder den Gewebethrombokinasen (Baker und Seegers, 1967) stammen. Dabei handelt es sich offenbar um eine Kombination von Phosphatidyläthanolamin und Phosphatidylserin (Therriault et al., 1958; Troup et al., 1960; Slotta, 1960; Hecht und Slotta, 1962; Daemen et al., 1965). Offenbar müssen diese Phospholipoide in Mizellenform vorliegen und eine gewisse negative Oberflächenladung (Zetapotential) haben (Bangham, 1961; Papahadjopoulos et al., 1962; Silver et al., 1963). Wahrscheinlich ist dieses negative Zetapotential eine Voraussetzung für die Bindung der Faktoren X und V an die Mizellenoberflächen. Interessant ist dabei, daß sich die Kombination von Phosphatidyläthanolamin und Phosphatidylserin nicht nur in den blutständigen cellulären Elementen findet, sondern auch in den Gewebezellen, wie von Chargaff et al. (1944), Hecht et al. (1958) und Hecht (1965) überzeugend nachgewiesen werden konnte.

Die Rolle des Faktor V in diesem Komplex ist immer noch unklar. Man weiß nur mit Sicherheit, daß Faktor V vorhanden sein muß. Aus den Untersuchungen von Baker und Seegers (1967) ging hervor, daß er die Reaktionsspezifität des Faktor X bestimmt und daß die *Geschwindigkeit* der Thrombinbildung von Faktor V bestimmt wird. Die Thrombin*menge* hing allein von der Faktor X-Konzentration ab. Es ist nicht sicher, ob Faktor V überhaupt ein Enzym ist — es ist bislang kein Substrat für ihn bekannt (Jobin und Esnouf, 1967) — doch könnte er eine coenzym-ähnliche Funktion haben (Esnouf, 1968). Gegen die Bezeichnung Coenzym ist jedoch einzuwenden, daß Faktor V ein Protein mit einem beträchtlichen Molekulargewicht ist. Möglicherweise kontrolliert der Faktor V die Reaktionsgeschwindigkeit der Bildung des Enzym-Substrat-Komplexes, oder aber er ändert die Molekularstruktur des Substrats so, daß es dem Enzym besser zugänglich wird (Esnouf, 1968). Diese Vorstellungen sind möglich, müssen jedoch durch weitere Untersuchungen in ihrer Richtigkeit erst noch bewiesen werden.

B. Aktivierung des Faktor X

Die in Gl. (4) dargestellte Komplexbildung setzt voraus, daß zunächst der Faktor X in seine enzymatische Form umgewandelt werden muß. Wie ausgeführt wurde, liegt der Faktor X in einer inaktiven, proenzymatischen Form im Plasma vor. Die Aktivierung des Faktor X kann auf zwei Wegen erfolgen. Einmal kann sie durch Gewebethrombokinasen eingeleitet werden („extrinsic"), zum anderen durch ein komplexes Zusammenspiel von mehreren Gerinnungsfaktoren und Phospholipoiden („intrinsic").

1. „Extrinsic"-Aktivierungsmechanismus

Die Bezeichnung „extrinsic" deutet an, daß in diesem Aktivierungsmechanismus Substanzen, die normalerweise nicht im Blut zu finden sind, eine entscheidende Rolle übernehmen. Die Substanzen kommen, genauer gesehen, aus den Geweben, die das Blut umgeben. Die gerinnungsfördernde Wirkung von Gewebsextrakten war schon um die Jahrhundertwende bekannt (Rauschenbach, 1882; Wooldridge, 1893; Morawitz, 1904) und zu der Zeit wurde angenommen, daß nur sie die Gerinnung einleiten können. Der Wirkstoff der Gewebe auf die Gerinnung wurde mit Gewebethrombokinase bezeichnet.

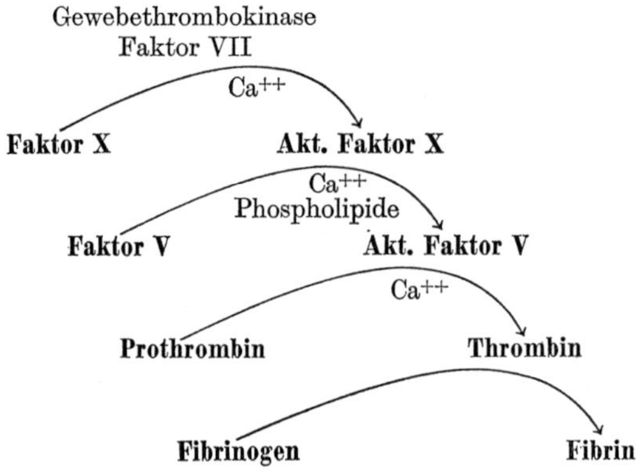

Abb. 4. Die Aktivierung des Prothrombins auf dem „extrinsic" Aktivierungsweg. Dieses Konzept wurde von Davie und Ratnoff (1965) postuliert

Erst bei späteren Untersuchungen dieses Aktivierungsmechanismus wurde gefunden, daß die gerinnungsfördernde Wirkung der Gewebethrombokinasen durch die Zugabe von Serum und Faktor V erheblich begünstigt werden konnte (Flynn und Coon, 1953; Biggs et al., 1953c; Mann und Hurn, 1953; Hardisty, 1955; Gray et al., 1956; Hjort, 1957). Diese im Serum vorhandene Aktivität wurde als Faktor VII angesehen. Mit der Entdeckung des Faktor X wurde es jedoch deutlich, daß auch dieser in den Aktivierungsvorgang eingriff. Diese Entwicklung ließ Hougie (1959) annehmen, daß die Gewebethrombokinase zusammen mit den Faktoren V, VII und X und Calciumionen ein prothrombinaktivierendes Prinzip bildet. Ähnliche Vorstellungen wurden von Duckert (1961) vertreten, der dieses Prinzip „extrinsic reaction product" nannte. Dabei wurde die Vermutung geäußert, daß der Faktor X das Substrat sei, mit dem Faktor VII und Gewebethrombokinase als Enzyme reagieren. Der Ablauf der Reaktionen im extrinsic system ist in Abb. 4 zusammengefaßt.

Johnston et al. (1959a, b) und Johnston und Hjort (1961) beschrieben, daß die Faktor VII-Aktivität im Serum größer sei als im Plasma. Diese Befunde und die Untersuchungen von Pechet und Alexander (1961) und Alexander und Pechet (1962) wurden dahingehend gedeutet, daß der Faktor VII ein Enzym sei, das im Plasma in einer inaktiven Form vorliegt und während der Gerinnung aktiviert wird.

Zu ähnlichen Vorstellungen gelangten auch WILLIAMS (1964, 1966), WILLIAMS und NORRIS (1966) und DAVIE und RATNOFF (1965).

Diese Annahme ist jedoch in Anbetracht neuerer Arbeiten unwahrscheinlich geworden. NEMERSON (1966, 1968) und WILLIAMS (1966) lieferten experimentelle Beweise dafür, daß der Faktor VII mit der Gewebethrombokinase und Calciumionen eine Komplexbildung eingeht. Bei diesen Versuchen wurde jedoch immer noch die Ansicht vertreten, daß es der Faktor VII ist, der in diesem Komplex als Enzym wirkt. Versuche, den „aktivierten“ Faktor VII aus dem Komplex zu spalten, blieben erfolglos. Wurde der Faktor VII aus dem Komplex abgespalten, so hatte er keine Aktivität mehr in der Umwandlung von Faktor X in dessen enzymatische Form.

Die Komplexbildung zwischen Faktor VII, Gewebethrombokinasen und Calciumionen wurde inzwischen von BARTON (1967) und NEMERSON (1968) bestätigt, so daß der Aktivierungsmechanismus, der in Gl. (5) dargestellt ist, dem in vivo Mechanismus vielleicht am nächsten kommt.

$$\underbrace{\text{Gewebethrombokinase} + \text{Faktor VII} + \text{Ca}^{++}}$$
$$\text{Inaktiver Faktor X} \xrightarrow{\text{Komplex}} \text{Aktiver Faktor X} \qquad (5)$$

Die genauen Einzelheiten dieser Komplexbildung blieben bislang unsicher. SEEGERS et al. (1967a, b) haben die Umwandlung von gereinigtem inaktiven Faktor X in seine aktive Form eingehend untersucht und dabei festgestellt, daß für die Umwandlung im Prinzip nur gereinigte Gewebethrombokinase und Calciumionen notwendig waren. Wurde jedoch Serum hinzugegeben, so wurde die Reaktion erheblich beschleunigt; die Ausbeute an aktivem Faktor X wurde dadurch nicht beeinflußt. Möglicherweise enthielt das Serum den Faktor VII. Der Grund, warum Faktor X auch ohne Serum aktiviert werden konnte, dürfte darin liegen, daß der inaktive Faktor X auch Faktor VII enthält, wie bereits diskutiert wurde (s. S. 16).

Nach diesen Untersuchungen möchte man annehmen, daß das eigentliche Enzym dieses Komplexes in der Gewebethrombokinase zu suchen ist und daß dem Faktor VII eine dem Faktor V ähnliche Funktion zukommt, d.h. der Faktor VII kontrolliert die Bildungsgeschwindigkeit des Enzym-Substrat-Komplexes, oder er verändert das Substrat (inaktiver Faktor X) in seiner Molekularstruktur, so daß es für das Enzym besser zugängig ist. Calciumionen könnten wiederum die Bindung der Reaktionsteilnehmer an die Phospholipoide begünstigen.

Die Untersuchungen von NEMERSON und SPAET (1964) und von WILLIAMS (1964, 1966) geben Hinweise dafür, daß Gewebethrombokinasepräparationen, die weitgehend frei von Lipoiden sind, enzymatische Aktivität besitzen. Es ist bekannt, daß die Lipoidextrakte der Gewebethrombokinasen in dem „extrinsic“ Aktivierungsmechanismus keine volle Funktionsfähigkeit mehr besitzen, sondern daß sie als Lipoide nur noch in dem „intrinsic“ Aktivierungsmechanismus dienen können (HECHT et al., 1958; HECHT, 1965; IRSIGLER, 1963; DEUTSCH et al., 1964). Wurde jedoch dieser Lipoidanteil mit dem „Proteinanteil“ kombiniert, so ergab sich wiederum eine volle Thrombokinaseaktivität (IRSIGLER, 1963; DEUTSCH et al., 1964). Obgleich HECHT (1966b) und HECHT und OOSTERBAAN VAN LIT (1967) Einwände gegen die Bezeichnung „Proteinanteil“ erhoben haben, bleibt festzustellen, daß dieser Anteil der Thrombokinase, Protein oder nicht, von entscheidender funktioneller Bedeutung ist, und viele Hinweise sprechen dafür, daß dieser Anteil die eigentliche enzymatische Aktivität enthalten muß. Falls sich diese

Vorstellungen bestätigen sollten, so kann man annehmen, daß der „extrinsic“ Mechanismus der Faktor X-Aktivierung durch eine Komplexbildung zwischen gewebsständigen Phospholipoiden, dem enzymatischen „Gewebsfaktor“, Faktor VII und Calciumionen eingeleitet wird. Die Komplexbildung kann im Prinzip als sicher gelten, es bleibt die Frage offen, ob der „Gewebsfaktor“ das Enzym enthält, oder ob Faktor VII sich als Enzym erweisen sollte. Auf Grund der vorläufigen Auslegung der Versuchsergebnisse läßt sich die in Gl. (5) dargestellte Reaktion vervollständigen [Gl. (6)].

$$\underbrace{\text{„Gewebsfaktor“} + \text{Faktor VII} + \text{Phospholipoide} + Ca^{++}}$$
$$\text{Inaktiver Faktor X} \xrightarrow{\text{Komplex}} \text{Aktiver Faktor X} \qquad (6)$$

NEMERSON (1968) hat kürzlich die Bedeutung der Phospholipoide in diesem Komplex näher untersucht und gefunden, daß der „Gewebsfaktor“ zusammen mit Faktor VII und Calciumionen in Abwesenheit der Phospholipoide den Faktor X praktisch nicht zu aktivieren vermochte. Wurde jedoch der Lipoidanteil der Gewebethrombokinase hinzugegeben, so kam es zu einer vollen Aktivierung. Dieser Lipoidanteil konnte durch Phospholipoide ersetzt werden, wobei sich fand, daß Phosphatidyläthanolamin die beste Wirkung entwickelte, daß jedoch auch Phosphatidylcholin wirksam war. Phosphatidylserin erwies sich als inaktiv. Kombinationen dieser Phospholipoide wurden bislang nicht getestet.

Die ausgeführten Untersuchungen zeigen wiederum deutlich, daß die Phospholipoide auch in dieser Komplexbildung von entscheidender Wichtigkeit sind.

2. „Intrinsic“-Aktivierungsmechanismus

An dem „intrinsic“ Aktivierungsvorgang sind neben Phospholipoiden und Calciumionen die Gerinnungsfaktoren XII, XI, IX und VIII beteiligt. Der Faktor VII greift in diesen Vorgang nicht ein.

Der „intrinsic“ Aktivierungsmechanismus ist in seinen letzten Einzelheiten ein noch weitgehend unbekannter Vorgang. Die Untersuchungen, die zu unserer heutigen Vorstellung geführt haben, sind mit Reaktionsteilnehmern durchgeführt worden, die in biochemischer Hinsicht bestenfalls Konzentrate waren. Die beteiligten Gerinnungsfaktoren sind zum Teil noch nicht einmal isoliert worden, so daß bislang keine wirklich wegweisenden kinetischen Untersuchungen durchgeführt werden konnten. Die Auslegung der beschriebenen Versuchsergebnisse ist somit schwierig und die folgenden Ausführungen können nur als vorläufige Vorstellungen dienen.

a) Kontaktaktivierung an Glasoberflächen

Die Beobachtung, daß das Blut im Gefäßsystem flüssig bleibt, jedoch in vitro sofort gerinnt, hat LISTER (1863) andeuten lassen, daß die Gerinnung möglicherweise durch den Kontakt des Blutes mit den Wänden der Auffanggefäße eingeleitet wird. Diese Vorstellung wurde durch die Untersuchungen von FREUND (1888) und BORDET und GENGOU (1901) bestätigt. Die Autoren fanden, daß das Blut in paraffinisierten Gefäßen länger flüssig blieb als in einfachen Glasgefäßen. LAMPERT (1931) wies daraufhin, daß besonders benetzbare Oberflächen geeignet seien, die Blutgerinnung einzuleiten. Diese Beobachtungen führten zu der Annahme, daß das Blut eine Substanz enthalten müsse, die durch benetzbare Oberflächen aktiviert werden könne (LENGGENHAGER, 1936). Diese Substanz wurde als „Prothrombokinin“ bezeichnet. Etwa 15 Jahre später wurde vorgeschlagen, daß die Glasoberflächen ihre Wirkung auf eine Vorstufe der Plasmathrombokinase ausübe (HARTMANN et al., 1949; CONLEY et al., 1949; RATNOFF und CONLEY, 1951).

BIGGS et al. (1953b) hatten angedeutet, daß die Plättchen und der Faktor IX in die frühesten Phasen des Gerinnungsablaufs eingreifen und RAPAPORT et al. (1955) beschrieben, daß der Faktor IX durch Glasoberflächen aktiviert würde. Kurze Zeit später konnten jedoch SHAFRIR und DE VRIES (1956) zeigen, daß die gerinnungsfördernde Wirkung der Glasoberflächen auch in einem Plasma nachzuweisen war, das weder Plättchen noch Faktor IX enthielt. MARGOLIS (1956, 1957) deutete schließlich an, daß ein Kontaktfaktor im Plasma vorhanden sein müsse, der durch Glasoberflächen aktiviert werden könne. Dieser Kontaktfaktor sollte den inzwischen bekannt gewordenen Faktor XI aktivieren. Dieser Kontaktfaktor wurde mit dem von RATNOFF (1954) und RATNOFF und COLOPY (1955) beschriebenen Hageman-Faktor (Faktor XII) identifiziert, der durch Glasoberflächen aktiviert wird (BIGGS et al., 1958; JOHNSTON et al., 1958; LEWIS und MERCHANT, 1958; RATNOFF und ROSENBLUM, 1958; VROMAN, 1963; DIDISHEIM, 1959; HARDISTY und MARGOLIS, 1959; SOULIER et al., 1959; WAALER, 1959; SOULIER und PROU-WARTELLE, 1960).

Die molekulare Strukturänderung, die zu einer Aktivierung des Faktor XII führt, ist nicht bekannt. VROMAN (1963, 1967, 1968) hat den Faktor XII als ein Protein mit hydrophilen Eigenschaften beschrieben, das eine große Affinität zu benetzbaren Oberflächen hat. Während der Adsorption kommt es offenbar zu einer Orientierung der Molekularstruktur in der Weise, daß sich die hydrophilen Teile des Moleküls nach der benetzbaren Oberfläche ausrichten, so daß dadurch die mehr hydrophoben Teile des Moleküls exponiert werden könnten (VROMAN, 1967, 1968). Diese Vorstellung wird durch Befunde von DONALDSON und RATNOFF (1965) gestützt, die nachweisen konnten, daß die Löslichkeit des Faktor XII während seiner Aktivierung abnimmt. MARGOLIS (1962, 1963) hat angedeutet, daß sich das Faktor XII-Molekül möglicherweise während der Aktivierung entfaltet, wodurch das aktive Enzymzentrum freigelegt würde. Diese Annahme wurde auch durch SPEER und RIDGWAY (1967) vertreten, die darüber hinaus noch Hinweise dafür fanden, daß sich das Molekül nach seiner Entfaltung wieder in seine ursprüngliche Form zurückfaltet. Da diese Aktivierung und Inaktivierung an Oberflächen geschieht, ohne daß Enzyme daran beteiligt sind, ist diese Vorstellung von energetischen Gesichtspunkten aus gesehen schwer verständlich. ESNOUF und MACFARLANE (1968) haben die Möglichkeit diskutiert, daß der Faktor XII aus vier Untereinheiten mit einem Mol.-Gewicht von je 20000 besteht. Diese sollen während der Aktivierung assoziieren. Nach eigenen Untersuchungen kann als sicher gelten, daß das Faktor XII-Molekül aus Fragmenten mit einem Molekulargewicht von etwa 24000 aufgebaut ist, jedoch werden diese durch Disulfidbrücken zusammengehalten. Es ist kaum verständlich, daß Disulfidbrücken durch Oberflächenkontakt aufgebaut werden können.

Die von VROMAN (1963, 1967, 1968) vertretene Ansicht (s. oben) dürfte dem eigentlichen Vorgang vielleicht am nächsten kommen. Leider ist bislang die inaktive Form des Faktor XII noch nicht isoliert worden, so daß direkte Vergleiche zwischen Proenzym und Enzym nicht möglich sind.

Indirekte Hinweise dafür, daß der aktive Faktor XII den Faktor XI aktiviert, sind in den Befunden zahlreicher Autoren (MARGOLIS, 1958b; HARDISTY und MARGOLIS, 1959; SOULIER et al., 1958, 1959; WAALER, 1959; RATNOFF, 1960) zu finden.

Diese Aktivierung kann offenbar nur an Oberflächen erfolgen (HARDISTY und MARGOLIS, 1959). Die ersten Hinweise für einen solchen Aktivierungsvorgang wurden von RATNOFF et al. (1961) gefunden. Die Autoren hatten Faktor XII aus

Faktor XI-Mangelplasmen isoliert und Faktor XI aus Faktor XII-Mangelplasmen. Wurden beide Präparationen miteinander inkubiert, so entwickelte sich eine gerinnungsfördernde Aktivität. Die Menge dieser Aktivität hing von der Faktor XI Konzentration ab, während die Bildungsgeschwindigkeit durch die Faktor XII-Konzentration bestimmt wurde. Die Bildung des aktivierten Faktor XI und seine Wirkung auf das Gerinnungssystem konnten durch DFP (Diisopropylfluorophosphat) blockiert werden. Diese Versuche scheinen anzudeuten, daß beide Faktoren Enzyme sind.

Der Befund, daß Faktor XII-Aktivität durch DFP (Diisopropylfluorophosphat) zerstört wird (Schoenmakers et al., 1965; Becker, 1960; Ratnoff et al., 1961), wurde von Ratnoff und Davie (1962b) und von Davie und Ratnoff (1965) auf Verunreinigung mit Faktor XI zurückgeführt.

Faktor XII muß zunächst auf Grund seiner hydrophilen Eigenschaften an benetzbare Oberflächen adsorbiert werden (Vroman, 1963, 1967, 1968). Die durch Adsorption von Faktor XII bedingte Exposition hydrophober Molekülteile dürfte die Adsorption des Faktor XI günstig beeinflussen, da Faktor XI überwiegend hydrophobe Eigenschaften hat (Vroman, 1963, 1967, 1968). Da der aktive Faktor XII ein positiv geladenes Protein ist, dürften auch Unterschiede in der elektrischen Ladung die Anziehung des Faktor XI begünstigen. Auf diese Weise könnten Faktor XI-Moleküle an Faktor XII-Moleküle gebunden und aktiviert werden. Da zur Zeit der Reaktion zwischen beiden Molekülen keine weiteren Faktor XI-Moleküle an Faktor XII adsorbiert werden können, steht die Aktivierung des Faktor XI in direktem Verhältnis zur vorhandenen Oberfläche (Haanen et al., 1967). Calciumionen sind für diese Komplexbildung und Aktivierungssequenz nicht notwendig (Soulier und Prou-Wartelle, 1960; Ratnoff et al., 1961; Egli und Buscha, 1959; Davie und Ratnoff, 1965). Die Reaktion zwischen Faktor XII und XI an benetzbaren Oberflächen ist auch von Hardisty und Margolis (1959), Soulier et al. (1958, 1959), Waaler (1959), Nossel (1964a) und Haanen et al. (1967) postuliert worden. Die endgültige Beweisführung muß jedoch noch mit gereinigten Faktoren erbracht werden.

b) Kontaktaktivierung in vivo

Die für den Glaskontakt beschriebenen Aktivierungsvorgänge lassen sich a priori nicht ohne weiteres auf in vivo Bedingungen übertragen, es sei denn, daß im Organismus während einer Gewebsverletzung Oberflächen oder Substanzen freigesetzt werden, die den Faktor XII adsorbieren und aktivieren. Derartige Substanzen kommen tatsächlich in vivo vor. Die Tatsache, daß langkettige Fettsäuren den Faktor XII aktivieren, ist von mehreren Autoren beschrieben worden (Margolis, 1962; Didisheim und Mibashan, 1963; Nossel, 1964a; Connor et al., 1963). Jedoch dürften die Beobachtungen von Niewiarowski et al. (1965) und von Wilner et al. (1968), daß Kollagen und Elastin den Faktor XII aktivieren, in physiologischer Hinsicht noch wichtiger sein. Offenbar vermag Kollagen nicht nur die Plättchenadhäsion, Aggregation und visköse Metamorphose einzuleiten (Zucker und Borelli, 1962; Spaet et al., 1962), sondern auch den Hageman-Faktor zu adsorbieren und aktivieren. Ferner konnte Lüscher (1969) nachweisen, daß Phospholipoide aus Plättchen den Faktor XII aktivieren können. Diese werden während der viskösen Metamorphose freigesetzt. Diese Phospholipoide können somit als weitere Oberflächen zur Faktor XII-Adsorption und -Aktivierung in Aktion treten. Ollendorf (1961, 1962) hat auf eine enge Beziehung zwischen Plättchen und Oberflächenkontaktaktivierung hingewiesen und Castaldi et al. (1965) fanden ebenfalls Zusammenhänge zwischen der Freisetzung von Plättchenfaktor 3 (Phospholipoide) und der Kontaktaktivierung.

c) Aktivierung des Faktor IX

Die enge Beziehung zwischen Kontaktaktivierung und Faktor IX wurde zuerst von RAPAPORT et al. (1955) erkannt. Die Autoren konnten nachweisen, daß Glaskontakt zur Entstehung von Faktor IX-Aktivität führte. In den nachfolgenden Jahren haben zahlreiche Autoren diese Annahme durch weitere Untersuchungen untermauert (SOULIER et al., 1958; CAEN und BERNARD, 1958; FISCH, 1958; FISCH und DUCKERT, 1959; SOULIER und PROU-WARTELLE, 1960; RATNOFF, 1960; YIN und DUCKERT, 1961; DUCKERT, 1961). Die Arbeiten von RATNOFF und DAVIE (1962a), SCHIFFMAN et al. (1963), NOSSEL (1964a) und CATTAN und DENSON (1964) haben Hinweise dafür ergeben, daß der aktivierte Faktor XI den Faktor IX aktiviert. Diese Aktivierung war von der Anwesenheit von Calciumionen abhängig (KINGDON et al., 1964; KINGDON und DAVIE, 1965) und wurde durch Diisopropylfluorophosphat (DFP) blockiert (RATNOFF und DAVIE, 1962a). Die Faktor IX-Aktivität selbst wurde nicht gehemmt. Auch Heparin und Heparinoide hemmten die Faktor IX-Aktivierung (RATNOFF und DAVIE, 1962a; KINGDON et al., 1964). Diese Hemmung konnte durch die Zugabe von Protaminsulfat oder Polybren aufgehoben werden (KINGDON und DAVIE, 1965).

Die Annahme, daß Faktor IX aus einer inaktiven Vorstufe in ein aktives Enzym umgewandelt wird, beruht jedoch nur auf indirekten Hinweisen. Sie bedarf noch des Beweises mit isolierten Faktoren.

d) Faktor IX und die Aktivierung von Faktor X

Die ersten Untersuchungen, die sich mit dem „intrinsic" Aktivierungsmechanismus des Prothrombins beschäftigten, ergaben Hinweise dafür, daß der Faktor IX zusammen mit dem Faktor VIII reagiert (BIGGS et al., 1953a, b; BERGSAGEL und HOUGIE, 1956; HOUGIE et al., 1957; FISCH und DUCKERT, 1959). BIGGS und BIDWELL (1959) und SPAET und CINTRON (1963) haben nachfolgend postuliert, daß die Faktoren IX und VIII zusammen mit Faktor X und Calciumionen ein Aktivierungsprodukt bilden würden, das „activation product I" genannt wurde. Dieses erste Aktivierungsprodukt sollte zusammen mit Phospholipoiden und Faktor V ein zweites Produkt formen — „activation product II" —, das seinerseits Prothrombin in Thrombin umwandeln sollte.

Aus den Untersuchungen von MACFARLANE et al. (1964) konnte entnommen werden, daß vielleicht Faktor IX und VIII zusammen eine Faktor X-aktivierende Aktivität ergeben könnten. Das sich bildende Reaktionsprodukt entwickelte sich innerhalb von wenigen Minuten, nahm jedoch dann kontinuierlich ab. Diese Aktivität konnte durch die Zugabe von Faktor VIII wieder regeneriert werden. Diese Reaktion hing von der Anwesenheit von Calciumionen ab und wurde durch Phospholipoide potenziert (MACFARLANE, 1964b). Ähnliche Ergebnisse wurden von LUNDBLAD und DAVIE (1964) berichtet. Diese Versuchsergebnisse wurden schließlich so ausgelegt, daß Faktor IX den Faktor VIII aktiviere und ihn in seine enzymatische Form umwandelte. Calciumionen und Phospholipoide wurden für die Umwandlung als notwendig angesehen (LUNDBLAD und DAVIE, 1964). Die „Aktivierung" des Faktors VIII wurde durch Heparin gehemmt, jedoch Diisopropylfluorophosphat und Sojabohnentrypsininhibitor hatten keinen Einfluß auf die Reaktion (LUNDBLAD und DAVIE, 1965). RAPAPORT et al. (1963) und BIGGS et al. (1965) deuteten an, daß Thrombin die Aktivierung des Faktors VIII durch Faktor IX begünstige. Es wurde angenommen, daß Thrombin seine Wirkung auf den Faktor VIII ausübe und ihn „aktiviere". Auch wurde die Möglichkeit diskutiert, daß Thrombin den Faktor VIII aus einer schützenden Bindung mit Fibrinogen löse. Nach erfolgter „Aktivierung" solle Thrombin den Faktor VIII zerstören.

Diese experimentellen Daten veranlaßten DAVIE und RATNOFF (1964) und MACFARLANE (1964a) dazu, die Kaskadentheorie aufzustellen, die postuliert, daß Faktor IX den Faktor VIII aktiviert, der seinerseits den Faktor X aktiviert (Abb. 3). Die Annahme, daß Faktor VIII den Faktor X aktiviert, beruht auf Untersuchungen von MACFARLANE (1963), MACFARLANE und ASH (1964) und LUNDBLAD und DAVIE (1965).

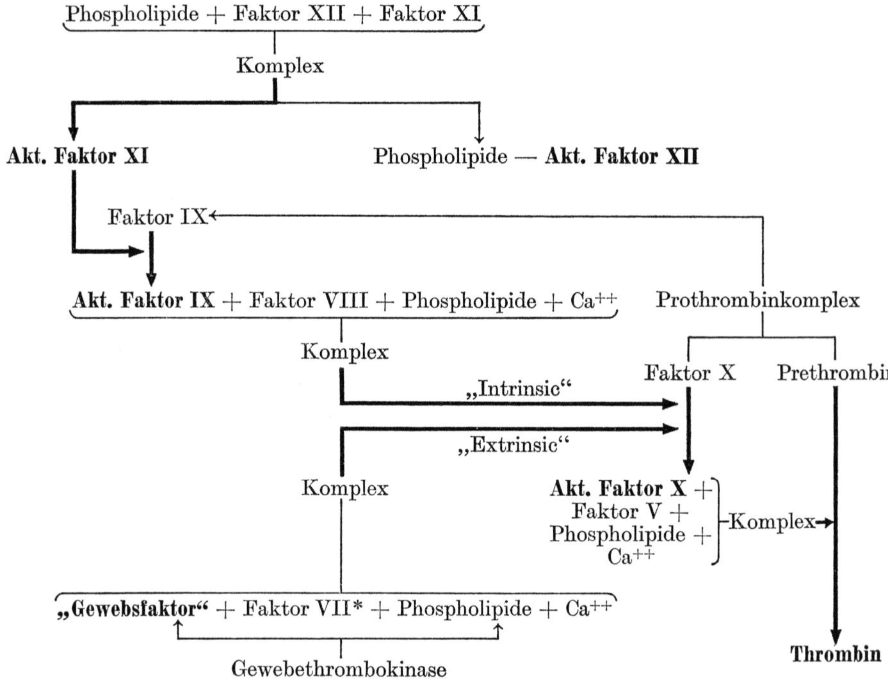

* Möglicherweise ein Teil des Prothrombinkomplexes.

Abb. 5. Schematische Darstellung der Thrombinbildung auf dem „intrinsic" und „extrinsic" Aktivierungsweg. Die Seegersche Vorstellung und die Kaskaden- oder Wasserfalltheorie sind unter Berücksichtigung neuerer Befunde in einem Konzept zusammengefaßt

Es gibt bislang keine weiteren Befunde, die die Annahme, daß Faktor VIII ein Enzym ist, stützen. Ein sog. *aktiver* Faktor VIII ist bisher nie isoliert worden und Versuche, den aktiven Faktor VIII aus Mischungen mit Faktor IX zu trennen, erwiesen sich als erfolglos (HOUGIE, 1966). Auch ist bislang kein Substrat für das „Enzym" Faktor VIII bekannt geworden (VAN CREVELD et al., 1967).

HEMKER und KAHN (1967) und BARTON (1967) haben kürzlich interessante Versuchsergebnisse beschrieben, aus denen hervorgeht, daß die Faktoren IX und VIII zusammen mit Phospholipoiden und Calciumionen einen Komplex bilden, der den Faktor X in seine enzymatische Form umwandelt. Beide Proteine wurden an die Phospholipoidoberflächen adsorbiert und diese Bindung bedurfte der Anwesenheit von Calciumionen. Eine derartige Komplexbildung war schon von HOUGIE (1966) diskutiert worden. BARTON (1967) konnte Hinweise erbringen, daß der Faktor VIII in diesem Komplex eine dem Faktor V ähnliche Eigenschaft [Gl. (4)] hat. Dabei ist es interessant, daß beide Proteine auch in anderer Hinsicht ähnliche Eigenschaften haben, wie aus dem Vorhergehenden (S. 21) hervorgeht.

Diese neueren Untersuchungen scheinen anzudeuten, daß auch die Aktivierung des Faktor X auf dem „intrinsic" Weg über eine Komplexbildung verläuft. Die Phospholipoide aus Plättchen oder Erythrocyten liefern die Oberflächen, an die die Faktoren IX und VIII mit Hilfe von Calciumionen adsorbiert werden. Faktor IX dürfte in diesem Komplex das Enzym sein, während Faktor VIII entweder die Geschwindigkeit der Enzym-Substrat-Komplexbildung beeinflußt, oder aber die Substratstruktur so ändert, daß das Enzym einen besseren Angriffspunkt hat. Diese Reaktion ist in Gl. (7) dargestellt.

$$\underbrace{\text{Aktiver Faktor IX} + \text{Faktor VIII} + \text{Phospholipoide} + \text{Ca}^{++}}$$
$$\text{Inaktiver Faktor X} \xrightarrow{\text{Komplex}} \text{Aktiver Faktor X} \qquad (7)$$

Diese Annahme ist recht attraktiv, bedarf jedoch eines letzten Beweises mit gereinigten Gerinnungsfaktoren.

Das beschriebene Konzept der Aktivierung des Prothrombins vereinigt nicht nur alle bislang vertretenen Ansichten, sondern vereinfacht auch die ganze Vorstellung erheblich. Die Aktivierung des Prothrombins erfolgt offenbar durch Komplexe, in denen je nach der Position dieses Komplexes zwei verschiedene Gerinnungsfaktoren an Phospholipoidoberflächen adsorbiert werden, wie aus Abb. 5 hervorgeht. Ein Protein wirkt als Enzym, das zweite beeinflußt entweder die Geschwindigkeit der Enzym-Substrat-Komplexbildung oder modifiziert das Substrat, um es dem Enzym besser zugängig zu machen.

C. Hemmechanismen

Auch die Prothrombinaktivierung wird, wie alle anderen physiologischen Reaktionsvorgänge im Organismus, durch eine Anzahl von Hemmechanismen gesteuert. Diese Hemmechanismen sind entweder gegen Thrombin gerichtet, oder aber gegen verschiedene Zwischenreaktionen, die zur Thrombinbildung führen.

Die erste Hemmvorrichtung im „intrinsic" Aktivierungsmechanismus ist gegen den aktivierten Faktor XI gerichtet. Dieser von Margolis (1957), Ratnoff und Rosenblum (1958), Ratnoff et al. (1961), Nossel (1964a), Iatridis et al. (1964a, b) und von Nossel und Niemetz (1965) postulierte Antifaktor XI wurde inzwischen von Niemetz und Nossel (1967) aus Plasmen konzentriert und hemmte spezifisch den aktivierten Faktor XI. Hierdurch wird die Aktivierung des Faktor IX — das Enzym im nächstfolgenden Komplex — gesteuert.

Der zweite Hemmechanismus ist gegen den Faktor X aktivierenden Komplex [Gl. (7)] gerichtet. Die Steuerung dieses Komplexes wird durch „inhibitor source material" bewirkt. Dieses Lipoid inaktiviert den Faktor VIII, wie von Johnson und Seegers (1954), Mammen et al. (1960b) und Mammen (1965) nachgewiesen wurde. Wird dem Komplex [Gl. (7)] der Faktor VIII entzogen, so dürfte er weitgehend funktionsunfähig werden. Hierdurch wird die Aktivierung des Faktors X gesteuert. Dabei ist interessant, daß die durch „inhibitor source material" erfolgende Inaktivierung des Faktor VIII durch Thrombin eingeleitet wird (s. S. 34). Dieser Vorgang ist somit ein negativer Feedbackmechanismus, denn je mehr Thrombin entsteht, umso stärker wird seine Bildung gehemmt.

Der dritte Hemmechanismus ist gegen den Faktor X-Komplex [Gl. (4)] gerichtet, dem die unmittelbare Thrombinbildung zukommt. Interessanterweise werden zwei Mechanismen zur Steuerung dieses Komplexes verwandt. Eine

Steuervorrichtung wirkt über den Faktor V. Aus den Untersuchungen von Ware et al. (1947b), Owren (1953), Lanchantin und Ware (1955), Hjort (1957), Johnston und Jensen (1958), Seegers (1962, 1967, 1968), Rapaport et al. (1963), Bergsagel und Nockolds (1965) und Hussain und Newcomb (1963) ging hervor, daß Thrombin den menschlichen Faktor V zerstört. Offenbar ist diese Zerstörung auf eine direkte proteolytische Verdauung zurückzuführen. Die Inaktivierung des Faktor V macht diesen Komplex weitgehend funktionsunfähig. Wiederum wird der Hemmvorgang durch Thrombin eingeleitet, so daß auch hier ein negativer Feedback besteht.

Der zweite Hemmechanismus gegen diesen Komplex [Gl. (4)] ist gegen den aktivierten Faktor X gerichtet. Diese Funktion wurde früher den sog. Antiplasmathrombokinasen zugeschrieben. Es bestehen Hinweise dafür, daß dieser Hemmkörper während der Dissoziation des Prothrombinkomplexes freigesetzt wird (Autoprothrombin II-A) (s. S. 85). Aus den Untersuchungen von Murano (1966) und Marciniak et al. (1967) geht hervor, daß dieser Hemmkörper kompetetiv den aktivierten Faktor X hemmt. Da die Dissoziation des Prothrombinkomplexes, die zur Freisetzung des Inhibitors führt, eine Funktion des Thrombins ist, stellt auch dieser Vorgang einen negativen Feedbackmechanismus dar.

Schließlich kann der aktivierte Faktor X auch noch durch Antithrombin inaktiviert werden, wie von Seegers et al. (1964a) nachgewiesen werden konnte.

Der letzte Hemmechanismus des „intrinsic" Systems ist gegen Thrombin selbst gerichtet. Aus den vorhergehenden Ausführungen (s. S. 78) wurde deutlich, daß im Plasma ein spezifisches Antithrombin (Antithrombin III) vorhanden ist, das die Thrombinaktivität progressiv hemmt. Die Zerstörung erfolgt auf enzymatischem Wege. Das Antithrombin III wird selbst dabei ebenfalls zerstört. Ob diese Antithrombinwirkung allein ausreicht um die letzten Thrombinspuren zu beseitigen ist fraglich, da Klein und Seegers (1950) in vitro nachweisen konnten, daß selbst bei einem Überschuß von Antithrombin immer noch freie Thrombinaktivität in Spuren nachzuweisen ist. Vielleicht werden diese letzten Spuren durch die Adsorption an Fibrin neutralisiert (Antithrombin I). Dem Antithrombin VI (Fibrinogenspaltprodukte) dürfte unter physiologischen Bedingungen nur eine untergeordnete Bedeutung zukommen.

Der „extrinsic" Aktivierungsmechanismus wird durch den in Gl. (6) dargestellten Komplex eingeleitet. Es ist bislang fraglich geblieben, ob es einen besonderen Hemmechanismus gibt, der steuernd in diesen Komplex eingreift. Zwar sind sog. Antigewebethrombokinasen beschrieben worden (Schneider, 1947; Thomas, 1947; Lanchantin und Ware, 1953; Berry, 1957; Deutsch und Fuchs, 1958), jedoch ist es nicht sicher, ob es sich dabei nicht um die gleichen Hemmungen handelt, die durch die Antiplasmathrombokinasen bewirkt wurden. Mit anderen Worten, wahrscheinlich sind diese als Antigewebethrombokinasen beschriebenen Substanzen mit dem sich aus dem Prothrombinkomplex entwickelnden Antifaktor X identisch.

Bislang sind keine gegen den „Gewebsfaktor" gerichteten Hemmechanismen bekannt geworden. Vielleicht kommt den Beobachtungen von Seegers et al. (1964c), daß Antithrombin III den Faktor VII bindet, eine physiologische Rolle in der Steuerung dieses ersten Komplexes zu. Eine Bindung des Faktor VII an Antithrombin würde den in Gl. (6) dargestellten Komplex weitgehend funktionsunfähig machen.

Möglicherweise stellt der Mechanismus der Gewebethrombokinase*freisetzung* in vivo selbst eine Steuerungsvorrichtung dar. Fast alle Gerinnungsvorgänge in vivo sind lokaler Natur. Wird der Vorgang durch eine Gewebsverletzung eingeleitet, so hängt die Menge der freiwerdenden Gewebethrombokinase direkt von der Anzahl der zerstörten Gewebszellen ab. Bei einer einmaligen Verletzung werden nur kleinere Mengen von Thrombokinase freigesetzt. Hierdurch allein wird schon das Ausmaß der Aktivierung des „extrinsic"-Systems begrenzt. Zum anderen muß man in Betracht ziehen, daß ein Teil der freigesetzten Thrombokinase durch das vorbeiströmende Blut weggeschwemmt wird. Erst wenn eine komplette Stase durch Plättchenaggregation erreicht ist, kann die Gewebethrombokinase lokal festgehalten werden. Da dieser Vorgang einige Zeit in Anspruch nimmt, wird wahrscheinlich während dieser Zeit Thrombokinase weggetragen. Somit dürfte im Endeffekt nur wenig Thrombokinase lokal zur Verfügung stehen, um die Aktivierung des „extrinsic"-Systems einzuleiten.

Wieweit Sphingosin und Phosphatidylserin hemmend in den Gerinnungsablauf eingreifen, ist bislang nicht mit Sicherheit bekannt. Es ist zweifelhaft, ob ihnen eine entscheidende Funktion zukommt.

Aus diesen Ausführungen wird deutlich, daß eine Anzahl von Hemmechanismen in den Vorgang der Thrombinbildung steuernd eingreifen. Es dürften diese Vorgänge sein, die die Gerinnung in vivo weitgehend lokalisiert halten und dazu beitragen, daß das Prinzip der Homeostase bei einer Gefäßwandverletzung gewahrt bleibt. Dabei ist interessant, daß der überwiegende Teil dieser Hemmmechanismen dem negativen Feedback folgt, der in dem Gesamtmechanismus der Homeostase im Organismus ein so prominentes Prinzip darstellt.

V. Umwandlung von Fibrinogen in Fibrin

Die Umwandlung von Fibrinogen in Fibrin wird durch Thrombin eingeleitet und ist in ihren Einzelheiten weit besser bekannt als die Reaktionsvorgänge, die zur Thrombinbildung führen.

Wie bereits ausgeführt wurde, kann Thrombin eine proteolytische sowie eine esterolytische Aktivität entfalten (Übersicht siehe unter anderem bei WALSMANN und MARKWARDT, 1968). GLADNER et al. (1958) gelang es, die Sequenz gly-asp-ser^{x}-gly-glu-ala- zu bestimmen und als Teil des aktiven Zentrums zu charakterisieren. Wie Trypsin und Chymotrypsin gehört Thrombin somit auch zu den sog. Serinproteinasen, für deren katalytische Aktivität ein Serinrest im aktiven Zentrum essentiell ist. Während die Spezifität des Chymotrypsins vorwiegend auf Bindungen aromatischer Aminosäuren orientiert ist, spaltet Thrombin wie Trypsin Peptid- und Esterbindungen basischer Aminosäuren. In seiner Wirkung auf Fibrinogen zeigt Thrombin im Gegensatz zum Trypsin eine eng begrenzte Spezifität. Trypsin spaltet alle Peptidbindungen im Fibrinogen, deren Carboxylgruppe zu einem Lysin- oder Argininrest gehört; die Wirkung des Thrombins ist dagegen auf zwei ganz bestimmte Argininreste beschränkt. Diese arg-gly-Bindungen sind in unmittelbarer Nähe des N-terminalen Endes der α- und β-Kette lokalisiert. BLOMBÄCK (1967) hat angedeutet, daß diese proteolytische Spezifität möglicherweise durch die das aktive Zentrum umgebenden Strukturelemente bedingt ist.

Wie bereits beschrieben wurde (s. S. 29), spaltet Thrombin vom Fibrinogenmolekül zwei Fibrinopeptidpaare (A und B) ab. Da das Fibrinogen aus zwei α-Ketten, zwei β-Ketten und zwei γ-Ketten besteht, die durch Disulfidbrücken und möglicherweise andere Bindungen zusammengehalten werden (HENSCHEN, 1962, 1963; CLEGG und BAILEY, 1962; BLOMBÄCK et al., 1967, 1968), liegt das Fibrinogen offenbar in einer dimeren Struktur vor (BLOMBÄCK et al., 1968). Thrombin spaltet vom N-terminalen Ende der α-Ketten das aus 16 Aminosäuren bestehende Fibrinopeptid A und vom N-terminalen Ende der β-Ketten das aus 14 Aminosäuren zusammengesetzte Fibrinopeptid B ab. Die Aminosäuresequenz von mehr als 20 Fibrinopeptiden, welche aus dem Fibrinogen verschiedener Tierarten abgespalten wurden, konnte aufgeklärt werden (Folk et al., 1959; Sjöquist et al., 1960; Blombäck et al., 1966). Die Fibrinopeptide unterscheiden sich durch ihre Kettenlänge und Aminosäurezusammensetzung. Sämtliche Fibrinopeptide tragen aber einen Argininrest an ihrem C-terminalen Ende, der mit dem Fibrinogenmolekül verbunden war. Weiterhin haben diese Untersuchungen gezeigt, daß die bisher untersuchten Fibrinopeptide A der verschiedensten Species in der fünften Position vom C-terminalen Kettenende Glycin und in der neunten Position Phenylalanin tragen (Abb. 1). Aus den Ergebnissen dieser Untersuchungen wurde versucht, eine Erklärung für die eng begrenzte Spezifität des Thrombins zu finden (Blombäck, 1967). Es wird angenommen, daß die Struktur der Fibrinopeptide die Spezifität der Thrombinwirkung, insbesondere durch die drei genannten Aminosäuren, gegenüber dem Fibrinogen bestimmen (Lorand, 1962, 1965; Blombäck et al., 1966, 1967; Blombäck, 1964; Doolittle und Blombäck, 1964).

In den bisher untersuchten Fibrinopeptiden B lassen sich mit Ausnahme des C-terminalen Argininrestes in analogen Positionen diese Aminosäuren nicht finden. Da das Fibrinopeptid B bei allen bislang untersuchten Säugetieren wesentlich langsamer durch Thrombin abgespalten wird als das Fibrinopeptid A könnte das Fehlen dieser Orientierungspunkte für die langsame Wirkung des Enzyms Thrombin verantwortlich sein (Blombäck, 1967).

Durch die Abspaltung der Fibrinopeptide A und B durch Thrombin werden sog. Fibrinmonomere erhalten, die sich nachfolgend in End-zu-End- und Seit-zu-Seit-Position aneinanderlagern (polymerisieren). Während der anfänglichen Polymerisationsphase kommt es zu einer überwiegend End-zu-End-Aneinanderlagerung der Fibrinmonomere (Haschemeyer, 1963; Blombäck, 1967; Laki, 1968). Wie schon angedeutet wurde, werden die Fibrinopeptide A *vor* den Fibrinopeptiden B abgespalten. Die End-zu-End-Polymerisation ist von einer Seit-zu-Seit-Aneinanderlagerung gefolgt (Houck et al., 1967; Blombäck, 1967; Laki, 1968). Hierdurch bildet sich ein Fibrinnetz, das sich aus einzelnen aneinandergelagerten Fibrinmonomeren zusammensetzt.

Ein derartiges aus *gereinigtem* Fibrinogen entstandenes Fibrin ist in einer 5 M Harnstofflösung löslich und hat noch mehrere physikalische Eigenschaften des Fibrinogens (Lorand, 1948, 1950; Mihályi, 1950a; Shulman et al., 1951; Blombäck, 1967). Bemerkenswerte Unterschiede bestehen lediglich in der Löslichkeit in physiologischen Lösungsmitteln, im isoelektrischen Punkt (Mihályi, 1950b) und in der elektrophoretischen Wanderungsgeschwindigkeit auf verschiedenen Trägermedien (Henschen, 1964b). Diese Unterschiede sind durch die Abspaltung der Fibrinopeptide bedingt, die eine starke negative Ladung haben (Mihályi, 1950b; Blombäck, 1967; Laki, 1968).

Die Peptidmuster des mit Trypsin verdauten Fibrinogens und Fibrins waren ebenfalls identisch; dem Fibrin fehlten lediglich die beiden Fibrinopeptide (Iwanaga et al., 1966). Aus den Untersuchungen von Szara und Bagdy (1953), Consden und Stanier (1952), Böhm und Baumeister (1955), Schultze et al. (1958), Hörmann und Gollwitzer (1964) und Mester (1968) geht hervor, daß auch keine Unterschiede im Kohlenhydratanteil des Fibrinogens und Fibrins bestehen.

Somit wird deutlich, daß die Fibrinogenumwandlung in Fibrin durch Thrombin anfänglich lediglich durch die Abspaltung der Fibrinopeptide A und B eingeleitet wird, und daß nach erfolgter Abspaltung eine End-zu-End- und Seit-zu-Seit-Polymerisation der Fibrinmonomere erfolgt. Obwohl der letztere Vorgang noch weitgehend unklar ist, kann es als sicher gelten, daß diese Polymerisation keiner enzymatischen Katalyse bedarf. Es ist angenommen worden, daß die Fibrinmonomere durch Wasserstoffbrücken zusammengehalten werden (STURTEVANT et al., 1955), wobei Bindungen zwischen Tyrosin- und Histidinresten benachbarter Fibrinmonomermoleküle erfolgen sollen (LAKI, 1968).

ENDRES et al. (1965) haben kürzlich diese Annahme in Zweifel gezogen. Auf Grund ihrer experimentellen Untersuchungen nehmen sie an, daß die Polymerisation durch Ausbildung koordinativ kovalenter Bindungen zwischen ionisierbaren Gruppen zustande kommt, wobei α-Aminogruppen als Elektronendonatoren fungieren.

In vivo werden die polymerisierten Fibrinmonomere durch eine Plasmatransglutaminase (Faktor XIII) stabilisiert. Dieser letzte Schritt in der Fibrinumwandlung ist von hämostatischen Gesichtspunkten aus gesehen, notwendig, denn Patienten mit sog. Faktor XIII-Mangel leiden an einer hämorrhagischen Diathese, wie erstmals von DUCKERT et al. (1961a) und BECK et al. (1961) nachgewiesen werden konnte. Die Arbeiten von ROBBINS (1944), LAKI und LORAND (1958), LORAND (1948, 1950), LOEWY und EDSALL (1954) und LOEWY et al. (1957, 1961a, b) haben nicht nur zum Verständnis dieses Vorgangs beigetragen, sondern auch zur Isolierung und Charakterisierung dieses Proteins geführt (S. 29). Faktor XIII ist ein Proenzym im Plasma, das durch Thrombin in Gegenwart von Calciumionen in seine enzymatisch aktive Form umgewandelt wird (BULUK et al., 1961; LORAND und KONISHI, 1964). Das Enzym wirkt wie eine Transamidase (LOEWY, 1963, 1968; LORAND et al., 1962; LOEWY et al., 1964; LORAND und JACOBSEN, 1964). Es ist wahrscheinlich, daß Faktor XIII kovalente Bindungen zwischen ε-Aminogruppen eines Fibrinmonomermoleküls und γ-Carboxylgruppen der Asparaginsäure eines anderen Fibrinmonomermoleküls aufbaut. Die ε-Aminogruppen gehören nach neueren Untersuchungen Lysinresten an, deren genaue Lokalisation bislang nicht bekannt ist (DOOLITTLE und FULLER, 1967; FULLER und DOOLITTLE, 1966; LORAND et al., 1966). Da während der sog. Fibrinstabilisierung Kohlenhydrate freigesetzt werden (CHANDRASEKHAR und LAKI, 1964; CHANDRASEKHAR et al., 1964), und da Kohlenhydrate an die Asparaginsäure in der 52. Position der γ-Kette des Fibrinogens gebunden sind (BLOMBÄCK et al., 1968), besteht die Wahrscheinlichkeit, daß diese Asparaginsäure an der Transaminierung beteiligt ist.

ENDRES et al. (1965) haben dagegen postuliert, daß der Faktor XIII die während der Polymerisation entstandenen kovalenten Bindungen stabilisiert, d.h. die Dissoziation dieser Bindungen verhindert.

Ein durch Faktor XIII stabilisiertes Fibrinnetz ist nicht nur in einer 5 M Harnstofflösung unlöslich, sondern genügt offenbar auch den hämostatischen Anforderungen.

Die Fibrinbildung von Fibrinogen verläuft somit durch drei Phasen, eine proteolytische Phase, eine Polymerisationsphase und eine Stabilisationsphase. Das aus dem Prothrombin entstandene Thrombin hat nach unseren heutigen Vorstellungen eine entscheidende Funktion in der ersten und dritten Phase der Fibrinbildung.

Weitere Einzelheiten der Fibrinogenumwandlung sind aus den kürzlich erschienenen Übersichtsarbeiten von BLOMBÄCK (1967) und LAKI (1968) zu entnehmen.

Literatur

ACHENBACH, W., EGLI, H., KESSELER, K. H., OVERKAMP, H.: Die Plasmafraktion I nach COHN; ihre Anwendung bei der Hämophilie, der Angiohämophilie und schweren Blutungen nach einer Antikoagulantienbehandlung. Dtsch. med. Wschr. **84**, 675—682 (1959).

ADDIS, T.: The pathogenesis of hereditary haemophilia. J. Path. Bact. **15**, 427—452 (1911).

AGGELER, P. M., SPAET, T. H., EMERY, B. E.: Purification of plasma thromboplastin factor B (plasma thromboplastin component) and its identification as a $beta_2$ globulin. Science **119**, 806—807 (1954a).
— — WHITE, S. G., FOWELL, A., JOHNSON, F.: Purification of plasma thromboplastin factor B. Rev. Hémat. **9**, 447—453 (1954b).
— WHITE, S. G., GLENDENNING, M. B., PAGE, E. W., LEAKE, T. B., BATES, G.: Plasma thromboplastin component (PTC) deficiency: New disease resembling hemophilia. Proc. Soc. exp. Biol. (N.Y.) **79**, 692—694 (1952).
ALEXANDER, B.: Ac-globuline et SPCA: deux facteurs plasmatiques de la conversion de la prothrombine. Etudes et revue cliniques et biologiques. Rev. Hémat. **7**, 168—227 (1952).
— Medical progress; coagulation, hemorrhage and thrombosis. New Engl. J. Med. **252**, 432—442, 484—494, 526—535 (1955).
— Some biochemical, physiochemical and immunochemical studies of prothrombin and proconvertin (factor VII): Their biopathological significance. In: Blood clotting factors. (DEUTSCH, E., editor). London-New York-Paris-Los Angeles: Pergamon 1959.
— Review of the present status of other clotting factors: b) factor VII (proconvertin). Thrombos. Diathes. haemorrh. (Stuttg.) **6**, Suppl. **1**, 392—402 (1961).
— GOLDSTEIN, R., LANDWEHR, G.: Prothrombin conversion accelerator of serum (SPCA): Its partial purification and its properties compared with serum Ac-globulin. J. clin. Invest. **29**, 881—895 (1950).
— — — COOK, C. D.: Congenital SPCA deficiency: Hitherto unrecognized coagulation defect with hemorrhage rectified by serum and serum fractions. J. clin. Invest. **30**, 596—608 (1951).
— LANDWEHR, G.: Studies of hemophilia; assay of antihemophilic clot-promoting principle in normal human plasma with some observations on relative potency of certain plasma fractions. J. clin. Invest. **27**, 98—105 (1948).
— ODAKE, K.: Cryoprecipitation of factors I and VIII by dextran (D) and hydroxyethyl starch (HES). Fed. Proc. **26**, 487 (1967).
— PECHET, L.: Proteolytic and physiologic activation of some clotting components: Pathologic significance. Proc. 8th Congr. Europ. Soc. Haemat. Vienna, 1961. Paper No 404. Basel: Karger 1962.
— VRIES, A. DE, GOLDSTEIN, R.: A prothrombin activator in serum, and its significance in certain hemorrhagic diseases. J. clin. Invest. **27**, 523 (1948).
— — — Factor in serum which accelerates conversion of prothrombin to thrombin; its evolution with special reference to influence of conditions which affect blood coagulation. Blood **4**, 739—746 (1949).
ALKJAERSIG, N., SEEGERS, W. H.: Formation of prothrombin from autoprothrombin by means of liver mitochondria. Amer. J. Physiol. **183**, 111—113 (1955).
ANDERSON, G. F., BARNHART, M. I.: Intracellular localization of prothrombin. Proc. Soc. exp. Biol. (N.Y.) **116**, 1—6 (1964a).
— — Prothrombin synthesis in the dog. Amer. J. Physiol. **206**, 929—938 (1964b).
AOKI, N., HARMISON, C. R., SEEGERS, W. H.: Properties of bovine Ac-globulin concentrates and methods for preparation. Canad. J. Biochem. Physiol. **41**, 2409—2421 (1963).
ARONSON, D. L.: Chromatographic differentiation of human prothrombins. Thrombos. Diathes. haemorrh. (Stuttg.) **16**, 491—496 (1966).
— MÉNACHÉ, D.: Chromatographic analysis of the activation of human prothrombin with human thrombokinase. Biochemistry **5**, 2635—2640 (1966).
— PREISS, J. W., MOSESSON, M. W.: Molecular weights of factor VIII (AHF) and factor IX (PTC) by electron irradiation. Thrombos. Diathes. haemorrh. (Stuttg.) **8**, 270—275 (1962).
ASADA, T., MASAKI, Y., KITAHARA, K., NAGAYAMA, R., HATASHITA, T., YANAGISAWA, I.: Conversion of prothrombin into thrombin. I. DEAE-cellulose chromatography of prothrombin and isolation of a prothrombin derivative. J. Biochem. (Tokyo) **49**, 721—727 (1961).
BAGDY, D., GUBA, F., LORAND, L., MIHALYI, E.: The reducing properties of fibrinogen. The role of SH groups in the clotting of fibrinogen. Acta physiol. Acad. Sci. hung. **1**, 197—210 (1948).
— SZARA, I.: The effect of thrombin on the polysaccharide of fibrinogen. Acta physiol. Acad. Sci. hung. **7**, 179—181 (1955).
BAILEY, K.: The proteins of skeletal muscles. Advanc. Protein Chem. **1**, 289—317 (1944).
— BETTELHEIM, F. R.: The clotting of fibrinogen. I. Liberation of peptide material. Biochim. biophys. Acta (Amst.) **18**, 495—503 (1955).
— — LORAND, L., MIDDLEBROOK: W. R.: Action of thrombin in the clotting of fibrinogen. Nature (Lond.) **167**, 233—234 (1951).

BAKER, W. J., SEEGERS, W. H.: Some properties of platelet cofactor I concentrates of bovine origin. Thrombos. Diathes. haemorrh. (Stuttg.) 4, 342—348 (1960).
— — The conversion of prethrombin to thrombin. Thrombos. Diathes. haemorrh. (Stuttg.) **17**, 205—213 (1967).
BANGHAM, A. D.: A correlation between surface charge and coagulant action of phospholipids. Nature (Lond.) **192**, 1197—1198 (1961).
BARKHAN, P., SILVER, M. J.: Biological activities of human platelets: Biochemical, physiological and clinical aspects. Progr. Hemat. **3**, 170—202 (1962).
— — COSTA, P. B. DA, TOCANTINS, L. M.: Phosphatidylserin and blood coagulation. Nature (Lond.) **182**, 1031—1032 (1958).
— — O'KEEFE, L. M.: The lipids of human erythrocytes and platelets and their effects on thromboplastin formation. In: Blood platelets. (JOHNSON, S. A., R. W. MONTO, J. W. REBUCK and R. C. HORN, editors.) Boston: Little, Brown 1961.
BARNHART, M. I.: Cellular site for prothrombin synthesis. Amer. J. Physiol. **199**, 360—366 (1960).
— Immunochemistry. In: Blood clotting enzymology. (SEEGERS, W. H., editor.) New York-London: Academic Press 1967.
— ANDERSON, G. F.: Intracellular localization of fibrinogen. Proc. Soc. exp. Biol. (N. Y.) **110**, 734—737 (1962).
— FERAR, J., AOKI, N.: Demonstration of Ac-globulin in bovine hepatocytes. Fed. Proc. **22**, 164 (1963).
BARROW, E. M., AMOS, S. M., GRAHAM, J. B.: Certain biochemical properties of human AHF (Factor VIII) separated from fibrinogen with manganous chloride and thrombin. J. Lab. clin. Med. **68**, 803—812 (1966b).
— — HEINDEL, C., GRAHAM, J. B.: Separation of the antihemophilic factor (Factor VIII) from fibrinogen with thrombin and manganese chloride. Proc. Soc. exp. Biol. (N.Y.) **121**, 1001—1005 (1966a).
BARTON, P. G.: Sequence theories of blood coagulation re-evaluated with reference to lipid-protein interactions. Nature (Lond.) **215**, 1508—1509 (1967).
— HANAHAN, D. J.: The preparation and properties of a stable factor V from bovine plasma. Biochim. biophys. Acta (Amst.) **133**, 506—518 (1967).
— JACKSON, C. M., HANAHAN, D. J.: Relationship between factor V and activated factor X in the generation of prothrombinase. Nature (Lond.) **214**, 923—924 (1967).
BAUGHMAN, D. J., WAUGH, D. F.: Bovine thrombin. Purification and certain properties. J. biol. Chem. **242**, 5252—5259 (1967).
BAUMGARTEN, W., SANDERS, B. E., BELKIN, B. D., PAGENKEMPER, F. F., ALBERS, W. G., CIMINERA, J. L.: Antihemophilic factor: Its presence in fibrinogen, assay problems and the stability of lyophilized AHF-fibrinogen preparations. Thrombos. Diathes. haemorrh. (Stuttg.) **9**, 354—367 (1963).
BECK, E., DUCKERT, F., ERNST, M.: The influence of fibrin stabilizing factor on the growth of fibroblasts in vitro and wound healing. Thrombos. Diathes. haemorrh. (Stuttg.) **6**, 485—491 (1961).
BECKER, E. L.: Inactivation of Hageman factor by diisopropylfluorophosphate (DFP). J. Lab. clin. Med. **56**, 136—138 (1960).
BENDA, L., DEUTSCH, E., MAMMEN, E.: Über eine Gerinnungsstörung bei einem Patienten mit multiplem Myelom. Wien. klin. Wschr. **70**, 559—562 (1958).
BENDIEN, W. M., CREVELD, S. VAN: Investigations on haemophilia. Maandschr. Kindergeneesk. **5**, 179—201 (1936).
BENNEY, W. E., LEWIS, F. J.: Christmas factor (IX) defect in a case of haemorrhagic thrombocythaemia. J. clin. Path. **12**, 551—556 (1959).
BERG, W., KORSAN-BENGTSEN, K., YGGE, J.: Human and bovine plasminogen — free thrombin purified by means of gel filtration and ion exchange chromatography. Thrombos. Diathes. haemorrh. (Stuttg.) **15**, 501—510 (1966).
BERGSAGEL, D. E., HOUGIE, C.: Intermediate stages in the formation of blood thromboplastin. Brit. J. Haemat. **2**, 113—129 (1956).
— NOCKOLDS, E. R.: The activation of proaccelerin. Brit. J. Haemat. **11**, 395—410 (1965).
BERRY, C. G.: The degeneration of brain thromboplastin in the presence of normal serum. J. clin. Path. **10**, 342—345 (1957).
BETTELHEIM, F. R., BAILEY, K.: The products of the action of thrombin on fibrinogen. Biochim. biophys. Acta (Amst.) **9**, 578—579 (1952).
BIDWELL, E.: Purification of bovine antihaemophilic globulin. Brit. J. Haemat. **1**, 35—45 (1955a).
— Purification of antihaemophilic globulin from animal plasma. Brit. J. Haemat. **1**, 386—389 (1955b).

BIDWELL, E.: Purification of factor IX. Thrombos. Diathes. haemorrh. (Stuttg.), Suppl. **5**, 205—212 (1962).
— BOOTH, J. M., DIKE, G. W., DENSON, K. W. E.: The preparation for therapeutic use of a concentrate of factor IX containing also factors II, VII and X. Brit. J. Haemat. **13**, 568—579 (1967).
— DIKE, G. W., DENSON, K. W. E.: Experiments with factor VIII separated from fibrinogen by electrophoresis in free buffer film. Brit. J. Haemat. **12**, 583—594 (1966).
BIGGS, R., BIDWELL, E.: The kinetics of blood thromboplastin formations. In: Blood clotting factors. (DEUTSCH. E., editor). London-New York-Paris-Los Angeles: Pergamon 1959.
— — HANDLEY, D. A., MACFARLANE, R. G., TRUETA, J., ELLIOT-SMITH, A., DIKE, G. W., ASH, B. J.: The preparation and assay of a Christmas factor (factor IX) concentrate and its use in the treatment of two patients. Brit. J. Haemat. **7**, 349—364 (1961).
— DOUGLAS, A. S.: Thromboplastin generation test. J. clin. Path. **6**, 23—29 (1953).
— — MACFARLANE, R. G.: Formation of thromboplastin in human blood. J. Physiol. (Lond.) **119**, 89—101 (1953a).
— — — Initial stages of blood coagulation. J. Physiol. (Lond.) **122**, 538—553 (1953b).
— — — Action of thromboplastic substances. J. Physiol. (Lond.) **122**, 554—569 (1953c).
— — — DACIE, J. V., PITNEY, W. R., MERSKEY, C., O'BRIEN, J. R.: Christmas disease; condition previously mistaken for hemophilia. Brit. med. J. **1952** II, 1378—1382.
— MACFARLANE, R. G., DENSON, K. W., ASH, B. J.: Thrombin and the interaction of factors VIII and IX. Brit. J. Haemat. **11**, 276—295 (1965).
— NOSSEL, H. L.: Tissue extract and the contact reaction in blood coagulation. Thrombos. Diathes. haemorrh. (Stuttg.) **6**, 1—14 (1961).
— SHARP, A. A., MARGOLIS, J., HARDISTY, R. M., STEWART, J., DAVIDSON, W. M.: Defects in the early stages of blood coagulation: A report of four cases. Brit. J. Haemat. **4**, 177—191 (1958).
BLATRIX, C., SOULIER, J. P.: Preparation of a fraction rich in prothrombin, proconvertin, Stuart factor and antihemophilic factor B (P. P. B. fraction). Path. et Biol. **7**, 2477—2486 (1959).
— STEINBRUCH, M., SOULIER, J. P.: Stabilization of the P.P.B. fraction. Path. et Biol. **7**, 2487—2498 (1959).
BLOMBÄCK, B.: On the properties of fibrinogen and fibrin. Arkiv Kemi **12**, 99—113 (1958).
— Chemical aspects of fibrinogen and fibrin. Thrombos. Diathes. haemorrh. (Stuttg.), Suppl. **13**, 29—39 (1964).
— Fibrinogen to fibrin transformation. In: Blood clotting enzymology. (SEEGERS, W. H., editor.) New York-London: Academic Press 1967.
— BLOMBÄCK, M.: Purification of human and bovine fibrinogen. Arkiv Kemi **10**, 415—443 (1956).
— — Purification and stabilization of factor V. Nature (Lond.) **198**, 886—887 (1963).
— — GRÖNDAHL, N. J., HOLMBERG, E.: Structure of fibrinopeptides. Its relation to enzym specificity and phylogeny and classification of species. Arkiv Kemi **25**, 411—428 (1966).
— — HENSCHEN, A., HESSEL, B., IWANAGA, S., WOODS, K. R.: N-terminal disulphide knot of human fibrinogen. Nature (Lond.) **218**, 130—134 (1968).
— — HESSEL, B., IWANAGA, S.: Structure of N-terminal fragments of fibrinogen and specificity of thrombin. Nature (Lond.) **215**, 1445—1448 (1967).
— — LAURENT, T. C., PERSSON, H.: Anomalous behavior of haemophilia A fibrinogen during ultracentrifugation. Biochim. biophys. Acta (Amst.) **97**, 171—173 (1965).
— — STRUWE, I.: Studies on factor VIII. Thrombos, Diathes. haemorrh. (Stuttg.) Suppl. **5**, 172—185 (1962).
— BOSTROM, H., VESTERMARK, A.: On the (35 S) sulphate incorporation in fibrinopeptide B from rabbit fibrinogen. Biochim, biophys. Acta (Amst.) **38**, 502—512 (1960).
— LAURENT, T. C.: N-terminal and lightscattering studies on fibrinogen and its transformation to fibrin. Arkiv Kemi **12**, 137—146 (1958).
— YAMASHINA, I.: On the N-terminal amino acids in fibrinogen and fibrin. Arkiv Kemi **12**, 299—319 (1958).
BLOMBÄCK, M.: Purification of antihemophilic globulin: I. Some studies on the stability of the antihemophilic globulin activity in fraction I—O and a method for its partial separation from fibrinogen. Arkiv Kemi **12**, 387—396 (1958a).
— Studies on antihemophilic globulin. Acta paediat. (Uppsala) **47**, Suppl. 114, 1—32 (1958b).
— BLOMBÄCK, B., MAMMEN, E. F., PRASAD, A. S.: Fibrinogen Detroit — a molecular defect in the N-terminal disulphide knot of human fibrinogen? Nature (Lond.) **218**, 134—137 (1968).
BÖHM, P., BAUMEISTER, L.: Über Vorkommen und Bestimmung von Neuraminsäure in Fibrin. Klin. Wschr. **33**, 712—713 (1955).

BORDET, J.: Recherches sur la coagulation du sang (sérozyme et prosérozyme). C. R. Soc. Biol. (Paris) **82**, 896—898 (1919).
— GENGOU, O.: Recherches sur la coagulation du sang et les sérums anticoagulants. Ann. Inst. Pasteur **15**, 129—144 (1901).
— — Recherches sur la coagulation du sang; sur le pouvoir coagulant du sérum. Ann. Inst. Pasteur **18**, 98—115 (1904).
BRAND, E.: Amino acid composition of simple proteins. Ann. N. Y. Acad. Sci. **47**, 187—228 (1946).
— EDSALL, J. T.: The chemistry of the proteins and amino acids. Ann. Rev. Biochem. **16**, 223—272 (1947).
BRECKENRIDGE, R. T., RATNOFF, O. D.: Studies on the side of action of a circulating anticoagulant in disseminated lupus erythematosus. Evidence that this anticoagulant inhibits the reaction between activated Stuart factor (factor X) and proaccelerin (factor V). Amer. J. Med. **35**, 813—819 (1963).
— — Studies on the anticoagulant action of soybean trypsin inhibitor. Clin. Res. **12**, 221 (1964).
— — The activation of human proaccelerin (factor V). Thrombos. Diathes. haemorrh. (Stuttg.) **17**, 217—221 (1965).
BRINKHOUS, K. M.: Study of clotting defect in hemophilia: Delayed formation of thrombin. Amer. J. med. Sci. **198**, 509—516 (1939).
— Antihemophilic factor (AHF) of plasma and plasma fractions. Proc. int. Soc. Haemat. (6th Congr.) 463—467 (1956).
— SHANBROM, E., ROBERTS, H. R., WEBSTER, W. P., FEKETE, L., WAGNER, R. H.: A new high-potency glycine-precipitated antihemophilic factor (AHF) concentrate. J. Amer. med. Ass. **205**, 613—617 (1968).
— WAGNER, R. H.: Antihemophilic factor (AHF): Some aspects of its biochemistry. In: Blood clotting factors (DEUTSCH, E., editor). London-New York-Paris-Los Angeles: Pergamon 1959.
BROWN, D. L., HARDISTY, R. M., KOSOY, M. H., BRACKEN: C.: Antihaemophilic globulin: Preparation by an improved cryoprecipitation method and clinical use. Brit. med. J. **1967** II, 79—85.
BULUK, K., JANUSZKO, T., OLDBROMSKI, J.: Conversion of fibrin to desmofibrin. Nature (Lond.) **191**, 1093—1094 (1961).
CAEN, J., BERNARD, J.: Déficit en facteur Hageman. Rev. Hémat. **13**, 154—162 (1958).
CALDWELL, M. J., SEEGERS, W. H.: Inhibition of prothrombin, thrombin and autoprothrombin C with enzyme inhibitors. Thrombos. Diathes. heamorrh. (Stuttg.) **13**, 373—386 (1965).
CARTER, J. R., WARNER, E. D.: Evaluation of disulfide bonds and sulfhydril groups in blood clotting mechanism. Amer. J. Physiol. **179**, 549—556 (1954).
— — Concept of common protein moiety, containing disulfide bonds, in prothrombin, prothrombin derivative (autoprothrombin) and thrombin. Amer. J. Physiol. **184**, 195—201 (1956).
CASPARY, E. A., KEKWICK, R. A.: Some physicochemical properties of human fibrinogen. Biochem. J. **67**, 41—48 (1957).
CASTALDI, P. A., LARRIEU, M. J., CAEN, J.: Availability of platelet factor 3 and activation of factor XII in thrombasthenia. Nature (Lond.) **207**, 422—424 (1965).
CATTAN, A. D., DENSON, K. W. E.: The interaction of contact product and factor IX. Thrombos. Diathes. haemorrh. (Stuttg.) **11**, 155—166 (1964).
CHANDRASEKHAR, N., LAKI, K.: Fibrin clot formation and the release of carbohydrate. Biochim. biophys. Acta (Amst.) **93**, 392—397 (1964).
— OSBAHR, A., LAKI, K.: The mode of action of the Laki-Lorand factor in the clotting of fibrinogen. Biochem. Biophys. Res. Commun. **15**, 182—187 (1964).
CHARGAFF, E.: The coagulation of blood. Advanc. Enzymol. **5**, 31—65 (1945).
— BENDICH, A.: Disintegration of macromolecular tissue lipoproteins. Science **99**, 147—148 (1944).
— — COHEN, S. S.: Thromboplastic protein; structure, properties, disintegration. J. biol. Chem. **156**, 161—178 (1944).
— MOORE, D. H., BENDICH, A.: Ultracentrifugal isolation from lung tissue of macromolecular protein component with thromboplastic properties. J. biol. Chem. **145**, 593—603 (1942).
CLEGG, J. B., BAILEY, K.: The separation and isolation of the peptide chains of fibrin. Biochim. biophys. Acta (Amst.) **63**, 525—527 (1962).
CLIFFTON, E. E.: The effects of ellagic acid on the coagulation mechanisms and on traumatic bleeding. Amer. J. med. Sci. **254**, 483—490 (1967).
COHEN, S. S., CHARGAFF, E.: Studies on chemistry of blood coagulation; phosphatide constituents of thromboplastic protein from lungs. J. biol. Chem. **139**, 741—752 (1941a).

Cohen, S. S., Chargaff, E.: Electrophoretic properties of the thromboplastic protein from lungs. J. biol. Chem. **140**, 689—695 (1941 b).
Cohn, E. J., Strong, L. E., Hughes, W. L., Mulford, D. J., Ashworth, D. J., Melin, M., Taylor, H. L.: Preparations and properties of serum and plasma proteins. (IV) System for separation into fractions of protein and lipoprotein components of biological tissues and fluids. J. Amer. chem. Soc. **68**, 459—473 (1946).
Cole, E. R., Koppel, J. L., Olwin, J. H.: Interaction of bovine autoprothrombin C with phospholipids and divalent cations. Canad. J. Biochem. **42**, 1595—1603 (1964).
— — — Phospholipid-protein interactions in the formation of prothrombin activator. Thrombos. Diathes. haemorrh. (Stuttg.) **14**, 431—444 (1965).
— Marciniak, E., Seegers, W. H.: Procedures for the quantitative determination of autoprothrombin C. Thrombos. Diathes. haemorrh. (Stuttg.) **8**, 434—441 (1962).
Collingwood, B. J., Macmahon, M. T.: The anticoagulants in blood and serum. J. Physiol. (Lond.) **45**, 119—145 (1912).
Conley, C. L., Hartmann, R. C., Morse, W. I.: Clotting behavior of human "platelet-free" plasma; evidence for existence of "plasma thromboplastin". J. clin. Invest. **28**, 340—352 (1949).
Connor, W. E., Hoak, J. C., Warner, E. D.: Massive thrombosis produced by fatty acid infusion. J. clin. Invest. **42**, 860—866 (1963).
Consden, R., Stanier, W. M.: Ionophoresis of sugars on paper and some applications to the analysis of protein polysaccharide complexes. Nature (Lond.) **169**, 783—785 (1952).
Cox, F. M., Lanchantin, G. F., Ware, A. G.: Chromatographic purification of human serum accelerator globulin. J. clin. Invest. **35**, 106—113 (1956).
Creveld, S. van, Hoorweg, P. G., Ottolander, G. J. H., Veder, H. A.: Isolation of antihemophilic factor from human plasma. Acta haemat. (Basel) **15**, 1—11 (1956).
— Mochtar, I. A., Pascha, C. N.: The separation of AHF from fibrinogen. IV. Thrombos. Diathes. haemorrh. (Stuttg.) **15**, 338—342 (1966).
— — — Studies on the enzymatic activity of the antihemophilic factor (Faktor VIII). Thrombos. Diathes. haemorrh. (Stuttg.) **17**, 188—193 (1967).
— Pascha, C. N., Veder, H. A.: The separation of AHF from fibrinogen. III. Thrombos. Diathes. haemorrh. (Stuttg.) **6**, 282—286 (1961).
— Veder, H. A., Pascha, C. N.: The separation of AHF from fibrinogen. II. Thrombos. Diathes. haemorrh. (Stuttg.) **4**, 211—217 (1960).
— — — Kroeze, W. F.: The separation of AHF from fibrinogen. Thrombos. Diathes. haemorrh. (Stuttg.) **3**, 572—577 (1959).
Daemen, F. J. M., Arkel, C. van, Hart, H. C., Drift, C. van der, Deenen, L. L. M. van: Activity of synthetic phospholipids in blood coagulation. Thrombos. Diathes. haemorrh. (Stuttg.) **13**, 194—217 (1965).
Dale, H. H., Walpole, G. H.: Some experiments on factors concerned in the formation of thrombin. Biochem. J. **10**, 331—362 (1916).
Davie, E. W., Ratnoff, O. D.: Waterfall sequence for intrinsic blood clotting. Science **145**, 1310—1312 (1964).
— — The proteins of blood coagulation. In: The proteins. (Neurath, H., editor), 2nd edition vol. III. New York-London: Academic Press 1965.
Deutsch, E., Fuchs, H.: Natürlich vorkommende Koagulationsinhibitoren. Acta haemat. (Basel) **20**, 97—114 (1958).
— Irsigler, K., Lomoschitz, H.: Studien über Gewebethromboplastin. I. Reinigung, chemische Charakterisierung und Trennung in einen Eiweiß- und Lipoidanteil. Thrombos. Diathes. haemorrh. (Stuttg.) **12**, 12—34 (1964).
— Lechner, K., Schmer, G.: On the purification of factor VII from bovine plasma. Thrombos. Diathes. haemorrh. (Stuttg.) Suppl. **20**, 275—277 (1966).
— Mammen, E.: The inactivation of plasma-thromboplastin. Thrombos. Diathes. haemorrh. (Stuttg.) **2**, 324—341 (1958).
— Schaden, W: Zur Reinigung und Charakterisierung des VII. Blutgerinnungsfaktors. Biochem. Z. **324**, 266—279 (1953).
Didisheim, P.: The activation of Hageman factor by silicic acid. Fed. Proc. **18**, 474 (1959).
— Hageman factor deficiency (Hageman trait). Case report and review of the literature. Arch. intern. Med. **110**, 170—177 (1962).
— Hattori, K., Lewis, J. H.: Hematologic and coagulation studies in various animal species. J. Lab. clin. Med. **53**, 866—875 (1959b).
— Loeb, J., Blatrix, C., Soulier, J. P.: Preparation of a human plasma fraction rich in prothrombin, proconvertin, Stuart factor, and PTC and a study of its activity and toxicity in rabbits and man. J. Lab. clin. Med. **53**, 322—330 (1959a).
— Mibashan, R. S.: Activation of Hageman factor (Factor XII) by long-chain saturated fatty acids. Thrombos. Diathes. haemorrh. (Stuttg.) **9**, 346—353 (1963).

DONALDSON, V. H.: Mechanisms of activation of C'l esterase in hereditary angioneurotic edema plasma in vitro. J. exp. Med. **127**, 411—429 (1968).
— RATNOFF, O. D.: Hageman factor: Alterations in physical properties during activation. Science **150**, 754—756 (1965).
DOOLITTLE, R. F., BLOMBÄCK, B.: Amino-acid sequence investigations of fibrinopeptides from various mammals: Evolutionary implications. Nature (Lond.) **202**, 147—152 (1964).
— FULLER, G. M.: Quantitative determination of amino-terminal amino acids in crosslinked and non-crosslinked fibrin. Biochem. biophys. Res. Commun. **26**, 327—333 (1967).
DOUGLAS, A. S.: Coagulation defect in Tromexan therapy. Lancet **1952 II**, 761.
— Mode of action of coumarin drugs. Brit. med. Bull. **11**, 39—44 (1955).
— Action of heparin in prevention of prothrombin conversion. J. clin. Invest. **35**, 533—536 (1956).
DUCKERT, F.: The prephase accelerator. Present status. Thrombos. Diathes. haemorrh. (Stuttg.) **6**, 254—260 (1961).
— JUNG, E., SCHMERLING, D. H.: A hitherto undescribed congenital haemorrhagic diathesis probably due to fibrin stabilizing factor deficiency. Thrombos. Diathes. haemorrh. (Stuttg.) **5**, 179—186 (1961a).
— KOLLER, F., MATTER, M.: Purification and physiological properties of factor VII from plasma and serum. Separation from prothrombin. Proc. Soc. exp. Biol. (N.Y.) **82**, 259—261 (1953).
— YIN, E. T., STRAUB, W.: Separation and purification of the blood clotting factors by means of chromatography and electrophoresis preparative methods. In: Protides of the biological fluids. (PEETERS, H., editor). Amsterdam-London-New York: Princeton: Elsevier 1961b.
EDSALL, J. T., FOSTER, J. F., SCHEINBERG, H. J.: Studies on double refraction of flow. III. Human fibrinogen and fraction I of human plasma. J. Amer. chem. Soc. **69**, 2731—2738 (1947).
EGLI, H., BUSCHA, H.: Zur Differenzierung und Kalzium-Abhängigkeit von Kontaktwirkungen benetzbarer Oberflächen. Ihr Einfluß auf die Blutthrombokinase-Bildung. Thrombos. Diathes. haemorrh. (Stuttg.) **3**, 604—614 (1959).
EHRENPREIS, S., LEACH, S. J., SCHERAGA, H. A.: Action of thrombin on lysine substrates. J. Amer. chem. Soc. **79**, 6086—6087 (1957).
ELMORE, D. T., CURRAGH, E. F.: Kinetic studies on the mechanism of thrombin-catalysed reactions. Biochem. J. **86**, 9—10 (1963).
ENDE, H. A., SCHULZ, G. V.: Bestimmung der molekularen Einheitlichkeit von Fibrinogen aus dem Verhalten im Zentrifugalfeld. Z. physik. Chem. (Frankfurt) **33**, 143—152 (1962).
ENDRES, G. F., EHRENPREIS, S., SCHERAGA, H. A.: Covalent bonding in the reversible polymerization of fibrin monomer. Biochim. biophys. Acta (Amst.) **104**, 620—623 (1965).
ESNOUF, M. P.: The chemistry of factor X. Bibl. haemat. (Basel) **23**, 1337—1339 (1965).
— Biochemical aspects of blood coagulation. Plenary Session Papers int. Soc. Hemat. (12th Congr.) 315—320 (1968).
— JOBIN, F.: Lipids in prothrombin conversion. Thrombos. Diathes. haemorrh. (Stuttg.), Suppl. **17**, 103—110 (1965).
— — The isolation of factor V from bovine plasma. Biochem. J. **102**, 660—665 (1967).
— MACFARLANE, R. G.: Enzymology and the blood clotting mechanism. Advanc. Enzymol. **30**, 255—315 (1968).
— WILLIAMS, W. J.: The isolation and purification of a bovine-plasma protein which is a substrate for the coagulant fraction of Russel's — viper venom. Biochem. J. 84, 62—71 (1962a).
— — Purification, properties and activation of factor X. Thrombos. Diathes. haemorrh. (Stuttg.) Suppl. **5**, 213—221 (1962b).
FAHEY, J. L., WARE, A. G., SEEGERS, W. H.: Stability of prothrombin and Ac-globulin in stored human plasma as influenced by conditions of storage. Amer. J. Physiol. **154**, 122—133 (1948).
FEISSLY, R., FRIED, A.: Die Blutplättchen des hämophilen Blutes. Klin. Wschr. **3**, 831—834 (1924).
FENICHEL, R. L., ROSE, L.: An investigation of the properties of Ac-globulin prepared by a new isolation technique. Thrombos. Diathes. haemorrh. (Stuttg.) **5**, 601 (1961).
FERGUSON, J. H.: Thromboplastic enzymes. Fed. Proc. **23**, 762—772 (1964).
— MARCUS, A. J., ROBINSON, A. J.: Purified platelet phospholipids and blood coagulation. Blood **22**, 19—34 (1963).
FINLAYSON, J. S., MOSESSON, M. W.: Heterogeneity of human fibrinogen. Biochemistry (Wash.) **2**, 42—46 (1963).
FISCH, U.: Über einen neuen Accelerator der Blutthrombokinasebildung. Thrombos. Diathes. haemorrh. (Stuttg.) **2**, 60—92 (1958).
— DUCKERT, F.: Some aspects of kinetics of the first stages of blood thromboplastin formation. Thrombos. Diathes. haemorrh. (Stuttg.) **3**, 98—109 (1959).

FISCHER, A., HECHT, E.: Über die chemische Natur des Lipoidfaktors bei der Blutgerinnung. Biochem. Z. **269**, 115—132 (1934).
FLORKIN, M.: Studies in the physical chemistry of the proteins. J. biol. Chem. **87**, 629—649 (1930).
FLORY, P. J., FOX, T. G.: Molecular configuration and thermodynamic parameters from intrinsic viscosities. J. Polymer Sci. **5**, 745—747 (1950).
FLYNN, J. E., COON, R. W.: Purification and isolation of certain intermediates formed prior to activation of prothrombin. Amer. J. Physiol. **175**, 289—295 (1953).
FOLK, J. E., GLADNER, J. A., LEVIN, Y.: Thrombin-induced formation of co-fibrin. J. biol. Chem. **234**, 2317—2320 (1959).
FORMAN, W. B., BARNHART, M. I.: Cellular site of fibrinogen synthesis. J. Amer. med. Assoc. **187**, 128—132 (1964).
FREUND, E.: Über die Ursache der Blutgerinnung. Wien. med. Jahrb. **3**, 259—302 (1888).
FULLER, G. M., DOOLITTLE, R. F.: The formation of crosslinked fibrins: Evidence for the involvement of lysine epsilonamino groups. Biochem. biophys. Res. Commun. **25**, 694—700 (1966).
GEHMACHER, K., HEROLD, G., REIMER, E. E.: Gerinnungsstörungen beim Plasmozytom. Wien. Z. inn. Med. **35**, 245—250 (1954).
GERDES, K., MAURER, W.: Messungen zur Lebensdauer von Fibrinogen beim Menschen und beim Kaninchen. Biochem. Z. **328**, 522—532 (1957).
GLADNER, J. A., LAKI, K.: The inhibition of thrombin by diisopropyl phosphorofluoridate. Arch. Biochem. **62**, 501—503 (1956).
— — STOHLMAN, F.: Labeled DIP-Thrombin. Biochim. biophys. Acta (Amst.) **27**, 218 (1958).
GLUECK, H. I., ROEHILL, W.: Myocardial infarction in a patient with a Hageman (factor XII) defect. Ann. intern. Med. **64**, 390—396 (1966).
GOBBI, F.: The fractionation properties of human factor VIII (Antihaemophilic factor). Thrombos. Diathes. haemorrh. (Stuttg.) **4**, 253—260 (1960).
GODAL, H. C., LÜSCHER, E. F.: Chromatography of human fibrinogen. Scand. J. clin. Lab. Invest. **12**, 47—55 (1960).
GOLDSTEIN, R., LEBOLLOCH, A., ALEXANDER, B., ZONDERMAN, E.: Preparation and properties of prothrombin. J. biol. Chem. **234**, 2857—2866 (1959).
GOVAERTS, P., GRATIA, A.: Contribution à l'étude de l'hémophilie. Rev. belg. Sci. méd. **3**, 689—696 (1931).
GRAHAM, J. B., PENICK, G. D., BRINKHOUS, K. M.: Utilization of antihemophilic factor during clotting of canine blood and plasma. Amer. J. Physiol. **164**, 710—715 (1951).
GRAHAM, R. C., EBERT, R. H., RATNOFF, O. D., MOSES, J. M.: Pathogenesis of inflammation. II. In vivo observations of the inflammatory effects of activated Hageman factor and bradykinin. J. exp. Med. **121**, 807—818 (1965).
GRAY, E. J., SCHAEFER, E. H., JENSEN, H.: Studies on role of accelerator in blood clotting mechanism. Acta haemat. (Basel) **15**, 314—322 (1956).
GUEST, M. M., WARE, A. G.: Fibrinolytic activity of purified thrombin. Science **112**, 21—22, (1950).
GUGLER, E.: AHG-Präparate. Thrombos. Diathes. haemorrh. (Stuttg.), Suppl. **19**, 119—125 (1966).
HAANEN, C., HOMMES, F., BENRAAD, H., MORSELT, G.: A case of Hageman-factor deficiency and a method to purify the factor. Thrombos. Diathes. haemorrh. (Stuttg.) **5**, 201—217 (1961).
— MORSELT, G., SCHOENMAKERS, J.: Contact activation of Hageman factor and the interaction of Hageman factor and plasma thromboplastin antecedent. Thrombos. Diathes. haemorrh. (Stuttg.) **17**, 307—320 (1967).
— — — MATERS, M., BRAAMS, M.: The molecular weight of factor XII (Hageman factor) estimated with ionizing radiation. Scand. J. Haemat. **2**, 248—252 (1965).
HABERMANN, E.: Mechanismus der Kininbildung. In: Neue Aspekte der Trasylol Therapie. (GROSS, R., KRONEBERG, G., Hrsg.). Stuttgart: Schattauer 1966.
HACKETT, E., LE PAGE, R.: The clotting of the blood of an amphibian, Bufo marinus Linn. I. Prothrombin — thrombin and "fibrinogen — fibrin" stages. Aust. J. exp. Biol. med. Sci. **39**, 67—77 (1961).
HALL, C. E., SLAYTER, H. S.: The fibrinogen molecule: Its size, shape and mode of polymerization. J. Biophys. biochem. Cytol. **5**, 11—16 (1959).
HARDISTY, R. M.: Reaction of blood coagulation factors with brain extract. Brit. J. Haemat. **1**, 323—332 (1955).
— MARGOLIS, J.: The role of Hageman factor in the initiation of blood coagulation. Brit. J. Haemat. **5**, 203—211 (1959).

HARMISON, C. R., LANDABURU, R. H., SEEGERS, W. H.: Some physicochemical properties of bovine thrombin. J. biol. Chem. **236**, 1693—1696 (1961).
— MAMMEN, E. F.: Molecular characteristics of substances active in blood coagulation. In: Blood clotting enzymology. (SEEGERS, W. H., editor). New York-London: Academic Press 1967.
— SCHRÖER, H., SEEGERS, W. H.: Some properties of autoprothrombin Ic. Thrombos. Diathes. haemorrh. (Stuttg.) **13**, 587—588 (1965).
— SEEGERS, W. H.: Some physicochemical properties of bovine autoprothrombim II. J. biol. Chem. **237**, 3074—3076 (1962).
HARTMANN, R. C., CONLEY, C. L., LALLEY, J. S.: Studies on initiation of blood coagulation; relationship of platelets to clot-promoting effect of glass surfaces. Bull. Johns Hopk. Hosp. **85**, 231—244 (1949).
HASCHEMEYER, A. E. V.: A polar intermediate in the conversion of fibrinogen to fibrin monomer. Biochemistry (Wash.) **2**, 851—858 (1963).
HASCHEMEYER, R. H., CYNKIN, M. A., HAN, L. C., TRINDLE, M.: Isolation and amino acid sequences of glycopeptides obtained from bovine fibrinogen. Biochemistry (Wash.) **5**, 3443—3448 (1966).
— NADEAU, R. E.: Molecular substructure of fibrinogen. Biochem. biophys. Res. Commun. **11**, 217—223 (1963).
HECHT, E.: New inhibitors of first stage of blood-clotting process. Nature (Lond.) **167**, 279—280 (1951).
— Eine systematische Untersuchung über die Bedeutung der Lipoide für die Blutgerinnung; der Einfluß der Diaminophosphatide und deren Spaltungsprodukt Sphingosin. Acta haemat (Basel) **9**, 237—252 (1953).
— Lipids in blood clotting. Springfield, Illinois: Thomas 1965.
— Zur Geschichte der Hämophilie. Med. Welt (Stuttg.) **40**, 2139—2149 (1966a).
— Thromboplastinhaltige Präparate. Thrombos. Diathes. haemorrh. (Stuttg.), Suppl. **19**, 149—156 (1966b).
— OOSTERBAAN VAN LIT, W. L.: Über die chemische Natur des Thromboplastins aus menschlicher Hirnsubstanz. Thrombos. Diathes. haemorrh. (Stuttg.) 18, 223—240 (1967).
— SHAPIRO, D.: Versuche zur chemischen Identifikation und Synthese von Gerinnungsfaktoren. Thrombos. Diathes. haemorrh. (Stuttg.) **1**, 359—375 (1957a).
— — Sphingosine as an inhibitor of blood clotting. Science **125**, 1041—1042 (1957b).
— SLOTTA, K. H.: The chemical nature of the lipid activator in blood coagulation. Amer. J. clin. Path. **37**, 126—133 (1962).
HECHT, E. R., CHO, M. H., SEEGERS, W. H.: Thromboplastin: Nomenclature and preparation of protein — free material different from platelet factor 3 or lipid activator. Amer. J. Physiol. **193**, 584—592 (1958).
HEMKER, H. C., ESNOUF, M. P., HEMKER, P. W., SWART, A. C. W., MACFARLANE, R. G.: Formation of prothrombin converting activity. Nature (Lond.) **215**, 248—251 (1967).
— HEMKER, P. W., LOELIGER, E. A.: Kinetic aspects of the interaction of blood clotting enzymes. Thrombos. Diathes. haemorrh. (Stuttg.) **13**, 155—175 (1965).
— KAHN, M. J. P.: Reaction sequence of blood coagulation. Nature (Lond.) **215**, 1201—1202 (1967).
HENSCHEN, A.: On the preparation and properties of sulfitolysed fibrinogen and fibrin. Acta chem. scand. **16**, 1037—1038 (1962).
— S-Sulfo-Derivatives of fibrinogen and fibrin: Preparations and general properties. Arkiv Kemi **22**, 1—28 (1963).
— Number and reactivity of disulfide bonds in fibrinogen and fibrin. Arkiv Kemi **22**, 355—373 (1964a).
— Paper electrophoretic patterns and mobilities of unmodified, sulfitolysed and reduced-alkylated fibrinogen and fibrin in buffered 6 M urea. Arkiv Kemi **22**, 397—415 (1964b).
— BLOMBÄCK, B.: Amino acid composition of human and bovine fibrinogen and fibrin. Arkiv Kemi **22**, 347—354 (1964).
HENSEN, A., LOELIGER, E. A.: Antithrombin III. Its metabolism and its function in blood coagulation. Thrombos. Diathes. haemorrh. (Stuttg.), Suppl. **10**, 3—84 (1963).
HERSHGOLD, E. J., POOL, J. G., PAPPENHAGEN, A. R.: The potent antihemophilic globulin concentrate derived from a cold insoluble fraction of human plasma: Characterization and further data on preparation and clinical trial. J. Lab. clin. Med. **67**, 23—32 (1966).
— SILVERMAN, L., DAVISON, A., JANSZEN, M.: Native and purified factor VIII: Molecular and electron microscopic properties and a comparison with hemophilic plasma. Fed. Proc. **26**, 488 (1967).
— SPRAWLS, S.: Molecular properties of purified human, bovine and porcine antihemophilic globulin (AHG). Fed. Proc. **25**, 317 (1966).

HINK, J. H., JOHNSON, F. F.: Preparation of factor IX on a production scale. In: The Hemophilias. (BRINKHOUS, K. M., editor). Chapel Hill, N.C.: University of North Carolina Press 1964.
HJORT, P. F.: Intermediate reactions in the coagulation of blood with tissue thromboplastin, convertin, accelerin, prothrombinase. Scand. clin. Lab. Invest. **9** (Suppl. 27) 1—183 (1957).
HOAK, J. C., SWANSON, L. W., WARNER, E. D., CONNOR, W. E.: Myocardial infarction associated with severe factor — XII deficiency. Lancet **1966 II**, 884—886.
HOELZL-WALLACH, D. F., MAURICE, P. A., STEELE, B. B., SURGENOR, D. M.: Studies on the relationship between the colloidal state and clot-promoting activity of pure phosphatidylethanolamines. J. biol. Chem. **234**, 2829—2834 (1959).
HÖGENAUER, E., LECHNER, K., DEUTSCH, E.: Isolation and characterization of blood clotting factors VII and X. Thrombos. Diathes. haemorrh. (Stuttg.) **19**, 304—306 (1968).
HÖRMANN, H., GOLLWITZER, R.: Hexosengehalt von Fibrinogen und Fibrin. In: Protides of the Biological Fluids. Amsterdam: Elsevier 1964
HOLBURN, R. R., SILVER, M. J.: Studies on the inhibitory activity of phosphatidylserine on the activation of prothrombin. Thrombos. Diathes. haemorrh. (Stuttg.) **11**, 283—284 (1964).
— SIPIN, M. DE, TURNER, D. L., TOCANTINS, L. M.: Effect of phosphatidyl serine (PS) in the thrombin-fibrinogen reaction. Fed. Proc. **21**, 58 (1962).
HOLEMANS, R., MCCONNELL, D., JOHNSTON, J. G.: Hageman factor and fibrinolysis. Amer. J. med. Sci. **251**, 557—562 (1966).
— ROBERTS, H. R.: Hageman factor and in vivo activation of fibrinolysis. J. Lab. clin. Med. **64**, 778—786 (1964).
HOLMAN, C. A., WOLF, P.: Human antihaemophilic factor. The preparation in a hospital of a concentrate for clinical use. Lancet **1963 II**, 4—7.
HOROWITZ, H. I., SPAET, T. H.: Generation of coagulation product I and its interaction with platelets and phospholipids. J. appl. Physiol. **16**, 112—114 (1961).
HOUCK, J. C., PETEL, Y. M., GLADNER, J. A.: The effects of anti-inflammatory drugs upon the chemistry and enzymology of rat skin. Biochem. Pharmacol. **16**, 1099—1111 (1967).
HOUGIE, C.: Effect of Russel's viper venom (Stypven) on Stuart clotting defect. Proc. Soc. exp. Biol. (N.Y.) **93**, 570—573 (1956).
— The role of factor V in the formation of blood thromboplastin. J. Lab. clin. Med. **50**, 61—68 (1957).
— Reactions of Stuart factor and factor VII with brain and factor V. Proc. Soc. exp. Med. (N.Y.) **101**, 132—135 (1959).
— Reaction of factors VIII and IX. Fed. Proc. **25**, 193 (1966).
— BARROW, E. M., GRAHAM, J. B.: Stuart clotting defect. I. Segregation of an hereditary hemorrhagic state from the heterogeneous group heretofore called stable factor (SPCA, proconvertin, factor VII) deficiency. J. clin. Invest. **36**, 485—496 (1957).
HOWELL, W. H.: The condition of the blood in hemophilia, thrombosis and purpura. Arch. intern. Med. **13**, 76—95 (1914).
HURT, J. P., WAGNER, R. H., BRINKHOUS, K. M.: Human antihemophilic factor (AHF) purification. A comparison of two procedures. Thrombos. Diathes. haemorrh. (Stuttg.) **15**, 327—337 (1966a).
— — — Five thousandfold purification of human antihemophilic factor. Fed. Proc. **25**, 317 (1966b).
HUSSAIN, Q. Z., NEWCOMB, T. F.: Effects of thrombin on factor V. Ann. Biochem. **23**, 569—576 (1963).
— — Preparation of water insoluble thrombin. Proc. Soc. exp. Biol. (N.Y.) **115**, 301—305 (1964).
IATRIDIS, P. G., FERGUSON, J. H.: The plasmatic atmosphere of blood platelets. Evidence that only fibrinogen, Ac G, and activated Hageman factor are present on the surface of platelets. Thrombos. Diathes. haemorrh. (Stuttg.) **13**, 114—125 (1965).
IATRIDIS, S. G.: Ellagic acid-induced acceleration of intravascular clotting and thrombolysis. Hémostase **6**, 363—372(1966).
— FERGUSON, J. H.: Active Hageman factor: A plasma lysokinase of the human fibrinolytic system. J. clin. Invest. **41**, 1277—1287 (1962).
— — IATRIDIS, P. G., MAULDIN, R.: Thrombogenic properties of surface factor; evidence for an anti-surface factor activity in canine plasma. Thrombos. Diathes. haemorrh. (Stuttg.) **12**, 35—48 (1964a).
— IATRIDIS, P. G., FERGUSON, J. H.: Roles of surface factor and a plasma inhibitory activity (Anti-SF) during experimental thrombosis in rabbits. Thrombos. Diathes. haemorrh. (Stuttg.) **12**, 489—504 (1964b).
IRSIGLER, K.: Human brain tissue thromboplastin. Thrombos. Diathes. haemorrh. (Stuttg.), Suppl. **13**, 433—435 (1963).

Iwanaga, S., Blombäck, B., Gröndahl, N. J., Hessel, B.,Wallen, P.: Amino acid sequence of the N-terminal part of γ-chain in human fibrinogen. Biochim. biophys. Acta (Amst.) **160**, 280—283 (1968)
— Henschen, A., Blombäck, B.: On the primary structure of human fibrinogen. I. Two-dimensional "fingerprints" of tryptic digests of sulfitolyzed fibrinogen and fibrin. Acta chem. scand **20**, 1183—1185 (1966).
Janiak, A., Soulier, J. P.: Preparation d'une fraction antihémophilique A à partir de plasma A.C.D. standard. Thrombos. Diathes. haemorrh. (Stuttg.) **8**, 406—424 (1962).
Jensen, H., Gray, E. J., Schaefer, E. H.: Formation of blood thrombokinase. Acta haemat. (Basel) **13**, 377—386 (1955).
Jobin, F., Esnouf, M. P.: Studies on the formation of the prothrombin-converting complex. Biochem. J. **102**, 666—674 (1967).
Johnson, A. J., Newman, J., Howell, M. B., Puszkin, S.: Purification of antihemophilic factor (AHF) for clinical and experimental use. Thrombos. Diathes. haemorrh. (Stuttg.), Suppl. **26**, 377—381 (1967).
Johnson, P., Mihalyi, E.: Physicochemical studies of bovine fibrinogen: I. Molecular weight and hydrodynamic properties of fibrinogen and fibrinogen cleaved by sulfite in 5 M guanidine HCl solution. Biochim. biophys. Acta (Amst.) **102**, 467—475 (1965).
Johnson, S. A., Rutzky, J., Schneider, C. L., Seegers, W. H.: Activation of purified prothrombin with hemophilic plasma. Proc. int. Soc. Haemat. (4th Congr.) 373—381 (1952).
— Seegers, W. H.: Studies on the plasma defect in hemophilia. Rev. Hémat. **9**, 529—535 (1954).
— Sturrock, R. M., Rebuck, J. W.: Morphological location of platelet factor-3 activity in normal platelets. In: Blood clotting factors. (Deutsch, E., editor.) London-New York-Paris-Los Angeles: Pergamon 1959.
Johnston, B. R., Jensen, H.: Role of plasma accelerator-globulin and serum accelerator-globulin in conversion of prothrombin. Amer. J. Physiol. **194**, 1—6 (1958).
Johnston, C. L., Barrow, E. S.: A study of capillary permeability and its possible relationship to clotting factor XII. Scand. J. clin. Lab. Invest. **17**, Suppl. **84**, 52—60 (1965).
— Ferguson, J. H., O'Hanlon, F. A.: Surface activation of plasma clotting: A function of Hageman factor. Proc. Soc. exp. Biol. (N.Y.) **99**, 197—201 (1958).
— — — Black, W. L.: The fate of factor VII and Stuart factor during the clotting of normal blood. Thrombos. Diathes. haemorrh. (Stuttg.) **3**, 367—374 (1959b).
— — — Payne, R. B.: Isolation of coagulation factors by continuous flow electrophoresis. Proc. Soc. exp. Biol. (N.Y.) **101**, 747—750 (1959a).
— Hjort, P. F.: Development of increased factor VII activity during the spontaneous coagulation of blood. J. clin. Invest. **40**, 743—751 (1961).
Josso, F., Prou-Wartelle, O.: Interaction of tissue factor and factor VII at the earliest phase of coagulation. Thrombos. Diathes. haemorrh. (Stuttg.) Suppl. **17**, 35—44 (1965).
Jürgens, J.: The significance of the Hageman-factor for the effect of wettable surface on thrombocytes. Thrombos. Diathes. haemorrh. (Stuttg.) **7**, 48—69 (1962).
Kalinke, H., Egli, H.: Vergleichende Untersuchungen zur Darstellung von Fibrinogen und Factor VIII durch Alkoholfällung (Cohn) und Kryopräzipitation (Pool u. Robinson). Thrombos. Diathes. haemorrh. (Stuttg.) **18**, 389—392 (1967).
Katz, S., Gutfreund, K., Shulman, S., Ferry, J. D.: The conversion of fibrinogen to fibrin. X. Light scattering studies of bovine fibrinogen. J. Amer. chem. Soc. **74**, 5706—5709 (1952).
Kazal, L. A.: Interactions of phospholipids with lipoproteins, with serum and its proteins, and with proteolytic and non-proteolytic enzymes in blood clotting. Trans. N.Y. Acad. Sci. **27**, 613—628 (1965).
— Miller, O. P., Turner, D. L., Tocantins, L. M.: Solubilization of phosphatidylserine (PS) by human lipoprotein with development of anticephalin-anticoagulant activity. Fed. Proc. **21**, 59 (1962).
Kekwick, R. A., Mackay, M. E., Nance, M. H., Record, B. R.: The purification of human fibrinogen. Biochem. J. **60**, 671—683 (1955).
— Walton: P. L.: Studies on the purification and stability of human antihaemophilic factor (factor VIII). Brit. J. Haemat. **11**, 537—548 (1965).
Wolf, P.: A concentrate of human antihemophilic factor; its use in six cases of hemophilia. Lancet **1957 II**, 647—650.
Kellermeyer, R. W.: Inflammatory process in acute gouty arthritis. 3. Vascular permeability—enhancing activity in normal human synovial fluid; induction by Hageman factor activators; and inhibition by Hageman factor antiserum. J. Lab. clin. Med. **70**, 372—382 (1967).
Khomenko, O. K., Belitzer, V. O.: Rupture of Fibrinogen disulfide bonds by cysteine. Ukr. Biokh. Zh. **36**, 22—29 (1964).

KINGDON, H. S., DAVIE, E. W.: Further studies on the activation of factor IX by activated factor XI. Thrombos. Diathes. haemorrh. (Stuttg.) Suppl. **17**, 15—22 (1965).
— — RATNOFF, O. D.: The reaction between activated plasma thromboplastin antecedent and diisopropylphosphofluoridate. Biochemistry (Wash.) **3**, 166—173 (1964).
KLEIN, B. S., SEEGERS, W. H.: The nature of plasma antithrombin activity. Blood **5**, 742—752 (1950).
KLINE, D. L.: Blood coagulation: Reactions leading to prothrombin activation. Ann. Rev. Physiol. **27**, 285—306 (1965).
KÖBELE, B.: Untersuchungen über die Wirkung von Thrombin auf neue synthetische Substrate. Inaug.-Diss. Tübingen 1962.
KÖPPEL, G.: Electron microscopic investigation of the shape of fibrinogen nodules: A model for certain proteins. Nature (Lond.) **212**, 1608—1609 (1966).
— Elektronenmikroskopische Untersuchungen zur Gestalt und zum makromolekularen Bau des Fibrinogenmoleküls und der Fibrinfasern. Z. Zellforsch. **77**, 443—517 (1967).
KOLLER, F., KRÜSI, G., LUCHSINGER, P.: Über eine besondere Form hämorrhagischer Diathese. Schweiz. med. Wschr. **80**, 1101—1103 (1950).
— LOELIGER, A., DUCKERT, F.: Experiments on new clotting factor (factor VII). Acta haemat. (Basel) **6**, 1—18 (1951).
— — — Le facteur VII; la fonction dans la coagulation. Son importance clinique. Rev. hémat. **7**, 156—167 (1952).
KORSAN-BENGTSEN, K., YGGE, J.: Purification of human and bovine accelerin (serum accelerator globulin) on an anion exchange resin column. Scand. J. clin. Lab. Invest. **13**, 604—608 (1961).
KOWARZYK, H., MARCINIAK, E., CZERWINSKA, B.: Factor V and autoprothrombin C. Arch. Immunol. Ter. dosw. **9**, 719—731 (1961).
LAKI, K.: The polymerization of proteins: The action of thrombin on fibrinogen. Arch. Biochem. **32**, 317—324 (1951).
— Introduction and summary. In: Fibrinogen. (LAKI, K., editor). New York: Dekker 1968.
— GLADNER, J. A.: Chemistry and physiology of the fibrinogen-fibrin transition. Physiol. Rev. **44**, 127—160 (1964).
— KOMINZ, D. R., SYMONDS, P., LORAND, L., SEEGERS, W. H.: The amino acid composition of bovine prothrombin. Arch. Biochem. **49**, 276—282 (1954).
— LORAND, F.: On the solubility of fibrin clots. Science **108**, 280 (1948).
LAMPERT, H.: Die physikalische Seite des Blutgerinnungsproblems. Leipzig: Thieme 1931.
LAMY, F., WAUGH, D. F.: Certain physical properties of bovine prothrombin. J. biol. Chem. **203**, 489—499 (1953).
— — Transformation of prothrombin into thrombin. Physiol. Rev. **34**, 722—729 (1954).
— — The physical changes of prothrombin under various experimental conditions. Thrombos. Diathes. haemorrh. (Stuttg.) **2**, 188 (1958).
LANCHANTIN, G. F., FRIEDMANN, J. A.: Isolation of human plasma prothrombin of high specific activity by gel filtration. Proc. Soc. exp. Biol. (N.Y.) **114**, 584—588 (1963).
— — DEGROOT, J., MEHL, J. W.: Preparation of human plasma prothrombin and some of its sedimentation properties. J. biol. Chem. **238**, 238—243 (1963).
— — HART, D. W.: The conversion of human prothrombin to thrombin by sodium citrate. Analysis of the activation mixture. J. biol. Chem. **240**, 3276—3282 (1965a).
— — — Esterase and clotting activities derived from citrate activation of human prothrombin. J. biol. Chem. **242**, 2491—2501 (1967).
— — — On the occurrence of polymorphic human prothrombin. J. biol. Chem. **243**, 476—486 (1968b).
— HART, D. W., FRIEDMANN, J. A., SAAVEDRA, N. V., MEHL, J. W.: Amino acid composition of human plasma prothrombin. J. biol. Chem. **243**, 5479—5485 (1968a).
— PRESANT, C. A., HART, D. W., FRIEDMANN, J. A.: A comparison of the esterase (TAMe) and clotting activities of human and bovine thrombin preparations. Thrombos. Diathes. haemorrh. (Stuttg.) **14**, 159—175 (1965b).
— WARE, A. G.: Identification of thromboplastin inhibitor in serum and in plasma. J. clin. Invest. **32**, 381—389 (1953).
— — Note on mechanism of activation of human accelerator globulin by thrombin. Biochim. biophys. Acta (Amst.) **18**, 288—289 (1955).
LANDABURU, R. H., ABDALA, O. E., MORRONE, M. J.: Peptides attached to thrombin: Their influence on proteolysis. Science **148**, 380—381 (1965).
— GIAVEDONI, E., SANTILLÁN, R.: Thrombin and acetylated thrombin in the activation of fibrinolysis. Canad. J. Physiol. Pharmacol. **46**, 809—813 (1968).
— SEEGERS, W. H.: The acetylation of thrombin. Canad. J. Biochem. Physiol. **37**, 1361—1366 (1959).
— — Methods for the concentration of bovine Ac-globulin (Factor V). Thrombos. Diathes. haemorrh. (Stuttg.) **6**, 435—444 (1961).

LANGDELL, R. D.: Purification of factor VIII. Thrombos. Diathes. haemorrh. (Stuttg.), Suppl. **5**, 192—198 (1962).
LECHNER, K., DEUTSCH, E.: Activation of factor X. Thrombos. Diathes. haemorrh. (Stuttg.) **13**, 314—329 (1965).
LENGGENHAGER, K.: Irrwege der Blutgerinnungsforschung. Klin. Wschr. **15**, 1835—1838 (1936).
LEVINE, W. G.: Anticoagulants. In: The pharmacological basis of therapeutics, 3rd ed. New York-London-Toronto: Macmillan, 1965.
— NEUHAUS, O. W.: An electrophoretic study of purified thrombin. Proc. Soc. exp. Med. (N.Y.) **101**, 64—65 (1959).
LEWIS, F. J., NOUR-ELDIN, F.: Factor IX in intravascular and extravascular blood coagulation. Blood **20**, 41—50 (1962).
LEWIS, J. H.: Separation and molecular weight estimation of coagulation and fibrinolytic proteins by Sephadex gel filtration. Proc. Soc. exp. Biol. (N.Y.) **116**, 120—122 (1964).
— FERGUSON, E. E., SCHOENFELD, C.: Studies concerning the turnover of fibrinogen J-131 in the dog. J. Lab. clin. Med. **58**, 247—258 (1961).
— MERCHANT, W. R.: The probable identity of glass factor with Hageman factor. J. clin. Invest. **37**, 911 (1958).
— WALTERS, D., DIDISHEIM, P., MERCHANT, W. R.: Application of continuous flow electrophoresis to the studies of the blood coagulation proteins and the fibrinolytic enzyme system. J. clin. Invest. **37**, 1323—1331 (1958).
LEWIS, M. L., WARE, A. G.: Mechanism of action of human accelerator globulin and its relation to other clotting factors. Blood **9**, 520—530 (1954).
LI, L. F., OLSON, R. E.: Purification and properties of rat prothrombin. J. biol. Chem. **242**, 5611—5616 (1967).
LINK, K. P.: The anticoagulant from spoiled sweet clover hay. Harvey Lect. **39**, 162—216 (1943).
LISTER, J.: On the coagulation of the blood. Proc. roy. Soc. **12**, 580—611 (1863).
LOEWY, A. G.: Fibrinase (factor XIII). Thrombos. Diathes. haemorrh. (Stuttg.), Suppl. **13**, 109—114 (1963).
— Enzymatic control of insoluble-fibrin formation. In: Fibrinogen. (LAKI, K., editor.) New York: Marcel Dekker, 1968.
— DAHLBERG, J. E., DOWART, W. V., WEBER, M., EISELE, J.: A transamidase mechanism for insoluble fibrin formation. Biochem. biophys. Res. Commun. **15**, 177—181 (1964).
— DUNATHAN, K., RIEL, R., WOLFINGER, H. L.: Fibrinase. I. Purification of substrate and enzyme. J. biol. Chem. **236**, 2625—2633 (1961a).
— EDSALL: J. T.: Studies on the formation of urea-insoluble fibrin. J. biol. Chem. **211**, 829—838 (1954).
— GALLANT, J. A., DUNATHAN, K.: Fibrinase. IV. Effect on fibrin solubility. J. biol. Chem. **236**, 2648—2655 (1961b).
— VENEZIALE, C., FORMAN, M.: Purification of the factor involved in the formation of urea-insoluble fibrin. Biochim. biophys. Acta (Amst.) **26**, 670—671 (1957).
LORAND, L.: Study on the solubility of fibrin clots in urea. Acta physiol. Acad. Sci. hung. **1**, 192—197 (1948).
— Fibrin clots. Nature (Lond.) **166**, 694—696 (1950).
— Fibrino-peptide. Biochem. J. **52**, 200—203 (1952).
— Properties and significance of the fibrin stabilizing factor (FSF). Thrombos. Diathes. haemorrh. (Stuttg.), Suppl. **5**, 238—248 (1962).
— Physiological roles of fibrinogen and fibrin. Fed. Proc. **24**, 784—793 (1965).
— ALKJAERSIG, N., SEEGERS, W. H.: Carbohydrate and nitrogen distribution during the activation of purified prothrombin in sodium citrate solution. Arch. Biochem. **45**, 312—318 (1953).
— BRANNEN, W. T., RULE, N. G.: Thrombin-catalyzed hydrolysis of p-nitro-phenyl esters. Arch. Biochem. **96**, 147—151 (1962).
— JACOBSEN, A.: Specific inhibitors and the chemistry of fibrin polymerization. Biochemistry (Wash.) **3**, 1939—1943 (1964).
— KONISHI, K.: Activation of the fibrin stabilizing factor of plasma by thrombin. Arch. Biochem. **105**, 58—67 (1964).
— MIDDLEBROOK, W. R.: The action of thrombin on fibrinogen. Biochem. J. **52**, 196—199 (1952).
— ONG, H. H., LIPINSKI, B., RULE, N. G., DOWNEY, J., JACOBSEN, A.: Lysine as amine donor on fibrin cross-linking. Biochem. biophys. Res. Commun. **25**, 629—637 (1966).
LÜSCHER, E. F.: Kontaktaktivierung, biologisch gesehen. Thrombos. Diathes. haemorrh. (Stuttg.), Suppl. **25**, 79—87 (1969).

LUNDBLAD, R. L., DAVIE, E. W.: The activation of antihemophilic factor (factor VIII) by activated Christmas factor (activated factor IX). Biochemistry (Wash.) **3**, 1720—1725 (1964).
— — The activation of Stuart factor (factor X) by activated antihemophilic factor (activated factor VIII). Biochemistry (Wash.) **4**, 113—120 (1965).
MACFARLANE, R. G.: The coagulant action of Russel's viper venom; the use of antivenom in defining its reaction with a serum factor. Brit. J. Haemat. **7**, 496—511 (1961).
— Observation on the interaction of factors VIII, IX and X. Thrombos. Diathes. haemorrh. (Stuttg.), Suppl. **11**, 221—226 (1963).
— An enzyme cascade in the blood clotting mechanism and its functions as a biochemical amplifier. Nature (Lond.) **202**, 498—499 (1964a).
— The role of lipids in blood coagulation. In: Metabolism and physiological significance of lipids. (DAWSON, R. M. C., and D. N. RHODES, editor.) London-New York: Wiley 1964b.
— A clotting scheme for 1964. Thrombos. Diathes. haemorrh. (Stuttg.), Suppl. **17**, 45—52 (1965).
— The basis of the cascade hypothesis of blood clotting. Thrombos. Diathes. haemorrh. (Stuttg.) **15**, 591—602 (1966).
— ASH, B. J.: The activation and consumption of factor X in recalcified plasma. The effect of added factor VIII and Russel's viper venom. Brit. J. Haemat. **10**, 217—224 (1964).
— BIGGS, R., ASH, B. J., DENSON, K. W.: The interaction of factors VIII and IX. Brit. J. Haemat. **10**, 530—541 (1964).
MAGNUSSON, S.: N-terminal amino acids of human and bovine prothrombin. Acta chem. scand. **12**, 355—356 (1958).
— Purification of prothrombin from human citrated plasma fraction II+III (Cohn's method 6). Arkiv Kemi **24**, 367—374 (1965a).
— NH_2-terminal amino acid residues in bovine prothrombin and in prothrombin activation mixtures. Arkiv Kemi **23**, 271—283 (1965b).
— Preparation of highly purified bovine thrombin (E.C.3.4.4.13) and determination of its N-terminal amino acid residues. Arkiv Kemi **24**, 349—358 (1965c).
— Preparation and carbohydrate analysis of bovine prothrombin. Arkiv Kemi **23**, 285—298 (1965d).
— Edman degradation of components of the bovine and human prothrombin-thrombin systems. Arkiv Kemi **24**, 375—381 (1965e).
— Fractionation of bovine prothrombin preparations by gradient chromatography on TEAE-cellulose columns. Arkiv Kemi **24**, 217—235 (1965f).
— Persönliche Mitteilung, 1968.
— STEELE, B.: Carboxypeptidase A (E. C.3.4.2.1.) and B (E.C.3.4.2.2.) degradation of bovine prothrombin, thrombin (E.C.3.4.4.13) and thrombino (glyco) peptides. Arkiv Kemi **24**, 359—366 (1965).
MAMMEN, E. F.: Investigations on the nature of hemophilia A. Thrombos. Diathes. haemorrh. (Stuttg.) **9**, 30—52 (1963a).
— The purification and properties of platelet cofactor I (factor VIII). Vox Sang. **8**, 474—482 (1963b).
— Diskussion. In: The hemophilias. (BRINKHOUS, K. M., editor.) Chapel Hill: University of North Carolina Press 1964a.
— Concentration of platelet cofactor I (factor VIII) from bovine serum. Thrombos. Diathes. haemorrh. (Stuttg.) **11**, 127—137 (1964b).
— Biochemie und Kinetik des antihämophilen Globulins. Thrombos. Diathes. haemorrh. (Stuttg.), Suppl. **14**, 89—105 (1964c).
— Mechanism of factor VIII inactivation. Fed. Proc. **24**, 452 (1965).
— Plasma anticoagulants or inhibitors. In: Blood clotting enzymology. (SEEGERS, W. H., editor.) New York-London: Academic Press 1967.
— Die Aktivierung des Prothrombins. Thrombos. Diathes. haemorrh. (Stuttg.), Suppl. **25**, 15—36 (1968).
— GRAMMENS, G. L.: Purification and properties of bovine Hageman factor. Fed. Proc. **26**, 760 (1967a).
— — The purification and some properties of bovine Hageman factor. Thrombos. Diathes. haemorrh. (Stuttg.) **18**, 306—307 (1967b).
— PRASAD, A. S., BARNHART, M. I., AU, C. C.: Congenital dysfibrinogenemia: Fibrinogen Detroit. J. clin. Invest. **48**, 235—249 (1969).
— THOMAS, W. R., SEEGERS, W. H.: Activation of purified prothrombin to autoprothrombin I or autoprothrombin II (platelet cofactor II) or autoprothrombin II-A. Thrombos. Diathes. haemorrh. (Stuttg.) **5**, 218—249 (1960a).
— YOSHINARI, M., SEEGERS, W. H.: Platelet cofactors as plasma components of the intrinsic blood clotting mechanisms. Thrombos. Diathes. haemorrh. (Stuttg.) **5**, 38—49 (1960b.)

MANN, F. O., HURN, M. M.: Co-thromboplastin, probable factor in coagulation of blood. Amer. J. Physiol. **164**, 105—110 (1951).
— — Complex mechanisms of Quick prothrombin test and effect of dicumarol. Amer. J. clin. Path. **20**, 225—232 (1950).
— — Intermediate reactions in blood coagulations. Amer. J. Physiol. **175**, 65—68 (1953).
MARCINIAK, E.: Autoprothrombin activation in serum. Bull. Acad. Polon. Sci. **9**, 381—386 (1961).
— COLE, E. R., SEEGERS, W. H.: Functional alteration in the prothrombin molecule. Nature (Lond.) **195**, 1305—1306 (1962b).
— — — Autoprothrombin C activity from prothrombin with snake venom or trypsin. Thrombos. Diathes. haemorrh. (Stuttg.) 8, 425—432 (1962c).
— MURANO, G., SEEGERS, W. H.: Inhibitor of blood clotting derived from prothrombin. Thrombos. Diathes. haemorrh. (Stuttg.) **18**, 161—166 (1967).
— RODRIGUEZ-ERDMANN, F., SEEGERS, W. H.: Toxicity of blood clotting factors. Science **137**, 421—422 (1962a).
— SEEGERS, W. H.: Autoprothrombin C: A second enzyme from prothrombin. Canad. J. Biochem. **40**, 597—605 (1962).
— — Experiments with prothrombin, prethrombin, autoprothrombin III and plasmas with prothrombin related deficiencies. New Istanbul Contr. clin. Sci. 8, 117—133 (1965).
— — Characteristics of the prethrombin subunit of prothrombin. Thrombos. Diathes. haemorrh. (Stuttg.) **15**, 633—634 (1966a).
— — Prethrombin as a new sub-unit of prothrombin. Nature (Lond.) **209**, 621—622 (1966b).
MARCUS, A. J., SPAET, T. H.: Platelet phosphatides: Their separation, identification, and clotting activity. J. clin. Invest. **37**, 1836—1847 (1958).
— ULLMAN, H. L., SAFIER, L. B., BALLARD, H. S.: Platelet phosphatides. Their fatty acid and aldehyde composition and activity in different clotting systems. J. clin. Invest. **41**, 2198—2212 (1962).
— ZUCKER, M. B.: The physiology of blood platelets. New York: Grune and Stratton 1965.
— ZUCKER-FRANKLIN, D.: Enzyme and coagulation activity of subcellular platelet fractions. J. clin. Invest. **43**, 1241—1242 (1964).
MARGOLIS, J.: Glass surface and blood coagulation. Nature (Lond.) **178**, 805—806 (1956).
— Initiation of blood coagulation by glass and related surfaces. J. Physiol. (Lond.) **137**, 95—109 (1957).
— Hageman factor in plasma foreign surface reactions. Nature (Lond.) **182**, 1102—1103 (1958a).
— Activation of plasma by contact with glass: Evidence for a common reaction which releases plasma kinin and initiates coagulation. J. Physiol. (Lond.) **144**, 1—22 (1958b).
— Activation of permeability factor in plasma by contact with glass. Nature (Lond.) **181**, 635—636 (1958c).
— Hageman factor and capillary permeability. Aust. J. exp. Biol. **37**, 239—244 (1959).
— The mode of action of Hageman factor in the release of plasma kinin. J. Physiol. (Lond.) **151**, 238—252 (1960).
— Activation of Hageman factor by saturated fatty acids. Aust. J. exp. Biol. **40**, 505—513 (1962).
— The interrelationship of coagulation of plasma and release of peptides. Ann. N.Y. Acad. Sci. **104**, 133—145 (1963).
MARKWARDT, F., HOFFMANN, A., LANDMANN, H.: Versuche zur Hemmung der Autoprothrombin C-Wirkung. Thrombos. Diathes. haemorrh. (Stuttg.) **11**, 230—233 (1964).
MARSHALL, C. G.: A study of the effects of various enzyme inhibitors on autoprothrombin II. M. Sc. Thesis, Detroit, Mich., Wayne State University, 1966.
MARTIN, C. J., GOLUBOW, J., AXELROD, A. E.: The hydrolysis of carbobenzoyx-L-tyrosine P-nitrophenyl ester by various enzymes. J. biol. Chem. **234**, 1718—1725 (1959).
MAUPIN, B.: Recherches sur les granules plaquettaires. Sang **30**, 114—143 (1959).
McCLAUGHRY, R. I., SEEGERS, W. H.: Nature of an accelerator or prothrombin activation arising during storage of purified prothrombin. Proc. Soc. exp. Biol. (N.Y.) **80**, 372—375 (1952).
McCLEAN, J.: A laboratory method for the preparation of fibrinogen. Bull. Johns Hopk. Hosp. **31**, 453 (1920).
MELLANBY, J.: The coagulation of blood. J. Physiol. (Lond.) **38**, 28—112 (1909).
METAČIĆ, S., LOEWY, A. G.: Transglutaminase activity of the fibrin cross linking enzyme. Biochem. biophys. Res. Commun. **24**, 858—866 (1966).
MESTER, L.: Structure and possible role of the carbohydrate moiety in fibrinogen. In: Fibrinogen. (LAKI, K., editor.) New York: Marcel Decker 1968.
— MOCZÁR, E., SZABADOS, L.: Séquence des glucides et des acides aminés dans les glycopeptides isolés du fibrinogén. C. R. Acad. Sci. (Paris) **265**, 877—880 (1967).
— — VASS, G., SZABADOS, L.: Structure et role des fractions glucidiques du fibrinogéne. Pathol. Biol. Semaine Hop. **13**, 540—545 (1965).

Michael, S. E., Tunnah, G. W.: The purification of factor VIII (antihaemophilic globulin). Brit. J. Haemat. **9**, 236—244 (1963).
— — The purification of factor VIII (antihaemophilic globulin). II. Further purification and some properties of factor VIII. Brit. J. Haemat. **12**, 115—132 (1966).
Middlebrook, W. R.: The N-terminal residues of bovine plasma clot. Biochem. J. **59**, 146—148 (1955).
Mihályi, E.: Properties of fibrin dissolved in urea solution. Acta chem. scand. **4**, 344—350 (1950a).
— Electrophoretic investigation of fibrin and fibrinogen dissolved in urea solutions. Acta chem. scand. **4**, 351—358 (1950b).
— Godfrey, J. E.: Digestion of fibrinogen by trypsin. I. Kinetic studies on the reaction. Biochim. biophys. Acta (Amst.) **67**, 73—89 (1963).
— — Digestion of fibrinogen by trypsin. Characterization of the large fragment obtained. Biochim. biophys. Acta (Amst.) **67**, 90—103 (1963).
— Small, P. A., Cooke, J. P.: The amino acid composition of bovine fibrinogen. Arch. Biochem. **106**, 229—234 (1964).
Miller, K. D.: Chromatographic isolation of plasma prothrombin and trans-α-glucosylase. J. biol. Chem. **23**, 987—995 (1958).
— Brown, R. K., Casillas, G., Seegers, W. H.: The amino acid composition of thrombin preparations. Thrombos. Diathes. haemorrh. (Stuttg.) **3**, 362—363 (1959).
— Copeland, W. H.: Human thrombin: Isolation and stability. Exp. molec. Path. **4**, 431—437 (1965).
— Phelan, A. W.: Purification and crystallization of horse prothrombin. Biochem. biophys. Res. Commun. **27**, 505—510 (1967).
— Vunakis, H. van: Some structural aspects of the prothrombin-thrombin system. Mich. State med. Soc. J. **55**, 967—968 (1956a).
— — Effect of diisopropyl fluorophosphate on proteinase and esterase activities of thrombin and on prothrombin and its activators. J. biol. Chem. **223**, 227—237 (1956b).
Milstone, J. H.: Factor in normal human blood which participates in streptococcal fibrinolysis. J. Immunol. **42**, 109—116 (1941).
— Prothrombokinase and the three stages of blood coagulation. Science **106**, 546—547 (1947).
— Activation of prothrombin by platelets plus globulin. Proc. Soc. exp. Biol. (N.Y.) **68**, 225—228 (1948).
— Highly active material that promotes conversion of prothrombokinase complex. Proc. Soc. exp. Biol. (N.Y.) **72**, 315—316 (1949).
— Fractionation of plasma globulin for prothrombin, thrombokinase, and accessory thromboplastin. J. gen. Physiol. **35**, 67—87 (1951).
— Protein thrombokinase and lipoid thromboplastin as distinct factors with complementary functions. Yale J. Biol. Med. **25**, 19—33 (1952a).
— Bovine serum as complement for combined effects of thrombokinase and "cephalin". Yale J. Biol. Med. **25**, 173—175 (1952b).
— On evolution of blood clotting theory. Medicine (Baltimore) **31**, 411—447 (1952c).
— Effect of blood thrombokinase, as influenced by soybean trypsin inhibitor, ultracentrifugation and accessory factors. J. gen. Physiol. **38**, 757—769 (1955).
— Preparation of thrombokinase from bovine plasma. J. gen. Physiol. **42**, 665—676 (1959a).
— Separation of thrombin from thrombokinase by continuous flow paper electrophoresis. Proc. Soc. exp. Biol. (N.Y.) **101**, 660—662 (1959b).
— Chromatography of blood thrombokinase on "DEAE"-cellulose. Nature (Lond.) **187**, 1127—1128 (1960a).
— TAMe esterase activity of blood thrombokinase after repeated electrophoretic fractionations. Proc. Soc. exp. Biol. (N.Y.) **103**, 361—363 (1960b).
— Thrombokinase of the blood as a trypsin like enzyme. J. gen. Physiol. **45** (4) Pt. 2, 103—113 (1962).
— Thrombokinase as prime activator of prothrombin: Historical perspectives and present status. Fed. Proc. **23**, 742—748 (1964).
— Oulianoff, N., Milstone, V. K.: Outstanding characteristics of thrombokinase isolated from bovine plasma. J. gen. Physiol. **47**, 315—327 (1963).
Moore, H. C., Lux, S. E., Malhotra, O. P., Bakerman, S., Carter, F. R.: Isolation and purification of bovine and canine prothrombin. Biochim. biophys. Acta (Amst.) **111**, 174—180 (1965).
Morawitz, P.: Beiträge zur Kenntnis der Blutgerinnung. 1. Mitteilung. Dtsch. Arch. klin. Med. **79**, 1—28 (1904).
— Die Chemie der Blutgerinnung. Ergebn. Physiol. **4**, 307—422 (1905).
Morrison, F. S.: Factor VIII (AHF) concentration in pH 6.5 citrate-plasma. Blood **28**, 479—482 (1966).

Mosesson, M. W., Finlayson, J. S.: Subfractions of human fibrinogen. J. Lab. clin. Med. **62**, 663—674 (1963).
Mulder, E.: Bridge anticoagulant, a new entity? Thrombos. Diathes. haemorrh. (Stuttg.) **6**, 160—171 (1961).
Murano, G.: A prothrombin derivative as an anticoagulant. M. Sc. Thesis, Detroit, Mich., Wayne State University, 1966.
— Some biochemical aspects of the prothrombin complex. Ph. D. Dissertation, Detroit, Wayne State University, 1968.
Murphy, R. C., Ware, A. G., Seegers, W. H.: Plasma Ac-globulin activity. Amer. J. Physiol. **151**, 338—341 (1947).
Mustard, J. F., Medway, W., Downie, H. G., Rowsell, H. C.: Effects of intravenous phospholipid containing phosphatidyl serine on blood clotting with particular reference to the Russel's viper venom time. Nature (Lond.) **196**, 1063—1065 (1962).
Mutt, V., Magnusson, S., Jorpes, E., Dahl, E.: Structure of porcine secretin. I. Degradation with trypsin and thrombin. Sequence of the tryptic peptides. The C-terminal residue. Biochemistry (Wash.) **4**, 2358—2362 (1965).
Nemerson, Y.: The reaction between bovine brain tissue factors and factors VII and X. Biochemistry (Wash.) **5**, 601—608 (1966).
— The phospholipoid requirement of tissue factor in blood coagulation. J. clin. Invest. **47**, 72—80 (1968).
— Spaet, T. H.: The activation of factor X by extracts of rabbit brain. Blood **23**, 657—668 (1964).
Niemetz, J., Nossel, H. L.: Method of purification and properties of anti-XIa (inhibitor of the contact product). Thrombos. Diathes. haemorrh. (Stuttg.) **17**, 335—348 (1967).
— Weilland, C., Soulier, J. P.: Preparation of a human plasmatic fraction rich in factor VIII (antihemophilic A) and poor in fibrinogen. Nouv. Rev. franc. Hémat. **1**, 880—886 (1961).
Niewiarowski, S., Bańkowski, E., Rogowicka, I.: Studies on the adsorption and activation of the Hageman factor (factor XII) by collagen and elastin. Thrombos. Diathes. haemorrh. (Stuttg.) **14**, 387—400 (1965).
— Prou-Wartelle, O.: Rôle du facteur contact (facteur Hageman) dans la fibrinolyse. Thrombos. Diathes. haemorrh. (Stuttg.) **3**, 593—603 (1959).
— Stachurska, J., Wegrzynowicz, Z.: Arginine esterase activity of the contact (Hageman) factor. Thrombos. Diathes. haemorrh. (Stuttg.) **7**, 514—522 (1962).
Nolf, P.: Contribution à l'étude de la coagulation du sang: V—La fibrinolyse. Arch. int. Physiol. **6**, 306—314 (1908).
— De l'hémophilie. Schweiz. med. Wschr. **75**, 110—115 (1945).
Norman, J. C., Lambilliotte, J. P., Kojima, Y., Sise, H. S.: Antihemophilic factor release by perfused liver and spleen: Relationship to hemophilia. Science **158**, 1060—1061 (1967).
Nossel, H. L.: The contact phase of blood coagulation. Oxford: Blackwell 1964a.
— The activation of factor IX. In: The hemophilias. (Brinkhous, K. M., editor). Chapel Hill, N. C.: University of North Carolina Press 1964b.
— Activation of factors XII (Hageman) and XI (PTA) by skin contact. Proc. Soc. exp. Biol. (N.Y.) **122**, 16—17 (1966).
— Niemetz, J.: A normal inhibitor of the blood coagulation contact reaction product. Blood **25**, 712—723 (1965).
— Rubin, H., Drillings, M., Hsieh, R.: Inhibition of Hageman factor activation. J. clin. Invest. **47**, 1172—1180 (1968).
Nour-Eldin, F.: Antihaemophilic globulin in frozen plasma. Nature (Lond.) **199**, 187 (1963).
— Wilkinson, J. F.: Bridge anticoagulant; a hitherto unrecognized blood clotting inhibitor in haemophilic and Christmas — disease plasma; a simple method for its demonstration. Brit. J. Haemat. **4**, 38—50 (1958a).
— — In vivo study on the relation between Bridge anticoagulant and antihaemophilic globulin. Brit. J. Haemat. **4**, 292—301 (1958b).
O'Brien, J. R.: Similarity of action of phosphatidyl-ethanol-amine and platelets in blood circulation. J. clin. Path. **9**, 47—51 (1956).
Ollendorff, P.: Glas effect and platelet activity in Hageman plasma. Thrombos. Diathes. haemorrh. (Stuttg.) **6**, 104—117 (1961).
— Initiation of blood clotting and glass activation followed with a three — stage technique. Scand. J. clin. Lab. Invest. **14**, 641—647 (1962).
Oncley, J. L., Scatchard, G., Brown, A.: Physical-chemical characteristics of certain of the proteins of normal human plasma. J. Phys. Colloid Chem. **51**, 184—189 (1947).
Osborn, E. C.: The employment on DEAE-cellulose colums of a "rejection" principle in the preparation of factor VII. Clin. chim. Acta **12**, 415—418 (1965).
Owen, C. A., Bollman, J. L.: Prothrombin conversion factor of dicumarol plasma. Proc. Soc. exp. Biol. (N. Y.) **67**, 231—234 (1948).

Owen, C. A., Magath, T. B., Bollman, J. L.: Prothrombin conversion factors on blood coagulation. Amer. J. Physiol. **166**, 1—11 (1951).
— McKenzie, B. F.: Application of paper electrophoresis to separation of blood clotting factors. J. appl. Physiol. **6**, 696—700 (1954).
Owren, P. A.: Coagulation of blood; investigations on new clotting factor. Acta med. scand., Suppl. **194**, 1—327 (1947a).
— Parahaemophilia; haemorrhagic diathesis due to absence of previously unknown clotting factor. Lancet **1947b I**, 446—448.
— Fifth coagulation factor ("factor V"); preparations and properties. Biochem. J. **43**, 136—139 (1948).
— Proconvertin, new clotting factor. Scand J. clin. Lab. Invest. **3**, 168 (1951).
— Prothrombin and accessory factors; clinical significance. Amer. J. Med. **14**, 201—215 (1953).
Papahadjopoulos, D., Hanahan, D. J.: Observations on the interaction of phospholipids and certain clotting factors in prothrombin activator formation. Biochim. biophys. Acta (Amst.) **90**, 436—439 (1964).
— Hougie, C., Hanahan, D. J.: Influence of surface charge of phospholipids on their clot-promoting activity. Proc. Soc. exp. Biol. (N.Y.) **111**, 412 (1962).
— — — Purification and properties of bovine factor V: A change in molecular size during blood coagulation. Biochemistry (Wash.) **3**, 264—270 (1964b).
— Yin, E. T., Hanahan, D. J.: Purification and properties of bovine factor X: Molecular changes during activation. Biochemistry (Wash.) **3**, 1931—1939 (1964a).
Patek, A. J., Stetson, R. P.: Hemophilia; abnormal coagulation of blood and its relation to blood platelets. J. clin. Invest. **15**, 531—542 (1936).
Pavlovsky, A.: Contribution to pathogenesis of hemophilia. Blood **2**, 185—191 (1947).
— Peterson, H., Casillas, G., Simonetti, C., Martinez Canaveri, A.: Purification of factor VIII. Thrombos. Diathes. haemorrh. (Stuttg.), Suppl. **5**, 197—198 (1962).
Pechet, L., Alexander, B.: Proteolytic, thromboplastic and other interactions in activation of factors II (prothrombin), V, VII, X. Fed. Proc. **20**, 57 (1961).
— — Tishkoff, G. H.: Separation, interaction and properties of clotting components essential for prothrombin activation, with special reference to Stuart factor. Thrombos. Diathes. haemorrh. (Stuttg.), Suppl. **1**, 47—57 (1960).
Penick, G. D.: Some factors that influence utilization of antihemophilic activity during clotting. Proc. Soc. exp. Biol. (N.Y.) **96**, 277—281 (1957).
Penner, J. A., Duckert, F., Johnson, S. A., Seegers, W. H.: Conversion of prothrombin to autoprothrombin II. Canad. J. Biochem. Physiol. **34**, 1199—1209 (1956).
— Seegers, W. H.: Activation of prothrombin. Amer. J. Physiol. **186**, 343—349 (1956).
Pool, J. G.: Antihemophilic globulin (AHG, factor VIII) activity in spleen. Fed. Proc. **25**, 317 (1966).
— Hershgold, E. J., Pappenhagen, A. R.: High-potency antihaemophilic factor concentrate prepared from cryoglobulin precipitate. Nature (Lond.) **203**, 312 (1964).
— Robinson, J.: Assay of plasma antihaemophilic globulin (AHG). Brit. J. Haemat. **5**, 17—23 (1959).
— Shannon, A. E.: Simple production of high potency antihemophilic globulin (AHG) concentrates in a closed bag system. Fed. Proc. **24**, 512 (1965).
Poole, J. C. F., Robinson, D. S.: Further observations on effects of ethanolamine phosphatide on plasma coagulation. Quart. J. exp. Physiol. **41**, 295—300 (1956).
Prentice, C. R. M., Ratnoff, O. D., Breckenridge, R. T.: Experiments on the nature of the prothrombin — converting principle: Alteration of proaccelerin by thrombin. Brit. J. Haemat. **13**, 898—915 (1967).
Prydz, H.: Studies on proconvertin (factor VII). II. Purification. Scand. J. clin. Lab. Invest. **16**, 101—107 (1964).
— Some characteristics of purified factor VII preparations. Scand. J. clin. Lab. Invest. **17**, Suppl. **84**, 78—87 (1965).
Purcell, G. M., Barnhart: M. I.: Prothrombin activation with cathepsin C. Biochim. biophys. Acta (Amst.) **78**, 800—802 (1963).
Quick, A. J.: On constitution of prothrombin. Amer. J. Physiol. **140**, 212—220 (1943).
— Stefanini, M.: Activation of plasma thromboplastinogen and evidence of inhibitor. Proc. Soc. exp. Biol. (N.Y.) **67**, 111—112 (1948).
Rao, G. J. S., Chandrasekhar, N.: Amino-acid composition of prothrombins and fibrinogens. Ann. Biochem. **21**, 233—236 (1961).
Rapaport, S. I.: Possible relationship between clotting factors in vitro and intravascular clotting. Angiology **10**, 391—395 (1959).
— Aas, K., Owren, P. A.: Effect of glass upon activity of various plasma clotting factors. J. clin. Invest. **34**, 9—19 (1955).

RAPAPORT, S. I., AMES, S. B., MIKKELSEN, S.: The levels of antihemophilic globulin and proaccelerin in fresh and bank blood. Amer. J. clin. Path. **31**, 297—304 (1959).
— SCHIFFMAN, S., PATCH, M. J., AMES, S. B.: The importance of activation of antihemophilic globulin and proaccelerin by traces of thrombin in the generation of intrinsic prothrombinase activity. Blood **21**, 221—236 (1963).
RAPPORT, M. M.: Activation of phospholipid thromboplastin by lecithin. Nature (Lond.) **178**, 591—592 (1956).
RATNOFF, O. D.: Hageman trait. Thrombos. Diathes. haemorrh. (Stuttg.), Suppl. **1**, 116—122 (1960).
— A familial trait characterized by deficiency of a clot-promoting fraction of plasma. J. Lab. clin. Med. **44**, 915—916 (1954).
— BUSSE, R. J., SHEON, R. P.: The demise of John Hageman. New Engl. J. Med. **279**, 760—761 (1968).
— COLOPY, J. E.: Familial hemorrhagic trait associated with deficiency of clot — promoting fraction of plasma. J. clin. Invest. **34**, 602—613 (1955).
— CONLEY, C. L.: Role of surface and of calcium in coagulation of globulin fraction of platelet — deficient plasma. Bull. Johns Hopk. Hosp. **89**, 245—254 (1951).
— CRUM, J. D.: Activation of Hageman factor by solutions of ellagic acid. J. Lab. clin. Med. **63**, 359—377 (1964).
— DAVIE, E. W.: The activation of Christmas factor (factor IX) by activated plasma thromboplastin antecedent (activated factor XI). Biochemistry (Wash.) **1**, 677—685 (1962a).
— — The purification of activated Hageman factor (activated factor XII). Biochemistry (Wash.) **1**, 967—974 (1962b).
— — MALLETT, D. L.: Studies on the action of Hageman factor: Evidence that activated Hageman factor in turn activates plasma thromboplastin antecedent. J. clin. Invest. **40**, 803—819 (1961).
— MILES, A. A.: The induction of permeability-increasing activity in human plasma by activated Hageman factor. Brit. J. exp. Path. **45**, 328—345 (1964).
— ROSENBLUM, J. M.: The role of Hageman factor in the initiation of clotting by glass. J. Lab. clin. Med. **50**, 941—942 (1957).
— — Role of Hageman factor in the initation of clotting by glass; evidence that glass frees Hageman factor from inhibition. Amer. J. Med. **25**, 160—168 (1958).
RAUSCHENBACH, F.: Über die Wechselwirkung zwischen Protoplasma und Blutplasma mit einem Anhang betreffend die Blutplättchen von Bizzozero. Dorpat: Laakmann, 1882.
RIDDLE, J. M., BERNSTEIN, M. H., SEEGERS, W. H.: Ultrastructure of prothrombin and thrombin molecules. Thrombos. Diathes. haemorrh. (Stuttg.) **9**, 12—29 (1963).
RIZZA, C., WALKER, W.: Inactivation of antihemophilic globulin by thrombin. Nature (Lond.) **180**, 143—144 (1957).
RIZZA, C. R., CHAN, K. E., HENDERSON, M. P.: Separation of factor VIII (antihaemophilic factor) activity from fibrinogen by means of a snake venom. Nature (Lond.) **207**, 90—91 (1965).
ROBBINS, K. C.: Study on conversion of fibrinogen to fibrin. Amer. J. Physiol. **142**, 581—588 (1944).
ROBINSON, D. S., POOLE, J. C. F.: Similar effect of chylomicra and ethanolamine phosphatide on generation of thrombin during coagulation. Quart. J. exp. Physiol. **41**, 36—50 (1956).
RONWIN, E.: The active center of thrombin and trypsin. Biochim. biophys. Acta (Amst.) **33**, 326—332 (1959).
ROSENTHAL, R. L.: Properties of plasma thromboplastin antecedent (PTA) in relation to blood coagulation. J. Lab. clin. Med. **45**, 123—129 (1955).
— Plasma thromboplastin antecedent (PTA) activity. Thrombos. Diathes. haemorrh. (Stuttg.), Suppl. **3**, 379—383 (1961).
— DRESKIN, O. H., ROSENTHAL, N.: New hemophilia-like disease caused by deficiency of third plasma thromboplastin factor. Proc. Soc. exp. Biol. (N.Y.) **82**, 171—174 (1953).
ROUSER, G., SCHLOREDT, D.: Phospholipid structure and thromboplastic activity. II. The fatty acid composition of the active phosphatidyl ethanolamines. Biochim. biophys. Acta (Amst.) **28**, 81—87 (1958).
— WHITE, S. G., SCHLOREDT, D.: Phospholipid structure and thromboplastic activity. I. The phosphatide fraction active in recalcified normal human plasma. Biochim. biophys. Acta (Amst.) **28**, 71—80 (1958).
SALZMAN, E. W.: Measurement of platelet adhesiveness. A simple in vitro technique demonstrating an abnormality in von Willebrand's disease. J. Lab. clin. Med. **62**, 724—735 (1963).
SCHERAGA, H. A., LASKOWSKI, M.: The fibrinogen — fibrin conversion. Advanc. Protein Chem. **12**, 2—131 (1957).

Schiffman, S., Rapaport, S. I., Patch, M. J.: The identification and synthesis of activated plasma thromboplastin component (PTC). Blood **22**, 733—749 (1963).
— — Ware, A. G., Mehl, J. M.: Separation of plasma thromboplastin antecedent (PTA) and Hageman factor (HF) from human plasma. Proc. Soc. exp. Biol. (N.Y.) **105**, 453—454 (1960).
Schmidt, A.: Zur Blutlehre. Leipzig: Vogel, 1892.
— Weitere Beiträge zur Blutlehre. Wiesbaden: Springer (Bergmann), 1895.
Schneider, C. L.: Active principle of placental toxin: Thromboplastin; its inactivator in blood; anti-thromboplastin. Amer. J. Physiol. **149**, 123—129 (1947).
Schoenmakers, J. G. G., Kurstjens, R. M., Haanen, C., Zilliken, F.: Purification of activated bovine Hageman factor. Thrombos. Diathes. haemorrh. (Stuttg.) **9**, 546—556 (1963).
— Maatze, R., Haanen, C., Zilliken, F.: Proteolytic activity of purified bovine Hageman factor. Biochim. biophys. Acta (Amst.) **93**, 433—436 (1964).
— — — — Hageman factor, a novel sialoglycoprotein with esterase activity. Biochim. biophys. Acta (Amst.) **101**, 166—176 (1965).
Schrier, E. E., Broomfield, C. A., Scheraga, H. A.: Molecular weight of bovine thrombin. Arch. Biochem. **99**, Suppl. **1**, 309 (1962).
Schröer, H., Heene, D. L., Seegers, W. H.: Addition of prothrombin to blood from dogs receiving Dicumarol. Thrombos. Diathes. haemorrh. (Stuttg.) **13**, 187—193 (1965).
Schulman, I., Smith, C. H.: Hemorrhagic disease in infant due to deficiency of previously undescribed clotting factor. Blood **7**, 794—807 (1952).
Schultze, H. E., Schmidtberger, R., Seibert, M. V.: Untersuchungen über die gebundenen Kohlehydrate in isolierten Plasmaproteiden. Biochem. Z. **329**, 490—507 (1958).
Schulz, H., Hiepler, E.: Über die Lokalisierung von gerinnungsphysiologischen Aktivitäten in submikroskopischen Strukturen der Thrombocyten. Klin. Wschr. **37**, 273—285 (1959).
Schwick, H. G.: Reindarstellung von Faktor V und VIII. Blut **16**, 150—156 (1967).
— Schultze, H. E.: Immunochemische Untersuchungen mit Prothrombin und Thrombin. Clin. chim. Acta **4**, 26—35 (1959).
Seegers, W. H.: Purification of prothrombin and thrombin: Chemical properties of purified preparations. J. biol. Chem. **136**, 103—111 (1940).
— The purification of prothrombin. Record chem. Progress **13**, 143—152 (1952a).
— A new plasma antithrombin reaction. Arch. Biochem. **36**, 219 (1952b).
— The activation of prothrombin. Angiology **7**, 436—444 (1956).
— Fibrinolytic properties of thrombin. Thrombos. Diathes. haemorrh. (Stuttg.), Suppl. **3**, 101—110 (1961).
— Prothrombin. Cambridge, Massachusetts: Harvard University Press 1962.
— Enzyme theory of blood clotting. Fed. Proc. **23**, 749—756 (1964).
— Basic enzymology of blood coagulation. Thrombos. Diathes. haemorrh. (Stuttg.) **14**, 213—228 (1965).
— Prothrombin in enzymology, thrombosis and hemophilia. Springfield, Illinois: Thomas 1967.
— Physiology of blood coagulation: Advances, problems and present status. Pflügers Arch. ges. Physiol. **299**, 226—246 (1968).
— Blood clotting mechanisms: Three basic reactions. Ann. Rev. Physiol. **31**, 269—294 (1969).
— Alkjaersig, N.: The preparation of prothrombin derivatives and an indication of their properties. Arch. Biochem. **61**, 1—19 (1956).
— — Johnson, S. A.: Formation of autoprothrombin in solutions containing purified prothrombin and purified platelet factor 3. Amer. J. Physiol. **181**, 589—594 (1955).
— Aoki, N., Marciniak, E.: Autoprothrombin C and the generation of thrombin from prothrombin activation mixtures. New Istanbul Contrib. clin. Sci. **5**, 170—176 (1962a).
— Brinkhous, K. M., Smith, H. P., Warner, E. D.: The purification of thrombin. J. biol. Chem. **126**, 91—95 (1938a).
— Cole, E. R., Aoki, N.: Function of Ac-globulin and lipid in blood clotting. Canad. J. Biochem. Physiol. **41**, 2441—2461 (1963b).
— — — Harmison, C. R.: Separation of autoprothrombin III from bovine prothrombin preparations. Canad. J. Biochem. **42**, 229—233 (1964b).
— — — Oliveira, A.: Fundamental function of Ac-globulin and lipid in blood clotting. Nature (Lond.) **200**, 1014—1015 (1963c).
— — Harmison, C. R., Marciniak, E.: Purification and some properties of autoprothrombin C. Canad. J. Biochem. Physiol. **41**, 1047—1063 (1963a).
— — — Monkhouse, F. C.: Neutralization of autoprothrombin C activity with antithrombin. Canad. J. Biochem. **42**, 359—364 (1964a).
— — Marciniak, E.: Partial activation of purified prothrombin: Derivation of autoprothrombin I with use of autoprothrombin C. Thrombos. Diathes. haemorrh. (Stuttg.) **7**, 239—248 (1962b).

SEEGERS, W. H., HARMISON, C. R., IVANOVIC, N., HEENE, D.: Free boundary electrophoresis of purified bovine prothrombin and thrombin. Thrombos. Diathes. haemorrh. (Stuttg.) **15**, 343—348 (1966a).

— HEENE, D. L., MARCINIAK, E.: Activation of purified prothrombin in ammonium sulfate solutions: Purification of autoprothrombin C. Thrombos. Diathes. haemorrh. (Stuttg.) **15**, 1—11 (1966b).

— — — IVANOVIC, N., CALDWELL, M. J.: Sensitivity of thrombin and autoprothrombin C to selected enzyme inhibitors. Life Sci. **4**, 425—429 (1965b).

— JOHNSON, J. F., FELL, C.: An antithrombin reaction related to prothrombin activation. Amer. J. Physiol. **176**, 97—103 (1954).

— JOHNSON, S. A.: Conversion of prothrombin to autoprothrombin II (platelet cofactor II) and its relation to the blood clotting mechanisms. Amer. J. Physiol. **184**, 259—264 (1956).

— — PENNER, J. A.: Quantitative concepts related to prothrombin and autoprothrombin I activity. Canad. J. Biochem. Physiol. **34**, 887—892 (1956).

— KAGAMI, M.: The separation of autoprothrombin I_c from bovine prothrombin preparations. Canad. J. Biochem. **42**, 1249—1262 (1964).

— LANDABURU, R. H., FENICHEL, R. L.: Isolation of platelet cofactor I from plasma and some properties of the preparation. Amer. J. Physiol. **190**, 1—7 (1957).

— — JOHNSON, J. F.: Thrombin-E as a fibrinolytic enzyme. Science **131**, 726 (1960b).

— LEVINE, W. G., SHEPARD, R. S.: Further studies on the purification of thrombin. Canad. J. Biochem. Physiol. **36**, 603—611 (1958).

— LOOMIS, E. C., VANDENBELT, J. M.: Preparation of prothrombin products: Isolation of prothrombin and its properties. Arch. Biochem. **6**, 85—95 (1945a).

— MAMMEN, E., LEE, J. M., LANDABURU, R. H., CHO, M. H., BAKER, W. J., SHEPARD, R. S.: Further studies on the purification of platelet cofactor I. In: Hemophilia and other hemorrhagic states. (BRINKHOUS, K. M., editor.) Chapel Hill: University of North Carolina Press 1959.

— MARCINIAK, E.: Inhibition of autoprothrombin C activity with plasma. Nature (Lond.) **193**, 1188—1190 (1962a).

— — Autoprothrombin C in irregular blood clotting. Thrombos. Diathes. haemorrh. (Stuttg.) **8**, 1—21 (1962b).

— — Some activation characteristics of the prethrombin subunit of prothrombin. Life Sci. **4**, 1721—1726 (1965).

— — COLE, E. R.: Autocatalysis in prothrombin activation. Amer. J. Physiol. **203**, 397—400 (1962c).

— — HEENE, D.: Enzyme basis of prothrombin activation (blood clotting) with an analysis of hemophilia B. Tex. Rep. Biol. Med. **23**, 675—704 (1965a).

— — KIPFER, R. D., YASUNAGA, K.: Isolation and some properties of prethrombin and autoprothrombin III. Arch. Biochem. **121**, 372—383 (1967b).

— MCCLAUGHRY, R. I., FAHEY, J. L.: Some properties of purified prothrombin and its activation with sodium citrate. Blood **5**, 421—433 (1950).

— MCKOY, L., KIPFER, R. K., MURANO, G.: Preparation and properties of thrombin. Arch. Biochem. **128**, 194—201 (1968).

— MURANO, G., MCCOY, L., MARCINIAK, E.: The coagulation of blood: Preliminary survey of thrombin and autoprothrombin zymogen structure. Life Sci. **8**, 925—929 (1969).

— NIEFT, M. L., LOOMIS, E. C.: Note on the adsorption of thrombin on fibrin. Science **101**, 520—521 (1945b).

— — VANDENBELT, J. M.: Decomposition products of fibrinogen and fibrin. Arch. Biochem. **7**, 15—19 (1945c).

— SCHRÖER, H., KAGAMI, M.: Inactivation of purified autoprothrombin I with antithrombin. Canad. J. Biochem. **42**, 1425—1435 (1964c).

— — MARCINIAK, E.: Activation of prothrombin. In: Blood clotting enzymology. (SEEGERS, W. H., editor). New York-London: Academic Press 1967a.

— SHEPARD, R. S., LANDABURU, R. H.: Ultracentrifugation of acetylated thrombin. Thrombos. Diathes. haemorrh. (Stuttg.) **4**, 299—302 (1960a).

— SMITH, H. P.: The purification of prothrombin. J. biol. Chem. **140**, 677—678 (1941).

— — WARNER, E. D., BRINKHOUS, K. M.: The purification of prothrombin. J. biol. Chem. **123**, 751—754 (1938b).

SEN, N. N., SEN, R., DENSON, K. W. E., BIGGS, R.: A modified method for the assay of factor IX. Thrombos. Diathes. haemorrh. (Stuttg.) **18**, 241—251 (1967).

SHAFRIR, E., VRIES, A. DE: Studies on clot-promoting activity of glass. J. clin. Invest. **35**, 1183—1190 (1956).

SHAPIRO, S. S., WAUGH, D. F.: The purification of human prothrombin. Thrombos. Diathes. haemorrh. (Stuttg.) **16**, 469—490 (1966).

SHARP, A. A.: Viscous metamorphosis of blood platelets; a study of the relationship to coagulation factors and fibrin formation. Brit. J. Haemat. **4**, 28—37 (1958).
SHAW, E., MARES-GUIA, M., COHEN, W.: Evidence for an active center histidine in trypsin through use of a specific reagent, 1-chloro-3-tosylamido-7-amino-2-heptanone, the chloromethyl ketone derived from N alpha-tosyl-L-lysine. Biochemistry (Wash.) **4**, 2219—2224 (1965).
SHAW, S., PEGRUM, D., FARTHING, C. P., WOLF, S.: Assessment of factor VII and factor X. Thrombos. Diathes. haemorrh. (Stuttg.) **15**, 294—300 (1966).
SHERRY, S., ALKJAERSIG, N. K., FLETCHER, A. P.: Observation on the spontaneous arginine and lysine esterase activity of human plasma, and their relation to Hageman factor. Thrombos. Diathes. haemorrh. (Stuttg.) Suppl. **20**, 244—247 (1966).
— TROLL, W.: The action of thrombin on synthetic substrates. J. biol. Chem. **208**, 95—105 (1954).
— — GLUECK, H.: Thrombin as a proteolytic enzyme. Physiol. Rev. **34**, 736—741 (1954).
SHIGEHARU, N., TAKAHASHI, H., KOIDA, M.: SUZUKI, T.: Partial purification of bovine plasma kallikreinogen, its activation by the Hageman factor. Biochem. biophys. Res. Commun. **32**, 644—649 (1968).
SHINOWARA, G. Y.: Studies on the purification of thromboplastic plasma component (antihemophilic substance) in human blood. Amer. J. med. Sci. **233**, 528—537 (1957a).
— Thromboplastic cell component, the lipoprotein of erythrocytes and platelets. J. biol. Chem. **225**, 63—75 (1957b).
— The nature of the lipoprotein of human platelets and erythrocytes. In: Blood platelets. (JOHNSON, S. A., R. W. MONTO, J. W. REBUCK and R. C. HORN, editors). Boston: Little, Brown 1961.
— Human antihemophilic globulin: Sources and properties. In: The Hemophilias. (BRINKHOUS, K. M., editor). Chapel Hill, N. C.: University of North Carolina Press 1964.
SHULMAN, S., EHRLICH, P., FERRY, J. D.: An intermediate in the conversion of fibrinogen to fibrin. J. Amer. chem. Soc. **73**, 1388—1389 (1951).
— LANDABURU, R. H., SEEGERS, W. H.: Biophysical studies on platelet cofactor I preparations. Thrombos. Diathes. haemorrh. (Stuttg.) **4**, 336—341 (1960).
SILVER, M. J., TURNER, D. L., RODALEWICZ, I., GIORDANO, N., HOLBURN, R., HERB, S. F., LUDDY, F. E.: Evaluation of activity of phospholipids in blood coagulation in vitro. Thrombos. Diathes. haemorrh. (Stuttg.) **10**, 164—189 (1963).
— — TOCANTINS, L. M.: Phospholipid antithromboplastin; assay in vitro and evaluation in vivo of purified fractions. Amer. J. Physiol. **190**, 8—12 (1957).
SIMONETTI, C., CASILLAS, G., PAVLOVSKY, A.: Purification du facteur VIII antihémophilique (FAH). Hémostase **1**, 57—66 (1961).
— — — Tannic acid purification of factor VIII. In: The Hemophilias. (BRINKHOUS, K. M., editor). Chapel Hill, N. C.: University of North Carolina Press, 1964.
SIMSON, L. R., OBERMANN, H. A., PENNER, J. A., LIEN, D. M., WARNER, C. L.: A method for preparing plasma factor VIII (antihemophilic globulin) concentrate. Amer. J. clin. Path. **45**, 373—376 (1966).
SJÖQUIST, J., BLOMBÄCK, B., WALLÉN, P.: Amino acid sequence of bovine fibrinopeptides. Arkiv Kemi **16**, 425—436 (1960).
SLOTTA, K. H.: Thromboplastin. I. Phospholipid moiety of thromboplastin. Proc. Soc. exp. Biol. (N. Y.) **103**, 53—56 (1960).
SMITH, H. P., WARNER, E. D., BRINKHOUS, K. M.: Lung extract and blood clotting. Amer. J. Physiol. **107**, 63—69 (1934).
SOKAL, B.: Die Bestimmung der Antithrombinaktivitäten des Plasmas. Acta haemat. (Basel) **14**, 34—42 (1955).
SOULIER, J. P., BLATRIX, C., PROU-WARTELLE, O., VIGNAL, A.: Préparation d'une fraction sérique riche en convertine (VII), facteur Stuart (X) et facteur antihémophilique B (IX). Nouv. Rev. franc. Hémat. **2**, 27—38 (1962).
— GOBBI, F., LARRIEU, M. J.: Séparation du fibrinogène et du facteur antihémophilique A. Rev. hémat. **12**, 481—496 (1957).
— LARRIEU, M. J.: Deficit en 3 ème facteur prothromboplastique plasmatique. Rapports entre le PTA et le facteur Hageman. Thrombos. Diathes. haemorrh. **2**, 1—23 (1958).
— PROU-WARTELLE, O.: New data on Hageman factor and plasma thromboplastin antecedent: The role of "contact" in the initial phase of blood coagulation. Brit. J. Haemat. **6**, 88—101 (1960).
— WARTELLE, O., MÉNACHÉ, D.: Caractères différentiels des facteurs Hageman et P.T.A.; rôle du contact dans la phase initiale de la coagulation. Rev. franc. Étud. clin. biol. **3**, 263—267 (1958).
— — — Hageman trait and PTA deficiency; the role of contact of blood with glass. Brit. J. Haemat. **5**, 121—138 (1959).

SPAET, T. H.: Studies on the in vivo behavior of blood coagulation product I in rats. Thrombos. Diathes. haemorrh. (Stuttg.) **8**, 276—285 (1962).
— Nature and action of intermediate product I. Fed. Proc. **23**, 757—761 (1964).
— CINTRON, J.: Clearance of blood coagulation product I in rabbits. Proc. Soc. exp. Biol. (N.Y.) **104**, 498—500 (1960).
— — Studies on the formation and inactivation of human blood coagulation product I. Thrombos. Diathes. haemorrh. (Stuttg.) **5**, 447—455 (1961).
— — Pathways to blood coagulation product I formation. Blood **21**, 745—754 (1963).
— — SPIVACK, M.: Some properties of the platelet-connective tissue mixed agglutination reaction. Proc. Soc. exp. Biol. (N.Y.) **111**, 292—295 (1962).
— GARNER, E. S.: Inactivation of thromboplastin in human blood. J. clin. Invest, **34**, 1807—1813 (1955).
— KINSELL, B. G.: Properties of bovine antihemophilic factor. Proc. Soc. exp. Biol. (N. Y.) **84**, 314—317 (1953).
SPEER, R. J., RIDGWAY, H.: The formation and "decay" of XII a. Thrombos. Diathes. haemorrh. (Stuttg.) **18**, 259—267 (1967).
— — HILL, J. M.: Activated human Hageman factor (XII). Thrombos. Diathes. haemorrh. (Stuttg.) **14**, 1—11 (1965).
STEFANINI, M.: New one-stage procedures for quantitative determination of prothrombin and labile factor. Amer. J. clin. Path. **20**, 233—240 (1950).
STRAUB, W.: Separation of coagulation factors by means of starch gel electrophoresis. Thrombos. Diathes. haemorrh. (Stuttg.) **4**, 451—461 (1960).
— DUCKERT, F.: The formation of the extrinsic prothrombin activator. Thrombos. Diathes. haemorrh. (Stuttg.) **5**, 402—425 (1961).
STURTEVANT, J. M., LASKOWSKI, M., DONNELLY, T. H., SCHERAGA, H. A.: Equilibria in the fibrinogen-fibrin conversion. III. Heats of polymerization and clotting of fibrin monomer. J. Amer. chem. Soc. **77**, 6168—6172 (1955).
SURGENOR, D. M., WILSON, N. A., HENRY, A. S.: Factor V from human plasma. Thrombos. Diathes. haemorrh. (Stuttg.) **5**, 1—20 (1961).
SYKES, E. M., Jr., SEEGERS, W. H., WARE, A. G.: Effect of acute liver damage on Ac-globulin activity of plasma. Proc. Soc. exp. Biol. (N. Y.) **67**, 506—507 (1948).
SZARA, S., BAGDY, D.: On the polysaccharide of fibrinogen and fibrin. Biochim. biophys. Acta (Amst.) **11**, 313—314 (1953).
TELFER, T. P., DENSON, K. W., WRIGHT, D. R.: A "new" coagulation defect. Brit. J. Haemat. **2**, 308—316 (1956).
THELIN, G. M., WAGNER, R. H.: Sedimentation of plasma antihemophilic factor. Arch. Biochem. **95**, 70—76 (1961).
THERRIAULT, D., NICHOLS, T., JENSEN, H.: Purification and identification of brain phospholipids associated with thromboplastic activity. J. biol. Chem. **233**, 1061—1065 (1958).
THIES, H. A.: Menschliche und tierische Gewebethrombokinasen. Ihre Eigenschaften und Bedeutung für die Anwendung von Antikoagulantien. Stuttgart: Thieme 1957.
THOMAS, L.: Studies on intravascular thromboplastic effect of tissue suspensions in mice; reaction of mice to intravenous injections of sedimentable tissue component. Bull. Johns Hopk. Hosp. **81**, 1—25 (1947).
THOMAS, W. R., SEEGERS, W. H.: Terminal amino acids of bovine prothrombin and thrombin preparations. Biochim. biophys. Acta (Amst.) **42**, 556—557 (1960).
TIBBS, J.: Identification of the free carboxyl groups in peptides. Nature (Lond.) **168**, 910 (1951).
TISHKOFF, G. H., PECHET, L., ALEXANDER, B.: Some biochemical and electrophoretic studies on purified prothrombin, factor VII (proconvertin) and factor X (Stuart). Blood **15**, 778—790 (1960).
— WILLIAMS, L. C., BROWN, D. M.: Preparation of highly purified prothrombin complex. J. biol. Chem. **243**, 4151—4167 (1968).
TOCANTINS, L. M.: Mammalian blood platelet in health and disease. Medicine (Baltimore) **17**, 155—260 (1938).
— Cephalin, protamine and antithromboplastic activity of normal and hemophilic plasmas. Proc. Soc. exp. Biol. (N.Y.) **54**, 94—97 (1943a).
— Demonstration of antithromboplastic activity in normal and hemophilic plasmas. Amer. J. Physiol. **139**, 265—279 (1943b).
— Anticephalin activity and prothrombin conversion rate of normal and hemophilic plasmas. Proc. Soc. exp. Biol. (N. Y.) **55**, 291—293 (1944).
— Influence of contacting surface on coagulability and anticephalin activity of normal and hemophilic plasmas. Amer. J. Physiol. **143**, 67—76 (1945).
— Symposium: What is hemophilia ? Hemophilic syndromes and hemophilia. Blood **9**, 281—285 (1954).

TRISTAM, G. R.: Amino acid composition of purified proteins. Advanc. Protein Chem. **5**, 83—153 (1949).
TROUP, S. B., REED, C. F.: Platelet thromboplastic factor: Its chemical nature, in vivo activity, and the identification of similar thromboplastic substances in red blood cells. J. clin. Invest. **37**, 937 (1958).
— — MARINETTI, G. V., SWISHER, S. N.: Thromboplastic factors in platelets and red blood cells: Observations on their chemical nature and function in vitro coagulation. J. clin. Invest. **39**, 342—351 (1960).
TULLIS, J. L., MELIN, M., JURIGIAN: P.: Clinical use of human prothrombin complexes. New Engl. J. Med. **273**, 667—674 (1965).
TURNER, D. L., HOLBURN, R. R., SIPIN, M. DE, SILVER, M. J., TOCANTINS, L. M.: Thromboplastic activity of phosphatidylethanolamine from natural and synthetic sources. J. Lipid Res. **4**, 52—56 (1963).
— SILVER, M. J.: Total synthesis of unsaturated phosphatidyl-serine and its activity in clotting systems. Nature (Lond.) **200**, 370—371 (1963).
UEHLINGER, E.: Über eine Blutgerinnungsstörung bei Dysproteinämie. (Beitrag zur Kenntnis der körpereigenen Antikoagulantia). Helv. med. Acta **16**, 508—528 (1949).
URAYAMA, T., ASADA, T.: Purification of Ac-globulin. Biochim. biophys. Acta (Amst.) **93**, 683—685 (1964).
VEDER, H. A.: Further purification of the antihaemophilic factor (AHF). Thrombos. Diathes. haemorrh. (Stuttg.) **16**, 738—751 (1966).
VRIES, A. DE, ALEXANDER, B., GOLDSTEIN, R.: Factor in serum which accelerates conversion of prothrombin to thrombin; its determination and some physiologic and biochemical properties. Blood **4**, 247—258 (1949).
VROMAN, L.: Effects of hydrophobic surfaces upon blood coagulation. Thrombos. Diathes. haemorrh. (Stuttg.) **10**, 455—493 (1963).
— Behavior of coagulation factors at interfaces. In: Biophysical mechanisms in vascular homeostasis and intravascular thrombosis. (SAWYER, P. N., editor). New York: Appleton-Century-Crofts 1965.
— Surface activity in blood coagulation. In: Blood clotting enzymology. (SEEGERS, W. H., editor.) New York-London: Academic Press, 1967.
— Biological aspects of surface activation. Thrombos. Diathes. haemorrh. (Stuttg.), Suppl. **25**, 89—98 (1968).
WAALER, B. A.: Contact activation in the intrinsic blood clotting system. Oslo: University Press 1959.
WAGNER, R. H., MCLESTER, W. D., SMITH, M., BRINKHOUS, K. M.: Purification of antihemophilic factor (factor VIII) by amino acid precipitation. Thrombos. Diathes. haemorrh. (Stuttg.) **11**, 64—74 (1964a).
— RICHARDSON, B. A., BRINKHOUS, K. M.: A study of the separation of fibrinogen and antihemophilic factor (AHF) in bovine, canine, porcine, and human plasma. Thrombos. Diathes. haemorrh. (Stuttg.) **1**, 1—8 (1957).
— SMITH, M., MCLESTER, W.: Precipitation of factor VIII with aliphatic amino acids. In: The hemophilias. (BRINKHOUS, K. M., editor.) Chapel Hill, N. C.: University of North Carolina Press 1964b.
WALSMANN, P., MARKWARDT, F.: Über die Biochemie des Thrombins. Pharmazie **23**, 597 (1968).
WARE, A. G., GUEST, M. M., SEEGERS, W. H.: Plasma accelerator factor and purified prothrombin activation. Science **106**, 41 (1947a).
— — — Fibrinogen: With special reference to its preparation and certain properties of the product. Arch. Biochem. **13**, 231—236 (1947c).
— MURPHY, R. C., SEEGERS, W. H.: The function of Ac-globulin in blood clotting. Science **106**, 618 (1947b).
— SEEGERS, W. H.: Studies on prothrombin: Purification, inactivation with thrombin, and activation with thromboplastin and calcium. J. biol. Chem. **174**, 565—575 (1948a).
— — Serum Ac-globulin: Formation from plasma Ac-globulin; role in blood coagulation; partial purification; properties, and quantitative determination. Amer. J. Physiol. **152**, 567—576 (1948b).
WEAVER, R. A., GABRIEL, D. A., LANGDELL, R. D.: Concentrated antihemophilic factor (AHF) from outdated plasma. Fed. Proc. **25**, 317 (1966).
— — — Concentrated antihemophilic factor (AHF) from outdated blood. Transfusion (Philad.) **7**, 168—173 (1967).
WEBSTER, M. E., RATNOFF, O. D.: Role of Hageman factor in the activation of vasodilator activity in human plasma. Nature (Lond.) **192**, 180—181 (1961).
WEBSTER, W. P., REEDICK, R. L., ROBERTS, H. R., PENICK, G. D.: Release of factor VIII (antihemophilic factor) from perfused organs and tissues. Nature (Lond.) **213**, 1146—1147 (1967).

WHITE, N. B., FERGUSON, J. H., HITSUMOTO, S.: Preparation and activity of factor V from small quantities of bovine plasma. Amer. J. med. Sci. **255**, 143—151 (1968).
WHITE, S. G., AGGELER, P. M., EMERY, B. E.: Plasma thromboplastin component (PTC) potency of plasma fractions. Proc. Soc. exp. Biol. (N. Y.) **83**, 69—71 (1953b).
— — GLENDENING, M. B.: Plasma thromboplastin component (PTC): Hitherto unrecognized blood coagulation factor; case report of PTC deficiency. Blood **8**, 101—124 (1953a).
WIDENBAUER, F., REICHEL, C.: Untersuchungen über die Thrombokinase des Blutes. Biochem. Z. **311**, 307—310 (1942).
WILLIAMS, W. J.: The activity of lung microsomes in blood coagulation. J. biol. Chem. **239**, 933—943 (1964).
— The activity of human placenta microsomes and brain particles in blood coagulation. J. biol. Chem. **241**, 1840—1846 (1966).
— NORRIS, D. G.: Purification of a bovine plasma protein (factor VII) which is required for the activity of lung microsomes in blood coagulation. J. biol. Chem. **241**, 1847—1856 (1966).
WILNER, G. D., NOSSEL, H. L., ROY, E. C. LE: Activation of Hageman factor by collagen. J. clin. Invest. **47**, 2608—2615 (1968).
WITTE, S., DIRNBERGER, P.: Klinische Untersuchungen über die Gerinnungsfaktoren Prothrombin, Faktor V und Faktor VII bei Lebererkrankungen und ihre Beeinflussung durch Vitamin K_1 und Synka-Vit. Klin. Wschr. **31**, 781—787 (1953).
WOODSIDE, E. E., THERRIAULT, D. G., KOCHOLATY, W.: Lipids of human platelets and their action on the blood coagulation process. Blood **24**, 76—91 (1964).
WOOLDRIDGE, L. C.: Chemistry of the Blood. London: Kegan, Trench, Trübner, Co. 1893.
YIN, E. T., DUCKERT, F.: Purification of factor IX or its precursor. Isolation of a Hageman-PTA fraction. Thrombos. Diathes. haemorrh. (Stuttg.) **6**, 215—223 (1961).
YPHANTIS, D. A.: Equilibrium ultracentrifugation of dilute solutions. Biochemistry (Wash.) **3**, 297—317 (1964).
ZACHARSKI, L. R., BOWIE, E. J. W., TITUS, J. L., OWEN, C. A.: Synthesis of antihemophilic factor (factor VIII) by leukocytes: Preliminary report. Mayo Clin. Proc. **43**, 617—619 (1968).
ZUCKER, M. B., BORELLI, J.: Some effects of divalent cations on the clotting mechanism and the platelets of EDTA blood. J. appl. Physiol. **12**, 453—460 (1958).
— — Platelet clumping produced by connective tissue suspensions and by collagen. Proc. Soc. exp. Biol. (N. Y.) **109**, 779—787 (1962).
ZUCKER-FRANKLIN, D., JAVID, J., SPAET, T. H.: Characterization of blood coagulation product I. Fed. Proc. **20**, 53 (1961).
— SPAET, T. H.: Partial purification of intermediate coagulation product I and a study of its properties. Amer. J. Physiol. **205**, 341—347 (1963).

Blutgerinnungshemmende Proteine, Peptide und Aminosäurederivate

Fritz Markwardt und Hellmut Landmann

Mit 15 Abbildungen

Einleitung

Die besondere Bedeutung, welche den Anticoagulantien für die Therapie und Prophylaxe thromboembolischer Erkrankungen zukommt, hat dazu geführt, daß auch proteinartige Stoffe mit blutgerinnungshemmender Wirkung Interesse gewonnen haben. Es handelt sich dabei einerseits um Substanzen, welche von tierischen Organismen speziell zum Zwecke der Hemmung der Blutgerinnung evolutionär hervorgebracht worden sind, und andererseits um solche, deren gerinnungshemmende Wirkung unspezifisch ist.

Zu den Proteinen mit spezifischer Anticoagulans-Funktion gehören zwei Wirkstoffgruppen. Es sind dies einmal die Faktoren des körpereigenen blutgerinnungshemmenden Systems der Wirbeltiere und des Menschen und zum anderen blutgerinnungshemmende Wirkstoffe, welche von blutsaugenden Tieren zum Zwecke des Nahrungserwerbs entwickelt worden sind. Die ersteren sind vorwiegend bei der Erforschung des physiologischen und pathologischen Gerinnungsablaufes gefunden worden. Über ihre Anzahl, Bedeutung und Wirkungsweise besteht bis heute keine Einigkeit. Dagegen stellen die letzteren eine Gruppe gut untersuchter Stoffe dar, von denen einer, das Hirudin, auch praktische Bedeutung erlangt hat.

Unter den Proteinen, die eine unspezifische blutgerinnungshemmende Wirkung entfalten, sind die wichtigsten die in pflanzlichen und tierischen Organismen vorkommenden Proteinaseninhibitoren. Diese Stoffe vermögen proteolytische Fermente wie Trypsin, Chymotrypsin, Plasmin u.a. dadurch zu hemmen, daß sie mit ihnen inaktive Komplexe bilden. Da auch am Ablauf der Blutgerinnung proteolytische Enzymreaktionen beteiligt sind, ist es nicht überraschend, daß einige von ihnen auch blutgerinnungshemmende Wirkungen besitzen.

Zu dieser Gruppe gehören ferner phospholipoidspaltende Fermente, welche die an verschiedenen Reaktionen des Gerinnungsablaufes beteiligten Phospholipoide so verändern, daß ihre katalytische Funktion verlorengeht. Auch die blutgerinnungshemmende Wirkung bestimmter tierischer Gifte geht auf die in ihnen enthaltene phospholipaseähnliche Aktivität zurück.

Bei der Beschreibung der proteinartigen blutgerinnungshemmenden Wirkstoffe wurden grundsätzlich diejenigen ausgenommen, welche ihre Wirkung auf indirektem Wege entfalten. Zu diesen Stoffen gehören Proteine, die im Organismus Schockzustände auslösen (wie Histone, bakterielle Endotoxine usw.), in deren Gefolge es zu einem Ungerinnbarwerden des Blutes kommt. Hierzu gehören ferner proteolytische Fermente, Fibrinolyse- und Blutgerinnungsfaktoren, die ein Ungerinnbarwerden des Blutes durch einen proteolytischen Abbau der Blutgerinnungsproteine bzw. durch einen Verbrauch derselben bei subakut verlaufenden intravasalen Gerinnungsvorgängen hervorrufen können.

Abgehandelt werden eine Reihe von klein- und großmolekularen Peptiden sowie einige Aminosäurederivate. Derartige Stoffe wurden in letzter Zeit wiederholt beschrieben. Ihre Auffindung ist Ausdruck der Bemühungen, synthetische Hemmstoffe von Gerinnungsfaktoren und damit kleinmolekulare sofortwirkende Anticoagulantien zu entwickeln. Ihnen kann für die Weiterentwicklung der Arzneistoffklasse der Anticoagulantien eine große Zukunft vorausgesagt werden, da sie die Vorzüge der Dicumarolverbindungen (Synthetisierbarkeit, orale Anwendbarkeit) mit denen des Heparins (Sofortwirkung) in sich vereinen.

I. Körpereigene plasmatische Hemmstoffe

Der Ablauf von Blutgerinnungsvorgängen bringt die Aktivierung einer Reihe von Fermenten aus inaktiven Vorstufen mit sich, deren Wirkung lokalisiert bleiben muß. Die Verteilung dieser Aktivierungsprodukte im strömenden Blut würde die Blutgerinnung generalisieren. Für den Organismus besteht daher die Notwendigkeit, sich vor der Wirkung dieser Fermente zu schützen. Dies wird erreicht durch ein körpereigenes blutgerinnungshemmendes System, d.h. eine Anzahl von Plasmaproteinen, welche die aktivierten Gerinnungsfaktoren zu neutralisieren vermögen, nachdem sie ihre hämostatische Aufgabe erfüllt haben, wodurch ein kontrollierter Ablauf der Blutgerinnung gewährleistet wird.

Die Kenntnisse über die verschiedenen Faktoren des physiologischen körpereigenen blutgerinnungshemmenden Systems sind zum gegenwärtigen Zeitpunkt noch lückenhaft. Übersichten sind von Deutsch und Fuchs (1958), Soulier (1959), Masure (1960) und in neuerer Zeit von Mammen (1967) gegeben worden. Die Inhibitoren sind größtenteils noch ungenügend charakterisiert, und einige der beschriebenen Faktoren dürften untereinander identisch sein. Das gilt insbesondere für die Hemmstoffe der Thrombokinasebildung und Thrombokinasewirkung. Sie werden daher in der vorliegenden Übersicht nur kurz gestreift (s. S. 84ff.).

Besser bekannt sind dagegen die plasmatischen Thrombin-Hemmkörper. Vier verschiedene physiologische Antithrombine sind beschrieben worden (Fell et al., 1954; Verstraete, 1966):

Antithrombin I ist identisch mit Fibrin. Thrombin wird an das sich unter seiner Wirkung bildende Fibringerüst adsorbiert, wodurch eine Selbsthemmung des Fermentes erreicht und eine Ausbreitung des Gerinnungsvorganges verhindert wird.

Antithrombin II, auch Heparin-Cofaktor genannt. Heparin besitzt in reinen Thrombin-Fibrinogen-Systemen nur eine geringe Antithrombinwirkung; seine gerinnungshemmende Aktivität wird erst in Verbindung mit diesem im Blutplasma vorkommenden Cofaktor wirksam.

Antithrombin III, ein durch Ätherbehandlung inaktivierbarer Plasmafaktor, der Thrombin in einer langsam verlaufenden Reaktion inaktiviert (Progressiv-Antithrombin).

Antithrombin IV, eine ätherresistente Antithrombinaktivität des Plasmas, welche Thrombin sofort nach seiner Bildung zu neutralisieren vermag.

Eine pathologische Verminderung oder Vermehrung dieser physiologischen Blutgerinnungsinhibitoren kann die Ursache für eine gesteigerte oder herabgesetzte Funktion der Blutgerinnung im Organismus sein. Neben den physiologischen körpereigenen Blutgerinnungshemmstoffen treten unter bestimmten pathologischen Bedingungen weitere Inhibitoren im menschlichen Blut auf (Übersicht bei Margolius et al., 1961; Bidwell, 1969). Unter den bisher bekannten pathologischen Inhibitoren überwiegen solche, die in die Reaktionskette der Thrombokinasebildung eingreifen. Nahezu gegen alle die daran beteiligten Blutgerinnungsfaktoren sind Hemmkörper beschrieben worden. Ihre Charakterisierung ist zur Zeit in den meisten Fällen ungenügend, und es ist völlig offen, inwieweit die bei den verschiedenen Krankheitsbildern beschriebenen Inhibitoren untereinander identisch sind. Intensiv untersucht wurde in letzter Zeit ein Hemmstoff, der nicht nur an dem Blutgerinnungsdefekt der Hämophilie A ursächlich beteiligt ist, sondern auch an der physiologischen Inaktivierung des Faktors VIII im Plasma teilnimmt (Mammen, 1963). Bei diesem Hemmstoff handelt es sich um einen Lipoidfaktor, der an anderer Stelle dieses Handbuches ausführlich charakterisiert wird (s. S. 33f.). Ferner ist ein Inhibitor, der bei Patienten mit Lupus erythematodes im Plasma auftritt, eingehend untersucht (Perkins und Acra, 1960; Breckenridge und Ratnoff, 1963; Biggs und Denson, 1964; Yin und Gaston, 1965).

Besser charakterisiert sind die pathologischen Antithrombine:

Antithrombin V wurde von Loeliger und Hers (1957) beschrieben und später erneut von Vermylen und Verstraete (1960), Frick (1959) und Vinazzer und Reinhardt (1968) untersucht. Der Inhibitor kann bei Plasmocytom-Patienten (Kahlersche Krankheit) auftreten. Er unterscheidet sich von den übrigen plasmatischen Antithrombinen dadurch, daß er auch in Abwesenheit von Heparin eine sofortige Thrombin-Neutralisation bewirkt.

Antithrombin VI ist eine Bezeichnung für Abbauprodukte des Fibrinogens, welche bei der Einwirkung von Plasmin entstehen und die Fibrinogen-Umwandlung zu hemmen vermögen.

Alle diese physiologischen und pathologischen Hemmkörper haben in Hinblick auf eine therapeutische Anwendung bisher keine Bedeutung erlangen können. Ein ausführliches Eingehen auf die einzelnen, z.T. umstrittenen Faktoren erübrigt sich somit im Rahmen dieser Übersicht. Eine eingehendere Behandlung sollen lediglich zwei Hemmstoffe erfahren, deren Eigenschaften und Wirkungsweise soweit charakterisiert sind, daß ihre ausführliche Besprechung als blutgerinnungshemmende Proteine in dieser Übersicht sinnvoll erscheint. Es handelt sich dabei um das „Antithrombin III", einen Faktor, der als physiologischer Blutgerinnungsinhibitor eine zentrale Stellung einnimmt, und um die blutgerinnungshemmenden Spaltprodukte des Fibrinogens, „Antithrombin VI", die unter den pathologischen Bedingungen der generalisierten Hyperfibrinolyse im Organismus entstehen und für deren Pathogenese eine große Bedeutung besitzen.

A. Antithrombin III

Unter den physiologischen Antithrombinen nimmt das Antithrombin III die wichtigste Stellung ein. Wahrscheinlich ist es nicht nur das einzige im Organismus tatsächlich zur Wirkung gelangende Antithrombin, sondern aufgrund seiner Befähigung zur Inaktivierung weiterer Blutgerinnungsfaktoren auch in der Lage, die zur Thrombinbildung führenden Vorgänge zu hemmen. Eine ausführliche zusammenfassende Darstellung über Eigenschaften und Wirkungsmechanismus von Antithrombin III ist von Hensen und Loeliger (1963) sowie von Monkhouse (1967) gegeben worden.

1. Eigenschaften und Präparation

Antithrombin III ist ein Plasmaprotein mit dem elektrophoretischen Verhalten eines α-Globulins (Monkhouse und Clarke, 1957; Lewis et al., 1958; Shinowara und Buckley, 1960; Hensen und Loeliger, 1963). Es ist Bestandteil der Cohn-Fraktion IV-1 (Loeb, 1956). Es handelt sich vermutlich um ein Lipoprotein, das durch Ausschütteln von Plasma mit organischen Lösungsmitteln zerstört wird (SEEGERS et al., 1952; MIHALYI, 1954; LOEB, 1956). Seine biologische Aktivität ist an das Vorhandensein anorganischer Ionen gebunden (HUGENTOBLER und WUNDERLY, 1949; MONKHOUSE, 1963). Es ist an Aluminiumhydroxyd, Tricalciumphosphat und Betonit adsorbierbar (MONKHOUSE et al., 1955; LOEB, 1956), zeigt dagegen keine Adsorbierbarkeit an Bariumsulfat, Celit, Kaolin, Aktivkohle, Tricalciumsulfat und Magnesiumoxid (SEEGERS et al., 1952). Die optimale Antithrombin III-Aktivität wird bei Temperaturen von 35—40° C (LYTTLETON, 1954) und einem pH-Wert von 8,5 (MIHALYI, 1954; MARKWARDT und WALSMANN, 1959; KAZAL et al., 1965) erreicht.

Versuche zur Reinigung von Antithrombin III sind von verschiedenen Autoren durchgeführt worden (MONKHOUSE et al., 1955; LOEB, 1956; MARKWARDT und WALSMANN, 1959; MONKHOUSE und MILOJEVIC, 1963). Allen diesen Reinigungsverfahren liegt eine Adsorption des Faktors an Aluminiumhydroxyd bzw. Tricalciumphosphat aus hitzedefibriniertem Plasma zugrunde. Die Antithrombin-Aktivität wurde danach durch Elution mit Phosphatpuffer gewonnen und das Eluat einer fraktionierten Ammoniumsulfatfällung unterworfen. Mit dieser Methodik erreichten MONKHOUSE et al. (1955) eine 8fache Anreicherung der Aktivität gegenüber Plasma. Bei der Weiterreinigung von Cohn-Fraktion IV-1 mit dieser Methode wurde von LOEB (1956) eine 50—100fache Reinigung erzielt. MARKWARDT und WALSMANN (1959) reinigten die durch 50% Ammoniumsulfatsättigung ausgefällte Fraktion mit Hilfe der präparativen Papierelektrophorese weiter und gelangten zu einem 25fach angereicherten Präparat. Hochgereinigte Antithrombin-Präparate gewannen MONKHOUSE und MILOJEVIC (1963, 1965, 1968) sowie ABILDGAARD (1967a) durch Fraktionierung des Aluminiumhydroxyd-Eluates an DEAE-Cellulose aus Rinderplasma. Sie zeigten bei Untersuchung in der Ultrazentrifuge (SEEGERS et al., 1964a) und mit Hilfe der Immunelektrophorese (ABILDGAARD, 1967a) noch keine Einheitlichkeit. Die Sedimentationskonstante der Hauptfraktion wurde mit $S^0_{20,\,w} = 4{,}01$ bestimmt. ABILDGAARD (1967a) bestimmte ein Molekulargewicht von 64000 für Antithrombin III. Durch Weiterreinigung dieser Präparate mit Hilfe der präparativen Disk-Elektrophorese gelang ABILDGAARD (1968a) die Darstellung einheitlichen Antithrombins III. Von SHINOWARA und BUCKLEY (1960) wurde eine Alkoholfällungsmethode entwickelt, die eine 95- bis 99%ige Wiedergewinnung der gesamten im Plasma vorhandenen Antithrombin III-Aktivität in gereinigter Form gestattet. Diese Methode hat zur Bestimmung von Normalwerten in Plasma und Serum Anwendung gefunden.

Anthithrombin III ist ein Produkt der Leber (DENNY und MINOT, 1915). Seine Konzentration im Blut sinkt daher bei chronischen Lebererkrankungen ab (Übersicht bei HENSEN und LOELIGER, 1963; v. KAULLA und v. KAULLA, 1967). Die ersteren Autoren bestimmten die Halbwertszeit des Antithrombins III. Sie beträgt 4 Tage.

2. Wirkungsmechanismus

Die Thrombininaktivierung durch Antithrombin III verläuft langsam und erreicht nach 60—120 min einen von der Antithrombinmenge abhängigen Grenzwert (Abb. 1a). Gleichlaufend mit der Abnahme der Thrombinaktivität geht dabei auch die Antithrombinaktivität verloren, was für die Bildung eines inaktiven Komplexes zwischen den beiden Reaktionspartnern spricht. Die Reaktion trägt daher den Charakter einer Reaktion zweiter Ordnung, wie MARKWARDT und WALSMANN (1959) und ABILDGAARD (1969) gezeigt haben (Abb. 1b). Die meisten Untersuchungen über die Kinetik der Thrombininaktivierung durch Antithrombin wurden unter Bedingungen vorgenommen, bei welchen ein großer Überschuß an Antithrombin über die zur Inaktivierung zugefügte Thrombinmenge vorlag. Dabei macht sich die Verminderung der Reaktionsgeschwindigkeit bei fortgeschrittener Thrombininaktivierung, wie sie entsprechend der Kinetik einer Reaktion zweiter Ordnung zu erwarten ist, nicht bemerkbar, so daß die Inaktivierungsreaktion praktisch wie eine Reaktion erster Ordnung verläuft (GERENDAS, 1946; MIHALYI, 1954; WAUGH und FITZGERALD, 1956; SHINOWARA und BUCKLEY, 1960; HENSEN und LOELIGER, 1963; GRANNIS et al., 1965; KAZAL et al., 1965). In derartigen Testsystemen wurden bei einem pH von 7,4 und 37° C und bei Anwesenheit normaler Antithrombin III-Konzentrationen Halbwertszeiten von 25—40 sec für die Inaktivierung von Thrombin in menschlichem Plasma bestimmt (HENSEN und LOELIGER, 1963; ABILDGAARD, 1967b).

Das langsame (progressive) Wirkungsprinzip hat das Antithrombin III gemeinsam mit einer Reihe anderer im Blut enthaltener eiweißartiger Blutgerinnungsinhibitoren. Es erscheint vom physiologischen Standpunkt außerordentlich

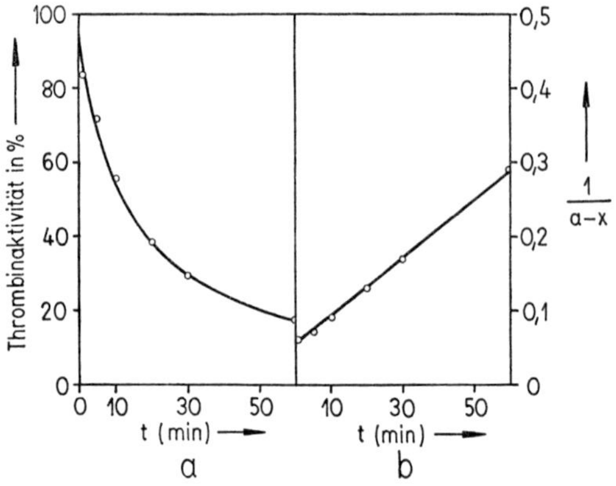

Abb. 1a u. b. Inaktivierung von 20 N.I.H.-Einheiten Thrombin durch eine äquivalente Menge Antithrombin III, gereinigt nach MARKWARDT und WALSMANN (1959), bei pH 7,8 und 35° C. a Zeit-Umsatz-Kurve. b Überführung der Zeit-Umsatz-Kurve in eine Gerade nach der für die Reaktion zweiter Ordnung gültigen Gleichung $1/(a-x) = k \cdot t + 1/a$

sinnvoll, da die Aktivierungsprodukte des Blutgerinnungsvorganges auf diese Weise erst neutralisiert werden können, nachdem sie ihre Funktion erfüllt haben. So werden Aktivität und Inaktivierung dieses biologischen Systems auf einfache Weise gesichert. Weitere physiologische Aspekte der Bildung und Inaktivierung von Thrombin sind in den Arbeiten von KAZAL et al. (1965), GRANNIS et al. (1965) und GRANNIS und KAZAL (1966) dargelegt.

Die Ursache für diese langsam ablaufende Ferment-Inhibitor-Reaktion scheint ein fermentativer Prozeß zu sein. Nach GERENDAS (1960) und MONKHOUSE (1967) besitzt Antithrombin III eine auf die Zerstörung von Thrombin eingestellte fermentative Aktivität. Der Beweis für diese Auffassung scheint bisher noch nicht endgültig erbracht zu sein. Einleuchtender sind die von SEEGERS erhobenen Befunde (SEEGERS et al., 1960; SEEGERS, 1968), daß das Antithrombin III ein Eiweißsubstrat des proteolytischen Fermentes Thrombin darstellt. Die Spaltung dieses Substrates erfolgt jedoch so langsam, daß Thrombin über längere Zeit im Enzym-Substrat-Komplex gebunden bleibt und dadurch inaktiv ist, ein Ergebnis, das moderneren Vorstellungen über den Mechanismus der Inaktivierung von Proteinasen durch eiweißartige Inhibitoren (FINKENSTADT und LASKOWSKI, 1965; OZAWA und LASKOWSKI, 1966) nahekommt (s. S. 100). Außerdem sind auch

Proteinasen-Inhibitoren bekannt, die eine ähnliche „intermediäre Hemmung" bewirken (s. S. 102f.). Dieses Ergebnis wird auch durch die experimentellen Befunde von MARKWARDT und WALSMANN (1959) unterstützt, wonach Thrombin sowohl nach Blockierung seiner katalytisch wirksamen Gruppe mit Diisopropylfluorophosphat als auch nach Blockierung des substratbindenden Zentrums mit Ninhydrin („Esterase-Thrombin" nach LANDABURU und SEEGERS, 1959) seine Fähigkeit zur Reaktion mit Antithrombin verliert.

Der gebildete Thrombin-Antithrombin-Komplex ist praktisch undissoziiert. Er läßt sich elektrophoretisch bei pH-Werten zwischen 4,0 und 10,0 nicht trennen. Das durch Antithrombin III inaktivierte Thrombin kann weder durch Erhöhung der Ionenkonzentration noch durch nachträgliche Zugabe von Thrombin-Substraten (Fibrinogen, p-Toluolsulfonyl-L-argininmethylester) reaktiviert werden (MARKWARDT und WALSMANN, 1959).

3. Bestimmungsmethoden

Die Bestimmung des Antithrombins III auf der Grundlage der totalen, durch eine bestimmte Antithrombinmenge neutralisierten Thrombinmenge bereitet wegen des langsamen Verlaufs der Reaktion Schwierigkeiten. Die bisher beschriebenen Verfahren beruhen daher vorwiegend auf einer Messung der Geschwindigkeit, mit welcher die Thrombininaktivierung vor sich geht. Unter Testbedingungen, bei welchen die Inaktivierung nach Art einer Reaktion erster Ordnung verläuft, können auf relativ einfache Weise Geschwindigkeitskonstanten bestimmt werden (GERENDAS, 1949, 1960; KAZAL et al., 1965). Die ermittelten Geschwindigkeiten bzw. Geschwindigkeitskonstanten können dann verglichen werden mit den entsprechenden Werten bei der Thrombininaktivierung durch defibriniertes Normalplasma bzw. defibrinierte Normalplasmaverdünnungen. Auf diese Weise ergeben sich Antithrombin III-Konzentrationen relativ zu der Konzentration im Normalplasma. Eine Reihe von Antithrombin-Bestimmungsmethoden, die auf diesem Prinzip basieren, haben als klinische Testmethoden Verwendung gefunden (Übersicht bei JÜRGENS und BELLER, 1959). Ihre Brauchbarkeit ist unterschiedlich. Die Methodik wurde von HENSEN und LOELIGER (1963) und MONKHOUSE (1963) weiter entwickelt. ABILDGAARD (1967b) verfolgte die Antithrombin III-Thrombin-Reaktion durch Messung der Hemmung der Fibrinbildung mit einer Methode, die auf der quantitativen Erfassung der N-terminalen Aminosäuren beruht.

Für die biochemische Bestimmung von Absolutwerten der Antithrombin III-Konzentration werden definierte Thrombinmengen mit der auf Antithrombin-Aktivität zu untersuchenden Testlösung gemischt und 60—120 min lang bei 28—35° C inkubiert. Die nach der Inkubation noch vorhandene Thrombinmenge wird durch Messung der Gerinnungszeit nach Zugabe von Fibrinogenlösung, durch Messung der Hydrolyse des p-Toluolsulfonyl-L-argininmethylesters oder durch Titration mit Hirudin (s. S. 112f.) bestimmt (SEEGERS et al., 1952; MARKWARDT und WALSMANN, 1959; MONKHOUSE et al., 1965).

Diese Methode gestattet eine quantitative Antithrombin III-Bestimmung in Antithrombin-Einheiten, wobei eine Antithrombin-Einheit definiert ist als diejenige Antithrombinmenge, welche eine N.I.H.-Einheit Thrombin neutralisiert. Von SHINOWARA und BUCKLEY (1960) wurde Antithrombin III in ATG-(Antithrombinglobulin-)Einheiten gemessen. Eine ATG-Einheit ist diejenige Antithrombinmenge, welche eine N.I.H.-Einheit Thrombin bei 37° C und pH 7,3 in 30 min inaktiviert.

Die später zu diskutierende wahrscheinliche Identität zwischen Antithrombin II und Antithrombin III (s. S. 83f.) gestattet es, auch Heparin-Cofaktor-Bestimmungsmethoden zur Antithrombin-Bestimmung heranzuziehen. Heparin reagiert wahrscheinlich nicht mit einem besonderen Cofaktor (Antithrombin II), sondern beschleunigt die Thrombin-Antithrombin-Reaktion. Der Zusatz von Heparin zum Testsystem macht daher längere Inkubationszeiten bei der Antithrombin III-Bestimmung überflüssig. Zur Direktbestimmung der Antithrombin III-Konzentration in Antithrombin-Einheiten eignet sich daher die folgende Methode (Markwardt und Walsmann, 1959):

0,1 ml der auf Antithrombin-Aktivität zu testenden Lösung wird mit 0,1 ml Heparinlösung (0,5 IE), 0,2 ml Trispuffer, pH 7,8, und 0,1 ml Thrombinlösung (10 N.I.H.-Einheiten) gemischt und 10 min bei 35° C inkubiert. Die restliche Thrombinmenge wird danach mit einem der oben beschriebenen Verfahren bestimmt.

Ein ähnliches Antithrombin-Bestimmungsverfahren mit Heparin ist auch von Blombäck et al. (1963) beschrieben worden.

Eingehende Untersuchungen über den Antithrombin III-Gehalt des menschlichen Blutes sind von Shinowara und Buckley (1960) und Hensen und Loeliger (1963) durchgeführt worden. Die letzteren Autoren stellten fest, daß der Antithrombin III-Gehalt des Serums um 25% niedriger ist als der des Plasmas, da ein Teil der vorhandenen Antithrombin-Aktivität durch das bei der Gerinnung entstehende Thrombin neutralisiert wird. Danach ist Antithrombin III im Blut in einem Überschuß vorhanden, der zur Inaktivierung eines Mehrfachen der normalerweise entstehenden Thrombinmenge ausreicht, was auch mit den Beobachtungen anderer Autoren übereinstimmt (Seegers et al., 1952). Dagegen erscheint der von Shinowara und Buckley (1960) angegebene Normalwert von 172,6 $\pm$ 19,8 ATG-Einheiten/ml Plasma zu niedrig, da in einem ml menschlichen Plasmas bis zu 200 N.I.H.-Einheiten Thrombin (Markwardt, 1958a) bzw. im Rinderplasma bis zu 300 N.I.H.-Einheiten Thrombin (Ware und Seegers, 1949) entstehen können.

Nach den Untersuchungen von Henstell und Kligerman (1966a, b) enthält thrombocytenfreies Plasma, das nicht durch decalcifizierende Agentien ungerinnbar gemacht ist, keine freie Antithrombinaktivität. Die Autoren postulieren das Vorhandensein eines Antithrombin-Inhibitors, an welchen das Antithrombin komplex gebunden ist. Aus diesem Komplex soll sich das Antithrombin durch Thrombocyten, Calciumentzug oder Erhitzen in Freiheit setzen lassen. Der Antithrombin-Inhibitor ist ein Glykoprotein und wurde gereinigt dargestellt.

4. Beziehungen zu anderen physiologischen blutgerinnungshemmenden Proteinen

a) Beziehungen zu anderen Antithrombinen

Die Vorstellung, daß 4 verschiedene Antithrombine an der physiologischen Thrombininaktivierung im menschlichen Blut beteiligt sind, läßt sich nach neueren Untersuchungen nicht mehr aufrechterhalten. So hat sich das Vorhandensein des Antithrombins IV, das von Seegers et al. (1954) als ein ätherresistentes Inhibitorprotein beschrieben wurde, nicht bestätigen lassen (Sokal, 1955; Monkhouse und Milojevic, 1965). Die Existenz des Antithrombins IV wird heute selbst von den Entdeckern verneint (Seegers et al., 1964b). — Auch die Bedeutung des Fibrins (Antithrombin I) für die physiologische Thrombininaktivierung ist zweifelhaft. Die Fähigkeit, Thrombin adsorptiv zu binden (Seegers, 1947; Klein und Seegers, 1950), stellt eine interessante und biochemisch bisher ungeklärte Eigenschaft des Fibrins dar. Hensen und Loeliger (1963) stellten fest, daß die Adsorption von Thrombin an Fibrin reversibel ist, und daß in Gegenwart von Antithrombin III das gesamte an Fibrin gebundene Thrombin schließlich auf diesen Inhibitor übertragen wird. Fibrin kann somit nur vorübergehend das entstandene Thrombin binden und dadurch dessen Übertritt in das zirkulierende Blut verhindern.

Das Problem der Thrombininaktivierung im Blut konzentriert sich somit auf die Antithrombine II und III. Als Antithrombin II wird ein Plasmaprotein bezeichnet, welches für das Zustandekommen der blutgerinnungshemmenden Wirkung des Heparins notwendig ist. Antithrombin II wird daher auch als Heparin-Cofaktor (Heparin-Coinhibitor, Heparinkomplement) bezeichnet. Heparin zeigt in gereinigten Thrombin-Fibrinogen-Systemen nur eine geringe Antithrombin-Wirkung. Die starke Anticoagulans-Wirkung des Heparins kommt erst in Gegenwart von Antithrombin II zustande, das eine sofortige Inaktivierung des vorhandenen Thrombins bewirkt. Heparinmengen von 2—15 IE/ml Blut (Blombäck et al., 1963) sind dafür bereits ausreichend. Da selbst derartig geringe Heparinmengen unter normalen Bedingungen im Blut nicht vorhanden sind (Zöllner und Lorenz, 1962), hat das Antithrombin II für die physiologische Thrombininaktivierung kaum Bedeutung und dürfte erst bei pathologischer oder therapeutischer Steigerung des Heparinspiegels im Blut zur Wirkung gelangen.

Die Untersuchungen über die Eigenschaften des Antithrombins II ergaben, daß dieser Inhibitor eine große Verwandtschaft mit dem Antithrombin III aufweist. Bereits Quick (1938) vermutete, daß Antithrombin- und Heparin-Cofaktor-Aktivität an das gleiche Plasmaprotein gebunden sind. Astrup und Darling (1943) glaubten dagegen nachweisen zu können, daß diese Aktivitäten verschiedenen Inhibitorproteinen zukommen. Seit dieser Zeit ist die Frage der Identität der Antithrombine II und III wiederholt untersucht worden. Gegen die Identität beider Inhibitoren sprechen vor allem ältere Befunde, wonach sie sich in ihrer Inaktivierbarkeit durch Äther und ihrer Fällbarkeit durch Ammoniumsulfat (Fell et al., 1954) sowie ihrer Thermostabilität (Astrup und Darling, 1943; Lyttleton, 1954; Schimpf und Lenhard, 1961) unterscheiden sollen. Von anderen Autoren (Burstein und Loeb, 1954; Monkhouse et al., 1955; Burstein, 1955; Burstein und Guinand, 1955; Waugh und Fitzgerald, 1956) wurde dagegen berichtet, daß sich die Inhibitoren in ihren Eigenschaften nicht unterscheiden. In Übereinstimmung damit war es in den meisten Fällen nicht möglich, eine präparative Trennung der beiden Inhibitoraktivitäten zu erreichen. Versuche zur Anreicherung der Antithrombin III-Aktivität führten auch zu einer Anreicherung der Heparin-Cofaktor-Aktivität (Monkhouse et al., 1955; Loeb, 1956; Markwardt und Walsmann, 1959; Hensen und Loeliger, 1963). Allerdings erhielten Monkhouse und Milojevic (1963, 1968) bei der elektrophoretischen Auftrennung hochgereinigter Antithrombin-Präparate im Stärkegel Fraktionen mit hoher Antithrombin-Aktivität, die frei von Heparin-Cofaktor-Aktivität waren. Auch von Porter et al. (1967a, b, 1968) und Ganrot (1969) wurde berichtet, daß eine Trennung der beiden Aktivitäten möglich sein soll. Antithrombin II und III sind nach diesen Untersuchungen zwei in ihren molekularen Parametern sehr ähnliche Proteine, die sich auf elektrophoretischem Wege oder in Gegenwart von Heparin, das von dem Cofaktor gebunden wird, durch Gelfiltration voneinander trennen lassen. Diesen Ergebnissen steht gegenüber, daß das durch präparative Disk-Elektrophorese gereinigte Antithrombin von Abildgaard (1968a), welches das derzeit beste Antithrombin-Präparat darstellen dürfte, beide Aktivitäten aufweist.

Die Frage der Identität der beiden Inhibitoren ist somit bis heute nicht eindeutig geklärt. Kinetische Untersuchungen über die Inaktivierung des Thrombins in Gegenwart und in Abwesenheit von Heparin haben gezeigt, daß die Gesamt-

Antithrombinaktivität von Plasma, Serum oder gereinigten Antithrombin-Präparaten durch Zugabe von Heparin nicht gesteigert werden kann (Burstein und Loeb, 1954; Markwardt und Walsmann, 1959; Gerendas, 1960). Danach ist die Existenz eines zweiten Inhibitors, der in Gegenwart von Heparin zusätzlich zur Wirkung gelangt, zu verneinen. Ferner war bei Patienten mit familiärer pathologischer Antithrombin III-Verminderung auch ein entsprechend starker Heparin-Cofaktor-Mangel nachweisbar (Egeberg, 1965a, b). Diese und ähnliche Befunde haben dazu geführt, daß heute die Mehrzahl der Autoren (Markwardt und Walsmann, 1959; Gerendas, 1960; Seegers, 1962; Henstell und Kligerman, 1967; Abildgaard, 1968b, c, 1969) zu der Ansicht neigt, daß die Aktivität der Antithrombine II und III durch ein einziges Inhibitorprotein im Plasma vertreten wird. Die Unterschiede in der Reaktionsweise (Antithrombin II bewirkt eine sofortige, Antithrombin III dagegen eine langsame Thrombininaktivierung) werden allgemein darauf zurückgeführt, daß die schnelle Inaktivierung des Thrombins in Gegenwart von Heparin auf eine Beschleunigung der Thrombin-Antithromin III-Reaktion durch Heparin zurückzuführen ist, eine Deutung, die früher bereits von Quick (1938), Loeb (1956) und Waugh und Fitzgerald (1956) gegeben wurde.

Über die Art und Weise des Zustandekommens der katalytischen Wirkung des Heparins bestehen bisher keine endgültigen Vorstellungen. Nach Markwardt und Walsmann (1959) beschleunigt Heparin die Thrombin-Antithrombin-Reaktion, ohne selbst in den gebildeten Komplex mit einzugehen. Unter der Annahme, daß die Thrombininaktivierung auf einer unvollständigen Hydrolyse des Substrates Antithrombin durch Thrombin beruht (s. S. 80f.), könnte die Heparinwirkung als eine Beeinflussung der Tertiärstruktur des Thrombinmoleküls gedeutet werden. Eine intermediäre Bindung zwischen Thrombin und Heparin ist vorstellbar, wodurch das Enzym unter dem Einfluß der sauren Gruppierungen des Heparins in eine Konformation überführt wird, die für die Reaktion mit Antithrombin besonders geeignet ist. Damit in Übereinstimmung steht, daß auch andere polyanionische Verbindungen zur Beschleunigung der Thrombin-Antithrombin-Reaktion befähigt sind (Markwardt und Walsmann, 1960, 1961; s. auch S. 121). Grundsätzlich wäre eine entsprechende Einwirkung des Heparins auf das Antithrombin-Molekül ebenfalls vorstellbar. Die unterschiedliche Lage des pH-Optimums der Thrombin-Antithrombin-Reaktion in An- und Abwesenheit von Heparin (Markwardt und Walsmann, 1959) macht eine Wirkung auf das Ferment in der besprochenen Weise jedoch wahrscheinlicher. Direkte experimentelle Beweise für einen derartigen Reaktionsmechanismus liegen bisher nicht vor.

b) Beziehungen zu Antithrombokinasen

Außer der Antithrombinaktivität besitzt das menschliche Blut auch Inhibitoren, welche die Aktivität der im plasmatischen Gerinnungssystem (intrinsic system) oder der unter Mitwirkung von Gewebefaktoren (extrinsic system) gebildeten Thrombokinase zu hemmen vermögen. Außerdem sind Inhibitoren bekannt, welche die Bildung der Plasmathrombokinase hemmen. Von den letzteren ist insbesondere ein Hemmstoff des Produktes der Kontaktaktivierung eingehend untersucht worden (Margolis, 1957; Ratnoff und Rosenblum, 1958; Ratnoff et al., 1961; Nossel, 1964; Iatridis et al., 1964a, b; Nossel und Niemetz, 1965). Er konnte in letzter Zeit in gereinigter Form dargestellt werden (Niemetz und Nossel, 1967).

Antiplasmathrombokinasewirkung und Antigewebsthrombokinasewirkung sollen an verschiedene Inhibitorproteine gebunden sein (Egli et al., 1957; Schimpf et al., 1960a, 1961). Sowohl gegen die Plasmathrombokinase als auch gegen die

Gewebsthrombokinase sind mehrere Inhibitoren beschrieben worden (BERRY, 1958; DEUTSCH und MAMMEN, 1958; DEUTSCH, 1960; SCHIMPF et al., 1960b, 1962; SCOTT et al., 1960).

Die Wirkung der Antiplasmathrombokinasen beruht wahrscheinlich auf einer Hemmung des aktivierten Faktors X. Zumindest ist gegen dieses Aktivierungsprodukt, welches nach SEEGERS et al. (1963), PAPAHADJOPOULOS et al. (1964), DAVIE und RATNOFF (1964, 1965) und MACFARLANE (1964, 1966) als identisch mit „product I" (SPAET und CINTRON, 1961), „thrombokinase" (MILSTONE, 1962, 1964) und „autoprothrombin C" (KOWARZYK und MARCINIAK, 1961; MARCINIAK und SEEGERS, 1962; SEEGERS et al., 1963) angesehen werden kann, eine starke Inhibitoraktivität im menschlichen Plasma demonstrierbar (SEEGERS und MARCINIAK, 1962).

Von verschiedenen Autoren wurde nachgewiesen, daß die Antiplasmathrombokinase-Aktivität während der Gerinnung zunimmt, und daß im Serum mehr Aktivität nachweisbar ist als im Plasma (KLESPER und EGLI, 1957; SCHIMPF et al., 1960a, 1964; SCHIMPF, 1963). Bei der Dicumaroltherapie sinkt die Antithrombokinaseaktivität ab (SCHIMPF, 1963). Diese Befunde haben zu der Annahme geführt, daß sich ein Plasmathrombokinase-Hemmkörper aus dem Prothrombinkomplex entwickelt (SCHIMPF, 1963; SCHIMPF et al., 1960a, 1962). SCHIMPF und OSAMO (1963) und SCHIMPF et al. (1964) haben Beziehungen dieses Hemmkörpers zum Autoprothrombin II (Faktor IX) diskutiert.

Die Anwesenheit eines derartigen Blutgerinnungsinhibitors im Prothrombinkomplex wurde erstmals von MAMMEN et al. (1960) nachgewiesen. Der Hemmkörper entsteht während der Dissoziation des Komplexes und hat eine enge Verwandtschaft zum Autoprothrombin II und wurde daher als Autoprothrombin II-A bezeichnet. Er hemmt die Prothrombinumwandlung im „intrinsic" und „extrinsic" Aktivierungssystem. Eine dem Autoprothrombin II-A ähnliche Hemmsubstanz wurde auch von SEEGERS und MARCINIAK (1965) beschrieben. MURANO (1966) und MARCINIAK et al. (1967) haben nachweisen können, daß dieser Hemmstoff die Aktivität des aktivierten Faktors X kompetitiv hemmt.

Daneben ist bekannt, daß die Aktivität der Antiplasmathrombokinase durch vorherige Thrombinbehandlung vermindert wird. Umgekehrt ist die Kapazität des Plasmas zur Thrombininaktivierung vermindert, wenn es vorher mit Autoprothrombin C inkubiert wurde (SEEGERS und MARCINIAK, 1962). Es wurde daher vermutet, daß Thrombin- und Thrombokinaseinaktivierung wenigstens teilweise durch dieselben Inhibitoren vermittelt wird. Tatsächlich konnte gezeigt werden, daß hochgereinigte Antithrombin III-Präparate auch zu einer langsam verlaufenden Thrombokinaseinaktivierung befähigt sind (SEEGERS et al., 1964a). Auch HENSEN und LOELIGER (1963) konnten in ihren Präparationsversuchen die Antithrombokinase-Aktivität von der Antithrombin III-Aktivität nicht abtrennen. Wie groß der Anteil des Antithrombins III an der physiologischen Thrombokinaseinaktivierung ist, kann derzeit nicht übersehen werden. EGEBERG (1965b) beobachtete bei seinen Patienten mit Antithrombin III-Mangel keine Verminderung der Antiplasmathrombokinaseaktivität des Blutes.

Der interessante Befund, daß Antithrombin III an der Thrombokinaseinaktivierung beteiligt ist, wirft die Frage auf, ob auch die Reaktion der Thrombokinasehemmung durch Heparin beschleunigt werden kann. Bisher sind keine Untersuchungen über diese Fragestellung bekannt. Es wäre interessant, die wiederholt beschriebene Hemmwirkung von Heparin gegenüber Thrombokinase (Übersicht bei SOULIER, 1963) von diesem Gesichtspunkt aus neu zu untersuchen. In neueren Untersuchungen wurde gezeigt, daß Heparin und andere Polyelektrolyte die Aktivierung von Faktor IX zu hemmen vermögen (SHANBERGE und FUKUI, 1967).

Als Hemmstoffe des aktivierten Faktors X müßten die Antiplasmathrombokinasen auch gegen die Gewebsthrombokinasen wirksam sein, da auch die Gewebsthrombokinasewirkung über die Aktivierung dieses Faktors abläuft (Hougie, 1959; Nemerson und Spaet, 1964) (s. Abb. 5). Trotzdem scheint das menschliche Blut über einen besonderen Inhibitor zur Inaktivierung der Gewebsthrombokinase zu verfügen (Spaet und Garner, 1955; Egli et al., 1957; Berry, 1958; Hjort, 1957, 1961; Deutsch und Fuchs, 1958; Soulier, 1959; Scott et al., 1960; Schimpf et al., 1960b; Stefanini et al., 1962; Schimpf, 1963). Dabei wurde die Vermutung ausgesprochen, daß sich dieser Inaktivierungsmechanismus am Faktor VII abspielt, der zur Bildung der thromboplastischen Aktivität des Gewebes notwendig ist. Dies hat zu Vorstellungen über verschiedene Hemmungsmechanismen der Gewebsthrombokinasebildung und -wirkung geführt (Übersicht bei Deutsch, 1960). Durch Scott et al. (1960) ist gezeigt worden, daß ein Teil der Inhibitoraktivität des Plasmas gegenüber Gewebsthrombokinase durch Thrombin neutralisiert werden kann. Das Antithrombin III scheint somit auch befähigt zu sein, einen spezifischen Inhibitoreffekt gegenüber Gewebsthrombokinasen auszuüben. In diesem Zusammenhang sind die Untersuchungen von Seegers et al. (1964b) interessant, in welchen nachgewiesen wurde, daß hochgereinigtes Antithrombin III auch eine Inaktivierung des Faktors VII (Autoprothrombin I) bewirkt.

c) Beziehungen zu Antiproteinasen

Neben dem Antithrombin III scheinen noch andere Proteine des Blutplasmas zur Thrombininaktivierung befähigt zu sein. Es handelt sich dabei um die sog. Antiproteinasen, d.h. Plasmaeiweißkörper, von denen eine Hemmwirkung gegenüber proteolytischen Fermenten bekannt ist (Übersicht bei Schwick et al., 1966; Rimon et al., 1966). So wurde von Lanchantin et al. (1966) und James et al. (1967) gezeigt, daß ein in der α_2-Globulinfraktion enthaltenes Makroglobulin, das sich bereits als Hemmstoff von Trypsin und Chymotrypsin (Haverback et al., 1962; Mehl et al., 1964; Schwick et al., 1966; Ganrot, 1966) erwiesen hatte, auch Thrombin zu binden vermag. Die Thrombininaktivierung durch α_2-Makroglobulin erfolgt ebenfalls in einer langsam verlaufenden Reaktion, interessanterweise verliert Thrombin dabei jedoch nur seine Gerinnungsaktivität, während die esterolytische Wirkung des Fermentes erhalten bleibt (Lanchantin et al., 1966). Da dies bei der Thrombininaktivierung durch Antithrombin III nicht der Fall ist (Monkhouse et al., 1955; Markwardt und Walsmann, 1959; Blombäck et al., 1963), ist dieser Inhibitor als ein zweiter vom Antithrombin III verschiedener Thrombinhemmstoff im Plasma präsent (Abildgaard und Egeberg, 1968). Inwieweit er auch an der physiologischen Thrombininaktivierung beteiligt ist, läßt sich gegenwärtig nicht sagen.

Ein weiterer gut untersuchter und bereits in hochgereinigter Form dargestellter Proteinasenhemmstoff aus der α_1-Globulinfraktion des menschlichen Plasmas (α_1-Antitrypsin; Jacobsson, 1955; Moll et al., 1958; Bundy und Mehl, 1959; Schultze et al., 1962; Schwick et al., 1966) besitzt ebenfalls Antithrombin-Eigenschaften (Rimon et al., 1966; Gans und Tan, 1967). Die Reaktionsweise dieses Inhibitors ist der des Antithrombins sehr ähnlich. Nach den Untersuchungen von Heimburger (1967) ist er jedoch eindeutig vom Antithrombin III unterscheidbar. Andererseits wurde gezeigt, daß Antithrombin III auch zur Hemmung von Trypsin und Plasmin befähigt ist (Heimburger und Haupt, 1966; Heimburger, 1967; Schwick et al., 1967). Es scheinen somit zwischen den Antithrombinen und den anderen Antiproteinasen im menschlichen Plasma vielfältige, bisher noch nicht vollständig übersehbare Beziehungen zu bestehen, was sich auch darin zeigt, daß die Antitrypsinwirkung des Serums nach vorheriger Inkubation mit hohen Thrombinkonzentrationen aufgehoben wird (Abb. 2).

Zusammenfassend kann das Antithrombin III als polyvalenter Proteinasenhemmstoff charakterisiert werden, der außer Thrombin auch Autoprothrombin C, Faktor VII (Autoprothrombin I), Trypsin und Plasmin hemmt.

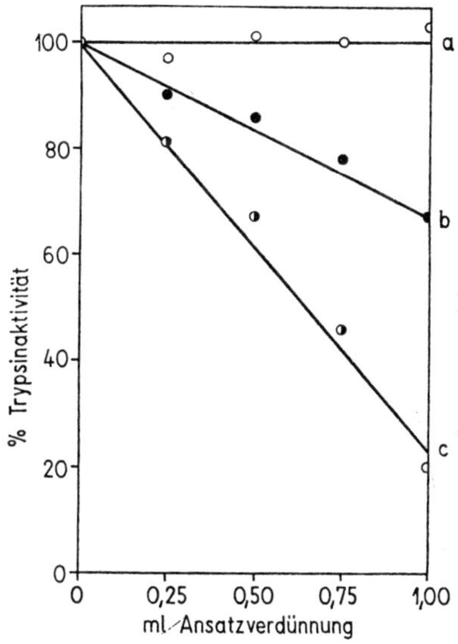

Abb. 2. Einfluß von Thrombin auf die Antitrypsin-Aktivität von Humanserum. Jeweils 0,25 ml Serum wurden mit *a* 0,5 ml Trispuffer, pH 8,0; *b* 0,5 ml Thrombinlösung (500 N.I.H.-Einheiten/ml Trispuffer, pH 8,0); *c* 0,5 ml Thrombinlösung (1000 N.I.H.-Einheiten/ml Trispuffer, pH 8,0) 60 min lang bei 37° C vorinkubiert. Zur Bestimmung der noch vorhandenen Antitrypsinaktivität des Serums wurden die Ansätze 1:25 mit Trispuffer, pH 8,0, verdünnt und in unterschiedlichen Mengen mit 0,5 ml Trypsinlösung (50 μg/ml) 5 min lang bei 37° C inkubiert. Volumenausgleich durch Trispuffer, pH 8,0. Die restliche Trypsinaktivität wurde caseinolytisch bestimmt

B. Antithrombin VI

Fibrinogenspaltprodukte sind in den letzten Jahren als Ursache für Hämostasestörungen bei einer Reihe von Erkrankungen erkannt worden und haben dadurch zunehmendes klinisches Interesse gewonnen. Die Untersuchungen über die Angriffspunkte im Blutgerinnungsablauf ergaben eine biochemisch interessante mehrfache Wirksamkeit dieser blutgerinnungshemmenden Proteine.

1. Eigenschaften und Präparation

Fibrinogenspaltprodukte mit blutgerinnungshemmender Wirkung entstehen bereits bei der Lagerung von Fibrinogen (Triantaphyllopoulos, 1958). Sehr wahrscheinlich geht die Bildung derartiger Produkte bei der Lagerung von Fibirinogen auf die Wirkung von Verunreinigungen mit dem fibrinolytischen Ferment Plasmin zurück. In den Untersuchungen von Niewiarowski und Kowalski (1957, 1958), Niewiarowski et al. (1959) und Kowalski (1960) wurde gezeigt, daß die Spaltprodukte, die sich beim Abbau von Fibrinogen durch Plasmin bilden, die Thrombin-Fibrinogen-Reaktion hemmen. Dies führte zur Einführung der Bezeichnung „Antithrombin VI“.

Beim proteolytischen Abbau des Fibrinogens entstehen zunächst großmolekulare Fragmente mit besonders starker blutgerinnungshemmender Aktivität („early products", „peak fraction"). Diese werden dann weiter zu Produkten geringerer Molekülgröße abgebaut („late products", „plateau fraction"), welche einen schwächeren blutgerinnungshemmenden Effekt entfalten (s. S. 94). Die Endprodukte des proteolytischen Abbaus des Fibrinogens durch Plasmin wurden ohne Kenntnis ihrer biologischen Wirkung in Untersuchungen von Nussenzweig und Seligmann (1960) sowie Nussenzweig et al. (1961a, b) charakterisiert und durch Chromatographie an DEAE-Cellulose gereinigt dargestellt. Die Autoren beschrieben 5 Spaltstücke, die sie mit A, B, C, D und E bezeichneten. Die Produkte

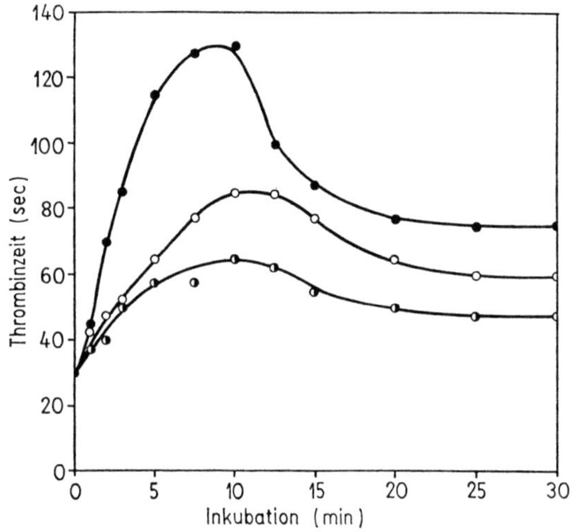

Abb. 3. Bildung von blutgerinnungshemmenden Fibrinogenspaltprodukten durch Plasmin (●—●), Chymotrypsin (○—○) und Trypsin (◑—◑). 1 ml Rinderfibrinogenlösung (7,5 mg/ml) wurde mit 0,5 ml Plasminlösung (2,5 Casein-Einheiten/ml) bzw. 0,5 ml Chymotrypsinlösung (50 µg/ml) bzw. 0,5 ml Trypsinlösung (10 µg/ml) bei 37° C inkubiert. 0,1 ml Inkubationsmischung wurde zu 0,2 ml menschlichem Citratplasma gegeben. Unmittelbar darauf wurde 0,1 ml Thrombinlösung (10 N.I.H.-Einheiten/ml) zugegeben und die Zeit bis zum Gerinnungseintritt bei 37° C gemessen. Fibrinogen, Plasmin, Chymotrypsin, Trypsin und Thrombin wurden in Trispuffer, pH 7,5, gelöst

A, B und C sind kleinmolekulare Abbauprodukte, während D und E größere Fragmente des Fibrinogens darstellen, die auch noch die antigenen Determinanten des Muttermoleküls aufweisen. Außer Plasmin sind auch andere proteolytische Fermente wie Trypsin, Chymotrypsin, Papain und Thrombin (Niewiarowski und Kowalski, 1957; Fletcher et al., 1962; Beck und Jackson, 1966; Sanchez-Avalos und Miller, 1968; Miller und Sanchez-Avalos, 1968; Triantaphyllopoulos und Muirhead, 1968) in der Lage, blutgerinnungshemmende Fibrinogenspaltprodukte zu bilden (Abb. 3). Aufgrund der qualitativen Unterschiedlichkeit der entstehenden Produkte ist ihre gerinnungshemmende Aktivität, insbesondere die der „early products", dabei jedoch verschieden groß. Die aktivsten Produkte erhält man beim Fibrinogenabbau mit Plasmin. Die blutgerinnungshemmende Wirkung ist an die Struktur des Fibrinogenmoleküls gebunden. Dementsprechend werden auch beim Abbau von Fibrin durch Plasmin blutgerinnungshemmende Spaltprodukte gefunden (Fletcher et al., 1962; Godal und Helle, 1963), während beim proteolytischen Abbau anderer Proteine keine blutgerinnungshemmenden Spaltprodukte auftreten (NIEWIAROWSKI und KOWALSKI, 1957, 1958). Die blutgerinnungshemmende Wirkung von Fibrinspaltprodukten ist jedoch geringer als die der entsprechenden Fibrinogenspaltprodukte (GODAL und HELLE, 1963; BELLER und MAKI, 1967).

Die Fibrinogenspaltprodukte der „peak fraction" sind erst in letzter Zeit näher charakterisiert worden. Sie werden bei einer Ammoniumsulfatkonzentration von 50% ausgefällt. Sie werden nicht an Bariumsulfat adsorbiert. Sie sind nicht dialysierbar und weisen eine elektrophoretische Beweglichkeit auf, welche zwischen der der β- und γ-Globulinfraktion menschlichen Plasmas liegt (KOWALSKI, 1960; KOWALSKI et al., 1960).

Erste Versuche zur Reindarstellung der Fibrinogenspaltprodukte der „peak fraction" wurden von NIEWIAROWSKI et al. (1959) durchgeführt. Ein elektrophoretisch nahezu homogenes Präparat wurde aus dem Inkubationsansatz mit 50% Ammoniumsulfat bei pH 7,0 ausgefällt. TRIANTAPHYLLOPOULOS und TRIANTAPHYLLOPOULOS (1962, 1965, 1966) fällten die Fibrinogenspaltprodukte ebenfalls bei einer Ammoniumsulfatkonzentration von 50% aus, nachdem sie zuvor unverändertes Fibrinogen durch Fällung mit 25% Ammoniumsulfat entfernt hatten. BASKOVA und BUDZYNSKI (1965) fraktionierten die früh entstehenden Fibrinogenspaltprodukte aus dem 1:10 mit destilliertem Wasser verdünnten Inkubationsansatz durch isoelektrische Präcipitation sowie Alkohol- und Ätherfällung, gewannen dabei jedoch nur heterogene Präparate mit hoher blutgerinnungshemmender Aktivität. In letzter Zeit gelang es, einheitliche Proteinfraktionen aus kurzzeitig lysiertem Fibrinogen durch Sephadex-Gelfiltration und Ausfällung mit Ammoniumsulfat darzustellen (FLETCHER et al., 1966; LARRIEU et al., 1966; BUDZYNSKI et al., 1967; FISHER et al., 1967; MARDER et al., 1967, 1969a; MARDER und SHULMAN, 1967).

Durch diese letztgenannten Arbeiten wurden die molekularen Parameter der beim Abbau von Fibrinogen durch Plasmin intermediär auftretenden Spaltprodukte mit starker blutgerinnungshemmender Wirkung eingehend untersucht. Danach bildet sich aus Fibrinogen zunächst ein Produkt X mit einem Molekulargewicht von 240000—270000 (FLETCHER et al., 1966; MARDER et al., 1967, 1969a). Dieses Produkt läßt sich durch Thrombin mit stark verminderter Geschwindigkeit noch zur Gerinnung bringen. Nach MARDER et al. (1969) ist das Produkt X vermutlich identisch mit dem von MOSESSON et al. (1967) und SHERMAN et al. (1969) beschriebenen „high solubility fibrinogen". Bei weiterer Plasmineinwirkung wird aus dem Produkt X das Fragment Y gebildet. Es besitzt ein Molekulargewicht von 155000—165000 (MARDER et al., 1967, 1969a; FLETCHER et al., 1966) und wird durch Thrombin nicht mehr zur Gerinnung gebracht. Nach MARDER et al. (1969a) wird folgende Abbausequenz des Fibrinogens postuliert: Aus Fibrinogen bildet sich zunächst das Produkt X sowie die kleinmolekularen Fragmente A, B und C. Beim weiteren Abbau durch Plasmin wird X in die Abbauprodukte Y und D aufgespalten. Y wird dann weiter in ein zweites Fragment D und in das Produkt E zerlegt (Abb. 4). Es wird angenommen, daß X und Y molekular einheitliche Proteinfraktionen darstellen. Da bei Erreichung der „peak"-Aktivität 17 Peptidbindungen in Fibrinogen gespalten sind (LATALLO et al., 1963), ist jedoch anzunehmen, daß sich diese Fraktionen aus mehreren ähnlich aufgebauten Abbauprodukten zusammensetzen, so daß die blutgerinnungshemmende Aktivität der „peak fraction" vermutlich nicht nur an zwei definierte Spaltproduktmoleküle gebunden ist, sondern daß diese biologische Wirkung einer Reihe früh auftretender Fibrinogenfragmente zukommt (FISHER et al., 1967). Von TRIANTAPHYLLOPOULOS und TRIANTAPHYLLOPOULOS (1967) wurden 18 kleinmolekulare Peptide beschrieben, die beim Abbau von Fibrinogen durch Plasmin entstehen.

Durch intravenöse Injektion der zwischen 25 und 50% Ammoniumsulfat ausfallenden Fibrinogenspaltprodukte konnte bei Kaninchen das Blut in einen ungerinnbaren Zustand überführt werden (TRIANTAPHYLLOPOULOS, 1960). Weitere Untersuchungen über die Wirkung von Fibrinogenspaltprodukten in vivo wurden von KOWALSKI et al. (1964a, 1965) und von POLIWODA et al. (1968) durchgeführt.

Die Abbauprodukte der „plateau fraction" sind insbesondere von der amerikanischen Arbeitsgruppe um ALKJAERSIG untersucht worden. Bei längerer Einwirkung von Plasmin auf Fibrinogen entstehen die Abbauprodukte D und E, für welche Sedimentationskonstanten von $S_{20,w} = 5{,}27$ und $S_{20,w} = 3$ bestimmt wurden (ALKJAERSIG et al., 1962). Diese Abbauprodukte sind gegen eine weitere Spaltung durch Plasmin resistent. Das größere Bruchstück, das 50% der Endprodukte des Fibrinogenabbaus durch Plasmin ausmacht und mit dem Fibrinogenspaltprodukt D von NUSSENZWEIG identifiziert wurde (ALKJAERSIG et al., 1962;

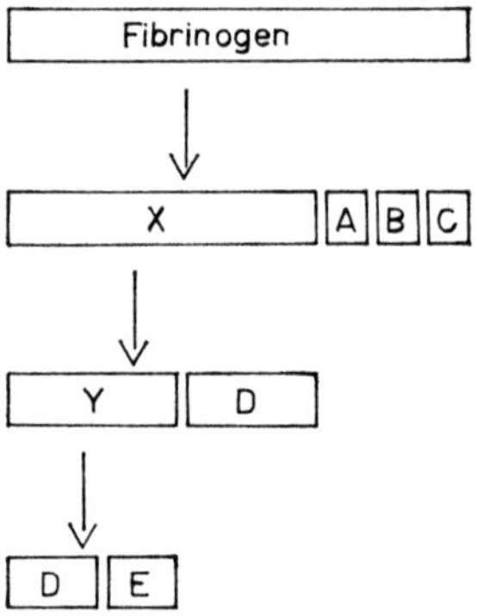

Abb. 4. Schematische Darstellung des Fibrinogen-Abbaues durch Plasmin

BANG, 1964; LEWIS und WILSON, 1964; BUDZYNSKI et al., 1967), ist hauptsächlich für die blutgerinnungshemmende Aktivität der spät entstehenden Fibrinogenspaltprodukte verantwortlich. Es wurde bereits vor Entdeckung seiner biologischen Aktivität von NUSSENZWEIG et al. (1961a, b) durch Chromatographie an DEAE-Cellulose isoliert. Weitere Präparationsverfahren unter Verwendung der Säulenchromatographie, Gelfiltration sowie elektrophoretischer Verfahren sind von LATALLO et al. (1962b), ALKJAERSIG et al. (1962), LEWIS und WILSON (1964), BUDZYNSKI et al. (1967), NANNINGA und GUEST (1967), NILÉHN (1967a—c) und MARDER et al. (1967, 1969a, b) beschrieben worden. Es handelt sich um ein thermolabiles Protein mit einem Molekulargewicht von 83000 und einer elektrophoretischen Beweglichkeit, welche zwischen der der β- und γ-Globuline des menschlichen Plasmas liegt. Nach den Untersuchungen von BELLER und MAKI (1967) ist das Produkt D, das beim Abbau von Fibrin entsteht, im Gegensatz zu dem aus Fibrinogen gebildeten thermolabil. Das schon 1945 von SEEGERS et al. beschriebene „α-Fibrinogen" kann ebenfalls mit dem Produkt D identifiziert werden (ALKJAERSIG et al., 1962). Ein Spaltprodukt entsprechender Molekülgröße ($S_{20,w} = 5{,}22$, Molekulargewicht 95000) wurde von MIHALYI und GODFREY (1963a, b) beim tryptischen Abbau von Fibrinogen isoliert. Im Gegensatz zu Plasmin vermag Trypsin dieses Produkt noch weiter zu fragmentieren.

Das zweite großmolekulare Endprodukt des Fibrinogenabbaus durch Plasmin, das Produkt E, ein Protein mit einem Molekulargewicht von 35000—40000 (BUDZYNSKI et al., 1967; NILÉHN, 1967b), ist im Gegensatz zu D nicht durch halbstündiges Erhitzen auf 56° C präcipitierbar (NUSSENZWEIG et al., 1961b; NILÉHN,

1967b). In neueren Untersuchungen wird das Molekulargewicht mit 50000 angegeben (MARDER et al., 1967, 1969a). Nach SANCHEZ-AVALOS und MILLER (1968) hat das Produkt E, das beim Abbau von Fibrin durch Plasmin entsteht, andere molekulare Eigenschaften als das aus Fibrinogen entstehende. Die blutgerinnungshemmende Wirkung des Fragmentes E ist im Vergleich zu der des Fragmentes D gering (MARDER und SHULMAN, 1969). Dem Produkt E scheint die von NIEWIAROWSKI et al. (1959) beschriebene Hemmwirkung auf die Thrombokinasebildung zugeordnet werden zu können (BASKOVA und KOWALYOVA, 1965; LARRIEU et al., 1967). Diese Wirkungsqualität kann nur im „thromboplastin generation test" (BIGGS und DOUGLAS, 1953) nachgewiesen werden und dürfte als blutgerinnungshemmende Wirkung von untergeordneter Bedeutung sein.

Die in der Endphase des proteolytischen Abbaus von Fibrinogen durch Plasmin auftretende blutgerinnungshemmende Aktivität ist somit vorwiegend an ein definiertes Abbauprodukt, das Bruchstück D, gebunden. Neuere Untersuchungen von TRIANTAPHYLLOPOULOS und TRIANTAPHYLLOPOULOS (1965), JAMIESON und GAFFNEY (1966) und NILÉHN (1967a, b) haben die Einheitlichkeit dieses Proteins allerdings in Frage gestellt.

2. Wirkungsmechanismus

Die blutgerinnungshemmende Wirkung der Fibrinogenspaltprodukte beruht auf einer Hemmung der Umwandlung des Fibrinogens zum Fibrin. In dieser Reaktion sind zwei Schritte zu unterscheiden (Abb. 5). In dem ersten Schritt

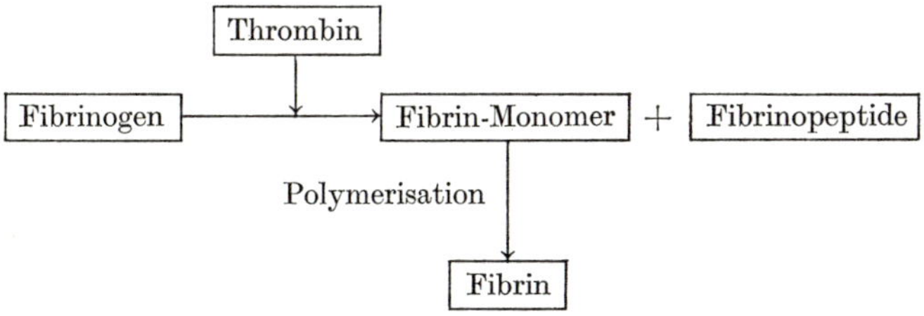

Abb. 5. Schematische Darstellung der Fibrinogen-Umwandlungsreaktion

werden durch die proteolytische Wirkung des Gerinnungsfermentes Thrombin 4 Peptide, die sog. Fibrinopeptide, vom Fibrinogenmolekül abgespalten. Die entstehenden Fibrinogen-Restkörper, Fibrinmonomere, werden dadurch befähigt, sich zusammenzulagern und zum Fibrin zu polymerisieren. Dieser zweite Schritt läuft ohne die Vermittlung eines Fermentes spontan ab, sobald die Fibrinopeptide abgespalten sind (SCHERAGA und LASKOWSKI, 1957).

In den ersten Arbeiten über den Wirkungsmechanismus der Fibrinogenspaltprodukte (NIEWIAROWSKI und KOWALSKI, 1958; NIEWIAROWSKI et al., 1959) wurde die Anticoagulanswirkung auf eine kompetitive Hemmung des Gerinnungsfermentes Thrombin zurückgeführt. Beim Abbau von Fibrinogen durch Plasmin kommt es nicht zu einer Abspaltung der Fibrinopeptide (WALLÉN und BERGSTRÖM, 1958), die entstehenden Fibrinogenspaltprodukte enthalten somit noch die Fibrinopeptidanteile und konkurrieren daher mit den Fibrinogenmolekülen um das Gerinnungsferment, woraus eine kompetitive Hemmung desselben resultiert. Aus dieser Sicht wurde den blutgerinnungshemmenden Fibrinogenspaltprodukten die Bezeichnung „Antithrombin VI" gegeben.

Da die esterolytische Aktivität des Thrombins durch die Spaltprodukte nicht gehemmt wird (ALKJAERSIG et al., 1962), bereitet es Schwierigkeiten, ihren starken blutgerinnungshemmenden Effekt allein auf diese Konkurrenzhemmung des Thrombins zurückzuführen. Kowalski (1960) postulierte deshalb auch eine Hemmwirkung der Fibrinogenspaltprodukte auf die Polymerisationsphase der Fibrinogenumwandlungsreaktion in der Weise, daß die Spaltprodukte aufgrund ihrer molekularen Verschiedenheit von den Fibrinmonomeren mit der Polymerisation derselben interferieren. Es ließ sich zeigen, daß insbesondere das gerinnungshemmende Endprodukt des Fibrinogenabbaus durch Plasmin, das Fragment D, seine Wirkung über eine solche Polymerisationshemmung entfaltet (Latallo et al., 1962a, b; Fletcher et al., 1962; Alkjaersig et al., 1962; Bang et al., 1962; Bang, 1964; Latallo et al., 1964; Hirsh et al., 1965). Dieses Fibrinogenbruchstück enthält offenbar nicht mehr die Molekülanteile, über welche die normale Polymerisation der Fibrinmonomere erfolgt. Das Bruchstück bildet zwar mit Fibrinmonomeren oder niederen Monomerpolymerisaten Copolymere, diese sind jedoch nicht mehr zur Anlagerung weiterer Fibrinmonomere befähigt. Auf diese Weise kommt es nicht nur zu einer Verlangsamung der Polymerisationsphase und damit zur Hemmung der Ausbildung eines sichtbaren Fibringerinnsels, sondern es entstehen auch qualitativ nicht vollwertige („defective") Gerinnsel. Diese Eigenschaft ist von besonderer Bedeutung für die Pathogenese des Phänomens der gestörten Hämostase bei Patienten, bei denen es infolge pathologischer Fibrinolysevorgänge zur Bildung von Fibrinogenspaltprodukten im Blut gekommen ist.

Latallo et al. (1964) glaubten, wenigstens die früh auftretenden Abbauprodukte als Thrombinhemmstoffe charakterisieren zu können. In letzter Zeit wurde jedoch nachgewiesen (Lipinski et al., 1967a; Kowalski, 1969; Marder und Shulman, 1969), daß die starke blutgerinnungshemmende Wirkung der „early products" in erster Line darauf beruht, daß sie mit Fibrinogen und insbesondere mit Fibrinmonomer oder niederen Fibrinpolymeren, die nach der Einwirkung von Thrombin entstehen, lösliche, d.h. ungerinnbare Komplexe bilden. Die späten Fibrinogenabbauprodukte sind in vermindertem Maße ebenfalls zu dieser Komplexbildung mit Fibrinogen und Fibrinmonomer befähigt. Danach existiert kein prinzipieller qualitativer Unterschied in der Wirkung der frühen und späten Fibrinogenspaltprodukte. Ihr gerinnungshemmender Effekt beruht in jedem Falle auf ihrer Fähigkeit, mit Fibrinogen oder Umwandlungsprodukten desselben Komplexe zu bilden. Dies führt zu einem Ungerinnbarwerden von Fibrinogen, zu einem Verlust der Polymerisationsfähigkeit des Fibrinmonomers oder zu einem Abbruch der Polymerisationsreaktion.

Die Befähigung des Fibrinmonomers zur Komplexbildung ist seit langem bekannt. So scheinen die in bestimmten pathologischen Plasmen nachweisbaren Kryofibrinogene, d.h. Fibrinogenfraktionen, die beim Abkühlen des Plasmas ausfallen und beim Erwärmen wieder in Lösung gehen, ebenfalls Komplexe zwischen Fibrinmonomer und Fibrinogenspaltprodukten darzustellen (Lipinski et al., 1964; Cohen et al., 1966; Lipinski et al., 1967a). Daneben wurden stabile Komplexe zwischen Fibrinmonomer und Fibrinogen beschrieben (Shainoff und Page, 1960, 1962; Sasaki et al., 1966).

Die ursprünglich postulierte Thrombinhemmung scheint somit im Lichte der neuen Daten von untergeordneter Bedeutung zu sein. In diesem Sinne ist der Terminus „Antithrombin VI" nicht mehr als eine geeignete Bezeichnung für blutgerinnungshemmende Fibrinogenspaltprodukte anzusehen.

Die Hemmung der Thrombokinasebildung durch Fibrinogenspaltprodukte wurde bereits an anderer Stelle beschrieben (s. S. 91). Von Baskova und Kovalyova (1965) und Larrieu et al. (1967) wird das Abbauprodukt E für diese Wirkung verantwortlich gemacht. Von Miller und Sanchez-Avalos (1968) sowie Gormsen und Laursen (1968) wurde dagegen gezeigt, daß mehrere Fibrinogenspaltprodukte eine Hemmwirkung auf die Thrombokinase- und Thrombinbildung ausüben. Die ersteren Autoren stellten im Gegensatz zu den Ergebnissen aller anderen Untersucher fest, daß das Produkt E in dieser Hinsicht unwirksam ist, während das Spaltprodukt D eine Hemmung der Thrombokinasebildung bewirkt. Diese Hemmung soll auf einer Inaktivierung des Blutgerinnungsfaktors IX beruhen. Es erscheint fraglich, ob die beschriebene Wirkung der Fibrinogenspaltprodukte auf die frühen Blutgerinnungsstadien tatsächlich existent ist. Da die Wirkung unter den angewandten Testbedingungen letztlich als eine verzögerte Blutgerinnung imponiert, ist zumindest nicht auszuschließen, daß die beobachtete Wirkung auf eine Hemmung der Fibrinogen-Fibrin-Umwandlungsreaktion zurückzuführen ist.

In letzter Zeit konnte ferner gezeigt werden, daß die Fibrinogenspaltprodukte außer ihrer Hemmwirkung auf den plasmatischen Gerinnungsvorgang auch einen störenden Einfluß auf die Thrombocytenfunktionen, wie Adhäsivität, Aggregation und viscöse Metamorphose ausüben (Kowalski et al., 1964a, b; Hirsh et al., 1965; Jerushalmy und Zucker, 1966; Zucker und Jerushalmy, 1966; Kopeć et al., 1966, 1968). Dabei sollen die großmolekularen Intermediärprodukte des Fibrinogenabbaues wiederum stärker wirksam sein als die Endprodukte. Da die Thrombocyten für den Hämostasevorgang von entscheidender Bedeutung sind, spielt diese Wirkung der Spaltprodukte ebenfalls eine besondere Rolle in der Pathogenese bestimmter Blutungsübel. Von Poliwoda et al. (1968) wurde gezeigt, daß die Bildung experimenteller thrombocytenreicher Abscheidungsthromben in Ratten-Mesenterialvenen durch vorher applizierte Fibrinogenspaltprodukte unterdrückt werden kann. Andere Untersuchungen haben dagegen ergeben, daß Fibrinogenspaltprodukte, insbesondere das Abbauprodukt D, in vitro und in vivo eine Aggregation der Thrombocyten auszulösen vermögen (Barnhart et al., 1967). Eine Erklärung für diese unterschiedlichen Befunde kann bisher noch nicht gegeben werden.

Neuerdings wurde gezeigt, daß Fibrinogenspaltprodukte auch eine Hemmung der Fibrinolyse bewirken können (Nanninga und Guest, 1968). Die Verlangsamung der Fibrinogen-Abbaureaktion bei protrahierter Einwirkung von Plasmin auf Fibrinogen wird darauf zurückgeführt.

Über eine Potenzierung der kontrahierenden Wirkung von Bradykinin, Angiotensin II und Histamin am isolierten atropinisierten Meerschweinchen-Ileum durch Fibrinogenspaltprodukte berichteten Buluk et al. (1966).

Es bestehen Zusammenhänge zwischen der Konzentration an ungerinnbaren Fibrinmonomer-Fibrinogenspaltprodukt-Komplexen im Plasma und den Sedimentationseigenschaften der Erythrocyten (Luchini und Copley, 1968; Lipinski et al., 1967b).

3. Bestimmungsmethoden

Die quantitative Bestimmung von blutgerinnungshemmenden Fibrinogenspaltprodukten kann mit Hilfe von Thrombinzeitbestimmungen in prinzipiell der gleichen Weise wie in dem in Abb. 3 dargestellten Versuch erfolgen. Quantitative Aussagen über die Verlängerung der Thrombinzeiten durch die verschiedenen Fibrinogenspaltprodukte sind von verschiedenen Autoren gemacht worden (Nanninga und Guest, 1967; Gormsen und Laursen, 1967; Beller und Maki, 1967; Marder und Shulman, 1969). Am sichersten erscheinen die von den zuletzt genannten Autoren angegebenen Werte, da die von ihnen untersuchten Spaltprodukte in hochgereinigter Form vorlagen. Danach wird in artefiziellen Fibrinogengerinnungssystemen eine Thrombinzeit von 3,4 sec durch das Produkt Y auf mehr als 180 sec verzögert, wenn das Mengenverhältnis des Produktes Y : Fibrinogen 1,5 beträgt. Die gleiche Verzögerung erhält man, wenn das Produkt D in einem 12,4fachen Überschuß über Fibrinogen vorhanden ist. Mit einem 37,5fachen Überschuß an Produkt E konnte die Thrombinzeit nur auf 23,5 sec verzögert werden. Ein 3,1facher Überschuß von Produkt X über die vorliegende Fibrinogenmenge verlängerte die Thrombinzeit auf 13,5 sec. Die Hemmwirkung des Produktes X ist jedoch schwierig zu beurteilen, da es auf Zugabe der gleichen Thrombinmenge in einer Zeit von 16,1 sec selbst zur Gerinnung gebracht wird. Alle Mengenangaben beziehen sich auf Gewichte. Die Methode der Thrombinzeitbestimmung kann daher nur im biochemischen Experiment oder als klinische Orientierungsmethode zur Bestimmung der Konzentration an Spaltprodukten im Plasma Anwendung finden. Sie besitzt nur eine geringe Spezifität, unterscheidet nicht zwischen den verschiedenen Spaltprodukten und ist ferner zum Nachweis kleiner Spaltproduktmengen in Plasmaproben ungeeignet.

Wegen der großen Bedeutung der blutgerinnungshemmenden Fibrinogenspaltprodukte für die Pathogenese bestimmter Störungen der Hämostasevorgänge ist ihre spezifische Erfassung jedoch von goßer diagnostischer Bedeutung. Aus diesem Grunde ist in letzter Zeit eine große Anzahl immunologischer Nachweisverfahren entwickelt worden (Ferreira und Murat, 1963; Ferri und Ferreira, 1963; Niléhn und Nilsson, 1964; Schwick, 1964; Fletcher, 1965; Seligmann und Marder, 1965; Fox et al., 1965; Merskey et al., 1965, 1966; Hemker et al., 1966; Niléhn, 1967c; Steichele, 1967; Beller und Maki, 1967; Laursen und Gormsen, 1967; Gormsen und Laursen, 1967; Karitzky und Künzer, 1968; Catt et al., 1968). Diese Methoden beruhen auf der schon von Nussenzweig et al. (1961a) gemachten Beobachtung, daß die als Blutgerinnungshemmstoffe interessanten Fibrinogenspaltprodukte die gleichen Antigeneigenschaften besitzen wie Fibrinogen und Fibrin. Aufgrund dessen können sie im Patientenserum, d. h. nach Entfernung des Fibrinogens durch den Gerinnungsvorgang mit Hilfe von Antifibrinogen- oder Antifibrinseren durch Präcipitatbildung nachgewiesen werden. Daneben ist die immunologische Bestimmung von Fibrinogenspaltprodukten mit Hilfe der Immunelektrophorese auch im Plasma möglich. Am empfindlichsten sind die Bestimmungsverfahren von Merskey et al. (1965, 1966) und Catt et al. (1968). Das erste Verfahren, das als „tanned red-cell hemagglutination inhibition immuno assay (TRCHII)“ bezeichnet wird, beruht auf einer Agglutination von mit Tannin vorbehandelten und mit Fibrinogen beladenen Schaf-Erythrocyten bei Zugabe des entsprechenden Antiserums. Bei vorausgegangener Neutralisation des Antiserums mit dem Antigen, bzw. mit einer Fibrinogenspaltprodukte enthaltenden Serumprobe bleibt die Hämagglutination aus. Mit dieser Methode gelingt es, Fibrinogenspaltprodukte in Mengen von 2,0—5,0 μg/ml Serum noch exakt nachzuweisen. Die zweite Methode beruht auf der Konkurrenz zwischen den in einer Plasmaprobe vorhandenen Fibrinogenspaltprodukten und einer der Probe zugesetzten Menge an radioaktiv markiertem Fibrinogen um eine im Überschuß zugefügte Antiserummenge. Je mehr Spaltprodukte in der Probe anwesend sind, desto weniger markiertes Fibrinogen reagiert mit dem Antikörper. Mit dieser Methode können noch Bruchteile von Mikrogramm-Mengen an Fibrinogenspaltprodukten/ml Serum erfaßt werden. Bezüglich der Ausführung der Methoden muß auf die Originalliteratur verwiesen werden.

Der Wert immunologischer Bestimmungsmethoden ist in letzter Zeit jedoch wieder fraglich geworden. Wie aus den Untersuchungen von Fox et al. (1965), Niléhn (1967c) und Catt et al. (1968) hervorgeht, zeigen die verschiedenen Spaltprodukte eine unterschiedliche immunologische Reaktivität. Außerdem werden Fibrinogenspaltprodukte in die Gerinnsel eingebaut, so daß die im Serum nachweisbaren Spaltproduktmengen nicht den tatsächlich im Patientenplasma vorliegenden entsprechen. Befriedigende Methoden, bei denen diese Nachteile überwunden sind, existieren zur Zeit noch nicht.

Eine zufriedenstellende Bestimmung der in Patientenplasmen vorliegenden Mengen an löslichen Komplexen zwischen Fibrinmonomer und großmolekularen Fibrinogenspaltprodukten gestattet die einfache Methode von LIPINSKI und WOROWSKI (1968). Dieser Methode liegt das bekannte „Paracoagulationsphänomen" zugrunde (DERECHIN, 1955; DERECHIN und SZUCHET, 1956; KOPEĆ et al., 1960), das auf einer Ausfällung von Fibrin aus den löslichen Komplexen durch basische Proteine, insbesondere Protaminsulfat, oder basischer Farbstoffe beruht. Das sich bildende feine Fibrinpräcipitat kann direkt turbidimetrisch bestimmt werden.

0,5 ml Oxalat-Plasma werden mit 1,5 ml 0,9%iger NaCl-Lösung verdünnt und mit 0,2 ml 1%iger Protaminsulfatlösung, 0,9% NaCl enthaltend, gemischt. Nach 5 min langer Inkubation bei Zimmertemperatur wird die Trübung bei 6190 Å in Cuvetten mit einer Schichtdicke von 0,5 cm gemessen.

Dieses einfache Testverfahren gestattet nicht nur eine quantitative Einschätzung der im Plasma vorhandenen Menge an löslichen Komplexen aus Fibrinmonomer und Fibrinogenspaltprodukten, sondern erlaubt darüber hinaus qualitative Aussagen über bestehende Thromboseneigungen und hinsichtlich der klinisch überaus bedeutungsvollen Differentialdiagnose zwischen primärer Fibrinolyse und Verbrauchscoagulopathie mit sekundärer Fibrinolyse. Da durch Protaminsulfat nur lösliches Fibrin ausgefällt wird, zeigt ein positiver Ausfall des Testes intravasale Blutgerinnungsvorgänge an. Beim Vorliegen einer primären Fibrinolyse ist der Gehalt des Patientenplasmas an löslichen Monomerkomplexen dagegen gering (LIPINSKI et al., 1967a, 1968; LIPINSKI und WOROWSKI, 1968). Mit der beschriebenen Methode wurde nachgewiesen, daß auch im Plasma von Normalpersonen lösliche Fibrinmonomerkomplexe enthalten sind (unter den oben angegebenen Testbedingungen ergeben sich in Normalplasmen Extinktionen von $0{,}30 \pm 0{,}018$), die als Ausdruck physiologischer intravasaler Blutgerinnungsvorgänge anzusehen sind. Im Plasma von Patienten mit Coronarthrombose und im Plasma von Versuchstieren nach Applikation von Fibrinolysehemmstoffen oder nach Auslösung des Shwartzman-Sanarelli-Phänomens ist der Spiegel an Fibrinmonomerkomplexen stark erhöht.

Von anderen Autoren (BELLER und MAKI, 1967; HEENE, 1970) wurden Versuche unternommen, die unterschiedlichen Eigenschaften von Fibrinogen- und Fibrinspaltprodukten zum Zwecke einer differentialdiagnostischen Analyse zwischen Verbrauchscoagulopathie und primärer Fibrinolyse auszunutzen.

4. Pathogenetische Bedeutung

Bereits in den ersten Arbeiten über Antithrombin VI (KOWALSKI et al., 1960; KOWALSKI, 1960) wurde gezeigt, daß sich blutgerinnungshemmende Fibrinogenspaltprodukte mit Hilfe von Thrombinzeitbestimmungen bei einer Reihe von Krankheiten, wie Lebercirrhose, Polycythaemia vera, Leukämie, Krebserkrankungen, Abruptio placentae u.a., im Plasma der Patienten nachweisen lassen. Es handelt sich hierbei um Krankheitsprozesse, in deren Verlauf gewöhnlich eine Aktivierung des körpereigenen fibrinolytischen Systems zu beobachten ist. Die Ursachen für diese Aktivierung sind mannigfaltig, sie sind in letzter Zeit in einer großen Anzahl von Arbeiten zusammenfassend referiert worden (Übersicht bei MARKWARDT und LANDMANN, 1967). Infolge einer derartigen pathologischen Aktivierung des fibrinolytischen Systems kann es zum Auftreten von Plasmin im zirkulierenden Blut und damit zu einem Abbau von Fibrinogen kommen. Fibrinogenspaltprodukte können im Blut eine mehrfache Störung der Hämostasevorgänge hervorrufen (s. S. 91ff.). Einerseits kommt es infolge der Hemmung der Fibrinbildung zu einer Störung der plasmatischen Gerinnung und zu einer Ausbildung von minderwertigen Fibringerinnseln, welche den funktionellen Verschluß von verletzten Blutgefäßen nicht mehr gewährleisten. Andererseits kommt es durch die Beeinträchtigung der Thrombocytenfunktionen auch zu einer Störung der frühen Phasen der Hämostase, wie Adhäsion von Thrombocyten an verletzten Gefäßstellen, Bildung eines Thrombocytenpfropfes usw. (Fletcher et al., 1962; Kowalski et al., 1964a, b; Marder und Shulman, 1969; Steichele und Herschlein, 1964; Steichele et al., 1966). Infolgedessen resultiert bei derartigen Patienten eine allgemeine Blutungsneigung, die sich vor allem in schweren Haut- und Schleimhautblutungen, gelegentlich auch intracerebralen Blutungen, äußert. Derartige unstillbare Blutungen entstehen oft nach kleinsten Verletzungen, z.B. auch an Injektionsstichstellen. Besonders eindrucksvoll ist das klinische Bild bei operativen Eingriffen, wo es zu einer Aktivierung des fibrinolytischen Systems durch Einschwemmung von Fibrinolysefaktoren aus dem traumatisierten Gewebe in den Blutstrom kommt. Hier wird mit zunehmender Operationsdauer die Blutstillung immer schwieriger, da alle Gefäßumstechungen neue Blutungen nach sich ziehen und sich oft fernab vom Operationsgebiet flächenhafte Haut- und Schleimhautblutungen entwickeln.

Vermutlich sind die Fibrinogenspaltprodukte allein nicht in der Lage, derartig schwere Krankheitsbilder zu erzeugen. Die Wiederauflösung gebildeter Fibringerinnsel durch das pathologisch aktivierte fibrinolytische System, die Fibrinogenverminderung infolge des proteolytischen Abbaus und die Zerstörung weiterer Blutgerinnungsproteine durch Plasmin spielen bei der Ausbildung einer fibrinolytischen Blutung ebenfalls eine Rolle. Nichtsdestoweniger stellt die Störung der Blutgerinnung und der Thrombocytenfunktionen durch Abbauprodukte des Fibrinogens einen der wichtigsten pathogenetischen Faktoren dieses Krankheitsbildes dar.

Blutgerinnungshemmende Spaltprodukte können im Blut auch durch Trypsineinschwemmungen in die Blutbahn, wie sie bei der Pankreatitis und der akuten Pankreasnekrose vorkommen können, gebildet werden (Landmann et al., 1969). Zwar sind Hämorrhagien bei diesen Erkrankungen selten, der Antithrombingehalt des Plasmas ist dagegen regelmäßig erhöht (Zürn, 1956; Neumayr und Parzer, 1956; Broicher et al., 1960; Greep et al., 1960; Hensen und Loeliger, 1963). Diese Erhöhung des Antithrombinspiegels bei der Pankreatitis wurde von Neumayr und Parzer (1956) als eine Aktivierung eines im Plasma vorhandenen „Antithrombinogens" durch das eingeschwemmte Trypsin gedeutet. Nach der heutigen Kenntnis könnte dieses Antithrombinogen mit Fibrinogen identisch und die Antithrombinerhöhung auf zirkulierende Fibrinogenspaltprodukte zurückzuführen sein. Experimentelle Beweise für diese Auffassung fehlen. Bei einer experimentellen Bestätigung könnten die neueren Methoden des Nachweises von Fibrinogenspaltprodukten zur Diagnose der Pankreatitis ein weiteres Anwendungsgebiet finden.

II. Natürlich vorkommende Proteinaseninhibitoren

Hemmstoffe proteolytischer Fermente kommen in Pflanzen, insbesondere Leguminosen, sowie tierischen Organen und Körperflüssigkeiten vor. Es handelt sich bei diesen Inhibitoren um Proteine, die befähigt sind, mit bestimmten Proteinasen Komplexe zu bilden, wodurch die Aktivität dieser Fermente erlischt.

Der Blutgerinnungsvorgang ist in neuerer Zeit als eine Reaktionskette spezifischer proteolytischer Vorgänge erkannt worden. Nachdem insbesondere das Gerinnungsferment Thrombin als proteolytisches Enzym charakterisiert werden konnte (BAILEY et al., 1951; BETTELHEIM und BAILEY, 1952; LORAND und MIDDLEBROOK, 1952; LORAND, 1952; LASKOWSKI et al., 1956), wurde in den letzten Jahren gezeigt, daß die meisten der bekannten Blutgerinnungsfaktoren Vorstufen proteolytischer Fermente darstellen, die in einer festgelegten Reihenfolge aktiviert werden und zur Wirkung gelangen (DAVIE und RATNOFF, 1964; MACFARLANE, 1964). Es wurde erstmalig von FERGUSON (1942) nachgewiesen, daß bestimmte natürlich vorkommende Proteinaseninhibitoren auch die am Blutgerinnungsvorgang beteiligten proteolytischen Fermente zu hemmen vermögen und dadurch eine blutgerinnungshemmende Wirkung entfalten. Mit diesem Typ von Blutgerinnungsinhibitoren befaßt sich das vorliegende Kapitel dieser Übersicht.

Eine blutgerinnungshemmende Wirkung kommt nur wenigen natürlichen Proteinaseninhibitoren zu. Sie ist in allen beobachteten Fällen 100—1000mal geringer als die Wirkung der gleichen Inhibitoren gegenüber Trypsin (LASKOWSKI und LASKOWSKI, 1954). Sie haben sich deshalb als Anticoagulantien bisher nur in sehr geringem Umfang nutzen lassen. Dagegen haben sie als Hemmstoffe pathologischer proteolytischer Prozesse bei einer Reihe von Erkrankungen praktische therapeutische Bedeutung erlangt. Insbesondere werden sie zur Behandlung der Pankreatitis eingesetzt, wobei der therapeutische Effekt früher vorwiegend auf eine Hemmung des intrapankreatisch aktivierten Trypsins zurückgeführt wurde. Nach neueren Untersuchungen steht die Hemmung des spezifischen proteolytischen Fermentes Kallikrein und die dadurch verhinderte Bildung der Plasmakinine Bradykinin und Kallidin mehr im Vordergrund. Die Kinine haben außer bei der Pankreatitis auch bei Schockzuständen, insbesondere nach schweren Gewebstraumen, pathogenetische Bedeutung. Die Kallikreinhemmung durch Proteinaseninhibitoren spielt daher auch bei diesen Krankheitszuständen eine Rolle (Übersicht bei TRAUTSCHOLD et al., 1966, 1967). Nachdem sich gezeigt hatte, daß die Proteinaseninhibitoren auch als Antiplasmine wirksam sind, gewannen sie mit der Entwicklung der Fibrinolyseforschung und den Fortschritten der fibrinolytischen Therapie auch als Antifibrinolytica therapeutisches Interesse (Übersicht bei MARKWARDT und LANDMANN, 1967).

Eine besondere Form schwer stillbarer Blutungen wird durch gleichzeitig ablaufende intravasale Blutgerinnungs- und Fibrinolysevorgänge hervorgerufen. Derartige Hämorrhagien finden sich besonders als Komplikation pathologisch verlaufender Geburten, bei denen es zu einem Einstrom thromboplastischen Materials aus dem Placentagewebe in den mütterlichen Kreislauf und dadurch zu intravasalen Fibrinausfällungen gekommen ist. Durch die einsetzende reaktive Fibrinolyse wird die durch die Fibrinausfällung verursachte Hämostasestörung zusätzlich verstärkt. Es besteht daher ein beträchtliches klinisches Interesse an Stoffen, welche sowohl den Blutgerinnungs- als auch den Fibrinolyseablauf blockieren. Proteinaseninhibitoren weisen die Voraussetzungen für eine solche doppelte Wirksamkeit auf. Wenn es gelingt, weitere Inhibitoren mit stärkerer blutgerinnungshemmender Wirkung aufzufinden, wird diese Stoffgruppe zur Therapie derartiger Blutungsübel in Zukunft vermutlich an Bedeutung gewinnen.

Bei den Proteinaseninhibitoren mit blutgerinnungshemmender Wirkung handelt es sich in den meisten Fällen um in reiner Form isolierte Proteine, deren chemische Struktur eingehend untersucht worden ist. Auch die Chemie ihrer Reaktionsmechanismen mit bestimmten Proteinasen, insbesondere Trypsin, ist weitgehend aufgeklärt. Auf eine Beschreibung dieser grundlegenden Daten wird an dieser Stelle verzichtet, da ausführliche Übersichten darüber vorliegen (GREEN und NEURATH, 1954; LASKOWSKI und LASKOWSKI, 1954; LASKOWSKI, 1955;

Laskowski et al., 1966; Vogel et al., 1966). Die vorliegende Übersicht beschränkt sich auf eine Charakterisierung der blutgerinnungshemmenden Wirkung dieser Stoffe.

A. Pflanzliche Proteinaseninhibitoren

1. Sojabohnen-Inhibitor

Der am besten charakterisierte pflanzliche Proteinasenhemmstoff ist ein aus Sojabohnen isolierter Inhibitor. Er wurde von Kunitz (1946) in kristalliner Form aus Sojabohnenmehl isoliert (Kunitz-Sojabohnen-Inhibitor). Der Hemmstoff ist in der Lage, Trypsin, Plasmin, Serumkallikrein und eine Reihe weiterer, weniger bekannter Proteinasen zu inaktivieren (Übersicht bei Vogel et al., 1966). Außer dem Kunitz-Inhibitor sind weitere Proteinaseninhibitoren aus Sojabohnen in reiner Form dargestellt worden (Rackis et al., 1959; Birk, 1961; Birk et al., 1963; Fratalli und Steiner, 1968), die sich von dem kristallinen Kunitz-Sojabohnen-Inhibitor in ihren physikalisch-chemischen Eigenschaften und in ihrem Wirkungsspektrum unterscheiden (Rackis et al., 1962; Rackis und Anderson, 1964). Eine blutgerinnungshemmende Wirkung wurde bisher nur für den Kunitz-Sojabohnen-Inhibitor nachgewiesen. Die folgende Charakterisierung bezieht sich daher ausschließlich auf diesen Stoff.

Wirkungsmechanismus

Die blutgerinnungshemmende Wirkung des Sojabohnen-Inhibitors wurde erstmals von Macfarlane und Pilling (1946) und Tagnon und Soulier (1946) nachgewiesen und in der Folgezeit von verschiedenen Autoren untersucht. Der Inhibitor wurde mehrfach zur biochemischen Untersuchung des Blutgerinnungsvorganges eingesetzt. Trotz umfangreicher Untersuchungen über den Mechanismus der blutgerinnungshemmenden Wirkung sind die Ergebnisse bis heute widersprüchlich. Während Macfarlane und Pilling (1946), Croxatto (1946), Macfarlane (1947), Glazko (1947), Guest und Nelson (1949), Biggs et al. (1953), Milstone (1955) und Soulier et al. (1960) die Gerinnungshemmung auf eine Antithrombokinasewirkung zurückführten, nahmen Glendening und Page (1951), Alkjaersig et al. (1955) und Shulman und Hearon (1963) an, daß der Inhibitor mit Prothrombin oder einem Prothrombinderivat einen Komplex bildet, wodurch die Aktivierung zum Thrombin verhindert wird. Übereinstimmend konnten die Autoren keine oder nur eine sehr geringe Hemmwirkung gegenüber dem Gerinnungsferment Thrombin nachweisen. Der Inhibitor kann somit als Hemmstoff der Prothrombinumwandlung charakterisiert werden. Nicht nur die im Blutplasma ablaufende, sondern auch die durch Gewebsthrombokinase (Macfarlane und Pilling, 1946; Glendening und Page, 1951) oder Russell-Viperngift bewirkte Prothrombinumwandlung (Macfarlane und Pilling, 1946) sowie die autokatalytische Thrombinbildung in Citratlösungen (Glendening und Page, 1951; Alkjaersig et al., 1955) werden gehemmt

Eine genauere Definition des Angriffspunktes des Sojabohnen-Inhibitors im Blutgerinnungsmechanismus war erst möglich, nachdem die Biochemie dieses komplizierten Vorganges selbst eine weitere Klärung erfahren hatte. In den Untersuchungen über die Natur des Prothrombinumwandlungsfaktors waren von verschiedenen Arbeitsgruppen Produkte aus Blutplasmafaktoren gewonnen worden, welche in Gegenwart des Gerinnungsfaktors V zur Prothrombinumwandlung befähigt sind („product I", „thrombokinase", „autoprothrombin C"; s. S. 85). Alle diese Aktivitäten ließen sich durch den Sojabohnen-Inhibitor hemmen (Milstone, 1960; Koppel et al., 1961; Milstone, 1962; Eskridge, 1963; Markwardt et al., 1964). Die Untersuchungen der letzten Jahre (Seegers et al., 1963; Papahadjo-

POULOS et al., 1964; DAVIE und RATNOFF, 1964, 1965; MACFARLANE, 1964, 1966) haben ergeben, daß alle diese Aktivitäten mit der des aktivierten Gerinnungsfaktors X identisch sind, dessen Hemmbarkeit durch Sojabohnen-Inhibitor ebenfalls bereits nachgewiesen war (ESNOUF und WILLIAMS, 1962). Die blutgerinnungshemmende Wirkung des Sojabohnen-Inhibitors beruht somit zumindest teilweise auf einer Inaktivierung des aktivierten Faktors X, der dadurch seine Fähigkeit zur Reaktion mit dem Gerinnungsfaktor V und damit zur Bildung des Prothrombinumwandlungsfaktors verliert (BRECKENRIDGE und RATNOFF, 1965)[1]. Die Hemmung der durch Gewebsthrombokinase oder Russell-Viperngift bewirkten Gerinnung beruht auf dem gleichen Effekt, da diese Prozesse gleichfalls über eine Aktivierung des Faktors X zustande kommen (Abb. 6).

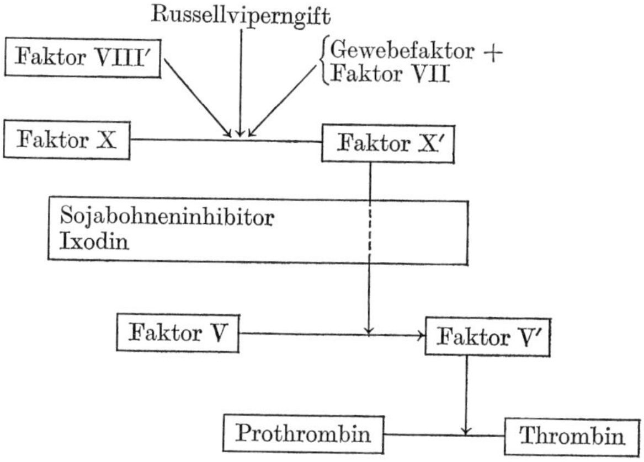

Abb. 6. Wirkungsmechanismus des Sojabohnen-Inhibitors im Blutgerinnungssystem. (Nach BRECKENRIDGE und RATNOFF, 1965.) Aktivierte Faktoren sind mit ' gekennzeichnet

Eine neuerdings von LANCHANTIN et al. (1969) durchgeführte Analyse der Wirkung des Sojabohnen-Inhibitors auf den Blutgerinnungsvorgang hatte das überraschende Ergebnis, daß der Inhibitor mit Thrombin unter Ausbildung einer leicht dissoziablen Komplexverbindung zu reagieren vermag. Der Komplex konnte isoliert werden. In dieser Bindung bleibt die katalytische Wirkung des Thrombins gegenüber Fibrinogen und kleinmolekularen synthetischen Substraten erhalten, während die Wirkung auf das Prothrombinmolekül, die bei der Prothrombinaktivierung eine Rolle spielt (s. Beitrag von MAMMEN in diesem Handbuch), aufgehoben wird. Nach Ansicht der Autoren geht die blutgerinnungshemmende Wirkung des Sojabohnen-Inhibitors auf diese Reaktion mit Thrombin zurück. Auch die Hemmung der Prothrombinumwandlung in konzentrierten Citratlösungen läßt sich durch diese Reaktionsweise des Inhibitors erklären. Ob daneben auch eine Hemmung des aktivierten Faktors X stattfindet, wird offengelassen. Nach diesen Befunden ist die Frage, auf welche Weise die blutgerinnungshemmende Wirkung des Sojabohnen-Inhibitors letztlich zustande kommt, noch nicht geklärt. Aufgrund der polyvalenten Wirkung des Inhibitors auf die verschiedensten proteolytischen Fermente darf man als wahrscheinlich annehmen, daß daran sowohl die Hemmung des aktivierten Faktors X als auch die Hemmung des Thrombins beteiligt sind.

[1] Nach neueren Vorstellungen bewirkt Faktor X' die Prothrombinumwandlung direkt, wobei Faktor V als Cofactor fungiert (s. S. 32).

Über die Biochemie der Ferment-Inhibitor-Reaktionen ist wenig bekannt. Mit Trypsin bildet der Hemmstoff einen Komplex im Molverhältnis 1:1 (KUNITZ, 1947a, b; MACLAREN, 1952; FRAENKEL-CONRAT et al., 1952; LEBOWITZ und LASKOWSKI, 1962). In letzter Zeit ist die Ausbildung kovalenter Bindungen zwischen Ferment und Inhibitor beschrieben worden. Nach den Untersuchungen von FINKENSTADT und LASKOWSKI (1965), OZAWA und LASKOWSKI (1966) und NIEKAMP et al. (1969) spaltet Trypsin eine Peptidbindung im Molekül des Sojabohnen-Inhibitors. Die Spaltungsreaktion läuft jedoch nicht bis zur Freisetzung der Spaltprodukte ab, sondern bleibt auf einer Zwischenstufe stehen, auf welcher Ferment und Inhibitor größtenteils kovalent miteinander verbunden sind (s. auch S. 80f).

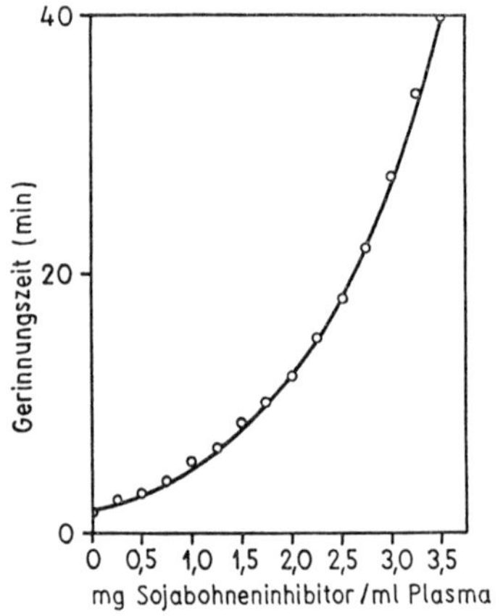

Abb. 7. Hemmung der Plasmagerinnung durch Sojabohnen-Inhibitor. Jeweils 0,2 ml thrombocytenreiches menschliches Citratplasma (1:9) wurden mit 0,1 ml Lösung eines hochgereinigten Sojabohnen-Inhibitorpräparates in Trispuffer, pH 7,5, versetzt und anschließend mit 0,1 ml 0,05 m $CaCl_2$-Lösung recalcifiziert. Ausführung des Tests bei 37° C

Obgleich der aktivierte Faktor X (MILSTONE, 1962; MILSTONE et al., 1963) und Thrombin (SHERRY und TROLL, 1954; SHERRY et al., 1965; MARKWARDT et al., 1964) als trypsinähnliche Fermente charakterisiert werden können, erscheint es angesichts der nur geringen blutgerinnungshemmenden Wirkung des Inhibitors im Blutplasma (Abb. 7) fraglich, ob die Reaktion mit diesem Faktor auf einem vergleichbaren Wege zustande kommt. Da zumindest der Komplex mit Thrombin leicht zerfällt und für die Komplexbildung die katalytische Aktivität des Thrombins nicht erforderlich ist (LANCHANTIN et al., 1969), dürften ähnliche Verhältnisse wie bei der reversiblen Reaktion des Inhibitors mit Chymotrypsin vorliegen (KUNITZ, 1947b). Danach ist das aktuelle Hemmungsausmaß entsprechend dem Massenwirkungsgesetz von der jeweiligen Konzentration der Reaktionspartner abhängig. Im Falle der Blutgerinnungshemmung, wo sich die Konzentration des aktivierten Faktors X und des Thrombins aufgrund ihrer erst erfolgenden Bildung und ihrer physiologischen Inaktiverung laufend ändert, ist daher mit einer besonders komplexen Kinetik der Hemmungsreaktion zu rechnen.

Über die Wirkung des Sojabohnen-Inhibitors in vivo liegen nur wenige Untersuchungen vor. RUSH und CLIFFTON (1951) und HLADOVEC et al. (1958) zeigten, daß sich die antiproteolytische Aktivität des Plasmas bei Versuchstieren nach intravenöser Applikation erhöht. Eine Anticoagulans-Wirkung in vivo beobachteten TAGNON und SOULIER (1948) bei Kaninchen und Hunden. Nach Angaben der

Autoren ist die Toxicität des Inhibitors gering. Liener (1951) stellte fest, daß intraperitoneale Inhibitorgaben von 200—2000 mg/kg bei Ratten und Küken letal wirken können. Bei chronischer Verfütterung traten bei Ratten Wachstumsstörungen und Pankreashypertrophie auf (Rackis, 1965). Bei vorheriger Applikation des Inhibitors wird die durch Thrombin- und Thrombokinaseinfusionen verursachte letale Wirkung aufgehoben (Andreenko und Kudryashov, 1961).

2. Andere pflanzliche Proteinaseninhibitoren mit blutgerinnungshemmender Wirkung

Eine blutgerinnungshemmende Wirkung wiesen Lewis und Ferguson (1953) für den Limabohnen-Inhibitor nach (Übersicht bei Vogel et al., 1966). Neuere Untersuchungen über die blutgerinnungshemmende Wirkung des Inhibitors fehlen.

Speer und Porter (1962) stellten Extrakte aus Samen von 100 Leguminosenarten her. 19 dieser Extrakte wiesen eine blutgerinnungshemmende Wirkung auf, die möglicherweise auf Proteinaseninhibitoren zurückzuführen ist. Eine Isolierung der Inhibitoren erfolgte nicht.

Eine gewisse praktische Bedeutung hat ein Proteinaseninhibitor aus Erdnußschalen gewonnen. Der Inhibitor wurde als Fibrinolysehemmstoff charakterisiert, der aufgrund dieser Eigenschaft bei oraler Gabe eine günstige Wirkung auf das Krankheitsbild der Hämophilie besitzen soll (Übersicht bei Markwardt und Landmann, 1967). Diesem Hemmstoff wurde eine Hemmwirkung auf Thrombin zugeschrieben (Cepelak et al., 1963). In einer neueren Untersuchung des Wirkungsspektrums dieses Inhibitors wurde keine Thrombinhemmung nachgewiesen. Dagegen besitzt der Stoff eine stärkere Hemmwirkung auf die Thrombinbildung als der Sojabohnen-Inhibitor (Egeblad, 1967).

Ein Protein mit Antitrypsin- und blutgerinnungshemmender Wirkung wiesen Pillai et al. (1955) im Milchsaft der Pflanze Carica papaya nach.

B. Tierische Proteinaseninhibitoren

Eiweißartige Proteinaseninhibitoren kommen in niederen und höheren Tieren vor (Übersicht bei Vogel et al., 1966). Von den Proteinaseninhibitoren, die in höheren Tieren und beim Menschen vorkommen, wurden die im menschlichen Blut enthaltenen bereits in Kapitel I dieser Übersicht erwähnt (s. S. 86f). Zwischen ihnen und den Faktoren des körpereigenen blutgerinnungshemmenden Systems bestehen vielfältige Beziehungen. Entsprechende Antiproteinasen wurden auch aus dem Blut von Säugetieren isoliert (Peanasky und Laskowski, 1953; Sale et al., 1957; Gray et al., 1960; Cole et al., 1960; Martin, 1961). Weiterhin wurde im Serum einer amerikanischen Schlangenart (Lampropeltis getulus floridans) ein Inhibitor beschrieben, der auch zur Thrombinhemmung befähigt ist (Philpot und Deutsch, 1956).

1. Ascaris-Inhibitor

In Extrakten aus Ascaris suum und Ascaris lumbricoides ist ein gegen Chymotrypsin und ein gegen Trypsin wirkender Proteinaseninhibitor enthalten (Green, 1957; Peanasky und Laskowski, 1960; Rhodes et al., 1963). Der Trypsin-Inhibitor soll die Blutgerinnung in der ersten Phase hemmen (Knüchel und Knüchel, 1954).

2. Inhibitor aus Rinderorganen

Ein in verschiedenen Organen des Rindes (Pankreas, Parotis, Lunge) vorkommender basischer Inhibitor ist der am längsten in reiner Form vorliegende eiweißartige Proteinasenhemmstoff. Er wurde bereits von KUNITZ und NORTHROP (1936) frei und im Komplex mit Trypsin kristallin dargestellt. Er ist der erste Proteinaseninhibitor, dessen Primärstruktur aufgeklärt ist (CHAUVET et al., 1964; DLOUHA et al., 1965; KASSELL und LASKOWSKI, 1965a, b; ANDERER und HÖRNLE, 1965; ANDERER, 1965a, b). Das Molekül besteht aus 58 Aminosäuren und besitzt ein Molekulargewicht von 6500. Der Inhibitor ist gegen Trypsin, Chymotrypsin, Kallikrein, Plasmin, Streptomyces griseus-Proteinase sowie verschiedene celluläre Proteinasen wirksam (TRAUTSCHOLD et al., 1966, 1967). Er ist unter dem Namen Trasylol (Bayer), Iniprol (Choay) und Contrykal (Arzneimittelwerk Dresden) als Präparat im Handel und hat zur Behandlung der Pankreatitis sowie der Hyperfibrinolyse therapeutische Bedeutung erlangt (Übersichten bei TRAUTSCHOLD et al. 1966, 1967; MARKWARDT und LANDMANN, 1967).

Dieser Inhibitor ist der erste in seiner Wirkung auf den Blutgerinnungsablauf untersuchte Proteinasenhemmstoff. FERGUSON (1942) beschrieb ihn als schwachen Thrombinhemmstoff, GROB (1943) wies ebenfalls eine blutgerinnungshemmende Wirkung nach, die er auf eine Blockierung der Prothrombinumwandlung zurückführte. Die blutgerinnungshemmende Wirkung wurde später wieder von BENZER et al. (1960) demonstriert. Neuere Untersuchungen haben indessen gezeigt, daß der Gerinnungsablauf in vitro nur durch sehr hohe Dosen der gereinigten Inhibitorpräparate verlangsamt werden kann (SOULIER et al., 1960; MARX et al., 1963). Dies gilt auch für den aus Rinderleber isolierten Hemmstoff, der vermutlich mit dem Inhibitor aus anderen Rinderorganen identisch ist (WERLE et al., 1967). Die in unreinen Präparaten gefundene stärkere blutgerinnungshemmende Wirkung (MARX et al., 1963) konnte inzwischen bei weiterer Reinigung abgetrennt werden.

Die blutgerinnungshemmende Wirkung des Inhibitors aus Rinderorganen wird auf eine Hemmung der Kontaktaktivierung der Gerinnung (HERSCHLEIN und STEICHELE, 1964), auf eine Hemmung des aktivierten Faktors X (BLOMBÄCK et al., 1966), auf eine Hemmung des Faktors IX (MARX, 1968) oder auf eine Erhaltung der Antithrombin I-Eigenschaft abgeschiedenen Fibrins (MATIS, 1968) zurückgeführt. Die Wirkung soll in vivo aus Gründen, über die bisher nur Spekulationen bestehen, stärker sein. GORMSEN und JOSEPHSEN (1967) konnten allerdings nach i.v. Applikation hoher Dosen des Inhibitors bei Patienten keine Veränderung von Blutgerinnungsparametern feststellen. Trotz dieser umstrittenen Wirkung auf das Blutgerinnungssystem ist der Inhibitor zur experimentellen und postoperativen klinischen Thromboseprophylaxe eingesetzt worden (AMRIS, 1966; NORDSTRÖM et al., 1966; MATIS und MÖRL, 1968). Das Ergebnis dieser Versuche kann jedoch nicht davon überzeugen, daß die Anwendung dieses Inhibitors Vorteile gegenüber den üblichen Formen der Anticoagulantientherapie verspricht. Unserer Meinung nach können Proteinaseninhibitoren auch nur dann vorteilhaft in der Therapie eingesetzt werden, wenn es um die Behandlung von Hämostasestörungen geht, welche durch gleichzeitig ablaufende Blutgerinnungs- und Fibrinolysevorgänge hervorgerufen werden. Erfolge sind unter diesen Bedingungen jedoch nur von Inhibitoren zu erwarten, welche in weit stärkerem Maße blutgerinnungshemmend wirken als der hier angewandte Hemmstoff.

3. Inhibitor aus dem Pankreas verschiedener Säugetiere (Kazal-Inhibitor)

KAZAL et al. (1948) wiesen nach, daß im Rinderpankreas neben dem basischen von KUNITZ und NORTHROP (1936) isolierten Inhibitor ein weiterer Proteinasenhemmstoff vorhanden ist und stellten denselben in kristalliner Form dar. Dieser Inhibitor wird auch in das Pankreassekret abgegeben (GREENE et al., 1966). Die Eigenschaften dieses Inhibitors sind wiederholt untersucht worden, und es bestanden bisher Unklarheiten darüber, inwieweit die für einzelne Säugetierarten mehrfach beschriebenen Inhibitoren untereinander identisch sind (Übersicht bei VOGEL et al., 1966). Man darf nach neueren Untersuchungen (CERWINSKY et al., 1967; BURCK et al., 1967; GREENE et al., 1968; GREENE und GIORDANO, 1969; FEENEY et al., 1969) annehmen, daß ein Inhibitor dieses Typs im Pankreas und in den Pankreassekreten aller bisher untersuchten Säugetierarten und des Menschen vorkommt. Die Inhibitoren erwiesen sich im Unterschied zu dem Kunitz-Pankreas-Inhibitor des Rindes als saure Proteine, die spezifisch gegen Trypsin wirksam sind. Diese Wirkung ist so begrenzt, daß der Inhibitor aus bestimmten Säugetierspecies nur das arteigene Trypsin zu hemmen vermag (FEENEY et al., 1969). Interessanterweise werden die Inhibitoren im Komplex mit Trypsin von dem Ferment abgebaut, so daß das Phänomen einer „temporären Hemmung" resultiert (KAZAL et al., 1948; LASKOWSKI und WU, 1953; WU und LASKOWSKI, 1955; FRITZ et al., 1967; TSCHESCHE und KLEIN, 1968). Die Primärstruktur des Inhibitors aus Rinderpankreas wurde kürzlich aufgeklärt (GREENE und GIORDANO, 1969).

Für den sauren Rinderpankreas-Inhibitor wurde von KAZAL et al. (1948) eine blutgerinnungshemmende Wirkung beschrieben, die sich auf eine Thrombinhemmung zurückführen ließ. Die Autoren benutzten diese Wirkung als einfache Methode zum Nachweis des Inhibitors bei seiner Isolierung. Die Antithrombinwirkung muß jedoch als gering angesehen werden, da von dem kristallinen Präparat Mengen von 10 mg/ml Thrombinlösung benötigt wurden, um die durch Thrombin bewirkte Gerinnung von 5 auf 55 sec zu verlängern. Bei einer neuerlichen Untersuchung des Wirkungsspektrums des sauren Rinderpankreas-Inhibitors wurde die schwache Antithrombin-Wirkung erneut demonstriert (BURCK et al., 1967). 400 μg des hochgereinigten Inhibitorpräparates verlangsamten die Thrombinzeit von 1 ml Citratplasma von 8 auf 32 sec. Die esterolytische Aktivität des Thrombins wurde nicht beeinflußt. Es ist daher nicht verwunderlich, daß FRITZ et al. (1967) und FEENEY et al. (1969), welche die Thrombinhemmung anhand der Hemmung der Spaltung kleinmolekularer Substrate nachzuweisen versuchten, keine Antithrombinwirkung der sauren Pankreasinhibitoren aus vers schiedenen Säugetierspecies zeigen konnten. Die Antithrombinwirkung diesesauren Proteins verdient Interesse, da sie gut mit den in dieser Übersicht entwickelten Vorstellungen über die Hemmung des Thrombins durch Hirudin (s. S. 108f) und die Fibrinopeptide (s. S. 122f) übereinstimmt (Abb. 9).

III. Wirkstoffe aus blutsaugenden Tieren

Angesichts der Bedeutung, welche den Hemmstoffen der Blutgerinnung zukommt, ist es von besonderem Interesse, daß uns die Natur hierfür Beispiele und Vorbilder gibt. Die blutsaugenden Tiere erzeugen nämlich Stoffe, mit deren Hilfe sie das gesogene Blut ungeronnen erhalten. Solche Stoffe sind für diese Tiere von vitaler Bedeutung, da sich ohne diese die von ihnen gesetzten kleinen Wunden bald schließen und die sich bildenden Blutgerinnsel den Saugkanal verstopfen. Diese Tiere vermitteln uns daher den Zugang zu den Wirkstoffen, welche für die Gerinnungsforschung vielseitige und reizvolle Probleme bieten.

Die Informationen über diese Wirkstoffe waren im Gegensatz zu den Kenntnissen über andere Anticoagulantien lückenhaft, da im wesentlichen ältere Untersuchungen vorlagen, die nur orientierenden Charakter hatten. Neuere Untersuchungen über diese Wirkstoffe mit dem Ziel ihrer Isolierung und chemischen Charakterisierung sowie der Klärung ihres Wirkungsmechanismus und der Möglichkeit ihres Einsatzes für eine Diagnose und Therapie von Störungen des Blutgerinnungsvorganges wurden 1955 von MARKWARDT et al. aufgenommen. Sie führten zur Isolierung und chemischen Charakterisierung sowie zur Klärung des Wirkungsmechanismus einer Reihe von blutgerinnungshemmenden Wirkstoffen, wodurch diese Inhibitoren erneutes Interesse fanden und in letzter Zeit auch zur Klärung bestimmter Fragen der Blutgerinnungsphysiologie herangezogen wurden (WITTE, 1960; CALDWELL, 1967; MARKWARDT und WALSMANN, 1960; MARKWARDT, 1961; MARKWARDT et al., 1962). Eine zusammenfassende Darstellung der in Einzelarbeiten verstreuten Ergebnisse wurde von MARKWARDT (1963) gegeben. Einen Überblick über die bisher charakterisierten Inhibitoren liefert die Tabelle 1.

Tabelle 1. *Charakterisierte blutgerinnungshemmende Wirkstoffe*

Inhibitor	Isoliert aus		Wirkung	Literatur
	Species	Familie		
Hirudin	Hirudo medicinalis	Hirudinidae, Blutegel	Antithrombin	MARKWARDT (1957b)
Ixodin	Ixodes ricinus	Ixodidae, Schildzecken	Antithrombokinase	MARKWARDT und LANDMANN (1958)
Argasin	Ornithodorus moubata	Argasidae, Lederzecken	Antithrombokinase	MARKWARDT und LANDMANN (1961)
Reduviin	Rhodnius prolixus, Triatoma infestans	Reduviidae, Raubwanzen	Antithrombin	MARKWARDT und SCHULZ (1960)
Tabanin	Tabanus bovinus	Tabanidae, Bremsen	Antithrombin	MARKWARDT und LEBERECHT (1959)

Das Vorkommen von blutgerinnungshemmenden Wirkstoffen ist außerdem in weiteren Tierspecies nachgewiesen worden (Literatur bei MARKWARDT, 1963), ohne daß jedoch eine Isolierung oder nähere Charakterisierung der Inhibitoren vorgenommen wurde. In letzter Zeit wurde in einer weiteren Raubwanzenart, Eutriatoma maculatus, ein Antithrombin (Maculatin) gefunden (HELLMANN und HAWKINS, 1966), und das schon seit langem bekannte Anticoagulans des Hakenwurms (Ancylostomatin) konnte von EIFF (1966) isoliert und als Antithrombokinase charakterisiert werden. Entsprechend der Vielzahl von blutsaugenden Tieren ist die Auffindung weiterer Inhibitoren zu erwarten.

Die besonderen Schwierigkeiten bei der Bearbeitung dieser Stoffklasse liegen in der Beschaffung des Ausgangsmaterials, aus dem der gesuchte Wirkstoff extrahiert werden kann. Die Mehrzahl der erfolgversprechenden tierischen Objekte ist schwerlich in genügend großer Menge zu beschaffen oder zu züchten. Hinzu kommt, daß die zu untersuchenden Tiere meist sehr klein sind, so daß eine Präparation der wirkstofferzeugenden Drüsen häufig unmöglich ist. Eine große Anzahl der blutsaugenden Tiere wird sich schon aus diesem Grunde einer intensiven Untersuchung entziehen.

Bei den von blutsaugenden Tieren erzeugten blutgerinnungshemmenden Stoffen kann es sich nach der Art ihrer Wirkung nur um Substanzen handeln, welche mit den im Blut vorhandenen Gerinnungsfaktoren reagieren und dadurch den Gerinnungsablauf verhindern. Wie im Verlaufe der Untersuchungen gezeigt werden konnte, wirken diese Stoffe als spezifische Hemmstoffe bestimmter Gerinnungsfaktoren, indem sie entweder die Thrombinbildung oder die Thrombinwirkung blockieren. Am weitesten konnten die Untersuchungen mit dem Wirkstoff des medizinischen Blutegels, Hirudin, geführt werden, so daß dieser Inhibitor ausführlicher beschrieben werden soll.

A. Hirudin

Nachdem HAYCRAFT 1886 im Schmiedebergschen Institut gezeigt hatte, daß der medizinische Blutegel eine blutgerinnungshemmende Substanz besitzt, war diese bis zur Entdeckung des Heparins das einzige bekannte Mittel, welches in relativ geringer Menge die Gerinnung verhindert, ohne die sonstige Beschaffenheit und Zusammensetzung des Blutes zu ändern. Schon früh finden sich daher Arbeiten, die sich mit diesem Stoff befassen und ihn bei Blutgerinnungsversuchen anwenden. Man benutzte für diese Zwecke in der ersten Zeit einfach wäßrige Extrakte aus zerschnittenen oder zerriebenen Blutegelköpfen (HAYCRAFT, 1884; BOCK, 1898; ABEL et al., 1913/1914; MARSHALL, 1915). Später kamen auch daraus hergestellte, allerdings in der Hauptsache aus Ballaststoffen bestehende Trockenpräparate zur Anwendung, wie das erste von FRANZ (1903) gewonnene Präparat. Es ist dann mehrfach versucht worden, den wirksamen Bestandteil weiter anzureichern (BODONG, 1905; KIRSANOW und BYSTRITZKAJA, 1940; LUZATTO, 1920; SCHREMMER et al., 1956; YANAGISAWA und YOKOI, 1938; BAGDY und TÖREK, 1962; BAGDY et al., 1962); jedoch enthielten, wie wir heute wissen, selbst die besten dieser Präparate nur einen geringfügigen Teil an Wirkstoff (WALSMANN, 1964).

Es wurde schon sehr frühzeitig vermutet, daß das fragliche aktive Prinzip ein eiweißartiger Körper sein müsse (DICKINSON, 1890; FRANZ, 1903). Indessen beziehen sich diese Vermutungen nicht auf die reine Substanz. Die Eiweißnatur des Hirudins wurde dann wahrscheinlich gemacht, als WALDSCHMIDT-LEITZ et al. (1929) ohne Darstellung des reinen Stoffes die Zerstörung der Aktivität von hirudinhaltigen Extrakten durch die Einwirkung proteolytischer Fermente zeigen konnten.

1. Isolierung

Der blutgerinnungshemmende Stoff ist ein Produkt der Halsdrüsen (auch als Speicheldrüsen oder Peripharyngealdrüsen bezeichnet) des Blutegels. Diese Drüsen liegen in dem Körperstück, welches unmittelbar auf die Kopfregion, den Saugnapf, folgt, genauer in den VII., VIII., IX. Körpersegmenten, welche den sog. Hals der Hirudineen bilden.

Präparation der Tiere: Eine anatomisch saubere Präparation der Halsdrüsen in den zum Zwecke der Hirudingewinnung benötigten Mengen ist schlechterdings nicht möglich. Es werden daher die entsprechenden Körperstücke präpariert. Zu diesem Zweck werden über 1,5 g schwere Blutegel, die seit wenigstens 3 Monaten nicht gesogen haben, durch Einlegen in 96%iges Äthanol getötet. Nach 24 Std werden die Vorderenden durch einen Schnitt etwa 5 mm vor der vorderen (männlichen) Geschlechtsöffnung von den Körpern getrennt und nochmals 24 Std in absolutem Äthanol entwässert und gehärtet. Danach werden die 10—15 mm langen Kopfstücke homogenisiert und im Vakuum getrocknet.

Die erste Isolierung des Hirudins erfolgte nach dem von MARKWARDT (1955, 1957b) beschriebenen Verfahren. Es beruht auf einer Extraktion des Wirkstoffes aus der präparierten vorderen Körperregion des Blutegels mit wäßrigem Aceton. Der Extrakt wurde durch fraktionierte Fällung mit Alkohol und Trichloressigsäure von dem Hauptanteil der unwirksamen Ballaststoffe befreit. Durch Elektrodialyse und präparative Papierelektrophorese wurde der Reinheitsgrad systematisch bis zur reinen Substanz gesteigert.

Dieses Verfahren, wie auch die von Jutisz et al. (1963) bei einer erneuten Isolierung des Hirudins benutzte Reinigungsmethode, ist nicht für eine rationelle Gewinnung größerer Mengen des Stoffes geeignet. Zur Herstellung von Hirudin im technischen Maßstab wurde daher ein Verfahren entwickelt, das die Gewinnung des Inhibitors in hochgereinigter Form ohne größeren Verlust an kostbarem Wirkstoff ermöglicht (Markwardt et al., 1967). Bei diesem Verfahren werden die durch Äthanolfraktionierung vorgereinigten Extrakte durch Behandlung mit Oxycellulose und Adsorption des Wirkstoffes an Kationenaustauscher gereinigt. Durch Gelfiltration wird die spezifische Aktivität der Präparate weiter gesteigert. Aus den nach diesem Verfahren gewonnenen hochgereinigten Hirudinpräparaten können restliche Verunreinigungen mit Hilfe eines Anionenaustauschers (DEAE-Sephadex A 25) entfernt werden (Markwardt und Walsmann, 1967). Das auf diese Weise gewonnene Produkt erwies sich bei Untersuchung in der Ultrazentrifuge (Triebel und Walsmann, 1966) und bei Elektrophorese (Markwardt und Walsmann, 1967) als einheitliche Substanz. Ausführliche Angaben zur Isolierung von Hirudin finden sich bei Markwardt (1970).

2. Eigenschaften

Hirudin ist ein hochmolekulares Polypeptid mit folgender Aminosäurezusammensetzung: Asp_{10}, Glu_{13}, Cys_6, Ser_4, Gly_{10}, Thr_4, Ala_1, Val_4, Leu_4, Ile_2, Pro_3, Phe_2, Tyr_2, His_2, Lys_4. Als N-terminaler Rest wurde Isoleucin gefunden (Markwardt, 1957b; Markwardt und Walsmann, 1967). Inzwischen haben sich auch Jutisz et al. mit der chemischen Charakterisierung des Hirudins befaßt (Jutisz et al., 1963; De la Llosa et al., 1963, 1964; Tertrin et al., 1966). Das von ihnen untersuchte Präparat unterscheidet sich in seiner Aminosäurezusammensetzung bis auf das zusätzlich gefundene Methionin nicht wesentlich von unserem Präparat. Für die C-terminale Peptidkette wurde mit Hilfe von Hydrazinolyse und durch Abbau mit Carboxypeptidase A folgende Sequenz bestimmt: -Ala-Gly-Ser-Glu-Leu (De la Llosa et al., 1964). Die Sedimentationskonstante des Hirudins beträgt 0,98 S, die Diffusionskonstante 10,8 F (Triebel und Walsmann, 1966). Das daraus errechnete Molekulargewicht von 9060 stimmt annähernd mit dem von Tertrin et al. (1966) in der Ultrazentrifuge ermittelten Wert von ungefähr 10000 überein. Damit ist auch das aus dem Alaninwert der Aminosäureanalyse errechnete Molekulargewicht von 10800 in Einklang zu bringen. Das in früheren Untersuchungen von Markwardt (1957b) mit 16000 und von Tertrin et al. (1966) aus Endgruppenbestimmungen und mit Hilfe der Gelfiltration ermittelte Molekulargewicht von 18000 scheint demnach zu hoch zu sein.

Die bei der freien Elektrophorese bestimmte elektrophoretische Beweglichkeit des Hirudins bei pH 5,0 und einer Ionenstärke von $\mu = 0,1$ betrug $6,6 \cdot 10^{-5}$ cm^2 sec^{-1} V^{-1} (Markwardt, 1963). Der isoelektrische Punkt liegt bei pH 3,9. Das partielle spezifische Volumen beträgt 0,741 cm^3 g^{-1}. Legt man für das Hirudinmolekül das Modell eines unhydratisierten gestreckten Ellipsoids zugrunde, so berechnen sich daraus die Molekülabmessungen zu 2 a = 110 Å (Längsachse) und 2 b = 14 Å (Querachse). Hirudin ist in trockenem Zustand unbegrenzt haltbar. Wäßrige Lösungen behalten ihre Aktivität bei Zusatz eines Antisepticums und Aufbewahrung bei Zimmertemperatur über 6 Monate. Hirudin ist in wäßriger Lösung bei 15 min langem Erhitzen bis zu 80° C praktisch stabil. Die Hitzebeständigkeit des Hirudins wird mit steigendem pH-Wert geringer, während eine pH-Verminderung eine Stabilisierung zur Folge hat. 15 min lange Einwirkung von 0,1 n HCl oder 0,1 n NaOH bei 20° C werden ohne Aktivitätsverlust vertragen. Der Hemmstoff wird durch die Proteinasen Trypsin und α-Chymotrypsin nicht abgebaut (MARKWARDT und WALSMANN, 1967). Diese Resistenz ist nicht durch einen Mangel an spaltbaren Peptidbindungen im Hirudinmolekül zu erklären. Zwar fehlen Arginin- und Tryptophanreste, welche zu den durch Trypsin bzw. Chymotrypsin angreifbaren Bindungen gehören, jedoch sind andere spaltbare Bindungen vorhanden. Dies zeigt sich auch darin, daß oxydiertes Hirudin durch Trypsin abgebaut wird. Die Ursache für die Resistenz gegen bestimmte Proteinasen ist offenbar in der Tertiärstruktur des Polypeptids zu suchen. Bei Einwirkung von Papain, Pepsin und Subtilopeptidase A wird die Aktivität des Hirudins dagegen vollständig zerstört. Nach der papierelektrophoretischen Auftrennung des Inkubationsgemisches können durch Ninhydrinfärbung mehrere Spaltprodukte nachgewiesen werden, die sich in ihrer Wanderungsgeschwindigkeit vom Hirudin deutlich unterscheiden (MARKWARDT und WALSMANN, 1967).

3. Wirkungsmechanismus

Die Wirkung des Hirudins wurde früher in unterschiedlicher Weise gedeutet (DICKINSON, 1890; GRATIA, 1921; HOWELL, 1911/12; MORAWITZ, 1904; MELLANBY, 1909; EMILE-WEIL und BOYE, 1909). Das Studium der Hemmstoffwirkung auf die einzelnen Phasen des Gerinnungssystems zeigte, daß es sich um einen spezifischen Hemmstoff des Thrombins handelt, der mit keinem anderen Gerinnungsfaktor reagiert und seine Wirkung ohne die Mitwirkung anderer im Blut vorhandener Komponenten entfaltet. Hirudin verhindert demnach die Gerinnung des Blutes, indem es das Reaktionsprodukt der ersten Gerinnungsphase, das Thrombin, abfängt und dadurch die Auslösung der zweiten Gerinnungsphase, die Fibrinbildung, verhindert (MARKWARDT, 1963).

Die Reaktion zwischen Hirudin und Thrombin wurde von MARKWARDT (1956a, b; 1957a) und MARKWARDT und WALSMANN (1958) untersucht. Versetzt man eine Thrombinlösung mit steigenden Mengen Hemmstoff und mißt die Aktivität des restlichen Thrombins durch Austestung an einer reinen Fibrinogenlösung, so zeigt sich, daß eine bestimmte Menge des Hemmstoffes stets eine äquivalente Menge Thrombin blockiert (Abb. 8). Die Reaktion verläuft stöchiometrisch nach folgendem einfachen Schema:

Thrombin	+ Inhibitor	⟶ Thrombin-Inhibitor
aktiv	aktiv	inaktiv

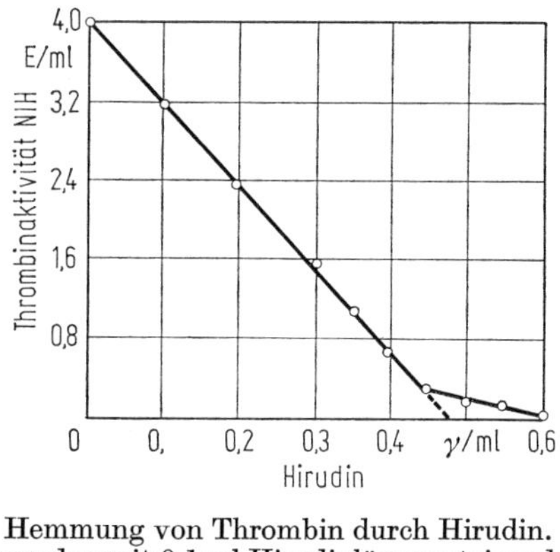

Abb. 8. Stöchiometrische Hemmung von Thrombin durch Hirudin. Je 0,1 ml Thrombinlösung (20 N.I.H.-Einheiten/ml) wurden mit 0,1 ml Hirudinlösung steigender Konzentration gemischt und die restliche freie Thrombinmenge aus der Gerinnungszeit nach Zusatz von 0,3 ml Fibrinogenlösung ermittelt

Die Aktivität des Hemmstoffes kann demnach in Antithrombin-Einheiten (AT-Einheiten) angegeben werden, wobei eine AT-Einheit derjenigen Menge entspricht, die eine N.I.H.-Einheit Thrombin blockiert (s. auch unter Bestimmungsmethoden). Das reine Hirudin besitzt eine Aktivität von 11000 AT-Einheiten/mg.

Die Reaktion zwischen Thrombin und Hemmstoff verläuft schneller als die Thrombin-Fibrinogen-Reaktion und ist wie eine Ionenreaktion innerhalb praktisch nicht meßbarer Zeit beendet. Die Bildung einer Additionsverbindung zwischen Thrombin und Hemmstoff konnte mit Hilfe der Papierelektrophorese nachgewiesen werden. Aufgrund ihrer unterschiedlichen elektrophoretischen Eigenschaften (isoelektrischer Punkt des Thrombins bei pH 4,7, des Hemmstoffes bei pH 3,9) zeigen Thrombin und Hirudin unterschiedliche Wanderungsgeschwindigkeiten im elektrischen Feld. Beim Zusammentreffen der Reaktionspartner bildet sich ein elektrophoretisch nicht mehr trennbarer Komplex, der geschlossen im elektrischen Feld wandert mit einer Geschwindigkeit, die zwischen der des freien Thrombins und des freien Hemmstoffes liegt. Aus dem inaktiven Thrombin-Hirudin-Komplex läßt sich das Hirudin durch Hitze- oder Säuredenaturation des Thrombins wieder in Freiheit setzen.

Wie der Verlauf der Thrombin-Hemmstoff-Reaktion zeigt, kann die inaktive Verbindung nur wenig dissoziiert sein (Abb. 8). Die erkennbare Abweichung von der stöchiometrischen Reaktion in der Nähe des Äquivalenzpunktes zeigt die Dissoziation der Verbindung an. Die daraus ermittelte Dissoziationskonstante der Thrombin-Hemmstoff-Verbindung bei pH 7,4 und 20°C in Gegenwart des natürlichen Substrates Fibrinogen beträgt $0{,}8 \cdot 10^{-10}$. Sie ist demnach so gering, daß der Komplex unter diesen Bedingungen praktisch als undissoziiert angesehen werden kann.

Für die Klärung des Reaktionsmechanismus der Thrombinhemmstoffe war die Untersuchung ihrer Reaktion mit einem Thrombin, dessen aktive Gruppen chemisch verändert worden waren, von besonderem Interesse. Es wurde daher die Reaktion des Hemmstoffes mit dem sog. Esterase-Thrombin (Landaburu und Seegers, 1957, 1959) und dem DIP-Thrombin (Gladner und Laki, 1956) untersucht (Markwardt und Walsmann, 1958). Dabei zeigte sich, daß das Esterase-Thrombin, welches seine spezifische proteolytische Wirkung auf das Fibrinogen verloren hat, den Hemmstoff nicht mehr bindet. Die hydrolytische Aktivität dieses Fermentes kann durch Hirudin nicht mehr gehemmt werden. Dagegen wird der Hemmstoff von DIP-Thrombin, dessen hydrolytisch wirksame Gruppe phosphoryliert ist, in gleichem Umfang gebunden wie vom unveränderten Ferment.

Es wurde ferner versucht, den Hemmstoff nach den für die Bindung an das Thrombin entscheidenden Gruppen abzutasten (Markwardt, 1963). Dabei zeigte sich, daß das Hirudin bei Veresterung seiner freien Carboxylgruppen den größten Teil seiner Wirksamkeit verliert. Für die Funktionsfähigkeit des Hirudins können neben den freien Carboxylgruppen auch die phenolischen OH-Gruppen und die Imidazolgruppen von Bedeutung sein, da Reagenzien, welche mit diesen Gruppen reagieren, einen deutlichen Einfluß auf die Aktivität des Hemmstoffes haben. Tiefere Eingriffe in die Struktur, wie die Oxydation der Disulfidbrücken mit Perameisensäure, zerstören die Fähigkeit des Hemmstoffes, Thrombin zu binden.

Bei der Reaktion zwischen Thrombin und Hirudin, die zur sofortigen Blockade der Fermentwirkung führt, wird offenbar die aktive Oberfläche des Fermentes besetzt. Nach neueren Vorstellungen über den Mechanismus der Reaktion zwischen Thrombin und Fibrinogen (Lorand, 1962) werden die Fibrinopeptide aufgrund ihres polyanionischen Charakters an positiv geladenen Bezirken der Enzymoberfläche gebunden, wobei das Fibrinogenmolekül gleichzeitig in eine Position gebracht wird, die eine Abspaltung der Peptide erlaubt (Abb. 9). Aus der Feststellung, daß die Hemmstoffe vom DIP-Thrombin, dessen hydrolytisch wirksame

Gruppe phosphoryliert ist, gebunden werden, kann geschlossen werden, daß die hydrolytisch wirksame Gruppe des Fermentes keinen Haftpunkt für Hirudin darstellt. Solche Haftstellen sind vielmehr bei den positiven Gruppen der aktiven Oberfläche des Fermentes zu suchen, welche den Fibrinopeptidanteil des Substrates Fibrinogen binden. Eine Acetylierung dieser Gruppen, wie sie beim proteolytisch unwirksamen Esterase-Thrombin vorliegt, verhindert die Reaktion des Fermentes mit dem Hemmstoff. Ein ähnlicher Wirkungsmechanismus ist für die schwache Antithrombinwirkung des Heparins in gereinigten Systemen (s. S. 83f.), den sauren Pankreas-Proteinaseninhibitor (s. S. 102f) und andere polyanionische Verbindungen (s. S. 122f) anzunehmen.

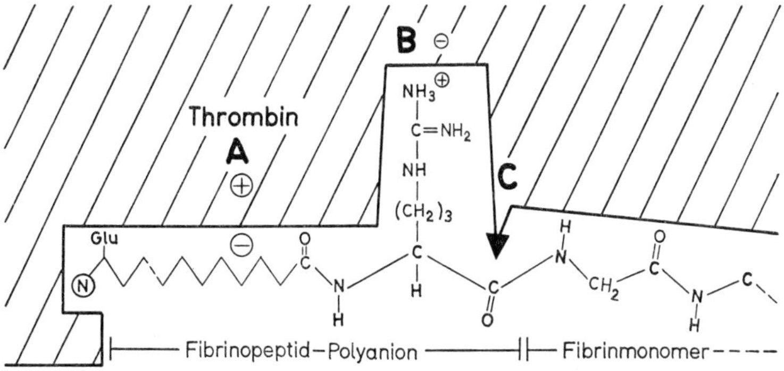

Abb. 9. Schematische Darstellung der Reaktion zwischen Thrombin und Fibrinogen. (Nach LORAND, 1962, verändert.) A Bindungszentrum für die Fibrinopeptideanteile des Fibrinogens. B Spezifisches Bindungszentrum. C Hydrolytisch wirksame Gruppe

4. Bestimmungsmethoden

Aufgrund der stöchiometrischen Reaktion zwischen Hirudin und Thrombin kann der Inhibitor durch Titration mit standardisiertem Thrombin quantitativ bestimmt werden. Die von MARKWARDT (1956c) entwickelte Methode beruht auf folgendem Prinzip: Eine mit Hirudin versetzte Fibrinogenlösung bleibt auf steigenden Zusatz von Thrombin so lange ungeronnen, bis alles Hirudin neutralisiert ist. Ein Überschuß an Thrombin macht sich innerhalb weniger Sekunden an der Umwandlung des Fibrinogens in Fibrin bemerkbar.

Die Bestimmung wird in der für chemische Titrationen geläufigen Technik durchgeführt, indem eine Vorlage mit der zu bestimmenden Substanz (Hirudin) und einem Indicator (Fibrinogen) beschickt und aus einer Bürette die neutralisierende Lösung (Thrombin) hinzugefügt wird, bis der Umschlagspunkt des Indicators erreicht ist. Der Umschlagspunkt ist die Gerinnung des Fibrinogens.

Durchführung der Bestimmung: 0,01—0,1 ml der zu testenden Hirudinlösung werden mit 0,1 ml Veronal-Acetat-Puffer pH 7,0 und 0,1 ml 1%iger Fibrinogenlösung gemischt und durch stufenweise Zugabe einer standardisierten Thrombinlösung (100 N.I.H.-Einheiten/ml) bei Zimmertemperatur titriert.

Da der Indicator (Fibrinogen) zur Erreichung seines Umschlagspunktes (Gerinnung) Zeit benötigt, kann man nicht wie bei den meisten chemischen Titrationen in einem Zuge bis zum Umschlagspunkt titrieren. Es werden vielmehr in Abständen von 1 min 0,005 ml Thrombinlösung (entsprechend 0,5 N.I.H.-Einheiten) zugesetzt. Ist die ungefähre Größe der zu verbrauchenden Thrombinmenge bekannt (z.B. bei Wiederholung der Titration oder nach orientierender Vortitration), so kann man auch zunächst größere Mengen in kurzer Zeit hinzugeben und die langsame Zugabe erst kurz vor dem Umschlagspunkt beginnen.

Der „Neutralpunkt“ gilt als erreicht, wenn die Fibrinogenlösung innerhalb 1 min geronnen ist. Die Lösung gilt dann als geronnen, wenn sich ein einheitliches Gerinnsel gebildet hat und das Reagenzglas um 180° gekippt werden kann, ohne daß der Inhalt ausläuft. Sind nur kleine, nicht zusammenhängende Fibrinfäden zu sehen, so wird weiter titriert.

Die Konzentration der Hirudinlösung wird so gewählt, daß bis 0,2 ml Thrombinzugabe der Umschlag erreicht wird. Anstelle von Fibrinogenlösung kann auch Citratplasma verwandt werden. Der durch den Antithrombingehalt des Plasmas entstehende Mehrverbrauch an Thrombin kann vernachlässigt werden, da er innerhalb der Fehlerbreite der Methode liegt. Auf die Verwendung eines Thermostaten kann verzichtet werden, da die normalen Schwankungen der Zimmertemperatur — unter Berücksichtigung der Fehlerbreite der Methode — ohne Einfluß auf das Meßergebnis sind.

Da Thrombin nach N.I.H.-Einheiten standardisiert ist, ist es möglich, die gemessene Aktivität des Hirudins auf einen internationalen Standard zu beziehen. Die Wirksamkeit des Hirudins wird daher in Antithrombin-Einheiten (AT-Einheiten) angegeben, wobei eine AT-Einheit derjenigen Menge Hirudin entspricht, die notwendig ist, um eine N.I.H.-Einheit Thrombin unter den angegebenen Versuchsbedingungen in ihrer fermentativen Wirkung auf das Fibrinogen zu blokkieren.

Von Jutisz et al. (1962) wurde außerdem eine ähnliche Methode zur Bestimmung der Aktivität des Hirudins angegeben, die auf dem üblichen Verfahren der Bestimmung von Proteinaseninhibitoren beruht. In diesem Falle wird eine unbekannte Hirudinlösung mit Thrombin im Überschuß versetzt und die restliche Thrombinaktivität durch Messung der Gerinnungszeit im Plasma bestimmt.

5. Wirkung in vivo

Nachdem der Wirkstoff isoliert und als spezifischer Hemmstoff des Thrombins charakterisiert worden war, wurde versucht zu klären, welche Möglichkeiten sich durch den Einsatz dieses Stoffes für eine pharmakologische Beeinflussung der Blutgerinnung ergeben. Diese Frage ist auch von allgemeinem Interesse, weil eine Blockierung des Gerinnungsvorganges durch isolierte Ausschaltung des Thrombins mit anderen bisher bekannten Anticoagulantien nicht möglich ist.

a) Toxicität

Nach intravenöser und subcutaner Injektion von 10 mg Hirudin/kg bei Kaninchen konnten keine toxischen Nebenreaktionen beobachtet werden. Der Blutdruck (Blutdruckregistrierung mit einem Hg-Manometer in der A. carotis, Injektion in die kanülierte V. femoralis) wurde nicht verändert. Bei Versuchen zur Bestimmung der tödlichen Dosis durch intraperitoneale Injektion an weißen Mäusen wurde 1 g/kg vertragen. Bestimmungen mit höherer Dosierung wurden nicht durchgeführt, da die hierfür notwendigen Substanzmengen für diese Versuche nicht aufgebracht werden konnten. Wiederholte Injektionen in Intervallen bis zu 2 Wochen ergaben kein Zeichen einer Sensibilisierung (Markwardt, 1958a, b).

b) Resorption und Ausscheidung

Für die Wirksamkeit eines Anticoagulans vom Charakter des Hirudins ist die Erzeugung und Aufrechterhaltung einer ausreichenden Konzentration des Stoffes im Blut entscheidend. Da das Polypeptid Hirudin durch die Einwirkung proteolytischer Fermente zerstört wird, kommt nur eine parenterale Applikation in

Frage. Intravenös injiziertes Hirudin verschwindet verhältnismäßig schnell aus dem Blut. Der steile Abfall der „Blutspiegelkurve" innerhalb der ersten 10 min nach der intravenösen Injektion läßt sich dadurch erklären, daß unmittelbar nach der Injektion eine Abdiffusion des Hirudins in das Gewebe erfolgt, von wo es nach dem Absinken des Blutspiegels wieder teilweise in das Blut zurückdiffundiert. Nach Ausgleich des anfänglichen Diffusionsgefälles zwischen Blut und extravasalem Flüssigkeitsraum nimmt die Blutspiegelkurve die Form einer einfachen Exponentialfunktion an und fällt bei Eintragung der gemessenen Werte in ein halblogarithmisches Netz geradlinig ab. Bei subcutaner Applikation kann infolge der Verzögerung der Resorption über einen längeren Zeitraum bis zu 8 Std ein niedriger Hirudinspiegel im Blut erzeugt werden (Abb. 10).

Im 24 Std-Harn der Versuchstiere wurden 70—80% der intravenös oder subcutan injizierten Hirudinmenge in unveränderter Form wiedergefunden.

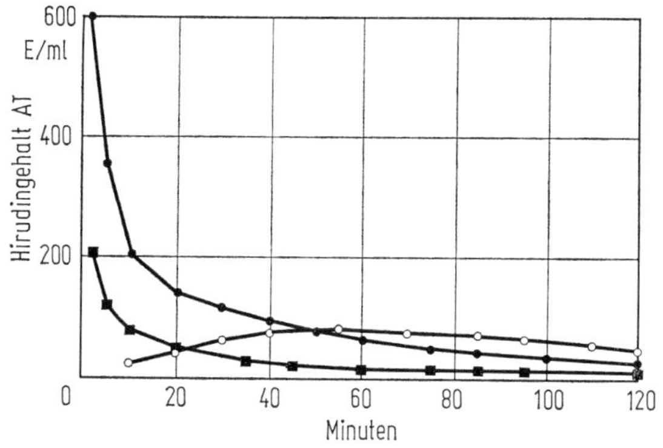

Abb. 10. Hirudingehalt des Blutes von Kaninchen nach der Injektion von Hirudin. 1000000 AT-Einheiten intravenös •——•, 20000 AT-Einheiten intravenös ■——■, 100000 AT-Einheiten subcutan ○——○

c) *Antithrombinwirkung in vivo*

Zur Untersuchung der Wirkung des Thrombinhemmstoffes Hirudin auf das Gerinnungssystem des Blutes in vivo wurden nach intravenöser Injektion verschiedener Hirudinmengen neben der Hirudinkonzentration die Recalcifizierungszeit des Blutes und die Gerinnung der entnommenen Blutproben im Thrombelastographen verfolgt. Abb. 11 zeigt die Veränderungen der Thrombinzeit nach der Hirudininjektion.

Der Nachweis, daß das Hirudin seine spezifische Antithrombinwirkung auch im strömenden Blut entfaltet, konnte auch dadurch geführt werden, daß die tödliche Wirkung intravenös injizierten Thrombins durch vorherige Injektion von Hirudin zu verhindern war (Markwardt, 1956b, c).

Da den Thrombenbildungen trotz verschiedener auslösender Ursachen ein echter Gerinnungsvorgang zugrunde liegt, der ohne Thrombin nicht abläuft, kann durch den Einsatz des spezifischen Thrombinhemmstoffes Hirudin die Entstehung oder das Fortschreiten einer Thrombose verhindert werden. Diese antithrombotische Wirksamkeit des Hirudins wurde in Tierversuchen an experimentellen, durch Gefäßwandschäden in der Vena jugularis des Kaninchens ausgelösten Thrombenbildungen nachgewiesen (Markwardt, 1958c, 1959b).

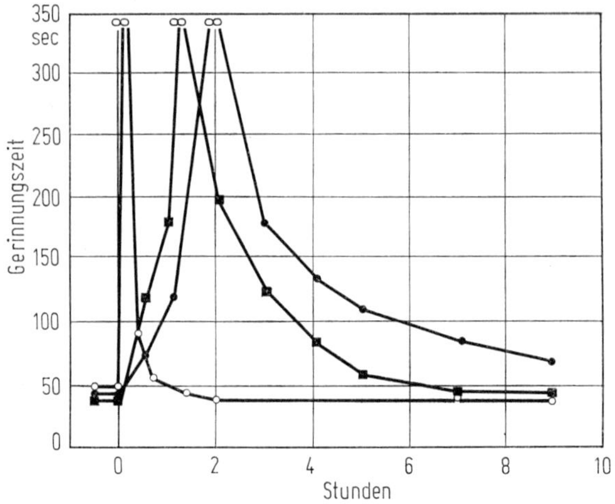

Abb. 11. Veränderungen der Thrombinzeit nach intravenöser ○––○, intramuskulärer ■––■ und subcutaner ●––● Injektion von 20000 AT-Einheiten Hirudin bei gesunden Versuchspersonen

6. Die Anwendung von Hirudin für gerinnungsphysiologische Bestimmungen

Aufgrund seines Reaktionsmechanismus kann der Thrombininhibitor Hirudin auch als spezifisches Reagens für das Thrombin und damit für dessen Bestimmung eingesetzt werden. Wie die praktische Anwendung zeigte, ergeben sich dadurch im Vergleich zu anderen Methoden zahlreiche Vorteile, so daß die Bestimmung des Thrombins und andere damit zusammenhängende Verfahren in außerordentlich einfach zu handhabender Form durchgeführt werden können. Die dafür entwickelten Methoden erfordern allerdings die Verwendung reinen oder standardisierten Hirudins, das jetzt auch, nachdem es industriell hergestellt wird, allgemein zugängig ist (Hirudin-Präparate des VEB Arzneimittelwerk Dresden).

a) Die Bestimmung von Thrombin (Markwardt, 1957c)

Prinzip der Methode: Nachdem das gegenseitige Neutralisationsverhältnis zwischen Hirudin und Thrombin festgelegt worden ist, kann man Thrombinbestimmungen mit Hirudin durchführen, indem die Menge des unbekannten Thrombinpräparates bestimmt wird, die zur Neutralisation einer bestimmten Menge reinen oder standardisierten Hirudins erforderlich ist. Die Methode beruht auf dem bereits bei der Bestimmung des Hirudins (S. 109f.) beschriebenen Prinzip und wird in gleicher Weise durchgeführt.

Durchführung: 0,1 ml Hirudinlösung (enthaltend 10 AT-Einheiten Hirudin) werden mit 0,1 ml 0,5%iger Fibrinogenlösung oder Citratplasma gemischt und durch stufenweise Zugabe der zu prüfenden Thrombinlösung (enthaltend 50—200 N.I.H.-Einheiten) bis zur Gerinnung der Probe bei Zimmertemperatur titriert. In der verbrauchten Menge Thrombinlösung sind 10,0 N.I.H.-Einheiten Thrombin enthalten. Der mittlere Fehler der Methode (Standardabweichung) beträgt ±0,2 N.I.H.-Einheiten.

Vorteile der Methode: Bei der bisher üblichen Bestimmung der Thrombinaktivität testet man die Proben an standardisierten Fibrinogenlösungen oder prothrombinfreien Plasmen, indem man die Probe soweit verdünnt, bis die gleiche Gerinnungszeit wie mit einem vergleichsweise geprüften Standardthrombin erhalten wird oder, indem man die gemessene Gerinnungszeit an einer Eichkurve vergleicht, die mit verschiedenen Verdünnungen eines Standardthrombinpräparates gewonnen wurde. Die Gerinnungszeit, welche bei dieser Methode als Maß für die Aktivität des Thrombins benutzt wird, ist von verschiedenen Milieufaktoren (Temperatur, Elektrolytkonzentration, pH und Kolloidgehalt) abhängig und kann durch zahlreiche Stoffe merklich beeinflußt werden. Aus diesem Grunde müssen bei diesen Bestimmungen die Reaktionsbedingungen genau eingehalten und Fremdstoffe soweit als möglich entfernt werden. Die Einstellung des Thrombins auf N.I.H.-Einheiten und die exakte Bestimmung des Thrombins in fertigen Thrombinpräparaten bereitet deshalb gewisse Schwierigkeiten.

Die Reaktion des Thrombins mit Hirudin ist eine spezifische Reaktion und wird durch andere Faktoren, sofern sie nicht einen der beiden Reaktionspartner denaturieren, nicht gestört. Bei der Thrombinbestimmung durch Hirudin kann daher auf die peinlich genaue Konstanthaltung der Reaktionsbedingungen und die Entfernung von Ballaststoffen weitgehend verzichtet werden. Einflüsse, welche die coagulierende Aktivität des Thrombins und damit die Gerinnungszeit stören, können bei dieser Methode nur am Schluß der Titration innerhalb der geringen, zur Erzeugung des Umschlags notwendigen Thrombinmenge zur Auswirkung gelangen. Da diese jedoch nur einen kleinen Teil der gesamten Thrombinmenge beträgt, ist der dadurch entstandene Fehler — unter Berücksichtigung der Fehlerbreite der Methode — ohne Einfluß auf das Meßergebnis. Diese geringe Empfindlichkeit der Hirudintitration gegenüber Faktoren, welche die Gerinnung beeinflussen, ist neben der einfachen Handhabung ein besonderer Vorteil der Methode.

b) Die Bestimmung von Prothrombin

(Markwardt, 1958a; Markwardt und Wenzel, 1961)

Das Prothrombin, die inaktive Vorstufe des Gerinnungsfermentes, kann nicht auf chemischem Wege bestimmt werden. Die Bestimmungsverfahren müssen sich daher auf die biologische Wirkung des Stoffes stützen. Da er diese erst nach seiner Aktivierung zum Thrombin entfaltet, ist man gezwungen, aus der Aktivität des entstandenen Thrombins auf die ursprünglich vorhandene Prothrombinmenge zu schließen. Dementsprechend wird als eine Einheit Prothrombin diejenige Menge Prothrombin definiert, die eine N.I.H.-Einheit Thrombin liefert. Die quantitative Prothrombinbestimmung hat also die vollständige Umwandlung des vorhandenen Prothrombins in Thrombin zur Voraussetzung und erfordert eine genaue Aktivitätsmessung der entstandenen Thrombinmenge.

Prinzip der Methode: Frisch entnommenes Blut wird mit Hirudin im Überschuß versetzt. Durch Zusatz von Gewebsthrombokinase wird eine vollständige Umwandlung des Prothrombins zum Thrombin bewirkt, welches sich sofort mit Hirudin bindet. Danach wird die restliche, nicht gebundene Hirudinmenge durch Zugabe von standardisiertem Thrombin bis zum „Neutralpunkt", d.h. bis zur Gerinnung der Blutprobe, titriert. Der Prothrombingehalt wird ähnlich wie bei einer chemischen Maßanalyse aus dem Verbrauch an Hirudin im Blut errechnet.

Arbeitsvorschrift: In einem Reagenzglas werden zu 0,05 ml Hirudinlösung (enthaltend 30 AT-Einheiten) genau 0,2 ml frisch entnommenes Blut und 0,1 ml Thrombokinaselösung pipettiert. Nach 30 min wird aus einer Mikrobürette Thrombinlösung — wie bei der Hirudinbestimmung (s. S. 109f.) beschrieben — bis zum Eintritt der Gerinnung zugesetzt. Die verbrauchte Menge Thrombin in N.I.H.-Einheiten wird von der vorgelegten Menge Hirudin in AT-Einheiten in

Abzug gebracht. Man erhält so die aus dem Prothrombin im Blut entstandene Menge Thrombin und damit den Prothrombingehalt in N.I.H.-Einheiten.

Vorteile der Methode: Wie die Gerinnungsforschung lehrt, ist die Bestimmung des Prothrombingehaltes im Blut schwierig und umständlich. Sie erfordert die Ausschaltung aller störenden Einflüsse bei der Thrombinentstehung und -wirkung. Im Vergleich zu den bisher bekannten Verfahren zur Bestimmung des Prothrombins oder der sog. Prothrombinzeit (Thromboplastinzeit) bietet die Hirudin-Methode mehrere Vorteile. Es handelt sich um eine Mikromethode, zu der lediglich 0,2 ml Capillarblut benötigt werden. Deshalb ist die Methode insbesondere geeignet für eine fortlaufende quantitative Bestimmung des Prothrombins in kleinen Blutmengen an Versuchstieren, wie sie zur pharmakologischen Testung von Substanzen, welche die Prothrombinsynthese beeinflussen, durchgeführt werden muß. Die Methode ist ferner unempfindlich gegen Schwankungen der Thrombokinaseaktivität und wird daher auch nicht durch Beimengungen von Gewebsthrombokinase bei der Gewinnung des Capillarblutes oder durch Veränderungen der Aktivität des verwandten Thrombokinasepräparates gestört.

c) *Klinische Methoden zur Überwachung der Anticoagulantientherapie und zur Diagnostik von Gerinnungsstörungen*
(Markwardt, 1959a; Schmutzler und Markwardt, 1962)

Das Hauptproblem bei der Überwachung der Therapie mit Anticoagulantien vom Dicumarol- oder Indandiontyp ist die Aufrechterhaltung einer gleichbleibenden Senkung des Prothrombinspiegels auf das therapeutische Optimum. Es gilt, zwischen beiden extremen Zuständen der völligen Ungerinnbarkeit (Blutungsgefahr) und der nicht ausreichenden Gerinnungshemmung (Thrombosegefahr) zu steuern. Zur Überwachung der Therapie ist daher eine Methode geeignet, die sichere Auskünfte darüber gibt, ob der Prothrombinspiegel über oder unter dem gewünschten Niveau liegt. Eine solche Kontrolle ist mit Hilfe von Hirudin in außerordentlich einfach zu handhabender Form möglich.

Prinzip der Methode: In einer mit Hirudin versetzten Blutprobe wird das aus dem Prothrombin entstehende Thrombin vom Hirudin gebunden und dadurch inaktiviert. Entsteht mehr Thrombin als vom vorhandenen Hirudin gebunden werden kann, so löst das überschüssige Thrombin die Gerinnung aus. Ist die entstehende Thrombinmenge kleiner, so bleibt die Blutprobe ungeronnen. Sorgt man durch Zusatz von Gewebsthrombokinase für eine vollständige Umwandlung des vorhandenen Prothrombins in Thrombin, so kann aus der Feststellung, ob die mit einer bestimmten Menge Hirudin versetzte Blutprobe gerinnt oder ungeronnen bleibt, auf die Höhe des jeweiligen Prothrombinspiegels geschlossen werden. Benutzt man zwei Hirudinkonzentrationen, welche der oberen und unteren Grenze des therapeutischen Prothrombinniveaus entsprechen, so ist es möglich, die Anticoagulantientherapie zu kontrollieren[1].

Auf der Grundlage der spezifischen Reaktion zwischen Hirudin und Thrombin wurde auch eine Methode zur Erfassung von Störungen der Thrombinbildung im Blut entwickelt (Hirudin-Toleranztest).

Prinzip der Methode: In einer mit Hirudin versetzten Blutprobe kann die Fibrinogenumwandlung erst dann ausgelöst werden, wenn die entstandenen Thrombinmengen zunächst das vorhandene Hirudin neutralisiert haben. Bei Anwesenheit einer konstanten kleinen Hirudinmenge wird daher die Gerinnung in

1. Entsprechende Testbestecke werden vom VEB Arzneimittelwerk Dresden unter der Bezeichnung „Hirudin-Test zur Kontrolle des Prothrombinspiegels bei der Anticoagulantientherapie“ und „Hirudin-Toleranz-Test“ in den Handel gebracht.

Abhängigkeit von der Geschwindigkeit der Thrombinbildung für einen gewissen Zeitraum aufgehalten. Diese „Bremsung" des Gerinnungsvorganges bei Belastung der einzelnen Proben mit einer bestimmten Menge Hirudin hat zur Folge, daß geringe, durch gestörte Thrombinbildung verursachte Veränderungen des Gerin-

Test	Reagentien	Messung	Auswertung
T-Bestimmung mit Hi	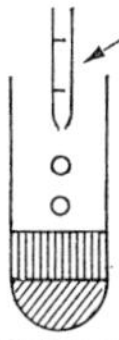 zu prüfende T-Lösung; 0,2 ml Fg-Lösung; 10 AT-E Hi	verbrauchte Menge T-Lösung bis zur Gerinnung	verbrauchte Menge T-Lösung enthält 10 NIH-E T
Pt-Bestimmung mit Hi	T-Lösung (100 NIH-E ml) nach 30 min 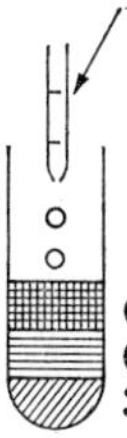 0,2 ml Blut; 0,1 ml TK; 30 AT-E Hi	verbrauchte Menge T-Lösung bis zur Gerinnung	vorgelegte Menge Hi in AT-E (Hi) abzüglich verbrauchter Menge T in NIH-E (T) ergibt Pt-Gehalt in NIH-E in 0,2 ml Blut (Pt) Pt = Hi − T
Hi-Test zur Kontrolle der Anticoagulantientherapie	A 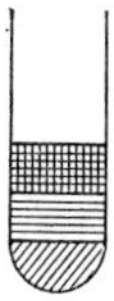 0,2 ml Blut; 0,1 ml TK; 5 AT-E Hi B 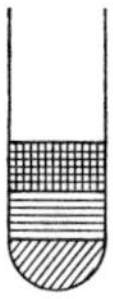 0,2 ml Blut; 0,1 ml TK; 8 AT-E Hi	Gerinnung	A und B geronnen = Pt-Spiegel zu hoch A geronnen, B ungeronnen = Pt-Spiegel innerhalb der therapeutischen Grenzen A und B ungeronnen = Pt-Spiegel zu niedrig
Hi-Toleranz Test	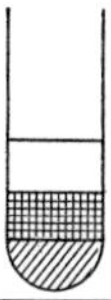 0,5 ml m/40 $CaCl_2$; 0,5 ml Zitratblut; 5 AT-E Hi	Gerinnungszeit bei 37°	Deutliche Verlängerung der Gerinnungszeit über 155 ± 20 sec zeigt Gerinnungsstörung an

T = Thrombin; Hi = Hirudin; Fg = Fibrinogen; Pt = Prothrombin; TK = Thrombokinase.

Abb. 12. Schematische Darstellung der Tests mit Hirudin

nungsablaufes verstärkt bemerkbar und Kompensationsvorgänge des Gerinnungssystems durchbrochen werden, so daß eine überdeckte Hyper- oder Hypo-Coagulabilität besser zum Ausdruck kommt.

Die Anwendungsmöglichkeiten des Thrombinhemmstoffes Hirudin für gerinnungsphysiologische Bestimmungen sind in der Abb. 12 zusammengefaßt.

B. Tabanin

In den Speicheldrüsen mehrerer blutsaugender Tabanidenarten (Bremsen) wurden stark wirksame Hemmstoffe der Blutgerinnung nachgewiesen (Cornwall und Patton, 1914; Markwardt und Leberecht, 1959). Untersuchungen zur Klärung des Wirkungsmechanismus wurden von Markwardt und Schulz (1960a) vorgenommen. Die Wirkung der Hemmstoffe aus verschiedenen Tabanidenarten beruht auf dem gleichen Prinzip wie die des Hirudins. Zur näheren Charakterisierung wurde der Wirkstoff aus den Speicheldrüsen der blutsaugenden Weibchen von Tabanus bovinus isoliert. Für ihn wurde die Bezeichnung Tabanin gewählt.

Zur Gewinnung des Hemmstoffes wurden die isolierten und durch Behandlung mit Aceton getrockneten Speicheldrüsen mit Wasser extrahiert. Ein großer Teil der unwirksamen Ballaststoffe wurde durch Hitzedenaturation entfernt und der Wirkstoff durch präparative Elektrophorese weiter gereinigt. Die geringen zur Verfügung stehenden Mengen an Ausgangsmaterial erlaubten bisher nicht, den Reinheitsgrad bis zur einheitlichen Substanz zu steigern.

Tabanin ist ein eiweißartiger Stoff mit einem isoelektrischen Punkt bei pH 3,0. Er ist in wäßriger Lösung bei 10 min langem Erhitzen auf 100° C beständig und nicht fällbar durch Trichloressigsäure. Seine Aktivität bleibt bei 5 min langer Einwirkung von 0,1 n HCl und 0,1 n NaOH erhalten. Durch Einwirkung der proteolytischen Fermente Trypsin oder Papain wird er schnell und vollständig zerstört.

Die blutgerinnungshemmende Wirkung des Tabanins beruht wie die des Hirudins auf seiner Fähigkeit, mit dem Gerinnungsferment Thrombin eine Additionsverbindung zu bilden, wodurch die proteolytische Wirkung des Fermentes auf das Fibrinogen erlischt und damit die Fibrinbildung verhindert wird. Die Reaktion zwischen Thrombin und Tabanin verläuft stöchiometrisch mit großer Geschwindigkeit. Die gebildete Ferment-Inhibitor-Verbindung ist in dem pH-Bereich, in dem das Thrombin wirkt, praktisch undissoziiert und wandert geschlossen im elektrischen Feld. Aus dem inaktiven Thrombin-Tabanin-Komplex kann das Tabanin durch Hitzedenaturierung des Thrombinanteils oder durch Einwirkung von Säure und Lauge in aktiver Form in Freiheit gesetzt werden.

C. Reduviin

Aus mehreren blutsaugenden Raubwanzen (Reduviidae) wurden blutgerinnungshemmende Stoffe gewonnen. Es handelt sich dabei um Wirkstoffe aus Rhodnius prolixus (Markwardt und Schulz, 1960b; Hellmann und Hawkins, 1964, 1965), Triatoma infestans (Schulz, 1964) und Eutriatoma maculata (Hellmann und Hawkins, 1966).

Für die nachgewiesenen Wirkstoffe wurden die Bezeichnungen Prolixin (Hellmann und Hawkins, 1965), Reduviin (Markwardt und Schulz, 1960b), Triatomin (Schulz, 1964) und Maculatin (Hellmann und Hawkins, 1966) gewählt. Da die Wirkungsweise der Hemmstoffe sehr ähnlich ist, können sie als Modifikationen eines Hemmstofftyps angesehen werden. Es wird daher vorgeschlagen, für die Hemmstoffe aus Raubwanzen den vom Familiennamen abgeleiteten Terminus Reduviin zu verwenden.

Reduviin kann aus den präparierten Speicheldrüsen sowie dem Darm der Raubwanzen durch Extraktion mit 0,9%iger Kochsalzlösung oder durch Punktion des Darmes von Tieren, welche anstelle von Blut 0,9%ige NaCl-Lösung aufgenommen hatten, gewonnen werden. Die Extrakte wurden durch fraktionierte Fällung und chromatographische Verfahren weiter gereinigt (Markwardt, 1963).

Es handelt sich bei den gewonnenen Wirkstoffen um eiweißartige Inhibitoren, deren blutgerinnungshemmende Wirkung in analoger Weise wie die des Hirudins und Tabanins durch Blockierung des Gerinnungsfermentes Thrombin zustande kommt. Daneben haben HELLMANN und HAWKINS (1965, 1966) in den Speicheldrüsen von Rhodnius prolixus und Eutriatoma maculata Stoffe nachgewiesen, welche die Thrombinbildung hemmen sollen.

D. Ixodin

Bereits SABBATANI (1899) beobachtete, daß die Schildzecke Ixodes ricinus die Fähigkeit besitzt, die Gerinnung des aufgenommenen Blutes zu verhindern. Er konnte zeigen, daß Extrakte aus den Weibchen der vollgesogenen Zecken die Gerinnung frisch entnommenen Blutes verzögern und vermutete, daß es sich bei dem

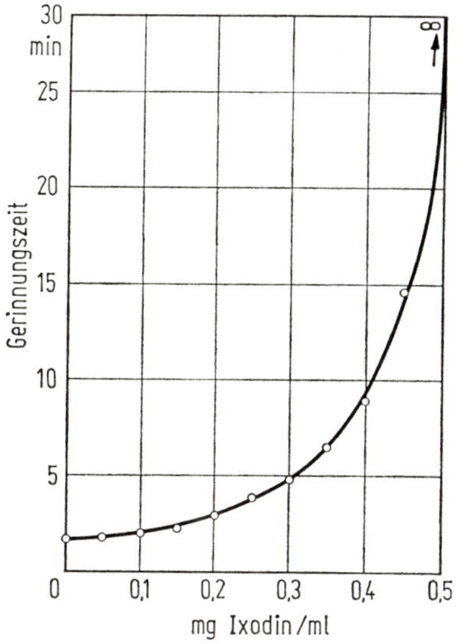

Abb. 13. Der Einfluß von Ixodin auf die Gerinnungszeit recalcifizierten menschlichen Citratplasmas

wirksamen Prinzip um ein Ferment handelt, welches das Thrombin zerstört. Er nannte diesen Stoff Ixodin. Diese Bezeichnung wurde auch in neueren Untersuchungen (MARKWARDT und LANDMANN, 1958; LANDMANN, 1961; MARKWARDT, 1960) beibehalten. Es handelt sich jedoch bei dem blutgerinnungshemmenden Wirkstoff der Zecken nicht um ein thrombinzerstörendes Ferment, sondern um einen im Bereich der ersten Gerinnungsphase wirksamen Hemmstoff (LANDMANN, 1961; MARKWARDT, 1960).

Dieser Hemmstoff wurde aus vollgesogenen Weibchen von Ixodes ricinus gewonnen. Die Tiere wurden homogenisiert und das Homogenat durch fraktionierte Extraktion und Fällung mit organischen Lösungsmitteln vom Hauptteil der unwirksamen Ballaststoffe befreit. Ixodin ist ein eiweißartiger Stoff, der durch proteolytische Fermente zerstört wird. Er ist in 80%igem Äthanol, 90%igem Methanol und 75%igem Aceton löslich, in Äther dagegen unlöslich. Im pH-Bereich von 1—12 ist er praktisch stabil. Er verträgt 15 min langes Erwärmen auf 70° C ohne Aktivitätsverlust und wird erst bei Erhitzen auf 100° C inaktiviert. Im sauren pH-Bereich ist Ixodin thermostabiler als bei neutraler Reaktion.

Die blutgerinnungshemmende Wirkung des Ixodins läßt sich in vitro am spontan gerinnenden Blut und am Citratplasma zeigen. Versetzt man Citratplasma mit steigenden Mengen Ixodin und recalcifiziert, so steigt die Gerinnungszeit mit zunehmender Hemmstoffkonzentration zunächst langsam, dann sprunghaft an, und von einer bestimmten Konzentration an ist die Gerinnung des Plasmas total gehemmt (Abb. 13). Total gehemmte Ansätze können durch Zusatz geringer Mengen Thrombin (eine N.I.H.-Einheit/ml) wieder zur Gerinnung gebracht werden. Die Hemmstoffe greifen demnach nicht in die zweite Gerinnungsphase, die

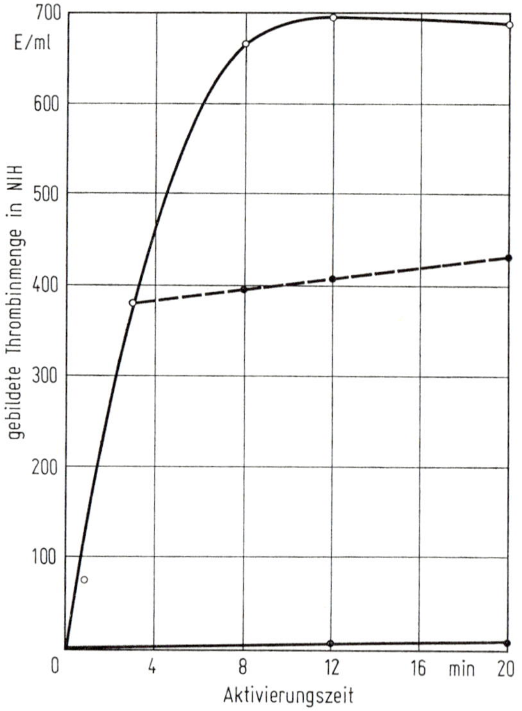

Abb. 14. Der Einfluß von Ixodin auf die Prothrombinaktivierung durch Autoprothrombin C (APC). Aktivierungsansätze nach COLE et al. (1962), APC-Konzentration 100 μg/ml. •——• Zugabe von 100 μg Ixodin vor Beginn der Aktivierung, •– – –• Zugabe von 100 μg Ixodin/ml 3 min nach Beginn der Aktivierung, ○——○ Kontrolle ohne Hemmstoff

durch Thrombin ausgelöste Umwandlung des Fibrinogens ein, sondern hemmen offenbar die davorliegenden Gerinnungsphasen, welche zur Thrombinbildung führen.

Die Frage, in welche Phase des Gerinnungsablaufes der Hemmstoff eingreift, wurde durch Untersuchung der Hemmstoffwirkung an den isolierten Phasen unter Verwendung der gereinigten Faktoren entschieden. Durch Ixodin wird sowohl die Prothrombinaktivierung im Plasma als auch die durch Gewebsthrombokinase, Russell-Viperngift und Trypsin ausgelöste Thrombinbildung gehemmt. Da die Wirkung dieser Prothrombinaktivatoren über eine Aktivierung des Gerinnungsfaktors X zustande kommt, lag es nahe, die Wirkung des Hemmstoffes auf den aktivierten Faktor X („autoprothrombin C", „thrombokinase", „product I", s. S. 85) zu untersuchen (MARKWARDT et al., 1964) (Abb. 6). Es zeigte sich, daß die durch Autoprothrombin C bewirkte Thrombinbildung bei Zusatz einer ausreichenden Ixodinmenge zum Aktivierungsansatz völlig verhindert wird. Durch Zugabe des Hemmstoffes bei bereits in Gang befindlicher Prothrombinumwandlung wird die Thrombinbildung vom Zeitpunkt der Zugabe an unterbrochen (Abb. 14).

E. Argasin

Blutgerinnungshemmende Stoffe wurden auch bei Lederzecken (Argasidae) gefunden. Nuttal und Strickland (1908) und Cornwall und Patton (1914) konnten mit Verreibungen der Speicheldrüsen von Argas persicus in physiologischer Kochsalzlösung die Gerinnung kleiner Blutmengen verzögern. Entsprechende Ergebnisse hatten Pawlowsky und Chodukin (1930) mit Speicheldrüsen von Ornithodorus papillipes erzielt. Näher untersucht wurde der Wirkstoff aus Ornithodorus moubata, für den die Bezeichnung Argasin gewählt wurde (Landmann, 1961; Markwardt und Landmann, 1961).

Hemmstoffhaltige Lösungen wurden durch Punktion der Därme von Zecken, welche anstelle von Blut 0,9%ige NaCl-Lösung aufgenommen hatten, gewonnen. Das Argasin wurde aus diesen Lösungen durch Fällung mit Trichloressigsäure und Aceton in gereinigter Form gewonnen. Es handelt sich um einen dem Ixodin ähnlichen eiweißartigen Stoff, dessen Wirkung gleichfalls über eine Hemmung der Prothrombinumwandlung durch Blockierung des aktivierten Faktors X zustande kommt (Markwardt et al., 1964).

IV. Phospholipasen

Nach neueren Anschauungen über den Ablauf des Blutgerinnungsvorganges (Davie und Ratnoff, 1964; MacFarlane, 1964) nehmen Phospholipoide an zwei Einzelreaktionen in der zur Thrombinbildung führenden Kettenreaktion teil. Einerseits wirken sie mit bei der Aktivierung des Gerinnungsfaktors VIII (antihämophiles Globulin) aus seiner inaktiven Vorstufe (Lundblad und Davie, 1964), andererseits nehmen sie teil an der Bildung der prothrombinumwandelnden Aktivität in der Reaktion zwischen dem aktivierten Faktor X und Faktor V (Mac Farlane, 1961; Esnouf und Williams, 1962). Der gerinnungsfördernde Effekt kommt Colamin- und Serinkephalinen zu, sofern sie ungesättigte Fettsäuren aufweisen. Über die Wirksamkeit von Lecithinen bestehen unterschiedliche Auffassungen (Kuhn und Klesse, 1957, 1958; Marcus und Spaet, 1958; Wallach et al., 1959; Troup et al., 1960; Marcus et al., 1962). Die Wirkung scheint auf physikalischem Wege über eine Beeinflussung der Reaktivität der an den genannten Reaktionen beteiligten Eiweißfaktoren durch die Oberflächenstruktur der Lipoidteilchen zustande zu kommen (Schröer, 1960; Bangham, 1961; Papahadjopoulos et al., 1962). Durch fermentative Zerstörung der im Blutplasma vorkommenden, aus Thrombocyten mobilisierten oder in Gewebsthrombokinase-Präparaten enthaltenen Phospholipoide mit Hilfe von Phospholipasen kann daher ein blutgerinnungshemmender Effekt ausgeübt werden.

Die verschiedenen Phospholipasetypen (entsprechend ihrem Angriff am Phosphatidmolekül unterscheidet man zwischen Phospholipase A-, B-, C- und D-Aktivitäten) sind in der Natur weitverbreitet, am häufigsten sind Phospholipasen A. Sie spalten aus Lecithinen und Kephalinen jeweils einen Fettsäurerest ab, wodurch diese in Stoffe überführt werden, die wegen ihrer hämolytischen Eigenschaften als Lysolecithine und Lysokephaline bezeichnet werden. Phospholipase A-Aktivitäten finden sich insbesondere in tierischen Giften sowie in Mikroorganismen.

Die Blutgerinnungshemmung durch Bienengift wurde erstmalig von Dyckerhoff und Marx (1944) eingehender untersucht, wobei festgestellt wurde, daß der Effekt auf eine Thrombokinase-Inaktivierung zurückzuführen ist. Habermann (1954) konnte dann zeigen, daß dieser Vorgang über eine Phospholipoidspaltung durch Bienengift-Phospholipase A abläuft. Weitere Untersuchungen über die Zusammenhänge zwischen Phospholipase A-Aktivität verschiedener tierischer Gifte und ihrer blutgerinnungshemmenden Wirkungen wurden von Fleckenstein und Fettig (1952), Maclagan et al. (1958), Condrea et al. (1962) und Härtel (1963) publiziert. Die Autoren diskutieren dabei zum Teil außer der Gerinnungshemmung durch die Phospholipoidzerstörung eine zusätzliche Hemmwirkung der entstandenen Lysophosphatide.

Von anderen Autoren sind gerinnungshemmende Faktoren in Schlangengiften beschrieben worden, welche offenbar nicht mit Phospholipasen identisch sind (Kruse und Dam, 1950; De Vries und Gitter, 1957; Banerjee et al., 1961; Kornalik, 1962). Bei diesen Aktivitäten handelt es sich vermutlich um proteolytische Fermente, welche in Schlangengiften regelmäßig vorkommen und einen Abbau von proteinartigen Blutgerinnungsfaktoren verursachen können.

Zum qualitativen Nachweis der Phospholipase A bedient man sich mit Vorteil der von Neumann und Habermann (1954) bzw. Habermann und Neumann (1954) angegebenen Verfahren. Sie beruhen einerseits auf einem Nachweis der hämolytischen Wirkung des aus Eidotter (als Lecithinquelle) gebildeten Lysolecithins, zum anderen auf der Verhinderung der Hitzecoagulation von Eidotter durch Lysolecithin. Zur quantitativen Bestimmung der Phospholipase A dient ein manometrisches Verfahren von Habermann (1957).

Zu den Phospholipasen gehört auch ein von Gollub et al. (1953) beschriebenes Ferment, welches von Bacillus cereus-Bacillus megatherium-Zwischenformen in das Kulturmedium abgegeben wird. Dieses als „Thromboplastinase“ bezeichnete Ferment zerstört ebenfalls den Phospholipoidanteil von Gewebsthrombokinasen sowie die Phospholipoide, welche zur Wirkung der Plasmathrombokinase erforderlich sind. Die Zerstörung geht mit einer Freisetzung von Phosphorylcholin, Phosphoryläthanolamin und Phosphorylserin einher (Kushner und Feldman, 1958). Demnach weist das Ferment den Wirkungsmodus einer Phospholipase D auf. Es wird durch Cu^{++}-Ionen gehemmt und durch Kochen zerstört. Es konnte inzwischen in gereinigter Form dargestellt werden (Ottolenghi et al., 1960). Die gewonnenen Präparate erwiesen sich bei intravenöser Verabreichung an Kaninchen als wenig toxisch und bei wiederholter Applikation wurden keine Anzeichen für eine Sensibilisierung gegen das injizierte Protein gefunden. Es schützt Versuchstiere vor der letalen Wirkung intravenös injizierter Gewebsthrombokinaselösungen (Gollub et al., 1962a, b).

V. Synthetische Polyaminosäuren und Protamin

Eine Wirkung auf den Ablauf der Blutgerinnung kommt den Polykondensationsprodukten saurer und basischer Aminosäuren zu. Sie beruht auf dem polyanionischen bzw. polykationischen Charakter dieser Verbindungen und hat somit die gleichen Ursachen wie die Wirkung des Heparins bzw. die der Antiheparine. Hinsichtlich der letzteren soll im folgenden lediglich auf das Protamin eingegangen werden, da andere proteinartige Antiheparine (Clupein, Lysozym) sich von diesem nur im Ausmaß der Wirkungsstärke, nicht aber im Wirkungsmodus unterscheiden. Neutrale Polyaminosäuren verhalten sich im Gerinnungssystem indifferent.

Der Einfluß saurer Polyaminosäuren auf die Blutgerinnung ist gering. In den Untersuchungen von De Vries et al. (1951) konnten zunächst für Polyasparaginsäure und Poly-D-glutaminsäure in den Konzentrationen bis 125 μg/ml Blut weder gerinnungsfördernde noch gerinnungshemmende Wirkungen nachgewiesen werden. Später wurde von SHAFRIR et al. (1954) demonstriert, daß die gleichen Substanzen in reinen Thrombin-Fibrinogen-Systemen wie Heparin eine schwache Antithrombinwirkung besitzen. Mit spezieller Methodik zeigten MARKWARDT und WALSMANN (1960) ferner, daß Verbindungen des gleichen Typs, wie α,β-Poly-L-Asparaginsäure, α,γ-Poly-L-glutaminsäure und γ-Poly-D-glutaminsäure, die Thrombin-Antithrombin-Reaktion beschleunigen. Sie besitzen demnach eine heparinähnliche Wirkung, für welche, wie beim Heparin, ihre polyanionische Struktur verantwortlich ist. Die Wirkungsstärke des Heparins wurde jedoch von keiner der untersuchten Verbindungen erreicht.

Polykationische Verbindungen, wie das stark basische Protein Protamin, welches vorwiegend aus Arginin-Resten aufgebaut ist, entfalten eine Antiheparinwirkung dadurch, daß sie mit dem Heparin Salze bilden, welche bei neutralem pH-Wert nicht dissoziieren. Es ist daher nicht verwunderlich, daß synthetische Polykondensate basischer Aminosäuren ebenfalls eine Antiheparinwirkung aufweisen (DE VRIES et al., 1951; RUBINI et al., 1953). Darüber hinaus zeigen Protamin (CHARGAFF, 1938; PORTMANN und HOLDEN, 1949), basische Polyaminosäuren wie Poly-L-lysin, Poly-DL-lysin und Poly-DL-ornithin (DE VRIES et al., 1951; RUBINI et al., 1953) sowie ein in Leukocyten vorkommendes basisches Protein (ROKA und MARTIN, 1951; GRAHAM et al., 1965; SABA et al., 1967) auch eine direkte Wirkung auf das Blutgerinnungssystem. Die Autoren wiesen nach, daß diese Stoffe in Konzentrationen von 100—130 μg/ml Blut die Gerinnung desselben stark verzögern oder verhindern. Die blutgerinnungshemmende Wirkung beruht auf einer Inaktivierung der Thrombokinase. Nicht nur Plasmathrombokinase wird gehemmt, sondern auch Gewebsthrombokinaselösungen verlieren bei Inkubation mit basischen Polyaminosäuren ihre Aktivität. Saure Polyaminosäuren oder Heparin heben die gerinnungshemmende Wirkung der basischen Produkte auf. Dieser Befund und der Nachweis, daß die Wirkungsstärke von Polylysin und Polyornithin von der Zahl der freien Aminogruppen im Ansatz abhängig ist, lassen vermuten, daß der gerinnungshemmende Effekt auf dem polykationischen Charakter dieser Verbindungen beruht. Sie sind aufgrund dessen vermutlich zur Salzbildung mit den die Prothrombinumwandlung katalysierenden Faktoren befähigt und inaktivieren sie auf diese Weise.

Die Hemmung der Blutgerinnung durch basische Polyaminosäuren und Protamin ließ sich auch in vivo demonstrieren (RUBINI et al., 1953; DE VRIES et al., 1953a, b; SHAFRIR et al., 1956). Die Verbindungen erwiesen sich jedoch als stark toxisch. So führte die intravenöse Applikation von 15—20 mg Poly-DL-lysin/kg Körpergewicht bei Ratten zu Lungen- und Herzödemen und zu einem schnellen Tod der Versuchstiere. Bei Verabreichung subletaler Dosen kam es neben einer Hemmung der Thrombinbildung zu einer leichten Hämolyse, Reticulocytose und Symptomen einer erschwerten Atmung. Bei vorheriger Gabe von sauren Polyaminosäuren oder Heparin blieben alle in vivo-Effekte aus.

Unter bestimmten Bedingungen läßt sich neben dem gerinnungshemmenden Effekt der basischen Polyaminosäuren auch eine fördernde Wirkung auf die Blutgerinnung nachweisen. Sie beruht auf einer Steigerung der Geschwindigkeit der Fibrinogen-Fibrin-Umwandlungsreaktion (SHAFRIR et al., 1954). Ferner werden in Gegenwart basischer Polyaminosäuren und von Protamin noch kleinste Fibrinogenmengen durch Thrombin präcipitiert, die in Abwesenheit dieser Verbindungen nicht mehr zur Gerinnung zu bringen sind. Die Ursachen dieses Phänomens sind ungeklärt. AMANN und WERLE (1957) diskutierten eine Thrombinaktivierung. Nach KOPEĆ et al. (1960) wird eine Neutralisation der Hemmwirkung von Fibrinogenabbauprodukten auf die Fibrinpolymerisation angenommen. Nach den neueren Kenntnissen über den Wirkungsmechanismus von Fibrinogenspaltprodukten handelt es sich dabei vermutlich um die Präcipitation von Fibrinmonomer aus Komplexen mit Fibrinogen (s. S. 95).

Die augenfällige Normalisierung einer durch Heparinüberdosierung verursachten Hämostasestörung durch Applikation von Protamin hat dazu geführt, diesen Stoff auch als Hämostypticum bei Blutungen unklarer Genese einzusetzen (Übersicht bei Stamm, 1966). Es liegen Berichte vor, nach denen eine Blutstillung unter einer derartigen Therapie eingetreten sein soll. Nach den tierexperimentellen Untersuchungen steht jedoch die gerinnungshemmende Wirkung polykationischer Verbindungen im Vordergrund (Shafrir et al., 1956). Auf diese Weise könnte die Verabreichung von Protamin unter den Bedingungen der gestörten Hämostase das Gegenteil der beabsichtigten Wirkung zur Folge haben.

VI. Peptide und Aminosäurederivate

Die blutgerinnungshemmende Wirkung der in diesem Kapitel zu besprechenden Substanzen hat gegenwärtig vorwiegend biochemisches Interesse. In letzter Zeit hat die Entwicklung neuer hochwirksamer kleinmolekularer Hemmstoffe proteolytischer Fermente, wie Chymotrypsin und Trypsin, große Fortschritte gemacht. Es erscheint daher möglich, daß in Zukunft derartige Inhibitoren auch für das Gerinnungsferment Thrombin und andere an der Blutgerinnung beteiligte proteolytische Fermente aufgefunden werden. Kleinmolekulare Hemmstoffe für Thrombin sind bereits bekannt. So wurde nachgewiesen, daß die bei der Fibrinogenumwandlung abgespaltenen Fibrinopeptide und Teilsequenzen derselben eine Antithrombinwirkung aufweisen. Ferner kommt einer Reihe von Aminosäurederivaten aufgrund ihrer strukturellen Verwandtschaft mit typischen Thrombinsubstraten eine Antithrombinwirkung zu. Außerdem besitzen einige Aminosäurederivate eine Hemmwirkung auf die Aktivität des fibrinstabilisierenden Faktors (Faktor XIII).

A. Peptide

Die Wirkung des Thrombins im Gerinnungsvorgang besteht in einer Abspaltung von 4 Peptiden vom Fibrinogenmolekül. Je zwei dieser Peptide sind untereinander identisch, sie werden als Fibrinopeptide A und B bezeichnet. Die Struktur der Fibrinopeptide ist bei einer Reihe von Säugetier-Fibrinogenmolekülen aufgeklärt worden (Übersicht bei Blombäck, 1964). Sie zeichnen sich durch einen hohen Gehalt an sauren Aminosäuren aus, die mit bestimmten positiv geladenen Bezirken des Thrombins in Reaktion treten (Abb. 9).

Freie Fibrinopeptide besitzen eine Hemmwirkung auf die Thrombin-Fibrinogen-Reaktion, wie erstmals von Bettelheim (1956) nachgewiesen wurde. Silver und Murray (1966) nehmen an, daß Thrombin in der Lage sei, die Fibrinopeptide weiter abzubauen. Sie wären danach als Substrate des Thrombins aufzufassen und könnten aufgrund der Konkurrenz mit dem natürlichen Substrat eine kompetitive Thrombinhemmung verursachen. Nach dem, was bisher über die Substratspezifität des Thrombins bekannt ist, spaltet Thrombin nur Peptidbindungen, in welchen die Carboxylgruppe basischer Aminosäuren enthalten ist (s. S. 123). Basische Aminosäuren sind jedoch nur in den B-Fibrinopeptiden einiger Säugetier-Fibrinogene enthalten. Die menschlichen Fibrinopeptide weisen dagegen keine Strukturen auf, die eine Spaltbarkeit durch Thrombin wahrscheinlich machen. Da die Fibrinopeptide andererseits die Voraussetzungen für eine Bindung an das spezifische Bindungszentrum des Thrombinmoleküls besitzen, ist es wahrscheinlicher, daß die Hemmung auf einer Konkurrenz mit dem Fibrinogen um die positiven Gruppen dieses Zentrums beruht, ein Mechanismus, der auch für die Thrombinhemmung durch Hirudin, Heparin und andere polyanionische Verbindungen diskutiert wird (Abb. 9).

Das Ausmaß der gerinnungshemmenden Wirkung der Fibrinopeptide ist gering. Nach BETTELHEIM (1956) verlängern sie in einer Konzentration von 0,5% die Recalcifizierungszeit von Plasma auf das Doppelte. Dem Hemmeffekt wird daher keine physiologische Bedeutung beigemessen. SILVER und MURRAY (1966) betrachten die Wirkung dagegen als eine Art Rückkopplungseffekt, der Teil der physiologischen Thrombininaktivierung ist. Weitere Untersuchungen über die Antithrombinwirkung von Fibrinopeptiden und Bruchstücken derselben zeigten (BLOMBÄCK, 1964), daß Fibrinopeptidfragmente im allgemeinen stärker wirksam sind als die unveränderten Peptide. Die aktivsten Produkte bewirken in Konzentrationen von annähernd 100 μg/ml eine 80—90%ige Hemmung von 2 N.I.H.-Einheiten Thrombin. Die Wirkung ist in gewissem Umfang artspezifisch. Fibrinopeptide vom Rind wirken in einem System aus Rinderfibrinogen und Rinderthrombin stärker hemmend als menschliche.

B. Aminosäurederivate

Die Abspaltung der Fibrinopeptide durch Thrombin erfolgt in den Fibrinogenmolekülen aller bisher untersuchten Tierspecies durch die Hydrolyse von bestimmten Arginyl-Glycin-Peptidbindungen. Neben seinem natürlichen Substrat spaltet Thrombin wie andere proteolytische Fermente auch synthetische Substrate. Untersuchungen über die Substratspezifität des Thrombins haben ergeben, daß das Ferment Ester, Amide und p-Nitroanilide der basischen Aminosäuren Arginin und Lysin zu hydrolysieren vermag, insbesondere, wenn die α-Aminogruppen dieser Verbindung in acylierter Form vorliegen (SHERRY und TROLL, 1954; KÖBELE, 1962; SHERRY et al., 1965; NAGEL et al., 1965; COLE et al., 1967). Diese durch die Reaktion mit dem Fibrinogen determinierte Spezifität des Thrombins kommt vermutlich dadurch zustande, daß die Substrate an einem besonderen Bindungszentrum für basische Gruppierungen in unmittelbarer räumlicher Nachbarschaft des hydrolytisch aktiven Zentrums des Fermentes angelagert werden müssen, damit ihre Spaltung erfolgen kann (Abb. 9). Aufgrund dieser Gegebenheiten ist eine Verdrängung des Fibrinogens vom Thrombin durch synthetische Substrate oder Substratanaloge und dadurch eine Hemmung des Blutgerinnungsvorganges durch diese Verbindungen möglich.

Als gute kleinmolekulare Thrombinsubstrate sind N-substituierte Argininester, insbesondere der p-Toluolsulfonyl-L-arginin-methylester (TAME, Abb. 15) bekanntgeworden (SHERRY und TROLL, 1954). Dieses Substrat wird vor allem zur Aktivitätsbestimmung des Thrombins eingesetzt (EHRENPREIS und SCHERAGA, 1957; MARKWARDT und WALSMANN, 1958; MARKWARDT und LANDMANN, 1963). Daneben wird TAME auch im biochemischen Experiment zur Thrombinhemmung verwendet (LORAND und KONISHI, 1964; SHERRY et al., 1965). Es sind Versuche unternommen worden, diese Verbindung chemisch so zu modifizieren, daß sie ihre Substrateigenschaft verliert, ihre Affinität zu dem spezifischen Bindungszentrum des Fermentes dagegen beibehält. Auf diese Weise wurden zwei kompetitive Thrombinhemmstoffe gewonnen: p-Toluolsulfonylarginylglycin (LORAND und YUDKIN, 1957) und p-Toluolsulfonylagmatin (LORAND und RULE, 1961; LORAND, 1961) (Abb. 15). Die Antithrombinwirkung dieser Verbindungen ist jedoch nur von geringer Stärke. Für p-Toluolsulfonylagmatin wird eine Assoziationskonstante von 76 l/Mol angegeben. Die Inhibitoren haben daher selbst für die experimentelle Thrombinhemmung keine Bedeutung erlangen können.

In letzter Zeit ist eine Reihe kleinmolekularer Trypsinhemmstoffe beschrieben worden, deren Wirkung auf dem gleichen Prinzip beruht (Übersicht bei Landmann et al., 1967). Es handelt sich dabei insbesondere um aromatische Amidinverbindungen. Die positiv geladene Amidingruppierung vermag mit dem spezifischen substratbindenden Zentrum des Trypsins, welches große Ähnlichkeit mit dem des Thrombins aufweist, besonders leicht zu reagieren. Erwartungsgemäß besaßen einige dieser Trypsinhemmstoffe auch eine Antithrombinwirkung (Markwardt und Walsmann, 1967; Markwardt et al., 1968). Die stärkste Antithrombinwirkung zeigten die 4-Amidinophenylbrenztraubensäure sowie einige langkettige Alkoxybenzamidine (Markwardt et al., 1969, 1970).

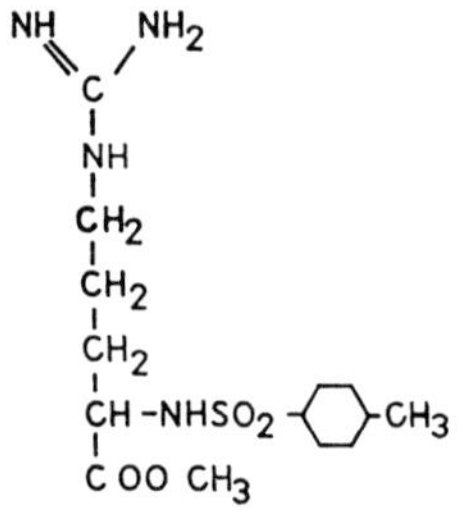

I

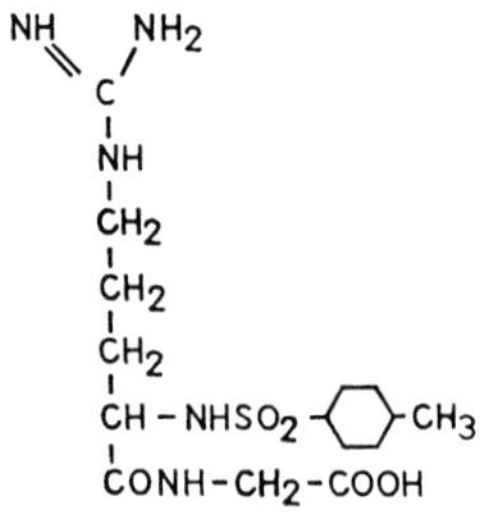

II

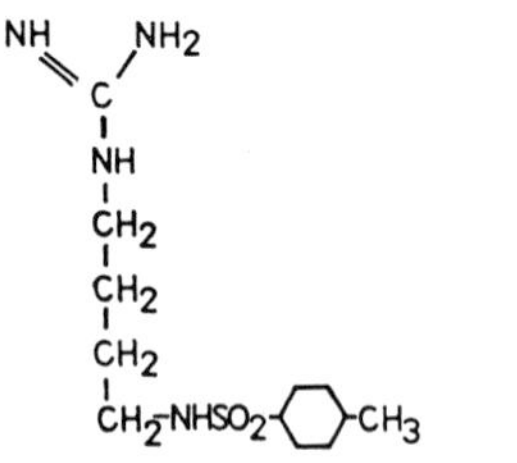

III

Abb. 15. Strukturformel von p-Toluolsulfonyl-arginin-methylester (*I*), p-Toluolsulfonyl-arginylglycin (*II*) und p-Toluolsulfonyl-agmatin (*III*)

Einige Ester der Guanidinobenzoesäure nehmen gewissermaßen eine Mittelstellung zwischen den Substraten und den eben beschriebenen rein kompetitiv wirkenden Verbindungen ein. Die 4′-Nitrophenylester der 4- und der 3-Guanidinobenzoesäure sowie der 4′-Nitrobenzyl- und der Benzylester der 4-Guanidinobenzoesäure reagieren mit Thrombin wie Substrate, indem sie ein Acylenzym bilden, wobei die alkoholische Komponente abgespalten wird. Der Deacylierungsschritt, der bei Substraten mit großer Geschwindigkeit abläuft, erfolgt in diesem Falle sehr viel langsamer, so daß sich Verbindungen dieses Typs praktisch wie irreversibel wirkende Inhibitoren verhalten (Chase und Shaw, 1969; Markwardt et al., 1970).

Biochemisches Interesse haben ferner die sog. „bifunktionellen" Fermentinhibitoren. Diese Verbindungen weisen eine strukturelle Verwandtschaft zu den typischen Fermentsubstraten auf und besitzen chemisch reaktionsfähige Gruppen. Aufgrund der Substratähnlichkeit werden sie vom Ferment gebunden und die reaktionsfähigen Gruppen dadurch in eine Position gebracht, in welcher sie mit den für die katalytische Wirkung notwendigen Aminosäureresten im Ferment in Reaktion treten können. Es bilden sich kovalente Bindungen aus, und das Ferment wird in einer zeitabhängigen Reaktion irreversibel gehemmt.

Ein wichtiger Vertreter dieser Substanzklasse ist das als Hemmstoff für Trypsin wirkende Tosyllysinchlormethylketon (TLCK) (1-Chlor-3-tosylamido-7-amino-1-heptanon). Diese Verbindung erwies sich auch als Thrombinhemmstoff (Shaw et al., 1965; Chulkova und Orekhovich, 1968). Von diesem Hemmstoff ist bekannt, daß er Trypsin durch Reaktion mit dem Histidinrest 46 des aktiven Zentrums blockiert (Tomasek et al., 1965). Es ist zu vermuten, daß der Wirkungsmechanismus beim Thrombin analog verläuft. Eine andere zu diesem Hemmstofftyp zählende Verbindung, Bromacetamid-N-propylguanidin, hat sich ebenfalls als Thrombininhibitor erwiesen (MILLER et al., 1965), ist in seiner Wirkung jedoch sehr viel schwächer als TLCK. Im weiteren kann auch das Phenylmethylsulfonylfluorid (PMSF) zu dieser Hemmstoffklasse gerechnet werden, obwohl bei dieser Verbindung kaum noch von einem Substratanalogen gesprochen werden kann. Der Wirkungsmechanismus dieses Hemmstoffes ist eher mit dem des Diisopropylfluorophosphates (DFP) zu vergleichen.

C. Aminosäurederivate als Hemmstoffe des fibrinstabilisierenden Faktors (Faktor XIII)

In gereinigten Thrombin-Fibrinogen-Systemen erfolgt die Bildung des Fibrins durch Polymerisation der Fibrinmonomere über nicht kovalente Bindungen. Auf diese Weise gebildetes Fibrin ist daher in 5 m Harnstoff oder 1%iger Monochloressigsäure löslich. Bei Gerinnung von Blut oder Blutplasma bildet sich dagegen ein Fibringerüst, welches diese Löslichkeit nicht aufweist. Diese unterschiedlichen Eigenschaften des Fibrins erklären sich daraus, daß im Plasma ein Protein vorkommt, welches das gebildete Fibrin zu stabilisieren vermag. Dieser von LORAND (1950, 1951) entdeckte „fibrinstabilisierende Faktor" (Faktor XIII) ist ein Ferment, welches eine Transpeptidierungsreaktion katalysiert. In dieser Reaktion werden kovalente Bindungen zwischen den Carbonylamidgruppen von Glutamin-Seitenketten und den α-Aminogruppen der N-terminalen Glycinreste oder nach neueren Befunden den ε-Aminogruppen von Lysinresten der Fibrinmonomere ausgebildet (LOEWY et al., 1964; LORAND und JACOBSEN, 1964; LORAND et al., 1966, 1968). Strukturanaloge des Glutamins, des Glycins und des Lysins erwiesen sich als kompetitive Inhibitoren dieser Reaktion. Bisher wurden folgende Aminosäurederivate als Hemmstoffe des fibrinstabilisierenden Faktors beschrieben:

Glycinmethylester, Glycylglycinmethylester, Glycinamid (LORAND et al., 1963);

Glycylglycin (LOEWY et al., 1964);

Glycinäthylester, Histamin, Carbobenzoxy-β-alaninamid, Carbobenzoxy-L-asparagin, Carbobenzoxy-L-asparaginamid (LORAND und JACOBSEN, 1964);

α-(N-p-Toluolsulfonyl)-L-lysinmethylester, N-(5-Aminopentyl)-p-toluolsulfonamid („Tosylcadaverin"), N-(5-Aminopentyl)-5-dimethylamino-1-naphthalinsulfonamid („Dansylcadaverin") (LORAND et al., 1966).

Außerdem erwiesen sich einige Abkömmlinge des Hydroxylamins (LORAND und JACOBSEN, 1964) sowie Aminoacetonitril (BRUNER LORAND et al., 1966) als Inhibitoren.

Die Inhibitorwirkung kann nachgewiesen werden, indem Blut oder Plasma in Gegenwart einer dieser Substanzen zur Gerinnung gebracht wird. Die Gerinnsel werden gewonnen und 24 Std lang in 1%iger Monochloressigsäurelösung inkubiert. In Anwesenheit von Inhibitoren des Faktors XIII entstandene Gerinnsel lösen sich unter diesen Bedingungen teilweise auf. Der Grad der Auflösung wird gemessen durch Bestimmung des restlichen Gerinnselproteins. Eine teilweise Hemmung der Fibrinstabilisierung wird durch Glycinmethylester in Konzentrationen von 12,5—25 μMol/ml erreicht. Eine spezielle Testmethode, zu deren Durchführung gereinigte Präparate des fibrinstabilisierenden Faktors und ein von diesem Faktor freies Fibrinsubstrat notwendig sind, wurde von LORAND et al. (1962) beschrieben. Tosylcadaverin ist ungefähr 4mal und Dansylcadaverin 20mal stärker wirksam als Glycinmethylester. Die letztere Verbindung ist der stärkste bisher beschriebene Inhibitor des fibrinstabilisierenden Faktors.

Wie in den Untersuchungen von Lorand und Jacobsen (1962), Bruner Lorand et al. (1966) und Gormsen et al. (1967) gezeigt wurde, ist nichtstabilisiertes Fibrin durch das fibrinolytische Fermentsystem leichter angreifbar als stabilisiertes. Die Hemmstoffe des fibrinstabilisierenden Faktors könnten daher bei thromboembolischen Erkrankungen zur Erzielung einer effektiveren Thrombolyse bei Infusion von Fibrinolytica therapeutische Bedeutung gewinnen. Bisher liegen jedoch keine größeren praktischen Erfahrungen vor.

Schlußbetrachtung

Bei einer kritischen Betrachtung der uns heute für die Anticoagulantientherapie zur Verfügung stehenden Mittel vom pharmakologischen Standpunkt dürften die von Goodman und Gilman (1960) gemachten Bemerkungen noch immer zutreffend sein: „Inasmuch as heparin, bishydroxycoumarin, and their currently available substitutes are not ideal anticoagulants, the search for better agents continues and it may be anticipated that current investigations will eventually produce improved anticoagulants. The requirements for an ideal anticoagulant include the following: 1. oral as well as parenteral effectiveness; 2. rapid onset of action, preferably within one hour; 3. satisfactory therapeutic index and freedom from untoward side effects; 4. no cumulative action or toxicity from prolonged use in ambulatory patients; 5. predicable quantitative relation between dose and anticoagulant effect; and uniformity of response from patient to patient; 6. an anticoagulant activity not requiring daily laboratory control, and preferably measurable by a simple bedside procedure or by the patient himself; 7. prompt cessation of effect when administration of the drug is stopped or when an easily administered nontoxic antagonist is given; 8. low cost. Such an ideal drug would greatly extend the field of usefulness of anticoagulant therapy and thereby exert a salutary effect on the grave social and economic implications of thromboembolic disorders.“

Es taucht die Frage auf, inwieweit die hier besprochenen Blutgerinnungshemmstoffe diesen Forderungen gerecht werden können. Eine besondere Bereicherung der Arzneistoffklasse der Anticoagulantien ist von den eiweißartigen Blutgerinnungshemmstoffen nicht zu erwarten. Es ist jedoch denkbar, daß die Faktoren des körpereigenen gerinnungshemmenden Systems bei Reindarstellung und weiterer Charakterisierung zur Therapie einer gesteigerten Gerinnungsaktivität als physiologische Hemmstoffe Vorteile gegenüber den bisher angewandten Anticoagulantien besitzen. Das trifft insbesondere dann zu, wenn die Hypercoagulabilität auf eine pathologische Verminderung dieser Faktoren zurückzuführen ist. Ferner könnten natürlich vorkommende Proteinaseninhibitoren, wenn sie neben ihrer antifibrinolytischen Aktivität eine starke blutgerinnungshemmende Wirkung entfalten, für die Therapie bestimmter Blutungsformen (Verbrauchcoagulopathien) Bedeutung gewinnen. Die blutgerinnungshemmenden Wirkstoffe aus blutsaugenden Tieren, insbesondere das Hirudin, besitzen gegenüber anderen Anticoagulantien gewisse Vorteile. Die besondere Wirksamkeit des Hirudins liegt in seiner schnellen und quantitativen spezifischen Reaktion mit dem aktiven Gerinnungsferment. Durch seine Anwesenheit werden die sonstige Beschaffenheit und Zusammensetzung des Blutes nicht verändert. Es reagiert erst zu dem Zeitpunkt und an der Stelle des Gefäßsystems, wo das aktive Gerinnungsferment auftritt. Für diese Reaktion steht dann der gesamte im Blut vorhandene Hemmstoff zur Verfügung. Es ist daher anzunehmen, daß auch niedrige Hemmstoffkonzentrationen im Blut ausreichen werden, um das entstehende Thrombin zu neutralisieren. Hinzu kommt, daß durch die schnelle Ausschaltung der zu Beginn der Gerinnung zunächst entstehenden ersten kleinen Thrombinmenge der Ablauf einer Kettenreaktion verhindert wird, welche sonst zur beschleunigten Bildung weiterer Thrombinmengen führt.

Besonderes Interesse verdient die Entwicklung kleinmolekularer Inhibitoren der am Blutgerinnungsablauf beteiligten proteolytischen Fermente. Derartige Inhibitoren erfüllen vermutlich die meisten der an ein ideales Anticoagulans gestellten Anforderungen. Die Forschungen stehen hier noch ganz am Anfang.

Literatur

ABEL, J. J., ROWNTREE, L. G., TURNER, B. B.: On the removal of diffusible substances from the circulating blood of living animals by dialysis. J. Pharmacol. exp. Ther. **5**, 275 (1913/14).

ABILDGAARD, U.: Purification of two progressive antithrombins of human plasma. Scand. J. clin. Lab. Invest. **19**, 190 (1967a).

— Inhibition of the thrombin-fibrinogen reaction by antithrombin III, studied by N-terminal analysis. Scand. J. clin. Lab. Invest. **20**, 207 (1967b).

— Highly purified antithrombin III with heparin cofactor activity prepared by disc electrophoresis. Scand. J. clin. Lab. Invest. **21**, 89 (1968a).

— Inhibition of the thrombin-fibrinogen reaction by heparin in the absence of cofactor. Scand. J. Haemat. **5**, 432 (1968b).

— Inhibition of the thrombin-fibrinogen reaction by heparin and purified cofactor. Scand. J. Haemat. **5**, 440 (1968c).

— Binding of thrombin to antithrombin III. Scand. J. clin. Lab. Invest. **24**, 23 (1969).

— EGEBERG, O.: Thrombin inhibitory activity of fractions obtained by gel filtration of antithrombin III deficient plasma. Scand. J. Haemat. **5**, 155 (1968).

ALKJAERSIG, N., DEUTSCH, E., SEEGERS, W. H.: Prothrombin derivatives and the inhibition of thrombin formation with soybean trypsin inhibitor. Amer. J. Physiol. **180**, 367 (1955).

— FLETCHER, A. P., SHERRY, S.: Pathogenesis of the coagulation defect developing during pathological plasma proteolytic ("fibrinolytic") states. II. The significance, mechanism and consequences of defective fibrin polymerization. J. clin. Invest. **41**, 917 (1962).

AMANN, R., WERLE, E.: Zum Wirkungsmechanismus des Heparins als Antithrombin und zur Dynamik der Fibrinbildung. Klin. Wschr. **35**, 22 (1957).

AMRIS, C. J.: Inhibition of thromboplastic activity by Trasylol. Scand. J. Haemat. **4**, 3 (1967).

ANDERER, F. A.: Strukturuntersuchungen am Kallikrein-Inaktivator aus Rinderlunge. II. Bestimmung der Aminosäuresequenz. Z. Naturforsch. **20** b, 462 (1965a).

— Zur Identität des Kallikrein-Inaktivators aus Rinderlunge und Rinderparotis. Z. Naturforsch. **20** b, 499 (1965b).

— HÖRNLE, S.: Strukturuntersuchungen am Kallikrein-Inaktivator aus Rinderlunge. I. Molekulargewicht, Endgruppenanalyse und Aminosäure-Zusammensetzung. Z. Naturforsch. **20** b, 457 (1965).

ANDREENKO, G. W., KUDRYASHOW, B. A.: Influence of soy bean trypsin inhibitor on blood coagulation. Vop. med. Khim. **7**, 513 (1961).

ASTRUP, T., DARLING, S.: Antithrombin and heparin. Acta physiol. scand. **5**, 13 (1943).

BAGDY, D., BIHARI, J., TÖREK, S.: Ung. Patent 150 833 (1962).

— TÖREK, S.: Ung. Patent 150600 (1962).

BAILEY, K., BETTELHEIM, F. R., LORAND, L., MIDDLEBROOK, W. R.: Action of thrombin in the clotting of fibrinogen. Nature (Lond.) **167**, 233 (1951).

BANERJEE, R., NATH, B. B., DEVI, A., SARKAR, N. K.: The role of calcium and divalent metals in the coagulation of blood as induced by Russell's viper venom. Thrombos. Diathes. haemorrh. (Stuttg.) **6**, 118 (1961).

BANG, N. U.: Normal and abnormal fibrin polymerization. Thrombos. Diathes. haemorrh. (Stuttg.), Suppl. **13**, 131 (1964).

— FLETCHER, A. P., ALKJAERSIG, N., SHERRY, S.: Pathogenesis of the coagulation defect developing during pathological plasma proteolytic ("fibrinolytic") states. III. Demonstration of abnormal clot structure by electron microscopy. J. clin. Invest. **41**, 935 (1962).

BANGHAM, A. D.: A correlation between surface charge and coagulant action of phospholipids. Nature (Lond.) **192**, 1197 (1961).

BARNHART, M. I., CRESS, D. C., HENRY, R. L., RIDDLE, J. M.: Influence of fibrinogen split products on platelets. Thrombos. Diathes. haemorrh. (Stuttg.) **17**, 78 (1967).

BASKOVA, I. P., BUDZYNSKI, A. Z.: Fractionation and characterization of early products of proteolysis of fibrinogen by plasmin. Biochimija (Mosk.) **30**, 322 (1965).

— KOWALYOVA, T. B.: Thermostable products of fibrinogen degradation during proteolysis by plasmin. Biochimija (Mosk.) **30**, 734 (1965).

Beck, E. A., Jackson, D. P.: Studies on the degradation of human fibrinogen by plasmin and trypsin. Thrombos. Diathes. haemorrh. (Stuttg.) **16**, 526 (1966).
Beller, F. K., Maki, M.: Properties of fibrinogenolysis and fibrinolysis products in immune assays. Thrombos. Diathes. haemorrh. (Stuttg.) **18**, 114 (1967).
Benzer, H., Blümel, G., Piza, F.: Einflüsse von Trypsininhibitoren auf die Blutgerinnung. Wien. med. Wschr. **110**, 609 (1960).
Berry, C. G.: Antithromboplastin: The degeneration of intrinsic thromboplastin in normal serum. J. clin. Path. **11**, 39 (1958).
Bettelheim, F. R.: The clotting of fibrinogen. II. Fractionation of peptide material liberated. Biochim. biophys. Acta (Amst.) **19**, 121 (1956).
— Bailey, K.: The products of the action of thrombin on fibrinogen. Biochim. biophys. Acta (Amst.) **9**, 578 (1952).
Bidwell, E.: Acquired inhibitors of coagulants. Ann. Rev. Med. **20**, 63 (1969).
Biggs, R., Denson, K.: The mode of action of a coagulation inhibitor in the blood of two patients with disseminated Lupus erythematosus. Brit. J. Haemat. **3**, 198 (1964).
— Douglas, A. S.: The thromboplastin generation test. J. clin. Path. **6**, 23 (1953).
— — MacFarlane, R. G.: The action of thromboplastic substances. J. Physiol. (Lond.) **122**, 554 (1953).
Birk, Y.: Purification and some properties of a highly active inhibitor of trypsin and α-chymotrypsin from soybeans. Biochim. biophys. Acta (Amst.) **54**, 378 (1961).
— Gertler, A., Khalef, S.: A pure trypsin inhibitor from soya beans. Biochem. J. **87**, 281 (1963).
Blombäck, B.: Chemical aspects of fibrinogen and fibrin. Thrombos. Diathes. haemorrh. (Stuttg.), Suppl. **13**, 29 (1964).
— Blombäck, M., Olsson, P.: Studies on thrombin in normal plasma, serum and plasma fractions, and its relation to heparin. Thrombos. Diathes. haemorrh. (Stuttg.) **9**, 368 (1963).
— — — Action of a proteolytic enzyme inhibitor on blood coagulation in vitro. In: Gross, R., u. G. Kroneberg, Thrombos. Diathes. haemorrh. (Stuttg.) **18**, 190 (1967).
Bock, J.: Untersuchungen über die Wirkung verschiedener Gifte auf das isolierte Säugetierherz. Naunyn-Schmiedebergs Arch. exp. Path. Pharmak. **41**, 160 (1898).
Bodong, A.: Über Hirudin. Naunyn-Schmiedebergs Arch. exp. Path. Pharmak. **52**, 242 (1905).
Breckenridge, R. T., Ratnoff, O.: Studies on the site of action of a circulating anticoagulant in disseminated Lupus erythematosus. Amer. J. Med. **35**, 813 (1963).
— — The role of proaccelerin in human blood coagulation. Evidence that proaccelerin is converted to a prothrombin-converting principle by activated Stuart factor: with notes on the anticoagulant action of soy bean trypsin inhibitor, protamine sulfate, and hexadimethrine bromide. J. clin. Invest. **44**, 302 (1965).
Broicher, H., Egli, H., Kesseler, K.: Gerinnungsphysiologische Untersuchungen und Leberfunktion. Dtsch. med. Wschr. **85**, 350 (1960).
Bruner Lorand, J., Pilkongton, T. R. E., Lorand, L.: Inhibitors of fibrin cross-linking: relevance for thrombolysis. Nature (Lond.) **210**, 1273 (1966).
Budzynski, A. Z., Stahl, M., Kopeć, M., Latallo, Z. S., Wegrzynowicz, Z., Kowalski, E.: High molecular weight products of the late stage of fibrinogen proteolysis by plasmin and their structural relation to the fibrinogen molecule. Biochim. biophys. Acta (Amst.) **147**, 313 (1967).
Buluk, K., Malofiejew, M., Czokalo, M.: Unknown properties of the products of plasmin-degradation of fibrinogen and fibrin. Bull. Acad. pol. Sci. Biol. **14**, 193 (1966).
Bundy, H. F., Mehl, J. W.: Trypsin inhibitors of human serum. II. Isolation of the alpha$_1$-inhibitor and its partial characterization. J. biol. Chem. **234**, 1124 (1959).
Burck, P. J., Hamill, R. L., Cerwinsky, E. W., Grinnan, E. L.: Acidic bovine pancreatic trypsin inhibitor. II. Specificity of inhibition. Biochemistry **6**, 3180 (1967).
Burstein, M.: Sur l'inactivation de la thrombine par le plasma héparinė. Arch. int. Pharmacodyn. **101**, 285 (1955).
— Guinand, A.: Fibrine et consommation d'antithrombine. Sang. **26**, 892 (1955).
— Loeb, J.: Antithrombine naturelle et co-facteur plasmatique de l'héparine. C. R. Acad. Sci. (Paris) **239**, 904 (1954).
Caldwell, M. J.: The effect of hirudin, a potent antithrombin, on the thromboplastin generation test. Thrombos. Diathes. haemorrh. (Stuttg.) **17**, 256 (1967).
Catt, K. J., Hirsh, J., Castelan, D. J., Niall, H. D., Tregear, G. W.: Radioimmunoassay of fibrinogen and its proteolysis products. Thrombos. Diathes. haemorrh. (Stuttg.) **20**, 1 (1968).
Cepelák, V., Horáková, Z., Pádr, Z.: Protease inhibitor from groundnut skins. Nature (Lond.) **198**, 295 (1963).

Cerwinsky, E. W., Burck, P. J., Grinnan, E. L.: Acidic bovine pancreatic trypsin inhibitor. I. Purification and physical characterization. Biochemistry **6**, 3175 (1967).
Chargaff, E.: Studies on the chemistry of blood coagulation. VII. Protamines and blood clotting. J. biol. Chem. **125**, 671 (1938).
Chase, T., Shaw, E.: Comparison of the esterase activities of trypsin, plasmin, and thrombin on guanidinobenzoate esters. Titration of the enzymes. Biochemistry **8**, 2212 (1969).
Chauvet, J., Nouvel, G., Acher, R.: Structure primaire d'un inhibiteur pancréatique de la trypsine (inhibiteur de Kunitz et Northrop). Biochim. biophys. Acta (Amst.) **92**, 200 (1964).
Chulkowa, T. M., Orekhovich, V. N.: Investigation of functional groups of thrombin. Biochimija (Mosk.) **33**, 1222 (1968).
Cohen, C., Slayter, H., Goldstein, L., Kucera, J., Hall, C.: Polymorphism in fibrinogen aggregation. J. molec. Biol. **22**, 385 (1966).
Cole, E. R., Dalby, A., Mertz, E. T.: Partial purification of bovine antiplasmin (antifibrinolysin). Canad. J. Biochem. **38**, 1021 (1960).
— Koppel, J. L., Olwin, J. H.: Multiple specificity of thrombin for synthetic substrates. Nature (Lond.) **213**, 405 (1967).
— Marciniak, E., Seegers, W. H.: Procedures for the quantitative determination of autoprothrombin C. Thrombos. Diathes. haemorrh. (Stuttg.) 8, 433 (1962).
Condrea, E., Vries, A. De, Mager, J.: Action of snake-venom phospholipase A on free and lipoprotein-bound phospholipids. Biochim. biophys. Acta (Amst.) **58**, 389 (1962).
Cornwall, J. W., Patton, W. S.: Some observations on the salivary-secretion of the commoner blood-sucking insects and ticks. Indian J. med. Res. **2**, 569 (1914).
Croxatto, H.: Anticoagulant action of crystalline anti-trypsin from soy beans. Rev. Soc. argent. Biol. **22**, 477 (1946).
Davie, E. W., Ratnoff: O. D.: Waterfall sequence for intrinsic blood clotting. Science **145**, 1310 (1964).
— — The proteins of blood coagulation. In: Neurath, H., The proteins, 2nd ed., vol. III, p. 359. New York-London: Academic Press 1965.
Denny, G. P., Minot, G. R.: The origin of antithrombin. Amer. J. Physiol. **38**, 233 (1915).
Derechin, M.: Caractères généraux de la paracoagulation fibrinolytique. Rev. Hémat. **10**, 35 (1955).
— Szuchet, S.: Fibrinolytic paracoagulation with different substances. Acta physiol. lat.-amer. **6**, 170 (1956).
Deutsch, E.: Gerinnungsphysiologie. In: Naegeli, T., P. Matis, R. Gross, H. Runge u. H. W. Sachs, Die thromboembolischen Erkrankungen, S. 73. Stuttgart: Schattauer 1960.
— Fuchs, H.: Natürlich vorkommende Koagulationsinhibitoren. Acta haemat. (Basel) **20**, **97** (1958).
— Mammen, E.: The inactivation of plasma-thromboplastin. Thrombos. Diathes. haemorrh. (Stuttg.) **2**, 324 (1958).
Dickinson, W. L.: Note on "leech-extract" and its reaction on blood. J. Physiol. (Lond.) **11**, 566 (1890).
basic trypsin inhibitor from beef pancreas. Coll. českoslov. chem. Commun. **30**, 1311 (1965).
Dlouha, V., Pospisislova, D., Meloun, B., Sorm, F.: On proteins XCIV. Primary structure of
Dyckerhoff, H., Marx, R.: Über Bienengift und Blutgerinnung. Z. ges. exp. Med. **113**, 194 (1944).
Egeberg, O.: Inherited antithrombin deficiency causing thrombophilia. Thrombos. Diathes. haemorrh. (Stuttg.) **13**, 516 (1965a).
— On the natural blood coagulation inhibitor system. — Investigations of inhibitor factors based on antithrombin deficient blood. Thrombos. Diathes. haemorrh. (Stuttg.) **14, 473** (1965b).
Egeblad, K.: Effects on fibrin clot lysis of an inhibitor in peanuts (Arachis hypogaea). Thrombos. Diathes. haemorrh. (Stuttg.) **17**, 31 (1967).
Egli, H., Kesseler, K., Klesper, R.: Über die Inaktivierung der Blutthrombokinase. (Zugleich ein Beitrag zur Unterscheidung der Blut- und Gewebethrombokinasen.) Acta haemat. (Basel) **17**, 338 (1957).
Ehrenpreis, S., Scheraga, H. A.: Observation on the analysis for thrombin and the inactivation of fibrin monomer. J. biol. Chem. **227**, 1043 (1957).
Eiff, J.: Nature of an anticoagulant from the cephalic glands of Ancylostoma caninum. J. Parasit. **52**, 833 (1966).
Emile-Weil, P., Boye: Action physiologique et hémorrhagipare chez de lapin des extraits desséchés de têtes de sangsues. C. R. Soc. Biol. (Paris) **66**, 516 (1909).
Eskridge, R. W.: A precursor of intrinsic prothrombin activator. Fed. Proc. **22**, 164 (1963).
Esnouf, M. P., Williams, W. J.: The isolation and purification of a bovine-plasma protein which is a substrate for the coagulant fraction of Russell's viper venom. Biochem. J. **7**, 84 (1962).

FEENEY, R. E., MEANS, G. E., BIGLER, J. C.: Inhibition of human trypsin, plasmin, and thrombin by naturally occuring inhibitors of proteolytic enzymes. J. biol. Chem. **244**,1957 (1969).
FELL, C., IVANOVIC, N., JOHNSON, S. A., SEEGERS, W. H.: Differentiation of plasma antithrombin activities. Proc. Soc. exp. Biol. (N.Y.) **85**, 199 (1954).
FERGUSON, H. J.: Crystalline trypsin-inhibitor and blood clotting. Proc. Soc. exp. Biol. (N.Y.) **51**, 373 (1942).
FERREIRA, H. C., MURAT, L. G.: An immunological method for demonstrating fibrin degradation products in serum and its use in the diagnosis of fibrinolytic states. Brit. J. Haemat. **9**, 299 (1963).
FERRI, R. G., FERREIRA, H. C.: Immunochemical studies of the circulating products of fibrinogenolysis in certain pathological conditions. Vox Sang. (Basel) **8**, 356 (1963).
FINKENSTADT, W. R., LASKOWSKI, M.: Peptide bond cleavage on trypsin — trypsin inhibitor complex formation. J. biol. Chem. **240**, P. C. 962 (1965).
FISHER, S., FLETCHER, A. P., ALKJAERSIG, N., SHERRY, S.: Immunoelectrophoretic characterization of plasma fibrinogen derivatives in patients with pathological plasma proteolysis. J. Lab. clin. Med. **70**, 903 (1967).
FLECKENSTEIN, A., FETTIG, O.: Über den Einfluß von Oxalat, Citrat, Fluorid und Phloridzin auf die Zerstörung der Thrombokinase durch Bienengift und Schlangengifte. Naunyn-Schmiedebergs Arch. exp. Path. Pharmak. **216**, 415 (1952).
FLETCHER, A. P.: Fibrinogenolytic dysfibrinogenemias. Fed. Proc. **24**, 822 (1965).
— ALKJAERSIG, N., FISHER, S., SHERRY, S.: The proteolysis of fibrinogen by plasmin: The identification of thrombin clottable fibrinogen derivatives which polymerize abnormally. J. Lab. clin. Med. **68**, 780 (1966).
— — SHERRY, S.: Pathogenesis of the coagulation defect developing during pathological plasma proteolytic ("fibrinolytic") states. I. The significance of fibrinogen proteolysis and circulating fibrinogen breakdown products. J. clin. Invest. **41**, 896 (1962).
FOX, F., WIDE, L., KILLANDER, J., GEMZELL, C.: Determination of fibrinogen and fibrinolysis products in human plasma by an immunochemical method. Scand. J. clin. Lab. Invest. **17**, 341 (1965).
FRAENKEL-CONRAT, H., BEAN, R. C., DUCAY, E. D., OLCOTT, H. S.: Isolation and characterization of a trypsin inhibitor from lima beans. Arch. Biochem. **37**, 393 (1952).
FRANZ, F.: Über den die Blutgerinnung aufhebenden Bestandteil des medizinischen Blutegels. Naunyn-Schmiedebergs Arch. exp. Path. Pharmak. **49**, 342 (1903).
FRATALLI, V., STEINER, R. F.: Soybean inhibitors. I. Separation and some properties of three inhibitors from commercial crude soybean trypsin inhibitor. Biochemistry **7**, 521 (1968).
FRICK, P. G.: Les inhibiteurs de la phase terminale de la coagulation. Sang. **30**, 405 (1959).
FRITZ, H., MÜLLER, I., WIEDEMANN, M., WERLE, E.: Zur Chemie und Physiologie der spezifischen Trypsininhibitoren aus den Bauchspeicheldrüsen von Rind, Hund, Schwein und Mensch. Hoppe-Seylers Z. physiol. Chem. **348**, 405 (1967).
GANROT, P. O.: Determination of α_2-macroglobulin as trypsin-protein esterase. Clin. chim. Acta **14**, 493 (1966).
— Electrophoretic separation of two thrombin inhibitors in plasma and serum. Scand. J. clin. Lab. Invest. **24**, 11 (1969).
GANS, H., TAN, B. H.: α_1-Antitrypsin, an inhibitor for thrombin and plasmin. Clin. chim. Acta **17**, 111 (1967).
GERENDAS, M.: Inactivation of thrombin. Nature (Lond.) **157**, 837 (1946).
— Experimentelle Bestimmung des Thrombininaktivierungsprozesses. Ann. Inst. Biol. Hung. **1**, 169 (1949).
— Die Thrombininaktivierung als Enzymprozeß. Thrombos. Diathes. haemorrh. (Stuttg.) **4**, 56 (1960).
GLADNER, J. A., LAKI, K.: The inhibition of thrombin by diisopropyl-phosphorofluoridate. Arch. Biochem. **62**, 501 (1956).
GLAZKO, A. J.: Effect of blood protease and trypsin inhibitor on the clotting mechanism. J. clin. Invest. **26**, 364 (1947).
GLENDENING, M., PAGE, E. W.: The site of inhibition of blood clotting by soy bean trypsin inhibitor. J. clin Invest. **30**, 1298 (1951).
GODAL, H. C., HELLE, I.: The influence of fibrinogenolytic and fibrinolytic split products on the last of stage coagulation. Scand. J. clin. Lab. Invest. **14**, 327 (1963).
GOLLUB, S., FELDMAN, D., SCHECHTER, D. C., KAPLAN, F. E., MERANZE, D. R.: Thromboplastinase, a new enzyme which destroys thromboplastin. Proc. Soc. exp. Biol. (N. Y.) **83**, 858 (1953).
— OTTOLENGHI, A. C., LISBINSKY, L., ULIN, A. W.: The potency of tissue thromboplastic suspensions. Thrombos. Diathes. haemorrh. (Stuttg.) **7**, 95 (1962a).
— — RUTMAN, J. R., LISBINSKY, L., ULIN, A. W.: Thromboplastinase — an experimental anti-thrombotic. Thrombos. Diathes. haemorrh. (Stuttg.) **7**, 470 (1962b).

GOODMAN, L. S., GILMAN, A.: The pharmacological basis of therapeutics, 2nd ed., p. 1520. New York: Macmillan 1960.

GORMSEN, J., FLETCHER, A. P., ALKJAERSIG, N., SHERRY, S.: Enzymic lysis of plasma clots: The influence of fibrin stabilization on lysis rates. Arch. Biochem. **120**, 654 (1967).

— JOSEPHSEN, P.: The effect of Trasylol on blood coagulation after intravenous injection. Thrombos. Diathes. haemorrh. (Stuttg.) **17**, 51 (1967).

— LAURSEN, B.: Fibrinogen break-down products and clotting parameters. Thrombos. Diathes. haemorrh. (Stuttg.) **17**, 467 (1967).

— — Coagulation studies on separated fibrinogen break-down products. Thrombos. Diathes. haemorrh. (Stuttg.) **20**, 7 (1968).

GRAHAM, R. C., EBERT, R. H., RATNOFF, O. D., MOSES, J. M.: Pathogenesis of inflammation. II. In vivo observations of the inflammatory effects of activated Hageman factor and bradykinin. J. exp. Med. **121**, 807 (1965).

GRANNIS, G. F., KAZAL, L. A.: Prothrombin and antithrombin: Their opposing functions in blood coagulation. Thrombos. Diathes. haemorrh. (Stuttg.) **16**, 497 (1966).

— — TOCANTINS, L. M.: The kinetics of thrombin activity in recalcified blood plasma. Thrombos. Diathes. haemorrh. (Stuttg.) **13**, 361 (1965).

GRATIA, A.: Untersuchungen über den Mechanismus der gerinnungshemmenden Wirkungen. Ann. Inst. Pasteur **35**, 513 (1921).

GRAY, J. L., PRIEST, S. G., BLATT, W. F., WESTPHAL, U., JENSEN, H.: Isolation and characterization of a proteolytic inhibitor from bovine blood. J. biol. Chem. **235**, 56 (1960).

GREEN, N. M.: Protease inhibitors from Ascaris lumbricoides. Biochem. J. **66**, 416 (1957).

— NEURATH, H.: Proteolytic enzymes. In: NEURATH, H., and K. BAILEY, The proteins, vol. II, part 25. New York: Academic Press 1954.

GREENE, L. J., DICARLO, J. J., SUSSMAN, A. J., BARTELT, D. C., ROARK, D. E.: Two trypsin inhibitors from porcine pancreatic juice. J. biol. Chem. **243**, 1804 (1968).

— GIORDANO, J. S.: The structure of the bovine pancreatic secretory trypsin inhibitor — Kazal's inhibitor. I. The isolation and amino acid sequences of the tryptic peptides from reduced aminoacylated inhibitor. J. biol. Chem. **244**, 285 (1969).

— RIGBI, M., FACKRE, D. S.: Trypsin inhibitors from bovine pancreatic juice. J. biol. Chem. **241**, 5610 (1966).

GREEP, J. M., LOELIGER, E. A., ROOS, J.: Progressive antithrombin and fibrinogen. The antithrombin time according to Innerfield and its relation to acute pancreatitis. Thrombos. Diathes. haemorrh. (Stuttg.) **5**, 256 (1960).

GROB, D.: The antiproteolytic activity of serum. II. Physiological significance. The influence of purified trypsin inhibitor on the coagulation of the blood. J. gen. Physiol. **26**, 423 (1943).

GUEST, M. M., NELSON, T. E.: Action of antitrypsin and antifibrinolysin on the first phase of the blood clotting reaction. Fed. Proc. **8**, 64 (1949).

HABERMANN, E.: Untersuchungen über die Hemmung der Blutgerinnung durch Bienengift. Naunyn-Schmiedebergs Arch. exp. Path. Pharmak. **223**, 182 (1954).

— Manometrische Bestimmung von Phospholipase A. Biochem. Z. **328**, 474 (1957).

— NEUMANN, W.: Die Hemmung der Hitzekoagulation des Eigelbes durch Bienengift — ein Phospholipase A-Effekt. Hoppe-Seylers Z. physiol. Chem. **297**, 180 (1954).

HÄRTEL, G.: In vitro studies on the anticoagulant properties of Russell's viper venom. Scand. J. clin. Lab. Invest. **15**, Suppl. 75 (1963).

HAVERBACK, B. J., WIRTSCHAFTER, S. K., EDMONDSON, H. A.: Protein binding of pancreatic proteolytic enzymes. J. clin. Invest. **41**, 972 (1962).

HAYCRAFT, J. B.: Über die Einwirkung eines Sekretes des officinellen Blutegels auf die Gerinnbarkeit des Blutes. Naunyn-Schmiedebergs Arch. exp. Path. Pharmak. **18**, 209 (1884).

HEENE, L.: Zur Differentialdiagnose zwischen primärer und sekundärer Fibrinolysesteigerung. Folia haemat. (Lpz.), im Druck (1970).

HEIMBURGER, N.: On the proteinase inhibitors of human plasma with especial reference to antithrombin. 1st Internat. Symp. on Tissue Factors in the Homeostasis of the Coagulation-Fibrinolysis System. Florenz 1967.

— HAUPT, H.: Zur Spezifität der Antiproteinasen des Humanplasmas für Elastase. Klin. Wschr. **44**, 1196 (1966).

HELLMANN, K., HAWKINS, R. I.: Anticoagulant and fibrinolytic activities from Rhodnius prolixus Stal. Nature (Lond.) **201**, 1008 (1964).

— — Prolixin-S and prolixin-G two anticoagulants from Rhodnius prolixus Stal. Nature (Lond.) **207**, 265 (1965).

— — An antithrombin (maculatin) and a plasminogen activator extractable from the blood sucking hemipteran Eutriatoma maculatus. Brit. J. Haemat. **12**, 376 (1966).

Hemker, H. C., Fekkes, N., Hensen, A., Schrijver, H., Loeliger, E. A.: Quantitation of circulating fibrinogen breakdown products in intravascular clotting. Thrombos. Diathes. haemorrh. (Stuttg.), Supp. **20**, 227 (1966).

Hensen, A., Loeliger, E. A.: Antithrombin III. Its metabolism and its function on blood coagulation. Thrombos. Diathes. haemorrh. (Stuttg.), Suppl. **10** (1963).

Henstell, H. H., Kligerman, M.: Progressive antithrombin: A three-phase system. Blood **27**, 844 (1966a).

— — The influence of calcium on the binding of antithrombin by antithrombin inhibitor. Proc. Soc. exp. Biol. (N. Y.) **122**, 247 (1966b).

— — The nature of heparin antithrombin action. Thrombos. Diathes. haemorrh. (Stuttg.) **18**, 167 (1967).

Herschlein, H., Steichele, D. F.: Die Hemmung der Hyperkoagulabilität des Blutes. Med. Welt (Stuttg.) **1964**, 1314.

Hirsh, J., Fletcher, A. P., Sherry, S.: Effect of fibrin and fibrinogen proteolysis products on clot physical properties. Amer. J. Physiol. **209**, 415 (1965).

Hjort, P. E.: Intermediate reactions in the coagulation of blood with tissue thromboplastin. Scand. J. clin. Lab. Invest. **9**, Suppl. 27 (1957).

— Natural inhibitor of tissue thromboplastin. Thrombos. Diathes. haemorrh. (Stuttg.), Suppl. **51** (1961).

Hladovec, J., Mansfeld, V., Horáková, Z.: Antifibrinolytische Aktivität einiger Trypsininhibitoren. Naturwissenschaften **45**, 575 (1958).

Hougie, C.: Reactions of Stuart factor and factor VII with brain and factor V. Proc. Soc. exp. Biol. (N. Y.) **101**, 132 (1959).

Howell, W. H.: The role of antithrombin and thromboplastin (thromboplastic substance) in the coagulation of blood. Amer. J. Physiol. **29**, 187 (1911/12).

Hugentobler, F., Wunderly, C.: Experimentelle Untersuchungen über Serum-Antithrombin. Helv. physiol. pharmacol. Acta **7**, 321 (1949).

Iatridis, S. G., Ferguson, J. H., Iatridis, P. G., Mauldin, R.: Thrombogenic properties of surface factor; evidence for an anti-surface factor activity in canine plasma. Thrombos. Diathes. haemorrh. (Stuttg.) **12**, 35 (1964a).

— Iatridis, P. G., Ferguson, J. H.: Roles of surface factor and a plasma inhibitory activity (Anti-SF) during experimental thrombosis in rabbits. Thrombos. Diathes. haemorrh. (Stuttg.) **12**, 489 (1964b).

Jacobsson, K. I.: Studies on the determination of fibrinogen in human blood plasma. II. Studies on the trypsin and plasmin inhibitors in human blood serum. Scand. J. clin. Lab. Invest. **7**, Suppl. 14 (1955).

James, K., Taylor, F. B., Jr., Fudenberg, H. H.: The effect of α_2-macroglobulin in human serum on trypsin, plasmin, and thrombin activities. Biochim. biophys. Acta (Amst.) **133**, 374 (1967).

Jamieson, G. A., Gaffney, P. J.: Heterogeneity of fibrin polymerization inhibitor. Biochim. biophys. Acta (Amst.) **121**, 217 (1966).

Jerushalmy, Z., Zucker, M. B.: Some effects of fibrinogen degradation products (FDP) on blood platelets. Thrombos. Diathes. haemorrh. (Stuttg.) **15**, 413 (1966).

Jürgens, J., Beller, F. K.: Klinische Methoden der Blutgerinnungsanalyse. Stuttgart: Thieme 1959.

Jutisz, M., Charbonnel-Berault, A., Martinoli, G.: Purification de l'hirudine. Bull. Soc. Chim. biol. (Paris) **45**, 55 (1963).

— Martinoli, G., Tertrin, C.: Micro-dosage d'une activité antithrombique: l'hirudine. Bull. Soc. Chim. biol. (Paris) **44**, 461 (1962).

Karitzky, D., Künzer, W.: Eine semiquantitative immunologische Methode zur Fibrinolysebestimmung. Thrombos. Diathes. haemorrh. (Stuttg.) **19**, 533 (1968).

Kassell, B., Laskowski, M.: The basic trypsin inhibitor of bovine pancreas. IV. The linear sequence of the 58 amino acids. Biochem. biophys. Res. Commun. **18**, 255 (1965a).

— — The basic trypsin inhibitor of bovine pancreas. V. The disulfide linkages. Biochem. biophys. Res. Commun. **20**, 463 (1965b).

Kaulla, E., v., Kaulla, K. N. v.: Antithrombin III and diseases. Amer. J. clin. Path. **48**, 69 (1967).

Kazal, L. A., Grannis, G. F., Tocantins, L. M.: The reactions of thrombin with fibrinogen and plasma antithrombin. Thrombos. Diathes. haemorrh. (Stuttg.) **13**, 343 (1965).

— Spicer, D. S., Brahinsky, R. A.: Isolation of a crystalline trypsin inhibitor-anticoagulant protein from pancreas. J. Amer. chem. Soc. **70**, 3034 (1948).

Kirsanow, A. W., Bystritzkaja, M. G.: Über Hirudin, Mitt. II. Anreicherung von Rohhirudin. Biochimija (Mosk.) **5**, 596 (1940).

Klein, P. D., Seegers, W. H.: The nature of plasma antithrombin activity. Blood **5**, 742 (1950).

KLESPER, R., EGLI, H.: Über die Inaktivierung von Blutthrombokinase. Proc. 6th Congr. europ. Soc. Hemat., Copenhagen **1957**, 529.
KNÜCHEL, F., KNÜCHEL, W.: Zur klinischen Bedeutung der Trypsininhibitoren. Ärztl. Forsch. **8**, 236 (1954).
KÖBELE, B.: Untersuchungen über die Wirkung von Thrombin auf neue synthetische Substrate. Med. Diss. Tübingen 1962.
KOPEĆ, M., BUDZYNSKI, A., STACHURSKA, J., WEGRZYNOWICZ, Z., KOWALSKI, E.: Studies on the mechanism of interference by fibrinogen degradation products (FDP) with the platelet function. Role of fibrinogen in the platelet atmosphere. Thrombos. Diathes. haemorrh. (Stuttg.) **15**, 476 (1966).
— KOWALSKI, E., STACHURSKA, J.: Studies on paracoagulation. Role of antithrombin VI. Thrombos. Diathes. haemorrh. (Stuttg.) **5**, 285 (1960).
— WEGRZYNOWICZ, Z., BUDZYNSKI, A. Z., LATALLO, Z. S., LIPINSKI, B., KOWALSKI, E.: Interaction of fibrinogen degradation products (FDP) with platelets. Exp. Biol. Med. **3**, 73 (1968).
KOPPEL, J. L., HOUGH, D. M., ARSCOTT, P. M., OLWIN, J. H.: TAME-esterase activity resulting from blood thromboplastin formation. Amer. J. Physiol. **200**, 143 (1961).
KORNALIK, F.: Anticoagulant effect of various snake toxins in vitro. Acta haemat. (Basel) **28**, 180 (1962).
KOWALSKI, E.: Fibrinogen derived inhibitors of blood coagulation. Thrombos. Diathes. haemorrh. (Stuttg.), Suppl. **1**, 211 (1960).
— Fibrinogenspaltprodukte und ihre Komplexe mit Fibrinmonomeren. Folia haemat. (Lpz.) **92**, 20 (1969).
— BUDZYNSKI, A. Z., KOPEĆ, M.: Circulating fibrinogen degradation products (FDP) in dog blood after intravenous thrombin infusion. Thrombos. Diathes. haemorrh. (Stuttg.) **13**, 12 (1965).
— — — LATALLO, Z. S., LIPINSKI, B., WEGRZYNOWICZ, Z.: Studies on the molecular pathology and pathogenesis of bleeding in severe fibrinolytic states in dogs. Thrombos. Diathes. haemorrh. (Stuttg.) **12**, 69 (1964a).
— KOPEĆ, M., WEGRZYNOWICZ, Z.: Influence of fibrinogen degradation products (FDP) on platelet aggregation, adhesiveness and viscous metamorphosis. Thrombos. Diathes. haemorrh. (Stuttg.) **10**, 406 (1964b).
— NIEWIAROWSKI, S., LATALLO, Z., KOPEĆ, M.: Biological activity of fibrinogen digestion products. Proc. 8th Congr. Internat. Soc. Haematol., London 1960, p. 100.
KOWARZYK, H., MARCINIAK, E.: The significance of prothrombin derivates. Proc. 8th Congr. Europ. Soc. Haematol., Vienna 1961, p. 402.
KRUSE, I., DAM, H.: Inactivation of thromboplastin by cobra venom. Biochim. biophys. Acta (Amst.) **5**, 268 (1950).
KUHN, R., KLESSE, P.: Zur chemischen Konstitution des Lipoids der Thrombokinase. Naturwissenschaften **44**, 352 (1957).
— — Zur chemischen Konstitution des Lipoids der Gewebe-Thrombokinase. Hoppe-Seylers Z. physiol. Chem. **312**, 214 (1958).
KUNITZ, M.: Crystalline soybean trypsin inhibitor. J. gen. Physiol. **29**, 149 (1946).
— Crystalline soybean trypsin inhibitor. II. General properties. J. gen. Physiol. **30**, 291 (1947a).
— Isolation of a crystalline protein compound of trypsin and soybean trypsin-inhibitor. J. gen. Physiol. **30**, 311 (1947b).
— NORTHROP, J. H.: Isolation from beef pancreas of crystalline trypsinogen, trypsin and an inhibitor trypsin compound. J. gen. Physiol. **19**, 991 (1936).
KUSHNER, D. J., FELDMAN, D.: Characterization of the bacterial enzyme „thromboplastinase". Biochim. biophys. Acta (Amst.) **30**, 466 (1958).
LANCHANTIN, G. F., FRIEDMANN, J. A., HART, D. W.: Interaction of soybean trypsin inhibitor with thrombin and its effect on prothrombin activation. J. biol. Chem. **244**, 865 (1969).
— PLESSET, M. L., FRIEDMANN, J. A., HART, D. W.: Dissociation of esterolytic and clotting activities of thrombin by trypsin-binding macroglobulin. Proc. Soc. exp. Biol. (N. Y.) **121**, 444 (1966).
LANDABURU, R. H., SEEGERS, W. H.: Further studies of prothrombin derivatives. Proc. Soc. exp. Biol. (N.Y.) **94**, 708 (1957).
— — The acetylation of thrombin. Canad. J. Biochem. **37**, 1361 (1959).
LANDMANN, H.: Untersuchungen über blutgerinnungshemmende Wirkstoffe aus Zecken (Ixodides). Diss. Greifswald 1961.
— MARKWARDT, F., KAZMIROWSKI, H.-G., NEULAND, P.: Zusammenhänge zwischen chemischer Konstitution und Antitrypsinwirkung bei Derivaten der 4-Aminomethylbenzoesäure und anderen strukturverwandten zyklischen Verbindungen. Hoppe-Seylers Z. physiol. Chem. **348**, 745 (1967).

LANDMANN, H., MARKWARDT, F., PERLEWITZ, J.: Die Beeinflussung der Wirkung des Trypsins auf die Blutgerinnung durch natürliche und synthetische Trypsin- und Thrombininhibitoren. Thrombos. Diathes. haemorrh. (Stuttg.) **22**, 552 (1969).
LARRIEU, M. J., INCEMAN, S., MARDER, V. J.: Action des produits de dégradation du fibrinogène sur les fonctions plaquettoires. Nouv. Rev. franç. Hémat. **7**, 691 (1967).
— MARDER, V. J., INCEMAN, S.: Effects of fibrinogen degradation products on platelets and coagulation. Thrombos. Diathes. haemorrh. (Stuttg.), Suppl. **20**, 215 (1966).
LASKOWSKI, M.: Naturally occuring trypsin inhibitors. In: S. P. Colowick and N. O. KAPLAN, Methods in enzymology, vol. II, p. 36. New York: Academic Press 1955.
— DONELLY, T. H., VAN TIJN, B. A., SCHERAGA, H. A.: The proteolytic action of thrombin on fibrinogen. J. biol. Chem. **222**, 815 (1956).
— KASSELL, B., PEANASKY, R. J., LASKOWSKI, M.: Endopeptidases. In: HOPPE-SEYLER u. THIERFELDER, Handbuch der physiologisch- und pathologisch-chemischen Analyse, Bd. VIc, S. 256. Berlin-Heidelberg-New York: Springer 1966.
— LASKOWSKI, M.: Naturally occuring trypsin inhibitors. Advanc. Protein Chem. **9**, 203 (1954).
— WU, F. C.: Temporary inhibition of trypsin. J. biol. Chem. **204**, 797 (1953).
LATALLO, Z. S., BUDZYŃSKI, A. Z., KOPEĆ, M., LIPINSKI, B., WEGRZYNOWICZ, Z., KOWALSKI, E.: The role of fibrinogen degradation products in fibrin formation and platelet function. Proc. 9th Congr. Europ. Soc. Haemat., Lisbon 1963, p. 1292. Basel-New York: S. Karger 1963.
— — LIPINSKI, B., KOWALSKI, E.: Inhibition of thrombin and of fibrin polymerization, two activities derived from plasmin-digested fibrinogen. Nature (Lond.) **203**, 1184 (1964).
— FLETCHER, A. P., ALKJAERSIG, N., SHERRY, S.: Influence of pH, ionic strength, neutral ions and thrombin on fibrin polymerization. Amer. J. Physiol. **202**, 675 (1962a).
— — — — Inhibition of fibrin polymerization by fibrinogen proteolysis products. Amer. J. Physiol. **202**, 681 (1962b).
LAURSEN, B., GORMSEN, J.: Spontaneous fibrinolysis demonstrated by immunological technique. Thrombos. Diathes. haemorrh. (Stuttg.) **17**, 42 (1967).
LEBOWITZ, J., LASKOWSKI, M.: Potentiometric measurement of protein-protein association constants. Soybean trypsin inhibitor-trypsin association. Biochemistry **1**, 1044 (1962).
LEWIS, J. H., FERGUSON, J. H.: The inhibition of fibrinolysin by lima bean inhibitor. J. biol. Chem. **204**, 503 (1953).
— WALTERS, D., DIDISHEIM, P., MERCHANT, D. R.: Application of continuous flow electrophoresis to the study of the blood coagulation proteins and the fibrinolytic enzyme system. J. clin. Invest. **37**, 1323 (1958).
— WILSON, J. H.: Fibrinogen breakdown products. Amer. J. Physiol. **207**, 1053 (1964).
LIENER, E.: The intraperitoneal toxicity of concentrates of the soybean trypsin inhibitor. J. biol. Chem. **193**, 189 (1951).
LIPINSKI, B., BUDZYŃSKI, A. Z., LATALLO, Z. S., KOWALSKI, E.: Isolation and characterisation of cold-insoluble fibrinogen complexes from bovine plasma. Acta biochim. pol. **9**, 527 (1964).
— HAWIGER, J., JELJASZEWICZ, J.: Staphylococcal clumping with soluble fibrin monomer complexes. J. exp. Med. **126**, 979 (1967b).
— WEGRZYNOWICZ, Z., BUDZYŃSKI, A. Z., KOPEĆ, M., LATALLO, Z. S., KOWALSKI, E.: Soluble unclottable complexes in the presence of fibrinogen degradation products (FDP) during the fibrinogen-fibrin conversion and their potential significance in pathology. Thrombos. Diathes. haemorrh. (Stuttg.) **18**, 65 (1967a).
— WOROWSKI, K.: Detection of soluble fibrin monomer complexes in blood by means of protamine sulphate test. Thrombos. Diathes. haemorrh. (Stuttg.) **21**, 44 (1968).
— — JELJASZEWICZ, J., NIEWIAROWSKI, S., REJNIAK, L.: Participation of soluble fibrin monomer complexes and platelet factor 4 in the generalized Shwartzman reaction. Thrombos. Diathes. haemorrh. (Stuttg.) **20**, 285 (1968).
LLOSA, P., DE LA, TERTRIN, C., JUTISZ, M.: Composition en acides aminés de l'hirudine. Identification de residu N-terminal. Bull. Soc. Chim. biol. (Paris) **45**, 69 (1963).
— — — L'enchainement C-terminal de l'hirudine. Biochim. biophys. Acta (Amst.) **93**, 40 (1964).
LOEB, J.: Le cofacteur plasmatique de l'heparine et ses rapports avec l'antithrombine. Arch. Sci. physiol. **10**, 129 (1956).
LOELIGER, E. A., HERS, J. F. P.: Chronic antithrombinaemia (antithrombin V) with haemorrhagic diathesis in a case of rheumatoid arthritis with hypergamma-globulinaemia. Thrombos. Diathes. haemorrh. (Stuttg.) **1**, 499 (1957).
LOEWY, A. G., DAHLBERG, J. E., DORWART, W. V., WEBER, M. J., EISELE, J.: A transamidase mechanism for insoluble fibrin formation. Biochem. biophys. Res. Commun. **15**, 177 (1964).
LORAND, L.: Fibrin clots. Nature (Lond.) **166**, 694 (1950).
— Biophysical and biochemical studies of the clotting of blood. Diss. Leeds University 1951.

LORAND, L.: Fibrino-peptide. Biochem. J. **52**, 200 (1952).
— Chemical basis of the clotting reaction in blood. In: MACMILLAN, R. C., and J. F. MUSTARD, Anticoagulants and fibrinolysins, p. 333. London:Pitman Med. Publ. 1961.
— Properties and significance of the fibrin stabilizing factor (FSF). Thrombos. Diathes. haemorrh. (Stuttg.), Suppl. **5**, 238 (1962).
— DOOLITTLE, R. F., KONISHI, K, RIGGS, S. K.: A new class of blood coagulation inhibitors. Arch. Biochem. **102**, 171 (1963).
— JACOBSEN, A.: Accelerated lysis of blood clots. Nature (Lond.) **195**, 911 (1962).
— — Specific inhibitors and the chemistry of fibrin polymerization. Biochemistry **3**, 1939 (1964).
— KONISHI, K.: Activation of the fibrin stabilizing factor of plasma by thrombin. Arch. Biochem. **105**, 58 (1964).
— — JACOBSEN, A.: Transpeptidation mechanism in blood clotting. Nature (Lond.) **194**, 1148 (1962).
— MIDDLEBROOK, W. R.: The action of thrombin on fibrinogen. Biochem. J. **52**, 196 (1952).
— ONG, H. H., LIPINSKI, B., RULE, N. G., DOWNEY, J., JACOBSEN, A.: Lysine as amine donor in fibrin crosslinking. Biochem. biophys. Res. Commun. **25**, 629 (1966).
— RULE, R. G.: Inhibition of proteolytic enzymes by decarboxylated amino acid derivatives. Effect of toluenesulphonyl (tosyl-) agmatin (4-toluenesulphonaminobutylguanidin) on thrombin and trypsin. Nature (Lond.) **190**, 722 (1961).
— — ONG, H. H., FURLANETTO, R., JACOBSEN, A., DOWNEY, J., ÖNER, N., BRUNER-LORAND, J.: Amine specificity in transpeptidation. Inhibition of fibrin cross-linking. Biochemistry **7**, 1214 (1968).
— YUDKIN, E. P.: The effect of arginyl peptides on the clotting of fibrinogen with thrombin. Biochim. biophys. Acta (Amst.) **25**, 437 (1957).
LUCHINI, B. W., COPLEY, A. L.: Fibrinogen-fibrin complexes in relation to the sedimentation properties of blood. Proc. XII. Int. Congr. Haemat., New York 1968, p. 192.
LUNDBLAD, R. L., DAVIE, E. W.: The activation of antihemophilic factor (factor VIII) by activated Christmas factor (activated factor IX). Biochemistry **3**, 1720 (1964).
LUZATTO, R.: Untersuchungen über das wirksame, gerinnungshemmende Prinzip des Blutegels. Boll. Soc. med.-chir. Modena **20**, 117 (1920).
LYTTLETON, J. W.: The antithrombin activity of human plasma. Biochem. J. **58**, 8 (1954).
MACFARLANE, R. G.: The action of soya-bean trypsin inhibitor as an anti-thromboplastin in blood coagulation. J. Physiol. (Lond.) **106**, 104 (1947).
— The anticoagulant action of Russell's viper venom; the use of antivenom in defining its reaction with a serum factor. Brit. J. Haemat. **7**, 496 (1961).
— An enzyme cascade in the blood clotting mechanism and its function as a biochemical amplifier. Nature (Lond.) **202**, 498 (1964).
— The basis of the cascade hypothesis of blood clotting. Thrombos. Diathes. haemorrh. (Stuttg.) **15**, 591 (1966).
— PILLING, J.: Anticoagulant action of soya-bean trypsin inhibitor. Lancet **1946 II**, 888.
MACLAGAN, N. F., BILLIMORIA, J. D., CURTIS, C.: Lipaemia and blood coagulation with special reference to the Stypven technique. Lancet **1958 II**, 865.
MACLAREN, A. D.: Some observations on a trypsin trypsin-inhibitor system. C. R. Lab. Carlsberg, Sér. chim. **28**, 175 (1952).
MAMMEN, E.: Investigations on the nature of hemophilia A. Thrombos. Diathes. haemorrh. (Stuttg.) **9**, 30 (1963).
— Plasma anticoagulants or inhibitors. In: Seegers, W. H., Blood clotting enzymology. New York-London: Academic Press 1967.
— THOMAS, W. R., SEEGERS, W. H.: Activation of purified prothrombin to autoprothrombin I or autoprothrombin II (platelet cofactor II) or autoprothrombin II-A. Thrombos. Diathes. haemorrh. (Stuttg.) **5**, 218 (1960).
MARCINIAK, E., MURANO, G., SEEGERS, W. H.: Inhibitor of blood clotting derived from prothrombin. Thrombos. Diathes. haemorrh. (Stuttg.) **18**, 161 (1967).
— SEEGERS, W. H.: Autoprothrombin C: a second enzyme from prothrombin. Canad. J. Biochem. **40**, 597 (1962).
MARCUS, A. J., SPAET, T. H.: Platelet phosphatides: their separation, identification, and clotting activity. J. clin. Invest. **37**, 1836 (1958).
— ULLMAN, H. L., SAFIER, L. B., BALLARD, H. S.: Platelet phosphatides. Their fatty acid and aldehyde composition and activity in different clotting systems. J. clin. Invest. **41**, 2198 (1962).
MARDER, V. J., SHULMAN, N. R.: Characterization of intermediate degradation products of plasmin-induced fibrinogenolysis. Fed. Proc. **26**, 537 (1967).
— — High molecular weight derivatives of human fibrinogen produced by plasmin. II. Mechanism of their anticoagulant activity. J. biol. Chem. **244**, 2120 (1969).

Marder, V. J., Shulman, N. R., Caroll, W. R.: High molecular weight derivatives of human fibrinogen produced by plasmin I. Physicochemical and immunological characterization. J. biol. Chem. **244**, 2111 (1969).

Margolis, J.: Initiation of blood coagulation by glass and related surfaces. J. Physiol. (Lond.) **137**, 95 (1957).

Margolius, A., Jackson, D. P., Ratnoff, O. D.: Circulating anticoagulants: a study of 40 cases and a review of the literature. Medicine (Baltimore) **40**, 145 (1961).

Markwardt, F.: Untersuchungen über Hirudin. Naturwissenschaften **42**, 537 (1955).

— Untersuchungen über den Mechanismus der blutgerinnungshemmenden Wirkung des Hirudins. Naunyn-Schmiedebergs Arch. exp. Path. Pharmak. **229**, 389 (1956a).

— Die antagonistische Wirkung des Hirudins gegen Thrombin in vivo. Naturwissenschaften **43**, 111 (1956b).

— Untersuchungen über Hirudin. Naunyn-Schmiedebergs Arch. exp. Path. Pharmak. **228**, 220 (1956c).

— Versuche zum Reaktionsmechanismus des Hirudins. Naunyn-Schmiedebergs Arch. exp. Path. Pharmak. **232**, 343 (1957a).

— Die Isolierung und chemische Charakterisierung des Hirudins. Hoppe-Seylers Z. physiol. Chem. **308**, 147 (1957b).

— Die Bestimmung des Thrombins durch Titration mit Hirudin. Arch. Pharmaz. Ber. dtsch. pharmaz. Ges. **290/62**, 280 (1957c).

— Die quantitative Bestimmung des Prothrombins durch Titration mit Hirudin. Naunyn-Schmiedebergs Arch. exp. Path. Pharmak. **232**, 487 (1958a).

— Hirudin, der blutgerinnungshemmende Wirkstoff des medizinischen Blutegels. Blut **4**, 101 (1958b).

— Versuche zur pharmakologischen Charakterisierung des Hirudins. Naunyn-Schmiedebergs Arch. exp. Path. Pharmak. **234**, 516 (1958c).

— Der Hirudin-Toleranz-Test. Klin. Wschr. **37**, 1142 (1959a).

— Über den Einfluß des Hirudins auf die Thrombenbildung. Naunyn-Schmiedebergs Arch. exp. Path. Pharmak. **236**, 286 (1959b).

— Über einen Hemmstoff der Thrombokinase. Naunyn-Schmiedebergs Arch. exp. Path. Pharmak. **240**, 32 (1960).

— Der Einfluß von Thrombininhibitoren auf „Nebenwirkungen" des Thrombins. Thrombos. Diathes. haemorrh. (Stuttg.) **5**, 576 (1961).

— Blutgerinnungshemmende Wirkstoffe aus blutsaugenden Tieren. Jena: Fischer 1963.

— Hirudin as an inhibitor of thrombin. In: S. P. Colowick and N. O. Kaplan; Methods in enzymology, vol. 14 (1970) (im Druck).

— Hoffmann, A., Landmann, H.: Versuche zur Hemmung der Autoprothrombin C-Wirkung. Thrombos. Diathes. haemorrh. (Stuttg.) **11**, 230 (1964).

— Landmann, H.: Untersuchungen über den blutgerinnungshemmenden Wirkstoff der Zecke Ixodes ricinus. Naturwissenschaften **45**, 398 (1958).

— — Über einen Hemmstoff der Thrombokinase aus der Lederzecke Ornithodorus moubata. Naturwissenschaften **48**, 433 (1961)

— — Die Messung der esterolytischen Aktivität von Thrombin und Plasmin mit der manometrischen Methode. Acta biol. med. germ. **11**, 720 (1963).

— — Antifibrinolytika. Jena: Fischer 1967.

— — Walsmann, P.: Comparative studies on the inhibition of trypsin, plasmin, and thrombin by derivatives of benzylamine and benzamidine. Europ. J. Biochem. **6**, 502 (1968).

— Leberecht, E.: Untersuchungen über den blutgerinnungshemmenden Wirkstoff der Tabaniden. Naturwissenschaften **46**, 17 (1959).

— Richter, M., Walsmann, P., Landmann, H.: Studies on the inhibition of trypsin, plasmin, and thrombin by benzyl 4-guanidinobenzoate and 4′-nitrobenzyl 4-guanidinobenzoate. FEBS Letters im Druck (1970).

— Schäfer, G., Töpfer, H., Walsmann, P.: Die Isolierung des Hirudins aus medizinischen Blutegeln. Pharmazie **22**, 239 (1967).

— Schulz, E.: Über den Mechanismus der blutgerinnungshemmenden Wirkung des Tabanins. Naunyn-Schmiedebergs Arch. exp. Path. Pharmak. **238**, 320 (1960a).

— — Über einen Hemmstoff des Gerinnungsfermentes Thrombin aus blutsaugenden Raubwanzen (Reduviiden). Naturwissenschaften **47**, 43 (1960b).

— — Ewert, D.: Über die Wirkung von Kombinationen blutgerinnungshemmender Stoffe. Thrombos. Diathes. haemorrh. (Stuttg.) **7**, 304 (1962).

— Walsmann, P.: Die Reaktion zwischen Hirudin und Thrombin. Hoppe-Seylers Z. physiol. Chem. **312**, 85 (1958).

— — Untersuchungen über den Mechanismus der Antithrombinwirkung des Heparins. Hoppe-Seylers Z. physiol. Chem. **317**, 64 (1959).

MARKWARDT, F., WALSMANN, P.: Der Einfluß heparinähnlicher Substanzen auf die Reaktion zwischen Antithrombin und Thrombin. Naturwissenschaften **47**, 110 (1960).
— — Über Zusammenhänge zwischen Konstitution und Wirkung bei Heparinoiden. Naunyn-Schmiedebergs Arch. exp. Path. Pharmak. **241**, 208 (1961).
— — Reindarstellung und Analyse des Thrombininhibitors Hirudin. Hoppe-Seylers Z. physiol. Chem. **348**, 1381 (1967).
— — KAZMIROWSKI, H.-G.: Untersuchungen über den Einfluß von Ring-Substitutionen auf die thrombinhemmende Wirkung von Benzylamin- und Benzamidinderivaten. Pharmazie **24**, 400 (1969).
— WENZEL, G.: Die Anwendung der Prothrombinbestimmung mit Hirudin zur Überwachung der Behandlung mit Dicumarolderivaten. Blut **7**, 37 (1961).
MARSHALL, E. K.: Die Giftigkeit gewisser Hirudinpräparate. J. Pharmacol. exp. Ther. **7**, 157 (1915).
MARTIN, C. J.: Purification of a proteinase inhibitor from sheep serum. J. biol. Chem. **236**, 2672 (1961).
MARX, R.: Kallikreininhibitoren als Gerinnungshemmstoffe. In: MARX, R., H. IMDAHL und G. L. HABERLAND, Neue Aspekte der Trasylol-Therapie (2). Stuttgart-New York: Schattauer 1968.
— CLEMENTE, P., WERLE, E., APPEL, W.: Über die Wirkung von Proteinaseninhibitor-Präparaten (Leber- und Parotisinhibitor) auf die extravasale Fibrinolyse, Fibrinogenolyse und Blutgerinnungskonstanten im Menschenblut. Blut **9**, 164 (1963).
MASURE, R.: Les inhibiteurs normales et pathologiques de la coagulation sanguine. Bruxelles: Arscia 1960.
MATIS, P.: Wirkungen von Trasylol auf Blutgerinnung und Wundheilung. In: MARX, R., H. IMDAHL u. G. L. HABERLAND, Neue Aspekte der Trasylol-Therapie (2). Stuttgart-New York: Schattauer 1968.
— MÖRL, F. K.: Effect of proteinase inhibitor on blood coagulation, fibrinolysis and wound healing in patients during and after surgery. Ann. N. Y. Acad. Sci. **146**, 715 (1968).
MEHL, J. W., O'CONNEL, W., GROOT, J. DE: Macroglobulin from human plasma which forms an enzymatically active compound with trypsin. Science **145**, 821 (1964).
MELLANBY, J.: The coagulation of blood. II. The actions of snake venoms, peptone and leech extract. J. Physiol. (Lond.) **38**, 441 (1909).
MERSKEY, C., JOHNSON, A. J., KLEINER, G. J.: Fibrinogen digestion products in plasma and serum from normal individuals and from patients with fibrinolytic and defibrination syndromes as determined by tanned red cell hemagglutination inhibition immunoassay (TRCHII). Fed. Proc. **24**, 453 (1965).
— KLEINER, G. J., JOHNSON, A. J.: Quantitative estimation of split products of fibrinogen in human serum, relation to diagnosis and treatment. Blood **28**, 1 (1966).
MIHALYI, E.: Observation on thrombin inactivation by human serum. J. gen. Physiol. **37**, 139 (1954).
— GODFREY, J. E.: Digestion of fibrinogen by trypsin. I. Kinetic studies of the reaction. Biochim. biophys. Acta (Amst.) **67**, 73 (1963a).
— — Digestion of fibrinogen by trypsin. II. Characterization of the large fragment obtained. Biochim. biophys. Acta (Amst.) **67**, 90 (1963b).
MILLER, K. D., COPELAND, W. H., LAWSON, W. B.: Irreversible inactivation of human thrombin with bifunctional inhibitors. Thrombos. Diathes. haemorrh. (Stuttg.) **13**, 575 (1965).
MILLER, S. P., SANCHEZ-AVALOS, J.: Degradation of fibrinogen by proteolytic enzymes. II. Effects of the products on coagulation. Thrombos. Diathes. haemorrh. (Stuttg.) **20**, 15 (1968).
MILSTONE, J. H.: Effect of blood thrombokinase as influenced by soybean trypsin inhibitor, ultracentrifugation, and accessory factors. J. gen. Physiol. **38**, 757 (1955).
— Chromatography of blood thrombokinase on DEAE-cellulose. Nature (Lond.) **187**, 1127 (1960).
— Thrombokinase of the blood as trypsin-like enzyme. J. gen. Physiol. **45**, 103 (1962).
— Thrombokinase as prime activator of prothrombin: historical perspectives and present status. Fed. Proc. **23**, 742 (1964).
— OULIANOFF, N., MILSTONE, V. K.: Outstanding characteristics of thrombokinase isolated from bovine plasma. J. gen. Physiol. **47**, 315 (1963).
MOLL, F. C., SUNDEN, S. F., BROWN, J. R.: Partial purification of the serum trypsin inhibitor. J. biol. Chem. **233**, 121 (1958).
MONKHOUSE, F. C.: The influence of inorganic salts on plasma antithrombin activity. Thrombos. Diathes. haemorrh. (Stuttg.) **9**, 387 (1963).
— Antithrombin. In: SEEGERS, W. H.: Blood clotting enzymology. New York-London: Academic Press 1967.

Monkhouse, F. C., Clarke, D. W.: Further studies on the purification of antithrombin and heparin cofactor. Canad. J. Biochem. **35**, 373 (1957).
— France, E. S., Seegers, W. H.: Studies on the antithrombin and heparin cofactor activities of a fraction adsorbed from plasma by aluminium hydroxide. Circulat. Res. **3**, 397 (1955).
— Milojevic, S.: The separation of antithrombin and heparin-cofactor from plasma albumin. Thrombos. Diathes. haemorrh. (Stuttg.) **9**, 221 (1963).
— — The inactivation of antithrombin by ether: evidence against the existence of antithrombin IV. Canad. J. Biochem. **43**, 819 (1965).
— — Studies on the relation between plasma antithrombin and heparin-cofactor. Canad. J. Physiol. Pharmacol. **46**, 347 (1968).
Morawitz, P.: Beiträge zur Kenntnis der Blutgerinnung. Dtsch. Arch. klin. Med. **79**, 1, 215, 432 (1904).
Mosesson, M. W., Alkjaersig, N., Sherry, S.: Human fibrinogen of relatively high solubility. Comparative biophysical, biochemical, and biological studies with fibrinogen of lower solubility. Biochemistry **6**, 3279 (1967).
Murano, G.: A prothrombin derivative as an anticoagulant. M. Sc. Thesis, Detroit, Mich., Wayne State University 1966.
Nagel, W., Willig, F., Peschke, W., Schmidt, F. H.: Über die Bestimmung von Trypsin und Chymotrypsin mit Aminosäure-p-nitroaniliden. Hoppe-Seylers Z. physiol. Chem. **330**, 1 (1965).
Nanninga, L. B., Guest, M. M.: Preparation and properties of anticoagulant split product of fibrinogen and its determination in plasma. Thrombos. Diathes. haemorrh. (Stuttg.) **17**, 440 (1967).
— — Antifibrinolytic action of the anticoagulant split products of fibrinogen. Thrombos. Diathes. haemorrh. (Stuttg.) **19**, 526 (1968).
Nemerson, Y., Spaet, T. H.: The activation of factor X by extracts of rabbit brain. Blood **23**, 657 (1964).
Neumann, W., Habermann, E.: Über die Phospholipase A des Bienengiftes. Hoppe-Seylers Z. physiol. Chem. **296**, 166 (1954).
Neumayr, A., Parzer, O.: Die klinische Bedeutung des Antithrombintests. Dtsch. med. Wschr. **81**, 161 (1956).
Niekamp, C. W., Hixson, H. F., Laskowski, M.: Peptide-bond hydrolysis equilibria in native proteins. Conversion of virgin into modified soybean trypsin inhibitor. Biochemistry 8, 16 (1969).
Niemetz, J., Nossel, H. L.: Method of purification and properties of anti-XIa (inhibitor of the contact product). Thrombos. Diathes. haemorrh. (Stuttg.) **17**, 335 (1967).
Niewiarowski, S., Kowalski, E.: Antithrombin formation during proteolysis of fibrinogen. Trans. 6th Congr. Europ. Soc. Haematol. Copenhagen 1957, p. 560.
— — Un nouvel anticoagulant dérivé du fibrinogène. Rev. Hémat. **13**, 320 (1958).
— — Stachurska, J.: Influence of fibrinogen derived antithrombin (antithrombin VI) on the blood coagulation system. Acta biochim. pol. **6**, 43 (1959).
Niléhn, J.-E.: Studies on plasmin- and plasmin-degradated fibrinogen and fibrin. Acta Univ. Lund., Sect. 2, Nr 27 (1967a).
— Split products of fibrinogen after prolonged interaction with plasmin. Thrombos. Diathes. haemorrh. (Stuttg.) **18**, 89 (1967b).
— Separation and estimation of split "products" of fibrinogen and fibrin in human serum. Thrombos. Diathes. haemorrh. (Stuttg.) **18**, 487 (1967c).
— Nilsson, I. M.: Demonstration of fibrinolytic split products in human serum by an immunological method in spontaneous and induced fibrinolytic states. Scand. J. Haemat. **1**, 313 (1964).
Nordström, S., Olsson, P., Blombäck, M.: On the antithromboplastic activity of trasylol. In: Gross, R., u. G. Kroneberg, Neue Aspekte der Trasylol-Therapie, S. 52. Stuttgart: Schattauer 1966.
Nossel, H. L.: The contact phase of blood coagulation. Oxford: Blackwell 1964.
— Niemetz, J.: A normal inhibitor on the blood coagulation contact reaction product. Blood **25**, 712 (1965).
Nussenzweig, V., Seligmann, M.: Analyse par des méthodes immunochimiques de la dégradation par la plasmine du fibrinogène humain et de la fibrine, a différents stades. Rev. Hémat. **15**, 451 (1960).
— — Grabar, P.: Les produits de dégradation de fibrinogène humain par la plasmine. II. Etude immunologique: Mise en évidence d'anticorps anti-fibrinogène natif possédant des spécificités différentes. Ann. Inst. Pasteur **100**, 490 (1961b).
— — Pelmont, J., Grabar, P.: Les produits de dégradation du fibrinogène humain par la plasmine. I. Separation and propriétés physico-chimiques. Ann. Inst. Pasteur **100**, 377 (1961a).

NUTALL, G., STRICKLAND, C.: The presence of an anticoagulin in the salivary glands and intestines of Argas persicus. Parasitology **1**, 302 (1908).
OTTOLENGHI, A., GOLLUB, S., ULIN, A. W.: Purification and assay of thromboplastinase. Fed. Proc. **19**, 64 (1960).
OZAWA, K., LASKOWSKI, M.: The reactive site of trypsin inhibitors. J. biol. Chem. **241**, 3955 (1966).
PAPAHADJOPOULOS, D., HOUGIE, C., HANAHAN, D. J.: Influence of surface charge of phospholipids on their clot-promoting activity. Proc. Soc. exp. Biol. (N.Y.) **111**, 412 (1962).
— YIN, E. T., HANAHAN, D. J.: Purification and properties of bovine factor X: Molecular changes during activation. Biochemistry **3**, 1931 (1964).
PAWLOWSKY, E. N., CHODUKIN, N. J.: Über die Antikoaguline und andere wirksame Bestandteile der Zecke Ornithodorus papillipes Bir. Z. Parasitenk. **2**, 90 (1930).
PEANASKY, R. J., LASKOWSKI, M.: Partial purification of the trypsin inhibitor in blood plasma. J. biol. Chem. **204**, 153 (1953).
— — Chymotrypsin-inhibitor from Ascaris. Biochim. biophys. Acta (Amst.) **37**, 167 (1960).
PERKINS, H. A., ACRA, D. J.: The circulating anticoagulant in disseminated Lupus erythematosus. Thrombos. Diathes. haemorrh. (Stuttg.) **5**, 250 (1960).
PHILPOT, V. B., DEUTSCH, H. F.: Inhibition and activation of proteases. Biochim. biophys. Acta (Amst.) **21**, 524 (1956).
PILLAI, N. C., BAIDYANATHAN, C. S., GIRI, K. V.: A blood anticoagulant factor from the latex of Carica papaya. I. Purification and general properties. Proc. Indian. Acad. Sci., Sect. B **42**, 316 (1955).
POLIWODA, H., LILL, J., WOLF, R., CHRISTL, H. L.: Über den Einfluß von Fibrinogenspaltprodukten auf die Entstehung plättchenreicher Abscheidungsthromben. Thrombos. Diathes. haemorrh. (Stuttg.) **19**, 540 (1968).
PORTER, P., PORTER, M. C., SHANBERGE, J. N.: Interaction of heparin with the plasma proteins in relation to its antithrombin activity. Biochemistry **6**, 1854 (1967a).
— — — Heparin cofactor and plasma antithrombin in relation to the mechanism of inactivation of thrombin by heparin. Clin. chim. Acta **17**, 189 (1967b).
— — — Protamine, polybrene and the antithrombin action of heparin. Clin. chim. Acta **19**, 411 (1968).
PORTMANN, A. F., HOLDEN, W. D.: Protamine (salmine) sulphate, heparin and blood coagulation. J. clin. Invest. **28**, 1451 (1949).
QUICK, A. J.: The normal antithrombin of the blood and its relation to heparin. Amer. J. Physiol. **123**, 712 (1938).
RACKIS, J. J.: Physiological properties of soybean trypsin inhibitors and their relationship to pancreatic hypertrophy and growth inhibition of rats. Fed. Proc. **24**, 1488 (1965).
— ANDERSON, R. L.: Isolation of four soybean trypsin inhibitors by DEAE-cellulose chromatography. Biochem. biophys. Res. Commun. **15**, 230 (1964).
— SASAME, H. A., ANDERSON, R. L., SMITH, A. K.: Chromatography of soybean proteins. I. Fractionation of whey proteins on diethylaminoethylcellulose. J. Amer. chem. Soc. **81**, 6265 (1959).
— — MANN, R. K., ANDERSON, R. L., SMITH, A. K.: Soybean trypsin inhibitors: Isolation, purification and physical properties. Arch. Biochem. **98**, 471 (1962).
RATNOFF, O. D., DAVIE, E. W., MALLETT, D. L.: Studies on the action of Hageman factor: Evidence that activated Hageman factor in turn activates plasma thromboplastin antecedent. J. clin. Invest. **40**, 803 (1961).
— ROSENBLUM, J. M.: Role of Hageman factor in the initiation of clotting by glass; evidence that glass frees Hageman factor from inhibition. Amer. J. Med. **25**, 160 (1958).
RHODES, M. B., MARSH, C. L., KELLEY, G. W.: Trypsin and chymotrypsin inhibitor from Ascaris suum. Exp. Parasit. **13**, 266 (1963).
RIMON, A., SHAMASH, Y., SHAPIRO, B.: The plasmin inhibitor of human plasma. IV. Its action on plasmin, trypsin, chymotrypsin, and thrombin. J. biol. Chem. **241**, 5102 (1966).
RÓKA, L., MARTIN, H.: Über ein Antithrombin in den Myelocyten. Z. Vitamin-, Hormon- u. Fermentforsch. **4**, 467 (1951).
RUBINI, J. R., BECKER, R. R., STAHMANN, M. A.: Effect of synthetic lysine polypeptides on rabbit blood coagulation. Proc. Soc. exp. Biol. (N.Y.) **82**, 231 (1953).
RUSH, B., CLIFFTON, E. E.: Control of proteolytic activity in serum: effect of soybean inhibitor in vivo in the mouse. Amer. J. Physiol. **166**, 485 (1951).
SABA, H. I., ROBERTS, H. R., HERION, J. C.: The anticoagulant activity of lysosomal cationic proteins from polymorphonuclear leukocytes. J. clin. Invest. **46**, 580 (1967).
SABBATANI, L.: Ferment anticoagulant de l'Ixodes ricinus. Arch. ital. Biol. **31**, 37 (1899).
SALE, I. E., PRIEST, S. G., JENSEN, H., WAGNER, F. E.: Studies on the antiproteolytic activity of bovine blood. J. biol. Chem. **227**, 83 (1957).

Sanchez-Avalos, J., Miller, S. P.: Degradation of fibrinogen by proteolytic enzymes. I. Characterization and isolation of products and their relation to fibrinolytic states. Thrombos. Diathes. haemorrh. (Stuttg.) **19**, 499 (1968).
Sasaki, T., Page, I. H., Shainoff, J. R.: Stable complex of fibrinogen and fibrin. Science **152**, 1069 (1966).
Scheraga, H. A., Laskowski, M.: The fibrinogen-fibrin conversion. Advanc. Protein Chem. **12**, 1 (1957).
Schimpf, K.: Die progressiv wirksamen Inhibitoren der Blutgerinnung nach Marcumar-Intoxikation. Klin. Wschr. **41**, 283 (1963).
— Brieger, G., Mühlhäusler, W., Teupel, R., Türk, A.: Zur Charakterisierung der Antithrombokinasen. Acta haemat. (Basel) **28**, 359 (1962).
— — Osamo, N. O.: Die Inaktivierung der Blutthrombokinase in Gegenwart von Prothrombin und Faktor VIII. Klin. Wschr. **42**, 134 (1964).
— Gramlich, H., Türk, A.: Untersuchungen zur Funktion der Anti-Plasmathrombokinase. Z. ges. exp. Med. **133**, 123 (1960a).
— Lenhard, J.: Untersuchungen zur Funktion des Antithrombins III. Thrombos. Diathes. haemorrh. (Stuttg.) **6**, 50 (1961).
— Mühlhäusler, W., Teupel, R.: Die Bildung der Anti-Gewebsthrombokinase im Blut. Klin. Wschr. **38**, 1117 (1960b).
— — — La place d'antithrombokinase tissulaire dans la coagulation sanguine. Hémostase **1**, 63 (1961).
— Osamo, N. O.: Zur Aktivierung der Antiblutthrombokinase bei der Gerinnung in vitro. Klin. Wschr. **41**, 1066 (1963).
Schmutzler, R., Markwardt, F.: Der Hirudintest, eine Mikromethode zur Kontrolle des Prothrombinspiegels bei der Antikoagulantientherapie. Klin. Wschr. **40**, 796 (1962).
Schremmer, F., Hromatka, O., Deutsch, E., Csoklich, U. C.: Beiträge zur Gewinnung von Hirudin, der Wirksubstanz des medizinischen Blutegels (Hirudo medicinalis L.). Mh. Chem. **87**, 87 (1956).
Schröer, H.: Zur Frage des Mechanismus der Prothrombin-Aktivierung. Medizinische Grundlagenforschung, Bd. III, S. 598. Stuttgart: Thieme 1960.
Schultze, H. E., Heide, K., Haupt, H.: α_1-Antitrypsin aus Humanserum. Klin. Wschr. **40**, 427 (1962).
Schulz, E.: Untersuchungen über blutgerinnungshemmende Stoffe aus Raubwanzen (Reduviidae). Diss. Greifswald 1964.
Schwick, H. G.: Immunochemistry of fibrinogen. Thrombos. Diathes. haemorrh. (Stuttg.), Suppl. **13**, 85 (1964).
— Heimburger, N., Haupt, H.: Antiproteinasen des Humanserums. Z. ges. inn. Med. **21**, 1 (1966).
— — — Purification and chemical-physical properties of some proteinase inhibitors of plasma. Thrombos. Diathes. haemorrh. (Stuttg.) **18**, 302 (1967).
Scott, T. G., Symons, R., Markham, R. L.: Antithromboplastin in human serum and plasma. Nature (Lond.) **186**, 248 (1960).
Seegers, W. H.: Multiple protein interactions as exhibited by the blood-clotting mechanism. J. physic. Colloid. Chem. (Baltimore) **51**, 198 (1947).
— Prothrombin. Harvard University Press, Cambridge 1962.
— Antithrombin as proteinase inhibitor. Ann. N.Y. Acad. Sci. **146**, 593 (1968).
— Cole, E. R., Harmison, C. R., Marciniak, E.: Purification and some properties of autoprothrombin C. Canad. J. Biochem. **41**, 1047 (1963).
— — — Monkhouse, F. C.: Neutralization of autoprothrombin C activity with antithrombin. Canad. J. Biochem. **42**, 359 (1964a).
— Johnson, J. F., Fell, C.: Antithrombin reaction related to prothrombin activation. Amer. J. Physiol. **176**, 97 (1954).
— Marciniak, E.: Inhibition of autothrombin C activity with plasma. Nature (Lond.) **193**, 1188 (1962).
— — Some activation characteristics of the prethrombin subunit of prothrombin. Life Sci. **4**, 1721 (1965).
— Miller, K. D., Andrews, E. B., Murphy, R. C.: Fundamental interactions and the effect of storage, ether, adsorbants and blood clotting on plasma antithrombin activity. Amer. J. Physiol. (Lond.) **169**, 700 (1952).
— Nieft, M. L., Vandenbelt, J. M.: Decomposition products of fibrinogen and fibrin. Arch. Biochem. **7**, 15 (1945).
— Schröer, H., Kagami, M.: Inactivation of purified autoprothrombin I with antithrombin. Canad. J. Biochem. **42**, 757 (1964b).
— Yoshinari, M., Landaburu, R. H.: Antithrombin as substrate for the enzyme thrombin. Thrombos. Diathes. haemorrh. (Stuttg.) **4**, 293 (1960).

SELIGMANN, M., MARDER, V.: Application des techniques immunochimiques à l'étude du fibrinogène et de ses produits de dégradation par la plasmine. Nouv. Rev. franç. Hémat. **5**, 345 (1965).

SHAFRIR, E., STEIN, Y., BRZEZINSKY, A.: Inhibitory effects of protamine on the action of intravenous thromboplastin in dogs. Proc. Soc. exp. Biol. (N.Y.) **91**, 57 (1956).

— VRIES, A. DE, KATCHALSKI, E.: Action of poly-α-amino acids on clotting of fibrinogen by thrombin. Proc. Soc. exp. Biol. (N.Y.) **87**, 63 (1954).

SHAINOFF, J. R., PAGE, I. H.: Cofibrins and fibrin intermediates as indicators of thrombin activity in vivo. Circulat. Res. **8**, 1013 (1960).

— — Significance of cryoprofibrin in fibrinogen-fibrin conversion. J. exp. Med. **116**, 687 (1962).

SHANBERGE, J. N., FUKUI, H.: Studies on the anticoagulant action of heparin, protamine, and polybrene in the activation of factor IX. J. Lab. clin. Med. **69**, 927 (1967).

SHAW, S., MARES-GUIA, M., COHEN, W.: Evidence for an active-center histidine in trypsin through use of a specific reagent, 1-chloro-3-tosylamido-7-amino-2-heptanone, the chloromethyl ketone derived from N-α-tosyl-L-lysine. Biochemistry **4**, 2219 (1965).

SHERMAN, L. A., MOSESSON, M. W., SHERRY, S.: Isolation and characterization of the clottable low molecular weight fibrinogen derived by limited plasmin hydrolysis of human fraction I—4. Biochemistry **8**, 1515 (1969).

SHERRY, S., ALKJAERSIG, N., FLETCHER, A. P.: Comparative activity of thrombin on substituted arginine and lysine esters. Amer. J. Physiol. **209**, 577 (1965).

— TROLL, W.: The action of thrombin on synthetic substrates. J. biol. Chem. **208**, 95 (1954).

SHINOWARA, G. Y., BUCKLEY, D. J.: Isolation of antithrombin globulin from human blood plasma. Thrombos. Diathes. haemorrh. (Stuttg.) **4**, 17 (1960).

SHULMAN, N. R., HEARON, J. Z.: Kinetics of conversion of prothrombin to thrombin by biological activators. I. Demonstration of a prothrombin derivative which reacts with proteolytic enzyme inhibitors. J. biol. Chem. **238**, 155 (1963).

SILVER, A., MURRAY, M.: The kinetics of inhibition of the action of thrombin by the fibrinopeptides formed during the clotting of fibrinogen. Thrombos. Diathes. haemorrh. (Stuttg.) **16**, 277 (1966).

SOKAL, G.: Die Bestimmung der Antithrombinaktivitäten des Plasmas. Acta haemat. (Basel) **14**, 34 (1955).

SOULIER, J. P.: Les inhibiteurs naturels de la coagulation. Sang **30**, 262 (1959).

— Action of heparin in the blood coagulation system. Thrombos. Diathes. haemorrh. (Stuttg.), Suppl. **11**, 37 (1963).

— PROU-WARTELLE, O., DORMONT, J.: Étude de divers inhibiteurs d'enzymes protéolytiques sur la coagulation et la fibrinolyse. Rev. Hémat. **15**, 431 (1960).

SPAET, T. H., CINTRON, J.: Studies on the formation and inactivation of human blood coagulation product I. Thrombos. Diathes. haemorrh. (Stuttg.) **5**, 447 (1961).

— GARNER, E. S.: Inactivation of thromboplastin in human blood. J. clin. Invest. **34**, 1807 (1955).

SPEER, R. J., PORTER, J. L.: The effects of leguminous seed extracts on blood coagulation. Thrombos. Diathes. haemorrh. (Stuttg.) **8**, 256 (1962).

STAMM, H.: Antiheparine. Thrombos. Diathes. haemorrh. (Stuttg.), Suppl. **19**, 181 (1966).

STEFANINI, M., TURPINI, R. A., ARCE, A. Q.: Inhibitors of tissue thromboplastin in the clinical and experimental defibrination syndrome. Amer. J. med. Sci. **244**, 459 (1962).

STEICHELE, D. F.: Defekte Thrombusstruktur und Hemmung der Thrombusbildung bei Defibrinierungsblutungen infolge ungerinnbarer Fibrinogenderivate. Thrombos. Diathes. haemorrh. (Stuttg.) **17**, 543 (1967).

— HERSCHLEIN, H. J.: Die Bedeutung der Proteolyse bei geburtshilflichen Defibrinierungsblutungen und die Therapie mit Trasylol. Arch. Gynäk. **199**, 475 (1964)

— — WOERNER, I.: Das Serumeiweißbild der geburtshilflichen Afibrinogenämie, Dysproteinämie infolge ungerinnbarer Fibrinogenderivate. Klin. Wschr. **44**, 228 (1966).

TAGNON, H. J., SOULIER, J. P.: Anticoagulant activity of the trypsin inhibitor from soya bean flour. Proc. Soc. exp. Biol. (N.Y.) **61**, 440 (1946).

— — The effect of intravenous injection of trypsin inhibitor on the coagulation of blood. Blood **3**, 1161 (1948).

TERTRIN, C., LLOSA, P. DE LA, JUTISZ, M.: Etude de quelques constantes physico-chimiques de l'hirudine. Biochim. biophys. Acta (Amst.) **124**, 380 (1966).

TOMASEK, V., SEVERIN, E. S., SORM, F.: Studies on the active site of trypsin. II. The role of the imidazole ring of histidine in the catalytic action of trypsin. Biochem. biophys. Res. Commun. **20**, 545 (1965).

TRAUTSCHOLD, I., WERLE, E., ZICKGRAF-RÜDEL, G.: Über den Kallikrein-Trypsin-Inhibitor. Arzneimittel-Forsch. **16**, 1507 (1966).

— — — Trasylol. Biochem. Pharmacol. **16**, 59 (1967).

TRIANTAPHYLLOPOULOS, D. C.: Anticoagulant effect of incubated fibrinogen. Canad. J. Biochem. **36**, 249 (1958).

Triantaphyllopoulos, D. C.: Effects of intravenous injections of the anticoagulant fraction of incubated fibrinogen on blood coagulation. Canad. J. Biochem. **38**, 909 (1960).
— Muirhead, C. R.: Formation of anticoagulants by digesting fibrin with thrombin. Thrombos. Diathes. haemorrh. (Stuttg.) **19**, 397 (1968).
— Triantaphyllopoulos, E.: Evidence of antithrombotic activity of the anticoagulant fraction of incubated fibrinogen. Brit. J. Haemat. **12**, 145 (1966).
Triantaphyllopoulos, E., Triantaphyllopoulos, D. C.: Coagulation studies on the electrophoretic fractions of AFIF. Amer. J. Physiol. **203**, 595 (1962).
— — Variability of the anticoagulant fraction of incubated fibrinogen. Amer. J. Physiol. **208**, 521 (1965).
— — Micromolecular fragments split from fibrinogen. Thrombos. Diathes. haemorrh. (Stuttg.) **18**, 300 (1967).
Triebel, H., Walsmann, P.: Die Bestimmung des Molekulargewichtes von Hirudin in der Ultrazentrifuge. Biochim. biophys. Acta (Amst.) **120**, 137 (1966).
Troup, S. B., Reed, C. F., Marinetti, G. V., Swisher, S. N.: Thromboplastic factors in platelets and red blood cells: observations on their chemical nature and function in in vitro coagulation. J. clin. Invest. **39**, 342 (1960).
Tschesche, H., Klein, H.: Modifizierung und Hemmverhalten des spezifischen Trypsininhibitors aus Schweinepankreas — eine im Sauren katalysierbare tryptische Hydrolyse. Hoppe-Seylers Z. physiol. Chem. **349**, 1645 (1968).
Vermylen, C., Verstraete, M.: Antithrombin V: Critical evaluation of its assessment and properties. Thrombos. Diathes. haemorrh. (Stuttg.) **5**, 267 (1960).
Verstraete, M.: Antithrombins. Thrombos. Diathes. haemorrh. (Stuttg.), Suppl. **20**, 385 (1966).
Vinazzer, H., Reinhardt, F.: On the nature of antithrombin V. Thrombos. Diathes. haemorrh. (Stuttg.) **20**, 234 (1968).
Vogel, R., Trautschold, I., Werle, E.: Natürliche Proteinasen-Inhibitoren. In: Weitzel, G., u. N. Zöllner, Biochemie und Klinik. Stuttgart: Thieme 1966.
Vries, A. de, Feldman, J., Stein, O., Stein, Y., Katchalski, E.: Effects of intravenously administered poly-DL-lysine in rats. Proc. Soc. exp. Biol. (N.Y.) **82**, 237 (1953a).
— Gitter, S.: The action of Vipera xanthina palestinae venom on blood coagulation in vitro. Brit. J. Haemat. **3**, 379 (1957).
— Schwager, A., Katchalski, E.: The action of some water-soluble poly-alpha-amino acids on blood clotting. Biochem. J. **49**, 10 (1951).
— Stein, Y., Stein, O., Feldman, J. D., Katchalski, E.: Haematological effects of poly-DL-lysine hydrochloride in vivo and in vitro. Acta haemat. (Basel) **9**, 67 (1953b).
Walschmidt-Leitz, E., Stadler, P., Steigerwaldt, F.: Über Blutgerinnung, Hemmung und Beschleunigung. Hoppe-Seylers Z. physiol. Chem. **183**, 39 (1929).
Wallach, D. F. H., Maurice, P. A., Steele, B. B., Surgenor, D. M.: Studies on the relationship between the colloidal state and clot-promoting activity of pure phosphatidylethanolamines. J. biol. Chem. **234**, 2829 (1959).
Wallén, P., Bergström, K.: Action of thrombin on plasmin digested fibrinogen. Acta chem. scand. **12**, 574 (1958).
Walsmann, P.: Über die Standardisierung von Hirudin-Handelspräparaten. Blut **10**, 203 (1964).
Ware, A. G., Seegers, W. H.: Two-stage procedure for the quantitative determination of prothrombin concentration. Amer. J. clin. Path. **19**, 471 (1949).
Waugh, D. F., Fitzgerald, M. A.: Quantitative aspects of antithrombin and heparin in plasma. Amer. J. Physiol. **184**, 627 (1956).
Werle, E., Marx, R., Trautschold, I., Reichenbach-Klinke, K. E.: Vergleich der Proteinasen-Inhibitoren aus Lunge und Leber vom Rind mit besonderer Berücksichtigung ihres Einflusses auf Fibrinolyse und Blutgerinnung. Blut **14**, 206 (1967).
Witte, S.: Die biologische Bedeutung der Blutgerinnung beim Menschen. Medizinische Grundlagenforschung, Bd. III, S. 521. Stuttgart: Thieme 1960.
Wu, F. C., Laskowski, M.: Action of the naturally occuring trypsin inhibitors against chymotrypsins α and β. J. biol. Chem. **213**, 609 (1955).
Yanagisawa, H., Yokoi, E.: The purification of hirudin, an active principle of Hirudo medicinalis. Proc. Imp. Acad. (Tokyo) **14**, 69 (1938).
Yin, E. T., Gaston, L. W.: Purification and kinetic studies on a circulating anticoagulant in a suspected case of Lupus erythematosus. Thrombos. Diathes. haemorrh. (Stuttg.) **14**, 88 (1965).
Zöllner, N., Lorenz, B.: Heparinbestimmung mit Ribonuklease. In: Bergmeyer, H. U., Methoden der enzymatischen Analyse. Weinheim/Bergstraße: Verlag Chemie 1962.
Zucker, M. B., Jerushalmy: Elucidation of platelet function by use of inhibitors. Thrombos. Diathes. haemorrh. (Stuttg.) **15**, 631 (1966).
Zürn, H.: Die Bedeutung der Antithrombinbestimmung für die Beurteilung von Erkrankungen der Gallenwege, der Leber und des Pankreas. Z. ärztl. Fortbild. **50**, 727 (1956).

Heparin

J. E. JORPES

Mit 3 Abbildungen

I. Die Entdeckung des Heparins[1]

A. Die erste Phase

Die Geschichte des Heparins beginnt im Jahre 1880 mit der Veröffentlichung einer Arbeit „Über Peptone und ihre physiologischen Funktionen" von SCHMIDT-MÜLHEIM, der damals an der Tierärztlichen Hochschule in Hannover tätig war. Als er noch unter der Leitung von CARL LUDWIG in Leipzig arbeitete, erhielt er den Auftrag, das Schicksal des Peptons im tierischen Organismus unter besonderer Berücksichtigung des Nährwertes zu untersuchen. Für diesen Zweck entwickelte er eine Methode zur quantitativen Bestimmung des Peptons im Blut, im Harn und in der Lymphe. Bei seinen Untersuchungen beobachtete er eine „neue und sicherlich sehr beachtenswerte Wirkung des Peptons". Nach der intravenösen Injektion von 0,3—0,4 g Witte-Pepton pro kg Körpergewicht hatte das Blut der Hunde die Gerinnungsfähigkeit verloren.

Der weiteren Untersuchung dieser Erscheinung widmete SCHMIDT-MÜLHEIM die ganze Zeit, die ihm in Leipzig zur Verfügung stand. Als er nach Hannover ging, bedauerte er, daß er seine Untersuchungen über das Schicksal des Peptons im Körper halbvollendet verlassen mußte, und er gab der Hoffnung Ausdruck, daß seine Nachfolger die Arbeit in derselben Richtung, die er eingeschlagen hatte, weiterführen möchten. Das geschah aber leider nicht. Jedoch haben nur wenige experimentelle Beobachtungen dieser Zeit eine derart lebhafte Diskussion ausgelöst wie SCHMIDT-MÜLHEIMs Beobachtung über die gerinnungshemmende Wirkung der Peptone.

In der Folgezeit übernahmen französische Physiologen die Führung auf diesem Gebiet. Da die Peptone den Coagulationsmechanismus *in vitro* nicht beeinflussen und bald aus dem Blutstrom verschwinden, während die Ungerinnbarkeit des Blutes einige Stunden fortbesteht, behaupteten FANO (1881) und GROSJEAN (1892), daß die Peptone entweder selbst in ein Anticoagulans umgewandelt werden oder die Bildung eines solchen auslösen. Die Wirkung war auch artspezifisch, sie war vor allem bei Hunden ausgeprägt und fehlte völlig bei Kaninchen. Die Physiologen begannen, nach einem Angriffsorgan zu suchen.

Im Jahre 1895 zeigte CONTEJEAN, daß die Exstirpation der Schilddrüse, der Nieren oder der Bauchspeicheldrüse den Verlauf des Peptonschocks bei Hunden nicht veränderte, während nach der Unterbindung der Blutgefäße des Splanchnicusgebietes — wodurch die Leber und der Darm aus dem Blutkreislauf ausgeschaltet wurden — keine gerinnungshemmende Wirkung durch die Peptoninjektion festzustellen war. In demselben Jahr fanden GLEY und PACHON, daß die

1. Mit Genehmigung der Redaktion in deutscher Übersetzung wiedergegeben aus Annals of New York Academy of Sciences **115**, 392—398 (1964).

Unterbindung der abführenden lymphatischen Gefäße aus der Leber oder Gallenblase eine ähnliche Wirkung hatte. Die Entfernung von 75% und mehr von der Leber verhinderte die spezifische Wirkung der Peptone auf das Blut völlig. Im folgenden Jahr, 1896, bestätigten und erweiterten Hedon und Delezenne diese Beobachtungen an Eck-Fistel-Hunden, bei denen die Leber, nicht aber der Darmkanal aus dem Blutkreislauf ausgeschaltet war. Im Jahre 1897 zeigten Spiro und Ellinger in Straßburg, daß Gänse, die normalerweise dieselbe Reaktionsbereitschaft zeigen wie Hunde, nach Entfernung der Leber gegen Peptoninjektion resistent sind.

Im Jahre 1896 fand Delezenne, daß das Phänomen durch einfaches Ausspülen der isolierten Leber mit 1% Witte-Pepton-Salzlösung hervorgerufen werden kann. Aalserum und verschiedene Organ-Extrakte waren genau so wirksam wie die Peptone (Delezenne, 1897a, b). Nachdem er sich überzeugt hatte, daß die Spülflüssigkeit nie eine gerinnungshemmende Wirkung besaß, wenn der Darm, die Bauchspeicheldrüse, die Niere, die Lungen, das Gehirn oder Muskeln durchspült worden waren, schloß Delezenne, daß die Leber das spezifische Angriffsorgan sei (Delezenne, 1897c). Die Hauptrolle der Leber in dem Schmidt-Mülheim-Phänomen war nunmehr sehr überzeugend demonstriert worden. In ihrem Buch „Les functions hépatiques" widmeten Gilbert und Carnot 1902 nicht weniger als sieben Seiten der gerinnungshemmenden Wirkung der Leber.

Die Frage, wie die Peptone die Funktion der Leber beeinflussen, war zu jener Zeit nicht leicht zu beantworten. Da der Peptonschock von einer beachtlichen Erniedrigung der Leukocytenzahl begleitet ist, und da nach Alexander Schmidts Vorstellung die Leukocyten durch Freisetzung von zymoplastischen Substanzen die Gerinnung auslösen — die Thrombocyten waren damals noch unbekannt —, zog man die Beteiligung der Leukocyten in Erwägung. Andererseits wurden zu dieser Zeit die ersten Immunisierungszustände beschrieben, so daß man ernstlich über die Möglichkeit der Bildung eines Antikörpers gegen das Pepton mit einer gerinnungshemmenden Wirkung sprechen konnte. Die endgültige Erklärung erfolgte 30 Jahre später, als Howell 1924 zeigte, daß das von ihm entdeckte Anticoagulans Heparin während des Peptonschocks aus der Leber in den Blutstrom gelangt.

Im Jahre 1911, also 15 Jahre nach den Untersuchungen von Contejean, Gley und Delezenne, machten die französischen Forscher Doyon, Morel und Policard in Lyon einen ersten Versuch, das vermutete Antithrombin der Leber zu isolieren und zu identifizieren (Doyon et al., 1911a—g). Das Anticoagulans konnte auf verschiedene Weise aus der Hundeleber, entweder durch wiederholte Ausspülung mit schwach alkalischer Lösung oder durch direkte Extraktion des zerkleinerten Organs, gewonnen werden. Die frische oder gefrorene und wieder aufgetaute Hundeleber wurde zermahlen und dann mit physiologischer Kochsalzlösung oder besser mit 0,5%iger Natriumbicarbonatlösung auf einem siedenden Wasserbad extrahiert. Der neutralisierte Extrakt hielt das gleiche Blutvolumen oder, falls aus Katzenleber gewonnen, ein Drittel des Volumens ungerinnbar. Aus der Kaninchenleber konnte jedoch in einem ähnlichen Versuch kein Anticoagulans gewonnen werden, was in Übereinstimmung damit steht, daß die Kaninchen kein Anticoagulans im Schmidt-Mülheim-Versuch bilden.

Doyon u. Mitarb. waren sich der komplizierten Natur des Blutgerinnungssystems bewußt. Als gefunden wurde, daß die Spülflüssigkeit nach dreifachem Durchgang durch die Leber die Blutgerinnung beschleunigte, was auf der Abgabe thromboplastischer Substanzen aus der Leber beruht, gelang es, die „Gerinnungsbereitschaft" durch Kochen oder Autoklavieren zu beseitigen, ohne die „Antithrombinwirkung" abzuschwächen.

Durch verbesserte Technik gelang es DOYON und POLICARD (1911), „Antithrombin" auch aus der Bauchspeicheldrüse und anderen Organen des Hundes sowie aus der Leber und verschiedenen anderen Organen des Kaninchens zu extrahieren. Die Organe wurden bei 120° C 40 min lang autoklaviert, dann zermahlen und 2—3 Std mit einer schwach alkalischen Lösung digeriert und hitzecoaguliert. Auch bei tryptischer Verdauung der Organe wurde ein Antithrombin erhalten, das gegen Autoklavierung resistent war. Die Autoren haben sich folglich derselben Prinzipien bedient, die gegenwärtig zur Gewinnung des Heparins in großem Maßstab angewandt werden. DOYON u. Mitarb. zeigten auch, daß das Antithrombin eine im tierischen Körper sehr verbreitete Substanz ist.

Die reinsten Präparate des Antithrombins, die DOYON u. Mitarb. gewonnen hatten, enthielten Phosphor, ähnlich wie die Nucleoproteine; daher der Schluß: „La peptone fait passer dans le sang une nucléoproteide hépatique anticoagulante."

Im Jahre 1912 hat DOYON seine Auffassungen über den Zusammenhang zwischen der Leber und der Blutgerinnung in einer Arbeit niedergelegt.

B. Die Wiederentdeckung des Heparins

Als JAY MCLEAN das Heparin im Jahre 1916 wiederentdeckte, war ihm diese Vorgeschichte unbekannt. Er war damals ein Neuling in der Wissenschaft und begann das zweite Jahr seines Medizinstudiums an der Johns Hopkins University in Baltimore. Seit seinem 12. Lebensjahr hatte er allerlei Arbeiten ausführen müssen, um sich zu ernähren. Zusammen mit einigen Mitgliedern der Sigma-Chi-Brüderschaft verbrachte er 15 Monate in den Jahren 1911 und 1912 in den Goldgruben der Mojave-Wüste, um Geld für sein Studium an der University of California zu verdienen. Er brachte es dabei bis zum „millhand", der die schließliche Umwandlung des Erzes in schöne Goldstücke besorgt. Als er die Zulassung zur Johns Hopkins University nach $2^1/_2$jähriger Tätigkeit an der Medical School der University of California erhalten hatte, folgten wieder 15 Monate Arbeit, diesmal bei Ölbohrungen. Er hatte folglich keine Zeit, sich mit der französischen oder deutschen wissenschaftlichen Literatur bekannt zu machen.

Während der Vorbereitung für eine Laufbahn in der Chirurgie wollte MCLEAN sich ein Jahr der physiologischen Forschung widmen. Er meldete sich bei Professor HOWELL für eine Arbeit, die er innerhalb eines akademischen Jahres und — wie er zufügte — ganz selbständig vollenden konnte. Der Vorschlag war unrealistisch, aber MCLEAN hatte das Glück, diesmal die richtige Grube zu wählen. Während des nächsten Winters arbeitete er sehr intensiv. Er extrahierte nach verschiedenen Methoden von PARNAS, HOWELL, LEVENE und WEST Kephalin aus Schweinegehirnen und prüfte die thromboplastische Wirkung des Kephalins, die HOWELL früher entdeckt hatte. Jetzt wollte HOWELL wissen, ob diese Wirkung den Verunreinigungen oder dem Kephalin selbst zuzuschreiben war. MCLEAN extrahierte außer Kephalin auch andere Phosphatide bzw. Cerebroside wie Lecithin und Sphingomyelin. Aus der deutschen Fachliteratur hatte er ERLANDSENs „Methode zur Herstellung des Herzmuskelphosphatids Courin" aus dem Jahre 1907 und BASKOVs „Verfahren zur Herstellung von einem Leberphosphatid" aus dem Jahre 1908 gefunden und diese beiden Phosphatide hergestellt. Beide konnten gereinigt und durch wiederholte Ausfällung mit Alkohol bei 60° C von dem wahren Kephalin getrennt werden. Nach der Trennung zeigten sie aber gegen alle Erwartung keine gerinnungsbeschleunigende, sondern eine gerinnungshemmende Wirkung. Der Nachweis war sehr überzeugend, aber so unerwartet, daß MCLEAN, wahrscheinlich dem Ratschlag HOWELLs folgend, in seiner Publikation (MCLEAN, 1916) die gerinnungshemmende Wirkung des Leberphosphatids nicht einmal erwähnte. Er stellte in der Zusammenfassung einfach fest, daß die gerinnungsbeschleunigende Wirkung dem Kephalin selbst zuzuschreiben ist und nicht durch Verunreinigungen verursacht wird.

So ist McLean um die geistige Befriedigung gekommen, die er von der Erkenntnis gehabt hätte, daß er das durch Peptoninjektion erzeugte Anticoagulans von Schmidt-Mülheim und Doyons „nucléoproteide hépatique anticoagulante" wiederentdeckt hatte. Das Stück Gold, das McLean in die Hände fiel, wurde auch von Howell nicht auf den ersten Blick als solches erkannt.

Es ist jetzt unmöglich, mit Sicherheit zu sagen, zu welchem Zeitpunkt Howell sich der Sache ganz bewußt wurde. Nach der Bestätigung von McLeans Befunden behauptete er in seinem Vortrag am 7. April 1917: "In conclusion attention may be called briefly to the fact that we have now some knowledge concerning two substances, both belonging to the group of phosphatids which influence the clotting of blood in opposite ways, one, cephalin, causing an acceleration, the other, antiprothrombin, a retardation." Dann fügte er vorsichtig hinzu: "Neither of these substances apparently provokes an injurious reaction in the living animal, and we may hope therefore that they will find a suitable application in experimental work and possibly in the therapeutic treatment of disorders of coagulation."

Howell hat zusammen mit Emmet Holt die gerinnungsverzögernde Substanz der Leber ausführlicher beschrieben und sie nach dem Ursprungsort Heparin benannt (Howell und Holt, 1918). In den folgenden 10 Jahren war das Heparin der Hauptgegenstand der Untersuchungen in Howells Laboratorium. 1924 zeigte er zum erstenmal, daß das Anticoagulans, das während des Peptonschocks in die Blutbahn des Hundes freigesetzt wird, mit dem Heparin identisch ist. Diese Behauptung wurde im Jahre 1938 von Wilander und im Jahre 1940 von Jaques und Waters bestätigt, die reines Heparin aus im Peptonschock entnommenen Hundeblut isolierten.

Sowohl McLean als auch Howell hatten das Glück, die weitere Entwicklung der Heparinfrage verfolgen zu können, als sich das Heparin als ein unentbehrliches Mittel zur Behandlung thromboembolischer Erkrankungen erwies (Best, 1959; Jorpes, 1959; McLean, 1959; Wright, 1959).

II. Die Chemie des Heparins

A. Darstellung und Strukturbestimmung des Heparins

1. Darstellung

Die Resistenz des Heparins gegen proteolytische Enzyme und Takadiastase sowie die Fällbarkeit mit Bariumchlorid und Bariumhydroxyd wurden schon von Howell erkannt und ermöglichten die Darstellung von eiweiß- und glykogenfreien Präparaten. Der wichtigste Beitrag zur Darstellung des Heparins in größerem Maßstab aus verschiedenen Organen war die Extraktion der zerkleinerten Organe nach Charles und Scott (1933a, b) bei etwa 40° C in Gegenwart von Ammoniumsulfat (4%) und Natronlauge (1,5%) mit nachfolgender Hitzecoagulation bei 90° C. Aus dem Filtrat wird dann das Heparin zusammen mit Proteinen bei pH 2,0 ausgefällt. Vorherige Autolyse der Organe erleichtert die Extraktion. Anstatt die verunreinigenden Eiweißstoffe durch Ausfällung zu entfernen, muß man hier einen anderen Weg gehen und diese zu Peptiden abbauen, was mit feinverteiltem frischen Schweinepankreas am besten erreicht wird.

Die weitere Reinigung wurde sehr erleichtert, als die langkettigen quartären Ammoniumbasen von Scott (1955a, b) als Heparinfällungsmittel eingeführt wurden. Aus dem Proteolysat wird das hochaktive Heparin mit Cetylpyridinchlorid (CPC) ausgefällt und durch Umfällungen mit demselben Reagens bei geeigneter Salzkonzentration frei von Proteinen und niedrigveresterten Heparinfraktionen erhalten. Für Arbeiten in kleinerem Maßstab, z.B. zur Gewinnung von Heparin aus Mastzellentumoren (KORN, 1950), aus der Aorta (JACOBS und MUIR, 1963) oder aus Gewebeschnitten (ANTONOPOULOS et al., 1964), wird vorwiegend Papain zur Proteolyse der Gewebe verwendet. Verschiedene Verfahren zur Isolierung von Heparin aus Mastzellentumoren sind von KORN (1959), GREEN und DAY (1960), GREEN (1960) und RINGERTZ und REICHARD (1960) beschrieben worden. Verunreinigende Sulfocerebroside können mit Trichlortrifluoräthan entfernt werden (GREEN und ROBINSON, 1960). Zur weiteren Reinigung der mit CPC erhaltenen Heparinfraktionen haben SCHILLER et al. (1961) die Chromatographie auf einer Dowex-1-Säule vorgeschlagen.

In einem Ausgangsmaterial von 100 µg Polysacchariden können Hyaluronsäure, Heparansulfat, Chondroitinsulfat und Heparin chromatographisch auf einer DEAE-Sephadex-Säule getrennt werden, was die Analyse von Material aus einzelnen großen Blutgefäßen zuläßt (SCHMIDT, 1962).

Zur quantitativen Analyse des Heparins und anderer Mucopolysaccharide in Blutgefäßen und Gewebeschnitten im Mikro- und Ultramikromaßstab eignet sich am besten die von GARDELL u. Mitarb. (1950) ausgearbeitete Technik. Gewebeschnitte werden im Kryostaten gewogen, mit Papain digeriert, die Gesamtmucopolysaccharide als CPC-Komplex in einer Mikrosäule auf Cellulose ausgefällt und mit steigenden Salzkonzentrationen eluiert, wonach die Hexosaminbestimmung nach ELSON und MORGAN (1933) angeschlossen wird (ANTONOPOULOS et al., 1964; THUNELL, 1967a—d).

2. Die Polysaccharidnatur

MCLEANs Heparphosphatid mit Antiprothrombinwirkung wurde 1918 von HOWELL und HOLT Heparin genannt. Im Jahre 1924 konnte HOWELL zeigen, daß Heparin kein Phosphatid ist. Als er seine Erfahrungen 1928 zusammenfaßte, konnte er jedoch lediglich berichten, daß eine für Uronsäure spezifische Farbreaktion mit Heparin positiv ausfällt. Sein Präparat war, wie er glaubte, durch Asche stark verunreinigt. In der Asche hatte er sowohl Calcium als auch Sulfat nachgewiesen. In den Jahren 1931—1934 machten A. SCHMITZ und ALBERT FISCHER in Kopenhagen die Kohlenhydratnatur des Heparins sehr wahrscheinlich, und 1933 berichteten sie über ein „krystallinisches" Heparin mit der Zusammensetzung $C_{18}H_{32}O_{17} \cdot 6\ H_2O$.

Präparate, die aus reinem Heparin bestanden, wurden zuerst von CHARLES und SCOTT in Toronto (1933a, b) erhalten. In ihren grundlegenden Arbeiten über die Herstellung von Heparin zeigten sie, daß Heparin eine generelle Verbreitung im Tierkörper hat. Ihre Präparate enthielten 2% Stickstoff, den weder HOWELL noch FISCHER gefunden hatten. Die Naphthoresorcinreaktion für Uronsäuren fiel negativ aus, und die Asche wurde nicht näher analysiert.

Im Jahre 1935 wurde das Heparin als ein Polyschwefelsäureester eines Mucopolysaccharids erkannt, der aus äquivalenten Mengen von Hexosamin und Uronsäure aufgebaut ist (JORPES, 1935a, b). Die Polysaccharidnatur des Heparins wurde 1938 von KARL MEYER, New York, durch quantitative Analyse der verschiedenen Komponenten bestätigt. Die Frage der Zusammensetzung des Heparins ist später in einer Anzahl von Übersichten behandelt worden (JORPES, 1939; BEST, 1940; JORPES, 1946; STACEY, 1946, BURSTEIN, 1955; FOSTER und HUGGARD, 1955; WALTON, 1955; WINTERSTEIN, 1955; JEANLOZ, 1958; STACEY, 1958; WOLFROM, 1958; VELLUZ, NOMINÉ und MATHIEU, 1959; HOFFMAN und MEYER, 1962; JEANloz, 1963; Brown, 1963; Brimacombe und Webber, 1964, und Muir, 1964), von denen diejenige von Brimacombe und Webber besondere Aufmerksamkeit verdient.

Mit der Zeit wurden neue Erkenntnisse in verschiedener Hinsicht erworben, die den Wert von manchen früheren Behauptungen verringern.

3. Der Aminozucker

Der Aminozucker konnte in Form seines leicht kristallisierbaren rechtsdrehenden Hydrochlorids als Glucosamin identifiziert werden (Jorpes und Bergström, 1936; Wolfrom et al., 1943; Wolfrom und Karabinos, 1945), was von Jeanloz 1958 mit Hilfe der von Gardell et al. (1950) ausgearbeiteten und von Stoffyn und Jeanloz (1954) modifizierten Ninhydrin-Methode endgültig bestätigt wurde. Bei diesem Verfahren werden die gebildeten Pentosen durch Papierchromatographie identifiziert. Das epimere D-Mannosamin, das die gleiche Pentose ergibt wie D-Glucosamin, konnte ausgeschlossen werden, als Comb und Roseman (1958) aus Sialinsäure D-Mannosamin isolierten und dessen Hydrochlorid sich als schwach linksdrehend erwies.

Das Hauptinteresse konzentrierte sich auf die *Aminogruppe* des Glucosamins im Heparin. In allen natürlichen Mucopolysacchariden, der Chondroitinschwefelsäure, der Hyaluronsäure, den Immunopolysacchariden der Bakterien, den Blutgruppen-Agglutinogenen sowie im Chitin enthält der Aminozucker eine N-Acetylgruppe. Deshalb wurde anfänglich angenommen, daß die Essigsäure ebenfalls eine Komponente des Heparins ist (Jorpes, 1939, 1940). Wider Erwarten konnten Masamune et al. (1940) in ihren Heparinpräparaten weder Essigsäure noch eine freie NH_2-Gruppe finden. Sie vermuteten, daß eine Sulfatgruppe in O-Esterbindung mit der zweiten Hydroxylgruppe an die Aminogruppe gebunden sein könnte. Da aber alle Sulfatgruppen mit Alkali titrierbar sind (Wilander, 1937), kann das nicht der Fall sein. Wolfrom et al. (1943) und Wolfrom und McNeely (1945) bestätigten, daß das Heparin weder Essigsäure noch eine freie NH_2-Gruppe enthält, und behaupteten, daß das Verschwinden der biologischen Aktivität in engem Zusammenhang mit dem Auftreten der freien Aminogruppe steht. 1950 zeigten dann Jorpes, Boström und Mutt, daß bei schwach saurer Hydrolyse mit 0,04 n HCl die Freisetzung von Sulfatgruppen parallel zum Auftreten von freiem Aminostickstoff verläuft. Das Präparat war vorher 1 Std mit 1 n NaOH gekocht worden, wobei die Hauptmenge der O-Sulfatgruppen entfernt wird, während die gegen Alkali resistenten N-Sulfate zurückbleiben (Jorpes et al., 1952). 1954 wiesen auch Foster, Martlew und Stacey diese Parallelität nach, indem sie 1-Fluor-2,4-dinitrobenzol mit der Aminogruppe reagieren ließen, die während der Hydrolyse freigesetzt wurde. Weitere Bestätigungen für die Ansicht, daß die Aminogruppe im Glucosamin des Heparins einen Schwefelsäurerest gebunden enthält, wurden von Meyer und Schwartz (1950), Foster et al. (1961a) und Gibbons und Wolfrom (1962) erbracht.

Eine der Sulfatgruppen des Heparins ist folglich an die Aminogruppe des Glucosamins gebunden.

Die im Van Slyke-Verfahren entstehende salpetrige Säure ist stark genug, um die labile N-Sulfatgruppe des Heparins abzuspalten. Lagunoff und Warren fanden 1962, daß sich bei Verlängerung der Reaktionsdauer mit der salpetrigen Säure auf 80 min bei Zimmertemperatur, ohne vorherige Hydrolyse mit Salzsäure, theoretische Hexosaminwerte für Heparin ergaben, die ebenso hoch oder sogar höher lagen als die bei der Hydrolyse mit 0,04 n HCl bei 100° C erhaltenen Werte. Wurden Verbindungen mit acetylierter Aminogruppe, wie N-Acetyl-D-glucosamin oder Chondroitinsulfat, in ähnlicher Weise mit salpetriger Säure behandelt, erhielt man nur eine unbedeutende Menge Aminozucker. Diesen Unterschied zwischen Heparin und N-acetylierten Verbindungen benutzten die Autoren, um *eine Technik zur quantitativen Bestimmung des Heparins in Gemischen von natürlichen Mucopolysacchariden* zu entwickeln, die sich sogar bei so komplizierten Analysen wie der Heparinbestimmung in isolierten Mastzellengranula bewährte. Die *Heparinmonoschwefelsäure* von JORPES und GARDELL (1948) verhält sich ähnlich, mit Ausnahme ihres N-acetylierten Teiles, der nach den Bestimmungen von CIFONELLI und DORFMAN (1960) 40% oder mehr der Gesamtsubstanz ausmacht. Die durch die Einwirkung der salpetrigen Säure aus dem Aminozucker entstehende 2,5-Anhydromannose kann mit der Indolreaktion nach DISCHE und BORENFREUND (1950) quantitativ bestimmt werden.

Die außerordentlich starke Resistenz der Glykosidbindungen im Heparin gegen saure Hydrolyse beruht wahrscheinlich auf der elektrischen Ladung, die die Aminogruppe bei der Abspaltung des labilen Amidosulfats in saurer Lösung erhält (FOSTER und STACEY, 1952). Möglicherweise üben auch die Carboxylgruppen einen stabilisierenden Einfluß auf die Glykosidbindungen aus (WHISTLER und RICHARDS, 1958). Bekanntlich bildet die NH_2-Gruppe in saurer Lösung einen elektrischen Schild um die benachbarte Glykosidbindung (MOGGRIDGE und NEUBERGER, 1938). Wird das am Stickstoff desulfatierte Heparin, von FOSTER, MARTLEW und STACEY (1953) „ψ-Heparin" und von VELLUZ, NOMINÉ und PIERDET (1958) „Héparamine" genannt, N-acetyliert, ist die Hydrolyse erleichtert und verläuft ohne völlige Zerstörung des Uronsäureanteils. Durch Methanolyse in 0,065 m methanolischer HCl, anschließende Verseifung des Methylesters, N-Acetylierung und wiederholte Methanolyse erhielten DANISHEFSKY, EIBER und CARR (1960) ein Produkt mit einem N:S-Verhältnis von 2:1, das in 1 n H_2SO_4 doppelt so schnell hydrolysiert wurde wie das Heparin. Das N-desulfatierte und danach N-acetylierte Heparin erwies sich dann als geeignetes Ausgangsmaterial für die Darstellung von Di- und Oligosaccharid-Fraktionen des Heparins zwecks Identifizierung der Uronsäure sowie zur Bestimmung der Lage der Glykosidbindungen zwischen den Zuckerkomponenten.

4. Die Uronsäure

Viel Arbeit ist auf die Analyse der Uronsäure des Heparins verwendet worden. HOWELLs Präparationen gaben mit Naphthoresorcinol eine positive Farbreaktion für Uronsäuren. Die quantitative Analyse nach TOLLENS-LEFÈVRE ergab, daß das organische Gerüst des Heparins aus äquivalenten Mengen von Glucosamin und Uronsäure besteht (JORPES, 1935). Im Hydrolysat des Heparins (3 n HCl — 6 Std — 100—110° C) identifizierten BURSON et al. (1956) Glucuronsäure papierchromatographisch und FOSTER et al. (1961a, b) mit Hilfe des kristallinen Acetonids.

Die Versuche, diese Frage direkt durch Farbreaktionen zu lösen, ergaben recht verwirrende Resultate und veranlaßten verschiedene Autoren zeitweise am Vorkommen von Glucuronsäure im Heparin zu zweifeln. Die von DISCHE (1947, 1955) entwickelte Carbazolreaktion in starker Schwefelsäure gibt mit Heparin eine 60% stärkere Farbintensität als mit einer äquivalenten Menge Glucuronsäure (DISCHE, 1947; DURANT, HENDRICKSON und MONTGOMERY, 1962). HELBERT und BROWN wandten die Anthron-Reaktion an und folgerten aus deren Zeit- und Temperatur-Charakteristika, daß die Glucuronsäure, falls sie überhaupt im Heparin enthalten sei, nur eine sekundäre Komponente sein könne (HELBERT und BROWN, 1955, 1956, 1957, 1958, 1959, 1960, 1961; BROWN, ROSENTHAL und HELBERT, 1961; ENGELBERG, 1963). DANISHEFSKY, EIBER und LANGHOLTZ erhielten 1962 mit dem

Carbazolreagens zu hohe Werte nicht nur für Heparin, sondern auch für das desulfatierte Produkt der Methanolyse, was nach den Autoren durch spezifische glykosidische Bindungen, z. B. 1-6-Bindungen, bedingt sein könnte.

In einem ihrer ersten Versuche zum Beweis des Vorkommens der Glucuronsäure im Heparin erhielten WOLFROM und RICE (1946) Kristalle von saurem Kalium-D-saccharat. Das Heparinpräparat wurde mit starker Schwefelsäure in Gegenwart von Brom hydrolysiert. Durch Reduktion der bei dieser Hydrolyse entstandenen Produkte erhielt YOSIZAWA (1960) Glucitol.

1961 desulfatierten WOLFROM, VERCELLOTTI und THOMAS ein mit Cetyltrimethyl-ammoniumsalz gereinigtes Heparinpräparat durch Hydrolyse in methanolischer Salzsäure mit anschließender N-Acetylierung und wiederholter Methanolyse. Das fast schwefelfreie Produkt wurde mit Diboran carboxyl-reduziert und ergab bei saurer Hydrolyse in 4 n HCl D-Glucosamin, ein Oligosaccharid und D-Glucose, welche als kristallines Diäthyl-dithioacetal identifiziert wurde. WOLFROM, VERCELLOTTI und HORTON identifizierten 1962 das Oligosaccharid als das Hydrochlorid der O-α-D-Glucopyranosyl-(1-4)-2 amino-2-desoxy-α-D-glucopyranose, ein Disaccharid, in dem der Aminozucker die reduzierende Komponente ist. Die negative Morgan-Elson-Reaktion des Acetamid-Derivates deutet auf eine Substitution am C-4 des Glucosamins hin und spricht zugunsten der Auffassung einer 1-4-Glucuronidbindung im Disaccharid. Das Disaccharid, das nach der Acetylierung die Struktur eines 2-Acetamid-2-desoxy-Derivats der Maltose hat, hat einen hohen positiven optischen Drehwert, der jedoch nicht so hoch ist wie der einer analogen synthetischen Maltose, was bei einer α-D-glucuronidischen Bindung erforderlich gewesen wäre (HOFFMAN und MEYER, 1962).

Wurde das acetylierte und methylierte Disaccharid in 2 n HCl 3 Std bei 100° C hydrolysiert, erhielt man, wie zu erwarten war, nach Trennung der methylierten Spaltprodukte auf einer Amberlite-IR-120-Säule außer D-Glucose und D-Glucosamin kristalline 2,3,4,6-Tetra-O-methyl-α-D-glucose und 2-Acetamido-2-desoxy-3,6-di-O-methyl-α-D-glucose (WOLFROM, VERCELLOTTI und HORTON, 1963a). Dadurch wird die Möglichkeit des Vorkommens von L-Guluronsäure im Heparin ausgeschlossen, eine Frage, die durch die frühere oxydative Hydrolyse mit Bildung von D-Zuckersäure offengeblieben war (WOLFROM und RICE, 1946).

Außer den aus dem ursprünglichen Hydrolysat isolierten Komponenten Glucose, Glucosamin und dem Disaccharid konnte mit einer Ausbeute von 5% noch eine vierte Komponente isoliert werden, sehr wahrscheinlich das Disaccharid O-(2-Amino-2-desoxy-D-glucosyl)-D-glucose mit einer α-D-(1-4)-interglykosidischen Bindung (WOLFROM, VERCELLOTTI und HORTON, 1963b).

Die Ausbeute an D-Glucosaccharat bei direkter oxydativer Hydrolyse in starker Schwefelsäure in Gegenwart von Brom (WOLFROM und RICE, 1946) war minimal gewesen. Aus dem desulfatierten und wiederholt methanolysierten und reduzierten Heparin erhielten WOLFROM, VERCELLOTTI und THOMAS 1961 D-Glucose in einer Ausbeute von 2%.

Im Gegensatz zu diesen Versuchen berichteten CIFONELLI und DORFMAN (1961) über eine Glucosemenge von 10—20% in einem N-desulfatierten und N-acetylierten Heparinpräparat. Auch DANISHEWSKY, EIBER und LANGHOLTZ erzielten 1962 eine recht gute Ausbeute an D-Glucose als einzigem Reaktionsprodukt und gaben eine detaillierte Beschreibung der von ihnen angewandten Technik der Methanolyse, N-Acetylierung und Reduktion des Methylesters des desulfatierten Acetamid-Heparins mit Natriumborhydrid.

Die Glucose-Konfiguration der Uronsäure im Heparin wurde schließlich von FOSTER et al. (1963) bewiesen. Das Cetyltrimethylammoniumsalz des bei der Desaminierung des ψ-Heparins mit salpetriger Säure entstandenen Produktes wurde mit Lithium-Aluminiumhydrid reduziert und lieferte eine einzige Hexose, deren chromatographische und elektrophoretische Eigenschaften von denen der D-Glucose nicht zu unterscheiden waren, wohl aber deutlich von denen der Gulose.

Somit war von verschiedenen Autoren eindeutig gezeigt worden, daß der Uronsäureanteil des Heparins D-Glucuronsäure ist.

Neuerdings berichteten jedoch CIFONELLI und DORFMAN (1962) wie auch RADHAKRISHNAMURTHY und BERENSON (1963), daß sie L-Iduronsäure zusammen mit Glucuronsäure sowohl im Heparin als auch in der Heparinmonoschwefelsäure chromatographisch nachweisen konnten. WOLFROM, VERCELLOTTI und THOMAS, die 1964 ein gereinigtes, vollständig reduziertes Heparinmaterial analysierten, konnten diese Befunde nicht bestätigen.

5. Die innere Struktur des Heparins

Die Ermittlung der inneren Struktur des Heparins wurde sehr erschwert durch seine außerordentliche Resistenz gegen saure Hydrolyse und die starke elektrische Ladung, die eine Methylierung praktisch unmöglich macht.

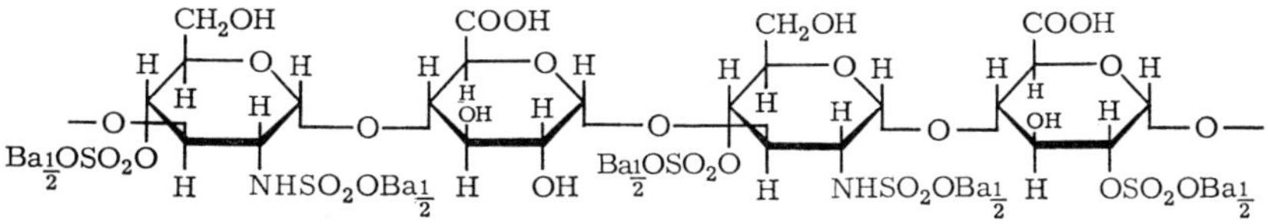

IV

Abb. 1. Die erste Strukturformel des Tetrasaccharids des Heparins. In ihr ist die Hexuronsäure am C-3 und eine O-Sulfatgruppe am C-4 des Hexosamins gebunden

Die erste von WOLFROM et al. (1950) angegebene und in der Literatur viel zitierte Strukturformel des Heparins, in der die Hexuronsäure an das C-3 und eine O-Sulfatgruppe an das C-4 des Hexosamins gebunden ist (Abb. 1), ist heute nicht mehr gültig. Sie gründete sich nur auf die Ergebnisse des Perjodat-Verbrauches von:

1. einem Bariumheparinat, das angeblich kristallin und bei der elektrophoretischen Analyse sowie der Craigschen „countercurrent"-Technik anscheinend homogen war,
2. N-desulfatiertem und N-acetyliertem Heparin und
3. einem Disaccharid, Heparosinsulfat, das in amorpher Form bei partieller saurer Hydrolyse des N-desulfatierten und N-acetylierten Heparins entstand.

Der von den Autoren gefundene Perjodatverbrauch des Bariumheparinats von einem Mol pro Tetrasaccharideinheit stimmt nicht mit den Angaben anderer Verfasser überein. CHARLES und TODD (1940) und JORPES, WERNER und ÅBERG (1948) stellten fest, daß Heparin nicht mit Perjodat reagiert. MONTGOMERY u. Mitarb. (CHATTERJEE et al., 1961) konnten nach einer Perjodatbehandlung bei $+5°$ C sowohl die Glucuronsäure als auch das Glucosamin des Heparins nahezu quantitativ zurückgewinnen. FOSTER et al. stellten 1961 ebenfalls fest, daß Heparin aus Rinderlunge nur langsam mit Perjodat reagiert. Innerhalb von 2 Wochen werden bei 25° C 6 Mol Perjodat pro Tetrasaccharideinheit verbraucht. Der Aminozucker bleibt dabei intakt, und die Hälfte der Uronsäure wird zerstört, ein Befund, den FOSTER et al. (1963) wiederum bestätigen konnten. Die Ergebnisse der verschiedenen Autoren auf diesem Gebiet veranlaßten HOFFMAN und MEYER (1962) zu sagen, daß "Periodate studies on heparin have been contradictory and serve to warn of the pitfalls in using periodate data with any of the acid mucopolysaccharides. One author, who had originally claimed 1 mole of periodate per sulfated tetrasaccharide later claimed that only one glucuronic and one glucosamine residue are consumed per hexadecasaccharide. Another group claimed 6 moles of periodate consumed per tetrasaccharide with the disappearance of 50% of the uronic acid and no glucosamine."

Angesichts dieser Differenzen ist es wohl kaum möglich, allein aus den Ergebnissen der Perjodattitration Schlüsse hinsichtlich der Struktur der Zuckerkette im Heparin zu ziehen. Bei der Analyse der Spaltprodukte des Heparins hat sich dagegen der Perjodat-Verbrauch durchaus bewährt (DURANT, HENDRICKSON und MONTGOMERY, 1962; FOSTER et al., 1961a, 1963).

Die starke Rechtsdrehung des Heparinpolysaccharids deutet auf *α-glykosidische Bindungen zwischen den einzelnen Zuckereinheiten hin.* Das Disaccharid von WOLFROM et al. (1963a) mit Glucosamin als reduzierender Komponente zeigte, wie bereits erwähnt, eine Rechtsdrehung, vermutlich aufgrund einer α-D-glucuronidischen Bindung. Den Beweis für eine ähnliche Konfiguration der glucosaminidischen Bindung lieferte das Verhalten des ψ-Heparins, das durch N-Desulfatierung mit verdünnter Salzsäure aus Heparin dargestellt wurde, bei Behandlung mit salpetriger Säure. Wie FOSTER, MARTLEW und STACEY (1953) zeigen konnten, verläuft die Desaminierung der Hydrochloride der stereoisomeren α- und β-Methyl-D-glucosamine mit ganz verschiedener Geschwindigkeit, was auf die sterischen Verhältnisse zurückzuführen ist. Die Desaminierung des ψ-Heparins findet mit einer Geschwindigkeit statt, die der des α-Methyl-D-glucosaminids sehr ähnlich ist. Die Halbwertszeit betrug für ψ-Heparin 5,5 min, für α-Methyl-D-glucosaminid 5,0 min, für α-D-Glucosamin 4,5 min, für β-Methyl-D-glucosaminid 1,0 min und für Chitosan 1,0 min. Die Autoren betonten, daß die Behandlung des ψ-Heparins mit salpetriger Säure eine neue Möglichkeit zu einer Degradierung des Heparinmoleküls, bei der nur die glucosaminidischen Bindungen gespalten werden, bietet.

Einen direkten Beweis für die α-D-Struktur der glucosaminidischen Bindung lieferten HOFFMAN und MEYER (1962) durch die Analyse der acetylierten und reduzierten Disaccharideinheit aus Heparin, die Uronsäure als reduzierende Komponente aufweist. Sowohl die starke Dextrorotation, + 122°, als auch das Infrarotspektrum bei 850 mμ deuteten eine α-glykosidische Struktur an.

Da Methylierungsversuche zur Ermittlung der glykosidischen Bindungen erst in letzter Zeit an einigen Spaltprodukten des Heparins ausgeführt werden konnten, wurde die größte Bedeutung *der Ehrlichschen p-Dimethylaminobenzaldehyd-Reaktion* beigemessen. Diese Reaktion zum Nachweis der Aminozucker ermöglicht es, Schlüsse darüber zu ziehen, ob die glucuronidische Bindung eine 1-3-, 1-4- oder 1-6-Bindung ist. Wie KUHN, GAUHE und BAUER (1954) zeigten und JEANLOZ und TRÉMÈGE (1956) durch die Analyse einer Reihe methylierter Derivate von N-Acetyl-glucosamin und N-Acetyl-galaktosamin bestätigten, wird die direkte Morgan-Elson-Reaktion von 1934 bei mit Alkali behandeltem Acetylhexosamin blockiert, wenn der Aminozucker in der C-4-Position substituiert ist. Die Reaktion wird am besten nach AMINOFF, MORGAN und WATKINS (1952) ausgeführt.

Andererseits tritt eine Verstärkung der Farbintensität auf, wenn der N-acetylierte Aminozucker am C-3 substituiert ist. In gleicher Weise gibt eine C-3-Substitution am Aminozucker bei der Elson-Morgan-Reaktion von 1933 mit Acetylaceton und deacetyliertem Aminozucker eine Erhöhung der Farbintensität bei 510 mμ und einen niedrigen 540:510 mμ-Quotienten, z.B. 0,35 statt 1,38 für freies Glucosamin (CIFONELLI und DORFMAN, 1958). DANISHEWSKY, EIBER und LANGHOLTZ (1960) und CIFONELLI und DORFMAN (1961), die sich hauptsächlich auf Modifikationen der Ehrlichschen Reaktion stützten, vermuteten, daß eine 1-6-Uronosyl-Glucosamin-Bindung im Heparin vorkomme und sogar die wichtigste sei, was offenbar nicht richtig sein kann.

In der letzten Zeit hat das Verfahren der Methylierung des carboxyl-reduzierten, desulfatierten, N-acetylierten Heparins den überzeugenden Beweis für die 1-4-Stellung in den glucuronosidischen sowie in den glucosaminidischen Bindungen geliefert.

Bei der O-Methylierung von Heparin erhielten Nominé, Bucourt und Bertin (1961) eine sehr gute Ausbeute an 3-O-Methyl-glucosamin. Dadurch wurde die Möglichkeit einer glucuronidischen Bindung am C-3 des Glucosamins ausgeschlossen. Die Methylierung erfolgte in Tetrahydrofuran, in dem das Salz des Heparins mit der Base Hyamin 1622, Röhm und Haas, löslich ist. Durch Behandlung des ,,héparamines'', d.h. des ψ-Heparins, mit Perjodat konnte außerdem der Stickstoff als freies Ammonium quantitativ zurückgewonnen werden, eine Reaktion, die ein unsubstituiertes C-3 des Glucosamins erfordert.

Den sicheren Nachweis für die Bindung am C-4 erbrachten dann Wolfrom, Vercellotti und Horton 1962 und 1964 durch die oben erwähnte Analyse der Spaltprodukte des desulfatierten, N-acetylierten und reduzierten Heparins und Meyer und Hoffman durch ein ähnliches Verfahren (Hoffman, 1962; Hoffman und Meyer, 1962). Sie führten eine N- und partielle O-Desulfatierung des Heparins durch mit anschließender N-Acetylierung und wiederholter säulenchromatographischer Fraktionierung, erst an Dowex-I, dann an Carbon-Celite und danach erneut an Dowex-I. Während die Analysen der erstgenannten Autoren hauptsächlich ein Disaccharid mit Glucosamin als reduzierender Einheit ergeben hatten, erhielten die letzteren als Hauptprodukt das Disaccharid mit Glucuronsäure am reduzierenden Ende. Das C-3-Atom der Uronsäure erwies sich in ihrem Gemisch als nicht substituiert, da das Heparindisaccharid, ebenso wie die Glucuronsäure, unter Bildung eines Flavazols mit Phenylendiamin und Phenylhydrazin reagierte, eine Reaktion, an welcher die C-Atome 1, 2 und 3 beteiligt sind. 1963 zeigten Wolfrom, Vercellotti, Tomomatsu und Horton schließlich, daß dieses Disaccharid nach der Reduktion eine O-2-Amino-2-desoxy-α-D-glucopyranosyl-(1-4)-α-D-gluco.pyranose darstellt. Das kristalline N-Acetyl-Derivat wurde methyliert, und die Produkte der Hydrolyse wurden identifiziert. Die Rotationsdaten der beiden oben erwähnten Disaccharide wiesen auf eine α-glykosidische Struktur hin.

Durch zweimalige Reduktion mit Borhydrit konnten Danishewsky, Eiber und Williams (1963) in einem aus Rinderlunge nach Danishewsky, Eiber und Langholtz (1962) gewonnenen Heparinpräparat den Schwefelgehalt auf etwa 0,77% und den Uronsäuregehalt auf 8% bringen, wodurch sie ein für Methylierungen geeignetes Produkt erhielten. Nach wiederholter Behandlung mit Dimethylsulfat und wäßrigem Natriumhydroxyd und danach mit Methyljodid und Silberoxyd gelang eine fast vollständige Methylierung. Das saure Hydrolysat ergab eine gute Ausbeute an 2,3,6-Tri-O-methylglucopyranose, das einzige Neutralzuckerderivat, welches eine glucosaminidische Bindung am C-4 der Uronsäure anzeigte. Der Aminozucker bestand zu 50% aus 3,6-Di-O-methylglucosamin, was wiederum die 1-4-glucuronidische Bindung am C-4 des Glucosamins beweist. Die positive Morgan-Elson-Reaktion des N-acetylierten O-Dimethylglucosamins zeigte, daß das C-4 nicht substituiert war und weiter, daß die Methylierung in der 3- und 6-Stellung stattgefunden hatte.

Wolfrom, Vercellotti und Thomas (1964) und Wolfrom, Vercellotti und Horton (1964b) legten in zwei zusammenfassenden Arbeiten die neuesten analytischen Befunde über die Monosaccharideinheiten des Heparins und die beiden verschiedenen Disaccharide des carboxyl-reduzierten Heparins vor.

Das auf diese Weise gesammelte analytische Material der verschiedenen Forschergruppen deutet darauf hin, daß die Disaccharideinheit des Heparins die Struktur einer α-O-(2-Amino-2-desoxy-α-D-glucopyranosyl)-(1-4)-D-glucuronsäure hat (Abb. 2).

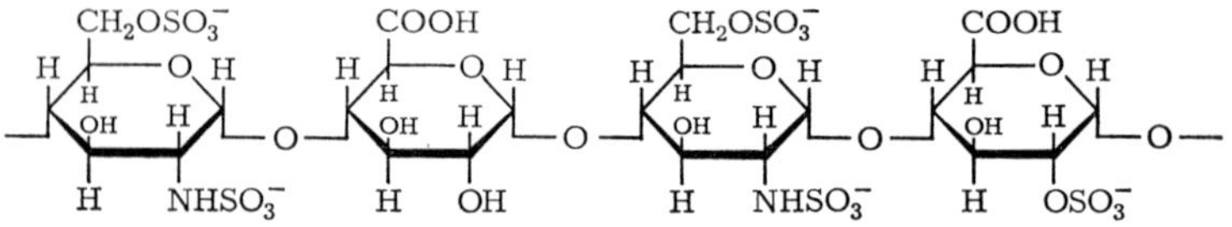

Abb. 2. Die wahrscheinliche Struktur der Tetrasaccharideinheit des Heparins

6. Die Stellung der Sulfatgruppen

Die totale Anzahl der Sulfatgruppen pro Disaccharideinheit im Heparin ist im Laufe der Jahre ausgiebig erörtert worden. De facto stehen zur enzymatischen Sulfatierung 4 Hydroxylgruppen zur Verfügung. Analytische Nachweise haben jedoch nur zwischen 2,5 und 3 Sulfatgruppen pro Disaccharideinheit ergeben. Die Mehrzahl der im Verlauf der Jahre untersuchten Proben enthielt nur 2,5 Sulfatgruppen pro Disaccharideinheit. Der Verfasser (Jorpes, 1939) nahm aufgrund seiner Befunde das Vorhandensein eines Gemisches aus Tri- und Dischwefelsäuren an, die z.B. als Brucinsalze getrennt werden konnten. Erst kürzlich fanden Durant, Hendrickson und Montgomery (1962) Hexosamin, Hexuronsäure und Estersulfat in den molaren Proportionen 1,00:1,03:3,25 im neutralen Natriumsalz einer Heparinprobe, die nach Reinigung als unlösliches Benzidinsalz und „kristallines" Bariumsalz bei der Analyse in der Ultrazentrifuge homogen war und 5—10% des Hexosaminanteils mit einer freien Aminogruppe aufwies. Nach N-Desulfatierung durch 90 min langes Kochen mit 0,04 n HCl ließen sich Hexosamin, Hexuronsäure und Schwefel im molaren Verhältnis 1,00:1,00:1,80—1,90 und 90—98% der Aminogruppen als frei nachweisen.

Diese Befunde sprechen für das Vorhandensein von zwei O-Sulfatgruppen pro Disaccharideinheit. Nach Perjodattitration der beiden Proben bei +5° C stellten die Verfasser fest, daß die N-sulfatierte Hexosaminkomponente des Heparins eine O-Sulfatgruppe in der 6-Stellung besitzt und daß die Variabilität der Heparinpräparate durch den Grad der N-Desulfatierung und das Ausmaß der O-Sulfatierung in der 2-Stellung der Hexuronsäure bedingt wird, eine Variabilität, die wahrscheinlich während der Isolierungsprozedur entsteht.

Das Amidosulfat kann wegen seiner Labilität in saurer Lösung während der Extraktion und Reinigung des Heparins nur mit Schwierigkeiten quantitativ erhalten werden. Welche und wie viele der 4 Hydroxylgruppen der Disaccharideinheit vorrangig sulfatiert werden, hängt natürlich von den sterischen Bedingungen ab, die die enzymatische Veresterung erleichtern oder verhindern können. Es gilt als sicher, daß die primäre Hydroxylgruppe am C-6 des Glucosamins verestert ist (Nominé, Bucourt und Bertin, 1961; Durant et al., 1962; Hoffman und Meyer, 1962). Hoffman und Meyer machten auf ein disulfatiertes Hexosamin aufmerksam, das durch die Einwirkung eines Flavobacteriums aus Heparin gebildet wird. Da das Amidosulfat intakt und am C-6 O-sulfatiert ist, kann kein O-Ester am C-3 des Glucosamins gebunden sein; dieser Befund stimmt mit den Methylierungsversuchen von Nominé et al. überein. Die C-2- und C-3-Stellungen der Uronsäure sind folglich die einzigen, die für die Bindung der dritten Sulfatgruppe übrigbleiben. Foster et al. behaupteten 1963, daß 50% der Uronsäure am C-2 sulfatiert sind, was der in Abb. 2 wiedergegebenen Struktur des Heparins entspricht.

Sehr nahe liegt die Möglichkeit einer kompletten Veresterung in der C-2-Stellung des Uronsäureanteils, was einer Heparintrischwefelsäure entspräche und vielleicht auch einer Veresterung in der C-3-Stellung.

7. Die Inhomogenität der Heparinpräparate

Das eiweißfreie Heparin aus Rinderleber wurde schon früh als Brucinsalz fraktioniert (JORPES, 1935b), wobei mit abnehmender Löslichkeit der Fraktionen der Schwefelgehalt des Natriumsalzes von 9 auf 13,6% anstieg und die Aktivität sich gleichzeitig von 80 auf 130 Toronto-Einheiten/mg erhöhte. Das als kristallin angesehene Bariumsalz (CHARLES und SCOTT, 1935, 1936; CHARLES und TODD, 1940) wurde ebenfalls frühzeitig in Fraktionen mit verschiedener Zusammensetzung aufgetrennt (KUIZENGA und SPAULDING, 1943). Die Fraktionierung der Heparinpräparate geschieht am besten mit quartären Basen wie Cetyltrimethylammoniumbromid oder Cetylpyridinchlorid nach SCOTT (1955a, b, 1956, 1962, 1963). Mit steigendem Schwefelgehalt und zunehmender Aktivität der Fraktionen sind steigende Elektrolytkonzentrationen erforderlich, um den Heparin-Basenkomplex in Lösung zu bringen. Nach demselben Prinzip werden Hyaluronsäure und niedrig veresterte Sulfomucopolysaccharide von dem Heparin abgetrennt (SCOTT et al., 1957; SCOTT, 1963; ANTONOPOULOS et al., 1961).

Eine ähnliche Auftrennung von Heparin und anderen Mucopolysacchariden, wie auch eine Verteilung von Heparinpräparaten in Fraktionen, kann durch Chromatographie an dem Anionenaustauscher Ecteola-Cellulose erreicht werden (RINGERTZ und REICHARD, 1960; GREEN, 1960). Mit dieser Technik zeigten RINGERTZ und BLOOM (1960), daß das Mucopolysaccharidmaterial aus zwei Hundemastocytomen zu 72% aus Heparin bestand und daß neben Heparin praktisch keine anderen Mucopolysaccharide in den Granula der peritonealen Mastzellen der Ratte vorhanden sind (BLOOM und RINGERTZ, 1960).

Mit zunehmendem Sulfatgehalt erhöht sich die gerinnungshemmende Wirkung, wobei die N-Sulfatierung ausschlaggebend ist. Nach N-Desulfatierung ist die Wirkung sehr gering.

Auch in anderer Hinsicht sind die Heparinpräparate heterogen. Bei dem Versuch, die *Molekulargewichte* der aus einem kommerziellen Rinderlungen-Heparin mit einer spezifischen Aktivität von 100 IE/mg erhaltenen Fraktionen in der Ultrazentrifuge zu bestimmen, fand LAURENT (1961) mit zunehmenden Molekulargewichten von 8000—12000 eine Erhöhung der gerinnungshemmenden Wirkung der Natriumsalze von 110 bis zu 138 IE/mg. Einen Zusammenhang zwischen Molekülgröße und Variationen in der gerinnungshemmenden Wirkung zu finden, ist jedoch sehr schwierig. Infolge der außerordentlich hohen elektrischen Ladung des Heparins können zuverlässige Werte für die Molekulargewichte der Fraktionen mit den Sedimentations- und Diffusionsmethoden nicht erhalten werden (JORPES, 1956; BARLOW et al., 1961; WALTON et al., 1966). Es ist nicht möglich, durch Erhöhung der Elektrolytkonzentration die Störungen der eigenen Ladung des Heparins zu eliminieren. BARLOW et al. (1961) referierten die diesbezüglichen früheren Versuche. Autoren, die nur Diffusionsmessungen machten (WOLFROM et al., 1950; MEYER, 1950; WINTERSTEIN, 1954), rechneten mit einer sphärischen, nicht hydratisierten Form des Moleküls, während infolge der elektrischen Ladungen eine langgestreckte Struktur die wahrscheinlichste ist. GRÖNWALL et al. (1945) folgerten aus ihren Befunden mit der Ultrazentrifuge in SVEDBERGs Laboratorium schon 1945, daß das Heparinmolekül asymmetrisch oder hydratisiert ist, wahrscheinlich beides. Sie gaben das Molekulargewicht mit 17000 an. Barlow et al. (1961) verglichen die Befunde von Strömungsdoppelbrechungs-, Sedimentations- und Diffusionsmessungen an Heparinpräparaten verschiedenen Ursprungs und konnten keinen näheren Zusammenhang zwischen Molekulargewicht und gerinnungshemmender Wirkung finden. Die von ihnen angegebenen Werte liegen zwischen 10200 und 16600. Durch freie Elektrophorese in 0,05 m Phosphatpuffer, pH 6,2, wurden die Präparate unabhängig von ihrer Aktivität in gleicher Weise in zwei Fraktionen aufgetrennt. Mit Streptomycin bildeten sämtliche Präparate einen löslichen Komplex mit charakteristischer elektrophoretischer Wanderungsgeschwindigkeit.

Damit ist jedoch die Frage über die Größe und Form des Heparinmoleküls nicht endgültig geklärt. Mit einer von Laurent und Killander (1964) ausgearbeiteten Technik ließen Walton et al. (1966) Heparine mit 110, 140 bzw. 226 IE/mg durch eine Sephadex G 100-Säule in einen Tris-NaCl-Puffer, pH 7,3, Ionenstärke 1,0, passieren. Die Präparate waren hinsichtlich der Molekülgröße heterogen. Es war deutlich, daß die stärksten Präparate besonders reichlich in den zuerst ausfließenden Fraktionen enthalten sind und folglich größere Komplexe repräsentieren. Obgleich das Molekulargewicht des Heparins mit 12000—20000 angegeben wird, passierten sämtliche Präparate Säulen aus Sephadex G 25, 50 und 75, ohne einzudringen, was ebenfalls zur Beleuchtung der Situation beitragen kann.

Die optische Drehung $[\alpha]_D^{20}$ der Heparinpräparate steigt mit der Reinigung der hochaktiven Fraktionen bis zu $+63{,}5°$. Als Mittelwert für 15 gewöhnliche Handelsheparine gaben Awe und Stüdemann (1957) $+46{,}5°$ ($\pm 7°$) an. Marbet und Winterstein (1952) fanden $+48{,}7$ und Jaques et al. (1942) $+53$ bis $+56°$.

Sehr viel ist über die *Art- und Organspezifität* der Heparinpräparate geschrieben worden, ohne bisher volle Klarheit zu bringen. Nach den Befunden von Jaques u. Mitarb. verhält sich die gerinnungshemmende Wirkung der Heparinpräparate aus Hunde-, Rinder-, Schweine- und Schafleber, im frischen Vollblutsystem nach Howell (1924) gemessen, wie 10:5:2:1, ohne daß die Präparate größere Verschiedenheiten in der Zusammensetzung zeigten (Jaques und Waters, 1940, 1941; Jaques et al., 1942). Dies wurde auch für die Antithrombinwirkung in großen Zügen von Marbet und Winterstein (1952) und von Bell und Jaques (1956) bestätigt. In Übereinstimmung hiermit fanden Eiber und Danishefsky (1957a), daß S^{35}-Heparin aus der Leber von Hunden, denen markiertes Sulfat intraperitoneal injiziert worden war, eine spezifische Aktivität von 320 IE/mg aufwies.

Dagegen fanden Wolfrom und McNeely (1945) etwa dieselbe gerinnungshemmende Wirkung in Präparaten aus Hundeleber wie aus Rinderleber, und Risser fand 1946 Präparate aus Schweineleber ebenso stark wie die aus Rinderleber.

Größere Übereinstimmung herrscht bezüglich der Organspezifität der Heparine, besonders nach der Entdeckung der hohen Aktivität der Präparate aus Darmmucosa. Während die spezifische Aktivität der Präparate aus Rinderlunge etwa 110—130 IE/mg entspricht, variiert die Aktivität des Mucosa-Heparins mit etwa demselben Gehalt an Schwefel wie das Lungenheparin (12%) zwischen 154 (Schaf), 167 (Rind) und 211—266 IE/mg (Schwein), gemessen mit der Methode der britischen Pharmakopöe gegen den Heparinstandard (130 IE/mg) aus Rinderlunge (Walton et al., 1966).

8. Die Heparin-Protein-Bindung

Die Schwierigkeit, Chondroitinschwefelsäure ohne Alkalibehandlung des Knorpelgewebes zu extrahieren, deutet eine Verankerung an Proteinstoffen an. Eine solche Bindung liegt auch vor. 1958 erhielt MUIR aus einem elektrophoretisch homogenen Chondroitinschwefelsäure-Protein-Komplex, der aus Nasenknorpel mit Calciumchlorid extrahiert wurde, nach Digestion mit Papain eine Anreicherung an Serin in dem Restpolysaccharid. Noch deutlicher war die Tendenz zur Anreicherung des Serins bei ähnlicher Behandlung der Heparinmonoschwefelsäure aus menschlicher Aorta (JACOBS und MUIR, 1963). Nach Spaltung der Chondroitinschwefelsäure mit Hyaluronidase und Behandlung der Heparinmonoschwefelsäure mit Pronase, Papain und Leucin-Aminopeptidase blieb ein aus äquivalenten Mengen von Hexosamin und Uronsäure nebst 10% Sulfat aufgebautes Polysaccharid zurück, an dem, auf ein Gesamtmolekulargewicht von 50000 berechnet, außer 0,96 Mol Serin und 0,84 Mol Glycin praktisch keine anderen Aminosäuren gebunden waren. 1964 gelang es GREGORY, LAURENT und RODÉN, aus einem Chondroitin-4-Sulfat-Protein-Komplex ein Glykopeptid zu isolieren, das neben Uronsäure und Galaktosamin Serin als die einzige Aminosäure enthielt und dazu D-Galaktose und Xylose. Die Verfasser waren der Ansicht, daß eine Glucuronsäure der Polysaccharidkette der Chondroitinschwefelsäure glykosidisch an Galaktose und die Xylose in gleicher Weise glykosidisch an die Hydroxylgruppe des Serins gebunden waren. Dies wurde von LINDAHL und RODÉN (1966) bestätigt, indem sie ein O-β-D-Xylopyranosyl-L-serin und ein 4-O-β-D-Galaktopyranosyl-O-β-xylopyranosyl-L-serin aus ähnlichem Material isolierten. Es lagen zwei Galaktose-Einheiten vor. Die Struktur des ursprünglich endständigen Oligosaccharids der Polysaccharidkette des Chondroitin-4-Sulfats ist folglich: Glucuronsäure-N-Acetylgalaktosamin-Glucuronsäure-Galaktose-Galaktose-Xylose-Serin.

Die Beteiligung der Hydroxylgruppe des Serins an der Bindung wurde 1965 von ANDERSON, HOFFMAN und MEYER bestätigt.

Im Vergleich zur Chondroitinschwefelsäure ist das Heparin aus allen Organen, in denen es vorkommt, leicht extrahierbar, was auf der Fragilität der Mastzellen und deren Granula beruht. Dies hat zu der Vermutung Anlaß gegeben, daß das Heparin als Neutralsalz, teilweise an Histamin gebunden, in den Granula vorliegt (KORN, 1959). Das von KORN benutzte Mäusemastocytengewebe wurde jedoch zuerst in schwach alkalischem Phosphatpuffer, pH 8,5—9,0, einige Minuten lang erhitzt und dann längere Zeit mit Pankreatin digeriert. Sein Präparat war wahrscheinlich ebensowenig frei von Eiweißbeimengungen wie die üblichen Heparinpräparate, in denen man immer Spuren von Eiweiß nachweisen kann. In nativem Zustand scheint nach BALAZS et al. (1959) jedenfalls irgendeine Bindung zwischen Heparin und Eiweißstoffen vorzuliegen. Eine gelinde Extraktion von Heparin aus den peritonealen Rattenmastzellengranula mit 1,0 m KCl-Lösung bei +4° C ergibt ein Produkt, das sich bei der Gelfiltration am Sephadex G 100 in 2,0 m KCl wie ein hochmolekularer Komplex verhält. Nachdem der Extrakt mit Pronase bei 40° C digeriert oder mit verdünntem Alkali bei 4° C 8 Std lang behandelt worden ist, bleibt das Heparin wie auch re-N-sulfatiertes Heparin bei der Passage in der Gelmatrix, was irgendeine alkalilabile kovalente Bindung zwischen Heparin und Protein andeutet (LLOYD et al., 1967).

Im Anschluß an die Versuche über die Bindung der Chondroitinschwefelsäure konnten RODÉN und seine Mitarbeiter etwa ähnliche Verhältnisse bezüglich Heparin nachweisen (LINDAHL und RODÉN, 1965; LINDAHL, 1966). Bei Heparinpräparaten, die ohne stärkere Alkalibehandlung aus Schweinedarmmucosa hergestellt worden waren und durch Fraktionierung mit Cetylpyridinchlorid gereinigt wurden, erfolgte eine Anreicherung von Serin, das bisweilen die einzige Aminosäure war (LINDAHL et al., 1965). Wie aus Chondroitinschwefelsäure wurden auch hier Xylosyl-serin und Galaktosyl-xylosyl-serin isoliert, so daß die Zusammensetzung des endständigen Oligosaccharid-Serin-Komplexes als Glucuronsäure-Glucosamin-Glucuronsäure-Galaktose-Galaktose-Xylose-Serin angegeben werden konnte (LINDAHL und RODÉN, 1965). Die Bruchstücke wurden identifiziert als O-β-D-Xylopyranosyl-L-serin und 4-O-β-D-Galaktopyranosyl-O-β-xylopyranosyl-L-serin und waren identisch mit denen aus den Chondroitinschwefelsäurepräparaten (LINDAHL, 1966b). Für die Endsequenz der Polysaccharidkette des Heparins wurde die in Abb. 3 gezeigte Strukturformel aufgestellt (LINDAHL, 1966c).

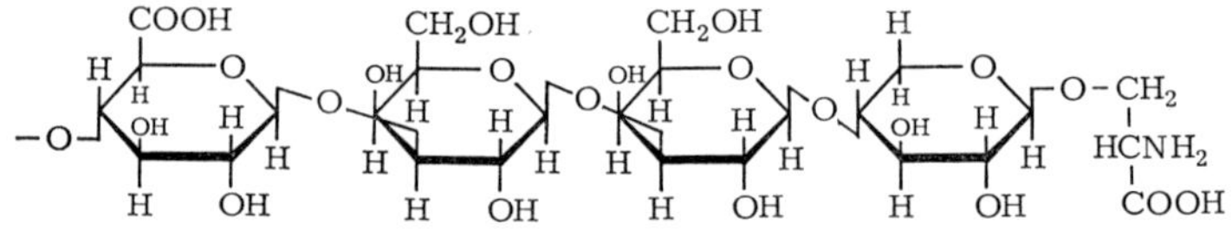

Abb. 3. Das an Protein gebundene Oligosaccharid am Ende der Polysaccharidkette des Heparins

Dazu kamen noch zwei unerwartete Beobachtungen. Statt der ersten Glucuronsäure in der Kette: Glucuronsäure-N-acetyliertes Glucosamin-Glucuronsäure-Galaktose-Galaktose-Xylose-Serin tritt in einigen Fraktionen die isomere Iduronsäure auf, und zweitens ist das Glucosamin in dieser Struktur nicht sulfatiert, sondern acetyliert (LINDAHL, 1967).

Die Sulfatierung der Aminogruppen im Heparin scheint nicht vollständig zu sein. 1965 deutete CIFONELLI an, daß auch eine kleine Menge von Acetylglucosamin vorhanden ist. In dem an Serin gebundenen endständigen Oligosaccharid konnte LINDAHL (1967) N-acetyliertes Glucosamin nachweisen, was vielleicht etwas mit der Synthese des Heparins zu tun hat. Das Uridin-diphosphat-N-acetylglucosamin kommt nämlich in Mastzellentumoren in weit höherer Konzentration als das Nucleotid des Aminozuckers vor (SILBERT, 1963).

B. Physikalisch-chemische Eigenschaften

1. Osmotisches Verhalten

In physikalisch-chemischer Hinsicht verhält sich das Heparin wie die Polynucleotide des Zellkerns. Trotz der vollständigen elektrolytischen Dissoziation der Heparinsalze übt das Heparin nur einen unbedeutenden osmotischen Druck aus. Eine 2,5%ige Lösung des Calciumsalzes gibt eine Gefrierpunktserniedrigung, die einer molaren Konzentration von 0,02 entspricht. Die Molarität des Calciums in der Lösung ist indessen 0,068, was bei kompletter Dissoziation einer 7mal größeren Gefrierpunktserniedrigung entspräche als sie das Heparinsalz aufweist (WILANDER, 1938b). Durch diesen Schutzmechanismus können hohe Konzentrationen von Heparin in den Granula der Mastzellen akkumuliert werden, ohne sie osmotisch zu sprengen. Ebenso beeinflußt Heparin in gewöhnlichen Dosen im Gegensatz zu Oxalaten und Citrat die Isotonie des Blutes nicht. Die Hämatokritwerte des Hämophilie-Blutes werden durch Heparin nicht beeinflußt, wohl aber durch Oxalate und Citrat um einige Prozente erniedrigt. Auch die Senkungsreaktion der Erythrocyten wird durch Salze verzögert, nicht aber durch die kleinen Heparinmengen, die zur Verhinderung der Gerinnung nötig sind.

Derartige Abweichungen von dem Gesetz des osmotischen Druckes wurden erstmalig von BILTZ und VEGESACK (1909, 1910) und von DONNAN und HARRIS (1911) beobachtet und später von E. und H. HAMMARSTEN (HAMMARSTEN und HAMMARSTEN, 1923; HAMMARSTEN, 1924a, b, c) näher studiert. HAMMARSTEN schloß sich der Ansicht von DONNAN an, daß die großen nicht diffusiblen Anionen, an denen Alkali-Ionen elektrostatisch gebunden sind, auf letztere einwirken, so daß diese osmotisch inaktiv werden oder sozusagen im ,,Lebensraum" des großen Moleküls verschwinden und ihre Individualität verlieren. Jedenfalls hat die Natur hier einen Schutzmechanismus geschaffen, der die Lagerung von wasserlöslichen hochmolekularen Elektrolyten in hoher Konzentration ermöglicht.

2. Löslichkeit und Salzbildung

Die Alkalisalze des Heparins sind im Wasser leicht löslich. Infolge der leichten Auswaschbarkeit des Heparins aus den Mastzellengranula hat sich eine 24stündige Fixierung der Gewebe bzw. Gewebeschnitte mit 4%igem basischen Bleiacetat am besten bewährt. Die weniger löslichen Bariumsalze werden zur Herstellung und Reinigung von Heparin benutzt. Für denselben Zweck haben sich aliphatische Amine wie Octylamin und besonders quartäre Ammoniumbasen wie Cetylpyridinchlorid (CPC) und Cetyltrimethylammoniumbromid (CTAB) bewährt. Mit steigender Salzkonzentration der Lösung lösen sich die CPC-Komplexe der sulfatierten Mucopolysaccharide, die hochveresterten zuletzt. Um die Auslaugung zu erleichtern, können die Gesamtpolysaccharide auf einer Cellulosesäule mit CPC ausgefällt und mit steigenden Konzentrationen von z.B. $MgCl_2$ eluiert werden; die Hyaluronsäure geht bei 0,3 m, die Chondroitinschwefelsäure bei 2,4 m und das Heparin bei 4,4 m Salzkonzentration in Lösung. Nach diesem Prinzip können Mikromengen, 25 µg, von den einzelnen Komponenten (ANTONOPOULOS et al., 1961, 1962) und sogar Ultramikromengen der verschiedenen Mucopolysaccharide einschließlich des Heparins aus den Geweben fraktioniert und danach quantitativ colorimetrisch bestimmt werden (THUNELL, 1967a—d).

Das Salz mit der Base Hyamin 1622, RÖHM und HAAS, ist sogar in Dioxan löslich und erlaubt dadurch eine direkte Methylierung des Heparins, die sich für die Strukturbestimmung als wertvoll erwiesen hat (NOMINÉ et al., 1961).

ALTESCU (1963) benutzt die Trübung mit Streptomycin, um den Heparingehalt des Plasmas nephelometrisch zu bestimmen. Eine für die nephelometrische Titration von Heparin und Heparinoiden im Harn geeignete Trübung erhielten MARBET und WINTERSTEIN (1951b) mit der Base Dimethylaminomethyl-dibenzofuran. Mit 9-Aminoacridin (KÖNIG et al., 1959; LORENZ et al., 1960; ZÖLLNER et al., 1962) ist eine quantitative Ausfällung von Heparin aus dem Plasma auch in Mikromengen möglich. Das für die metachromatische Färbung verwendete Toluidinblau ist ebenfalls als Heparin-Fällungsmittel angewandt worden. Die erstmalig von CHARGAFF und OLSON (1938) beschriebene Möglichkeit, Heparin mit Protamin zu neutralisieren, wurde von JAQUES und WATERS (1941) zur Titration des Heparins im Blut *in vitro* angewandt (Literaturangaben: LE ROY et al., 1950; REFN und VESTERGAARD, 1954). Die Bindung zwischen Heparin und Protamin ist locker und kann mit Neutralsalzen leicht gelöst werden. Zum Nachweis von Heparin im Serum benutzten FISCHER et al. (1955) außer der Papierelektrophorese auch die Aussalzchromatographie. Das mit Protamin erhaltene Präcipitat wird gesammelt und in einer hochprozentigen Salzlösung auf Papier chromatographiert. Das Protamin bleibt ungelöst zurück, während das Heparin mit der Lösungsmittelfront wandert.

Nachdem es sich als möglich erwiesen hatte, Protamin beim Menschen intravenös zu verabfolgen (JORPES et al., 1939), sind Protamine verschiedenen Ursprungs allgemein zur Neutralisierung des Heparins bei der extrakorporalen Zirkulation und Hämodialyse eingeführt worden.

Das quartäre Ammoniumsalz Polybrene oder Hexadimethrine (ABBOTT), ein Polymer von $N_1N_1N'_1N'_1$-Tetramethylhexamethylen und Trimethylenbromid, bildet mit Heparin ein unlösliches Salz und wurde eine Zeitlang zur Austitrierung und Neutralisierung des Heparinüberschusses im Blut bei der extrakorporalen Zirkulation verwendet. Infolge toxischer Nebenwirkungen hat sich das Präparat für diesen Zweck jedoch als nicht geeignet erwiesen (HALLER et al., 1962; KARLSON und LERNER, 1962).

3. Komplexbildungen des Heparins mit Eiweißstoffen

Der ganz ungewöhnliche Aufbau des Heparins mit 45% Schwefelsäure im Molekül gibt dem Polysaccharid eine außerordentlich starke elektrische Ladung, die groß genug ist, um die meisten seiner Reaktionen zu erklären. Es reagiert unter Komplexbildung mit Plasmaglobulinen, deren Fällbarkeit und elektrophoretische Beweglichkeit beeinflußt werden (CHARGAFF et al., 1941). Der Gammaglobulintrübungstest nach KUNKEL (1947) und der Thymoltrübungstest von MUERGA und POPPER (1949) sowie auch die Ergebnisse der Papierelektrophorese werden durch die Heparinisierung des Patienten stark beeinflußt (KLINGENBERG und MORO, 1952; KELLER und MERZ, 1953). In beiden Tests werden nach der intravenösen Injektion von 200—400 mg Heparin die Trübungswerte stark erniedrigt. Dasselbe gilt nach dem Heparinzusatz *in vitro*. Das Proteinogramm erfährt charakteristische Verschiebungen (BLASIUS und SEITZ, 1952), die je nach der Zusammensetzung des jeweiligen Serums und der zugegebenen Heparinmenge unterschiedlich erscheinen. Die Wanderungsgeschwindigkeit der Albumine wird nicht beeinflußt, die der Serumglobuline wird beschleunigt mit α- und β-Einwanderung in die Albuminzacke. Die Kryoglobuline des Plasmas werden in der Kälte durch Heparin ausgefällt (SMITH und KORFF, 1957).

Nach intravenösen Heparininjektionen beobachtet man im Serum bei der Elektrophorese nach TISELIUS eine Verminderung der β-Globulinzacke und das Auftreten einer neuen Zacke zwischen dem Albumin und dem α-Globulin, ein Bild, das sich auch nach einem Heparinzusatz zum Serum *in vitro* zeigt (NIKKILÄ, 1952). Die β-Lipoglobuline neigen besonders zur Komplexbildung mit Heparin und wandern im Plasma schneller als das α-Globulin (BERNFELD et al., 1957). In Gegenwart von Calciumionen geben die Serum-β-Lipoproteine mit Heparin im pH-Bereich 7,5—8,6 (10,0) eine Flockung, die nephelometrisch zu ihrer quantitativen Bestimmung benutzt werden kann (BURSTEIN, 1956; BURSTEIN und SAMAILLE, 1956).

Ganz besonders empfindlich ist das hämolytische Komplement, das schon durch kleine Heparinmengen völlig blockiert wird, wodurch Komplementbindungsreaktionen mit Heparinplasma und Serum unmöglich werden.

Bei der Blutgerinnung wird das Heparin bei der Präcipitation des Fibrinogens durch Thrombin mitgefällt, etwa 10 μg auf 2 mg Fibrin. Dieselbe Menge wird bei der Hitzecoagulation oder Fällung mit Äthanol aufgenommen, wobei die Plasmaproteine interferieren können (SHINOWARA, 1949; GODAL, 1961a).

Heparin interferiert mit Enzymreaktionen, was ja auch zu erwarten ist, wenn man die Abhängigkeit der Enzymwirkung von der elektrischen Ladung des Enzymproteins berücksichtigt. Eine Vielzahl von Enzymreaktionen wird durch Heparin in geeigneten Konzentrationen gehemmt (s. WINTERSTEIN, 1960; GASTPAR, 1965,

S. 84; PERLICK, 1964, S. 104). Die schon früh von GOERNER (1931), ZAKRZEWSKI (1932) und FISCHER (1936) beobachtete und von BALAZS und HOLMGREN (1949) und HEILBRUNN (1949) ausführlicher beschriebene wachstumshemmende Wirkung des Heparins auf Gewebekulturen normaler und maligner Zellen ist aller Wahrscheinlichkeit nach durch eine Hemmung der Ribonuclease in den Zellen bedingt (ROTH, 1953). In geeigneten Konzentrationen verhindert das Heparin das Wachstum implantierter Mastzellentumoren der Maus (JOLLES und GREENING, 1960). In heparinisierten Fibroblastenkulturen ist ferner eine Verminderung der Mitosen (PAFF et al., 1952) und das Auftreten von pathologischen Mitosen (PETERS und MATIS, 1961; CSABA et al., 1961) beobachtet worden. Auch in den Mucosazellen des Magens bewirkt das Heparin eine Reduzierung der Anzahl der Mitosen und die Bildung atypischer Formen (RÄSÄNEN, 1963). Eine Übersicht über die diesbezügliche Literatur findet sich bei LIPMANN (1957, 1967).

Durch seine Reaktion mit dem basischen Polyxin B, mit Neomycin, Viomycin und Dihydrostreptomycin schwächt Heparin die unmittelbare toxische Wirkung dieser Antibiotica ab und ermöglicht eine höhere Dosierung mit nachfolgendem protrahierten Effekt, wenn die Komplexbildung gelöst wird (HIGGINBOTHAM, 1957, 1960).

Eine Wirkung in anderer Richtung scheint das Heparin bei der Virulenzverstärkung einiger Mikroorganismen im Mäuseversuch auszuüben. Eine Reihe von pathogenen Mikroorganismen, Staphylo- und Streptokokken (Neisseria u.a.) kann in mehrfach niedrigeren Dosen tödlich wirken, wenn sie in Medien, die Speichel-, Magen- oder Darmmucin enthalten, zugeführt werden (SMITH, 1950a, b). Aus einer Fraktion des Schweinemagenmucins, die für die Reaktion notwendig ist, konnte Heparin in guter Ausbeute isoliert werden.

III. Die Physiologie des Heparins

1. Die Mastzellen

1877 konnte PAUL EHRLICH die Mastzellen von WALDEYERs „Plasmazellen" differenzieren. Ihr Reichtum an ganz ungewöhnlich großen cytoplasmatischen Körnchen gab zu der naheliegenden Vermutung Anlaß, daß sie Nährstoffe speichern, so daß EHRLICH (1879) die Bezeichnung „Mastzellen" vorschlug. Der spezielle Charakter der Mastzellen wurde von den Histologen allgemein anerkannt, und von Zeit zu Zeit erschienen zusammenfassende Berichte über ihre Verbreitung im Tierreich (STAEMMLER, 1921; LEHNER, 1924; MICHELS, 1938), ohne daß etwas Näheres über ihre Funktion ausgesagt werden konnte.

Den Anlaß zur Verknüpfung der Mastzellen mit Heparin gab LISONs Entdeckung 1935 (LISON, 1935a, b, 1936), daß die metachromatische Färbung des Knorpels durch Chondroitinschwefelsäure bedingt ist. Als die nahe Verwandtschaft des Heparins mit dieser Säure 2 Jahre später erkannt wurde, und es sich erwies, daß die Metachromasie des Heparins mit Toluidinblau etwa 100mal stärker ist als die der Chondroitinschwefelsäure (JORPES, 1936), konnten HOLMGREN und WILANDER (1937) und JORPES, HOLMGREN und WILANDER (1937) zeigen, daß der Heparingehalt in verschiedenen Geweben und in den großen Blutgefäßen parallel zu dem Gehalt an Mastzellen verläuft. Besonders deutlich war dieses Verhältnis beim Rind, bei dem die Leberkapsel etwa 10mal mehr Heparin pro Gewichtseinheit enthält als die Leber selbst, und die Leberkapsel beinahe wie eine Gewebekultur von Mastzellen aussieht. Der Zusammenhang zwischen dem Heparin und den Mastzellen war damit offensichtlich (JORPES, 1946, S. 59—65). In Übereinstimmung hiermit zeigten OLIVER et al. (1947), daß Hundemastocytome sehr reich an Heparin sind.

Bei dem damaligen großen Interesse für die Anticoagulatientherapie in der Medizin wurden nun die Mastzellen als Heparinlieferanten Gegenstand einer lebhaften Diskussion unter den Histologen und Biologen. Mit der Entdeckung des hohen Histamingehaltes der Mastzellen (RILEY und WEST, 1952, 1953; RILEY, 1953; RILEY et al., 1955) wurde das Interesse noch mehr stimuliert, besonders bei den Pharmakologen. Man hat diese Entwicklung sogar mit dem Ausbruch einer Epidemie verglichen (GOFFMAN, 1966). Innerhalb der folgenden 20 Jahre erschienen etwa 2500 Publikationen über Genese, Morphologie, Chemie, Physiologie und Pathologie der Mastzellen. Das Material ist von SELYE in Montreal 1965 in einer Riesenmonographie zusammengestellt worden. Ausgehend von dem Gesichtspunkt, daß der Verlauf der Entwicklung mit dem einer Epidemie zu vergleichen ist, bei der die 2195 Autoren die infizierten Opfer sind, hat GOFFMAN das Material einer mathematischen Behandlung unterzogen. Nach dem ersten Ausbruch infolge des skandinavischen Beitrages im Jahre 1937 folgten zwei weitere Infektionen: 1952, als die Engländer den hohen Histamingehalt entdeckten und 1955, als der Amerikaner BENDITT und seine Mitarbeiter die Aufmerksamkeit auf das 5-Hydroxytryptamin (5HT) oder Serotonin richteten. Die erste dieser Mischinfektionen war die ernsthafteste. Der Gipfel der Infektionen wurde für Heparin 1952 und für Histamin und Serotonin 1958 erreicht. Für die Elektronenmikroskopie der Mastzellen wird nach GOFFMAN der Gipfel im Jahre 1980 erreicht sein. Kein Wunder, daß SELYE aus der Literatur 24 verschiedene Benennungen der Mastzellen anführen konnte, und daß die Fabrikanten des Diskussionsmikroskops in ihrer Propaganda mit Vorliebe am zweiten Ocular eine junge Dame und im Gesichtsfeld eine schön granulierte Mastzelle abbilden.

Die Genese der Mastzellen ist unter den Histologen viel diskutiert worden (MICHELS, 1938; ASBOE-HANSEN, 1954; FAWCETT, 1955; PADAWER, 1957; KELSALL und CRABB, 1959; RILEY, 1959). Ihre Morphologie einschließlich der elektronenmikroskopischen Befunde wurde ausführlich auf dem Symposium über Mastzellen und basophile Zellen 1962 in New York behandelt (SMITH, 1963; BLOOM, 1963; COUPLAND, 1963; MENGEL, 1963). Bei der gleichen Gelegenheit erschienen Berichte über den Gehalt der Mastzellen an Mucopolysacchariden (SCHILLER, 1963; RINGERTZ, 1963), an Histamin (RILEY, 1963), Serotonin (BENDITT et al., 1963), an proteolytischen Enzymen (LAGUNOFF und BENDITT, 1963) und an histaminfreisetzenden Enzymen (UVNÄS, 1963). Auffallend ist, daß die Mastzellen bzw. ihre Granula keine Hyaluronsäure enthalten (RINGERTZ und BLOOM, 1960; BLOOM und RINGERTZ, 1960, 1963). Die Annahme, daß sie unter irgendeinem hormonalen Einfluß Hyaluronsäure in das mesenchymale Bindegewebe sezernieren (ASBOE-HANSEN, 1950, 1954), ist folglich nicht haltbar.

2. Die Synthese des Heparins

Das organische Gerüst des Heparins kann aus Glucose aufgebaut werden. Im Tierversuch zugeführte C^{14}-Glucose wird im Glucosamin des Leberheparins wiedergefunden (DANISHEFSKY und EIBER, 1957). Während der Inkubation von Schnitten von Mastzellentumoren der Maus in Krebs-Ringer-Puffer, pH 7,4, in Gegenwart von S^{35}-Sulfat und C^{14}-Glucose werden sowohl das Sulfat als auch die Glucose in das Heparin eingebaut. Aus dem Hydrolysat des anschließend isolierten Heparins kann radioaktives Glucosamin erhalten werden (KORN, 1959b—d).

Die Synthese der Glucosaminoglycane einschließlich des Heparins ist von MUIR (1964) ausführlich behandelt worden. Die Synthese geht über Uridindiphosphatglucosamin, das durch die Wirkung eines Mastzellentumorenzyms aus C^{14}-Glucosamin-1-phosphat und Uridintriphosphorsäure synthetisiert werden kann. Das reichliche Vorkommen von UDP-N-Acetylglucosamin in demselben Dunn-Potter-Mastzellen-Tumorgewebe (SILBERT und BROWN, 1961) könnte zu der Vermutung Anlaß geben, daß die N-Acetylverbindung eine intermediäre Stufe auf dem Wege zum N-sulfatierten Heparin ist.

Der Einbau von S^{35}-Sulfat in das Heparin der Mastzellen ist von verschiedenen Autoren nachgewiesen worden (MAGNUSSON und LARSSON, 1955; KORN, 1959d; RINGERTZ, 1960). EIBER und DANISHEFSKY (1957a) stellten für experimentelle Zwecke geeignetes, S^{35}-markiertes Heparin dar, indem sie S^{35}-Sulfat Hunden intraperitoneal injizierten und das S^{35}-Heparin 28 Std später aus der Leber isolierten. Die Ausbeute betrug etwa 52 mg/kg Lebersubstanz. Die Sulfatierung verläuft über Adenosin-3-phosphat-5-phosphosulfat (PAPS) (SPOLTER und MARX, 1959) ebenso wie bei den übrigen sulfatierten Mucopolysacchariden (D'ABRAMO und LIPMANN, 1957; LIPMANN, 1958; ROY, 1960; STROMINGER, 1960).

3. Das Schicksal des injizierten Heparins im Organismus

Die gerinnungshemmende Aktivität von intravenös zugeführtem Heparin, 25—300 mg, wird beim Kaninchen binnen 1 Std nach der Injektion zu 20—25% im Harn wiedergefunden (WILANDER, 1939). Die Wirksamkeit des aus Harn gewonnenen Präparates war etwas abgeschwächt, aber die metachromatische Färbbarkeit war vorhanden. Ähnliche Befunde machten JAQUES (1939) und PIPER (1947). Die maximale Ausscheidung erfolgte in den ersten 15 min nach der Injektion. Nach ASTRUP werden normalerweise täglich mit dem Harn Substanzen ausgeschieden, deren gerinnungshemmende Wirkung 72—728 μg Heparin entspricht. Nach intravenöser Verabfolgung werden jedoch nur 2—12% des Heparins im Harn wiedergefunden (ASTRUP, 1944). Nach intravenöser Injektion von 350—550 mg Heparin an 12 Personen konnten MARBET und WINTERSTEIN (1951a, b) durchschnittlich 42% der Gewichtsmenge und 15% der Aktivität aus dem Harn zurückgewinnen.

Aus dem Blut verschwindet S^{35}-markiertes Heparin schnell. Von dem Ausgangswert, 23 μg/ml, waren im Hundeversuch (EIBER und DANISHEFSKY, 1957b, c) nach 45 min nur noch 8 μg/ml vorhanden. Nach 3 Std betrug der Gehalt 3 μg/ml, und die Gerinnungszeit, nach LEE und WHITE bestimmt, war 45 min, was gut mit der Angabe von ZÖLLNER u. Mitarb. (1962) übereinstimmt, daß 1 μg/ml nötig ist, um die Gerinnungszeit beim Menschen zu verlängern.

Beim Menschen verschwinden 50 mg intravenös injiziertes S^{35}-Heparin binnen 4 Std aus dem Blut, davon mehr als 50% während der ersten Stunde (EIBER et al., 1960). Kleinere Dosen werden völlig desulfatiert, größere Dosen zum Teil ungespalten mit dem Harn ausgeschieden.

DAY et al. (1962) sind der Meinung, daß der Umsatz des Heparins in den Geweben sehr schnell ist, besonders in der Haut, in der Aorta und in den Nebennieren, in denen injiziertes S^{35}-Heparin in der Ratte schon in der ersten halben Stunde desulfatiert wird. Nach 2 Std ist der Umsatz in Dickdarm, Fettgewebe, Niere und Leber noch im Gange, während er nach 6 Std vorüber ist.

Das S^{35}-Sulfat zeigt in den in Ascites wachsenden Mastzellentumoren der Maus mit einer Halbwertszeit von $2^1/_2$ Tagen dieselbe Umsatzgeschwindigkeit wie das radioaktive Glucosamin (GREEN und DAY, 1963).

Im Jahre 1940 beobachtete JAQUES, daß eine Globulinfraktion in Extrakten aus Kaninchenleber das Heparin inaktivieren kann. Die Wirkung war nicht besonders stark. JAQUES und KEERI-SZANTO (1952) verbesserten die Extraktions- und Ablesungstechnik, mit welcher CHO und JAQUES (1956) eine *Heparinasewirkung* in Extrakten aus Leber, Niere und Muskeln von verschiedenen Tieren nachweisen konnten. Andere Autoren (Schuytema u. Cushing, 1958; Loomis, 1959a) halten es jedoch für sehr unwahrscheinlich, daß eine Inaktivierung des Heparins in der Leber stattfindet. Es verschwindet bei Hunden aus dem Blut nach Entfernung von 90% der Leber ebenso schnell, und die Eliminationsgeschwindigkeit ist dieselbe, gleichgültig, ob das Heparin intraportal oder in das periphere Venensystem injiziert wird. Bei Inkubation der Leberextrakte bei 37° und pH 4,0—6,0 wird das Heparin wohl an eine Globulinfraktion gebunden, um bei pH 9,0 wieder mit voller Aktivität eluiert zu werden. Ein ähnlicher Abbau mit bakterieller Heparinase zerstört das Heparin zu 85%. Jaques und Jaques behaupteten jedoch noch 1963, daß bei pH 5,4 eine Heparinasewirkung in den Leberextrakten wirklich vorhanden ist.

4. Die physiologische Funktion des Heparins

Unter physiologischen Bedingungen enthält das Blut nur sehr wenig oder gar kein Heparin (Masure, 1960). Auch mit Methoden, die die Wiedergewinnung von minimalen, dem Plasma zugesetzten Mengen ermöglichen, kann im zirkulierenden Plasma kein Heparin nachgewiesen werden (Jaques et al., 1949; Monkhouse und Jaques, 1950; Gibson, Carr, Green und Fowler, 1952). Mit der Octylamin-Technik, in der das Heparin nach einer weiteren Fällung mit Brucin und metachromatischer Färbung mit Azur A colorimetrisch bestimmt wird, konnten die zu 10 ml Citratblut zugegebenen Mengen von 0,02—0,36 mg zu 90% wiedergewonnen werden. Aus Plasma gelang eine 100%ige Wiedergewinnung des Heparins ebenfalls (Jaques, 1949). Aus diesen Ergebnissen folgerten die Autoren, daß normales menschliches Blut nicht mehr als etwa 0,009 mg Heparin pro 100 ml enthält.

Zöllner u. Mitarb. (1962) und Zöllner und Lorenz (1962) fällten das Heparin mit 9-Aminoacridin, entfernten die Base mit Natriumhydroxyd und bestimmten den Heparingehalt entweder metachromatisch mit Azur A oder mit Hilfe der Ribonucleasehemmung nach Lorenz et al. (1960). Da es möglich war, so geringe Mengen wie 0,15—0,40 µg Heparin pro ml aus dem menschlichen Plasma zu isolieren, kann ein Gehalt von mehr als 0,15 µg/ml endogenes Heparin im Plasma ausgeschlossen werden. Die niedrigste gerinnungshemmende Konzentration war 1 µg/ml, und $^1/_{10}$ dieser Menge übt noch einen antilipämischen Effekt aus (König et al., 1959). Der Anteil des Heparins an den Mucoproteinen des Plasmas ist folglich sehr gering. Unter diesen färben sich mehrere metachromatisch und üben eine schwache Heparinwirkung aus, z.B. das saure α-1-Glykoprotein, dessen Gehalt im Plasma 50 mg/100 ml beträgt (Nilsson und Yamashina, 1958).

Über pathologische hyperheparinämische Zustände ist in der Literatur sehr wenig zu finden. Sogar bei der menschlichen Mastocytose, Urticaria pigmentosa, gehört die Hyperheparinämie nicht zum klinischen Bild. Die Pathogenese der einzelnen beschriebenen Fälle (Speer et al., 1955; Sessner et al., 1955; Quick und Hussey, 1957) ist ziemlich unklar.

Bezüglich der Funktion des Heparins liegt es nahe, an einen Zusammenhang mit der Blutgerinnung zu denken. Keine anderen biologischen Substanzen besitzen eine derartige gerinnungshemmende Wirkung wie die sulfatierten Polysaccharide, und unter diesen hat das Heparin durch seinen hochgradigen Effekt eine ganz besondere Stellung. Es ist auch auffallend, daß die kleineren Blutgefäße, z.B. in wachsenden Geweben, in Tumoren, im Rattenperitoneum usw., von Mastzellen umgeben sind. Diese perivasculäre Lage der Mastzellen, die der schwedische Pathologe Quensel (1933) in Übereinstimmung mit Staemmler (1921) als „einzellige Drüsen des Bindegewebes" betrachtet, führte zu der Vermutung, daß die Zellen als ein Hormonsystem im Dienste des Blutkreislaufes fungieren (Jorpes,

1940, 1946). Der Histamingehalt der Mastzellen war zu dieser Zeit noch unbekannt, und ROBERT EHRSTRÖM in Finnland hatte ihnen 1943 die ausdrucksvolle Bezeichnung „Heparinocyten" gegeben.

Mit der Entdeckung des hohen Histamingehalts (RILEY und WEST, 1952) wurde „the riddle of the mast cell" noch komplizierter, und sie rückten in den Vordergrund der Diskussion über die Histaminfreisetzung. Man könnte nun an neue Funktionen der Mastzellen denken in dem Sinne, daß das durch ein Trauma freigesetzte Histamin eine Vasodilatation auslöst und eine bessere Durchblutung der geschädigten Gewebe hervorruft, während Heparin gleichzeitig einer lokalen Thrombosebildung entgegenwirkt (BENDITT, 1954).

Ob und wieweit das Heparin zur Erhaltung des Gleichgewichts zwischen Pro- und Anticoagulantien des Blutes beiträgt, ist folglich unmöglich zu sagen, dafür ist die Heparinkonzentration im Blut zu niedrig und der Gerinnungsvorgang zu kompliziert. Auch scheinbar klare Indizien für eine solche Funktion können irreführend sein. Die Gerinnungszeit des Blutes ist während des Winterschlafes bei allen untersuchten Species verlängert, so z.B. beim Igel (SUOMALAINEN und LETHO, 1952), beim amerikanischen Bodeneichhörnchen (SVIHLA et al., 1951), dem Hamster (DENYES und CARTER, 1961; SVIHLA et al., 1952), dem Nachthörnchen (dormant bat) (SMITH et al., 1954). Der mit Protamin titrierbare Gehalt an „Heparin" im Blut steigt beim Igel von 6 μg/ml im Sommer auf 27 μg/ml im Winter (SUOMALAINEN, 1956). Parallel hierzu erhöht sich die Zahl der Mastzellen (HÄRMÄ und SUOMALAINEN, 1951). Man hat dieses Phänomen als einen Kompensationsmechanismus aufgefaßt, welcher der erhöhten Gerinnungstendenz bei der verlangsamten Blutzirkulation entgegenwirkt. Es hat sich jedoch herausgestellt, daß die niedrige Körpertemperatur, 3—9° C, eine ausreichende Erklärung für die Verlangsamung der Blutgerinnung ist (HJORT und ELIASSEN, 1963). Die erhöhten Antithrombin- bzw. Heparinwerte des Blutes sind nach diesen Autoren bei der Hälfte der Tiere (Igel) nicht vorhanden, andere Blutgerinnungsfaktoren werden durch den Winterschlaf wenig beeinflußt, aber die Erniedrigung der Temperatur von 37° auf 4° verlängert die Thromboplastin- und Recalcifizierungszeit um das 10fache. In der Therapie mit Anticoagulantien betrachtet man eine Verlängerung um das 2—$2^1/_2$fache als befriedigend.

Ebenso ungeklärt bleibt auch die Frage, welchen Anteil das Heparin an der postprandialen Lipämieklärung hat. Das reichliche Vorkommen von Mastzellen in der Darmschleimhaut und die unerwartet hohe biologische Aktivität des Mucosa-Heparins können wohl als Zeichen eines funktionellen Zusammenhangs zwischen Heparin und der physiologischen Lipämieklärung aufgefaßt werden. Die Klärwirkung scheint sich auf das Plasma zu beschränken. In menschlicher Lymphe aus dem Ductus thoracicus kann nach einer intravenösen Heparininjektion in der üblichen Dosierung keine Klärwirkung nachgewiesen werden (DUMONT, 1960).

Neben der Auslösung einer enzymatischen Wirkung auf die Fette (s. S. 167) scheint das Heparin die Fettpartikel physikalisch-chemisch beeinflussen zu können. Im Tierversuch verhindert es die Thrombosebildung nach intravenöser Fettzufuhr (BERGENTZ, GELIN und RUDENSTAM, 1961). Auffallend ist auch, wie günstig die Heparinbehandlung bei Fettembolien wirkt (SAGE und TUDOR, 1958; FROYSAKER, 1962).

Bei der Suche nach anderen Funktionen des Heparins richtet sich die Aufmerksamkeit auf den engen Zusammenhang zwischen den Mastzellen und dem interstitiellen Bindegewebe, ein Zusammenhang, der vielleicht noch ausgeprägter ist als der zwischen den Mastzellen und den kleineren Blutgefäßen. Es ist erwiesen, daß die Chondroitinschwefelsäuren die Fibrillenbildung im Kollagen erleichtern und als Kittsubstanz die Struktur der Sehnen stabilisieren (JACKSON, 1953, 1954;

Jackson und Randall, 1953). Eine Anzahl organischer Substanzen animalen und pflanzlichen Ursprungs erleichtert die Fibrillenbildung aus gelöstem Schwimmblasenkollagen (Gross et al., 1952). Sehr aktiv sind in dieser Hinsicht Hyaluronsäure, Chondroitinschwefelsäure und ganz besonders Heparin. Bei letzterem genügt eine Konzentration von 1:80000, um eine geordnete Fibrillenstruktur der homogen verteilten kolloiden Partikelchen hervorzurufen (Morrione, 1952). Jedoch scheinen, wenn man die generelle Verbreitung der Chondroitinschwefelsäure und der Heparinmonoschwefelsäure im Bindegewebe berücksichtigt, diese in erster Linie als Stabilisatoren der Fibrillenstruktur des Kollagens zu fungieren.

IV. Wirkungen und Nebenwirkungen

1. Die gerinnungshemmende Wirkung

Die gerinnungshemmende Wirkung des Heparins beruht auf seiner Fähigkeit, mit den Plasmaproteinen Komplexe zu bilden. Die Hemmung wird folglich durch Entionisierung des Heparins mit hochmolekularen basischen Verbindungen aufgehoben. Da sämtliche Gerinnungsfaktoren mit Ausnahme des Calciums Proteine bzw. Lipoproteine sind, übt das Heparin einen multiplen Effekt auf die Blutgerinnung aus. Im Einklang mit der Empfindlichkeit der Lipoglobuline des Plasmas gegenüber Heparin hemmt es schon die erste Phase der Blutgerinnung. In dem Plasmathromboplastinbildungstest von Biggs, Douglas und Macfarlane (1953) wird die Thromboplastinbildung in Gegenwart von Heparin verzögert oder vollständig blockiert. Gebildetes Thromboplastin kann durch Heparin im Überschuß ebenfalls inaktiviert werden (MacMillan und Brown, 1954). Bezüglich der Wirkung des Heparins auf Faktor VIII gaben Lundblad und Davie (1964) an, daß es die durch Faktor IX in Gegenwart von Calcium und einem Phospholipid ausgelöste Aktivierung des Hämophilie A-Faktors blockiert, und zwar in einer Konzentration von 0,025 IE/ml zu 50% und in der Konzentration 0,1 IE/ml zu 100%. Schon 1958 zeigte O'Brien, daß der Hämophilie B-Faktor, Faktor IX, durch Heparin inaktiviert und von der Teilnahme an der Thromboplastinbildung ausgeschaltet wird.

Ganz besonders tritt die Antithrombinwirkung des Heparins hervor (Markwardt, 1959, 1960). In Gegenwart des von Howell und Holt (1918) entdeckten Heparin-Cofaktors fungiert das Heparin als ein spezifisches Antithrombin sowohl im Plasma als auch in gereinigten Systemen, eine Reaktion, die an die Aktivierung des lipämischen Klärfaktors erinnert. Jedenfalls ist der Heparin-Cofaktor zur quantitativen Bestimmung der Antithrombinwirkung des Heparins notwendig, wozu sich Rinderplasma infolge seines hohen Gehaltes an Heparin-Cofaktor besonders eignet. Chargaff et al. (1941) fanden den Cofaktor in der Albuminfraktion. Loeb (1956) isolierte ein α-Lipoprotein aus Cohn-Fraktion IV, das er als den mit dem natürlichen Plasma-Antithrombin identischen Heparin-Cofaktor betrachtete. Monkhouse und Clarke (1957) fanden den Heparin-Cofaktor ebenfalls unter den α-Lipoglobulinen. Die vielen divergierenden Ansichten über das Vorkommen von Heparin-Cofaktor in den verschiedenen Cohn-Fraktionen des Plasmas und über die Reinigung und Wirkung des Cofaktors wie auch über die Antithrombinwirkung des Heparins im allgemeinen sind eingehend von Markwardt und Walsmann (1959), von Gastpar (1965, S. 58—67) und Perlick (1964, S. 45—48) behandelt worden. Nach Markwardt wie auch nach Loeb (1956) ist der Heparin-Cofaktor mit dem Antithrombin des Plasmas identisch. Heparin beschleunigt die Antithrombin-Thrombin-Reaktion katalytisch. Da das Proaccelerin,

Faktor V, durch Thrombin aktiviert wird und Thromboplastin bei der Aktivierung des Prothrombins, des Faktors II, beteiligt ist, werden auch diese Gerinnungsfaktoren — jedenfalls indirekt — durch Heparin gehemmt.

2. Die Lipämieklärung

1943 beobachtete HAHN, daß die Klärung der alimentären Lipämie durch eine intravenöse Injektion von Heparin stark beschleunigt wird. Dem lipämischen Plasma zugesetztes Postheparinplasma hatte den gleichen Effekt, nicht aber das Heparin selbst. Die Wirkung wird einem Klärfaktor zugeschrieben, einer durch Heparin in kleinen Dosen aus den Geweben und den Gefäßendothelien (MONKHOUSE u. MACKNESON, 1958) freigesetzten und stabilisierten Lipoproteidlipase, die fähig ist, durch Neutralfett-Spaltung die Chylomikronen des Plasmas aufzulösen (KORN, 1955). Wird das Heparin aus dem System entweder durch Fällung mit Anionenaustauschern (ROBINSON et al., 1959) oder durch Destruktion mit Bakterienenzymen (KORN, 1957) quantitativ entfernt, erfolgt eine schnelle Inaktivierung des Klärfaktors. Eine ähnliche Klärungsreaktion können nach intravenöser Injektion auch synthetische Heparinoide und die Heparinmonoschwefelsäure hervorrufen.

Die Klärwirkung kann entweder durch direkte Trübungsmessungen (SCHÖLL, 1963), durch Bestimmung des freien Glycerins oder durch titrimetrische (HARTMANN, 1963) oder manometrische (SAILER und SANDHOFER, 1963) Bestimmung der freigesetzten Fettsäuren verfolgt werden. Bezüglich der analytischen Technik s. GROSSMAN (1954), BAKER (1957), KORN (1958), KERN et al. (1961), KRAUPP (1963) und SCHETTLER (1963).

Die Beschleunigung der Neutralfettelimination trifft auch für parenteral zugeführte künstliche Fettemulsionen zu. Gleichzeitig mit dem beschleunigten Verschwinden der Neutralfette aus dem Plasma erfolgt eine vermehrte Oxydation der freigesetzten Fettsäuren. Die Lipoproteidlipase wirkt spezifisch auf Neutralfette. Phosphatide und Cholesterinester werden nicht gespalten. *In vitro* dem Serum zugesetzter Klärfaktor bewirkt jedoch bei der Papierelektrophorese eine Verschiebung von Phosphatiden und Cholesterin von der β-Globulinfraktion zu den α_1- und α_2-Globulinfraktionen (NIKKILÄ, 1952). ZÖLLNER (1961) ist aus verschiedenen Gründen der Meinung, daß der Klärfaktor an dem Zustandekommen einer feineren Emulgierung des Neutralfettes in den Chylomikronen beteiligt ist und dadurch den Effekt der Plasmaproteidlipase hochgradig verstärkt.

Im menschlichen Nüchternplasma ist die endogene Lipoproteidlipase-Aktivität äußerst gering. Sie beträgt 0,66 iE (IU $=\mu$val freigesetzte Fettsäure/1000 ml Plasma/min). Sie ist nur durch Titration der freien Fettsäuren nach DOLE und MEINERTZ (1960) nachweisbar. 2 Std nach einer Mahlzeit werden jedoch regelmäßig 5mal höhere Werte erhalten. Nach massiven Heparindosen treten sehr große Mengen der Lipoproteidlipase, bis zu 700 E, im Blut auf.

Die Frage nach der Einheitlichkeit der Enzymwirkung bzw. der Identität des Postheparinfaktors mit der Lipoproteidlipase des Plasmas wurde von KRAUPP (1956), KORN (1958), ZÖLLNER (1961) und SCHÖLL und SCHETTLER (1961) eingehend erörtert. Es besteht jedenfalls ein enger Zusammenhang. Die Aktivitäten von Plasmalipase und heparininduzierter Clearance gehen fast immer parallel. Beim Hund verschwinden beide nach Pankreatektomie (OVERBEEK und VAN DER VIES, 1955).

Da Heparin auch das Plasmaantithrombin aktiviert, liegt der Gedanke nahe, daß zwischen dem Blutgerinnungssystem und der Lipämieklärung eine Konkurrenz um das Heparin besteht. Die Frage nach dem eventuellen Zusammenhang zwischen Fettumsatz und Blutgerinnung bzw. Thrombosebildung ist ebenfalls eingehend erörtert worden (Kommerell et al., 1963). Da die atherosklerotischen Zustände oft von einer Hyperlipämie begleitet sind, und eine Heparinbehandlung vielleicht bei diesen Zuständen indiziert sein könnte, sah sich das Council of Drugs der amerikanischen Ärztegesellschaft 1958 veranlaßt, das Heparin unter dieser Indikation in „New and Nonofficial Remedies" aufzunehmen. Die Frage nach dem Zusammenhang zwischen Heparin und Lipämie unter normalen und pathologischen Bedingungen wurde in einer Monographie von Antonini et al. (1953) eingehend behandelt.

Die allgemeine enzymhemmende Wirkung des Heparins gilt auch für die Lipoproteidlipase des Plasmas. *In vitro* dem Plasma zugesetzt, hemmt Heparin die Lipämieklärung (Brown et al., 1953), was von König et al. (1959) zur Bestimmung des Heparins benutzt wurde. Zu 1 ml klärfaktorhaltigem Plasma wird 1 ml mit Heparin versetztes lipämisches Plasma gegeben und unter Temperaturkontrolle die Aufklärung der Trübung beobachtet. Die Methode ermöglicht es, Heparinmengen bis zu 40 µg quantitativ zu erfassen und besitzt damit eine beinahe ebenso große Empfindlichkeit wie der Antithrombintest, bei dem etwa 20 µg Heparin quantitativ bestimmt werden können.

3. Wirkungen und Nebenwirkungen von therapeutischen Dosen

Die Toxicität und die immunbiologischen Reaktionen des Heparins wie auch die Beziehungen zwischen Heparin und Grundsubstanz und sein Einfluß auf Entzündung und Wundheilung sind von Gastpar (1965, S. 41—44 bzw. 95—99) eingehend behandelt worden.

Inwiefern Heparin durch seine Fähigkeit, mit Plasma und Gewebeproteinen zu reagieren, der Auslösung *allergischer Reaktonen* im Körper entgegenwirkt, ist schwer zu sagen. Im Tierversuch werden verschiedene derartige Reaktionen durch Heparin in geeigneten, gewöhnlich hohen Dosen abgeschwächt oder verhindert. Auch die Ödembildung scheint durch Heparin in großen Dosen gehemmt zu werden. Es ist ferner eine allgemeine Erfahrung, daß bei der Behandlung der akuten *Thrombose* und *Embolie* bald nach der Injektion ein Abklingen der Schmerzempfindung erfolgt (Naegeli und Matis, 1953), eine Reaktion, die in verschiedener Weise ausgelöst werden kann. In Gegenwart von Heparin wird das Fortschreiten des Thromboseprozesses gehemmt, weitere Serotoninfreisetzung aus Thrombocyten blockiert und dadurch die Durchblutung erleichtert. Heparin hemmt auch in sehr niedriger Konzentration die Aktivität des Kallikreins, wobei die Bildung des schmerzauslösenden Bradykinins verhindert wird (Back und Wilkens, 1967).

Einen Effekt ähnlicher Art mit verhältnismäßig schnellem Abklingen der Symptome beobachtet man während der Behandlung der *Tendovaginitis crepitans* mit Heparin (Rais, 1954, 1961; Kvist, 1958; Idsen, 1961).

Schwierig zu beurteilen sind die vielen Beobachtungen über Gefäßwirkungen des Heparins (Gastpar, 1965, S. 100—103; Matis, 1960). Durch seine Fähigkeit, die Thrombusbildung und die Entstehung von Bradykinin und Serotonin zu verhindern, erleichtert Heparin die periphere Durchblutung. Größere Dosen veranlassen einen Austritt von Erythrocyten aus den kleineren Blutgefäßen.

Mit Ausnahme der Blutungstendenz bei Überdosierung des Heparins sind die Nebenwirkungen gering. Mit den Heparinoiden verglichen, ist das natürliche Heparin ein außergewöhnlich gut verträgliches Medikament. Der einige Wochen nach der Behandlung mit Heparinoiden in etwa 40% der Fälle eintretende *Haarausfall* wird bei dem natürlichen Heparin selten beobachtet und heilt nach einigen Monaten.

Die Nierenfunktion wird in der Richtung beeinflußt, daß *Natriumionen im Überschuß* mit dem Harn ausgeschieden werden. Die Elimination des Heparins mit dem Harn kann bei mangelhafter Nierenfunktion beschränkt sein, was bei älteren Patienten besondere Aufmerksamkeit verdient.

Eine unerwartete Nebenwirkung, eine Osteoporose, trat auf, als man mit der prophylaktischen subcutanen Dauerbehandlung mit hohen Heparindosen nach Coronarthrombosen begann (ENGELBERG, 1963). In einer Serie von 117 Patienten traten bei 107 Patienten, die täglich 10000 IE Heparin über 1—15 Jahre erhalten hatten, keine besonderen Komplikationen auf, aber bei 6 von 10 Patienten, denen während 6—60 Monaten täglich mehr als 10000 IE appliziert worden waren, entwickelte sich eine ernsthafte Osteoporose mit Wirbel- und Rippenfrakturen (GRIFFITH et al., 1965; MAJOOR, 1965; JAFFE und WILLIS, 1965). Die Autoren waren der Meinung, daß Heparin auf ein Enzymsystem wirkt, das das Stützgewebe des Knochensystems im Gleichgewicht hält. Eine alternative Erklärung wäre, daß Heparin in höherer Konzentration eine Entionisierung des Blutcalciums mit nachfolgender Mobilisierung von Calcium aus den Knochen bewirkt. Jedenfalls hat man bei der langdauernden Verwendung von Heparin, z.B. bei der Hämodialyse, das Osteoporose-Risiko zu berücksichtigen und die Heparinmengen entsprechend abzumessen (THURNHERR et al., 1966).

V. Bestimmungsmethoden

1. Bestimmung der gerinnungshemmenden Wirkung von Heparinpräparaten

Infolge der Heterogenität der Heparinpräparate hinsichtlich ihrer chemischen Zusammensetzung und der erheblich variierenden Aktivität von Präparaten mit ähnlicher Zusammensetzung, aber verschiedenem Ursprung sind chemische Methoden zur Bestimmung der Aktivität wertlos. Dies gilt besonders für die colorimetrische Bestimmung nach metachromatischer Färbung mit Toluidinblau oder Azur A. Nach BANK und BUNGERBERG DE JONG (1947) kann man mit allerlei hochmolekularen Kolloiden eine metachromatische Farbverschiebung erhalten, die jedoch durch Salze und Lösungsmittel leicht verhindert wird. Unter den von LISON (1935, 1936) benutzten Bedingungen wird die Reaktion spezifisch für Salze der Polysaccharidesterschwefelsäuren. Heparin gibt nach JAQUES et al. (1947) einen Farbumschlag mit Azo-, Thiazin-, Oxazin-, Azin-, Triphenylmethan- und Acridinfarbstoffen. Nach JAQUES et al. (1949) wird das Heparin quantitativ am besten mit Azur A bestimmt.

Sowohl im Harn als auch im Plasma kommen metachromatisch färbbare Mucopolysaccharide vor, die keine oder doch nur eine ganz minimale gerinnungshemmende Wirkung haben. Folglich muß die Aktivität der Heparinpräparate in biologischen Systemen bestimmt werden, in denen das Heparin aufgrund seiner starken elektrischen Ladung spezifische Enzymreaktionen hemmt. Das übliche Medium für die Bestimmungen ist Blut, aber einzelne Enzymreaktionen können ebenso geeignet sein.

Die ersten Aktivitätsbestimmungen des Heparins wurden mit *frischem Vollblut* ausgeführt, und dieses ist nach wie vor das zuverlässigste Medium. Frisch entnommenes Blut wurde in Serien von kleinen Teströhrchen gegeben, die steigende Mengen Heparin enthielten, und die Gerinnungszeiten wurden bestimmt (HOWELL, 1924; CHARLES und SCOTT, 1933a, b; JORPES, 1935b). Die Methode ist für die Bestimmung der Aktivität verschiedener Heparinpräparate allen anderen Verfahren überlegen (s. JAQUES und BELL, 1959, S. 283—285, und JORPES, 1946, S. 70—74).

JAQUES, BELL und CHO erklärten 1955: "We are prejudiced in favour of the expression of the biological activity of heparin in terms of its action on freshly drawn whole blood (the Charles and Scott or Jorpes' modifications of the Howell method) since this alone gives relative values corresponding to what is found when the materials are injected. In addition, we have never found other types of assay to have the reproducibility of the whole blood method."

So ergab die von JALLING, JORPES und LINDÉN (1946) ausgearbeitete Vollblutmethode mit Rinderblut *in vitro* tatsächlich die gleichen Werte für eine Serie von Heparinpräparationen wie die Bestimmung *in vivo* nach JORPES, BLOMBÄCK und BLOMBÄCK (1954). Bei dieser letzten Methode wurden steigende Dosen von Heparin nicht narkotisierten Schafen intravenös injiziert und die Gerinnungszeiten jeweils 4 min nach der Injektion gemessen.

Mit Natriumsulfat versetztes Vollblut (50 ml einer 7%igen Lösung auf 250 ml frisches Rinderblut) hat sich ebenfalls als gut verwendbar erwiesen. Es kann bei 4° C mehrere Wochen lang aufbewahrt werden. Die Gerinnungszeit wird mit Gehirn-Thrombokinase bis auf wenige Minuten reduziert, indem man das Blut mit 1 Vol. einer verdünnten Heparinlösung versetzt, die zu $^1/_5$ aus der Thrombokinaselösung besteht. Die von ADAMS und SMITH (1950) ausgearbeitete Technik wurde von der Britischen Pharmakopöe 1953 als offizielle Bestimmungsmethode eingeführt.

Für Routineuntersuchungen ist das mit Citrat oder Oxalat versetzte Blut oder Plasma, das aufbewahrt werden kann, besser geeignet als Frischblut. REINERT und WINTERSTEIN (1939) bestimmten den Einfluß verschiedener Heparinmengen auf die Gerinnungszeit nach *Recalcifizierung von Citratplasma* vom Schaf, eine Technik, die später von FOSTER (1942) und KUIZENGA u. Mitarb. (1943) angewandt und schließlich als offizielles Verfahren von U.S.P., XIV, 1950, eingeführt wurde (nähere Einzelheiten s. JAQUES und BELL, 1959, S. 286—287). Die Methode hat ihre Nachteile (STUDER und WINTERSTEIN, 1951; BLOMBÄCK et al., 1953; WINTERSTEIN, 1957). In geeigneter Weise modifiziert, kann sie jedoch Werte ergeben, die mit denen der Thrombin- und Vollblutmethoden übereinstimmen (PRITCHARD, 1956). Die Unzuverlässigkeit der offiziellen Methoden zur Bestimmung der Aktivität verschiedener Heparinpräparate wurde von WINTERSTEIN (1957) mit aller Deutlichkeit demonstriert.

Die durch Recalcifizierung entstehenden Fehlerquellen lassen sich vermeiden, wenn die Gerinnung durch Thrombin ausgelöst wird. Die Gerinnungszeiten werden auf Werte zwischen 10 und 20 sec verkürzt, und der Endpunkt tritt deutlicher hervor. Wegen der Wirkung des Heparins auf Thrombin ist dieses das adäquate physiologische Mittel, um den Heparineffekt zu messen.

Thrombinmethoden wurden von JAQUES und CHARLES (1941) für Oxalat-Vollblut, von KJEMS und WAGNER (1948) für Oxalatplasma vom Rind und von STUDER und WINTERSTEIN (1951) für Citratplasma ausgearbeitet.

Richtig ausgeführt, geben die Thrombinmethoden gute Resultate (JAQUES und BELL, 1959, S. 288—291; BLOMBÄCK et al., 1953, 1955). Nähere Einzelheiten sind von MERCIER (1959) referiert worden. Zudem soll neben den Vorteilen der schnellen Ausführung, leichten Reproduzierbarkeit und unbedeutenden Kosten die relative Standardabweichung der Methode nur $\pm 2\%$ betragen. Statt mit Plasma als Substrat kann der Test auch mit Fibrinogen, Thrombin und einer Plasmafraktion, die den Heparin-Cofaktor enthält, ausgeführt werden (WINTERSTEIN, 1957, S. 990).

Es muß betont werden, daß sämtliche mit den oben angegebenen Methoden erhaltenen Werte für die Aktivität der Heparinpräparate nur relative Werte sind. Sie sind abhängig von dem verwendeten System und von der Tierart, von der sowohl die Heparinprobe und das Heparinstandardpräparat als auch das Blutplasma stammen (YAMASHINA, 1954; MAGNUSSON und NILSSON, 1957; WALTON et al., 1966).

Ein internationales Standardpräparat, ein wasserfreies Heparinnatriumsalz aus Rinderlunge, wurde 1942 von der Connaught Laboratories der University of Toronto herausgebracht (Bull. Health Organization, League of Nations Vol. X, Nr. 2, Extract Nr. 1 b, M 49). Das National Institute for Medical Research, London, setzte $^1/_{130}$ mg oder 0,0077 mg dieses Präparates als eine internationale Heparineinheit fest.

Neuerdings ist durch das British Medical Research Council ein Standardpräparat des Heparins aus Schweinedarmmucosa hergestellt worden, das als Vergleichspräparat bei den Aktivitätsbestimmungen von Heparin aus Darmmucosa dient. 0,008446 mg dieses Präparates enthalten eine internationale Einheit (WALTON et al., 1966; Brit. Pharmacopoeia 1963, Addendum 1966, p. 106).

2. Bestimmung des Heparingehaltes im Blut

Zur Messung der generellen Gerinnungstendenz des Blutes hat sich der Heparintoleranztest gut bewährt. Infolge der Hypercoagulabilität nach Operationen und bei der Thrombose sind größere Mengen Heparin als normal nötig, um eine Verlängerung der Gerinnungszeit hervorzurufen. Zu einer Serie von Röhrchen mit einem bestimmten Volumen Blut (WAUGH und RUDDICK, 1944) oder Plasma (SOULIER und LE BOLLOCH, 1950; SOULIER, 1955) werden steigende Mengen von Heparin zugesetzt und die Gerinnungszeit bestimmt.

Mit der allgemein verbreiteten Anwendung von *Heparin bei der Behandlung thromboembolischer Komplikationen, bei extrakorporaler Zirkulation und Hämodialyse* wurden Methoden zur Bestimmung des Heparins im strömenden Blut dringend notwendig.

In sämtlichen Verfahren für diesen Zweck kommt eine Bestimmung der Gerinnungszeit in Frage, entweder ohne Zusatz von Procoagulantien oder nach Verkürzung der Gerinnungszeit mit Thromboplastin, Thrombin oder Protamin. Ein ausführlicher Bericht über die spezielle Technik der diesbezüglichen Methoden wurde 1958 von JÜRGENS und BELLER und von BELLER (1960a) geliefert. Besondere Aufmerksamkeit wurde dem Thrombelastographen von HARTERT (1948, 1949, 1955) gewidmet. Das Thrombelastogramm, ein Dokument, das aufbewahrt werden kann, zeigt nicht nur die Gerinnungszeit des Blutes an, sondern auch den Verlauf des Gerinnungsprozesses sowie charakteristische Veränderungen bei verschiedenen Coagulopathien, wie Thrombocytopenie, Hämophilie und fibrinolytische Zustände.

In älteren Vollblutmethoden wurde die Verlängerung der Gerinnungszeit als Maß für den Heparingehalt gewertet. Bei der Blutentnahme müssen Plättchenzerstörung und Thromboplastinbildung durch geeignete Maßnahmen sorgfältig vermieden werden. JAQUES und BELL haben 1959, S. 303, die Silikontechnik zur Entnahme von Blutproben für die Bestimmung der Gerinnungszeit nach LEE und WHITE ausführlich beschrieben und eine Methode zur *in vitro*-Titration des Protaminäquivalents des Plasmaheparins angegeben. Größere Präzision und Reproduzierbarkeit als die Lee-White-Methode ermöglicht die Kephalinzeitbestimmung nach STRUVE et al. (1962), mit der Serienanalysen auch im Operationssaal ausgeführt werden können. JORPES, BLOMBÄCK und BLOMBÄCK berichteten 1954 über eine Modifikation der Uhrglasmethode nach BERGQUIST (1945). In anderen Techniken werden Glascapillaren verwendet oder dicht gefüllte, kleine nicht silikonisierte Teströhrchen mit einer beweglichen Glasperle (HEDENIUS, 1936).

Thrombin, Protamin und Hexadimetrine (Abbott) werden am häufigsten zur *in vitro*-Bestimmung des Heparins im Blut angewandt. Dafür haben sich die Thrombinmethoden am besten bewährt (Blombäck et al., 1959; Darby et al., 1960).

1953 beschrieben Marbet und Winterstein eine Methode zur Bestimmung der Gerinnungszeit sowie der Prothrombin- und Antithrombinzeit in Blut und Plasma am Krankenbett.

Bei Anwendung der Thrombinmethoden muß darauf geachtet werden, daß das System genügend Heparin-Cofaktor enthält, damit das Heparin, falls es in höheren Konzentrationen vorhanden ist, seine volle Wirkung ausüben kann (Burstein, 1954). Da menschliches Plasma in dieser Hinsicht unzureichend sein kann, gaben Blombäck, Blombäck und Wallén (1955) zu der menschlichen Plasmaprobe die gleiche Menge Rindercitratplasma. Bezüglich der Technik s. Blombäck et al. (1959).

Zur Neutralisation des Heparins sowohl *in vitro* als auch *in vivo* hat sich das Protamin als sehr geeignet erwiesen (Chargaff und Olson, 1937; Jorpes et al., 1939). Auch wenn die Heparinmenge, die von einer bestimmten Protaminkonzentration neutralisiert wird, mit dem Reinheitsgrad der beiden Komponenten etwas variiert (Godal, 1950), kann die Bestimmung des zirkulierenden Heparins *in vitro* mit Protamin oder Polybrene mit hoher Genauigkeit ausgeführt werden.

Das Heparinäquivalent des Protamins wurde 1943 von Jaques mit 1,6 mg Protamin/mg Heparin bestimmt. Perkins et al. (1956) stellten titrimetrisch die geringste Protaminkonzentration fest, die bei der extrakorporalen Zirkulation am Schluß einer Operation die normale Gerinnungszeit wiederherstellen kann, indem sie je 1 ml Vollblut in eine Serie Teströhrchen füllten, die 0—50 μg Protamin in Intervallen von 5 μg enthielten.

Zur Wiederherstellung normaler Gerinnungszeiten genügen nach Raby und Servelle (1962) in den meisten Fällen Protaminmengen, die 1,5—2mal so groß sind wie das Gewicht des injizierten Heparins. Aus Gründen der Sicherheit empfehlen die Autoren jedoch eine Bestimmung der aktuellen Heparinämie 5—10 min nach der letzten Protamininjektion.

Nach Parkin und Kvale (1949) genügen in vivo bereits 60—80% der injizierten Heparinmenge an Protamin, um die Gerinnung zu normalisieren, während in vitro 100—150% der Gewichtsmenge des Heparins nötig sind. Nach Andersen et al. (1959) gibt eine Protaminsulfatmenge, deren Gewicht 75% der zugeführten Heparindosis ausmacht, eine zuverlässige Neutralisierung des Heparins. Die Autoren halten es für möglich, daß das sog. „Heparin rebound" ein Wiederauftreten der Blutungstendenz 1 oder 2 Std nach der Protamininjektion durch die gerinnungshemmende Wirkung des überschüssigen Protamins auslösen kann. Bezüglich des Heparin-Rebound-Phänomens s. Brögli und Frick (1965) und Frick und Brögli (1966).

VI. Andere Mucopolysaccharide mit gerinnungshemmender Wirkung

1. Heparinmonoschwefelsäure (Heparitinsulfat: Meyer, 1956; Heparansulfat: Jeanloz, 1960)

Durch Fraktionierung von Heparin aus Rinderlunge und Leber erhielten Jorpes und Gardell (1948) ein Polysaccharid, das sich wie eine Heparinmonoschwefelsäure verhielt. Die höher veresterten Fraktionen wurden in Gegenwart von 5% $BaCl_2$ und etwas $Ba(OH)_2$ in der Kälte quantitativ entfernt. Eine aus der Mutterlauge mit $^1/_{10}$ Vol. Alkohol ausgefällte Fraktion war wie das Heparin aus Glucuronsäure, Glucosamin und Schwefelsäure aufgebaut. Der Schwefelgehalt entsprach dem für eine Heparinmonoschwefelsäure berechneten (5,3%). Das

Präparat war rechtsdrehend (+45°) und zeigte die für Heparin charakteristische Resistenz gegen saure Hydrolyse, durch welche es sich von der Chondroitinschwefelsäure, dem β-Heparin und der Hyaluronsäure unterscheidet. Die Aminogruppen sind jedoch nur zu 60% sulfatiert, die übrigen sind acetyliert (CIFONELLI und DORFMAN, 1960). Die gerinnungshemmende Wirkung des Bariumsalzes betrug 10—18 IE/mg, nach der Vollblutmethode gemessen.

Ähnliche Polysaccharidfraktionen sind aus Aorta (MUIR, 1961; JACOBS und MUIR, 1963), Amyloidleber (LINKER et al., 1958) und besonders aus Leber und Harn von Patienten mit Hurlerschem Syndrom (DORFMAN und LORINCZ, 1957; LORINCZ, 1958; CIFONELLI und DORFMAN, 1960) isoliert worden. Das Material hat sich nicht als einheitlich erwiesen. Es wurden Variationen im Sulfatgehalt zwischen 0,6- und 1,2-Äquivalenten und im Acetatgehalt zwischen 0,6- und 1,0-Äquivalenten beobachtet. Die optische Drehung schwankte zwischen +39° und +78° (MEYER, 1964). Das Präparat von MUIR (1961) aus menschlicher Aorta hatte keine gerinnungshemmende Wirkung und löste keine Klärreaktion aus. Über die Zusammensetzung des Heparansulfates ist wenig bekannt. LINKER und SAMPSON (1960) diskutierten die Möglichkeit einer verzweigten Kette, welche teilweise aus D-Glucosamindisulfat und D-Glucuronsäure und teilweise aus Acetylglucosamin und Glucuronsäure aufgebaut ist. Sie konnten nach Spaltung mit dem an das Heparin adaptierten Flavobacterium ein Glucosamindisulfat sowie N- und O-Sulfate isolieren, was eine weitere Ähnlichkeit mit dem Heparin andeutet. Nach CIFONELLI und DORFMAN (1962) soll neben Glucuronsäure auch hier, wie im Heparin, L-Iduronsäure vorkommen.

Die Mucopolysaccharidfraktion der Rinderaorta, die 0,85—1,2% der Trockensubstanz ausmacht, besteht nach KAPLAN und MEYER (1960) zu 45% aus Chondroitinschwefelsäure, zu 23% aus Hyaluronsäure und zu je 16% aus Heparinmonoschwefelsäure und Chondroitinschwefelsäure B. Mit dem Alter tritt eine Verschiebung zwischen den Komponenten ein. Zwischen dem 20. und 70. Lebensjahr erniedrigt sich beim Menschen der Gehalt an Hyaluronsäure und Chondroitinschwefelsäure auf etwa die Hälfte, während sich der Gehalt an Heparitinsulfat entsprechend erhöht und später noch weiter steigt (MEYER, 1964).

Das Polysaccharid zeigt viele Ähnlichkeiten mit dem Heparin in der Zusammensetzung, in der optischen Drehung, in der Resistenz gegen saure Hydrolyse und in der Resistenz gegen Hyaluronidase.

Die starke Fuchsinfärbung der Heparinmonoschwefelsäure und der Mastzellengranula nach Perjodatoxydation (JORPES, WERNER und ÅBERG, 1948) könnte vermuten lassen, daß diese Säure als eine Vorstufe bei der Synthese des Heparins fungiert, besonders nachdem BLOOM und RINGERTZ (1960) gezeigt haben, daß in den Granula der Mastzellen aus Rattenperitonealflüssigkeit keine anderen Mucopolysaccharide als Heparin, das nicht gefärbt wird, und Spuren von einem oder mehreren Polysaccharidmonosulfaten vorkommen. MEYER (1964) hält jedoch einen solchen Zusammenhang für weniger wahrscheinlich, denn die Anzahl der Mastzellen in der Aorta und anderen Geweben entspricht nicht dem Gehalt an Heparansulfat, besonders nicht beim Hurlerschen Syndrom.

2. Das β-Heparin (Chondroitinschwefelsäure B: Meyer und Chaffee, 1941; Dermatoidinsulfat: Aizawa, 1957; Dermatansulfat: Jeanloz, 1960)

1951 isolierten MARBET und WINTERSTEIN bei der Heparinherstellung aus Rinder- und Schaflungen als Nebenprodukt ein Polysaccharid mit einer ausgesprochenen gerinnungshemmenden Wirkung, das aus äquimolaren Mengen von Uronsäure, Galaktosamin, Sulfat und Essigsäure aufgebaut war. Die Substanz war, wie es der Name ausdrückt, linksdrehend (—60°). Die gerinnungshemmende Wirkung betrug, nach der Thrombinmethode von STUDER und WINTERSTEIN (1951) gemessen, etwa 50 IE/mg, nach der Vollblutmethode sowohl *in vitro* als auch *in vivo* dagegen nur 3—8 IE/mg (YAMASHINA, 1954).

Die Verbindung erwies sich als identisch mit der von MEYER und CHAFFEE (1941) aus Schweinehaut isolierten Chondroitinschwefelsäure B (CIFONELLI et al., 1958), deren Uronsäure HOFFMAN, LINKER und MEYER 1956 als Iduronsäure identifiziert hatten. Die Identität der Uronsäure wurde weiter bestätigt von HOFFMAN et al. (1957a) und von CIFONELLI et al. (1957).

Das Galaktosamin ist C-4-sulfatiert und β-glykosidisch zum C-4 der Glucuronsäure gebunden und diese ebenso β-glykosidisch zum C-3 des Galaktosamins (CIFONELLI et al., 1958; HOFFMAN et al., 1958).

Das Polysaccharid kommt außer in der Haut auch in Sehnen, im Ligamentum nuchae, in den Herzklappen und in den Wänden der Blutgefäße vor. Eine ausführliche quantitative Analyse über die Variationen im Gehalt des menschlichen Hautgewebes in verschiedenen Altersperioden an Hyaluronsäure und Chondroitinschwefelsäure B (Dermatansulfat) wurde 1961 von LOEWI ausgeführt.

Bei dem Hurlerschen Syndrom werden sowohl das β-Heparin als auch die Heparinmonoschwefelsäure als typische Bestandteile des Bindegewebes in verschiedenen Organen angehäuft und mit dem Harn ausgeschieden (DORFMAN und LORINCZ, 1957; LORINCZ, 1958; MEYER et al., 1958).

Das β-Heparin ist gegen Testishyaluronidase resistent, wird aber durch das an β-Heparin adaptierte Flavobacterium von PAYZA und KORN (1956), KORN und PAYZA (1956) hydrolysiert, und zwar unter Bildung eines Δ-4-5-ungesättigten Disaccharides, welches identisch ist mit demjenigen, das unter ähnlichen Bedingungen aus der Chondroitinschwefelsäure A und C entsteht (LINKER et al., 1956; MEYER, 1958).

Die Resistenz des β-Heparins wie auch der Heparinmonoschwefelsäure gegen Testishyaluronidase ist weitgehend ausgenutzt worden, um in der Analyse von Polysaccharidpräparaten aus parenchymatösen Organen und Gefäßwänden die verschiedenen Komponenten zu trennen. Die enzymatisch depolymerisierten 4- und 6-Chondroitinsulfate können als Cetylpyridinkomplexe bei niedrigen Salzkonzentrationen an einer Cellulosesäule ausgewaschen werden. Bezüglich der Technik s. ANTONOPOULOS et al. (1961, 1962, 1964, 1965; ANTONOPOULOS, 1965, 1966; THUNELL, 1967a, b, c, d). Die übliche Benennung der Chondroitinschwefelsäure B bzw. des β-Heparins ist Dermatansulfat (JEANLOZ, 1960).

3. Sulfomucopolysaccharide aus Algen und Evertebraten

Sulfatierte Polysaccharide mit gerinnungshemmender Wirkung kommen in Algen ziemlich allgemein vor (PERCIVAL, 1949). 1938 isolierten SODA und EGAMI aus Charonia lampas ein Polysaccharid mit 15% Sulfatschwefel und einem organischen Gerüst aus Uronsäure und einem zweiten Zucker.

Bei Evertebraten wurden sulfatierte Polysaccharide in der Schleimhülle des Seeigeleies nachgewiesen, sie können dort 75—80% der Trockensubstanz ausmachen (VASSEUR, 1948). Das organische Gerüst ist speciesspezifisch und besteht aus Galaktanen, Pentosanen oder Methylpentosanen. Aus den Mollusken Spinula (Mactra) solidissima und Cyprina (Arctica) islandica sind zwei sulfatierte Polysaccharide, Mactin A bzw. Mactin B, isoliert worden, deren Aufbau dem Heparin sehr ähnlich ist. Sie enthalten 25 bzw. 30% Glucosamin und dieselbe Menge Glucuronsäure. Der Schwefelgehalt beträgt 12%, die optische Drehung ist +71 bzw. +61°, und die gerinnungshemmende Wirkung ist die gleiche wie beim Heparin, 130—150 bzw. 150—180 IE/mg (BURSON et al., 1956).

VII. Die halbsynthetischen Heparinoide

Bei Einführung von Sulfatgruppen in Cellulose, Chitin, Stärke, Glykogen und Gummi arabicum wie auch in Chondroitinschwefelsäure werden diese Polysaccharide gerinnungshemmend (BERGSTRÖM, 1935, 1936; CHARGAFF et al., 1936). Die stärksten synthetischen Präparate, Cellulosetrispolyschwefelsäureester, Chitinschwefelsäureester, Pektin- und Chondroitinpolyschwefelsäureester hatten etwa 8—16% der Aktivität des Heparins, waren aber im Tierversuch toxisch. Sie lösten eine kurzdauernde reversible Agglutination der Thrombocyten aus (PIPER, 1945). Besonders toxisch war der Cellulosetrischwefelsäureester (BERGSTRÖM, 1936; ASTRUP et al., 1944). Sulfatierte Mono- und Disaccharide zeigten keine gerinnungshemmende Wirkung. Offenbar ist die Wirkung durch die außerordentlich starke elektrische Ladung des hochmolekularen Polysaccharides bedingt. Es war auch auffallend, daß die einzigen synthetischen Anticoagulantien, die früher bekannt waren und im Tierversuch verwendet wurden, die Farbstoffe Chicago-Blau 6B (ROUS, GILDING und SMITH, 1930) und Benzoechtrosa (HUGUETT und ROWE, 1934) wie auch das Liquoid Roche, polyanetholsulfosaures Natrium (DEMOLE und REINERT, 1930), Sulfonsäuren hochmolekularer Verbindungen sind.

Eine sehr umfassende Arbeit wurde in den folgenden Jahren darauf verwendet, um nach demselben Prinzip wirkende Heparinoide herzustellen, die möglicherweise als Ersatzpräparate für Heparin dienen könnten. KARRER et al. (1943, 1944) fanden, daß die Toxicität des Chondroitinpolyschwefelsäureesters und der Polyschwefelsäureester von Celluloseglykolsäureäther und von Cellulose-β-oxyäthansulfonsäure nur etwa 3—4mal größer war als die des Heparins, während die gerinnungshemmende Wirkung 4—6mal schwächer war. Die meisten der auf diese Weise erhaltenen synthetischen Heparinoide erwiesen sich von Anfang an als zu toxisch für den klinischen Gebrauch. Andere wurden nach einiger Zeit zurückgezogen. Das erste in der Klinik verwendete synthetische Produkt war das von v. KAULLA und HUSEMANN (1945, 1946) hergestellte und von HALSE (1949, 1950) klinisch erprobte Thrombocid, ein Xylanpolyschwefelsäureester. Die Aktivität des Thrombocids ist nach den meisten Autoren 2—4mal, nach FAVRE-GILLY et al. (1955) 6—7mal schwächer als die des Heparins. Paritol C, ein aus Alginsäure hergestelltes Polysulfat von Polyanhydromannuronsäure, und Treburon, ein aus Pektin gewonnenes Polysulfat des Methylglucosids des Polygalakturonsäuremethylesters, waren wegen ihrer toxischen Reaktionen als Ersatzmittel für Heparin ungeeignet (SØRENSEN und WRIGHT, 1949, bzw. FIELD et al., 1953). Von der Firma Geigy, Basel, wurde 1956 ein Heparinoid, G 31150, aus Pektin hergestellt, das 5,4% Methoxylgruppen, 13% Schwefel und 4,5% Calcium enthielt (PULVER et al., 1963). Das Präparat, bzw. das Heparinoid G 31150 A, besaß $^1/_{10}$ der Aktivität des Nativheparins und verursachte im Tierversuch Leber-, Darm- und Milzschädigungen (JARRETT und JAQUES, 1964a, b). Das vom Luitpold-Werk, München, „aus tierischen Organen durch ein besonderes Verfahren hergestellte Heparinkörper-Präparat" Elheparin (W 2) (MARX, 1956) soll etwa dieselbe Aktivität wie das natürliche Heparin haben und gut verträglich sein. In Übereinstimmung mit MARX (1956) fanden STÜTTGEN et al. (1957) für das Elheparin dieselbe niedrige Toxicität an Mäusen, Kaninchen und Ratten wie für das Heparin-Roche (Liquemin). Die optische Drehung (—12°) und der Schwefelgehalt (12,95%) stehen in guter Übereinstimmung damit, daß es sich bei diesem Präparat um eine weitersulfatierte Chondroitinschwefelsäure handelt.

STUDER et al. (1955) untersuchten die toxischen Wirkungen von Treburon, Xylanpolysulfat, einem Polysulfat der depolymerisierten Chondroitinschwefelsäure und einem aufsulfatierten Rinderlungenheparin im Hundeversuch. Nach täglichen Injektionen von 10—20 mg/kg traten nach einigen Tagen allgemeine Intoxikationssymptome auf, mit degenerativen Veränderungen der dilatierten Blutcapillaren hauptsächlich in der Leber, in den Nieren und im Darm. Die Mortalitätsprobe war für alle Präparate gleich: Die Tiere starben nach etwa 13 Injektionen von 20 mg/kg, bzw. nach 35 Injektionen von 10 mg/kg. Die mit Heparin behandelten Tiere, 20 mg/kg täglich, waren noch nach 40 Injektionen bei guter Gesundheit (STUDER, 1955).

Die toxischen Nebenwirkungen der Heparinoide sind von GOOSSENS et al. (1958), BELLER (1960) und GASTPAR (1965) ausführlich beschrieben worden. Umfassende Versuche wurden in England mit sulfatierten Dextranen ausgeführt (WALTON, 1951; RICKETTS, 1952; RICKETTS und WALTON, 1952, 1953a, b; RICKETTS et al., 1953, 1954; WALTON, 1955). Mit zunehmender Polymerisation der Präparate nahm sowohl die gerinnungshemmende Wirkung wie auch die Toxicität zu. SASAKI et al. (1964) behaupteten, daß die Toxicität der hochpolymerisierten Dextransulfate wie auch der anderen Heparinoide auf einer intravasculären Fibrinogenausfällung mit Verstopfung der Capillaren beruht. Ein enger Zusammenhang bestand zwischen dem Molekulargewicht, der Toxicität und der Fibrinogenausfällung. Es erwies sich als möglich, Fraktionen herzustellen, die etwa die gerinnungshemmende Wirkung des Heparins zeigten, ohne besondere Nebenreaktionen hervorzurufen (ARGE, 1956). 1957 berichtete OWREN jedoch, daß das sulfatierte Dextran, Dexulat, wegen toxischer Nebenwirkungen aus dem Handel gezogen werden mußte.

Im großen und ganzen kann man folglich feststellen, daß es nicht gelungen ist, durch Sulfatierung von Polysacchariden vollwertige atoxische Anticoagulantien vom Typus des Heparins synthetisch herzustellen.

Literatur

D'ABRAMO, F., LIPMANN, F.: The formation of adenosine-3'-phosphate-5'-phosphosulfate in extracts of chick embryo cartilage and its conversion into chondroitin sulfate. Biochim. biophys. Acta (Amst.) **28**, 211 (1957).

ADAMS, S. S., SMITH, K. L.: The use of sulphated blood in the assay of heparin. J. Pharm. (London) **2**, 836, (1950).

AIZAWA, I.: Itinsulfuric acids in pig skin. Tohoku J. exp. Med. **65**, 375 (1957).

ALLEN, J. G., JACOBSON, L. O.: Hyperheparinemia: the cause of hemorrhagic syndrome associated with total body exposure to ionizing radiation. Science **105**, 388 (1947).

ALTESCU, E. J.: A rapid turbidimetric method for heparin essay. J. Pharm. Pharmacol. **15**, 488 (1963).

AMINOFF, D., MORGAN, W. T. J., WATKINS, W. M.: The action of dilute alkali on the N-acetylhexosamines and the specific bloodgroup mucoids. Biochem. J. **51**, 379 (1952).

ANDERSEN, M. N., MENDELOW, M., ALFANO, G. A.: Experimental studies of heparin-protamine activity with special reference to protamine inhibition of clotting. Surgery **46**, 1060 (1959).

ANDERSON, B., HOFFMAN, P., MEYER, K.: The O-serine linkage in peptides of chondroitin 4- or 6-sulfate. J. biol. Chem. **240**, 156 (1965).

ANTONINI, F. M., PIVA, G., SALVINI, L., SORDI, A.: Lipoproteine ed eparina nel quadro umorale della chempatogenesi dell'aterosclerosi. Suppl. 1. Aug. 1953, p. 1—95. Firenze: Luigi Macri.

ANTONOPOULOS, A. C., GARDELL, S., SZIRMAI, J. A., TYSSONSK, E. R. DE: Quantitative determination of glycosaminoglucans (mucopolysaccharides) on microgram scale. Biochem. J. **83**, 31 P (1962).

ANTONOPOULOS, C. A.: The glycosaminoglycans of the venous wall. Acta Univ. Lund. **34**, 1 (1965).

— Separation of glucosamine and galactosamine on the microgram scale and their quantitative determination. Arkiv Kemi **25**, 243 (1966).

— GARDELL, S., HAMNSTRÖM, B.: Separation of the glycosaminoglycans (mucopolysaccharides) from aorta by a column procedure using quaternary ammonium compounds. J. Atheroscler. Res. **5**, 9 (1965).

— — SZIRMAI, J. A., TYSSONSK, E. R. DE: Determination of glycosaminoglycans (mucopolysaccharides) from tissues on the microgram scale. Biochim. biophys. Acta (Amst.) **83**, 1 (1964).

ANTONOPOULOS, D. A., BORELIUS, E., GARDELL, S., HAMNSTRÖM, B., SCOTT, J. E.: The precipitation of polyanions by long chain aliphatic ammonium compounds. Elution in salt solutions of mucopolysaccharide-quaternary ammonium complexes adsorbed on a support. Biochim. biophys. Acta (Amst.) **54**, 213 (1961).
ARGE, E.: Heparinoid and heparin. An investigation into the anticoagulant effect of the dextran sulphate, Dexulate. Acta med. scand. **155**, 469 (1956).
ASBOE-HANSEN, G.: La „Mastzelle", facteur important dans la formation de la substance fondamentale conjonctive et de la synovie. Bull. d'Histol. **27**, 5 (1950).
— The mast cell. Int. Rev. Cytol. **3**, 399 (1954).
ASTRUP, P.: Heparinundersögelser, Methodologiske undersögelser over heparinets bestemmelse forhold samt undersögelser over heparinets forekomst in blod og urin. Thesis Copenhagen 1944. Copenhagen: Store Nordiske Videnskabsboghandel 1944.
ASTRUP, T., GALSMAR, B., VOLKERT, M.: Polysaccharid sulfuric acids as anticoagulants Acta physiol. scand. **8**, 218 (1944).
AWE, W., STÜDEMANN, K. D.: Untersuchungen auf dem Heparingebiet. Pharm. Weekblad. **92**, 995 (1957).
BACK, N., WILKENS, H.: Biochemical aspects of hypotensive peptide action. Internat. symposium on the pharmacology of hormonal polypeptides and proteins. Milan, Sept. 14—16 (1967).
BAKER, P. S.: Heparin-activated clearing factor (standardized test, agewise application and clinical observations). Circulation **15**, 889 (1957).
BALAZS, A., HOLMGREN, H.: Effect of sulfomucopolysaccharides on growth of tumor tissue. Proc. Soc. exp. Biol. (N.Y.) **72**, 142 (1949).
BANK, O., BUNGENBERG, H. G. VON: Untersuchungen über Metachromasie. Protoplasma **32**, 489 (1939).
BARLOW, G. H., SANDERSON, N. D., McNEILL, P. D.: Macromolecular properties and biological activity of heparin. Arch. Biochem. **94**, 518 (1961).
BARRNETT, R. J., HAGEN, P., LEE, L. F.: Mast cell granules, containing 5-hydroxytryptamine, histamine and heparin, morphologically and biochemically distinct from mitochondria. Biochem. J. **69**, 36 P (1958).
BELL, H. J., JAQUES, L. B.: Species differences in heparin. Bull. Soc. Chim. Belges **65**, 36 (1956).
BELL, W. N.: A coagulation defect due to an anticoagulant possessing antithromboplastin and antithrombic properties, probably heparin. Blood **6**, 1199 (1951).
BELLER, F. K.: Überwachung gerinnungshemmender Maßnahmen. In: Die thromboembolischen Erkrankungen, ed. NAEGELI, TH., et al. Stuttgart: Schattauer 1960a.
— Arzneimittelschäden von Antikoagulantien und Thrombolytica. Internist (Berl.) **1**, 442 (1960b).
— Klinische Chemie, Pharmakologie und Toxikologie der Antikoagulantien. In: Klinik und Therapie der Nebenwirkungen., edit. KÜMMERLE et al. Stuttgart: Thieme 1960c.
BENDITT, E. P.: The role of the mast cell in the reaction to injury. Amer. J. Path. **30**, 615 (1954).
— Morphology, chemistry and function of the mast cells. Ann. N.Y. Acad. Sci. **73**, 204 (1958).
— HOLCENBERG, J., LAGUNOFF, D.: The role of serotonin (5-hydroxytryptamine) in mast cells. Ann. N.Y. Acad. Sci. **103**, 179 (1963).
— WONG, R. L., ARASE, A., ROEPER, E.: 5-Hydroxytryptamine in mast cells. Proc. Soc. exp. Biol. (N.Y.) **90**, 303 (1955).
BERGENTZ, S. E., GELIN, L. E., RUDENSTAM, C. M.: Fats and thrombus formation. Thrombos. Diathes. haemorrh. (Stuttg.) **5**, 474 (1961).
BERNFELD, P., DONAHUE, V. M., BERKOWITZ, M. E.: Interaction of human serum β-lipoglobulin with polyanions. J. biol. Chem. **226**, 51—64 (1957).
BERQUIST, G.: Changes in blood in connection with thromboembolism. Acta chir. scand. **92**, Suppl. 101 (1945).
BEST, C. H.: Circulation **19** (1959).
BIGGS, R., DOUGLAS, A. S., MACFARLANE, R. G.: The formation of thromboplastin in human blood. J. Physiol. (Lond.) **119**, 89 (1953).
BILTZ, M. W., VOGESACK, A. VON: Über den osmotischen Druck der Kolloide. I. Z. physik. Chem. **68**, 357 (1909).
BLASIUS, R., SEITZ, W.: Die Beeinflussung der elektrophoretischen Wanderungsgeschwindigkeiten von Serumglobulinen durch Zusatz von Heparin. Klin. Wschr. **30**, 905 (1952).
BLOMBÄCK, B., BLOMBÄCK, M., CORNELIUSSON, E. V., JORPES, J. E.: On the reliability of the methods used in the assay of heparin. J. Pharm. Pharmacol. **5**, 1031 (1953).
— — OLSON, P., WILIAM-OLSON, G., SENNING, Å.: Determination of heparin level of the blood. Acta chir. scand. **245**, 259 (1959).
BLOMBÄCK, M., BLOMBÄCK, B., WALLÉN, P.: Détermination du taux de l'héparine dans le sang en cas de circulation extracorporelle au cours de la chirurgie cardiaque. Rev. Hémat. **10**, 45 (1955).

Bloom, G.: Studies on the cytology, cytochemistry and pathology of the mast cell. Stockholm, 1960. Diss. Karolinska Inst.
— Ringertz, N.: Acid polysaccharides of peritoneal mast cells of the rat and mouse. Arkiv Kemi **16**, 51 (1960).
Bloom, G. D.: The mast cell in health and disease. Thrombos. Diathes. haemorrh. (Stuttg.) **9**, Suppl. **2**, 81 (1962).
— Electron microscopy of neoplastic mast cells: A study of the mouse mastocytoma mast cell. Ann. N.Y. Acad. Sci. **103**, 53 (1963).
Boberg, J., Carlson, L. A.: Determination of heparin-induced lipoprotein lipase activity in human plasma. Clin. chim. Acta **10**, 420 (1964).
Brimacombe, J.S., Webber, J.M.: Mucopolysaccharides, p. 92—135. Amsterdam: Elsevier 1964.
Brögli, H., Frick, P.: Der Mechanismus des sogenannten „Heparin-Rebound" nach extrakorporellem Kreislauf. Helv. med. Acta **32**, 443—448 (1965).
Brown, K. D.: Chemistry of heparin. In: Engelberg, H., Heparin. Metabolism, physiology and clinical application, p. 5—19. Springfield: Ch. C. Thomas 1962.
— Rosenthal, W. A., Helbert, J. R.: The uronic acid of heparin. Abst. 140th Nat. Meeting, Amer. Chem. Soc. 8 D (1961).
Brown, R. K., Boyle, E., Anfinsen, C. B.: The enzymatic transformation of lipoproteins. J. biol. Chem. **204**, 423 (1953).
Burson, S. L., Jr., Fahrenbach, M. J., Frommagen, L. H., Riccardi, B. A., Brown, R. A., Brockman, J. A., Lewry, H. V., Stockstad, E. L. R.: Isolation and purification of mactins, heparin-like anticoagulants from mollusca. J. Amer. chem. Ass. **78**, 5874 (1956).
Burstein, M.: Sur l'effet antagoniste de l'héparine au cours de la deuxième phase de la coagulation. Sem. Hôp. Paris **30**, 3051 (1954).
— Physiologie de l'héparine. Symposium sulla eparina. Organizzato dalla Società Lombarda die Scienze Mediche e Biologiche. Milano, 19 Dicembre 1955; p. 17—42. Milano: Stamperia Cesare Tamburini 1955.
— Sur l'isolement d'une fraction des lipoprotéines sériques après précipitation par l'héparine ou par des héparinoides de synthèse. C. R. Acad. Sci. (Paris) **243**, 527 (1956).
— Samaille, J.: Sur une nouvelle méthode de dosage des B-lipoprotéines sériques par l'héparine. C. R. Acad. Sci. (Paris) **243**, 2185 (1956).
Chargaff, E., Bancroft, F. W., Stanley-Brown, M.: On the inhibition of blood clotting by substances of high molecular weight. J. biol. Chem. **115**, 155 (1936).
— Olson, K. B.: Studies on the chemistry of blood coagulation. VI. Studies on the action of heparin and other anticoagulants. The influence of protamine on the anticoagulant effect in vivo. J. biol. Chem. **122**, 153 (1937—1938).
— Ziff, M., Moore, D. H.: An electrophoretic study of the effect of anticoagulants on human plasma proteins, with remarks on the separation of the heparin complement. J. biol. Chem. **139**, 383 (1941).
Charles, A. F., Scott, D. A.: Studies on heparin. I. The preparation of heparin. J. biol. Chem. **102**, 425 (1933a).
— — Studies on heparin. II. Heparin in various tissues. J. biol. Chem. **102**, 431 (1933b).
— — The preparation of heparin from beef lung. Trans. roy. Soc. Can., Sect. V **28**, 55 (1935).
— — Studies on heparin. IV. Observations on the chemistry of heparin. Biochem. J. **30**, 1927 (1936).
— Todd, A. R.: Observations on the structure of the barium salt of heparin. Biochem. J. **34**, 112 (1940).
Chatterjee, A. K., Durant, G. J., Hendrickson, H., Lee, Y. C., Montgomery, R.: Periodate oxydation of biopolymers. Biochim. biophys. Res. Commun. **4**, 425 (1961).
Cho, M. G., Jaques, L. B.: Heparinase III. Preparation and properties of the enzyme. Canad. J. Biochem. **34**, 799 (1956).
Cifonelli, J. A., Dorfman, A.: A colorimetric method for determination of linkage in hexosamine-containing compounds. J. biol. Chem. **231**, 11 (1958).
— — Properties of heparin monosulfate (heparitin monosulfate). J. biol. Chem. **235**, 3283 (1960).
— — Structural studies on heparin and heparitin sulfate. Biochem. biophys. Res. Commun. **4**, 328 (1961).
— — The uronic acid of heparin. Biochem. biophys. Res. Commun. **7**, 41 (1962).
— Ludowieg, J., Dorfman, A.: Chemistry of chondroitinsulfuric acid B (β-heparin). Fed. Proc. **16**, 165 (1957).
— — — Chemistry of β-heparin. J. biol. Chem. **233**, 541 (1958).
Comb, D. G., Roseman, S.: Composition and enzymatic synthesis of N-acetylneuraminic acid (sialic acid). J. Amer. chem. Soc. **80**, 497 (1958).
Contejean, Ch.: Nouvelles recherches sur l'influence des injections intravasculaires de peptone sur la coagulabilité du sang chez le chien. Arch. de Physiol. **27**, 245 (1895).
Coupland, R. E.: Mast cells and chromaffin cells. Ann. N.Y. Acad. Sci. **103**, 139 (1963).

CSABA, G., KABA, E., MOLD, K., TÖRÖ, I.: Über atypische Mitosen in der Gewebekultur nach Heparin-Behandlung. Z. mikr.-anat. Forsch. **67**, 131 (1961).
DANISHEFSKY, I., EIBER, H. B.: Utilization of glucose in the biosynthesis of heparin. Amer. chem. Soc. Abstr. **131**, 72 C (1957).
— — CARR. J. J.: Investigations on the chemistry of heparin. I. Desulfation and acetylation. Arch. Biochem. **90**, 114 (1960a).
— — LANGHOLTZ, E.: Investigations on the chemistry of heparin. II. Presence of an uronidic linkage with carbon-6 of glucosamine. Biochem. biophys. Res. Commun. **3**, 571 (1960b).
— — — Investigations on the chemistry of heparin. III. Reduction and hydrolysis. J. biol. Chem. **237**, 1413 (1962).
— — WILLIAMS, A. H.: Investigations on the chemistry of heparin. IV. The glycosidic linkages. J. biol. Chem. **238**, 2895 (1963).
DARBY, J. P., JR., SORENSEN, R. J., O'BRIEN, T., TESCHAN, P. E.: Efficient heparin assay for monitoring regional heparinization and hemodialysis. New Engl. J. Med. **262**, 654 (1960).
DAY, M., GREEN, J. P., ROBINSON, J. D.: Disposition of S^{35}-heparin in the rat. Brit. J. Pharmacol. **18**, 625 (1962).
DELEZENNE, C.: Formation d'une substance anticoagulante par circulation artificielle de peptone à travers le foie. Arch. de Physiol. **28**, 655 (1896a).
— Formation d'une substance anticoagulante par le foie en présence de la peptone. C. R. Acad. Sci. (Paris) **122**, 1, 1072 (1896b).
— Action du sérum d'anguille et des extraits d'organes sur la coagulation du sang. Formation d'une substance anticoagulante par circulation artificielle de sérum d'anguille ou d'extraits d'organes à travers le foie. Arch. de Physiol. **29**, 646 (1897a).
— De l'action du sérum d'anguille sur la coagulation du sang. Formation d'une substance anticoagulante par circulation artificielle de sérum d'anguille à travers le foie. C. R. Soc. Biol. (Paris) **49**, 42 (1897b).
— Rôle du foie dans l'action anticoagulante des extraits d'organes. C. R. Soc. Biol. (Paris) **49**, 228 (1897c).
— Le leucocyte joue un rôle essentiel dans la production des liquides anticoagulants par le foie isolé. C. R. Soc. Biol. (Paris) **50**, 354 (1898a).
— Rôle respectif du foie et des leucocytes dans l'action des agents anticoagulants. C. R. Soc. Biol. (Paris) **50**, 357 (1898b).
DEMOLE, V., REINERT, M.: Polyanetholsulfosaures Natrium, ein neues synthetisches Mittel zur Hemmung der Blutgerinnung. Naunyn-Schmiedebergs Arch. exp. Path. Pharmak. **158**, 211 (1930).
DENYES, A., CARTER, J. D.: Clotting-time of cold-exposed and hibernating hamsters. Nature (Lond.) **191**, 450 (1961).
DISCHE, A.: A new specific color reaction for hexuronic acids. J. biol. Chem. **167**, 189 (1947).
— BORENFREUND, E.: A spectrophotometric method for the microdetermination of hexosamines. J. biol. Chem. **184**, 517 (1950).
DOLE, V. P.: A relation between non-esterified fatty acids in plasma and the metabolism of glucose. J. clin. Invest. **35**, 150 (1956).
— MEINERTZ, H.: Microdetermination of long-chain fatty acids in plasma and tissues. J. biol. Chem. **235**, 2595 (1960).
DONNAN, F. G., HARRIS, A. B.: The osmotic pressure and conductivity of aqueous solutions of congored and reversible membrane equilibria. J. chem. Soc. **99**, 1554 (1911).
DOYON, M.: Rapports du foie avec la coagulation du sang. J. Physiol. Pathol. gén. **14**, 229 (1912).
— MOREL, A., POLICARD, A.: Substance anticoagulante du foie. Entrainement de cette substance par une solution faiblement alcaline. C. R. Soc. Biol. (Paris) **70**, 115 (1911a).
— — — Circulations artificielles à travers le foie. Entrainement de l'antithrombine. C. R. Soc. Biol. (Paris) **70**, 175 (1911b).
— — — Conditions permettant de mettre en évidence l'antithrombine dans les liquides de circulation à travers le foie. C. R. Soc. Biol. (Paris) **70**, 232 (1911c).
— — — Extraction directe de l'antithrombine du foie. Influence de la congélation. C. R. Soc. Biol. (Paris) **70**, 341 (1911d).
— — — Interprétation de la résistance du lapin à l'action de la peptone. La nucléo-protéide hépatique du lapin n'est pas anticoagulante. C. R. Soc. Biol. (Paris) **70**, 372 (1911e).
— — — Comparaison des effets sur la coagulation du sang des liquides de macération du foie, chez le chien, le chat et le lapin. C. R. Soc. Biol. (Paris) **70**, 433 (1911f).
— — — Rapprochement entre deux agents anticoagulants: l'antithrombine hépatique et l'hirudine. C. R. Soc. Biol. (Paris) **70**, 615 (1911g).
— POLICARD, A.: Existence générale et répartition de l'antithrombine dans l'organisme. C. R. Soc. Biol. (Paris) **71**, 8 (1911).
DUMONT, A. E.: Comparison of heparin-induced lipid clearing activity in human thoracic duct lymph and plasma. Proc. Soc. exp. Biol. (N.Y.) **104**, 123 (1960).

Dunn, I. B., Potter, M.: A transplantable mast-cell neoplasma in the mouse. J. nat. Cancer Inst. **18**, 587 (1957).
Durant, G. J., Hendrickson, H. R., Montgomery, R.: Studies on the structure of heparin. Arch. Biochem. **99**, 418 (1962).
Ehrlich, P.: Beiträge zur Kenntnis der Anilinfärbungen und ihrer Verwendung in der mikroskopischen Technik. Arch. mikr. Anat. **13**, 263 (1877).
— Beiträge zur Kenntnis der granulierten Bindegewebszellen und der eosinophilen Leucocyten. Arch. Anat. Physiol., Physiol. Abt. **3**, 166 (1879).
Eiber, H. B., Danishefsky, I.: Incorporation of S^{35}-sulfate into heparin. J. biol. Chem. **226**. 721 (1957a).
— — Heparin in blood. Proc. Soc. exp. Biol. (N.Y.) **94**, 801 (1957b).
— — Clearance of injected heparin from the blood. Nature (Lond.) **180**, 1359 (1957c).
— — Synthesis and metabolism of radioactive heparin. Arch. intern. Med. **102**, 189 (1958).
— — Borelli, F. J.: Studies made with radioactive heparin in humans. Angiology **11**, 40 (1960).
Elson, L. A., Morgan, W. T. J.: A colorimetric method for the determination of glucosamine and chondrosamine. Biochem. J. **27**, 1824 (1933).
Engelberg, H.: Heparin, metabolism, physiology and clinical application. With a chapter on chemistry by K. D. Brown. Springfield, Ill.: Thomas 1963.
Favre-Gilly, J., Thouverez, J. P., Croizat, P.: Comparaison des thrombocide et de l'héparine in vitro et in vivo. Thrombose u. Embolie, p. 309. Basel: Benno Schwabe 1955.
Fawcett, D. W.: An experimental study of mast cell degranulation and regeneration. Anat. Rec. **121**, 29 (1955).
Field, J. B., Ramsay, G., Attyah, A. M., Starr, P.: The effect in man of a new heparinoid, Treburon. J. Lab. clin. Med. **41**, 208 (1953).
Fischer, A.: Über die Wirkung des Heparins auf das Wachstum von Gewebezellen in vitro. Protoplasma **26**, 344 (1936).
— Schmitz, A.: Über die chemische Natur des Heparins. I. Die quantitative Bestimmung des Heparins. Hoppe-Seylers Z. physiol. Chem. **210**, 129 (1932).
Fischer, H., Kreuzer, L., Argenton, H.: Die Bedeutung niedermolekularer Eiweißkörper für die Entstehung von Kreislaufschock und für die Hemmung der Blutgerinnung. In: Thrombosis and Embolism, p. 136—141. I. Internat. Conference, Basel 1954. Basel: Benno Schwabe & Co. 1955.
Foster, A. B., Harrison, R., Inch, T. D., Stacey, M., Webber, J. M.: Periodate oxidation of heparin and related compounds. Biochem. J. **80**, P 12 (1961a).
— — — — — Amino-sugars and related compounds. IX. Periodate oxidation of heparin and some related substances. J. chem. Soc. **1963**, 2279.
— Huggard, A. J.: The chemistry of heparin. Adv. Carbohyd. Chem. **10**, 335 (1955).
— Martlew, E. F., Stacey, M.: Correlation of the rates of deamination of glucosaminides with configuration at the glycosidic centre. Chem. & Ind. (Lond.) **1953**, 825.
— — — Presence of the sulfamic acid group in heparin. Abstr. 126th Meeting, Amer. Chem. Soc., Sept. 12—17, 6 D (1954).
— Olavesen, A. H., Stacey, M., Webber, J. V.: Identity of the uronic acid in heparin. Chem. & Ind. (Lond.) **1961**b, 143.
— Stacey, M.: The chemistry of the 2-aminosugars. Adv. Carbohyd. Chem. **7**, 247 (1952).
Foster, R. H. K.: The assay of heparin. J. Lab. clin. Med. **27**, 820 (1942).
Frick, P. G., Brögli, H.: The mechanism of heparin rebound after extracorporal circulation for open cardiac surgery. Surgery **59**, 721 (1966).
Froysaker, T.: Heparin ved fettemboli. T. norske Lægeforen. **82**, 751 (1962).
Furth, J., Hagen, P., Hirsch, E. I.: Transplantable mastocytoma in the mouse containing histamine, heparin, 5-hydroxytryptamine. Proc. Soc. exp. Biol. (N.Y.) **95**, 824 (1957).
Gardell, S., Heijkenskjöld, F., Roch-Norlund, H.: Oxidation of glucosamine and galactosamine with ninhydrin to arabinose and xylose and their identification with paper chromatography. Acta chem. scand. **4**, 970 (1950).
Gastpar, H.: Physiologische Bedeutung und pharmakologische Wirkungen des Heparins. Stuttgart: Schattauer 1965.
Gibbons, R. A., Wolfrom, L. M.: Hydrolytic sensitivity of the sulfoamino group in heparin and model compounds. Arch. Biochem. **98**, 374 (1962).
Gibian, H.: Mucopolysaccharide und Mucopolysaccharidasen. Wien: Deuticke 1956.
Gibson, R. B., Carr, T. L., Green, S., Fowler, W. M.: Photometric assay of plasma heparin. Proc. Soc. exp. Biol. (N.Y.) **79**, 577 (1952).
Gley, E., Pachon, V.: Influence des variations de la circulation lymphatique intra-hépatique sur l'action anticoagulante de la peptone. Arch. de Physiol. **27**, 711 (1895a).
— — Influence de l'extirpation du foie sur l'action anticoagulante de la peptone. C.R. Soc. Biol. (Paris) **47**, 741 (1895b).

GODAL, H. C.: A comparison of two heparin-neutralizing agents: Protamine and polybrene. Scand. J. clin. Lab. Invest. **12**, 446 (1960).
— Binding of heparin to fibrinogen. Scand. J. clin. Lab. Invest. **13**, 550 (1961a).
— The assay of heparin in thrombin systems. Scand. J. clin. Lab. Invest. **13**, 153 (1961b).
GOERNER, A.: The influence of anticlotting agents on transplantation and growth of tumour tissue. J. Lab. clin. Med. **16**, 369 (1930/31).
GOFFMAN, W.: Mathematical approach to the spread of scientific ideas — the history of mast cell research. Nature (Lond.) **209**, 449 (1966).
GOOSSENS, N., GASTPAR, H., SEITZ, W.: Über die Beziehungen zwischen Wirksamkeit und Toxicität bei Nativheparinen und Heparinoiden. Klin. Wschr. **36**, 524 (1958).
GREEN, J. D., DAY, M.: Heparin, 5-hydroxytryptamine, and histamine in neoplastic mast cells. Biochem. Pharmacol. **3**, 190 (1960).
GREEN, J. P.: Fractionation of heparin on an anion exchanger. Nature (Lond.) **186**, 472 (1960).
— DAY, M.: Biosynthetic pathways in mastocytoma cells in culture and in vivo. Ann. N.Y. Acad. Sci. **103**, 334 (1963).
— ROBINSON, J. D., JR.: Cerebroside sulfate (sulfatide A) in some organs of the rat and in a mast cell tumour. J. biol. Chem. **235**, 1621 (1960).
GREGORY, J. D., LAURENT, T. C., RODÉN, L.: Enzymatic degradation of chondromucoprotein. J. biol. Chem. **239**, 3312 (1964).
GRIFFITH, G. C., NICHOLS, G., JR., ASHER, J. D., FLANAGAN, B.: Heparin osteoporosis. J. Amer. med. Ass. **193**, 91 (1965).
GROSJEAN, A.: Recherches sur l'action physiologique de la propeptone et de la peptone. Arch. Biol. (Liège) **12**, 381 (1892).
GROSS, J., HIGHBERGER, J. H., SCHMITT, F. O.: Some factors involved in the fibrinogenesis of collagen in vitro. Proc. Soc. exp. Biol. (N.Y.) **90**, 462 (1952).
GROSSMAN, M. I.: The quantitative measurement of heparin-induced lipemia clearing activity of plasma. J. Lab. clin. Med. **43**, 445 (1954).
GRÖNWALL, A., INGELMAN, B., MOSIMAN, H.: A dextran sulphuric acid ester with heparin activity. Upsala Läk.-Fören. Förh. **50**, 397 (1945).
HÄRMÄ, R., SUOMALAINEN, P.: Heparinocytes and hibernation in the hedgehog. Acta physiol. scand. **24**, 90 (1951).
HAHN, P. F.: Abolisment of alimentary lipemia following injection of heparin. Science **98**, 19 (1943).
HALLER, J. A., JR., RANSDELL, H. T., STOVENS, D., RUBEL, W. F.: Renal toxicity of polybrene in open-heart surgery. J. thorac. cardiovasc. Surg. **44**, 486 (1962).
HALSE, TH.: Heparin und Heparinoide Dicumarol. In: Beiträge zur Arzneimitteltherapie, Bd. VIII, ed. LENDLE, L., u. R. SCHÖN. Zürich: Hirzel 1950.
— SCHMITZ, M.: Thrombostatische und thrombolytische Wirkung eines synthetischen Heparinpräparates. Med. Klin. **27**, 857 (1949).
HAMMARSTEN, E., HAMMARSTEN, H.: Über den osmotischen Druck einiger hochmolekularer Elektrolyte. Arkiv Kemi, Mineral., Geol. **8**, 27 (1923).
— — Zur Kenntnis der biologischen Bedeutung der Nucleinsäureverbindungen. Biochem. Z. **144**, 383 (1924a).
— — Untersuchungen einiger hochmolekularer Elektrolyte mit Hinsicht auf ihre Bedeutung in der Zelle. Biochem. Z. **147**, 481 (1924b).
— — Zur Frage über den osmotischen Druck der hochmolekularen Elektrolyte. Biochem. Z. **151**, 177 (1924c).
HARTERT, H.: Blutgerinnungsstudien mit der Thrombelastographie. Klin. Wschr. **26**, 577 (1948).
— Die Thrombelastographie und die Differentialdiagnose der hämorrhagischen Diathesen. Schweiz. med. Wschr. **79**, 318 (1949).
— Zur thrombelastographischen Kontrolle der Thromboembolieprophylaxe und -therapie. Z. klin. Med. **153**, 423 (1955).
— Siehe BELLER 1960, p. 446.
HARTMANN, G.: Methodik der Lipoproteidlipase-Bestimmung: Fettsäuretitration. In: BRAUNSTEINER, SAILER u. SANDHOFER, Lipoproteidlipase, Symposium, Wien 1962, p. 25—30. Basel: Karger 1963.
HEDENIUS, P.: An apparatus for determining the coagulation time of blood. Acta med. scand. **88**, 440 (1936).
HÉDON, E., DELEZENNE, C.: Effets des injections intraveineuses de peptone après extirpation du foie combinée à la fistule d'Eck. C.R. Soc. Biol. (Paris) **48**, 633 (1896).
HEILBRUNN, L. V.: The effect of heparin on cell division. Proc. Soc. exp. Biol. (N.Y.) **70**, 179 (1949).

Helbert, J. R., Brown, K. D.: Factors influencing quantitative determination of methylpentoses and ketohexoses with anthrone. Analyt. Chem. **27**, 1791 (1955).
— — Color reaction of hexuronic acids with anthrone. Analyt. Chem. **28**, 1098 (1956).
— — Color reaction of anthrone with monosaccharide mixtures and oligo- and polysaccharides containing hexuronic acids. Analyt. Chem. **29**, 1464 (1957).
— — The relationship between the intensity of anthrone color and the biological activity of sodium heparinate. Circulation **18**, 502 (1958).
— — Influence of amino acids upon the anthrone reaction of uronic acids. Analyt. Chem. **31**, 1700 (1959).
— — Identification of hexuronic acids by chemical means. Abst. 137th Nat. Meeting. Amer. Chem. Soc. 7 D (1960).
— Wang, T., Brown, K. D.: Fractionation of heparin during desulfation. Abst. 140th Nat. Meeting, Amer. Chem. Soc. 8 D (1961).
Higginbotham, R. D.: The mast cell. In: Polysaccharides in biology. Transactions of the Fourth Conference, p. 159, New York, 1959. Josiah Macy, Jr. Found.
— Effect of heparin on neomycin. Tex. Rep. Biol. Med. **18**, 408 (1960).
— Carter, P. B.: Enhanced tolerance of heparin treated mice for polymyxin B. Antibiot. and Chemother. **7**, 527 (1957).
Hjort, P. F., Eliassen, E.: An in vitro study of the hemostatic mechanism of the hibernating hedgehog. Thrombos. Diathes. haemorrh. (Stuttg.) **9**, 395 (1963).
Hoffman, Ph.: The structure of heparin. Fed. Proc. **21**, 170 (1962).
— Linker, A., Meyer, K.: Uronic acid of chondroitin sulfate-B. Science **124**, 1252 (1956).
— — — The acid mucopolysaccharides of connective tissues. II. Further experiments on chondroitin sulfate-B. Arch. Biochem. **69**, 435 (1957a).
— — — Chondroitin sulfates. Fed. Proc. **17**, 1078 (1958).
— — Sampson, Ph., Meyer, K., Korn, E. D.: The degradation of hyaluronate, the chondroitin sulfates and heparin by bacterial enzymes (flavobacterium). Biochem. biophys. Acta (Amst.) **25**, 658 (1957b).
— Meyer, K.: Structural studies of mucopolysaccharides of connective tissue. Fed. Proc. **21**, 1904 (1962).
Holmgren, Hj., Wilander, O.: Beitrag zur Kenntnis der Chemie und Funktion der Ehrlichschen Mastzellen. Z. mikr.-anat. Forsch. **42**, 242 (1937).
Howell, W. H.: The coagulation of the blood. Harvey Lect., Ser. XII, 272 (1916/17).
— Heparin, an anticoagulant. Amer. J. Physiol. **63**, 434 (1922).
— The purification of heparin and its presence in blood. Amer. J. Physiol. **71**, 553 (1924/25).
— The purification of heparin and its chemical and physiological reactions. Bull. Johns Hopk. Hosp. **42**, 199 (1928).
— Holt, E.: Two new factors in blood coagulation: heparin and pro-antithrombin. Amer. J. Physiol. **47**, 328 (1918).
Huerga, J. de la, Popper, H.: Standardized reagent for thymol turbidity test. J. Lab. clin. Med. **34**, 877 (1949).
Huguett, A. St. G., Rowe, F. M.: Azo-dyes as anticoagulants. J. Physiol. (Lond.) **78**, 25 P (1933).
Husemann, E., Kaulla, K. N. von, Kappesser, R.: Über blutgerinnungshemmende Substanzen. Z. Naturforsch. **1**, 584 (1946).
— Pfannemüller, B., Hertlein, W., Hoffmann, E. G.: Über die Ausscheidung und Speicherung von radioaktiv indizierten Xylan-Schwefelsäureestern. Z. Naturforsch. **9** B, 704 (1954).
Idsen, B.: Heparin treatment of peritenomyosis (peritendinitis) crepitans acuta. Nord. Med. **66**, 1334 (1961).
Jackson, D. S.: Chondroitin sulfuric acid as a factor in the stability of tendon. Biochem. J. **54**, 638 (1953).
— The nature of collagen-chondroitin sulphate linkage in tendon. Biochem. J. **56**, 699 (1954).
— Randall, J. T.: In: Randall, J. R., Nature and structure of collagen, p. 181. London: Butterworth 1953.
Jacobs, S., Muir, H.: A heparan sulphate-peptide from human aorta. Biochem. J. **87**, 38 P (1963).
Jacobson, B. J.: Studies on the metabolism of chondroitin sulfate B. Dissertation Abstracts **24**, Nr 5, Chemistry (Biological), 143 (1963).
Jaffe, M. D., Willis, P. W.: Multiple fractures associated with long-term sodium heparin therapy. J. Amer. med. Ass. **193**, 152 (1965).
Jalling, O., Jorpes, J. E., Lindén, G.: Whole blood or other clotting systems in assaying heparin. Quart. J. Pharm. Pharmacol. **19**, 96 (1946).

JAQUES, L. B.: Heparinase. J. biol. Chem. **133**, 445 (1940).
— The reaction of heparin with proteins and complex bases. Biochem. J. **37**, 189 (1943).
— The determination of heparin in blood. Acta haemat. (Basel) **2**, 188 (1949).
— BALLIEUX, R. E., ARKEL, C. VAN: Microelectrophoresis of heparin. Acta med. scand. **174**, 717 (1963).
— BELL, H. J.: Determination of heparin. Meth. biochem. Anal. **7**, 253 (1959).
— — CHO, M. H.: The physiology of heparin. Thrombosis and embolism. I. Int. Conf. Basel 1954, p. 281—295. Basel: Benno Schwabe & Co. 1955.
— BRUCE-MITFORD, M., RICKER, A. G.: The metachromatic activity of heparin. Rev. canad. Biol. **6**, 740 (1947).
— CHARLES, A. F.: The assay of heparin. Quart. J. Pharm. Pharmacol. **14**, 1 (1941).
— JAQUES, C. M.: The disappearance of heparin activity with liver globulins and determinations of heparinase. Thrombos. Diathes. haemorrh. (Stuttg.) **10**, 71 (1963).
— KEER-SZANTO, E.: Heparinase. Distribution of enzyme in various tissues and its action on natural heparin and certain synthetic anticoagulants. Canad. J. med. Sci. **30**, 353 (1952).
— MONKHOUSE, F. C., STEWART, M.: A method for the determination of heparin in blood. J. Physiol. (Lond.) **109**, 41 (1949).
— WATERS, E. T.: The isolation of crystalline heparin from the blood of dogs in anaphylactic shock. Amer. J. Physiol. **129**, P 389 (1940).
— — The identity and origin of the anticoagulant of anaphylactic shock in the dog. J. Physiol. (Lond.) **99**, 454 (1941).
— — CHARLES, A. F.: A comparison of the heparins of various mammalian species. J. biol. Chem. **144**, 229 (1942).
JARRETT, L. C., JAQUES, L. B.: The anticoagulant and metachromatic activity of the heparinoid G31150. Canad. J. Physiol. and Pharmacol. **42**, 93 (1964a).
— — The antithrombosis activity of the heparinoid G31150. Thrombos. Diathes. haemorrh. (Stuttg.) **10**, 431 (1964b).
JEANLOZ, R. W.: Structure of heparin. Fed. Proc. **17**, 1082 (1958).
— Siehe MEYER, K., 1958b.
— The nomenclature of mucopolysaccharides. Arthr. and Rheum. **3**, 233 (1960).
— TRÉMÈGE, M.: Color reaction of N-acetylamino sugar derivatives with p-dimethylaminobenzaldehyde. Fed. Proc. **15**, 282 (1956).
JOLLES, B., GREENING, S. G.: Effect of heparin upon tumor growth. Acta Unio Internat. Contra. Cancrum **16**, 682 (1960).
JORPES, J. E.: Das Heparin — eine Chondroitinpolyschwefelsäure. Naturwissenschaften **23**, 196 (1935a).
— The chemistry of heparin. Biochem. J. **29**, 1817 (1935b).
— On heparin, its chemical nature and properties. Acta med. scand. **88**, 427 (1936).
— Über die chemische Natur und die klinische Verwendbarkeit des Heparins. Upsala Läk.-Fören., Förh., N.F. **42**, 83 (1937).
— The chemistry of heparin and its mode of action. Kongreßbericht II. XVI. Internat. Kongr. Physiol. Zürich, August 1938, p. 245 (a).
— Über die Wirkungsweise des Heparins. Skand. Arch. Physiol. **80**, 202 (1938b).
— Heparin, its chemistry, physiology and application in medicine. London: Oxford Univ. Press 1939.
— Polysaccharidschwefelsäureester im Tierreich. Svensk. Kem. T. **52**, 2 (1940).
— Heparin in the treatment of thrombosis, 2nd ed. London: Oxford Univ. Press 1946.
— Siehe Diskussion in: JORPES und YAMASHINA, 1956.
— Heparin: A mucopolysaccharide and an active antithrombotic drug. Circulation **19**, 87 (1959).
— BERGSTRÖM, S.: Der Aminozucker des Heparins. Hoppe-Seylers Z. physiol. Chem. **244**, 253 (1936).
— — Heparin: A mucoitin polysulfuric acid. J. biol. Chem. **118**, 447 (1937).
— — On the relationship between the sulphur content and the anticoagulant activity of heparin preparations. Biochem. J. **33**, 47 (1939).
— BLOMBÄCK, M., BLOMBÄCK, B.: An in vivo method for the assay of heparin. J. Pharm. (Lond.) **6**, 694 (1954).
— BOSTRÖM, H., MÅSSON, B.: On the linkage of the amino group in heparin. Acta chem. scand. **6**, 797 (1952).
— — MUTT, V.: The linkage of the amino group in heparin. J. biol. Chem. **183**, 607 (1950).
— EDMAN, P., THANING, T.: Neutralization of action of heparin by protamine. Lancet **1939 II**, 975.
— GARDELL, S.: On heparin monosulfuric acid. J. biol. Chem. **176**, 267 (1948).
— HOLMGREN, HJ., WILANDER, O.: Über das Vorkommen von Heparin in den Gefäßwänden und in den Augen. Z. mikr.-anat. Forsch. **42**, 279 (1937).

JORPES, J. E., JALLING, O., LINDEN, G.: Whole blood or other coagulation systems in assaying heparin. Quart. J. Pharm. Pharmacol. **19**, 96 (1946).
— WERNER, B., ÅBERG, B.: The fuchsin-fulfurous acid test after periodate oxidation of heparin and allied polysaccharides. J. biol. Chem. **176**, 277 (1948).
— YAMASHINA, I.: Die Mucopolysaccharide und Glykoproteide des Bindegewebes. 7. Coll. d. Ges. f. Physiol. Chemie, 12.—14. April 1956, Mosbach, S. 24—53. Berlin-Göttingen-Heidelberg: Springer 1956.
JÜRGENS, J., BELLER, F. K.: Klinische Methoden der Blutgerinnungsanalyse. Stuttgart: Thieme 1958.
KAPLAN, D., MEYER, K.: Mucopolysaccharide of aorta at various ages. Proc. Soc. exp. Biol. (N.Y.) **105**, 78 (1960).
KARLSON, K. E., LERNER, B.: Effect of polybrene on blood coagulation in dogs. Ann. Surg. **156**, 785 (1962).
KARRER, P., KÖNIG, H., USTER, E.: Zur Kenntnis blutgerinnungshemmender Polysaccharid-polyschwefelsäure-ester und ähnlicher Verbindungen. Helv. chim. Acta **26**, 1296 (1943).
— USTERI, B., CAMERINO, B.: Über blutgerinnungshemmende Stoffe. II. Helv. chim. Acta **27**, 1422 (1944).
KAUFMAN, H.: Recherches concernant l'action de l'héparine sur les lipides. Thrombose u. Embolie, p. 1062. Basel 1955.
KAULLA, K. N. VON, HUSEMANN, E.: Beitrag zur Synthese heparinähnlicher Körper. Z. ges. exp. Med. **114**, 722 (1945).
— — Über Beziehungen der Molekülgröße und Gestalt zur physiologischen Wirkung. Experientia (Basel) **2**, 222 (1946).
KELLER, M., MERZ, W. R.: Die Wirkung der Antikoagulantien auf die Blutproteine. Gynaecologia (Basel) **136**, 295 (1953).
KELSALL, M. A., CRABB, E. D.: Lymphocytes and mast cells. Baltimore, Md.: Williams & Wilkins 1959.
KERN, F., STEINMANN, L., SANDERS, B. B.: Measurement of lipoprotein lipase activity in post heparin plasma: description of technique. J. Lipid Res. **2**, 51 (1961).
KJEMS, H., WAGNER, H.: A new method for the assay of heparin. Acta pharmacol. (Kbh.) **4**, 155 (1948).
KLINGENBERG, H. G., MORO, E.: Untersuchungen über den Einfluß von Heparin, Eosin und Protamin auf einige Serum-Kolloidreaktionen. Klin. Wschr. **30**, 227 (1952).
KÖNIG, D., SEITZ, W., ZÖLLNER, N.: Die Hemmung der Lipämieklärungsreaktion durch Heparin: Methode zur Bestimmung von Heparin. Hoppe-Seylers Z. physiol. Chem. **314**, 177 (1959).
KOMMERELL, B., SCHÄLL, H., WAGENER, H.: Fette und Blutgerinnung. In: Lipoproteid-lipase, Symposium Wien 1962, p. 70—83. Basel: Karger 1963.
KORN, E. D.: Clearing factor, a heparin activated lipoprotein lipase. J. biol. Chem. **215**, 1 (1955).
— Inactivation of lipoprotein lipase by heparinase. J. biol. Chem. **226**, 827 (1957).
— Lipoprotein lipase. In: PAGE, I. H., Chemistry of lipids as related to atherosclerosis, p. 169—188. Springfield, Ill.: Thomas 1958.
— The assay of lipoprotein lipase in vivo and in vitro. In: Methods of biochemical analysis, 7, 145. New York: Interscience Publishers 1959a.
— The synthesis of heparin by slices of mouse mast cell tumor. J. biol. Chem. **234**, 1321 (1959b).
— The isolation of heparin from mouse mast cell tumor. J. biol. Chem. **234**, 1325 (1959c).
— The enzymatic sulfation of heparin. J. biol. Chem. **234**, 1647 (1959d).
— PAYZA, A. N.: The degradation of heparin by bacterial enzymes. II. Acetone powder extracts. J. biol. Chem. **223**, 859 (1956).
KRAUPP, O.: Der Mechanismus der Klärwirkung des Heparins. Wien. klin. Wschr. **68**, 937 (1956).
— Die Lipoproteidlipase und ihre Bestimmungsmethoden. Lipoproteidlipase Symposium Wien 1962, p. 1—8. Basel: Karger 1963.
KUHN, R., GAUHE, A., BAUER, H. H.: Einfluß von Substituenten auf die Farbreaktion von N-Acetyl-Glucosamin mit p-Dimethylaminobenzaldehyd. Chem. Ber. **87**, 1138 (1954).
KUIZENGA, M. H., SPAULDING, L.: The preparation of highly active barium salt of heparin and its fractionating into two chemically and biologically different constituents. J. biol. Chem. **148**, 641 (1943).
KUNKEL, H. G.: Estimation of alterations of serum gamma globulin by a turbidimetric technique. Proc. Soc. exp. Biol. (N.Y.) **66**, 217 (1947).
KVIST, H.: Heparin in treatment of common Achilles tendon lesion in athlete. Nord. Med. **60**, 1289 (1958).

Lagunoff, D., Benditt, E. P.: Proteolytic enzymes of mast cells. Ann. N.Y. Acad. Sci. **103**, 185 (1963).
— Warren, G.: Determination of 2-deoxy-2-sulfoaminohexose content of mucopolysaccharides. Arch. Biochem. **99**, 396 (1962).
Lambert, P.: Vascular effects of heparin, dextran sulphate and 5-hydroxytryptamine. Clin. Sci. **17**, 621 (1958).
Laurent, T. C.: Studies on fractionated heparin. Arch. Biochem. **92**, 224 (1961).
— Killander, J.: A theory of gel filtration and its experimental verification. J. Chromatogr. **14**, 317 (1964).
Lee, R. I., White, P. D.: A clinical study of the coagulation time of the blood. Amer. J. med. Sci. **145**, 495 (1913).
Lehner, J.: Das Mastzellenproblem und die Metachromasiefrage. Ergebn. Anat. Entwickl.-Gesch. **25**, 67 (1924).
Lindahl, U.: Structure of the heparin-protein linkage region. Acta Univers. Upsaliensis. Thesis No 34. Uppsala (1966a).
— The structures of xylosylserine and galactosylxylosylserine from heparin. Biochim. biophys. Acta (Amst.) **130**, 361 (1966b).
— Structure of the heparin-protein linkage region. Arkiv Kemi **26**, 101 (1966c).
— Further characterization of the heparin-protein linkage region. Biochim. biophys. Acta (Amst.) **130**, 368 (1966d).
— Glucuronosyl-(1-4)-N-acetylglucosamine as a constituent of the heparin-protein linkage region. FEBS IV Meeting. Abstracts No 240, p. 238. Oslo: Universitetsforlaget 1967.
— Cifonelli, J. A., Lindahl, B., Rodén, L.: The role of serine in the linkage of heparin to protein. J. biol. Chem. **240**, 2817 (1965).
Linker, A., Hoffman, P., Sampson, P., Meyer, K.: Heparitin sulfate. Biochim. biophys. Acta (Amst.) **29**, 443 (1958).
— Meyer, K., Hoffman, P.: The production of unsaturated uronides by bacterial hyaluronidases. J. biol. Chem. **219**, 13 (1956).
— Sampson, R.: The enzymic degradation of heparitin sulfate. Biochim. biophys. Acta (Amst.) **43**, 366 (1960).
Lipmann, F.: Biological sulfate activation and transfer. Science **128**, 575 (1958).
Lippman, M.: The growth-inhibitory action of heparin on the Ehrlich ascites tumor in mice. Cancer Res. **17**, 11 (1957).
— Glycosaminoglycans and cell division. Symposium on epithelial-mesenchymal interactions. Baltimore, Md.: Williams & Wilkins Co. 1967.
Lison, L.: La signification histochimique de la métachromasie. C.R. Soc. Biol. (Paris) **118**, 821 (1935).
— Etudes sur la métachromasie. Arch. Biol. (Paris) **46**, 599 (1935).
— Une réaction micro- et histochimique des esters sulfuriques complexes, la „réaction métachromatique". Bull. Soc. Chim. biol. (Paris) **18**, 1225 (1936).
Lloyd, A. G., Bloom, G. D., Balasz, E. A.: Evidence for the covalent association of heparin and protein in mast cell granules. Biochem. J. **103**, 76 P (1967).
Loeb, J.: Le cofacteur plasmatique de l'héparine et les rapports avec l'antithrombine. Arch. Sci. physiol. **10**, 129 (1956).
Loewi, G.: The acid mucopolysaccharides of human skin. Biochem. biophys. Acta (Amst.) **52**, 435 (1961).
Loomis, T.: Failure of liver to inactivate heparin. Proc. Soc. exp. Biol. (N.Y.) **101**, 444 (1959a).
Loomis, T. A.: Absorption of heparin from the intestine. Proc. Soc. exp. Biol. (N.Y.) **101**, 447 (1959b).
Lorenz, B., Lorenz, R., Zöllner, N.: The estimation of heparin with the use of ribonuclease and studies on its application to serum. Z. ges. exp. Med. **133**, 144 (1960).
Lorincz, A. E.: Acid mucopolysaccharides in the Hurler syndrome. Fed. Proc. **17**, 266 (1958).
Lundblad, R. L., Davie, E. W.: The activation of antihemophilic factor (factor VIII) by activated christmas factor (activated factor IX). Biochemistry **3**, 1720 (1964).
MacMillan, R. L., Brown, K. W. G.: Heparin and thromboplastin. J. Lab. clin. Med. **44**, 378 (1954).
Magnusson, S., Larsson, B.: Uptake of S^{35}-labelled sulfate in the heparin of a dog mastocytoma. Acta chem. scand. **9** (1), 534 (1955).
— Nilsson, I. M.: Heparin monosulphuric acid, β-heparin and dog mast cell tumour heparin in different clotting systems. Acta physiol. scand. **39**, 36 (1957).
Majoor, C. L. H.: Heparin and osteoporosis. Lancet **1965 II**, 641
Marbet, R., Winterstein, A.: β-Heparin, ein neuer blutgerinnungshemmender Mucoitinschwefelsäureester. Helv. chim. Acta **34**, 2311 (1951a).
— — Probleme der Blutgerinnung. III. Über die Ausscheidung des Heparins im Urin. Helv. physiol. pharmacol. Acta **9**, 24 (1951b).

MARBET, R., WINTERSTEIN, A.: Zur Kenntnis der Mucopolysaccharide, insbesondere der Heparine. Experientia (Basel) 8, 41 (1952).
— — Neue Methodik zur Kontrolle der Anticoagulantientherapie. Praxis (Bern) **42**, 61 (1953).
MARKWARDT, F.: Untersuchungen über den Mechanismus der blutgerinnungshemmenden Wirkung des Heparins. Arch. Exp. Pathol. Pharmacol. **238**, 58 (1960).
— WALSMANN, P.: Untersuchungen über den Mechanismus der Antithrombinwirkung des Heparins. Hoppe-Seylers Z. physiol. Chem. **317**, 64 (1959).
MARX, R.: Ein neues Anticoagulans und Antithromboticum vom Typ des Heparin-Körpers. Arzneimittel-Forsch. **6**, 667 (1956).
MASAMUNE, H., SUZUKI, M., KONDOH, Y.: Biochemical studies on carbohydrates. LVI. Heparin. J. Biochem. (Tokyo) **31**, 343 (1940).
MASURE, R.: Les inhibiteurs normaux et pathologiques de la coagulation sanguine. Paris: Mason 1960.
MATIS, P.: Anticoagulantien. In: KÜMMERLE et al., Klinik und Therapie der Nebenwirkungen, S. 929—930. Stuttgart: G. Thieme 1960.
MCLEAN, J.: The thromboplastic action of cephalin. Amer. J. Physiol. **41**, 250 (1916).
— The discovery of heparin. Circulation **19**, 75 (1959).
MENGEL, CH. E.: Biochemical and morphologic heterogeneity and variability of mast cells neoplasms in vivo. Ann. N.Y. Acad. Sci. **103**, 225 (1963).
MERCIER, J.: Dosage de l'héparine. Bull. Soc. Chim. biol. (Paris) **41**, 1101 (1959).
MEYER, K.: The chemistry and biology of mucopolysaccharides and glycoproteins. Heparin. Cold Spr. Harb. Symp. quant. Biol. **6**, 97 (1938).
— Sulfated polysaccharides of connective tissue. Abstr. Amer. Chem. Soc. Meeting, Sept. 1956, p. 15 D.
— Chemical structure of hyaluronic acid. Fed. Proc. **17**, 1075 (1958a).
— Chondroitin sulfates. In: Josiah May Jr. Found. Transact. IV Conference, May 21—3, 1958 on Polysaccharides in biology, 11 (1958b).
— Chondroitin sulfates. Polysaccharides in biology. Josiah Macy, Jr., Foundation, Fourth Conference, May 1958, p. 11—56. Berlin-Heidelberg-New York: Springer 1959.
— Small blood vessel. Involvement in diabetes mellitus. (Publ.) The American Institute of Biological Sciences, p. 193, 1964.
— CHAFFEE, E.: The mucopolysaccharides of skin. J. biol. Chem. **138**, 491 (1941).
— DAVIDSON, E., LINKER, A., HOFFMAN, PH.: The acid mucopolysaccharides of connective tissue. Biochem. biophys. Acta (Amst.) **21**, 506 (1956).
— GRUMBACH, M. M., LINKER, A., HOFFMAN, PH.: Excretion of sulfated mucopolysaccharides in gargoylism. (Hurler's syndrome.) Soc. Proc. exp. Biol. (N.Y.) **97**, 275 (1958).
MEYER, K. H.: Natural and synthetic high polymers, 2nd ed., vol. IV, p. 456. New York: Interscience Publ. 1950.
— SCHWARTZ, D. E.: Les substituants des groupes d'amino de l'héparine. Helv. chim. Acta **33**, 1651 (1950).
MICHELS, N. A.: The mast cells. In: Handbook of hematology, vol. 1, p. 23 (DOWNEY, H., ed.) New York, N.Y.: Hoeber 1938.
MOGGRIDGE, R. C. G., NEUBERGER, A.: Methylglucosaminide: its structure and the kinetics of its hydrolysis by acids. J. chem. Soc. **1**, 745 (1938).
MONKHOUSE, F. C., CLARKE, D. W.: Further studies on the purification of antithrombin and heparin cofactor. Canad. J. Biochem. **35**, 373 (1957).
— FIDLAR, E., BARLOW, J. D. C.: Release of heparin in anaphylactic shock in irradiated and non-irradiated animals. Amer. J. Physiol. **169**, 712 (1952).
— JAQUES, L. B.: An improved method for the extraction of heparin from blood. J. Lab. clin. Med. **36**, 782 (1950).
— MACKNESON, R. G.: A controlled assay of clearing factor, and its application in studies of the role of heparin in clearing factor production. Canad. J. Biochem. **36**, 1065 (1958).
MORGAN, W. T. J., ELSON, L. A.: A colorimetric method for the determination of N-acetylglucosamine and N-acetylchondrosamine. Biochem. J. **28**, 988 (1934).
MORRIONE, TH. G.: The formation of collagen fibers by the action of heparin on soluble collagen: An electron microscope study. J. exp. Med. **96**, 107 (1952).
MUIR, H.: The nature of the link between protein and carbohydrate of a chondroitin sulphate complex from hyaline cartilage. Biochem. J. **69**, 195 (1958).
— A mucopolysaccharide from human aorta. Biochem. J. **81**, 8 P (1961).
— Heparin and heparan sulfates. In: International review of connective tissue research, ed. HALL, D. A., p. 120—154. New York: Acad. Press 1964.
NAEGELI, TH., MATIS, P.: Die thromboembolische Krankheit. Ergebn. Chir. **38**, 1 (1953).
NIEBAUER, G.: Der gegenwärtige Stand der Mastzellenforschung. Klin. Wschr. **38**, 673 (1960).
NIKKILÄ, E. A.: Blood heparinoid substances in human atherosclerosis. Scand. J. clin. Invest. **4**, 369 (1952).

Nilsson, I. M., Yamashina, I.: Effect of human α_1-acid glycoprotein on blood coagulation. Nature (Lond.) **181**, 711 (1958).

Nominé, G., Bucourt, R., Bertin, D.: Recherches sur l'héparine. Etudes de structure. Bull. Soc. Chim. 561 (1961).

O'Brien, J. R.: Heparin and christmas factor. Nature (Lond.) **181**, 1801 (1958).

Oliver, J., Bloom, F., Mangieri, C.: On the origin of heparin. An examination of the heparin content and the specific cytoplasmic particles of neoplastic mast cells. J. exp. Med. **86**, 107 (1947).

Olsson, P., William-Olsson, G., Lagergren, H.: The elimination rate of heparin from plasma on normothermic and hypothermic dogs. Acta chir. scand., Suppl. **245**, 359 (1959).

Overbeek, G. A., Vies, J. van der: Clearing factor and lipase. Biochem. J. **60**, 665 (1955).

Padawer, J.: Studies on mammalian mast cells. Trans. N.Y. Acad. Sci. **19**, 690 (1957).

Paff, G. H., Sugiura, H. T., Bocher, C. A., Roth, J. S.: The probable mechanism of heparin inhibition of mitosis. Anat. Rec. **114**, 499 (1952).

Parkin, T. W., Kvale, W. F.: Neutralisation of heparin with protamin. Amer. Heart J. **37**, 333 (1949).

Pastan, I., Almqvist, S.: Localization of rat thyroid alkaline protease to mast cells. Endocrinology **78**, 361 (1966).

Payza, A. N., Korn, E. D.: Bacterial degradation of heparin. Nature (Lond.) **177**, 88 (1955).

— — The degradation of heparin by bacterial enzymes. I. Adaption and lyophilized cells. J. biol. Chem. **223**, 853 (1956).

Percival, E. G. V.: Carbohydrate sulphates. Quart. Rev. chem. Soc. Lond. **3**, 369 (1949).

Perkins, H. A., Osborn, J. J., Hurt, R., Gerbode, F.: Neutralization of heparin in vivo with protamine. A simple method of estimating the required dose. J. Lab. clin. Med. **48**, 223 (1956).

Perlick, E.: Antikoagulantien. Leipzig: Georg Thieme 1964.

Peters, K., Matis, P.: The influence of some anticoagulants and fibrinolytic substances on mice fibroblasts (strain L) in tissue culture. Thrombos. Diathes. haemorrh. (Stuttg.) **6**, 381 (1961).

Piper, J.: Influence of synthetic polysaccharide sulfuric acid esters on the thrombocytes in vivo and in vitro. Acta physiol. scand. **9**, 28 (1945).

— The fate of heparin in rabbits after intravenous injection. Acta pharmacol. (Kbh.) **3**, 373 (1947).

Pritchard, J.: The assay of heparin. J. Pharm. Pharmacol. **8**, 523 (1956).

Pulver, R.: Über den Wirkungsmechanismus der Heparinoide. Arzneimittel-Forsch. **12**, 582 (1962).

— Montigel, G., Herrmann, B.: Über einen neuen Polyschwefelsäureester mit heparinähnlicher Wirkung. Arzneimittel-Forsch. **13**, 194 (1963).

Quensel, U.: Studien über die Gewebsmastzellen. Acta path. microbiol. scand., Suppl. **16**, 358 (1933).

Quick, A. J., Hussey, C. V.: Hyperheparinemia: Report of a case. Amer. J. med. Sci. **234**, 251 (1957).

Raby, C., Fernand-Laurent, J.: Les inconvénient d'une neutralisation standard basée sur la dose d'héparine reçue par le malade, à la lumière de trois observations. Hémostase **2**, 329 (1962).

— Servelle, M.: Détermination précise de l'héparinémie réelle au moment ou s'impose sa neutralisation par le polybréne ou le sulfate de protamine. Hémostase **2**, 325 (1962).

Radhakrishnamurthy, B., Berenson, G. S.: Identification of uronic acids in mucopolysaccharides. Arch. Biochem. **101**, 360 (1963).

Räsänen, T.: Fluctuations in the mitotic frequency of the glandular stomach and intestine of rat under the influence of ACTH, glucocorticoids, stress and heparin. Acta physiol. scand. **58**, 201 (1963).

— Cederberg, A., Taskinen, E.: The mitotic count in the gastrointestinal epithelium and regenerating liver of heparinized rats. Gastroenterology **50**, 41 (1966).

Rais, O.: Heparin therapy of peritendinitis crepitans. Nord. Med. **51**, 484 (1954).

— Heparin treatment of peritenomyosis (peritendinitis) crepitans acuta. Acta chir. scand., Suppl. 268 (1961).

Reber, K., Studer, A.: Förderung der gastrointestinalen Resorption von Heparin durch Calciumbindungsmittel. Experientia (Basel) **19**, 141 (1963).

Refn, I., Vestergaard, L.: The titration of heparin with protamine. Scand. J. clin. Lab. Invest. **6**, 284 (1954).

Reinert, M., Winterstein, A.: A contribution to the study of heparin. Arch. int. Pharmacodyn. **62**, 47 (1939).

RICKETTS, C. R.: Dextran sulphate, synthetic analogue of heparin. Biochem. J. **51**, 129 (1952).
— WALTON, K. W.: Anticoagulants of blood, with special reference to dextran sulphate. Chem. and Ind. **1952**, 869.
— — Therapeutic trial of the synthetic heparin analogue; dextran sulphate. Lancet **1953 II**, 1004 (a).
— — Dextran sulphate: The relation of molecular features to biological properties. Brit. J. Pharmacol. **8**, 476 (1953b).
— — LEUVEN, B. D. VAN, BIRBECK, A., BROWN, A., KENNEDY, A. C., BURT, C. C.: Therapeutic trial of the synthetic heparin analogue dextran sulphate. Lancet **1953 II**, 1004.
— — SADDINGTON, S. M.: Preparation of dextran S^{35}-sulphate and tracer experiments in the rabbit. Biochem. J. **58**, 532 (1954).
RILEY, J. F.: The effect of histamine-liberators on the mast cells of the rat. J. Path. Bact. **65**, 471 (1953).
— The mast cells. Edinburgh-Scotland-London: E. & S. Livingstone, Ltd. 1959.
— Functional significance of histamine and heparin in tissue mast cells. Ann. N.Y. Acad. Sci. **103**, 181 (1963).
— SHEPHERD, D. M., WEST, G. B.: Function of heparin. Nature (Lond.) **176**, 1123 (1955).
— WEST, G. B.: Histamine in tissue mast cells. J. Physiol. (Lond.) **117**, 72 P (1952).
— — The presence of histamine in tissue mast cells. J. Physiol. (Lond.) **120**, 528 (1953).
RINGERTZ, N.: Polysaccharides of neoplastic mast cells. Ann. N.Y. Acad. Sci. **103**, 209 (1963).
— BLOOM, G.: Acidomucopolysaccharides of two dog mastozytomas. Arkiv Kemi **16**, 57 (1960).
— REICHARD, T.: Chromatography on Ecteola of sulfate containing mucopolysaccharides. Acta chem. scand. **14**, 303 (1960).
RISSER, W. C.: The heparin of pig tissue. J. Amer. chem. Soc. **68**, 341 (1946).
ROBINSON, D. S.: The heparin clearing reaction. Pharm. Weekbl. Amst. **92**, 949 (1957).
— FRENCH, J. E., RICKETTS, C. R.: The production of lipolytic activity in rat plasma after the intravenous injection of dextrane sulfate. Biochem. J. **71**, 286 (1959).
ROTH, J. S.: Ribonuclease. II. Activators and inhibitors of ribonuclease. Arch. Biochem. **44**, 265 (1953).
ROUS, P., GILDING, H. P., SMITH, F.: The gradient of vascular permeability. J. exp. Med. **51**, 807 (1930).
ROY, A. B.: The synthesis and hydrolysis of sulfate esters. Advanc. Enzymol. **22**, 205 (1960).
ROY, G. V. LE, HALPERN, B., DOLKART, R. E.: An indirect, quantitative method for the estimation of heparin activity in vitro: the heparin-protamine titration test. J. Lab. clin. Med. **35**, 446 (1950).
RUPP, E., STRECKERT, F., STÜTTGEN, G.: Die Beeinflussung der allergischen Reaktion durch Dauermedikation eines Antikoagulans vom Heparin-Typ. Arzneimittel-Forsch. **9**, 146 (1959).
SAGE, R. H., TUDOR, R. W.: Treatment of fat embolism with heparin. Brit. med. J. **1958 I**, 1160.
SAILER, S., SANDHOFER, F.: Manometrische Messung der Lipoproteidlipase-Aktivität. In: Lipoproteidlipase, Symposium, Wien 1962, S. 31—33. Basel: Karger 1963.
SASAKI, S., TAGEMOTO, T., OKA, S.: Toxicity of heparinoids, with special reference to the precipitation of fibrinogen. Thrombos. Diathes. haemorrh. (Stuttg.) **12**, 232 (1964).
SCHAYER, R. W.: Histidine decarboxylase in mast cells. Ann. N.Y. Acad. Sci. **103**, 164 (1963).
SCHETTLER, G.: Die klinische Bedeutung der Lipoproteidlipase. In: Lipoproteidlipase, Symposium, Wien 1962, S. 106—126. Basel: Karger 1963.
— In: Lipoproteidlipase, Symposium, Wien 1962, Diskussion S. 38—44. Basel: Karger 1963.
SCHILLER, S.: Mucopolysaccharides of normal mast cells. Ann. N.Y. Acad. Sci. **103**, 199 (1963).
— SLOVER, G. A., DORFMAN, A.: A method for the separation of acid mucopolysaccharides: Its application to the isolation of heparin from the skin of rats. J. biol. Chem. **236**, 983 (1961).
SCHMIDT, M.: Fractionation of acid mucopolysaccharides on DEAE-Sephadex anion exchanger. Biochim. biophys. Acta (Amst.) **63**, 346 (1962).
SCHMIDT-MÜLHEIM, A.: Beiträge zur Kenntnis des Peptons und seiner physiologischen Bedeutung. Du Bois-Reymond Arch. Physiol. **4**, 33 (1880).
SCHMITZ, A., FISCHER, A.: Über die chemische Natur des Heparins. II. Die Reindarstellung des Heparins. Hoppe-Seylers Z. physiol. Chem. **215**, 264 (1933 a).
— — Über die chemische Natur des Heparins. III. Einige Untersuchungen zur Konstitution des Heparins. Hoppe-Seylers Z. physiol. Chem. **215**, 274 (1933 b).
SCHÖLL, H.: Optische Methoden der Klärfaktorbestimmung. In: BRAUNSTEINER, SAILER u. SANDHOFER, Lipoproteidlipase, Symposium, Wien 1962, S. 16—24. Basel: Karger 1963.
— SCHETTLER, G.: Die Lipoproteidlipase und ihre klinische Bedeutung. Ergebn. inn. Med. Kinderheilk. **16**, 245 (1961).

SCHUYTEMA, E. C., CUSHING, I. B.: Attempts to extract a mammalian heparinase. Fed. Proc. **17**, 307 (1958).
SCOTT, D. A., CHARLES, A. F.: Studies on heparin. III. The purification of heparin. J. biol. Chem. **102**, 437 (1933).
SCOTT, J. E.: The reaction of long-chain quaternary ammonium salts with acidic polysaccharides. Chem. and Ind. (Lond.) 168 (1955a).
— The solubility of cetylpyridinium complexes of biological polyanions in solution of salts. Biochim. biophys. Acta (Amst.) **18**, 428 (1955b).
— The preparation and fractionation of acidic polysaccharides using long-chain quaternary ammonium compounds. Biochem. J. **62**, 31 P (1956).
— The fractionation of polyanions by long-chain aliphatic ammonium salts. Biochem. J. **78**, 24 P (1961).
— The fractionation of heparin. Thrombos. Diathes. haemorrh. (Stuttg.) **9**, Suppl. **2**, 50 (1962).
— Aliphatic ammonium salts in the assay of acidic polysaccharides from tissues. Methods of biochemical analyses, ed. D. GLICK, 2nd ed., vol. 8, p. 145. New York: Interscience Publ. Inc. 1963.
— GARDELL, S., NILLSSON, I. M.: The use of long-chain quaternary ammonium compounds in the fractionation of heparin. Biochem. J. **67**, 7 P (1957).
SELYE, H.: The mast cells. Washington: Butterworth 1965.
SHINOWARA, G. Y.: Enzyme studies on human blood. IV. Interrelation of heparin and fibrinogen fractions. Amer. J. Physiol. **156**, 458 (1949).
SILBERT, J. E.: Incorporation of C^{14} and H^3 from nucleotide sugars into a polysaccharide in the presence of a cell-free preparation from mouse mast cell tumor. J. biol. Chem. **238**, 3542 (1963).
— BROWN, D. H.: Enzymic synthesis of uridine diphosphate glucosamine and heparin from C^{14}-glucosamine by a mouse mast-cell tumor. Biochem. biophys. Acta (Amst.) **54**, 590 (1961).
SMITH, D. E.: Electron microscopy of normal mast cells under various experimental conditions. Ann. N.Y. Acad. Sci. **103**, 40 (1963).
— LEWIS, Y. S., SVIHLA, G.: Prolongation of clotting time in the dormant bat (Myotis lucifugus). Experientia (Basel) **10**, 218 (1954a).
— — — Blood clotting time and tissue mast cell number of the bat (Myotis lucifugus) in different physiological states. Proc. Soc. exp. Biol. (N.Y.) **86**, 473 (1954b).
SMITH, H.: The virulence-enhancing factor of mucines. I. A biological assay of virulence-enhancing activity. Biochem. J. **46**, 352 (1950a).
— The virulence-enhancing factor of mucins. II. Fractionation studies on hog gastric mucin. Biochem. J. **46**, 356 (1950b).
— GALLOP, R. C., HARRI-SMITH, P. W., STANLEY, J. L.: The virulence-enhancing factor of mucin. Biochem. J. **52**, 23 (1952).
SMITH, R. T., KORFF, R. W. VON: A heparin-precipitable fraction of human plasma. I. Isolation and characterisation of the fraction. J. clin. Invest. **36**, 596 (1957).
SODA T., EGAMI, H.: A new sulfuric acid ester in the mucus of Charonia lampas. Bull. chem. Soc. (Japan) **13**, 652 (1938).
SØRENSEN, C. W., WRIGHT, I. S.: Studies with a new synthetic anticoagulant. Trans. Josiah Macy Jr. Found., 2nd Conf. on blood clotting and allied problems, 1949, p. 221.
SOULIER, I. P., BOLLOCH, A. G. LE: Le test de tolerance à l'héparine „in vitro". Rev. Hémat. **5**, 148 (1950).
SOULIER, P.: Le test de tolerance à l'héparine dans le controle des traitements anticoagulants par la dicoumarine et ses analogues. Thrombose u. Embolie, p. 793. Basel: Benno Schwabe 1955.
SPEER, R. J., HILL, J. M., MALONEY, M., ROBERTS, R. A.: Hemorrhagic diathesis associated with hyperheparinemia. J. Lab. clin. Med. **45**, 730 (1955).
SPIRO, K., ELLINGER, A.: Der Antagonismus gerinnungsfördernder und gerinnungshemmender Stoffe im Blute und die sogenannte Pepton-Immunität. Hoppe-Seylers Z. physiol. Chem. **23**, 121 (1897).
SPOLTER, L., MARX, W.: Transfer of radioactive sulphate from phosphoadenosine phosphosulphate to heparin. Biochim. biophys. Acta (Amst.) **32**, 291 (1959).
STACEY, M.: The chemistry of mucopolysaccharides and mucoproteins. Advanc. Carbohyd. Chem. **2**, 161 (1946).
— General chemistry of the mucopolysaccharides. In: Chemistry and biology of mucopolysaccharides. Ciba Foundation Symposium, p. 4. Boston: Little, Brown & Co. 1958.
STAEMMLER, M.: Untersuchungen über Vorkommen und Bedeutung der histiogenen Mastzellen im menschlichen Körper unter normalen und pathologischen Verhältnissen. Frankfurt. Z. Path. **25**, 391 (1921).

Stoffyn, P. J., Jeanloz, R. W.: Identification of amino sugars by paper chromatography. Arch. Biochem. **52**, 373 (1954).
Struver, G. P., Bittner, D. L.: The partial thromboplastin time (cephalin time) in anticoagulation therapy. Amer. J. clin. Path. **38**, 473—481 (1962).
Studer, A.: Les héparinoides. Rev. J. Hémat. **10**, 394 (1955).
— Engelberg, R., Randall, L. O.: Zur Frage der Toxizität von Heparinoiden. Thrombose und Embolie, S. 863. Basel: Benno Schwabe 1955.
— Winterstein, A.: Bestimmung des Heparins auf gerinnungsphysiologischem Wege. Helv. physiol. pharmacol. Acta **9**, 6 (1951).
Stüttgen, G., Hoffmann, N., Simmich, W.: Die Aktivierung der Proteolyse des menschlichen Serums und der Haut durch Heparine. Klin. Wschr. **35**, 1168 (1957).
Suomalainen, P.: Hibernation, the natural hypothermia in mammals. Triangle **2**, 227 (1956).
— Lehto, E.: Prolongation of clotting time in hibernation. Experientia (Basel) **8**, 65 (1952).
Svihla, A., Bowman, H., Pearson, R.: Prolongation of blood clotting time in the dormant hamster. Science **115**, 272 (1952).
— — Ritenour, R.: Prolongation of clotting time in dormant estivating mammals. Science **114**, 398 (1951).
Thunell, S.: A micro procedure for the study of depolymerization of glycosaminoglycans by testicular hyaluronidase. Arkiv Kemi **27**, 33 (1967a).
— A micro procedure for quantitative determination of hyaluronic acid, heparan sulfate, chondroitin sulfate and dermatan sulfate in mixtures. Arkiv Kemi **27**, 45 (1967c).
— Procedures for the microscale investigation of vessel wall glycosaminoglycans. Acta Univ. Lund. (Sweden), Sect. II, No 9 (1967d).
— Antonopoulos, C. A., Gardell, S.: Analysis of aortic glycosaminoglycans from various animal species by CPC-cellulose column procedures. J. Atheroscler. Res. **7**, 283 (1967b).
Thurnherr, N., Thölen, H., Duckert, F.: Quantitative heparin determination and periodic extracorporeal dialysis. Helv. med. Acta **33**, 334 (1966).
Uvnäs, B.: Mechanism of histamine release in mast cells. Ann. N.Y. Acad. Sci. **103**, 278 (1963).
Vasseur, E.: Chemical studies on the jelly coat of the sea-urchin egg. Acta chem. scand. **2**, 900 (1948).
— The chemistry and physiology of the jelly coat of the sea-urchin egg. Thesis. Wenner-Gren Institute, Stockholm, 1952.
Velluz, L., Nominé, G., Mathieu: Recherches sur l'héparine. Les héparides antilipémiques. Bull. Soc. Chim. biol. (Paris) **41**, 415 (1959).
— — Pierdet, A.: Derivés de l'héparine, les héparides. C. R. Acad. Sci. (Paris) **247**, 1821 (1958).
Walton, K. W.: Experiments with dextran sulphate as an anticoagulant. Proc. roy. Soc. Med. **44**, 563 (1951).
— The biological behaviour of a new synthetic anticoagulant (dextran sulphate) possessing heparin like properties. Brit. J. Pharmacol. **7**, 370 (1952).
— Investigation of the toxicity of a series of dextran sulphates of varying molecular weight. Brit. J. Pharmacol. Chemother. **9**, 1 (1954).
— Chemistry and mode of action of heparin and related compounds. Brit. med. Bull. **11**, 62 (1955).
Walton, P. L., Ricketts, C. R., Bangham, D. R.: Heterogeneity of heparin. Brit. J. Haemat. **12**, 310 (1966).
Waugh, T. R., Ruddick, D. W.: A test for increased coagulability of the blood. Canad. med. Ass. J. **50**, 547 (1944).
Whipple, H. E., Silverzweig, S.: Conference on mast cells and basophils, May 17—19, 1962. In: Ann. N.Y. Acad. Sci. **103**, 1—492 (1963).
Whistler, R. L., Richards, G. N.: Uronic acid fragments from slash pine and their behavior in alkaline solution. J. Amer. chem. Soc. **80**, 4888 (1958).
Wilander, O.: Über die Bildungsstätte des Heparins im Körper. Kongreßber. II d. XVI. Internat. Kongr. f. Physiol., Zürich 1938, p. 245 (a).
— Studien über Heparin. Skand. Arch. Physiol. **81**, Suppl. 15 (1938b).
Winterstein, A.: Symp. sur les macromolecules centenaire de l'Institut National Genevois, hors series, 93 (1954).
— Chimica e biochimica dell'eparina. Symposium sulla Eparina. Organizzato dalla Societa Lombarda di Scienze Mediche e Biologiche, Milan, 19 Dicembre 1955, p. 6—16. Milano: Stameria Cesare Tamburini 1955.
— The problem of heparin evaluation. Pharmaceut. Weekbl. **92**, 982 (1957).
— Pharmakologie der Antikoagulantien. Thrombos. Diathes. haemorrh. (Stuttg.) **5**, Suppl. 18 (1960).
— Studer, A.: Zur Kontrolle der Antikoagulantientherapie. Schweiz. med. Wschr. **90**, 1258 (1960).

WOLFROM, M. L.: Heparin and related substances. In: Polysaccharides in biology, Transactions of the Fourth Conference, Josiah Macy Jr. Found., Princeton, N. J. 1958, p. 115. Berlin-Göttingen-Heidelberg: Springer 1960.
— KARABINOS, J. V.: Heparin-hydrolytic characteristics. J. Amer. chem. Soc. **67**, 679 (1945).
— MCNEELY, W. H.: The relation between the structure of heparin and its anticoagulant activity. J. Amer. chem. Soc. **67**, 748 (1945).
— MONTGOMERY, R., KARABINOS, J., RATHGEB, P.: The structure of heparin. J. Amer. chem. Soc. **72**, 5796 (1950).
— RICE, F. A. H.: The uronic acid component of heparin. J. Amer. chem. Soc. **68**, 532 (1946).
— VERCELLOTTI, R. J., HORTON, D.: A disaccharide from carboxyl-reduced heparin. J. org. Chem. **27**, 705 (1962).
— — — The linkage in a disaccharide from carboxyl-reduced heparin. J. org. Chem. **28**, 278 (1963a).
— — — A second disaccharide from carboxyl-reduced heparin. J. org. Chem. **28**, 279 (1963b).
— — — Methylation studies on carboxylreduced heparin. 2-amino-2-deoxy-3,6-di-O-methyl-α-D-glucopyranose from methylation of chitosan. J. org. Chem. **29**, 547 (1964a).
— — — Two disaccharides from carboxyl-reduced heparin. The linkage sequence in heparin. J. org. Chem. **29**, 54 (1964b).
— — THOMAS, G. H. S.: Carboxyl-reduced heparin. J. org. Chem. **26**, 2160 (1961).
— — — Carboxyl-reduced heparin. Monosaccharide components. J. org. Chem. **29**, 536 (1964).
— — TOMOMATSU, H., HORTON, D.: The linkage sequence in heparin. Biochem. biophys. Res. Commun. **12**, 8 (1963).
— WEISBLAT, D. I., KARABINOS, J. V., MCNEELY, W. H., MCLEAN, J.: Chemical studies on crystalline barium acid heparinate. J. Amer. chem. Soc. **65**, 2077 (1943).
WRIGHT, I. S.: The discovery and early development of anticoagulants. A historical symposium, ed. I. S. WRIGHT. Circulation **19**, 73 (1959).
YAMASHINA, I.: Note on β-heparin. Acta chim. scand. **8**, 1316 (1954).
YOSIZAWA, Z.: A note for identification of uronic acids in mucopolysaccharides. Tohoku J. exp. Med. **72**, 140 (1960).
ZAKRZEWSKI, Z.: Die Rolle des Prothrombins und Heparins bei der Proliferation und Differenzierung von Geweben. Klin. Wschr. **11**, 113 (1932).
ZÖLLNER, N.: Die Bedeutung des Lipämieklärungsfaktors. Med. u. Ernähr. **2**, 25 (1961).
— BURGER, CH., BRAUN, R.: Eine neue Methode zur Isolierung von Heparin aus dem Plasma als Grundlage einer quantitativen Bestimmung. Hoppe-Seylers Z. physiol. Chem. **329**, 76 (1962).
— LORENZ, B.: Heparin. Bestimmung mit Ribonuklease. Methoden der enzymatischen Analyse, edit. BERGMEYER, H. U., Weinheim/Bergstraße, 1962, S. 79. New York: Acad. Press 1963.

4-Hydroxy-cumarine, Bis-hydroxy-cumarine und 1,3-Indandione

Knut-Olaf Haustein und Fritz Markwardt

Mit 29 Abbildungen

I. Zur Entdeckung der Anticoagulantien und des Vitamins K

Die Entdeckung der Anticoagulantien vom Dicumaroltyp geht auf Beobachtungen von Schofield (1922) und Roderick (1929) zurück. Sie hatten in den USA und Canada an Rindern, denen faulender Süßklee (Melilotus alba) verfüttert worden war, schwere, meist tödliche Blutungen beobachtet. Diese Erkrankung wurde von zahlreichen Veterinären als eine hämorrhagische Septikämie oder als „black leg" bezeichnet, weil sie der Annahme waren, es handele sich dabei um eine Infektionserkrankung. Schofield (1922) und Roderick (1929) bezogen diese Erkrankung auf die Verfütterung des Klee's und bezeichneten sie als „sweet clover disease". Die erste Phase der Erkrankung, die sich innerhalb von 15 Tagen entwickelte, war nur durch eine verlängerte Gerinnungszeit gekennzeichnet, während in der zweiten Phase, die sich innerhalb von weiteren 15 Tagen ausbildete, Blutungen in der Muskulatur und entlang der Fascien der Extremitäten sowie auch Hämatome unter dem Fell auftraten (Roderick, 1931). Der Tod der Tiere wurde zumeist durch Verletzungen mit letal endenden Blutungen herbeigeführt. Die erkrankten Rinder konnten durch Transfusionen des Blutes gesunder Rinder vor dem Tode gerettet werden. Durch gerinnungsphysiologische Studien, insbesondere mit Hilfe der Einstufenmethode nach Quick, war es möglich, die Prothrombinaktivität in Plasmaproben zu bestimmen und so konnte die Ursache der Blutung, nämlich ein Prothrombinmangel im Blut der betroffenen Tiere, aufgedeckt werden (Roderick, 1931). Die Arbeitsgruppe um K. P. Link stellt sich die Aufgabe, aus den Melilotus-Arten, welche die Erkrankung der Rinder verursachten, das wirksame Agens zu isolieren. Im Juni 1939 gewann Campbell in der Wisconsin Agricultural Experimental Station 5,8 mg der wirksamen Substanz in kristalliner Form aus dem Klee (Link, 1943/44). Im April 1940 wurde dann schließlich die Struktur des als Dicumarol bezeichneten Wirkstoffs erkannt, wobei sich zeigte, daß Dicumarol mit der bereits von Anschütz, 1903 synthetisierten „α-Methylen-bis-benzotetronsäure" identisch ist (Link, 1943/44).

Nach Untersuchungen von Smith und Brink (1938), Roberts und Link (1937) kommt die Biosynthese des Dicumarols aus Cumarin durch eine 4-Hydroxylierung sowie nachfolgende Kondensation von 2 Molekülen in Anwesenheit von Formaldehyd zustande. Mit dem aus Klee isolierten und dem synthetischen Dicumarol wurden an Kaninchen Untersuchungen durchgeführt. Auch bei diesen Tieren ließen sich mit beiden Substanzen Hämostasestörungen hervorrufen, welche der „sweet clover disease" entsprachen (Overman et al., 1942).

Nach diesen Untersuchungsergebnissen, welche das Dicumarol als eine Substanz mit Prothrombinspiegel-senkenden Eigenschaften charakterisierten, lag die

Konsequenz nahe, diese Verbindung in die Therapie als Anticoagulans, d.h. als Antithromboticum, einzuführen. Für die therapeutische Anwendung war die Erkenntnis von QUICK (1937) von Bedeutung, daß erst eine Verminderung des Prothrombinspiegels unter 10% der Norm zu Hämorrhagien führt. In sehr sorgfältigen pharmakologischen und toxikologischen Studien durch die Arbeitsgruppe um K. K. CHEN (ROSE et al., 1942) wurden die toxischen Dosen für Dicumarol an Kaninchen, Mäusen, Meerschweinchen und Hunden bestimmt. Als Todesursachen wurden bei allen Tieren Blutungen in den parenchymatösen Organen sowie Lungenödeme gefunden. Autoptische und histologische Untersuchungen an Affen, Hunden und Meerschweinchen ließen nach hohen Dicumaroldosen Lebernekrosen erkennen (RICHARDS und CORTELL, 1942), die von der Mehrzahl der Bearbeiter auf lokale Blutungen in die Leber bezogen, also als sekundäre Schädigungen aufgefaßt wurden (BINGHAM et al., 1941, 1943; BOLLMAN und PRESTON, 1942).

Diese Ergebnisse waren die Grundlage für die weiteren Untersuchungen der Arbeitsgruppe um K. P. LINK, durch systematische chemische Abwandlung des Bishydroxycumarin-Moleküls zu einfacher gebauten bzw. noch wirksameren Anticoagulantien zu kommen. Ausgedehnte Struktur-Wirkungs-Studien an etwa 150 Derivaten des Dicumarols bzw. 4-Hydroxycumarins erbrachten Ergebnisse, die noch heute maßgeblichen Wert haben (s. Abschn. II, C) (OVERMAN et al., 1944). Eine weitere Arbeitsgruppe um KABAT entdeckte bei Struktur-Wirkungs-Studien die Aktivität der Indandion-1,3-Derivate als Anticoagulantien. Als wirksamsten Körper dieser Klasse erkannten sie bereits das heute noch verwendete 2-Isovaleryl-indandion (KABAT et al., 1944).

Über die ersten umfassenden klinischen Anwendungen von Bishydroxycumarin berichteten ALLEN (1947, 1959), BUTT et al. (1941), DUFF und SHULL (1949), LEHMANN (1959), MARKS et al. (1954), MEYER (1959) sowie WRIGHT und PRANDONI (1942).

In die gleiche Zeit wie die Entdeckungsgeschichte der Anticoagulantien fällt auch die des Vitamins K. Bei seinen Untersuchungen über den Cholesterinstoffwechsel fand DAM 1929 an Hühnchen unter lipoidfreier Diät Blutungen im Gastrointestinalbereich sowie in der Muskulatur. Da diese Blutungen durch Ascorbinsäure nicht aufzuheben waren und eine Substitution mit den Vitaminen A, D und E erfolglos war, wurde die Existenz eines neuen Vitamins postuliert, das die Bezeichnung „Coagulations-Vitamin" bzw. Vitamin K erhielt (DAM, 1934, 1935). Beziehungen zwischen Vitamin K-Mangel und Prothrombinspiegel an Patienten konnten bereits 1938 durch SNELL gesichert werden. In den folgenden Jahren reicherten DAM und ALMQUIST das Vitamin aus dem Alfalfa-Heu bzw. der Luzerne an und 1939 gelang es einer Arbeitsgruppe um DAM und KARRER (DAM et al., 1939; KARRER et al., 1939), erste chemisch reine Vitamin K-Präparate zu isolieren und zu charakterisieren. Etwa 3 Monate später hatten DOISY und Mitarbeiter (McKEE et al., 1939) je einen Wirkstoff aus Alfalfa und aus faulendem Fischmehl isoliert, für ersteren wurde der Terminus K_1, für letzteren Vitamin K_2 gewählt. McKEE et al. (1939) definierten die Grundstruktur der K-Vitamine als Chinone. Aufgrund chemischer Analysen von oxidativen Abbauprodukten des Vitamins K_1 (Phytomenadion) wurden die Spaltprodukte Phthalsäure, 2-Methyl-1,4-naphthochinon und 2,6,10-Trimethyl-pentadecanon isoliert. Aus diesen Ergebnissen resultierte die erste Konstitutionsformel (MAC CORQUODALE et al., 1939a, THAYER et al., 1939). Noch im gleichen Jahr gelang die Synthese von Phytomenadion durch FIESER et al. (1939), MACCORQUODALE et al. (1939b, 1940) als auch durch ALMQUIST und KLOSE (1939). Die richtige Konstitutionsformel für Vitamin K_2 wurde jedoch erst durch BINKLEY et al. (1940) ermittelt.

Tabelle 1. *Anticoagulantien aus der Bishydroxycumarin- und 4-Hydroxycumarin-Reihe, die von therapeutischer Bedeutung sind*

1. *Bishydroxycumarin-Derivate:*				
Bishydroxycumarin 3,3′-Methylen-bis-(4-hydroxy-cumarin)	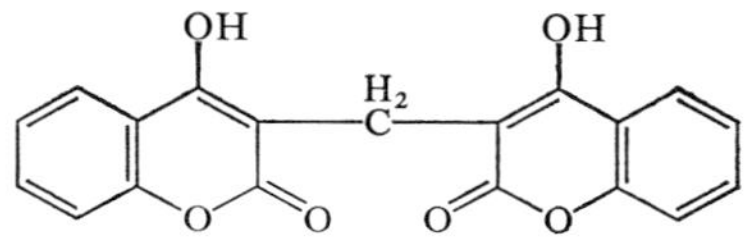	$C_{19}H_{12}O_6$	287—93°	Anschütz (1903, 1909), Sullivan et al. (1943), Stahmann et al., 1941, USP 2601 204 Fremont et al. (1963), Gold und Lilley (1959)
Äthylendicumarin 3,3′-Äthylen-bis-(4-hydroxy-cumarin)	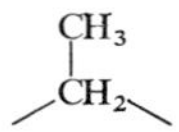	$C_{20}H_{14}O_6$	176—78°	Grüssner (1946), Guminska und Eckstein (1961), Klosa (1952)
Cumetharol 3,3′-Methoxy-äthyliden-bis-(4-hydroxycumarin)	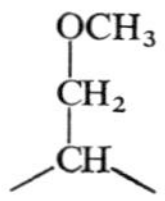	$C_{21}H_{16}O_7$	156—57°	de Jongh und Kok (1953), Dekker und Groen (1955)
Thiocumar, Thioporan 3,3′-Methylthiopropyliden-bis-(4-hydroxycumarin)	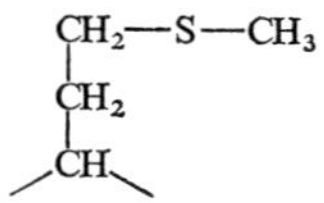	$C_{22}H_{18}O_6S$	151—54°	Guminska und Eckstein (1961)
Äthylbiscoumacetat 3,3′-Essigsäureäthylester-bis-(4-hydroxycumarin)	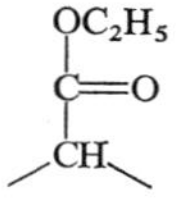	$C_{22}H_{16}O_8$	177—82°	Fučik et al. (1949), Link et al. (1943). Rosicky (1944), Sched. P. 134 199, Schweiz. PP. 279 771—773, 280 072—074, Guminska und Eckstein (1961), USP 2482 510—512, 2648 683, Tillement et al. (1965)
2. *4-Hydroxycumarin-Derivate:*				
Phenprocoumarol 3-(α-Äthylbenzyl)-4-hydroxy-cumarin	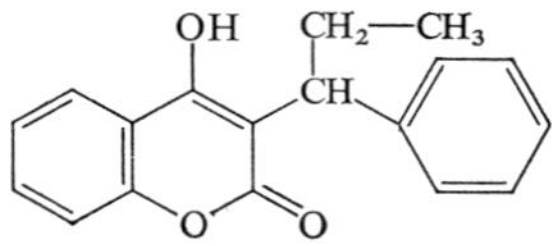	$C_{18}H_{16}O_3$	179°	DBP 924 450, 932 373, DAS 1141 995, USP 2872 457, Schroeder et al. (1957), Johnson et al. (1957), Brambel und Serra (1959)

Diabaron 3-(Diäthylaminoäthyl-carboxamyl)-4-hydroxycumarin	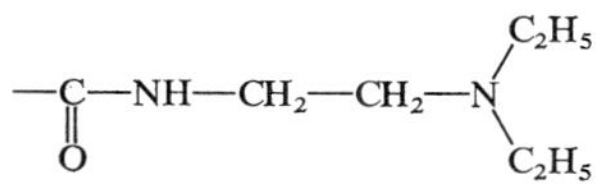	$C_{16}H_{20}O_4N$	154—55°	FRANZ, P. 1369 991
Xylocumarol 3-(3,5-Xylyl)-4-hydroxycumarin	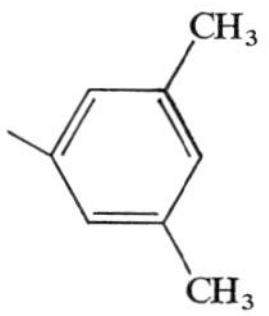	$C_{17}H_{14}O_3$	216°	VAN ZANTEN (1964)
3. 2H-Pyran-5-carbonsäure-γ-lacton-Derivate:				
Warfarin 3,4-Dihydro-6-(o-hydroxyphenyl)-2-hydroxy-2-methyl-4-phenyl-2H-pyran-5-carbonsäure-γ-lacton	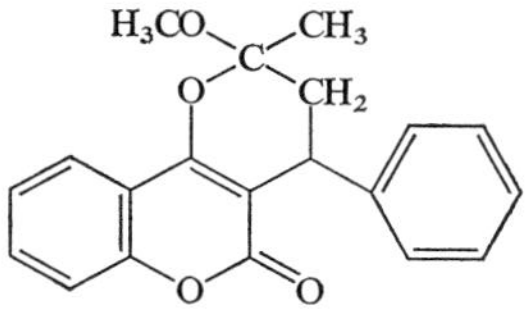	$C_{19}H_{16}O_4$	161°	IKAWA et al. (1944), USP 2427 578, FEMONT et al. (1963), TILLEMENT et al. (1965), BARKER und RANGEL (1960)
Acenocumarol 3,4-Dihydro-6-(o-hydroxy-phenyl)-2-hydroxy-2-methyl-4-(p-nitrophenyl)-2H-pyran-5-carbonsäure-γ-lacton	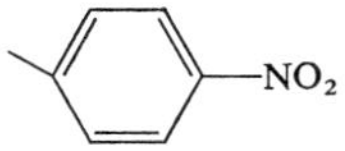	$C_{19}H_{15}O_6N$	196—99°	STOLL und LITVAN (1953), USP 2648 682, GOLD und LILLEY (1959), TILLEMENT et al. (1965), CLÖSGES und NORPOTH (1957), ALEXANDER et al. (1957), VERMEULEN et al. (1959)
Cumachlor 3,4-Dihydro-6-(o-hydroxyphenyl)-2-hydroxy-2-methyl-4-(p-chlorphenyl)-2H-pyran-5-carbonsäure-γ-lacton	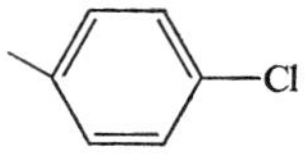	$C_{19}H_{15}O_4Cl$		Schweiz. P. 283 657, DBP 884 500, USP 2648 682
Cyclocumarol 3,4-Dihydro-6-(o-hydroxyphenyl-2-methoxy-2-methyl-4-phenyl-2H-pyran-5-carbonsäure-γ-lacton	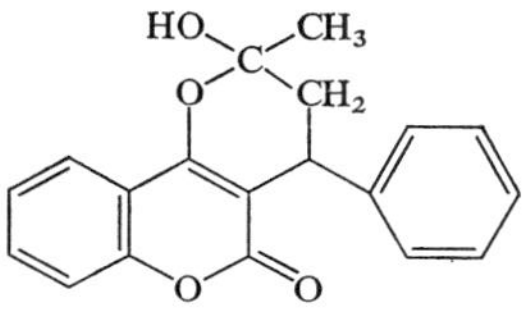	$C_{20}H_{18}O_4$	166°	IKAWA et al. (1944), Belg. P. 643 827, USP 2427 579, 2702 806

Erste Wechselbeziehungen zwischen Anticoagulantien und Vitamin K untersuchten Campbell et al. (1941), wobei sie jedoch eine Unwirksamkeit von Menadion (Vitamin K_3) an Dicumarol-vorbehandelten Tieren feststellten. Overman et al. (1942) konnten dementgegen bei hoher und ausreichend langer Dosierung von Menadion eine Dicumarol-antagonistische Wirkung an Kaninchen beweisen. Diese Ergebnisse wurden durch klinische Arbeiten von Shapiro et al. (1943), Lehmann (1943a, b) und Davidson et al. (1943) bestätigt. Ebenso wurde erkannt, daß der Dicumaroleffekt im Tierexperiment in seiner Auswirkung abhängig ist vom endogenen Vitamin K-Gehalt der Versuchstiere (Overman et al., 1942). Weiteres siehe Kapitel III, C., S. 229ff.

Bei Betrachtung aller dieser bis zum Jahre 1945 erarbeiteten Ergebnisse fällt auf, daß im Gegensatz zu zahlreichen anderen Arbeitsgebieten die wesentlichen und grundlegenden Erkenntnisse in einer relativ kurzen Zeit erarbeitet worden sind, denen in den folgenden Jahren eigentlich nur Kenntnisse auf dem Gebiete des Wirkungsmechanismus von Phytomenadion bzw. der Anticoagulantien sowie der Pharmakokinetik der Anticoagulantien hinzugefügt worden sind. Dabei kann nicht übersehen werden, daß auch diese Ergebnisse aus den letzten Jahren noch nicht zu einer endgültigen Klärung des Wirkungsmechanismus der Anticoagulantien geführt haben (Link, 1959).

II. Die Chemie der Anticoagulantien

Die Anticoagulantien aus der Dicumarol-, 4-Hydroxycumarin- und Phenylindandion-Reihe sind ein Beispiel für die relativ eng begrenzte Strukturspezifität einer Wirkstoffklasse. Mit der Aufzählung der 3 verwandten Strukturtypen sind die Anticoagulantien bereits ausreichend chemisch klassifiziert. Nachdem durch die Arbeiten von Link die Bedeutung dieser Stoffklasse für die Therapie und Prophylaxe thrombo-embolischer Erkrankungen erkannt worden war, wurde die Chemie der Anticoagulantien in den folgenden 10 Jahren mit besonderer Intensität bearbeitet. In dieser Zeit erschienen nahezu alle wesentlichen Arbeiten auf diesem Gebiete. Daher ist es auch verständlich, daß die in den 60iger Jahren zum Anticoagulantien-Kapitel erschienenen chemischen Arbeiten sich mehr den noch offenstehenden Fragen des biochemisch-pharmakologischen Verhaltens zuwandten.

A. Strukturtypen

Wie bereits eingangs dargestellt, ist die Möglichkeit einer generellen Abänderung des Cumarin- bzw. Indandion-Gerüstes unter Beibehalten der anticoagulatorischen Wirksamkeit nicht gegeben. Dieser Umstand spricht für die Spezifität dieser Anti-Vitamin K-Struktur.

1. 4-Hydroxycumarin-Derivate

In der Reihe der 4-Hydroxycumarin-Derivate lassen sich im wesentlichen 3 Klassen unterscheiden, und zwar

a) das Dicumarol (I) und seine Derivate,

b) das 4-Hydroxycumarin (II) mit Abkömmlingen, die

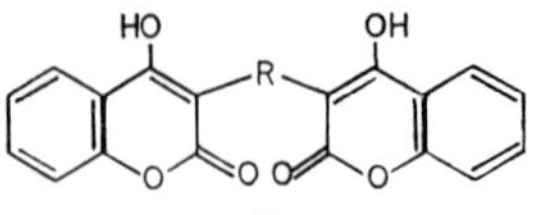

I

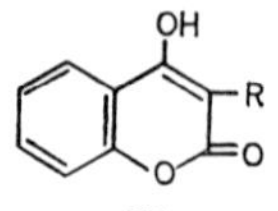

II

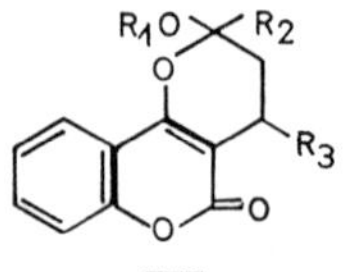

III

α) aliphatische oder arylaliphatische Substituenten am C3 tragen können bzw. die

β) wegen der Art der Seitenkette zur Bildung sog. cyclischer Derivate (III) oder γ-Lactone führen können (entspricht der cyclischen Hemiketalform).

In Tabelle 1 sind die therapeutisch sowohl als Anticoagulantien wie auch teilweise als Rodenticide (s. Abschn. V, D) gebräuchlichen 4-Hydroxycumarin-Derivate aufgeführt. Die Spezialitätennamen der im Handel befindlichen Präparate sind der Tabelle 32 (s. S. 416) des Beitrages von DEUTSCH zu entnehmen.

Die klassische Synthese für 4-Hydroxycumarin wurde bereits 1903 von ANSCHÜTZ beschrieben, obwohl seinerzeit eine Verwendung für die Therapie nicht erkannt wurde. Bei dieser Synthese wird Acetylsalicylsäurechlorid mit Natriummalonester kondensiert und nach anschließender Hydrolyse und Decarboxylierung des Zwischenprodukts erhält man 4-Hydroxycumarin. Die nucleophile Reaktivität von 4-Hydroxycumarin ermöglicht dann die nachfolgende Einführung verschiedener Substituenten am Kohlenstoffatom 3 (KLOSA, 1955; SCHROEDER et al., 1957). In den folgenden Jahren sind weitere Synthesewege vor allem von PAULY und LOCKEMANN (1915), SMITH und DOBROVOLNY (1926), BOYD und ROBERTSON (1948), ZIEGLER und JUNEK (1955) sowie von DA RE und SANDRI (1960) angegeben worden. Eine zusammenfassende Darstellung des diesbezüglichen Schrifttums findet sich bei REPPEL (1954), RENK und STOLL (1968), u.a.

2. Indandion-Derivate

Erste Synthesen auf dem Gebiete der Indandion-1,3-Derivate wurden bereits durch Arbeiten von GABRIEL (1885) und NATHANSON (1893) bekannt. Ein weiteres Syntheseverfahren nutzte die Darstellung aus β-Propiolacton (RINEHART jr. und GUSTAFSON, 1960). Diese Stoffklasse wurde jedoch erst interessant, als KABAT et al. (1944), GLEY und DELOR (1948) sowie MEUNIER et al. (1947) die gerinnungshemmende Wirkung dieser Verbindungsklasse näher beschrieben hatten. Im Gegensatz zu den 4-Hydroxycumarinen wurden in der Folge vorwiegend Derivate durch Variation des Moleküls am C2 hergestellt. In Tabelle 2 sind die in der Therapie zur Senkung des Gerinnungspotentials genutzten Indandion-Derivate zusammengestellt.

3. Andere Stoffklassen und Naturstoffe

Das gerinnungshemmend wirksame Dicumarol entsteht bekanntlich aus dem in bestimmten Kleearten (Melilotus alba, M. officinalis) vorkommenden Cumarin unter Silierungsbedingungen, bei denen 2 Cumarinmoleküle über eine Methylenbrücke nach Hydroxylierung am C4 miteinander verknüpft werden. Cumarine kommen aber auch in zahlreichen anderen Pflanzen, wie z.B. Gräsern, Gemüse- und Orchideenarten sowie Citrusfrüchten vor, von denen hier nur einige aufgezählt seien:

Aesculetin (6,7-Dihydroxycumarin aus Primus spinosa L.), *Ayapin* (IV, 6,7-Methylendioxycumarin aus Eupatorium tiplinerve Vahl), *Citropten* bzw. *Limettin* (5,7-Dimethoxycumarin aus Citrus limonia Osbeck, Citrus limetta Risso), *Daphnetin* (6,7-Dihydroxycumarin

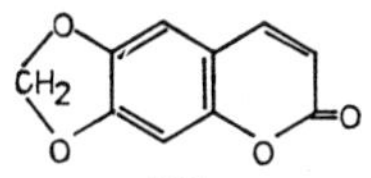

IV

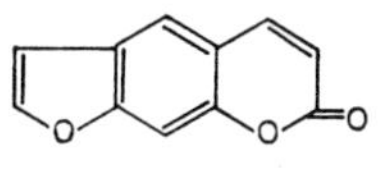

V

aus Setaria italica B.P./L./), *Fraxetin* (7,8-Dihydroxy-6-methoxycumarin aus Fraxinus excelsior L., Fraxinus mandshurica Rupr.) sowie *Osthol* (7-Methoxy-8-/2′-isopentenyl/-cumarin aus Angelica archangelica L.).

Tabelle 2. *Anticoagulantien aus der 1,3-Indandion-Reihe, die von therapeutischer Bedeutung sind*

1. Aliphatisch und arylaliphatisch substituierte Indandion-Derivate:				
Valon 2-(β-Methyl-butyryl)-1,3-indandion	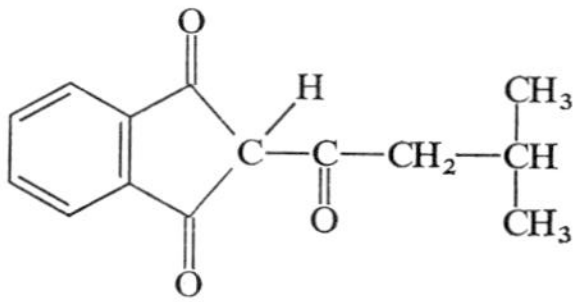	$C_{14}H_{14}O_3$		KILGORE et al. (1942)
Diphenadion Diphenylacetyl-1,3-indandion	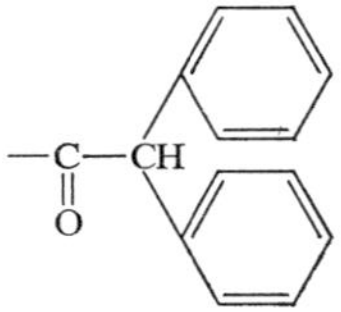	$C_{23}H_{16}O_3$	146—47°	THOMAS (1954), FIELD et al. (1952); USP 2672 483, 2827 489, 2900 302; Brit. P. 706 661, 869 280
Omephin 2-Hydroxymethyl-2-phenyl-1,3-indandion	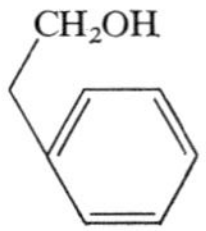	$C_{16}H_{21}O_3$	162—64°	KOPTELOVA (1962, 1963)
2. Substituierte Phenylindandion-Derivate:				
Phenindion 2-Phenyl-1,3-indandion	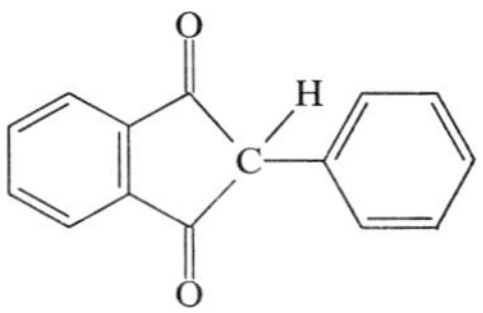	$C_{15}H_{10}O_2$	149—51°	GABRIEL (1885), NATHANSON (1893), DIECKMANN (1914), OSKAJA und VANAGS (1961), GOLD und LILLEY (1959), TILLEMENT et al. (1965), CLÖSGES und NORPOTH (1965), VERMEULEN et al. (1959)
Chlorphenindion p-Chlor-2-phenyl-1,3-indandion	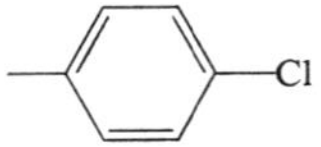	$C_{15}H_9O_2Cl$	145—46°	SHAPIRO et al. (1960), Schweiz. P. 317 297, USP 2820 738, 2899 358
Brophenadion p-Brom-2-phenyl-1,3-indandion	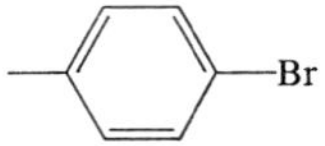	$C_{15}H_9O_2Br$	137—39°	Schweiz. P. 317 738, USP 2820 738, 2899 358, SHAPIRO et al. (1960), SINGER et al. (1962), FREEDMAN et al. (1963)
Anisindion 2-p-Methoxyphenyl-1,3-indandion	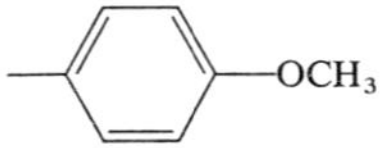	$C_{16}H_{12}O_3$	156—57°	KOELSCH (1936), Schweiz. P. 317 297, USP 2820 738, 2899 358, FIELDER et al. (1961)

Des weiteren sind zahlreiche Furocumarine aus Pflanzen isoliert worden, wie z.B. das *Angelicin* (Furo-/2':3'-7:8/-cumarin aus Psoralea coryfolia L.), *Bergapten* (5-Methoxypsoralen aus Citrus medica L. var. vulg. Risso), *Pimpinellin* (5,9-Dimethoxypsoralen aus Pimpinella saxifraga L., Heracleum sphondylium L.), *Psoralen* (V, Furo/3':2'-6:7/-cumarin aus Psoralea coryfolia L.) sowie das *Xanthotoxin* (9-Methoxypsoralen aus Ruta cholepensis L.), von denen ebenso wie von den Hydroxycumarinen nicht bekannt ist, ob sie als Anticoagulans wirken können. Eine Ausnahme bilden Ayapin (IV) und Ayapanin, über deren blutgerinnungshemmende Wirkungen berichtet wurde (Bose und Sen, 1941).

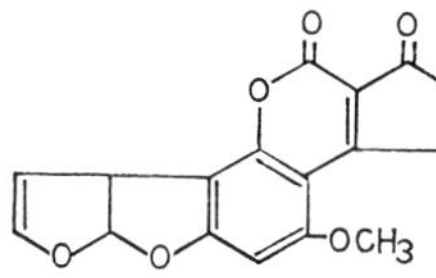

VI

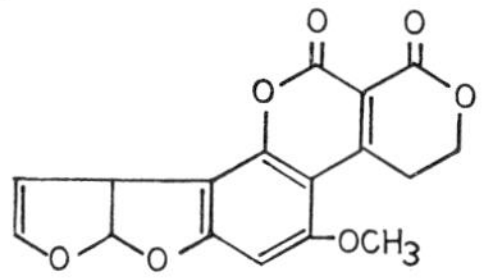

VII

Aflatoxine B und *C*, aus Aspergillus flavus isolierte Difuran-Cumarin-Derivate zeigen chemisch nur eine entfernt verwandte Struktur (VI, VII) zu den Anticoagulantien. Sie erzeugen an Geflügel und an verschiedenen Versuchs- und Nutztieren Blutungen und Leberschäden (s. Reiss, 1969). Es ist nicht geklärt, ob ein ähnlicher Wirkungsmechanismus wie bei den Anticoagulantien für deren Aktivität verantwortlich ist.

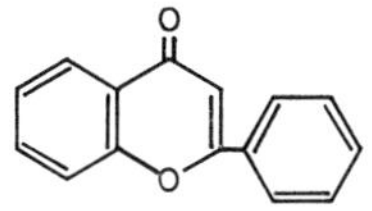

VIII

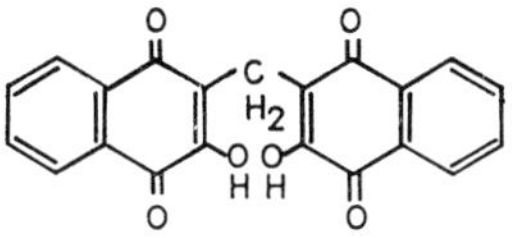

IX

Chromone leiten sich im Gegensatz zu den Cumarinen (α-Pyrone) vom γ-Pyron ab. Die zahlreichen in Pflanzen vorkommenden Pyranochromone und Flavone, z.B. das 2-Phenyl-chromon (VIII), besitzen ebenso keine anticoagulatorische Wirkung wie die bereits beschriebenen Naturstoffe. Auch den als Furochromonen bekannten Naturstoffen (z.B. Khellin, Visnagin, etc.) fehlt eine dem 4-Hydroxycumarin ähnliche Wirkung. Die Ergebnisse stimmen mit Arbeiten von Trčka (1963) über Chromon-Derivate des 4-Hydroxycumarins überein.

Lediglich Arbeiten von Meunier et al. (1943) sowie von Smith (1947) und Smith et al. (1946) weisen darauf hin, daß verwandte Naphthochinone (IX) eine Senkung des Prothrombinspiegels bewirken ebenso wie vereinzelte Chromonderivate (X) (Tronche et al., 1965).

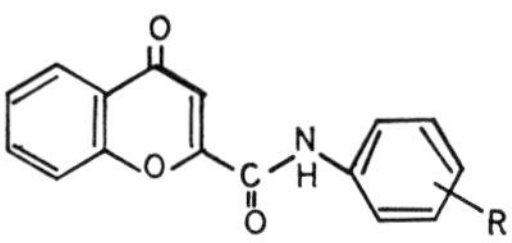

X

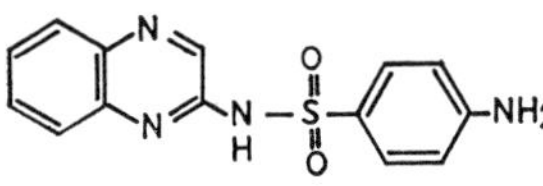

XI

Die gerinnungshemmende Wirkung eines Chinoxalin-Derivates, des Sulfaquinoxalins (XI), scheint dementgegen auf den Sulfonamidcharakter des Gesamtmoleküls zurückzuführen zu sein (Mushett et al., 1947; Seeler et al., 1944), indem die antibakterielle Wirkung zur Beeinträchtigung des Coliwachstums im Gastrointestinalbereich führt und somit ein Vitamin K-Mangel erzeugt wird. Vgl. dazu auch Versuche zur Steigerung der rodenticiden Wirksamkeit von Anticoagulantien bei gleichzeitiger Anwendung von Sulfaquinoxalin (Libby und Abrams, 1966).

B. Bestimmungsmethoden für Anticoagulantien

Anticoagulantien aus der Bishydroxycumarin, 4-Hydroxycumarin- und Phenylindandion-Reihe lassen sich durch verschiedene Nachweisverfahren bestimmen. Im Rahmen der Isolierung von Naturstoffen der Cumarinreihe sind zahlreiche Analyseverfahren entwickelt worden, die letztlich auch den analytischen Arbeiten auf dem Gebiete der Anticoagulantien zugute kommen. Seit mehreren Jahren sind die colorimetrischen Verfahren, welche vorwiegend auf der Basis einer Farbreaktion und quantitativer Messung des entstandenen gefärbten Produkts beruhen, mehr oder weniger zugunsten spektralphotometrischer Verfahren verlassen worden. Durch Untersuchungen der Arbeitsgruppe um AGGELER und O'REILLY sind diese Untersuchungsverfahren so ausgebaut worden, daß pharmakokinetische Untersuchungen in größerem Umfange auch am Menschen möglich geworden sind. Insgesamt gesehen ist jedoch den Anticoagulantien aus der Gruppe der Bishydroxycumarine und 4-Hydroxycumarine in der Analytik mehr Beachtung geschenkt worden als denen aus der Phenylindandionreihe. Neben den für pharmakologische Untersuchungen benutzten Verfahren sind in den letzten Jahren weitere Methoden vor allem aus gerichtsmedizinischer und veterinärhygienischer Sicht (zum Nachweis von Rodenticiden) entwickelt worden.

1. Isolierungsverfahren aus biologischem Material

Zum Nachweis im Plasma geben O'REILLY et al. (1962) für Warfarin folgendes Verfahren an: Zu 20 ml Äthylenchlorid werden 2 ml des Testplasmas, 1 ml destilliertes Wasser sowie 0,5 ml 3 n HCl gegeben. Nach Schütteln und Abtrennen beider Phasen wird das Lösungsmittel mit 5 ml 0,5 m Phosphatpuffer (pH 7,25) vermischt und 5 min geschüttelt. Nach Trennung werden 15 ml der organischen Phase mit 4 ml 2,5 n NaOH vermischt und weitere 5 min geschüttelt. Aus der wäßrigen Phase werden dann 2 ml zur Messung entnommen.

Für die Extraktion von Dicumarol und Phenylindandion genügte das weniger polare Heptan, während Warfarin nur zu einem geringen Teil mit Heptan extrahiert werden konnte (AXELROD et al., 1949; SCHULERT und WEINER, 1954).

Für die Isolierung aus Faeces und Gewebe entwickelte WANNTORP (1959) ein Verfahren, welches sich vor allem in der forensischen Medizin durchgesetzt hat: Nach Zerkleinerung des Untersuchungsmaterials wird mehrfach mit Alkohol/Äther extrahiert, die vereinigten Extrakte werden mehrmals von Beimengungen gereinigt. Die Cumarinderivate werden mittels wäßriger Alkalilösung abgetrennt und nach Ansäuern in Äther überführt. Eine evtl. erforderliche Reinigung des Extraktes wird über einer Al_2O_3-Säule vorgenommen, wobei Cumarine und Verunreinigungen auf der Säule adsorbiert und durch fraktionierte Elution mit Äther und Methanol getrennt werden. Das so gewonnene Material kann zur papierchromatographischen oder spektralphotometrischen Bestimmung verwandt werden.

Ein quantitatives chromatographisches Verfahren zur Bestimmung von Dicumarol beschrieb CHRISTENSEN (1964a, b), welches auch für Bestimmungen im biologischem Material geeignet ist. Nach Elution des Materials mit Ammoniumsulfat und Äthylenchlorid wird aus der organischen Schicht das Dicumarol nach Alkalisierung mit NaOH abgetrennt, anschließend mit HCl in eine Chloroformphase überführt. Nach Anreicherung kann das Anticoagulans dann chromatographiert werden.

2. Nachweisverfahren für Anticoagulantien

a) Colorimetrische Verfahren

Die meisten colorimetrischen Verfahren zum Nachweis von Anticoagulantien aus der Cumarinreihe nutzten den Phenolcharakter des 4-Hydroxycumarins aus. So kann die Emersonsche Reaktion (1943) mit 4-Aminoantipyrin in Gegenwart des Oxydationsmittels Kaliumferricyanid bei pH 9,8 ausgenutzt werden (Dusinsky und Gruntova, 1954).

Zur Bestimmung von Dicumarol und Äthylbiscoumacetat wurden Verfahren ausgearbeitet, welche auf der Kondensation mit diazotiertem p-Nitranilin bzw. Diazobenzolsulfonsäure beruhen, bei denen Azofarbstoffe entstehen (Pulver und v. Kaulla, 1948; Stahmann et al., 1941). Das Verfahren von Pulver und v. Kaulla (1948) ist bei der Analyse von biologischem Material eingesetzt worden (Gianella und v. Kaulla, 1949; Korbelar, 1950). Des weiteren wurde eine Gehaltsbestimmung durch Kondensation mit diazotiertem Anisidin beschrieben (Lubran, 1951).

Roseman und Green (1951) bestimmten den Dicumarolgehalt im Gewebe mit dem Phosphorsäuremolybdän-Reagens nach Folin und Ciocalteau unter alkalischem Glycinpuffer und Farbentwicklung mit konzentrierter Na_2CO_3-Lösung. Diese Methode ist auch zur Bestimmung von Warfarin geeignet (Yuyuma et al., 1953). Die Methode von Pulver und v. Kaulla (1948) wurde von Bedňař (1956) auch auf die Bestimmung von Phenprocoumarol ausgedehnt. Für die Bestimmung von Äthylbiscoumacetat kann ein weiteres Verfahren ausgenutzt werden, und zwar kann die Estergruppe des Moleküls mittels der Fettsäure-Bestimmungsmethode nach Hill (1946, 1947) mit Hydroxylamin (Bildung von Hydroxamsäuren) erfaßt werden, wobei durch Zugabe von $FeCl_3$ eine intensiv rote Farbe entsteht, die bei 520 nm gemessen werden kann (Tomasch und Majer, 1960).

Mit den hier angegebenen Methoden lassen sich im allgemeinen noch 0,5 mg-% der Wirkstoffe nachweisen (Dusinsky und Gruntova, 1954, Pulver und v. Kaulla, 1948). Die Meßgenauigkeit soll teilweise bis auf $\pm 3\%$ herabreichen (Dusinsky und Gruntová, 1954).

b) Chromatographische Verfahren

Bei Anwendung der aufsteigenden Papierchromatographie bewähren sich als Fließmittel verschiedene Gemische. Von Kamm (1967) wurde das Gemisch Dioxan:Xylol/Toluol:iso-Propanol:Ammoniak (1:2:1:4:2) empfohlen. Dabei können für die 4-Hydroxycumarin-Derivate Laufstrecken von 25—30 cm in 12 Std erwartet werden je nach der in der Kammer herrschenden Temperatur. Die von Kamm (1967) gemessenen R_f-Werte waren abhängig vom NH_4OH-Dampfdruck in der Kammer, bei mehrmaliger Verwendung des Lösungsmittelgemisches waren leichte Anstiege zu verzeichnen. Zur Identifizierung der Anticoagulantien können verschiedene Sprühmittel angewandt werden (s. Tabelle 3, zit. nach Kamm, 1967): 1. 2 n NaOH oder KOH, Betrachtung der Flecken bei verschiedenen Wellenlängen, 2. Echtblausalz RR gelöst in Acetonitril und Nachsprühen mit 5%iger Na_2CO_3-Lösung (Kamm, 1963), 3. 2,4-Dinitrobenzoldiazoniumfluoborat, gelöst in Acetonitril, Nachsprühen mit Puffer pH 8,0 (Kamm, 1965), 4. 2,6-Dibromchinon-4-chlorid, gelöst in 1%igem Methanol, Trocknen bei 80° C (5 min) und Nachsprühen mit 0,1%iger Na_2CO_3-Lösung, oder 5. 2—3%ige wäßrige o-Dianisidin-tetrazonium-chlorid-Lösung, Nachsprühen mit 0,1%iger $NaHCO_3$-Lösung. Im Gegensatz zu den 4-Hydroxycumarinen erwiesen sich die Dicumarole als besonders lipophil, was mit der Tatsache erklärt wird, daß intramolekulare Chelate (XII) gebildet werden können (KNOBLOCH und PROCHAZKA, 1953), deren Stabilität noch durch die Cumarin-Chromon-Tautomerie erhöht wird. So besitzt 4-Hydroxycumarin im System Tetrachlorkohlenstoff-Essigsäure (100:2) einen R_f-Wert von 0,1, während Dicumarol einen R_f-Wert von 0,9 aufweist.

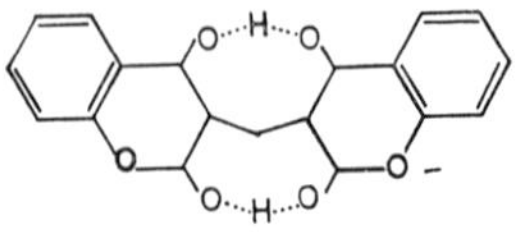

XII

Für die quantitative Analyse scheinen diese chromatographischen Verfahren weniger geeignet. HAIS (1951) sowie HAIS und PROCHÁZKA (1955) bestimmten zwar die Abbauprodukte von Äthylbiscoumacetat durch visuellen Vergleich der Intensität der Farbflecken, genaue Ergebnisse lassen sich jedoch mit diesem Verfahren nicht erreichen.

Neben papierchromatographischen Methoden sind auch mehrere dünnschichtchromatographische Verfahren entwickelt worden (KAMM, 1968). Nach Ätherextraktion (Äthylbiscoumacetat, Phenprocoumarol, Warfarin, Cumachlor und Pivalylindandion) bzw. Lösung in Benzol (Dicumarol) oder Benzonitril (Acenocumarol) werden die Anticoagulantien in Mengen von etwa 30 µg auf Kieselgel G in einer Schichtdicke von 0,25 mm aufgetragen. Alkalische Fließmittel sind am besten geeignet, und zwar ein von KALA angegebenes Gemisch 1. Dioxan: Toluol:iso-Propanol:Ammoniak (25%ig) (1:2:1:4:2) bzw. 2. Butanol und Amylalkohol (1:1), mit Ammoniak (25%ig) gesättigt. Mit dem Fließmittel 1. lassen sich innerhalb von 75 min Chromatogramme mit gut ausgebildeten Substanzflecken entwickeln, die R_f-Werte der verschiedenen Substanzen liegen jedoch dicht beieinander. Bei Fließmittel 2. werden zur Trennung 4—5 Std benötigt. Mit Ausnahme von Acenocoumarin lassen sich die Substanzen unter dem UV-Licht erkennen. Werden der Trägerschicht Fluoreszenzzusätze beigegeben (Eastman-Chromatogram-Sheets 6060/Kieselgel mit rosa Fluorescenz bei 254 nm/), kann eine direkte Beobachtung der charakteristischen Fluorescenzen der Cumarine erfolgen. Die Dünnschichtchromatographie kann sowohl ein- als auch zweidimensional durchgeführt werden, der Aufwand für letztere ist natürlich wesentlich höher. Zur Anfärbung eignen sich grundsätzlich alle für die Papierchromatographie angegebenen Färbemittel (s. o.), jedoch sind spezielle Arbeitstechniken erforderlich, um ein Ablösen der Sorptionsschichten zu vermeiden (KAMM, 1968, STAHL, 1967).

Bei dem nach CHRISTENSEN (1964a, b) angegebenen chromatographischen Verfahren werden die Papierstreifen nach Auftragen des Untersuchungsmaterials mit diazotierter Sulfanilsäure behandelt, eluiert und bei 415 nm gemessen. Mengen von 50 µg Bishydroxycumarin lassen sich mit einer Fehlerbreite von etwa $\pm 5\%$ nachweisen.

HAIS (1955) trennte 4-Hydroxycumarin-Derivate mittels Papierionophorese, das Verfahren hat sich jedoch nicht durchgesetzt.

c) Spektralphotometrische Verfahren

Bisher liegen nur wenige Informationen über UV- oder IR-Spektren einzelner Anticoagulantien sowie deren Nutzung für die quantitative Analyse in biologischem Material vor (SCHULERT und WEINER, 1954; BURNS et al., 1953; AXELROD et al., 1949). Mit Hilfe dieser Methoden ist es möglich, Stoffwechselprodukte der Anticoagulantien im UV-Spektrum von ihren Ausgangsverbindungen zu differenzieren. Die Absorptionsmaxima für verschiedene Anticoagulantien sind in Tabelle 4 zusammengestellt. Während die 4-Hydroxycumarin-Derivate meist nur ein für quantitative Messungen brauchbares Maximum besitzen, finden sich beim Phenylindandion und den halogenierten Derivaten 3 Maxima (s. Abb. 1).

Tabelle 3. *Papierchromatographische Nachweismethoden für Anticoagulantien.* (Nach KAMM, 1967)

Anticoagulans	Rf-Wert	Farbreaktion bei Anwendung von				
		UV-Licht	1. Echtblausalz RR (Acetonitril) 2. Sodalösung 5%	2. 2,4-Dinitrobenzoldiazoniumfluoborat 2. Puffer pH 8	1. 2,6-Dibromchinon-4-chlorimid 1% 2. Natriumhydrogencarbonat	1. Dianisyltetrazoniumchlorid 2. Natrium hydrogencarbonat
Bishydroxycumarin	0,46	grünlich[a]	feucht: rosa trocken: ocker	intensiv gelb	1. grau 2. violett	1. rotorange 2. karminrot
Äthylbiscoumacetat	0,48	grün[a]	feucht: rosa trocken: hellocker	intensiv gelb	1. hellbraun 2. stark violett	1. gelborange 2. orange
Phenprocoumarol	0,57	violett	feucht: rosa trocken: ocker	feucht: rosa	1. zart violett 2. blau	1. gelb 2. hellbraun
Warfarin	0,34	violett	feucht: rosa trocken: ocker	weiß	1. gelb 2. hellblau	rötlich
Cumachlor	0,65 0,52	hellviolett	—	gelb	—	—
	0,41 0,37			gelb		
	0,30 0,16					
Acenocumarin	0,56	Absorption	—	—	—	rosa
Pindion	0,86	gelb[b]	—	hell	1. hellbraun 2. zart violett	rötlich

[a] Durch KOH verstärkt.
[b] Durch KOH gelöscht.

Die Meßgenauigkeit wird bei diesen Bestimmungen meist sehr hoch eingeschätzt, z.B. werden vom eingesetzten Warfarin 92% wiedergefunden (O'REILLY et al., 1962). Einen deutlichen Einfluß auf die Meßgenauigkeit hat der pH-Wert der Äthylenchloridlösung: Während bei pH 2,0 99% des vorgegebenen Warfarins extrahiert werden, sind es bei pH 7,5 nur noch 95% und bei pH 9,0 nur noch 50% (O'REILLY et al., 1962).

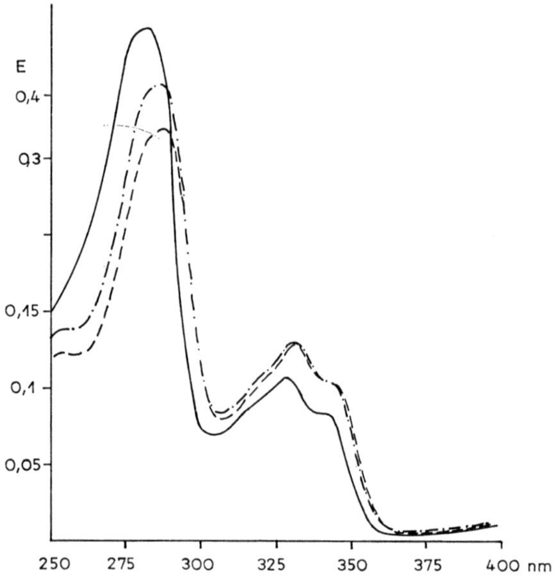

Abb. 1. UV-Adsorptionsspektren von Phenylindandion (——), p-Chlorphenyl-indandion (-·-·-) und p-Bromphenyl-indandion (-----). 0,0005%ige Lösung in 2 n NaOH, Schichtdicke: 1 cm

Tabelle 4. *Absorptionsmaxima und Extinktionswerte einiger Anticoagulantien. (Die Zahlen in Klammern geben die Konzentration der gemessenen Lösung an)*

Anticoagulans	Maximum in nm	Extinktion (1 cm)	Literaturangaben
Bishydroxycumarin	314	27430[a]	AXELROD et al. (1949)
Metabolit	320		AXELROD et al. (1949)
Äthylbiscoumacetat	310		BURNS et al. (1953)
Metabolit	325		BURNS et al. (1953)
Warfarin	308	12900—13600[a]	O'REILLY et al. (1962)
Metabolit	320		O'REILLY et al. (1962)
Phenprocoumarol	285	0,385—0,420 (0,001%)	DAB VII (1964)
Cyclocumarol	271, 282	0,59 (0,001%)	Brit. Pharm. (1963)
Phenylindandion	278	0,54 (0,0004%)	Brit. Pharm. (1963)
	330	0,16 (0,0004%)	
	460		
Chlorphenylindandion	286	0,40 (0,0005%)	
	331		
Bromphenylindandion	288	0,36 (0,0005%)	
	331		

[a] Molarer Extinktionskoeffizient (Merck-Index, 1960).

Hollifield und Winefordner (1967) beschrieben Anregungs- und Emissionsmaxima für die Fluoreszenz und Phosphoreszenz von Warfarin, Bishydroxycumarin, Diphenadion, Phenylindandion und Äthylbiscoumacetat. Mit Hilfe derartiger Verfahren ist es möglich, Warfarin (Fluoreszenz) und Bishydroxycumarin (Phosphorescenz) im Vollblut direkt zu messen. Bei Konzentrationen von 0,1—10,0 mg-% im Vollblut werden die Anticoagulantien quantitativ nachgewiesen, die Fehlerbreite wird mit 7% angegeben. Während Fluorescenzmessungen für Phenylindandion und Äthylbiscoumacetat nicht geeignet erscheinen, sind Phosphorescenzmessungen mit beiden Anticoagulantien möglich. Hierbei lassen sich Mengen von 100 und 1 mg nachweisen.

Die IR-Spektroskopie ist in vereinzelten Fällen ebenfalls zur quantitativen Bestimmung von Anticoagulantien herangezogen worden. Alha et al. (1961) haben bei einem Fall von Suicid mit Warfarin das Anticoagulans neben einer Vergleichssubstanz mit Hilfe der IR-Spektren identifiziert. Besondere Extinktionsbanden fanden sich bei 6, 9 und 13 μm. Auch Stubbs et al. (1962) wiesen Bishydroxycumarin mittels IR-Spektroskopie im Serum nach, wobei eine Empfindlichkeit von 0,1 mg-% bei 6 μm erreicht wurde.

C. Beziehungen zwischen chemischer Struktur und gerinnungshemmender Wirkung

Obwohl in den letzten Jahren zahlreiche Synthesen und Syntheseverfahren für die Anticoagulantien erarbeitet worden sind, gibt es noch keine allgemein gültigen Kenntnisse hinsichtlich der Struktur-Wirkungs-Beziehungen für die relativ große Anzahl der in dieser Stoffklasse synthetisierten Verbindungen (vgl. Hunter und Shepherd, 1955; Deutsch, 1955). Dieses Problem scheint auch deswegen noch ungelöst, weil die Wirkungsweise des Agonisten, Phytomenadion, auf molekularer Basis noch nicht genügend geklärt ist.

Die Wirkung der Anticoagulantien wird im allgemeinen nach ihrer oralen Applikation durch Messung der Prothrombinzeit etc. durchgeführt. Um zu einem Urteil über die Struktur-Wirkungs-Beziehungen der Anticoagulantien zu kommen, müssen daher nicht nur die Resorption, Verteilung und Ausscheidung des Anticoagulans, sondern auch die Veränderungen des Moleküls im Stoffwechsel in Rechnung gesetzt werden.

1. Bishydroxycumarin-Gerüst

Erste Arbeiten über Struktur-Wirkungs-Beziehungen in der Reihe der 4-Hydroxycumarine stammen von der Arbeitsgruppe um Link (Overman et al., 1944), die etwa 150 Verbindungen auf ihre Wirksamkeit prüfte. Diese Arbeits-

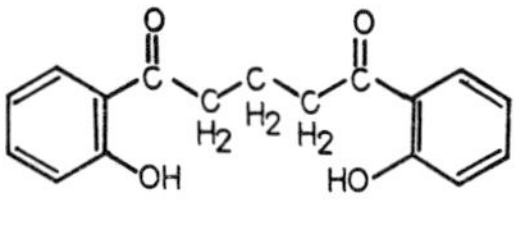

XIII

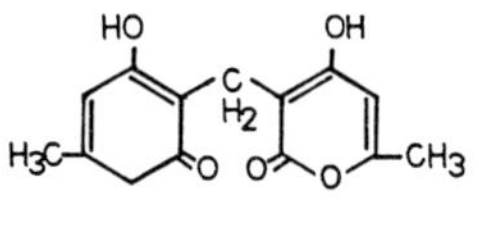

XIV

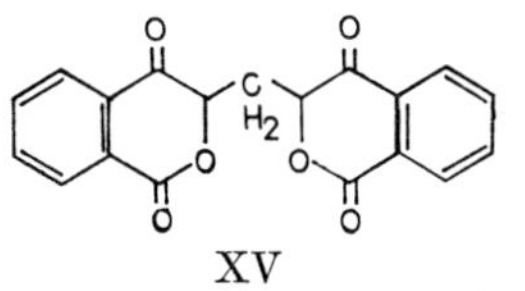

XV

gruppe konnte in Übereinstimmung mit Ergebnissen von Jansen und Jensen (1943) nachweisen, daß das intakte 4-Hydroxycumarin-Gerüst Voraussetzung für dessen Wirksamkeit darstellt. Sowohl die Spaltung und Veränderung des Lactonringes als auch die Beseitigung des Phenylringes bringen an den so entstehenden Verbindungen 1,3-Disalicyl-propan (XIII), Methylen-bis-1,3-indandion (XIV) und

Methylen-bis-4-hydroxy-6-methyl-γ-pyron (XV) Wirkungsaufhebung oder starke Wirkungsminderung mit sich (vgl. TRČKA, 1963),

Eine deutliche Wirkungsabschwächung kommt auch zustande, wenn die Methylengruppe im Bishydroxycumarin-Molekül verestert wird (Äthylbiscoumacetat) (s. Tabelle 5). Diese Verbindung hat zwar gegenüber Bishydroxycumarin eine deutlich verminderte Aktivität (ARORA und MATHUR, 1963; COPLEY, 1955; MORAUX et al., 1953), wird aber in der Klinik wegen der guten oralen Wirksamkeit sowie der leichten Steuerbarkeit häufig verwandt. Mit dem Äthylester wurde offensichtlich ein Wirksamkeitsmaximum erreicht, da sowohl die Säure als auch höhere Alkoxy-Substituenten zum Wirksamkeitsverlust tendieren (OVERMAN et al., 1944; TRČKA, 1955) (s. Tabelle 5). Verschiedene Äther und Thioäther des Dicumarols sind ebenfalls als Anticoagulantien wirksam (vgl. Tabelle 5). So beschrieben DE JONGH und KOK (1955) sowie VELDSTRA et al. (1953) Alkyläther und Thioäther, wobei der Methyläther eine dem Dicumarol vergleichbare Wirksamkeit besitzt. Zwar ist die letztere Verbindung in der Klinik angewandt worden (MOLHO, 1955; DEKKER und GROEN, 1955), hat jedoch niemals umfassende Bedeutung erlangt. Auch die Substitution an der Methylenbrücke des Dicumarols führt je nach dem Volumen des Substituenten zur Wirkungsminderung oder -verstärkung. Während das Benzylidenanalogon etwa 250mal schwächer wirksam ist als Dicumarol (OVERMAN et al., 1944), kommt es bei Substitution eines Halogens (—Cl) oder eine Methoxygruppe zur Wirksamkeitssteigerung (ARORA et al., 1967; GUMINSKA und ECKSTEIN, 1961), wobei die Chlor-Substitution in ortho-Stellung eine höhere Aktivität als in meta- oder para-Stellung am Benzylidenrest mit sich brachte (ECKSTEIN und CWYNAR, 1962).

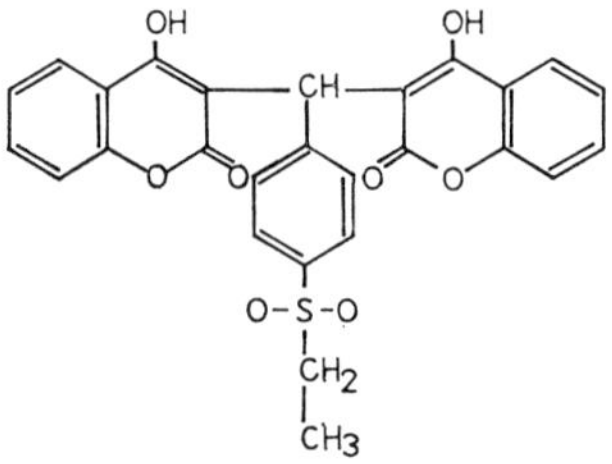

XVI

GUMINSKA et al. (1967) wiesen nach, daß die Einführung von Thiogruppen in das Dicumarol-Molekül mit einer Wirksamkeitsminderung vergesellschaftet ist, wobei das 3,3'-(p-Äthylsulfoxybenzyliden)-bis-4-hydroxycumarin (XVI) noch am wirksamsten war (vgl. Tabelle 5). Auch der Ersatz der Methylenbrücke (OVERMAN et al., 1944) oder die Einführung einer längeren Kohlenstoffkette führte zur Wirksamkeitsminderung oder -aufhebung (OVERMAN et al., 1944; DEZELIC und TRKOVNIK, 1964). So waren die Äthylen- und Propylenanaloga des Dicumarols noch ein Drittel bis ein Viertel so aktiv wie das Ausgangsmolekül. Die Substitution einer Methoxygruppe am Methylen-C brachte keine Wirkungssteigerung, obwohl die Löslichkeit des Gesamtmoleküls erheblich verbessert wird (bessere Resorption bei oraler Applikation). Die Verknüpfung zweier Dicumarol-Moleküle an deren Methylenbrücken über eine Butylenkette vermindert die Wirksamkeit des Ausgangsmoleküls auf 0,1%, der Ersatz der CH_2-Brücke durch eine Sulfidgruppe bringt eine Wirksamkeitsminderung auf 5% mit sich (OVERMAN et al., 1944). GUMINSKA et al. (1967) konnten bei ihren Verbindungen Zusammenhänge zwischen Oxydationsstufe des substitutierten Schwefels und der Länge der Alkylkette nachweisen. Äthylengruppen waren am Gesamtmolekül wirksamer als Methylgruppen. Die Sulfoxygruppen enthaltenden Verbindungen zeigten eine größere Aktivität als Verbindungen mit Sulfid- oder Sulfengruppen. Die Sulfide und Sulfone wirkten schwächer gerinnungshemmend als die Sulfoxyde, wobei die Wirkung rasch eintritt und relativ flüchtig ist (24—48 Std).

Die Einführung von Substituenten in den Phenylrest des Bishydroxycumarins erwies sich im allgemeinen als aktivitätsmindernd, die Methylhomologen des Bishydroxycumarins (6- und 7-Methyl-Derivate) waren sogar wirkungslos.

Tabelle 5. *Beziehungen zwischen chemischer Struktur und gerinnungshemmender Wirksamkeit bei einer Reihe von Bishydroxycumarin-Derivaten*

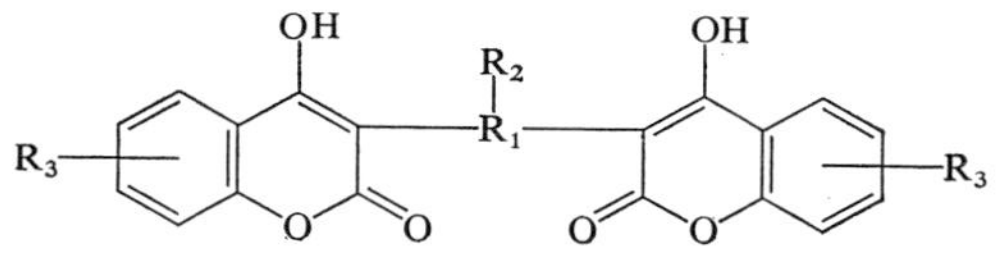

R_1	R_2	R_3	Relative Aktivität	Literatur
—CH—	—H	—	1,0	
—CH—	—CH_3	—	0,25—0,5	LINK (1943/44), LEHMANN (1943)
—CH—	—C_2H_5	—	0,3	LINK (1943/44); LEHMANN (1943)
—CH—	—CH_2—CH_2OH	—	ca. 0,3	FUČIK et al. (1950)
—CH—	—C_3H_7	—	0,03	OVERMAN et al. (1944)
—CH—	—N—C_5H_{11}	—	0,03	LEHMANN (1943)
—CH—	—COOH	—	0,1	VELDSTRA et al. (1953)
				TRČKA et al. (1952)
—CH—	—CO—CH_3	—	0,5	TRČKA et al. (1952) E.P. 707668
—CH—	—COO-C_2H_5	—	1,0	ROSICKY (1944)
—CH—	—S—C_2H_5	—	15,0	GUMINSKA et al. (1967)
—CH_2—	—CH_2—CH_2—S—CH_3	—	ca. 1,0	GORI u. MOLTENI (1955)
—CH—	—CH_2—O—CH_3	—	ca. 1,0	DE JONGH u. KOK (1953)
—CH—	—CH_2—O—C_2H_5	—	ca. 1,0	DEKKER u. GROEN (1955)
—CH—	—C_6H_5	—	0,005	OVERMAN et al. (1944)
—CH—	—C_6H_4—Cl(o)	—	ca. 0,3	ECKSTEIN u. CWYNAR (1962)
—CH—	—C_6H_5—SO—C_2H_5(p)	—	0,25—0,33	GUMINSKA et al. (1967)
—S—	—	—	0	OVERMAN et al. (1944)
—CH_2—	—	—CH_3	0	LINK (1943/44)
—CH_2—	—	—OH	0	LINK (1943/44)
—CH_2—	—	—Br	0	LINK (1943/44)
—CH	—$CHCl_2$	—	0	FUCIK et al. (1949)

Dementgegen soll das 8-Methyl-Derivat etwa noch 1% der Wirksamkeit des Bishydroxycumarins besitzen (Arora und Mathur, 1963; Overman et al., 1944). Der Ersatz eines 4-Hydroxycumarin-Restes durch einen Chromonyl-Substituenten bringt keinen Wirkungsverlust mit sich, die Verbindung soll eine lang anhaltende Wirkung besitzen (vgl. Franz P. 1199 205, U.S.P. 2703 320, D.A.S. 1029 381).

Perkow (1961) ist der Frage nach einem biologisch aktiven Zentrum am Bishydroxycumarin-Molekül nachgegangen und verlegte dieses an den Ring-Kohlenstoff in Nachbarschaft zur Carbonylgruppe. An dieser Stelle wird eine verminderte Elektronendichte angenommen, welche die Voraussetzung für die Wirksamkeit bzw. Reaktivität mit dem Receptor darstellt.

2. 4-Hydroxycumarin-Struktur

Veränderungen am Cumaringerüst durch Substituenten führen in nahezu allen Fällen zur Wirkungslosigkeit. Hier seien vor allem die in Abschn. II, A, 3 angeführten Naturprodukte nochmals erwähnt, die aufgrund verschiedener Methoxygruppen am Benzolring keine gerinnungshemmende Wirkung besitzen. Nach Untersuchungen von Mentzer (1948) bringt ebenso der Ersatz des Sauerstoffatoms im Lactonring durch ein Schwefelatom oder eine NH-Gruppierung eine Wirksamkeitsminderung, nicht aber eine Wirkungsaufhebung mit sich. Die Substitution am Phenylrest des Cumaringerüstes (z.B. Halogen-, Hydroxy- oder Alkylgruppen) führte ebenfalls zur Wirksamkeitsherabsetzung (Overman et al., 1944).

3. 4-Hydroxy-Gruppe

Wird die am C4 sitzende OH-Gruppe beseitigt, so kommt es zur Wirkungsaufhebung, der Ersatz durch eine Methoxygruppe führt nur zu einer Wirksamkeitsminderung (Overman et al., 1944). Knobloch (1959) wies an Hand von Methoxy-Derivaten des Äthylbiscoumacetats eine ähnliche Wirksamkeitsminderung nach, die jedoch im Falle des 4-Methoxy-Derivates eine größere Aktivitätseinbuße hervorrief als bei der Substitution am C6. Der Ersatz einer OH-Gruppe am Dicumarol führte ebenso zur Wirksamkeitsminderung, während der Ersatz beider OH-Gruppen durch Methoxygruppen zur Wirkungsaufhebung führte (Huebner et al., 1943). Cyclische Äther von Bishydroxycumarin sind ebenso völlig inaktiv (XVII) (Huebner et al., 1943; Stahmann et al., 1944) wie Polymerisationsprodukte von Äthylbiscoumacetat über Polyvinyläther (Uschakow und Kononowa, 1959).

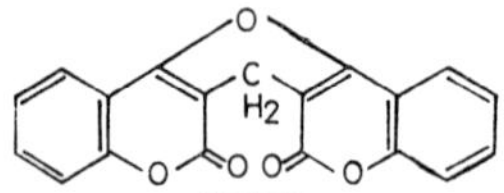

XVII

4. Substituent am C3

Bei Substitution am C3 kommt es in nahezu allen Fällen zur Wirksamkeitssteigerung des Hydroxycumarin-Moleküls. Bei Substitution aliphatischer Reste ist zwar das Methylderivat nicht wirksamer als die Ausgangsverbindung, während der Hexylrest eine 10fache Wirkungssteigerung gegenüber der Ausgangsverbindung mit sich bringt (Overman et al., 1944).

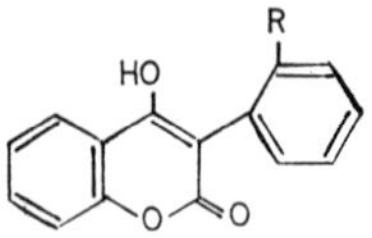

XVIII

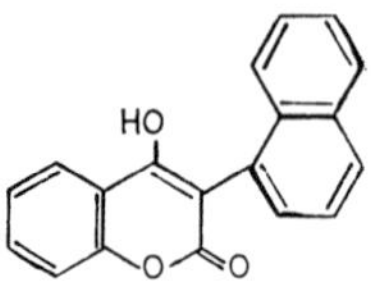

XIX

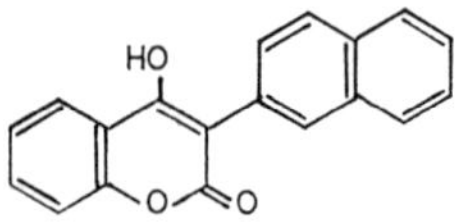

XX

Unter den entsprechenden aromatischen Substituenten sind die Phenyl- und β-Naphthylverbindung (XVIII, XIX) relativ schwach wirksam (etwa 1% des Dicumarols), wohingegen bei der α-Naphthylverbindung (XX) eine 100fache Wirksamkeitssteigerung nachzuweisen war (OVERMAN et al., 1944; MORAUX, 1956; MORAUX et al., 1953). Die sterische Anordnung des Substituenten scheint dabei von entscheidender Bedeutung zu sein, zumal substituierte Phenylhydroxycumarine ebenfalls wirksamer sind als die Ausgangsverbindung. VAN ZANTEN und NAUTA (1964) untersuchten im Rahmen des Einflusses der Alkylsubstitution auf die Pharmakawirkung u.a. auch die Wirksamkeit der Hydroxycumarine. Als Modell benutzten sie das 3-Phenyl-4-hydroxycumarin, wobei sie zahlreiche Substituenten an den 5 möglichen Positionen des Phenylrestes einführten. Dabei konnte nachgewiesen werden, daß alle Phenylderivate den gleichen Wirkungsmechanismus haben, nur daß durch die Vielfalt der Substituenten Veränderungen für die Bindung am Receptor entstehen. Deutlich ist zu verfolgen, daß para-ständige Substituenten am Phenylrest zur Wirksamkeitsminderung, teilweise sogar zur Aufhebung der Aktivität führten. Dabei war es gleichgültig, ob Alkylgruppen oder Nitrogruppen substituiert waren. Während die ortho-ständigen Substituenten eine besonders hohe Wirksamkeitssteigerung mit sich brachten (2-Methyl > 2-Äthyl > 2-Propyl), nahmen die meta-ständigen Substituenten eine Zwischenstellung ein, wobei allerdings apolare Gruppierungen eine höhere Aktivität erreichen ließen als polare Gruppen, wie z.B. die NO_2-Gruppe. Der 2-Isopropyl-phenylrest erwies sich als wirksamer als der 2-Methylrest, wobei erstere Verbindung eine dem 4-Hydroxycumarin vergleichbare gerinnungshemmende Aktivität aufwies. Dementgegen wurde ein deutlicher Aktivitätsabfall beobachtet, wenn ein zweiter Rest in ortho-Stellung substituiert wurde, also 0,0'-Dialkylderivate hergestellt wurden. VAN ZANTEN und NAUTA (1964) postulieren, daß die senkrechte räumliche Anordnung des Phenylrestes zum Cumaringerüst wesentlich ist für die sterische Anordnung bei einer Anlagerung am Receptorenzym. Im allgemeinen wurde mit der Zunahme des Substituentenvolumens eine Wirksamkeitsabnahme gemessen. Eine Seite des Phenylrestes muß frei bleiben für die Reaktion mit dem Enzymsystem, an dem es angreift.

Die Verlängerung des Abstandes zwischen Grundgerüst und dem Phenylrest führt im Falle des Benzylcumarins zur Verminderung der Aktivität auf 1%, während das analoge Propylderivat (Phenprocoumarol) eine deutliche Steigerung der Wirksamkeit über die des 4-Hydroxycumarins erkennen läßt. Diese Verbindung kann in der Seitenkette optische Antipoden bilden, wobei das (—)-Phenprocoumarol 3 — 5mal wirksamer ist als das (+)-Derivat (WEST und LINK, 1965).

OVERMAN et al. (1944) postulierten aufgrund ihrer an etwa 150 Verbindungen erhaltenen Ergebnisse, daß eine maximale gerinnungshemmende Aktivität dann erreicht wird, wenn die Hydroxylgruppe im Abstand von 5 C-Atomen zur Carbonylgruppe steht. Zu dieser Verbindungsklasse gehören sowohl das Warfarin, Acenocumarol und Cumachlor wie auch das Cyclocumarol (LAKIN, 1965). Bei diesen Verbindungen bleibt auch bei Einführen von Substituenten in p-Stellung (z.B. $—NO_2$, —Cl oder $—OCH_3$) die Wirksamkeit erhalten, Unterschiede ergeben sich lediglich in ihrem pharmakokinetischen Verhalten und der toxischen Reaktion (LD_{50}, s. Abschn. V, D). Da das p-Chlor-Analoge sehr langsam verstoffwechselt wird, ist es vor allem als Rodenticid nutzbar, während das sehr schnell verstoffwechselte p-Nitro-Derivat als gut steuerbares Anticoagulans angewandt wird (STOLL und LITVAN, 1955; MONTIGEL und PULVER, 1955a, b). Dabei ist Acenocumarin (p-NO_2-Derivat) am Hund noch etwa 60—75mal stärker wirksam als Äthylbiscoumacetat (JINDAL und SHAH, 1964). Mit zunehmender Halogenierung im Phenylrest sinkt allerdings die Wirksamkeit des Hydroxycumarin-Moleküls sehr schnell ab (STOLL und LITVAN, 1955).

Auch beim Warfarin sind 4 optische Antipoden möglich aufgrund der 2 Asymetriezentren. Von besonderer Bedeutung ist jedoch das dem Phenylrest nahestehende C-Atom. Dabei besitzt das (—)(S)-Isomere-L (XXI) eine gegenüber dem Enantiomeren 7mal höhere gerinnungshemmende Aktivität (WEST et al., 1961). Die Ursache für diese unterschiedliche Aktivität könnte in der sterisch bedingten Affinität zum Receptorenzym liegen. Das durch die Hemiketalform des Warfarins mögliche Asymetriezentrum läßt ebenso optische Antipoden bilden, die jedoch sehr leicht ineinander übergehen können (XXII).

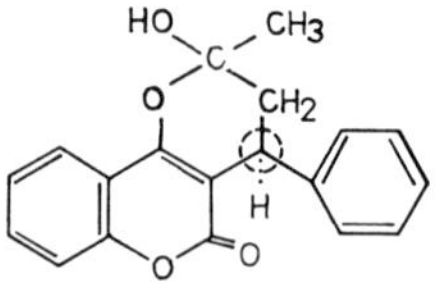

XXI

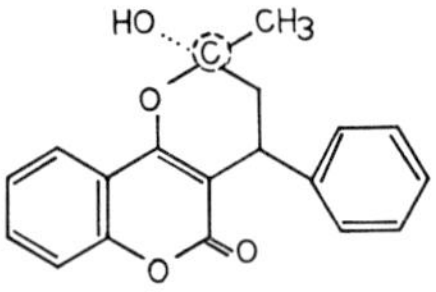

XXII

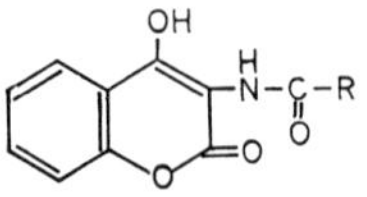

XXIII

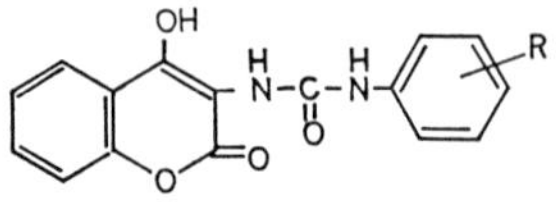

XXIV

MARKWARDT und HAUSTEIN (1966) prüften eine Reihe von REPPEL und SCHMOLLACK (1964) synthetisierter Monoacyl-4-hydroxycumarine (XXIII) sowie Alkyl- bzw. Aryl-4-hydroxycumarinyl-harnstoffe (XXIV), also Verbindungen, die sich durch ihre Bindungsart am C3 von den bisherigen Hydroxycumarin-Derivaten durch eine Säureamid- bzw. Harnstoffbrückenbindung unterscheiden. Wie aus den in Tabelle 6 zusammengefaßten Versuchsergebnissen hervorgeht, waren Halogenaryl-Reste am stärksten wirksam, wobei die para-Stellung des Halogenrestes der ortho-Stellung deutlich überlegen war, während die Nitro-Verbindungen nur etwa 10% der Wirksamkeit von Phenprocoumarol erreichten. Aus der Reihe der Monoacyl-Derivate war die Pentanoyl-Verbindung etwa gleich stark wirksam wie Phenylindandion. Damit konnten Versuchsergebnisse von OKUMURA et al. (1961) und RODIGHIERO und ANTONELLO (1958) bestätigt werden,

Tabelle 6. *Wirkungsstärke von 4-Hydroxycumarinylharnstoff-Derivaten im Vergleich zu Phenprocoumarol (nach* MARKWARDT *und* HAUSTEIN, *1966). Phenprocoumarol-Aktivität = 1,0*

Seitenkette an C 3	Aktivität
—NH—CO—NH—CH_2—CH_3	0,21
—NH—CO—NH—CH_2—CH_2—CH_3	0,49
—NH—CO—NH—CH_2—CH_2—CH_2—CH_3	0,21
—NH—CO—NH—C_6H_5	0,20
—NH—CO—NH—C_6H_5—NO_2(o)	0,13
—NH—CO—NH—C_6H_5—NO_2(m)	0,10
—NH—CO—NH—C_6H_5-NO_2(p)	0,18
—NH—CO—NH—C_6H_5-Cl(o)	0,46
—NH—CO—NH—C_6H_5-Cl(m)	0,73
—NH—CO—NH—C_6H_5-Cl(p)	0,72
—NH—CO—NH—C_6H_5-Br(o)	0,41
—NH—CO—NH—C_6H_5-Br(m)	0,68
—NH—CO—NH—C_6H_5-Br(p)	0,70

daß neben der 4-Hydroxygruppe eine freie oder substituierte 3-Aminogruppe am Hydroxycumarin-Gerüst zur Steigerung der Anti-Vitamin K-Aktivität entscheidende Bedeutung hat.

Von diesen Struktur-Wirkungs-Beziehungen scheinen nur 2 Verbindungen aus der Reihe der Naturstoffe Ausnahmen darzustellen, und zwar das Calophylloid (XXV) und die Aflatoxine (s. S. 199). Da Calophylloid dem Dicumarol ebenbürtige biologische Aktivität aufweist, kann es zwar als ein Cumarinderivat angesehen werden (ARORA et al., 1962a, b), dennoch fehlen in diesem Molekül die für Anticoagulantien aus der Hydroxycumarinreihe charakteristischen Gruppen, wie die 4-Hydroxygruppe und ein am C3 sitzender Rest (ARORA und MATHUR, 1963).

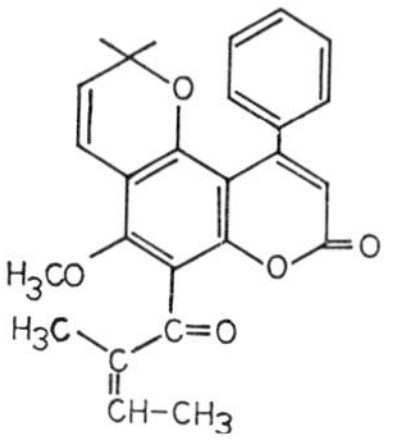

XXV

5. Indandion-Struktur

Die Phenylindandione sind aufgrund ihrer Struktur den Anticoagulantien aus der 4-Hydroxycumarin-Reihe verwandt, wobei der Heteroring im Indandiongerüst durch einen 5er-Ring ersetzt ist. Nach Untersuchungen von OVERMAN et al. (1944) ist der Grundkörper, das 1,3-Indandion, ohne gerinnungshemmende Wirkung. Im Gegensatz zu Bishydroxycumarin ist ein analoges Bis-indandion-1,3 unwirksam (XXVI). Analoge Arylen-bis-indandion-Derivate erwiesen sich als gerinnungshemmend wirksam, wenn auch ihre Aktivität nicht die des Phenylindandions erreichte (GUMINSKA, 1964). Über die gerinnungshemmende Wirksamkeit von 2-Phenyl-azabenz-(f)-indandion-1,3-Derivaten ist bisher nichts bekannt (NEILAND und WANAG, 1962). KABAT et al. (1944) sowie MEUNIER et al. (1947) erkannten die Prothrombinspiegel-senkende Wirkung des 2-Phenyl-indandion-1,3. Das Derivat ist jedoch schwächer wirksam als Bishydroxycumarin. Die Struktur der Indandione erlaubt die Ausbildung tautomerer Zustände (XXVII, XXVIII, XXIX). Wird das Molekül in seiner Diketo- (XXIX) oder Enolform (XXVIII)

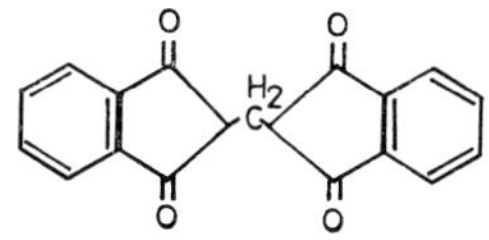

XXVI

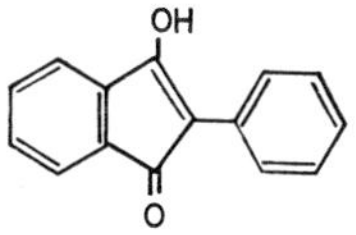

XXVII

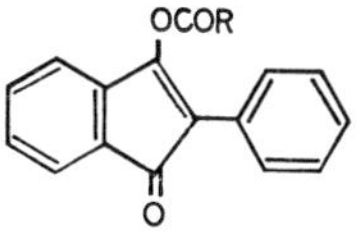

XXVIII

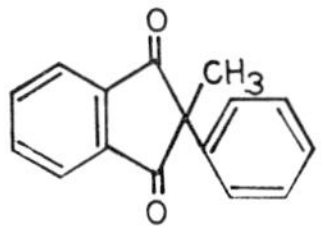

XXIX

fixiert, verliert es seine gerinnungshemmenden Eigenschaften (MOLHO, 1955; vgl. jedoch AREN et al., 1961, die 2β-Oxyäthyl-2-phenylindandion-1,3 und mehrere Derivate als wirksam befanden; ebenso GUMINSKÁ und ECKSTEIN, 1961). Ebenso verhält es sich mit Verbindungen, deren Diketogruppierung durch Öffnen des Ringsystems beseitigt wird. Im Gegensatz dazu werden aktive Verbindungen erhalten, wenn in 2-Stellung des Indandions ein Phenyl-, Piperidyl- oder α-Naphthylrest substituiert wird (MOLHO, 1955).

6. Variation des C2-Substituenten

Aus pharmazeutisch-chemischer Sicht hat sich der Phenylrest am Indandion-Gerüst durchgesetzt. Die Substituenten —Cl, —Br und OCH_3 in para-Stellung bringen eine erhebliche Wirksamkeitssteigerung des Grundmoleküls mit sich, wobei das Molekül außerdem vom Kurzzeit- zum Langzeit-Anticoagulans wird (MOLHO, 1955; CAVALLINI et al., 1955; KOVALČIK et al., 1960; KREY, 1958; MONTIGEL und PULVER, 1955a).

Zavrazhnov et al. (1965) synthetisierten Indandion-Derivate, die dem Warfarin ähnlich waren (XXX). Soweit aus den Unterlagen ersichtlich ist, war das Buttersäure-Derivat sehr schwach wirksam (XXX), während ein trimethyliertes Derivat (XXXI) sowie ein Derivat mit 2 Phenylresten (XXXII) stärker als Phenylindandion wirkten.

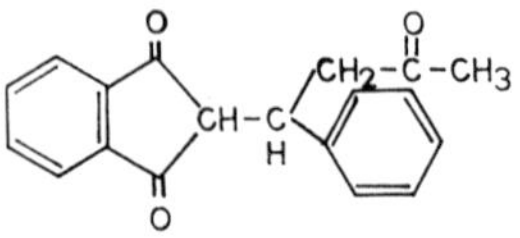

XXX

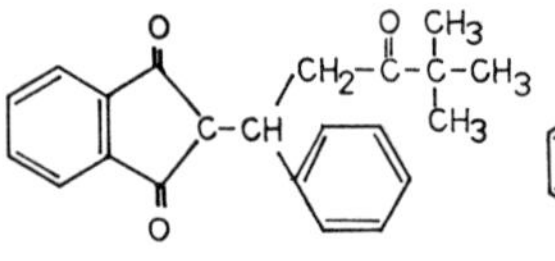

XXXI

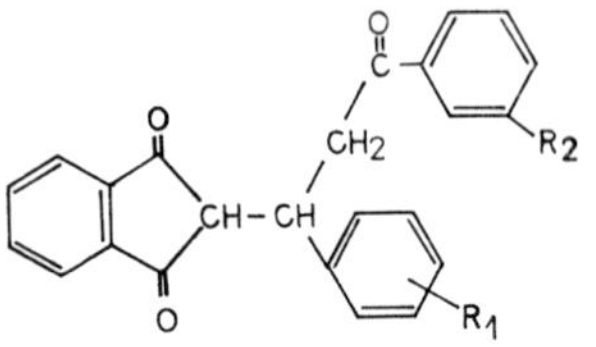

XXXII

Auch das α-Naphthyl- (XIX) (Guminska und Eckstein, 1956) sowie das Pivaloyl-indandion (XXXIII) zeichnen sich durch hohe gerinnungshemmende Wirksamkeit aus. Offensichtlich ist die verzweigtkettige Struktur am Indandiongerüst wesentlich für die Wirksamkeitssteigerung (Kabat et al., 1944). Das Diphenylacetyl-1,3-indandion (XXXIV) gilt als das am stärksten wirksame Anticoagulans (Correll et al., 1952). Dabei ist das Derivat etwa 200mal wirksamer als Bishydroxycumarin und 1000mal wirksamer als Äthylbiscoumacetat. Der Vergleich der Verbindungen (XXXIV) und (XXXV) zeigt, wie geringe Abänderungen

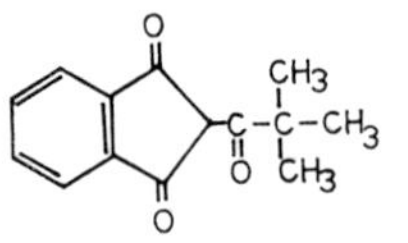

XXXIII

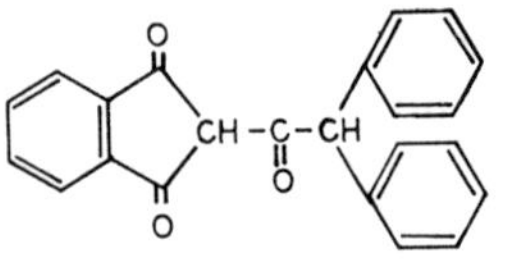

XXXIV

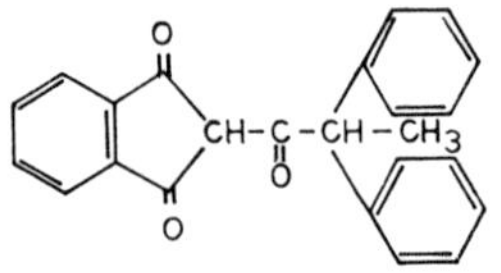

XXXV

am Molekül bereits zum Wirksamkeitsverlust führen können. Die Substitution eines Wasserstoffatoms an einer an sich bedeutungslos erscheinenden Position durch eine Methylgruppe (XXXV) bringt eine Wirksamkeitsminderung um den Faktor 1000 mit sich (D.A.S. 1214 928). Die 2-para-Halogenierung von Diphenylacetylindandion führt zu einer zusätzlichen Wirkungssteigerung, jedoch werden derartige Präparate nicht als Anticoagulantien sondern vielmehr als Rodenticide (s. Abschn. V, D) eingesetzt (D.A.S. 1214 928).

Von Perkow (1961) wird als biologisch aktives Zentrum des Indandion-Moleküls das C-Atom zwischen den beiden Carbonylgruppen angesehen, wobei auch der durch den Phenylrest bewirkte Elektronensog die Aktivität des Wirkstoffes unterstützen soll. Die starke Wirksamkeit des 2-Pivalyl-indandions (XXXIII) soll dementsprechend darauf beruhen, daß sich außer den beiden Carbonylgruppen im Ringsystem noch eine dritte in der Seitenkette befindet. Diese Vorstellungen sind bisher von anderen Autoren nicht bestätigt worden.

III. Die Wirkung der Anticoagulantien auf das Gerinnungssystem

A. Der Wirkungsmechanismus der Anticoagulantien

Die Wirkung der Anticoagulantien beruht auf der Hemmung der Synthese von Faktoren des Blutgerinnungssystems. Als Ort der Synthese der Gerinnungsfaktoren ist die Leber erkannt worden (Andrus et al., 1939). Lasch und Róka (1953, 1954) zeigten bei ihren Versuchen, daß isolierte Lebermitochondrien in der

Lage sind, Prothrombin zu bilden. POOL und ROBINSON (1958, 1959), POOL und BORCHGREVINK (1964) konnten diese Ergebnisse bestätigen. BARNHART (1960), BARNHART et al. (1962), BARNHART und DAS (1962) wiesen schließlich mittels fluoreszierender Antikörper in den Leberzellen des Hundes Prothrombin nach und OLSON et al. (1966) beschrieben das Vorkommen von Faktor II, VII, IX und X in der Perfusionslösung isoliert durchströmter Rattenlebern.

Nachdem zunächst angenommen wurde, daß die Wirkung der Anticoagulantien auf eine Senkung des Prothrombingehaltes im Plasma zurückzuführen sei, wurde im Verlaufe weiterer klinischer Beobachtungen deutlich, daß sie auch einen Mangel an Faktor VII, IX und X herbeiführen. Diese 4 Gerinnungsfaktoren, deren Plasmaspiegel unter dem Einfluß von Anticoagulantien eine Senkung erfährt, haben einige Gemeinsamkeiten. Insbesondere ist ihre in der Leber ablaufende Synthese vom Phytomenadion abhängig, und es wurde erkannt, daß die Wirkung der Anticoagulantien über einen Phytomenadion-Antagonismus zustande kommt, der in den Bishydroxycumarin-strukturellen Ähnlichkeiten der Anticoagulantien vom 4-Hydroxycumarin- und Phenylindandion-Typ zum Phytomenadion begründet ist (vgl. XXXVI und XXXVII).

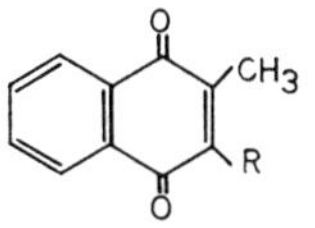

XXXVI

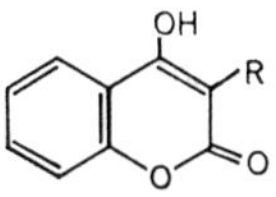

XXXVII

Die Kenntnis der physiologischen Funktion von Vitamin K ist daher die Voraussetzung für das Verständnis der Wirkung der Anticoagulantien. Zunächst muß der Frage nachgegangen werden, welche Funktion Phytomenadion beim Aufbau der genannten Gerinnungsfaktoren zukommt.

Im wesentlichen stehen 3 Hypothesen der Vitamin K-Wirkung zur Diskussion: 1. die von MARTIUS (1954, 1966) inaugurierte Hypothese eines Eingriffs in den Energiestoffwechsel, 2. die von OLSON (1964) geäußerte Ansicht, daß Phytomenadion den genetischen Apparat (Repressor-Gen) beeinflußt und 3. die aufgrund neuerer Arbeiten entstandene Ansicht, daß das Vitamin spezifisch in die Proteinsynthese eingreift (HILL et al., 1968).

1. Stoffwechselwirkungen von Phytomenadion und Anticoagulantien

Obwohl die bis vor etwa 10 Jahren anerkannte Hypothese von MARTIUS bezüglich des Eingriffes von Vitamin K in Stoffwechselvorgänge als der entscheidende Faktor der Phytomenadion-Wirkung verlassen worden ist (vgl. LEDERER und VILKAS, 1966), soll sie eine kurze Darstellung erfahren, zumal die beobachteten biochemischen Reaktionen nach wie vor von besonderem Interesse sind.

Die charakterisitischen chemischen Eigenschaften von Vitamin K, seine Fähigkeit, als reversibles Redox-System zu wirken und seine Lipoidlöslichkeit, ließen die Teilnahme an zahlreichen elementaren Prozessen der Zellatmung und der daran beteiligten Phosphorylierung vermuten (MARTIUS, 1953; MARTIUS und NITZ-LITZOW, 1953). In der Leber wiesen MARTIUS (1954) und MARTIUS und STRUFE (1954) ein Enzym nach, welches mit NADH und NADPH als Wasserstoff-Donatoren reagiert und den Wasserstoff auf verschiedene Chinone (auch auf Naphtochinone) überträgt, es handelt sich um die sog. Phyllochinon-Reduktase, welche FAD als aktives Zentrum trägt (MARTIUS und STRUFE, 1954; MARTIUS und MÄRKI, 1957; MÄRKI und MARTIUS, 1960, 1961). Das Enzym wird spezifisch durch Bishydroxycoumarin gehemmt, und zwar in für kompetitive Hemmstoffe ungewöhnlich niedrigen Konzentrationen (50%ige Hemmung durch 0,002 μM).

An Lebermitochondrien diätetisch Vitamin K-verarmter Küken war der P/O-Quotient herabgesetzt, wenn ein Substrat benutzt wurde, dessen Wasserstoffion durch Pyridinnucleotide übertragen wurde, während der Succinatstoffwechsel nicht verändert war. Ähnliche Ergebnisse erbrachten Versuche mit tierischen Mitochondrien, bei denen Vitamin K durch vorangehende Bestrahlung mit Licht einer Wellenlänge von 253,7 nm zerstört worden war. Die Gabe von Phytomenadion normalisierte die Atmungsfunktion der Zellteile (ANDERSON und DALLAM, 1959; BEYER, 1959; DALLAM, 1961). Aus diesen Ergebnissen schlußfolgerte MARTIUS (1966a, b), daß Vitamin K in der Atmungskette zwischen den Flavoproteinen und den Cytochromen angreift. Diese Annahme wurde durch die Feststellung bestätigt, daß alle als Vitamin K-Antagonisten wirksamen Anticoagulantien eine Entkoppelung der oxydativen Phosphorylierung bewirken (MARTIUS, 1953; MARTIUS und NITZ-LITZOW, 1953, 1955, 1956).

MARTIUS (1966a, b) konstruierte aus diesen Ergebnissen einen einheitlichen Mechanismus der Vitamin K-Wirkung. Er nahm an, daß sich die Beteiligung von Vitamin K bei der Zellatmung auch in der Eiweißsynthese bemerkbar machen muß. Da in den Zellen die oxydative Phosphorylierung Hauptquelle für Energie ist, muß sich die Blockade von Phytomenadion nicht direkt, aber indirekt auch auf die Proteinsynthese auswirken. Daß sich der Vitamin K-Mangel nur auf die Synthese der Gerinnungsproteine auswirkt, wurde mit der verhältnismäßig kurzen Halbwertszeit der Gerinnungsfaktoren und der damit in Zusammenhang stehenden schnellen und häufigeren Synthese dieser Proteine erklärt. Dafür sprach die Feststellung, daß der bei Vitamin K-Mangel oder bei Anticoagulantien-Anwendung bestehende Prothrombinmangel durch Phytomenadion innerhalb von Stunden aufgehoben werden konnte.

Im Gegensatz zu den Arbeiten von MARTIUS konnten WOSTMANN et al. (1963) an Vitamin K-mangelernährten Ratten keine Verminderung des P/O-Quotienten bei signifikant verlängerter Gerinnungszeit nachweisen. Bei weiterer Prüfung der Wirksamkeit von Phytomenadion bzw. Bishydroxycumarin auf verschiedene Enzymsysteme (WOSILAIT und NASON, 1954) konnte nachgewiesen werden, daß die Aktivität von DPNA-Oxydase, ATPase, AMPase, Glucose-6-phosphatase, Hexosediphosphatase sowie Xanthinoxydase durch beide Verbindungen unbeeinflußt bleibt. Eine Beeinträchtigung der anaeroben und aeroben Glykolyse soll aufgrund dieser Befunde fehlen.

Zu anderen Vorstellungen über die Wirksamkeit und den Wirkungsmechanismus von Vitamin K gelangten auch LÖWENTHAL et al. (1960, 1961) aufgrund ihrer Arbeiten mit dem 2-Chloranalogen des Vitamin K (Formel s. Abschn. III, C, 3). Dieses Chlorphyllochinon erwies sich als ein wirksamer Vitamin K-Antagonist. LÖWENTHAL et al. (1960) postulierten aufgrund ihrer Untersuchungen, daß dieses Chlorderivat zwar Receptoren des Apoenzyms besetzen kann, jedoch nicht die gleichen biologischen Effekte auszulösen vermag wie Phytomenadion selbst. Wurden Ratten mit diesem Chlorphyllochinon behandelt, zeigten sie einen rapiden Abfall des Prothrombinspiegels. Mit diesen Antagonisten konnte jedoch eine hemmende Wirkung auf die oxidative Phosphorylierung nicht konstatiert werden (LÖWENTHAL et al., 1960, 1961). Auch Untersuchungen von PAOLUCCI et al. (1963) sowie WOSILAIT (1964) ergaben, daß Mangel an Vitamin K oder die Wirkungen von Anticoagulantien keinen Einfluß auf die oxydative Phosphorylierung haben.

Bei ihren Untersuchungen über die mögliche Rolle der Anticoagulantien als Entkoppler der oxidativen Phosphorylierung in vivo konnten WOSILAIT (1961) und COURI und WOSILAIT (1966) an Ratten nach Warfarin- oder Dicumarolgaben keine signifikanten Differenzen bezüglich des Adeninnucleotid-Gehaltes in der Leber feststellen. Auch eine unterschiedliche ^{32}P-Inkorporationsrate in die Nucleotide der Rattenleber infolge der Anticoagulantien-Applikation konnte ausgeschlossen werden. Derartige Befunde hätten sich aber ergeben müssen, wenn Anticoagulantien über eine Entkopplung der oxydativen Phosphorylierung eine Beeinflussung der Proteinsynthese bewirken würden. Vielmehr wiesen COURI und WOSILAIT (1966) eine Hemmung der ^{14}C-Leucin-Inkorporationsrate in Leberproteine unter dem Einfluß mehrerer Anticoagulantien (Warfarin, Bishydroxycumarin, Äthylbiscoumacetat, Acenocumarol, Phenylindandion, etc.) nach.

2. Die Beeinflussung des genetischen Apparates durch Anticoagulantien

Nachdem ANDERSON und BARNHART (1964) bewiesen hatten, daß die Produktion von Prothrombin und seiner Faktoren in den Leberparenchymzellen erfolgt, postulierte OLSON (1964, 1966), daß Vitamin K durch die Modifikation der

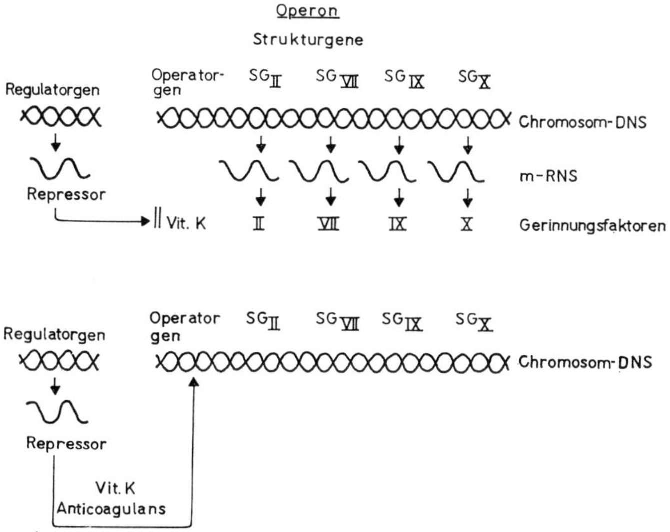

Abb. 2. Die Beeinflussung des genetischen Apparates für die Synthese von Blutgerinnungsfaktoren durch Phytomenadion (Hypothese von OLSON, 1964). SG Strukturgene der Gerinnungsfaktoren

Eigenschaften eines regulierenden Proteins wirkt, welches die Transkription der genetischen Information von der DNS auf die m-RNS kontrolliert (BERRY et al., 1966).

Aufgrund seiner Untersuchungen mit Actinomycin D an Küken und Ratten sowie der Vorstellungen von JACOB und MONOD (1961, 1966) über die Steuerung der Eiweißsynthese durch Nucleinsäuren nahm OLSON (1964, 1965) an, daß in Abwesenheit von Vitamin K ein Regulatorgen die Aktivität eines Operatorgens unterdrückt, welches für die Kontrolle von Strukturgenen verantwortlich ist, die ihrerseits die Vitamin K-abhängigen Gerinnungsfaktoren in ihrer Bildung steuern (s. Abb. 2). Somit inaktiviert Vitamin K das Repressormolekül, wobei dem Operator ermöglicht wird, die Transkription der m-RNS durch die Strukturgene einzuleiten und unmittelbar die Neusynthese von Gerinnungsfaktoren zu erhöhen. Die Anticoagulantien würden demnach das Vitamin K direkt am Repressor verdrängen, wodurch die Wirkung auf das Operatorgen unterdrückt wird (s. Abb. 2) und die Proteinproduktion unterbleibt (O'REILLY und AGGELER, 1965).

In Fällen von erhöhter Dicumarol-Resistenz soll ein abnormales Regulatorgen Ursache für die Bildung eines modifizierten Repressormoleküls sein, welches entweder eine verminderte Affinität für Anticoagulantien oder eine erhöhte Affinität für Phytomenadion besitzt (O'REILLY und AGGELER, 1965). Da Warfarin-resistente Ratten aufgefunden worden sind, sind auch entsprechende resistente Stämme gezüchtet worden. DEORAS (1966) sowie PYÖRÄLÄ und NEVANLINNA (1968) bestimmten an derartigen Ratten eine Warfarin-Halbwertszeit von 30 Std im Gegensatz zu Stoffwechsel-normalen Ratten mit 5 Std. Diese Differenzen wurden ab 4. Generation entsprechender Züchtungen beobachtet. Da jedoch die Faktor VII-Bildung bei derartigen Ratten in den Lebermitochondrien wie bei normalen Tieren erfolgte, muß die genetische Differenz in einer gehemmten Warfarin-Aufnahme gesehen werden (POOL et al., 1968).

3. Der Eingriff von Phytomenadion und Anticoagulantien in die Proteinsynthese

Innerhalb der letzten 10 Jahre hat sich die Vorstellung, daß Phytomenadion — und damit auch die Anticoagulantien — durch Eingriff in die Proteinsynthese wirksam werden, aufgrund zahlreicher Untersuchungsergebnisse verdichtet. Grundsätzlich ergeben sich 4 Möglichkeiten über die Beeinflussung der Proteinsynthese durch Hemmstoffe oder Aktivatoren, und zwar 1. über die Aktivierung eines Präkursors, 2. durch Stimulation einer spezifisch wirksamen Messenger-RNS und damit indirekter Steigerung der Syntheserate des Proteins, 3. durch Beschleunigung des Translationsvorganges und damit indirekter Steigerung der Proteinsynthese und 4. durch Hemmung des Proteinabbaus. Die unter 2. angeführte Möglichkeit wird von vornherein für die Phytomenadion-abhängige Prothrombinsynthese abgelehnt (HILL et al., 1968; SUTTIE, 1967).

Nach Ansicht von SCHIMKE et al. (1964) müßte bereits die Kinetik der Prothrombinsynthese einen Einblick in den Wirkungsmechanismus von Phytomenadion erlauben. Jedoch sind alle diesbezüglichen experimentellen Arbeiten ohne eindeutigen Aussagewert geblieben.

Die Bildung von Prothrombin in der Leber setzt nach Phytomenadion-Gaben an mangelernährten Ratten innerhalb von 1—2 Std ein, wie ANDERSON und BARNHART (1964) mit spezifischen, fluorescierenden Prothrombin-Anti körpern und HILL et al. (1968) mit Hilfe von Prothrombin-Aktivitätsbestimmungen an Ratten nachweisen konnten. Da auch isolierte Leberzellen unter der Inkubation mit Phytomenadion Prothrombin und Faktor VII produzieren, die im Nährmedium nachgewiesen werden konnten (POOL und BORCHGREVINK, 1964, PRYDZ, 1965), boten sich diese Zellen als Untersuchungsobjekt an. SUTTIE (1967) wies an Leberzellen sowie an Phytomenadion-mangelernährten Ratten einen Anstieg der Prothrombin-Produktion um 50% innerhalb von 6 Std nach, wenn den Tieren 1 mg Phytomenadion injiziert worden war. HILL et al. (1968) konnten die Spezifität der Vitamin K-Wirkung nachweisen, indem sie neben den Prothrombin-Bestimmungen an Vitamin K-Mangeltieren ebenso den $L^{14}C$-Leucin-

Einbau und die Induktion der Tryptophanpyrrolase untersuchten. Da weder die Inkorporationsrate noch die Induktion beeinflußt werden, besteht demnach kein genereller Einfluß von Vitamin K auf die Proteinsynthese.

Mit Hilfe von Antibiotica bot sich nun die Möglichkeit, die Proteinsynthese an verschiedenen Stellen zu blockieren. Von dieser Möglichkeit wurde in zahlreichen Untersuchungen Gebrauch gemacht. Actinomycin D, welches die DNS-abhängige RNS-Bildung blockiert (REICH et al., 1962), konnte die Vitamin K-Wirkung nicht verhindern. Obwohl, wie aus Tabelle 3 hervorgeht, Actinomycin den Einbau von ^{14}C-Orotsäure deutlich hemmt, nimmt es keinen Einfluß auf den durch Phytomenadion erzeugten Anstieg des Prothrombingehaltes in der Leber. In späteren Versuchen an perfundierten Rattenlebern konnte jedoch nachgewiesen werden, daß Actinomycin D partiell den durch Phytomenadion induzierten Anstieg der Prothrombin-Aktivität hemmt (R. E. OLSON et al., 1967). In Übereinstimmung mit diesen Untersuchungsergebnissen (HILL et al., 1968; SUTTIE, 1967)

Tabelle 7. *Der Einfluß von Actinomycin auf die Prothrombin-Synthese von Ratten sowie den Einbau markierter Orotsäure in RNS.* (Nach SUTTIE, 1967)

Behandlung	Anzahl der Ratten	Prothrombin in % der Norm	Prothrombin-zeit (sec)	Einbau von Orotsäure in RNS (c/p/m)
Normaltiere	16	100 ± 2	12,0—14,0	—
Vitamin K-Mangel-Ratten	15	20 ± 4	40—120	447 ± 29
Vitamin K-Mangel-Ratten und Vitamin K_1	12	56 ± 4	12,1—13,3	448 ± 47
Vitamin K-Mangel-Ratten, Vitamin K_1 und Actinomycin	13	72 ± 6	13,6—15,6	173 ± 24

fehlt Actinomycin D eine Wirkung auf die Induktion der Prothrombinsynthese an Ratten, denen zuvor Phytomenadion intramuskulär oder intraperitoneal injiziert worden war. OLSON et al. (1968) schlossen aus diesen Ergebnissen bekanntlich auf eine Phytomenadion-Wirkung bei der Translation. Ähnlich wie mit Actinomycin D war es auch mit Cycloheximid und Äthionin nicht möglich, die Prothrombinsynthese zu unterdrücken. An Vitamin K-mangelernährten Ratten konnte die vorangehende Gabe der Hemmstoffe die Prothrombinsynthese steigernde Wirkung von Phytomenadion nicht verhindern oder beeinflussen (BELL und MATSCHINER, 1969; HILL et al., 1968).

Versuche mit dem Antibioticum Puromycin gaben zunächst keine eindeutige Auskunft (YARMOLINSKY et al., 1959). Erst mehrere Jahre später wurde nachgewiesen, daß die hochdosierte Puromycin-Applikation (200—400 mg/kg) an Ratten zu einer Verlängerung der Prothrombinzeit innerhalb von 2—3 Std führt, wobei maximal eine Verdoppelung des Normalwertes erreicht wurde (s. Abb. 3). OLSON et al. (1966) untersuchten den Einfluß von Puromycin auf die Bildung von Vitamin K-abhängigen Gerinnungsproteinen in der durchströmten Rattenleber und die Wirkung von Warfarin auf diese Vorgänge. Puromycin hemmte auch in diesen Versuchen die Synthese der Gerinnungsfaktoren. An Vitamin K-Mangeltieren konnte Puromycin nur in hohen Dosen bei vorangehender Gabe (1—3 Std vor der Phytomenadion-Injektion) den Vitamin K-bedingten Anstieg des Prothrombinspiegels (HILL et al., 1968) und des Faktor VII-Gehaltes (PRYDZ, 1965) unterbinden. Nach SUTTIE (1967) ist Puromycin in der Lage, an der isoliert perfundierten Rattenleber die Faktor VII-Bildung zu blockieren, jedoch nicht die durch Phytomenadion induzierte Prothrombinbildung (OLSON et al., 1966) und die an Leberschnitten durch Phytomenadion induzierte Faktor VII-Bildung (BABIOR, 1966).

Die Proteinsynthese-hemmende Wirkung des Puromycins beruht auf seiner strukturellen Ähnlichkeit mit dem terminalen Stück einer beladenen Transfer-RNS. Damit wird Puromycin durch die große Untereinheit der Ribosomen als Analogon einer Aminoacyl-t-RNS durch die Peptidyltransferase akzeptiert und in die wachsende Peptidkette eingebaut. Damit wird aber nach Knüpfung des Puromyins an die bereits synthetisierte Peptidkette die Fixation des Peptids auf dem Ribosom unmöglich, weil dem Antibioticum der entsprechende t-RNS-Rest fehlt, der zur Fixation des Anticodon erforderlich ist. So verläßt die Peptidkette den Verband des Ribosoms mit einer inkompletten Aminosäuresequenz (COUTSOGEORGOPOULOS, 1967; SMITH et al., 1965; VILLA-TREVINO et al., 1964).

Cycloheximid hemmt spezifisch die Aktivität der Aminoacyltransferase II, die zur Translokation der Peptidylgruppe auf der großen ribosomalen Untereinheit erforderlich ist (SPITNIK-ELSON und ATSMON, 1968).

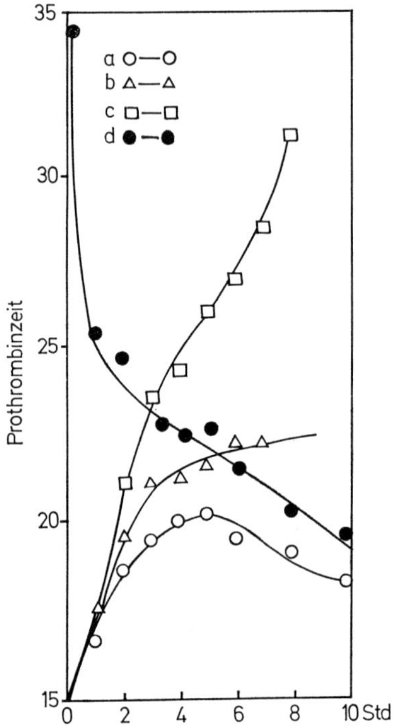

Abb. 3a—d. Die Wirkung von Puromycin auf die Prothrombinzeit der Ratte (nach HILL et al., 1968). a 200 mg Puromycin/kg; b 300 mg Puromycin/kg; c 400 mg Puromycin/kg; d 200 mg Puromycin/kg Vitamin K-mangelernährter Ratte zusammen mit 0,04 mg Phytomenadion pro Ratte zu Versuchsbeginn

Die Ergebnisse der Versuche mit Antibiotica, den Wirkungsmechanismus bzw. Angriffspunkt von Phytomenadion zu bestimmen, sprechen dafür, daß der Ort der Phytomenadionwirkung jenseits der Transkription und jenseits der Wirkung der Aminoacyltransferase II (entspricht der Wirkung von Puromycin und Cycloheximid) liegt. Damit könnte Phytomenadion aufgrund der oben dargestellten Ergebnisse den polysomalen Abbruch von Prothrombin katalysieren (HILL et al., 1968). Für die von HILL et al. (1968) geäußerte Ansicht über den Wirkungsmechanismus von Anticoagulantien sprechen auch Untersuchungsergebnisse von

DULOCK und KOLMEN (1967), die Hunde durch Austauschtransfusion hypoprothrombinämisch gemacht hatten. Die sich anschließende Normalisierungsphase der Prothrombinaktivität dauerte mit und ohne Phytomenadiongaben etwa 6 Std. An Warfarin-vorbehandelten Hunden stieg der Prothrombinspiegel bereits innerhalb von 2 Std zur Norm an. Dieser Befund spricht dafür, daß unter Anticoagulantien bereits Prothrombin-Vorstufen gebildet werden, die dann wesentlich schneller zum fertigen Prothrombin umgebaut werden können, als dies im Normalfalle möglich ist.

Eine Unterstützung der Ansicht, daß Anticoagulantien die Bildung „reifen" Prothrombins unterbinden, hingegen aber „unreife" Vorstufen entstehen lassen, bringen Versuche von HEMKER et al. (1968), indem sie nachweisen konnten, daß unter dem Einfluß von Anticoagulantien oder auch bei Phytomenadion-Mangel ein Protein entsteht, welches als „protein induced by vitamin K absence" (PIVKA) bezeichnet wurde. Dieses Protein erwies sich nach den Untersuchungen als ein Hemmstoff für Faktor X. Bei der Phytomenadion-Applikation wird dieser Hemmstoff zu Prothrombin umgebildet. GANROT und NILEHN (1968) konnten das Vorhandensein eines derartigen Hemmstoffes unter Vitamin K-Mangel bestätigen.

Bei der weiteren Charakterisierung der Wirkungsmöglichkeiten für Phytomenadion nahm die Arbeitsgruppe um HILL (1963, 1965, 1966, 1968) zunächst an, daß Phytomenadion die Bildung von Disulfidbrücken fördert, und zwar entweder bei der Bildung des Proteins, was bei der Abtrennung des Proteins vom Ribosom, bei der Verknüpfung mit dem Kohlenhydratanteil, und/oder beim Abtransport des Glycoproteids aus der Zelle eine Rolle spielt. Diese Annahme erscheint möglich, zumal FIESER (1941) bereits nachwies, daß Vitamin K-Chinone aktive SH-Reagentien darstellen und die Vitamin K-abhängigen Gerinnungsproteine durch SH-Verbindungen inaktiviert werden. In jüngster Zeit konnte FANTL (1969) durch Behandlung von Oxalatplasma vom Menschen und vom Hund mit Dithioglycerin eine Aktivitätsminderung für Vitamin K-abhängige Gerinnungsfaktoren nachweisen. Diese in vitro-Versuche könnten dafür sprechen, daß die Faktoren II, VII, IX und X aktive Disulfidbrücken tragen, die durch die Behandlung mit Dithioglycerin gespalten werden. Am Kaninchen- und Rinderprothrombin wurden 8 bzw. 10 Disulfid-Brücken nachgewiesen (CARTER et al., 1961; FORSYTH, 1967; INGWALL und SCHERAGA, 1969). Da das Prothrombinmolekül nur dann in seiner Tertiärstruktur vorliegt, wenn diese Brückenbindungen bestehen bleiben, wäre es denkbar, daß diese Reaktionen den Ort der Regulationsstrecke für Phytomenadion darstellen (CLINE und BOCK, 1966; SHAH et al., 1966).

Die mehrfach geäußerte Ansicht, daß Vitamin K die Aktivität der für Prothrombin zuständigen messenger-RNS kontrolliere, kann nicht aufrechterhalten werden. Vergleichende Untersuchungen an normalen und Vitamin K-mangelernährten Ratten über die Beeinflußbarkeit der Prothrombinsynthese durch hohe Actinomycin D-Dosen (20 mg/kg) ergaben keine Unterschiede (vgl. BELL und MATSCHINER, 1969). Bei diesen Versuchen war für die Prothrombin-m-RNS an Ratten eine Halbwertszeit von 10 Std (bzw. vgl. 6 Std, HILL et al., 1968) ermittelt worden, jedoch lediglich über die Bestimmung der Aktivität von Prothrombin.

Auch der Annahme einer Hemmung des Abbaus von Prothrombin durch Vitamin K als möglichen Wirkungsmechanismus kann nicht gefolgt werden, da die Inaktivierung des Gerinnungsfermentes durch Warfaringaben nicht verändert wird (vgl. BELL und MATSCHINER, 1969).

B. Die Wirkung von Anticoagulantien in vivo auf die Synthese der Gerinnungsfaktoren

Der Wirkungsmechanismus der Anticoagulantien vom Bishydroxycumarin-, 4-Hydroxycumarin- und Indandion-Typ ist gleichartig. Unterschiede ergeben sich nur aufgrund ihres pharmakokinetischen Verhaltens (s. Abschn. IV, A), das von der Geschwindigkeit der Resorption und der Elimination abhängt. Mit einem unterschiedlichen Einfluß der Anticoagulantien auf die Synthese der einzelnen Gerinnungsfaktoren ist nicht zu rechnen, er konnte auch an Hand bisher bekannter Derivate nicht nachgewiesen werden.

1. Das zeitliche Verhalten der beeinflußten Faktoren

Die Anticoagulantien senken im Blutplasma die Faktoren VII (Proconvertin, entspricht Autoprothrombin I), Prothrombin, Faktor IX (P.T.C. oder Autoprothrombin II) sowie den Faktor X (Stuart-Prower-Faktor oder Autoprothrom-

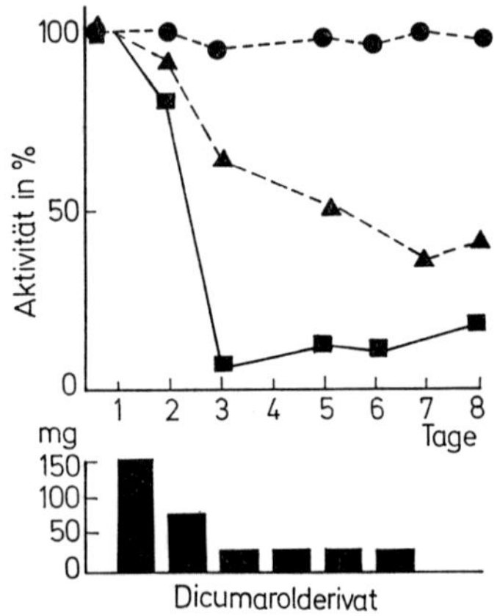

Abb. 4. Die Wirkung von Äthylbiscoumacetat auf die Aktivität der Faktoren VII (■), II (▲) und V (●) in Kaninchenblut. (Nach Jürgens, 1954)

bin C bzw. Faktor X aktiviert) (Barker et al., 1942; Bourgain et al., 1954; Norèn und Quick, 1963; Owren, 1947; Owren und Aas, 1951; Seaman, 1960). Diese 4 Faktoren werden aufgrund ihrer Empfindlichkeit gegenüber Anticoagulantien des öfteren als Vitamin K-abhängige Gerinnungsfaktoren oder als die Gerinnungsfaktoren des Prothrombinkomplexes bezeichnet (Pyörälä, 1965).

Im Gegensatz zu diesen 4 Gerinnungsfaktoren wird die Aktivität von Faktor V durch die Anticoagulantien nicht verändert (Quick, 1937; Bjerkelund, 1950), entsprechende Versuchsbeispiele haben Koller (1954) (s. Abb. 4) und Clösges und Norpoth (1957) angeführt. Zu ähnlichen Ergebnissen kamen auch Montigel und Pulver (1955) bei ihren Untersuchungen mit Acenocumarol und anderen Derivaten an Kaninchen, denen verschiedene Dosen der Anticoagulantien oral oder intravenös verabreicht worden waren. Unabhängig von der Intensität des Abfalls der Prothrombin- und Faktor VII-Aktivität schwankte die Faktor V-Aktivität zwischen 20 und 100%.

Ebenfalls nicht beeinflußt wird unter der Einwirkung der Anticoagulantien die Aktivität der Faktoren VIII (Coelho, 1960), XI (Rapaport, 1961; Ver-

STRAETE und VANDENBROUCKE, 1957) und XII (HAANEN et al., 1963; RODERMUND et al., 1961), zumindest ist über deren Aktivitätsänderungen in der Literatur nichts bekannt. Lediglich unter langdauernder Bishydroxycumarin-Applikation soll eine Steigerung von Faktor VIII-Aktivität meßbar sein (POLLER und THOMSON, 1964), dieser Befund wurde jedoch bisher nicht bestätigt. Die Aktivität der Antithrombine II und III (IVANOVIC et al., 1954) wird durch Anticoagulantien nicht beeinflußt (vgl. jedoch PÉTER, 1965).

Tabelle 8. *Halbwertszeiten für Gerinnungsfaktoren des Prothrombin-Komplexes von Hund und Mensch in Stunden*

Faktor	Mensch	Hund	Literaturangaben
Faktor II	60—72		HJORT et al. (1961), LOELIGER (1964), LOELIGER et al. (1963)
	60—70		OWREN (1963)
	48—120		BIGGS und DENSON (1963)
		41,0	HELLEMANS et al. (1963)
Faktor VII	5		OWREN (1963)
	3—6		HOAG et al. (1960), MENACHE (1964)
	4	6,2	HELLEMANS et al. (1963)
	6		HJORT et al. (1963)
Faktor IX	24		OWREN (1963), LOELIGER et al. (1963), LOELIGER (1964), HJORT et al. (1961), BIGGS und DENSON (1963), MENACHE (1964)
		13,9	HELLEMANS et al. (1963)
Faktor X	48		OWREN (1963)
	40—48		LOELIGER (1964), LOELIGER et al. (1963), BIGGS und DENSON (1963)
		41,0	HELLEMANS et al. (1963)

Wie aus den in Abb. 5 schematisch zusammengefaßten Versuchsergebnissen hervorgeht, sinken nach der Anticoagulantiengabe der Quickwert und die Proconvertin-Aktivität innerhalb von 48 Std unter 10% der Norm ab, während der Prothrombingehalt und die Faktor X-Aktivität erst innerhalb von 5 Tagen nach der Injektion Werte zwischen 30—40% der Norm erkennen lassen (vgl. FELIX et al., 1949; KAZMIER et al., 1964; KOLLER et al., 1951, 1952; OWREN und AAS, 1951; DE NICOLA, 1952, 1953, u.a.). Aus späteren Untersuchungen (SISE et al., 1955) geht hervor, daß die Faktor IX-Aktivität erst 2 Wochen nach Anticoagulans-Gaben absinkt. Diese Befunde bezüglich des Verhaltens der Faktor IX-Aktivität sind nicht unwidersprochen geblieben, zumal OWREN (1963) bei Warfarin-Gaben von 400 mg an Patienten eine 50%ige Abnahme der Aktivität von Faktor VII in 5 Std, Faktor IX in etwa 24 Std, Faktor X in etwa 48 Std und Prothrombin in 60—70 Std nachwies. Bei Absetzen der Anticoagulantien kommt es in umgekehrter Reihenfolge zum Anstieg der Aktivität der Faktoren (s. a. DOUGLAS und MAIR, 1958; JÜRGENS, 1954; KOLLER, 1956; SISE et al., 1955; SISE, 1961). In Tabelle 8 sind die in der Literatur angegebenen Halbwertszeiten für die Gerinnungsfaktoren des Prothrombin-Komplexes zusammengestellt.

Damit erscheint der Aktivitätsabfall der Gerinnungsfaktoren in Abhängigkeit von pharmakokinetischen Parametern der Anticoagulantien um 1—2 Tage gegenüber der Anticoagulantiengabe verschoben (WEINER et al., 1955; SISE, 1961). Eine simultane Bestimmung der Faktoren VII, II, IX und X unter dem Einfluß von Warfarin an Patienten führten SISE et al. (1958) sowie OWREN (1963) durch. An 5 Patienten kam es unter der einmaligen intravenösen Injektion von 300 mg

Warfarin zu einem raschen Abfall des Quick-Wertes bzw. der Faktor VII-Aktivität, wobei beide Werte ein zeitlich gleichartiges Verhalten zeigten (Sise et al., 1955). Diese Tatsache ist verständlich, weil mit dem Quick-Test in seiner originalen Form nahezu ausschließlich Faktor VII-Aktivität erfaßt wird. Wie wenig repräsentativ jedoch die Faktor VII-Aktivität für die tatsächlichen

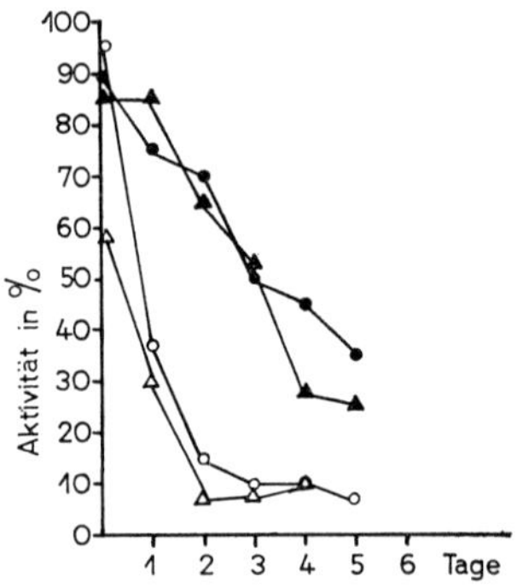

Abb. 5. Die Abnahme der Aktivität der Faktoren II (●), VII (○) und X (▲) sowie Veränderungen des Quick-Wertes (△) in Prozent des Normalwertes nach einmaliger intravenöser Injektion von 300 mg Warfarin-Natrium an 5 Probanden. (Schematisch nach einer Abbildung von Sise et al., 1958)

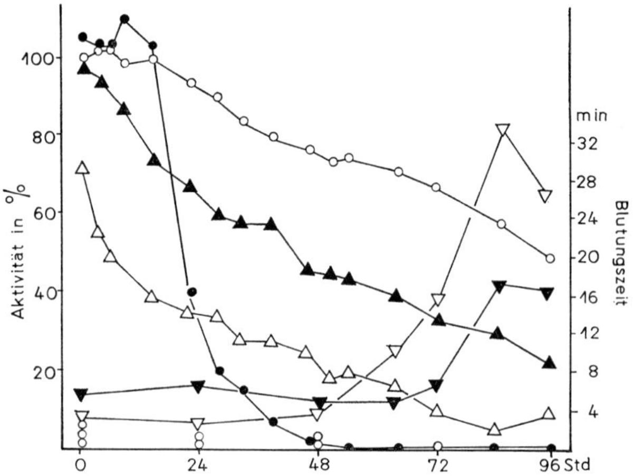

Abb. 6. Die Abnahme der Aktivität der Gerinnungsfaktoren II (○--○), VII (●--●), IX (△--△) und X (▲--▲) sowie das Verhalten der primären (▼--▼) und sekundären (▽--▽) Blutungszeit unter der Applikation von Warfarin (○ = 50 mg). (Nach Owren, 1963)

Gerinnungsverhältnisse ist, geht bereits aus Abb. 5 hervor, wird jedoch in Abb. 6 (zit. n. Owren, 1963) bei Vergleich der primären und sekundären Blutungszeit mit der jeweiligen Aktivität an Faktor VII noch deutlicher.

Markwardt und Wenzel (1961) bestätigten mit Hilfe der Prothrombin-Titration ebenfalls das verspätete Absinken des Prothrombinspiegels im Vergleich zur Aktivität an Faktor VII sowohl bei beginnender Phenprocoumarol-Medikation als auch bei Absetzen des Anticoagulans.

Die bisher dargelegten Untersuchungsergebnisse gehen von der Hypothese aus, daß Prothrombin und die Gerinnungsfaktoren VII, IX und X selbständige Proteine sind. Damit muß angenommen werden, daß sowohl Phytomenadion als auch die Anticoagulantien die Synthese eines jeden einzelnen Gerinnungsfaktors beeinflussen. Andererseits sehen SEEGERS (1968), SEEGERS et al. (1967, 1968a, b) in der chemischen Verwandtschaft und der gemeinsamen Phytomenadion-Abhängigkeit der Gerinnungsproteine eine Bestätigung ihrer Vorstellungen, wonach es sich bei diesen Faktoren um Derivate von Prothrombin handelt. Würde

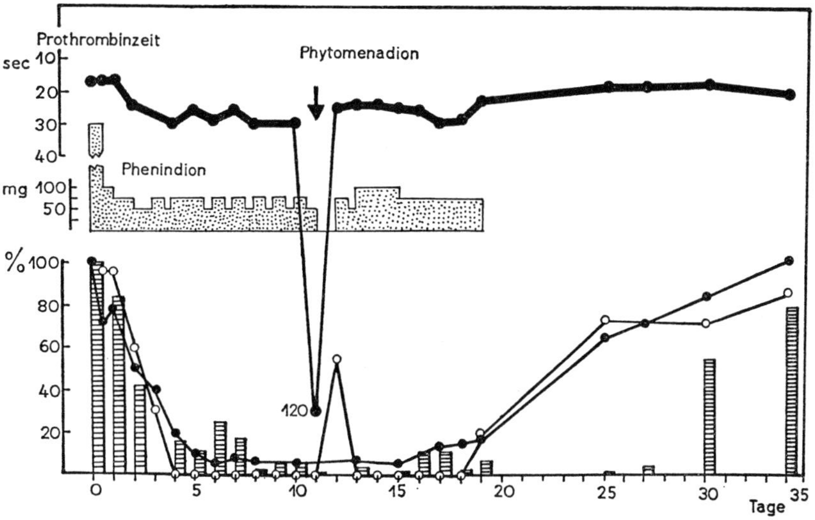

Abb. 7. Veränderungen der Prothrombinzeit, des Prothrombins sowie der Autoprothrombine I und II unter dem Einfluß von Phenylindandion und einer einmaligen Phytomenadion-Injektion (10 mg) (nach JOHNSON et al., 1958). Prothrombinzeit (●—●), Prothrombin (●—●), Autoprothrombin I (○—○), Autoprothrombin II (schraffierte Säulen). Aktivitätsangaben in Prozent der Normalwerte

die Seegerssche Hypothese zutreffen, dürfte es jedoch keine Unterschiede bezüglich des Verhaltens der Gerinnungsfaktoren unter Anticoagulantien geben (JOHNSON et al., 1965). Wie aus Abb. 7 zu entnehmen ist, kommt es unter der Einwirkung eines Anticoagulans aber auch hier zu unterschiedlichem Abfall der Gerinnungsfaktoren, auch die Reaktion auf Phytomenadion ist unterschiedlich. Zahlreiche Versuchsergebnisse anderer Autoren sprechen ebenfalls gegen die Seegersschen Vorstellungen (vgl. OWREN, 1963).

SCHRÖER et al. (1965) wiesen nach Dicumarolbehandlung von Hunden und Erzeugung eines exzessiven Prothrombinmangels bei anschließender in vitro-Testung normale Vollblutgerinnungszeiten und Prothrombinzeiten nach, wenn die Prothrombinkonzentration in diesem so vorbehandelten Hundeblut mit hochgereinigtem Prothrombin vom Rind wieder aufgefüllt worden war. Nach Ansicht von SCHRÖER et al. (1965) enthielt das gereinigte Prothrombin alles, was für die Gerinnung erforderlich war, ohne daß dadurch eine fremde gerinnungsfördernde Substanz in nachweisbarer Menge zugesetzt worden wäre. Gegen diese Interpretation muß der Einwand vorgebracht werden, daß trotz weitgehender Reinigung und physikochemischer Charakterisierung des Prothrombinmoleküls (HARMISON et al., 1961) immer wieder die Einheitlichkeit des Moleküls angezweifelt wird, so daß in neuerer Zeit mehrfach von einem Prothrombinkomplex gesprochen wird (vgl. Kap. „Biochemie und Physiologie der Blutgerinnung" von MAMMEN, S. 17). Inzwischen haben SCHRÖER et al. (1969) ihre Ansicht korrigiert, indem sie aufgrund neuerer biochemischer Arbeiten das Prothrombinmolekül nicht mehr als einheitlich betrachten. Dieser Einwand der fehlenden Einheitlichkeit des Prothrombinmoleküls dürfte vorerst für alle ähnlichen Versuchsergebnisse zutreffen.

Insgesamt gesehen ergaben sich für die Untersuchung dieser Fragen wie auch bei der Kontrolle der Therapie mit Anticoagulantien methodische Probleme. Die grundlegende Schwierigkeit bei der Analyse der Wirkung von indirekten Anticoagulantien liegt darin begründet, daß es mit großen Schwierigkeiten verbunden ist, die am Prozeß der Blutgerinnung beteiligten Faktoren chemisch einwandfrei zu identifizieren und das molare Geschehen in den einzelnen Reaktionsstufen quantitativ zu verfolgen.

Da die direkte Messung der meisten Faktoren der Gerinnung zumindest mit Hilfe der im klinischen Laboratorium gebräuchlichen Methoden nicht möglich ist, begnügt man sich mit der Bestimmung von Aktivitäten der einzelnen Gerinnungsfaktoren oder Blutfraktionen. Sie beruhen fast ausnahmslos letztlich auf der Messung des zeitlichen Eintritts der Fibrinbildung, da von allen Stufen des komplizierten Gerinnungsmechanismus die Umwandlung von Fibrinogen in Fibrin der direkten Beobachtung am leichtesten zugänglich ist.

Wir haben es demnach mit der indirekten Messung von Fermentaktivitäten zu tun, wobei es sich nicht um die kontinuierliche Messung des Substratumsatzes, sondern um die Erfassung des zeitlichen Eintritts einer bestimmten Zustandsänderung handelt. Hieraus resultiert bereits eine der Grundforderungen bei der Durchführung von Bestimmungen, nämlich die Einhaltung von konstanten Reaktionsbedingungen, wie Temperatur, pH, Ionenkonzentration und Beschaffenheit des verwendeten Glasmaterials. Die als Kriterium benutzten Gerinnungszeiten reagieren empfindlich auf Änderung des Milieus und sind leicht durch Fremdstoffe zu stören. Nimmt man hinzu, daß die Vorgänge durch im Blutplasma vorhandene körpereigene Inhibitoren überlagert werden können, so werden die Schwierigkeiten der Methoden besonders deutlich.

Auch in diese Problematik spielt die Kontroverse bezüglich des einheitlichen Ursprungs der Vitamin K-abhängigen Gerinnungsfaktoren hinein, welche von SEEGERS und seiner Schule vertreten wird, von den anderen Hämatologen aber, welche die Faktorentheorie vertreten, abgelehnt wird.

Wie bereits im Kapitel III, 1 bei DEUTSCH dargestellt, müssen zur Erfassung der Aktivität der 4 Faktoren, die durch Anticoagulantien herabgemindert wird, mehrere Verfahren angewandt werden. Sämtliche Verfahren stellen jedoch insofern keine exakten Bestimmungsmethoden des tatsächlichen Gehaltes an Faktoren dar, weil jeweils nur Gerinnungszeiten gemessen und mit Normalwerten verglichen werden. Damit werden zwar Aktivitäten im Plasma erfaßt, nicht jedoch Konzentrationen. Nur wenige Verfahren stellen hierin eine Ausnahme dar (MARKWARDT, 1957).

2. Speciesdifferenzen

Über die Empfindlichkeit der einzelnen Species gegenüber Bishydroxycumarin existieren mehrere Angaben (JÜRGENS, 1953, 1954) (s. Tabelle 9). Aufgrund dieser Ergebnisse reagiert der Hund wesentlich empfindlicher als die Ratte. NORÈN und QUICK (1963) prüften vergleichsweise die Wirksamkeit von Äthylbiscoumacetat, Warfarin und Phenylindandion auf die Aktivität der Faktoren VII, II und X am Menschen, Hund und Kaninchen (s. Abb. 8). Unter der

Einwirkung aller 3 Anticoagulantien reagierte der Hund am empfindlichsten, während die Reihenfolge der Aktivitätsminderung der Faktoren unter allen 3 Anticoagulantien sowie des Aktivitätsanstieges nach Absetzen der Anticoagulantien die gleiche war (Norèn und Quick, 1963).

Jaques (1965) beobachtete vor allem an Hunden und Kaninchen eine sehr ausgeprägte Verlängerung der Prothrombinzeit. An diesen Tieren wurden auch große Bishydroxycumarinmengen 3—5 Tage nach der Applikation in der Leber

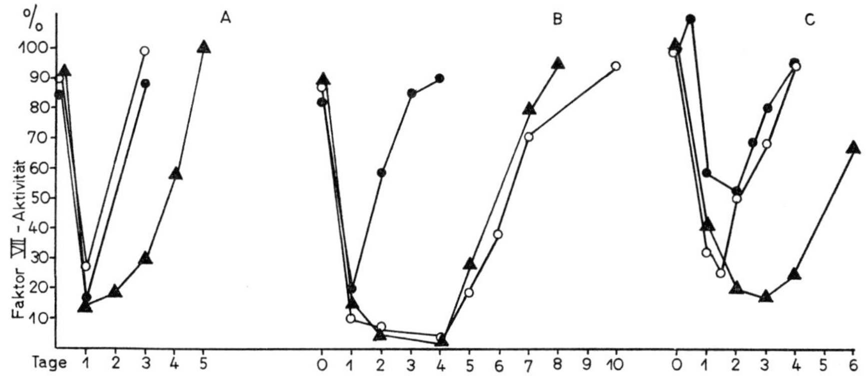

Abb. 8 A—C. Speciesdifferenzen bei der Wirkung von Warfarin-Natrium (▲), Phenylindandion (●) und Äthylbiscoumacetat (○) auf die Aktivität von Faktor VII beim Menschen (C), Hund (B) und Kaninchen (A). (Nach Norèn und Quick, 1963)

Tabelle 9. *Speciesdifferenzen bezüglich der Wirksamkeit von Bishydroxycumarin (Bis) und Phenprocoumarol (Phe).* (Nach Jürgens, 1954)

Species		Dosis mg/kg	Applikationsart	Wirkungsdauer (Tage)
Hund	Bis	2,5	per os	>10
	Phe	1,0	per os	>10
	Phe	1,0	i.v.	>10
Kaninchen	Bis	2,5	per os	4
	Phe	2,5	per os	5
	Phe	1,0	i.v.	5
Ratte	Phe	0,75	per os	4
Maus	Phe	2,5	per os	5[a]
Meerschweinchen	Phe	55,0	per os	8[a]

[a] Eigene Ergebnisse (unpubliziert).

nachgewiesen. Beim Hund fanden sich sogar 24% der applizierten Dosis in der Leber. Demgegenüber reagierten Ratten und Mäuse nur mit einem geringen Anstieg der Prothrombinzeit, an Hamstern und Küken wurde kein signifikanter Anstieg gemessen, obwohl gleichzeitig ein Vitamin K-Mangel erzeugt worden war. Jaques (1965) konnte einen Zusammenhang zwischen dem Ausmaß der Prothrombinzeit-Verlängerung und der Höhe des Dicumarolgehaltes in der Leber feststellen. Abb. 9 gibt diese Verhältnisse deutlich wieder.

Eigene Untersuchungen bezüglich der Beeinflußbarkeit des Prothrombinspiegels durch Phenprocoumarol an Kaninchen, Meerschweinchen, Ratten und

Mäusen ließen eine besonders hohe Empfindlichkeit der Ratten erkennen (0,005 mM/kg wirkten innerhalb von 2—4 Tagen letal), während Meerschweinchen und Kaninchen 0,1 (MARKWARDT und HAUSTEIN, 1966) und Mäuse 0,05 mM/kg bei oraler Applikation überlebten. Die Wirkungsdauer der einzelnen Anticoagulantien ist bei den Species von deren Elimination abhängig. Phenprocoumarol war jedoch, wie auch andere Anticoagulantien, am Hund stärker und länger wirksam als an Kaninchen, zwischen letzteren und der Ratte bestanden nur geringe Unterschiede. Es ist jedoch anzunehmen, daß die unterschiedliche

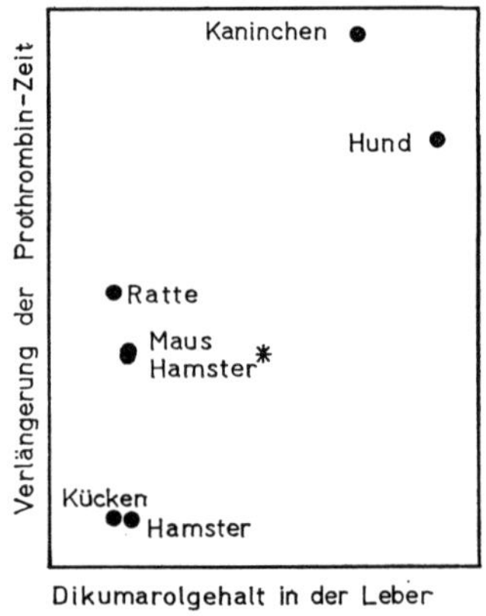

Abb. 9. Beziehungen zwischen dem Bishydroxycumarin-Gehalt in der Leber und dem Ausmaß der Verlängerung der Prothrombinzeit bei verschiedenen Species (nach JAQUES, 1959). * Hamster unter Vitamin K-Mangel-Bedingungen

Reaktionszeit auf Anticoagulantien eine Frage von Eliminationsvorgängen (unterschiedlicher Abbaumechanismus) ist und die Unterschiede zwischen den Species bezüglich der Senkung der Faktorenaktivität durch pharmakokinetische Speciesdifferenzen beim Abbau der Anticoagulantien hervorgerufen werden.

3. Individuelle Unterschiede

Individuelle Schwankungen der Reaktion auf Anticoagulantiengaben innerhalb einer Species werden mehrfach angegeben. Bereits LINK (1943/44) wies nach, daß es Unterschiede in der Reaktion auf Bishydroxycumarin an Kaninchen gibt, und zwar so, daß einige Tiere nur sehr geringe oder gar keine Senkung des Prothrombinspiegels zeigen, während andere besonders intensiv reagieren (vgl. auch CAMPBELL et al., 1941; SMITH, 1938). Es wurde bereits seinerzeit auf genetische Einflüsse verwiesen (OVERMAN et al., 1942b).

CAUWENBERGE und JAQUES (1958) konnten die Reaktivität dieser nonreactor-Kaninchen durch die gleichzeitige Injektion von ACTH erhöhen. MILLAR et al. (1964) prüften an Hand einer einzelnen Bishydroxycumarin-Injektion die Reaktivität von Kaninchen und bestimmten die biologische Variabilität. MILLAR et al. (1964) wiesen dabei 4 Kategorien nach, u. z. Nichtreaktoren, Hyporeaktoren, Reaktoren und Hyperreaktoren. Von insgesamt 704 geprüften Kaninchen reagierten 6,5% nicht, 42,1% gering (d. h. mit Prothrombinzeiten zwischen 20 bis 40 sec), 39,8% als Reaktoren (Prothrombinzeiten zwischen 20—100 sec an 5 aufeinanderfolgenden Tagen) und 11,6% übernormal (mit Prothrombinzeiten zwischen 100—200 sec) (vgl. Abb. 10). Eine signifikante Korrelation zwischen der

Prothrombinzeit vor und nach der Bishydroxycumarin-Gabe konnten MILLAR et al. (1964) nicht nachweisen. Die Gerinnungsfaktoren zeigten bei allen 4 Gruppen ein gleichsinniges Verhalten, wie bereits oben beschrieben. Die Art der Bishydroxycumarin-Applikation (intravenös oder oral) war dabei ohne Einfluß auf das Ausmaß der Reaktion (JAQUES, 1965; O'REILLY et al., 1968).

Eigene Erfahrungen (MARKWARDT und HAUSTEIN, 1966) bestätigen die Befunde an Kaninchen sowie die Verteilungskurve von MILLAR et al. (1964) dahingehend, daß die Höhe des Prothrombinspiegels bei Kaninchen bestimmten Schwankungen unterworfen war: weiße Kaninchen zeigten einen signifikant geringeren Prothrombinspiegel (119,9 $\pm$6,9 NIH-E./ml) als graue (123,1 $\pm$ 6,9 NIH-E./ml) bzw. braune Kaninchen (125,0 $\pm$ 3,7 NIH-E./ml). Obwohl diese Bestimmungen an nur 53 Kaninchen durchgeführt wurden, fiel bei anschließender Anticoagulantiengabe auf, daß Kaninchen mit weißem Fell wesentlich empfindlicher als solche mit braunem Fell reagierten. Ob ein Zusammenhang zwischen der Höhe des Prothrombinspiegels und der Reaktivität auf Anticoagulantien besteht, bedarf jedoch weiterer Untersuchungen.

Entsprechende Beobachtungen bezüglich einer unterschiedlichen Ansprechbarkeit auf Anticoagulantien beim Menschen (Bishydroxycumarin: WEINER et al., 1950; Äthylbiscoumacetat: BRODIE et al., 1952; Warfarin: O'REILLY et al., 1963; Phenylindandion: SCHULERT und WEINER, 1957) ließen MOTULSKY (1964) zu dem Schluß kommen, daß genetische Faktoren für diese unterschiedliche Ansprechbarkeit auf Anticoagulantien von Bedeutung sind.

Seit längerer Zeit ist die unterschiedliche Empfindlichkeit männlicher und weiblicher Mäuse und Ratten gegenüber Anticoagulantien bekannt (vgl. die LD_{50}-Werte in Tabelle 17). Weibliche Tiere tolerieren höhere Dosen Bishydroxycumarin und Phenylindandion als männliche. Unter den weiblichen Tieren tolerieren diejenigen mehr Anticoagulans, die trächtig sind sowie säugende Muttertiere. Da der Prothrombinspiegel während der Gravidität und in der Nachgeburtsperiode erhöht ist, könnte die erhöhte Anticoagulantien-Toleranz eine direkte Folge davon sein (FIELD, 1945; FIELD et al. ,1942; NORRIS und MATHEW, 1941; THORDARSON, 1940). PYÖRÄLÄ (1968) fand, daß die Aktivität der Gerinnungsfaktoren des Prothrombinkomplexes bei weiblichen Ratten ebenso erhöht ist und nach der Gabe einer einzelnen hohen Warfarindosis schneller zur Norm zurückkehrt als bei männlichen Tieren.

In den letzten Jahren wurde vor allem an Ratten (aber auch am Menschen) die *Cumarin-Resistenz* als hereditär charakterisiert. Mit dem Einsatz der Anticoagulantien als Rodenticide (vgl. Abschnitt V, D, S. 272) wurden bei wilden Ratten Resistenzerscheinungen festgestellt, und zwar in Schottland (BOYLE, 1960), Dänemark (LUND, 1964) und Wales (DRUMMOND, 1966). Eingefangene Ratten aus diesen Populationen konnten dieses Charakteristikum vererben. EVANS und SHEPPARD (1966) bestimmten dabei ein autosomales Gen, welches den dominierenden Charakter dieser Erbinformation kontrolliert. Im Gegensatz zu den Ratten aus Schottland ließ sich bei den Ratten aus Dänemark diese Erbinformation über mehrere Generationen nicht erhalten, die Zahl nichtresistenter Ratten nahm mit Zahl der Generationen zu (GREAVES und AYRES, 1967; LUND, 1967; O'REILLY et al., 1968; POOL et al., 1968). HERMODSON et al. (1969) beschrieben jedoch an homozygot resistenten Ratten eine deutlich gesteigerte Warfarin-Resistenz, obwohl weder der Stoffwechsel von radioaktiv markiertem Phytomenadion noch der von Warfarin Abweichungen von dem nicht-resistenter Ratten zeigte (vgl. auch BARKER et al., 1969; THIERRY und SUTTIE, 1969). PYÖRÄLÄ und NEVANLINNA (1968) züchteten aus einer randomisierten Population 2 Rattenstämme heraus, die ein unterschiedlcihes Verhalten auf Warfarin zeigten, und zwar hatten Ratten mit einer Warfarin-Halbwertszeit von 5 Std eine geringe Senkung der Faktor VII-Aktivität, solche mit einer Halbwertszeit von 30 Std hingegen eine ausgedehnte Reaktion bezüglich der Veränderungen der Prothrombinkomplex-Aktivität.

Einen weiteren Anhaltspunkt für die genetische Ursache der Cumarin-Resistenz wurde durch die Zwillingsforschung erbracht (Vessel und Page, 1968), wobei bei eineiigen Zwillingen identische Halbwertszeiten für die Elimination von Bishydroxycumarin gefunden wurden, während zweieiige Zwillinge sehr unterschiedliche Eliminationsgeschwindigkeiten aufwiesen.

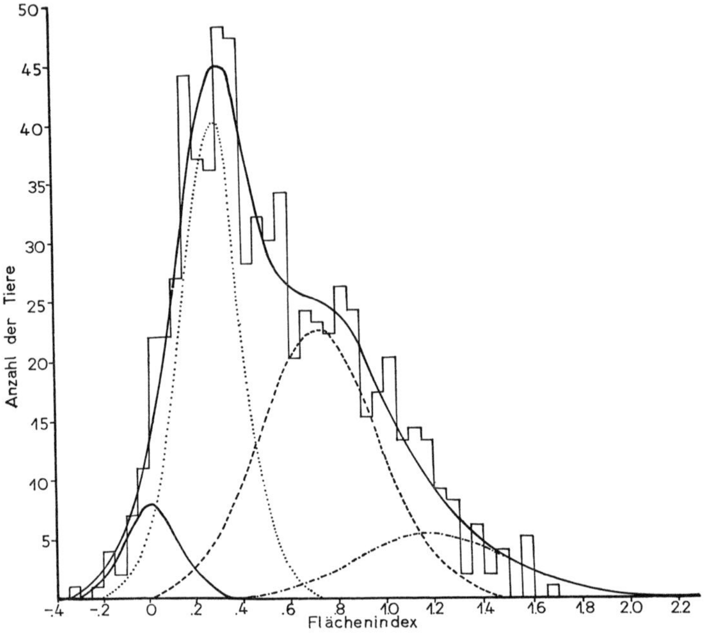

Abb. 10. Häufigkeitsverteilung des Ausmaßes der Reaktion auf eine Bishydroxycumarin-Applikation an 704 Kaninchen. Bestimmt wurde als Maß der Reaktion der Flächenindex der Senkung der Prothrombinaktivität (nach Millar et al., 1964). (——) Nichtreaktoren, (·····) Hyporeaktoren, (-----) Reaktoren und (-·-·-) Hyperreaktoren

1964 konnte die erste vererbte Warfarin-Resistenz an einer Familie festgestellt werden (O'Reilly et al., 1964), ein Proband dieser Sippe benötigte zur Senkung der Aktivität der Gerinnungsfaktoren täglich 145 mg Warfarin, also die 50fache Dosis. Einen zweiten Fall von Cumarin-Resistenz beschrieb O'Reilly, 1969, der Proband benötigte zur Senkung des Prothrombinspiegels die 30fache Warfarindosis. Weitere Fälle von Cumarin-Resistenz sind bisher nicht bekannt geworden.

Genetische Untersuchungen in der Familie des ersten Probanden wurden über 3 Generationen durchgeführt. Dabei ergaben sich normale Stoffwechselverhältnisse, jedoch konnte eine Warfarin-Resistenz bei 18 von 41 weiblichen und männlichen Mitgliedern neben einer erhöhten Ansprechbarkeit auf Phytomenadion festgestellt werden (O'Reilly und Aggeler, 1965). Eine Vererbung wurde u. a. bei 4 Vätern auf 2 Söhne erwiesen (O'Reilly und Aggeler, 1970), womit das X-Chromosom für eine Übertragung ausgeschlossen werden konnte. Es handelt sich offensichtlich um den dominanten Ausdruck eines einzelnen autosomalen Gens (O'REILLY, 1969).

Sowohl Warfarin-resistente Menschen als auch Ratten zeigten eine höhere Empfindlichkeit gegenüber Phytomenadion (O'REILLY, 1969; O'REILLY und AGGELER, 1965). Wurde den Ratten Phytomenadion im Überschuß zugeführt, dann konnte bei den heterozygoten resistenten Tieren nur ein leicht erhöhter Bedarf nachgewiesen werden, während die homozygoten resistenten Tiere einen deutlich gesteigerten Phytomenadion-Bedarf aufwiesen (HERMODSON, 1968). Während die Ratte eine verminderte Affinität des Phytomenadions zum Receptor zeigte (O'REILLY et al., 1968), muß für den Menschen eine gesteigerte Affinität des Vitamins zum Receptor postuliert werden (HERMODSON et al., 1969).

Aus den Untersuchungen von O'REILLY et al. (1964) geht hervor, daß die Warfarin-Resistenz in verschiedenen Generationen und bei beiden Geschlechtern auftritt, von beiden Geschlechtern übertragen werden kann und daß bei Paarung befallener und normaler Individuen eine Übertragung vorkommen kann. Der daraus resultierende genetische Defekt scheint für den Menschen eine Veränderung des Receptors dahingehend zu bringen, daß die Affinität für Warfarin herabgesetzt ist, während die für Phytomenadion nicht signifikant verändert wird. Ein ähnlicher Fall von Arzneimittel-Resistenz ist bisher nur für Sulfonamide gegenüber einigen Bakterien beschrieben worden (DAVIS und MAAS, 1952).

Alle angeführten Daten für den Menschen und die Ratte lassen den Schluß zu, daß der Hauptmechanismus für die Resistenzentwicklung eine genetische Mutation am Phytomenadion-Warfarin-Receptor darstellt, übertragen durch ein einzelnes Gen mit dominantem Charakter. Die genetische Mutation im heterozygoten Status scheint keine schädlichen Reaktionen weder am Menschen noch an Ratten zu haben. Der günstige Effekt auf das Überleben resistenter, wilder Ratten birgt die Gefahr der Entwicklung einer allgemeinen Resistenz gegen dieses Rodenticid in sich, zumal das genetische Charakteristikum möglicherweise monofaktoriell, aber voll dominant an den heterozygoten Tieren erscheint und die Fortpflanzungsfähigkeit der Tiere nicht eingeschränkt wird.

C. Wechselwirkung von Phytomenadion und Anticoagulantien

1. Der Antagonismus Phytomenadion—Anticoagulans

Besonderes Interesse im Rahmen dieser Darstellung verdient die Möglichkeit, die Wirkung der Anticoagulantien auf das Gerinnungsystem aufzuheben bzw. abzuschwächen oder bei prophylaktischer Gabe zu unterbinden (vgl. KOLLER et al., 1952). Die pharmakologische Grundlage für dieses therapeutische Vorgehen ist die Annahme einer Verdrängungsreaktion. Aufgrund der chemischen Ähnlichkeit von Phytomenadion (Agonist) und Anticoagulantien (Antagonisten) postulierte WOOLLEY (1947), daß die Wirkung über eine kompetitive Reaktion zustande kommt, wobei die Anticoagulantien Phytomenadion von seinen Receptoren verdrängen und vice versa das Vitamin die Anticoagulantien (vgl. COLLENTINE und QUICK, 1951; MEUNIER, 1948). Bereits 1937 hatte QUICK eine solche Wirkung des Vitamins K angenommen und in späteren Versuchen wiesen COLLENTIME und QUICK (1951) an Vitamin K-verarmten Hunden nach, daß 0,01 mg Phytomenadion/kg in der Lage war, die Wirkung von 1 mg Bishydroxycumarin/kg zu neutralisieren.

Den Wirkungsmechanismus einer kompetitiven Verdrängung stellten BABSON et al. (1956) in Abrede, da sie bei Applikation von unterschiedlichen Mengen eines Phytomenadion/Dicumarol-Gemisches bei Mäusen sehr unterschiedliche

Effekte auf die Gerinnungszeit erzielten. Bei geringen Mengen traten Zeichen einer Hypoprothrombinämie, bei höheren Dosen normale Gerinnungszeiten auf. In die gleiche Richtung weisen Untersuchungen von Löwenthal und MacFarlane (1964), die zeigten, daß Gaben von Warfarin-Phytomenadion-Gemischen

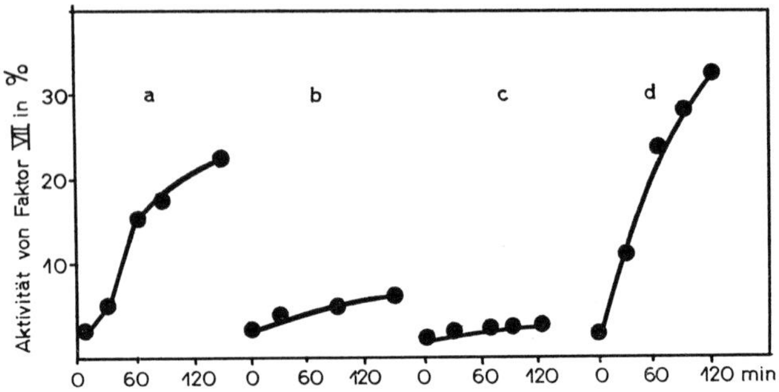

Abb. 11a—d. Der Effekt steigender Dosen eines Phytomenadion-Warfarin-Gemisches (Mischungsverhältnis 1:10) auf die Aktivität von Faktor VII bei Vitamin K-mangelernährten Ratten (nach Löwenthal und MacFarlane, 1964). a 5 μg Phytomenadion/kg und 50 μg Warfarin/kg; b 25 μg Phytomenadion/kg und 250 μg Warfarin/kg; c 50 μg Phytomenadion/kg und 500 μg Warfarin/kg; d 500 μg Phytomenadion/kg und 5 mg Warfarin/kg

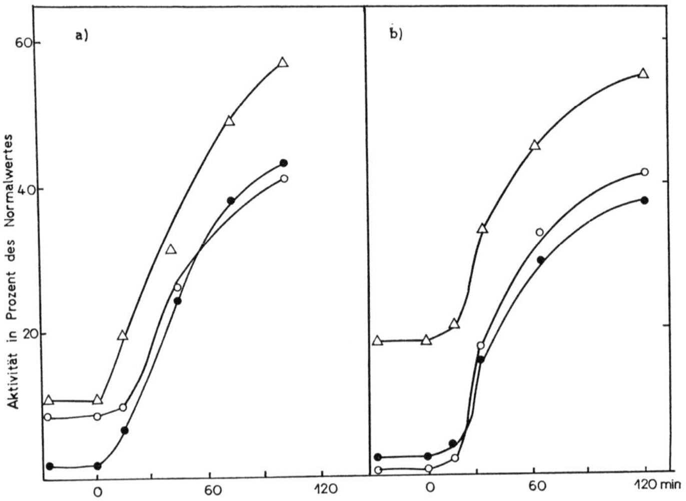

Abb. 12a u. b. Reaktion der Gerinnungsfaktoren II (△), VII (○) und X (●) auf die intravenöse Injektion von a 5 μg Phytomenadion an Vitamin K-mangelernährten Ratten und b 0,4 mg Phytomenadion/kg an mit Anticoagulans vorbehandelten Ratten. (Nach Löwenthal und MacFarlane, 1964)

in konstantem Mengenverhältnis bei Steigerung der absoluten Dosen beider wirksamer Verbindungen unterschiedliche Reaktionen bei Versuchstieren (Ratten) hervorrufen (s. Abb. 11). Löwenthal und MacFarlane (1964) schlossen daraus auf einen nicht kompetitiven Mechanismus und nehmen das Vorhandensein von 2 Receptoren für Phytomenadion an, wobei die Anticoagulantien an nur einem Receptor für Phytomenadion blockierend wirken sollen, hingegen Phytomenadion bei sehr hohen Dosen an einem 2. Receptor oder an einer „alternativen Seite“

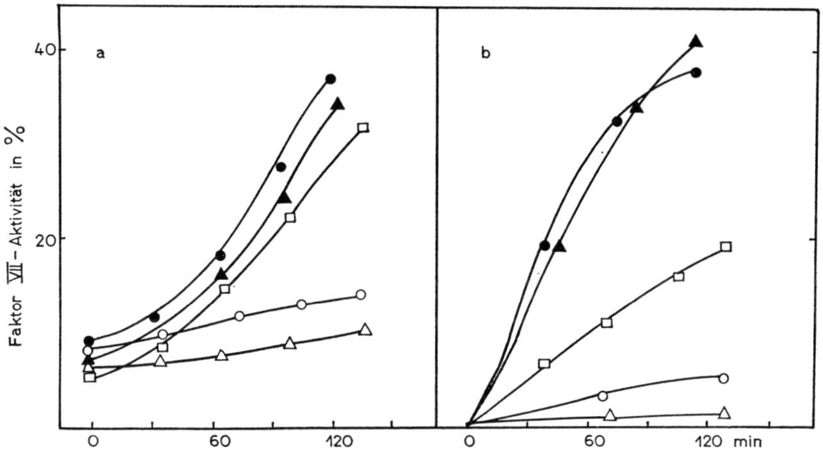

Abb. 13a und b. Der Anstieg der Faktor VII-Aktivität im Plasma nach der intravenösen Injektion von Phytomenadion (nach LÖWENTHAL und MACFARLANE, 1964). a Bei Vitamin K-mangelernährten Ratten (△ 0,16, ○ 0,62, □ 1,25, △ 5,0 und ● 50,0 μg/kg); b bei mit Anticoagulans vorbehandelten Ratten (△ 0,05, ○ 0,1, □ 0,2, ▲ 0,4 und ● 0,6 mg/kg)

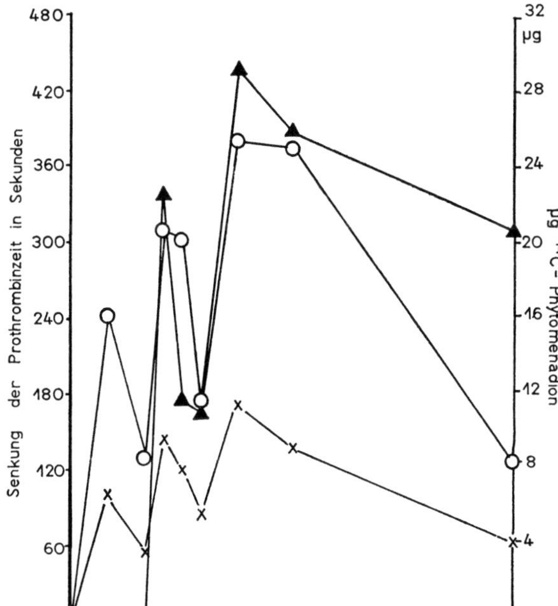

Abb. 14. Die Senkung der Prothrombinzeit im Vergleich zum Phytomenadion-Gehalt in der Leber an Bishydroxycumarin-vorbehandelten Ratten nach Gabe von ^{14}C-Phytomenadion (nach CHANDRASEKHAR et al., 1965). (○—○) μg Phytomenadion in der Leber, (×—×) μg Phytomenadion/g Trockengewicht Leber, (▲—▲) mittlere Abnahme der Prothrombinzeit

des Receptors angreift. Die Deutung der Ergebnisse berücksichtigt jedoch nicht, daß Phytomenadion und Warfarin in unterschiedlichem Maße an Plasmaprotein gebunden werden und die Menge Anticoagulans, die im Plasma in freier Form vorliegt, nicht bestimmt wurde, so daß das tatsächliche Mengenverhältnis Phytomenadion: Warfarin am Receptor unbekannt ist.

Allgemein wird die Beurteilung des Antagonismus Anticoagulans zu Phytomenadion an Hand von Tierversuchen durch die unterschiedlichen pharmakokinetischen Parameter beider Stoffe erschwert. Um Licht in die relativ komplizierten Vorgänge des kompetitiven Antagonismus von Anticoagulantien und Phytomenadion zu bringen, bedürfte es subtiler Untersuchungen an der isoliert durchströmten Leber, wobei die Prothrombinproduktion des Organs mittels chemischer Methoden verfolgt werden müßte. Wenn auch der Mechanismus der Verdrängungsreaktion noch nicht auf Molekülebene geklärt ist, so sprechen doch die bisher durchgeführten Untersuchungen dafür, daß die Vitamin K-Gabe bei mit Anticoagulantien behandelten Patienten oder Versuchstieren zu einer Verdrängung des Anticoagulans und damit zu einer Verkürzung bzw. Abschwächung des Effektes führt.

Vergleichende Untersuchungen an Vitamin K-Mangel- und Warfarin-vorbehandelten Ratten bezüglich des Phytomenadion-Effektes zeigten, daß es bei Warfarin-vorbehandelten Ratten einer mehrfach höheren Phytomenadion-Dosis (vgl. Abb. 12, im vorliegenden Versuchsbeispiel eine 80fache Dosis) zum Aktivitätsanstieg der Gerinnungsfaktoren bedurfte (Löwenthal und MacFarlane, 1964). Aus Abb. 13 geht die Abhängigkeit des Effektes von der Höhe der injizierten Phytomenadiondosis hervor. Danach streben die Effekte sowohl an Vitamin K-Mangeltieren als auch an Warfarin-vorbehandelten Ratten einem Maximalwert zu, bedingt durch eine limitierte Protein- bzw. Faktor VII-Neubildung. Die äquieffektiven Phytomenadionmengen zeigen Unterschiede zwischen Vitamin K-Mangel- und Warfarin-behandelten Ratten von etwa 1:200.

Chandrasekhar et al. (1965) bestimmten an Bishydroxycumarin-vorbehandelten Ratten die Wirksamkeit von Phytomenadion. Dabei erwies sich das Vitamin als wirksamer Bishydroxycumarin-Antagonist, wobei das Ausmaß der Verkürzung der Prothrombinzeit proportional der eingesetzten Dosis war. 2 Std nach der Gabe von Phytomenadion setzte die Wirkung ein (vgl. Löwenthal und Taylor, 1959; Geill et al., 1954). Aus Abb. 14 geht deutlich hervor, daß die Abnahme der Prothrombinzeit korreliert ist mit der Konzentration und Gesamtmenge des in der Leber abgelagerten bzw. gespeicherten Phytomenadions. Geill et al. (1954) wiesen nach, daß das Vitamin bei intravenöser Injektion innerhalb von 2 Std, nach oraler Applikation erst nach 5—6 Std einen nachweisbaren Effekt hat. Damit erwies sich die Prothrombinzeit direkt proportional der in der Leber fixierten Bishydroxycumarinmenge (Jaques et al., 1957), wobei das injizierte Vitamin relativ schnell in der Leber erscheint und nachweisbar wird (Taylor et al., 1956). Green et al. (1956) nehmen an, daß Phytomenadion die Verweildauer des Bishydroxycumarins in der Leber nicht verkürzt, wie jedoch dieser Befund zu erklären ist, bleibt offen.

2. Beeinflussung der Gerinnungsfaktoren

Die Angaben der Literatur sind bezüglich des Wirkungseintrittes von Phytomenadion am Anticoagulantien-vorbehandelten Patienten einheitlich. Unabhängig von der Art des Anticoagulans kommt es innerhalb von 2—3 Std nach der Injektion von Phytomenadion zur Verkürzung der Prothrombinzeit bzw. zum Anstieg der Aktivität der Gerinnungsfaktoren des Prothrombinkomplexes (v. Buskirk et al., 1953; Dawson, 1955; Geill et al., 1954; Griminger und Donis, 1960; Guttas et al., 1953; Jürgens, 1953; Kappeler und Koller, 1955;

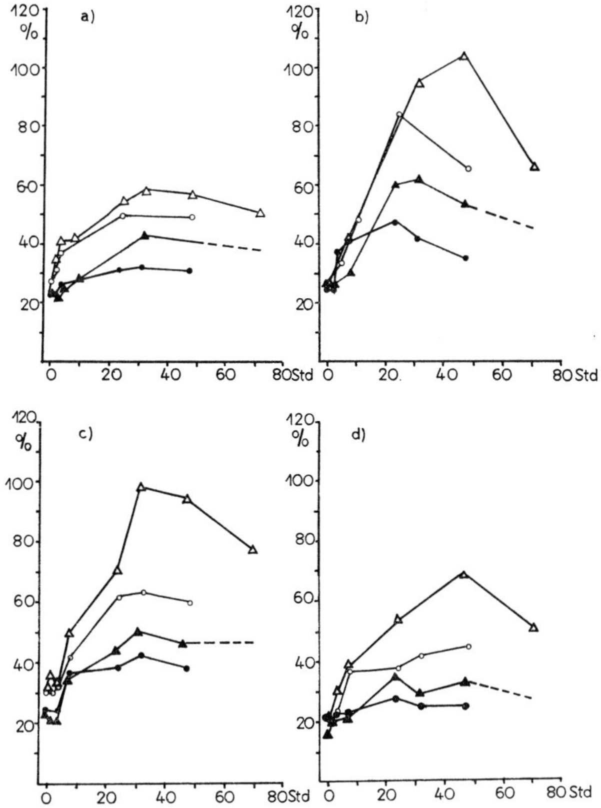

Abb. 15a—d. Die Wirkung verschiedener Phytomenadion-Dosen auf die Zunahme der Aktivität der Gerinnungsfaktoren II (a), VII (b), IX (c) und X (d) in Prozent des Normalwertes an Probanden, die mit Phenprocoumarol vorbehandelt wurden (nach VAN DER MEER et al., 1968). (●——●) 1 mg Phytomenadion i.v., (○——○) 5 mg Phytomenadion i.v., (△——△) 25 mg Phytomenadion i.v., (▲——▲) 5 mg Phytomenadion per os

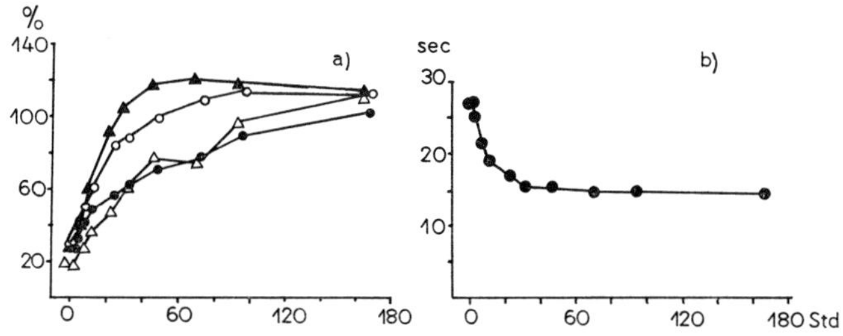

Abb. 16a u. b. Veränderungen a der Aktivität der Gerinnungsfaktoren II (●), VII (▲), IX (○) und X (△) (in Prozent des Normalwertes) sowie b der Prothrombinzeit (in Sekunden) bei oraler Applikation von 250 mg Phytomenadion an Phenprocoumarol-vorbehandelten Probanden (Schematisch nach VAN DER MEER et al., 1968)

MONTIGEL und PULVER, 1953; MUSHETT et al., 1959). In dieser Hinsicht reagieren Versuchstiere (vor allem das Kaninchen, aber auch der Hund) in gleicher Weise wie der Mensch.

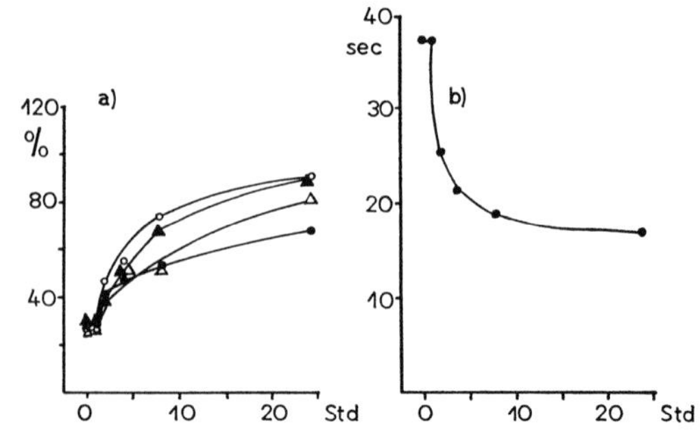

Abb. 17a und b. Veränderungen a der Aktivität der Gerinnungsfaktoren II (●), VII (▲), IX (○) und X (△) in Prozent des Normalwertes und b der Prothrombinzeit bei oraler Applikation von 250 mg Phytomenadion an Probanden mit Vitamin K-Mangel. (Schematisch nach VAN DER MEER et al., 1968)

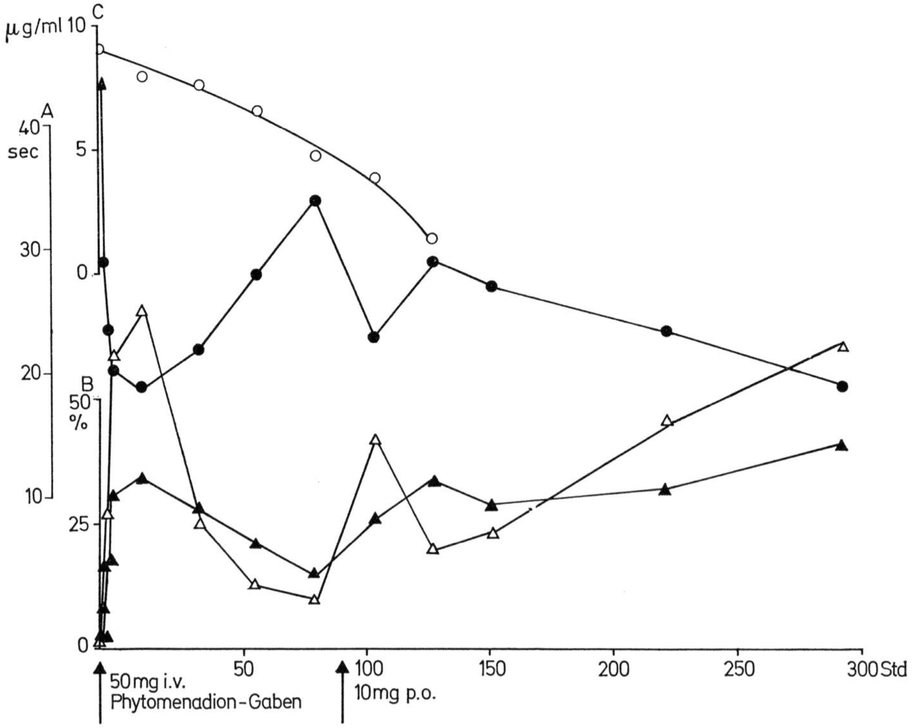

Abb. 18A—C. Veränderungen der Prothrombinzeit (A) (●——●) und der Aktivität der Gerinnungsfaktoren (B) II (▲——▲) und VII (△——△) in Abhängigkeit vom Phenprocoumarol-Plasmaspiegel (C) bei einer Phenprocoumarol-Intoxikation unter der Behandlung mit Phytomenadion (50 mg i.v. und 10 mg per os). (Nach einer Tabelle von VAN DER MEER et al., 1968)

VAN DER MEER et al. (1968) haben an mit Phenprocoumarol behandelten Probanden die Wirkung von Phytomenadion bei intravenöser und oraler Applikation auf die Gerinnungsfaktoren des Prothrombinkomplexes untersucht. Abb. 15 gibt die Versuchsergebnisse in vereinfachter Form wieder. Wie zu erkennen ist, besteht eine deutliche Abhängigkeit des Vitamin K-Effektes von der applizierten Dosis. Die Erhöhung der Phytomenadion-Dosis bringt jedoch eine unterschiedliche Zunahme des Gehaltes an den Faktoren mit sich. Am empfindlichsten reagieren die Faktoren VII und IX auf die Phytomenadion-Gaben, während die Faktoren II und X nur geringe Anstiege ihrer Aktivität selbst unter hohen Vitamin-Gaben erkennen lassen. Aus Abb. 16 ist ersichtlich, daß die Faktoren VII und IX innerhalb von 20 bzw. 40 Std Normalwerte erreichen, während Prothrombin und Faktor X nach etwa 140 Std folgen. Die gleichzeitig gemessene Prothrombinzeit nach QUICK verkürzte sich innerhalb von 30 Std, um im folgenden trotz Anstiegs der Prothrombin- und Faktor X-Aktivität nicht mehr wesentlich verändert zu werden. Damit entspricht die Reihenfolge des Anstiegs der Faktoren umgekehrt den Veränderungen, die die Faktoren unter Anticoagulantien erfahren.

Die in Abb. 16 dargestellten Aktivitätszunahmen der Gerinnungsfaktoren Phenprocoumarol-vorbehandelter Probanden nach Phytomenadion entsprechen nahezu vollständig theoretisch errechneten Aktivitätskurven, wenn für die Faktoren VII, IX, X und Prothrombin Halbwertszeiten von 6, 20, 40 bzw. 60 Std angenommen werden (vgl. VAN DER MEER et al., 1968). Ein gleichartiges Ansteigen der Aktivität der Gerinnungsfaktoren konnte ebenso an Patienten mit einem Vitamin K-Mangel beobachtet werden, wie Abb. 17 zeigt. Auch hier kommt es zu einem Anstieg der Aktivität von Faktor VII und IX innerhalb von 25 Std von 25 auf etwa 80% der Norm, während der Prothrombinspiegel in der gleichen Zeit nur um 60% ansteigt (VAN DER MEER et al., 1968).

Die Wirksamkeit von Phytomenadion läßt sich am besten bei Vergiftungsfällen mit Anticoagulantien demonstrieren. Die Abb. 18 zeigt einen derartigen Fall (nach VAN DER MEER et al., 1968), bei dem neben der Aktivität der Gerinnungsfaktoren auch der Phenprocoumarolspiegel bestimmt wurde. Deutlich wird an Hand der Abb. 18 die besonders schnelle Reaktion der Prothrombinzeit auf die erste Phytomenadion-Injektion. Innerhalb von 2 Std war es möglich, die extrem verlängerte Prothrombinzeit von 600 sec in den nahezu physiologischen Bereich zu bringen. Das Optimum der Wirkung dieser einmaligen, jedoch nur kurz anhaltenden Injektion war nach 18 Std erreicht, um 90 Std nach der Injektion wieder einen deutlichen Abfall der Faktoraktivitäten zu zeigen. Die orale Applikation von Phenylindandion war in diesem Falle weniger wirksam als aus den Versuchsergebnissen der Abb. 18 zu ersehen ist. Des weiteren fällt die sehr langsame Elimination von Phenprocoumarol auf, die Halbwertszeit muß in diesem Falle mit 4 Tagen angesetzt werden (VAN DER MEER et al., 1968). Einen weiteren Fall einer Phenprocoumarol-Intoxikation beschrieben SEILER und DUCKERT (1969), bei dem ebenfalls der Anticoagulantien-Blutspiegel gleichzeitig mit der Aktivität verschiedener Gerinnungsfaktoren verfolgt worden war.

Die intravenöse Injektion von Phytomenadion an Patienten mit Vitamin K-Mangel (Carcinome im Gastrointestinalbereich, u.ä.) zeigte ein Ansteigen der Aktivität der Faktoren des Prothrombinkomplexes (Abb. 17) innerhalb weniger Stunden. Auch in diesen Fällen steigt zunächst der Faktor VII- und IX-, später der Faktor II- und X-Gehalt (VAN DER MEER et al., 1968). Für diese Fälle wurden die Halbwertszeiten für Faktor VII mit 1,5 Std, für Faktor IX mit 5, Faktor X mit 10 und Faktor II mit 15 Std berechnet.

3. Struktur-Wirkungs-Beziehungen bei Vitamin K-Derivaten

Ende der 30er Jahre wurde die Bedeutung der K-Vitamine durch DAM (1934), MCKEE et al. (1939) sowie KARRER et al. (1939) erkannt. Relativ früh wurde bemerkt, daß Vitamin K kein einheitliches Vitamin ist, sondern in 7 verschiedenen Formen (als K_1 bis K_7 bezeichnet) vorkommen kann, wovon allerdings nur die Vitamine K_1 (XXXVIII), K_2 (XXXIX) und K_3 (XL) sich als biologisch wirksam erwiesen. ANSBACHER et al. (1939, 1940) erkannten, daß für die Wirkung nicht die Seitenkette, sondern vielmehr das Ringsystem von besonderer

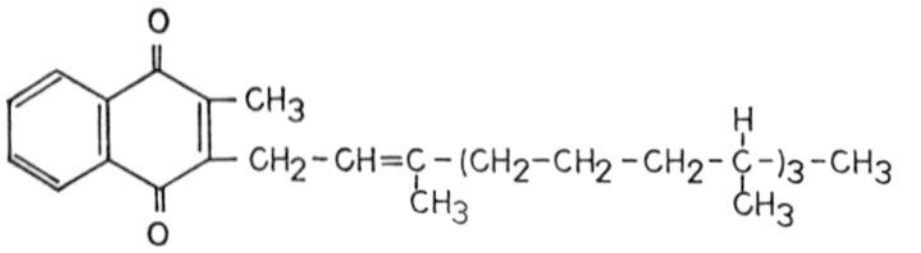

XXXVIII

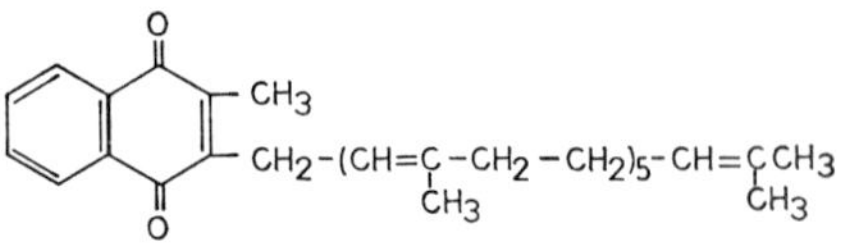

XXXIX

Bedeutung ist. In ausgedehnten Struktur-Wirkungs-Studien konnten FIESER et al. (1941) sowie ISLER (1959) die Bedeutung der Seitenkette am Naphthochinongerüst für die antihämorrhagische Wirkung beschreiben (vgl. Abb. 19).

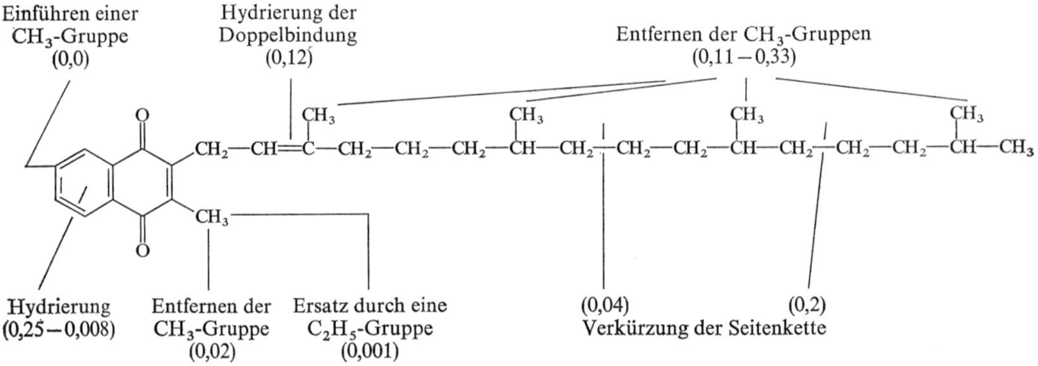

Abb. 19. Schematische Darstellung der Struktur-Wirkungs-Beziehungen bei Phytomenadion-Derivaten. Die in Klammern angegebenen Zahlen beziehen sich auf die Aktivität; Phytomenadion = 1,0. (Nach FIESER, 1941)

Aus dem bereits 1941 von FIESER et al. angegebenen Schema (Abb. 19) über Struktur-Wirkungs-Beziehungen der K-Vitamine ist ersichtlich, daß bestimmte Voraussetzungen für eine hohe antihämorrhagische Wirksamkeit erfüllt sein müssen, und zwar a) eine p-Chinon-Struktur des Ringsystems, b) eine am C2 substituierte Methylgruppe, c) eine am C3 substituierte Seitenkette, deren optimale Kettenlänge zwischen 20 und 30 C-Atomen liegt, wobei Alkylketten-Verzweigungen und Doppelbindungen wirksamkeitssteigernd sind, und d) ein unsubstituierter aromatischer Ring. Bei systematischen Untersuchungen durch die Arbeitsgruppe um ISLER (1959) wurden weitere Kriterien für die optimale Wirksamkeit von K-Vitaminen gefunden. Mit Ausnahme von Menadion führen alle Manipulationen an der Seitenkette von Phytomenadion (einschließlich der Sättigung der Doppelbindung) zum Wirksamkeitsverlust (vgl. Tabelle 10). Differenzen entstehen ausschließlich bei Betrachtung des Einflusses von Menadion (K_3) auf die Normalisierung des Prothrombinspiegels avitaminotischer Küken und des Einflusses auf die Rückbildung der durch Bishydroxycumarin ausgelösten Verminderung von Prothrombin an Ratten. Während Menadion an Küken doppelt so stark wirksam war wie Phytomenadion (Tabelle 10), war es im Rattentest unwirksam. Damit scheint die besondere Wirksamkeit von Menadion an Küken einen Spezialfall darzustellen, der durch Speciesunterschiede zu den Säugern

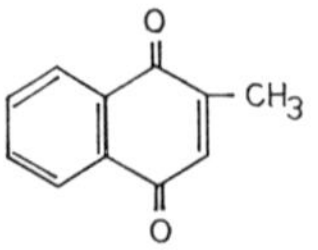

XL

Tabelle 10. *Der Einfluß der Seitenkette auf die Wirksamkeit von Naphthochinon-Derivaten bezüglich der Normalisierung des Phytomenadion-Spiegels von Küken* (DAM et al., 1951) *sowie der Normalisierung des Prothrombin-Spiegels an Ratten nach Bishydroxycumarinapplikation* (ISLER, 1959), *z. T. zit. nach* FIESER et al. (1941)

Anzahl der C-Atome in der Seitenkette	Rest	Kükentest (relative Aktivität)	Rattentest (relative Aktivität)
20	Phythyl	1,0	+
20	Dihydrophythyl	0,125	+
15	Farnesyl	0,2	+
10	Geranyl	0,04	+
9	Cinnamyl	0,04	+
9	Dihydrocinamyl	0,003	—
6	Trimethylallyl	0,01	—
1	Methyl	0,02	—
0	H	2,0	—

bedingt ist (s. u.). ISLER (1959) konnte weiter nachweisen, daß auch eine Seitenkettenisomerie zu Aktivitätsänderungen führen kann. So war eine mono-cis-(DB[2])-Doppelbindung in Nähe des Naphthochinonringes wirksamer als die entsprechende all-trans-Verbindung. Vitamin K-Isomere mit entfernter stehenden Doppelbindungen (DB[3], DB[5]) waren schwächer als die entsprechenden all-trans-Formen und äquimolare Mengen Phytomenadion.

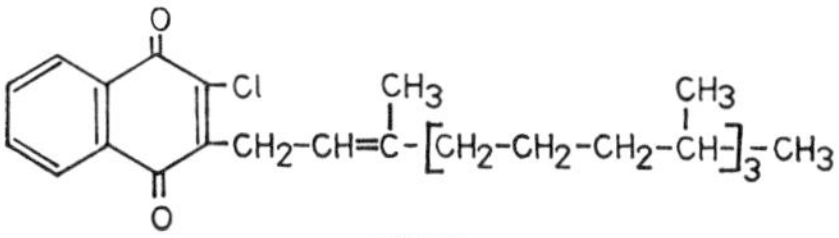

XLI

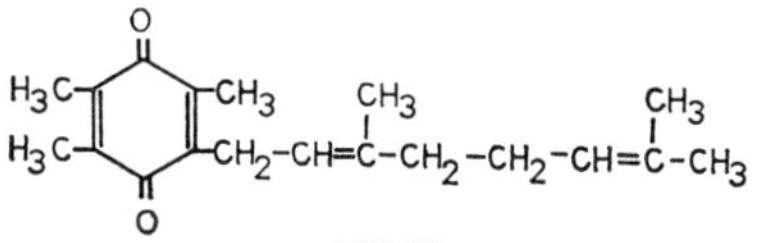

XLII

Im Gegensatz zu den o. g. Voraussetzungen für eine hohe Vitamin K-Wirkung stehen Versuche von LÖWENTHAL und MACFARLANE (1965), die eine Reihe substituierter p-Benzochinone untersuchten, wobei sowohl Stoffe mit Vitamin K-artiger Wirkung als auch solche mit Anti-Vitamin K-Wirkung gefunden wurden. Das 2,5,6-Trimethyl-Analoge des Phytomenadions (XLI) zeigte zwar eine geringe Vitamin K-artige Wirkung, gleichzeitig charakterisierten LÖWENTHAL und MACFARLANE (1965) diesen Stoff auch als partiellen Antagonisten, weil die Phytomenadion-induzierte Steigerung der Gerinnungsfaktoren durch das Derivat vermindert wurde. Die Halogenierung in 2- bzw- 6-Stellung (—Cl oder —Br) (XLII) führte zu relativ stark wirksamen Phytomenadion-Antagonisten (vgl. MENTZER, 1948; SMITH, 1950; WOOLLEY, 1945), während der Ersatz der Ketogruppe durch H_2 oder eine Methoxygruppe weder Phytomenadion- noch Warfarin-ähnliche Wirksamkeit zeigte. Die Methylgruppen in 5- und 6-Stellung am Benzolring sollen für die Wirksamkeit erforderlich sein, ihr Ersatz durch Halogen oder Methoxy brachte absolute Wirkungslosigkeit mit sich. Diese Befunde stehen im Widerspruch zu den von FIESER (1941) und ISLER (1959) gemachten Angaben. Dementgegen bestätigten LÖWENTHAL und MAC FARLANE (1965) den wirksamkeitsmindernden Einfluß der Seitenkettenverkürzung.

Nach MARTIUS (1961) soll im Vitamin $K_{2(20)}$ die eigentliche Wirkform aller K-Vitamine vorliegen. Das würde zur Voraussetzung haben, daß am K-Vitamin am C3 vorhandende Substituenten zunächst abgespalten werden, um dann für die Koppelung mit Geranyl-geraniol-pyrophosphat (Bildung von $K_{2(20)}$, bereitzustehen. Die Umwandlung von Phytomenadion in das Vitamin $K_{2(20)}$ kommt sehr schnell zustande (BILLETER und MARTIUS, 1960). Bereits 1 Std nach der oralen Applikation von kernmarkiertem Phytomenadion oder $K_{2(20)}$ war $K_{2(20)}$ in allen Organen von Hühnern nachweisbar, nach 6 Std war die Umwandlung praktisch abgeschlossen. Unbeantwortet bleibt zunächst die Frage, ob Phytomenadion bei gleicher Seitenkettenlänge die Funktion des Vitamin $K_{2(20)}$ wegen der nahen chemischen Verwandtschaft (nur fehlende Doppelbindungen in der Seitenkette) nicht ebenfalls übernehmen kann.

4. Zur Frage der unterschiedlichen Wirksamkeit von Phytomenadion und Menadion

Da die Wirksamkeit des Phytomenadions und des Menadions immer wieder unterschiedlich eingeschätzt worden ist, sind bereits in den 40er Jahren zahlreiche Untersuchungen gerade dieser Frage gewidmet worden. FIESER (1941) hatte bei seinen ausführlichen Studien nachgewiesen, daß Menadion wirkungslos ist, demgegenüber hatten ANSBACHER (1938) und ANSBACHER et al. (1939, 1940) Menadion als mehrfach wirksamer als Phytomenadion bezeichnet (vgl. OVERMAN et al., 1942). Aus diesem Grunde wurde Menadion auch verschiedentlich in der Therapie eingesetzt (DAM, 1942; DAM et al., 1951; DOISY et al., 1941; LEE et al., 1940; THAYER et al., 1939). Untersuchungen von ANSBACHER et al. (1939, 1940) sowie ALMQUIST und KLOSE (1939) führten zu dem Ergebnis, daß Menadion an Küken sowohl in öliger als auch in wäßriger Lösung wirksamer als Phytomenadion, zumindest aber gleich stark wirksam, wie das K_1-Vitamin ist (THAYER et al., 1939). Diese Tatsache ließ FIESER (1941) zu dem Schluß kommen, daß Menadion im Organismus sehr schnell aktiviert wird. Der Provitamin-Charakter von Menadion wurde erstmals bei vergleichenden Untersuchungen mit Farnesyl-2-methyl-naphtochinon und Menadion hinsichtlich des Einflusses auf die oxydative Phosphorylierung isolierter, avitaminotischer Küken-Mitochondrien erkannt (MARTIUS und NITZ-LITZOW, 1956). Der Seitenkette wurde eine Haftfunktion am Receptor zugesprochen. Diese Haftfunktion erscheint besonders wichtig bei gleichzeitiger Anticoagulantien-Anwesenheit.

Diese an Küken ermittelten Versuchsergebnisse mit ihrem nicht allgemein gültigen Aussagewert wurden bereits 1950 durch Untersuchungen von MILLER et al. (1950) korrigiert, indem die Autoren an Menschen, Hund und Ratte die überlegene Wirksamkeit von Phytomenadion bei gleichzeitiger Bishydroxycumarin-Applikation nachweisen konnten. Besondere Versuchsbedingungen scheinen jedoch bei den von der Arbeitsgruppe um JAQUES (zusammengefaßt 1965) beschriebenen Ergebnissen vorzuliegen, denen es wiederum gelang, an Gallenfistel-Hunden sowie an Antibiotica-behandelten Ratten eine antihämorrhagische Wirkung von Menadion nachzuweisen. Diese Menadion-Wirkung war sogar der des Phytomenadions an Hunden überlegen (FISHER et al., 1956), wenn die intravenöse Injektion der oralen Applikation vorgezogen wurde. Synkavit, das Natriumsalz von 2-Methyl-1,4-naphthochinon-diphosphat, hatte zwar eine sehr schnell einsetzende, aber flüchtige Wirkung, die nur bei intravenöser Injektion nachweisbar war im Gegensatz zu Menadion, welches auch bei oraler Applikation eine stärkere Wirkung als Phytomenadion zeigte. Die aus diesen Versuchen von JAQUES (1965) abgeleitete Hypothese von der Existenz mehrerer Vitamin K-Receptoren in der Leber ist bisher noch nicht durch Versuche anderer Autoren bestätigt worden. Vielmehr führten QUICK und COLLENTINE (1950) bereits ähnliche Versuche wie FISHER et al. (1956) durch, konnten aber nachweisen, daß an cholecystotomierten Hunden eine bestehende Hypoprothrombinämie mittels 9 µg Phytomenadion/kg innerhalb von 4 Std normalisiert werden konnte, während 70 µg Menadion/kg nur eine Anhebung des Prothrombingehaltes auf 40% der Norm ermöglichten. Gegenüber der Bishydroxycumarin-Wirkung erwies sich Vitamin K_3 im Gegensatz zu K_1 als wirkungslos (QUICK und COLLENTINE, 1950), was auch an Ratten bestätigt werden konnte (BABSON et al., 1956; MUSHETT und SEELER, 1948).

Bei ihren Versuchen an der Rattenleber wiesen CHANDRASEKHAR et al. (1965) ebenfalls die Überlegenheit von Phytomenadion gegenüber Menadion nach. Während 2 mg K_1/kg Ratte den Prothrombinspiegel in der Rattenleber erhöhten, waren 50 mg K_3/kg ohne Wirkung an Bishydroxycumarin-vorbehandelten Ratten.

Zahlreiche Untersuchungen am Menschen bestätigen die Überlegenheit von Phytomenadion bei der Neutralisation von Anticoagulantien-Effekten sowohl bei oraler als auch bei intravenöser Injektion (BANNON et al., 1953; COSGRIFF, 1956; DAM et al., 1955; ENGLISH et al., 1955; REHBEIN et al., 1952). Selbst die intravenöse Injektion von 64—150 mg Menadion/kg erbrachte keine oder eine nur langsam einsetzende und geringe antihämorrhagische Wirkung (CROMER und BARKER, 1944; DOUGLAS und BROWN, 1952; OVERMAN et al., 1951).

Die flüchtige Wirkung von Menadion ließ sich weiterhin mit Stoffwechselstudien von JAQUES (1965) erklären, der nachweisen konnte, daß Vitamin K_1 im Gegensatz zu K_3 bei oraler Applikation über die Lymphe transportiert, in der Leber gespeichert werden kann und von dort allmählich abgegeben wird, während Menadion über den Portalkreislauf in der Leber sehr schnell Eliminationsvorgängen, vor allem durch Konjugation, unterliegt. Die Ausscheidung beider Vitamine erfolgt zum größten Teil über die Nieren (JAQUES, 1965).

Die physiologische Funktion des Phytomenadions spiegelt sich auch in seinem toxikologischen Verhalten im Tierversuch wider: Die LD_{50} für Mäuse wurde mit 0,2 g Phthiocol/kg, 0,5 g Menadion/kg und 25 g Phytomenadion/kg bei oraler Applikation bestimmt. Bei intraperitonealer Injektion (Lösung der Vitamine in Sesamöl) wird eine absolut tödliche Dosis von 0,2 g Phthiocol und Menadion/kg angegeben, während die DL_{100} für Phytomenadion etwa bei 25 g/kg liegen könnte (die komplette Resorption wurde bei dieser Dosis angezweifelt) (MOLITOR und ROBINSON, 1940). Bei 30tägiger Applikation an Ratten wirkten 0,35 g Phthiocol bzw. 0,5 g Menadion/kg tödlich, während 0,1 bzw. 0,35 g beider Verbindungen im gleichen Versuchszeitraum eine Anämie erzeugten. Die Applikation von 2 g Phytomenadion/kg über den gleichen Versuchszeitraum war ohne sichtbaren toxischen Effekt (MOLITOR und ROBINSON, 1940). ANSBACHER et al. (1942) ermittelten für Menadion an Ratten bei subcutaner Injektion eine DL_{50} von 138 mg/kg, während 6 g Phytomenadion/kg ohne toxische Erscheinungen toleriert wurden. An Hunden erzeugte Menadion bei einer täglichen Dosis von 25 bis 50 mg/kg oral, über 4—33 Tage gegeben ebenso eine Anämie, bei parenteraler Injektion sogar Hämoglobinurie, Urobilinurie oder Urobilinogenurie. Leberschäden ließen sich ebenso an Hunden durch Menadion relativ leicht erzeugen (ANSBACHER et al., 1942). SUNAGA et al. (1959), SCUDI (1942) und ALLISON et al. (1956) bestätigten diese Befunde an Ratten, indem sie neben Anämien, Met-Hb-Bildung und Hämolysen, unter der Menadionapplikation auch Hämosiderinablagerungen und Tubulusschäden sowie eine interstitielle Nephritis mit Hämoglobinurie erzeugen konnten (vgl. jedoch DAM et al., 1954).

ZBINDEN et al. (1957) beobachteten nach der Injektion von 10 mg Menadion/kg Hund das Auftreten Heinzscher Innenkörper. Diese Befunde weisen insgesamt darauf hin, daß das physiologisch im Organismus vorkommende Phytomenadion wesentlich untoxischer ist als das synthetische Menadion und seine verschiedenen Salze. Diese Befunde gelten auch für den Menschen (JIRÁSEK und SCHWANK, 1965; PIQUET und BERTHEUIL, 1964; REHBEIN et al., 1952).

D. Wirksamkeitsmessung von Anticoagulantien

Für den therapeutischen Einsatz oral wirksamer Anticoagulantien ist eine laufende Kontrolle des Gerinnungssystems durch Bestimmungen der Aktivität eines oder mehrerer Vitamin K-abhängiger Gerinnungsfaktoren erforderlich. Eine ausführliche Darstellung der dafür benutzten Methoden findet sich im Abschnitt „Klinische Anwendung der Anticoagulantien“ von DEUTSCH in diesem Handbuch und in den einschlägigen Sammlungen gerinnungsphysiologischer Methoden (vgl. JÜRGENS und BELLER, 1959). Grundsätzlich lassen sich diese in der Klinik eingesetzten Methoden, wie die Bestimmung der Prothrombinzeit nach QUICK (1935, 1966) mit ihren Modifikationen, der Prothrombin- und Proconvertin (P&P)-Methode oder der Thrombotestmethode von OWREN (1949, 1959) auch in der experimentellen Forschung zur Untersuchung der Anticoagulantienwirkung verwenden. Sie bedürfen jedoch insofern einer Kritik, als mit ihrer Hilfe ausschließlich Gerinnungszeiten gemessen und aus diesen Werten Rückschlüsse auf den Gehalt an Faktoren gezogen werden. Eine direkte quantitative Bestimmung des Prothrombins oder anderer Gerinnungsfaktoren ist auf diesem Wege nicht möglich. Eine Ausnahme unter den Verfahren zur Bestimmung der Gerinnungsfaktoren stellt die Prothrombin-Bestimmungsmethode mit Hilfe von Hirudin nach MARKWARDT (1957, 1958) dar, mit der es möglich ist, Thrombin und Prothrombin im Sinne einer Säuren-Basen-Titration quantitativ zu bestimmen. Da dieses Verfahren eine quantitative Prothrombinbestimmung in kleinen Blutproben ermöglicht und sich zur Untersuchung der Anticoagulantienwirkung vor allem auch im Tierexperiment bewährt hat (vgl. HAUSTEIN, 1964; MARKWARDT und HAUSTEIN, 1966), soll auf dieses, im Abschn. III, A, 4 dieses Handbuches von MARKWARDT und LANDMANN ausführlich dargestellte Verfahren hingewiesen werden.

IV. Voraussetzungen für die Wirkung von Anticoagulantien

A. Pharmakokinetisches Verhalten der Anticoagulantien

Anticoagulantien vom Bishydroxycumarin-, 4-Hydroxycumarin- und Phenylindandion-Typ haben einen gleichartigen Wirkungsmechanismus. Unterschiede hinsichtlich Wirkungseintritt, Intensität und Dauer kommen daher nur durch das unterschiedliche Verhalten der Derivate nach der Zufuhr zustande. Die genaue Kenntnis dieser Vorgänge ist daher die Voraussetzung für eine sinnvolle Anwendung und Steuerung der Anticoagulantientherapie.

1. Resorption

Anticoagulantien werden in der Regel bei oraler Applikation gut resorbiert. O'REILLY et al. (1964) prüften die Resorptionsrate von Bishydroxycumarin und Warfarin an Probanden. Dabei konnten sie an Hand von Blutspiegelbestimmungen erste Anticoagulantien-Mengen im Plasma bereits 30 min nach der Applikation nachweisen (Abb. 20). Während die Resorption von Warfarin innerhalb von 8 Std nahezu abgeschlossen war, wurden zur Resorption anstehende Bishydroxycumarin-Mengen noch 96 Std nach der Applikation nachgewiesen. Wie aus den in Abb. 20 dargestellten Versuchsergebnissen hervorgeht, wird Warfarin unabhängig von der applizierten Dosis innerhalb von etwa 9 Std vollständig resorbiert (Abb. 20B), während etwa 25% der applizierten Bishydroxycumarin-Dosis im Stuhl nachgewiesen werden können (vgl. O'REILLY et al., 1962; WEINER et al., 1955). Bei Bishydroxycumarin (Abb. 20A) war eine Korrelation zwischen der Höhe der applizierten Dosis und der zeitlichen Ausdehnung der Resorption nachzuweisen (SHAPIRO und WEINER, 1951; WEINER et al., 1950). Maximalwerte im Plasma wurden nach 2—6 Std (1 mg Bishydroxycumarin/kg) bzw. 12—36 Std (4—8 mg/kg) gemessen.

Bei ihrer Resorption zeigten die einzelnen Anticoagulantien vor allem hinsichtlich der Geschwindigkeit und des Ausmaßes der Resorption quantitative Unterschiede. So werden Äthylbiscoumacetat und Phenylindandion nahezu vollständig und rascher aus dem Gastrointestinalbereich resorbiert als Bishydroxycumarin (BRODIE et al., 1952; SCHULERT und WEINER, 1954). Da Äthylbiscoumacetat raschen metabolischen Veränderungen unterliegt, wurden erhebliche Differenzen der Blutspiegelwerte bei intravenöser und oraler Applikation gemessen. Warfarin wurde bei oraler Applikation ebenfalls nahezu vollständig aus dem Darm resorbiert (O'REILLY et al., 1963). Die intramuskuläre und rectale Applikation von Anticoagulantien ist möglich, ihr Einsatz jedoch nur selten erforderlich (FREEMAN und MEYER, 1956; SHAPIRO und CIFFERI, 1957).

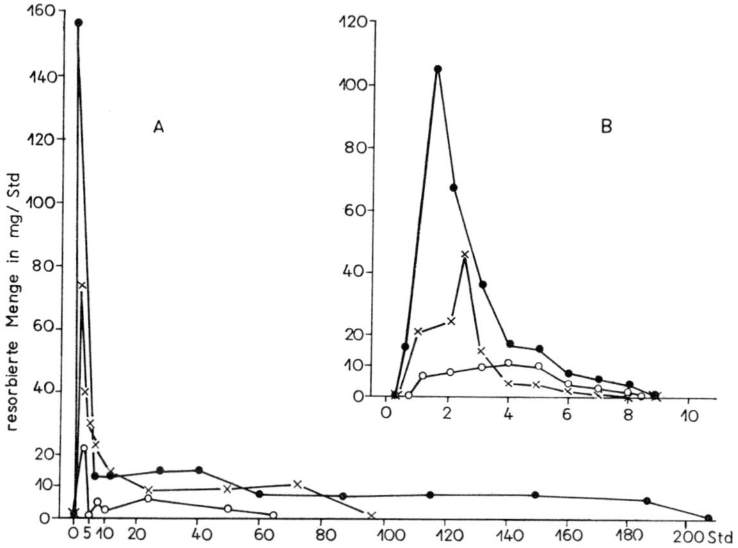

Abb. 20A u. B. Die gastrointestinale Resorption von Bishydroxycumarin (A) und Warfarin (B) bei Gabe verschiedener Dosen in Abhängigkeit von der Zeit. A ○—○ 300 mg, ×—× 600 mg, ●—● 1200 mg; B ○—○ 50 mg, ×—× 100 mg, ●—● 200 mg. (Nach O'REILLY et al., 1964)

Die Geschwindigkeit der Resorption ist abhängig von der Zubereitungsform der Anticoagulantien: Lösungen wurden schneller resorbiert als Pulver, Tabletten noch langsamer (O'REILLY et al., 1964, 1966). Während Lösungen von Bishydroxycumarin und Warfarin bereits 30 min nach der oralen Gabe ein Blutspiegelmaximum erreichten, wurde dies bei Gabe von Bishydroxycumarin-Tabletten erst innerhalb von 24—48 Std, bei Gabe von Warfarin-Tabletten innerhalb von 3—6 Std erreicht. Daß die Art der Applikationsform für das pharmakokinetische Verhalten von Bedeutung ist, wurde bereits von anderer Seite umfassend dargestellt (BÜCHI, 1963).

PARTILLA (1965) konnte in diesem Zusammenhang nachweisen, daß die Resorption der Anticoagulantien durch Gallensäuren bzw. ihre Salze beschleunigt und intensiviert wird, insbesondere durch Natriumglykocholat und -desoxycholat. Diese Befunde stimmen mit der Tatsache überein, daß auch die Phytomenadion-Resorption aus dem Dünndarm, speziell dem Duodenum und Jejunum, durch die Anwesenheit von Gallensäuren gefördert wird (erste tierexperimentelle Befunde s. SMITH et al., 1938).

Aus Untersuchungen von FRISTEDT und STERNER (1965) sowie PEKKER und SCHÄFER (1969) geht hervor, daß auch eine cutane Resorption bei verschiedenen Anticoagulantien möglich ist (vgl. Abschn. V, D, 3: Rodenticide).

Im allgemeinen ist jedoch die Resorptionsgeschwindigkeit nicht der bestimmende Faktor für die Abnahme der Gerinnungsaktivität, vielmehr ist dafür der Eliminationsgeschwindigkeit die entscheidende Funktion zuzusprechen.

2. Verteilung im Organismus

Wie mit anderen Arzneistoffen, wurden auch mit Anticoagulantien Verteilungsstudien im Organismus bei intravenöser Injektion durchgeführt.

Aus den Arbeiten von WEINER et al. (1950, 1955) sowie BRODIE et al. (1952) geht hervor, daß es in den ersten Stunden nach der intravenösen Injektion von Äthylbiscoumacetat, Bishydroxycumarin und Phenylindandion zu einem initialen

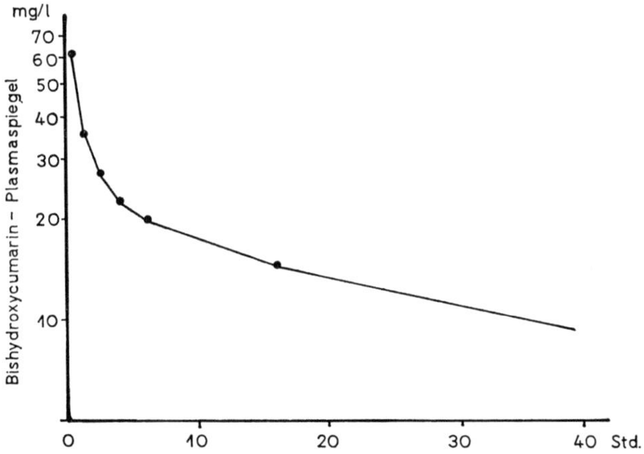

Abb. 21. Die Eliminationsgeschwindigkeit von Bishydroxycumarin am Menschen nach der intravenösen Injektion von 5 mg/kg innerhalb von 10 min. (Nach WEINER et al., 1950)

raschen Abfall der Plasmakonzentration kommt, um dann, für Bishydroxycumarin in Abb. 21 dargestellt, in eine langsamere Elimination einzuschwenken. Dieser erste Abschnitt der Eliminationskurve wird mit der Verteilung der Anticoagulantien zwischen Plasma und Gewebe erklärt, während der zweite Teil abhängig ist von der Verstoffwechselung des jeweiligen Anticoagulans und damit von dessen chemischer Struktur. Dieser letztere Teil der Kurve stellt, wie in nahezu allen Fällen, eine Gerade im logarithmischen System dar.

Mit radiochemischen und spektrophotometrischen Methoden war es möglich, die Verteilung einiger Anticoagulantien im Organismus zu messen. Die Verteilung von Bishydroxycumarin am Hund zeigte zunächst sehr hohe Plasmaspiegel, während sich in den parenchymatösen Organen und im Gehirn nur sehr geringe Mengen ansammelten. Dabei betrug 12 Std nach oraler Applikation das Verhältnis der Bishydroxycumarin-Konzentrationen im Plasma zur Konzentration in der Leber 2:1, Niere 3:1, Lunge 4:1, Muskel, Herz und Milz 8:1 und Gehirn 25:1; der Liquor enthielt nur Spuren von Bishydroxycumarin (WEINER et al., 1950).

Für Äthylbiscoumacetat ergaben sich ähnliche Verhältnisse (BRODIE et al., 1952). Maximale Plasmakonzentrationen wurden an Ratten 6 Std nach oraler Gabe gemessen, die höchsten Konzentrationen in Plasma, Leber und Nieren. 12 Std nach der Applikation waren die Konzentrationen in Leber und Plasma gleich, während die Nieren etwa $^1/_5$ bis $^1/_8$ der Plasmakonzentration enthielten. In Herz und Lungen waren nur sehr geringe Mengen nachzuweisen (HAUSNER et al., 1951). Nach der intravenösen Injektion von 20 mg Äthylbiscoumacetat/kg wurden an 35 Patienten neben dem Plasmaspiegel die Ausscheidung im Urin und der Gehalt in den parenchymatösen Organen gemessen. Bei den einzelnen Probanden verschwanden dabei 5—63% der Äthylbiscoumacetatmenge innerhalb von 1 Std aus dem Blute. Eine besondere Anreicherung im Gewebe konnten BRODIE et al. (1952) 3 Std nach der intravenösen Injektion von 75 mg Äthylbiscoumacetat/kg Hund nicht nachweisen, da die Konzentrationen des Plasmas (14,8 mg-%) nicht wesentlich von denen der Lunge (14,6 mg-%), Leber (14,4 mg-%), Milz (10,1 mg-%) und Nieren (9,2 mg-%) differierte.

Abweichende Ergebnisse brachten Untersuchungen von LEE et al. (1950), JAQUES (1965) sowie JAQUES et al. (1957). Bei Markierung der Methylenbrücke des Dicumarols konnten 1 Std nach der intravenösen Injektion an Mäusen und Kaninchen etwa 10—15% unverändertes Dicumarol in der Leber nachgewiesen werden, während 12 Std und 28 Std später weder in der Leber noch im Plasma Anticoagulans nachweisbar war. Größere Mengen ließen sich dementgegen in der Gallenblase (selektive Anreicherung), im Darm und im Kot finden.

Weiter bestand eine deutliche Parallelität zwischen der Speicherungsdauer von Bishydroxycumarin in der Leber (beim Hund und Kaninchen über 3—5 Tage, bei Ratte und Maus nur 20—30 Std) und dem Ausmaß der Aktivitätssenkung der Gerinnungsfaktoren (vgl. Abb. 14) (JAQUES, 1965; LEE et al., 1950). Auch die Verdrängung von Dicumarol durch Phytomenadion war in dieser Hinsicht speciesabhängig.

Das Ergebnis ausgedehnter Verteilungsstudien von Cumachlor und Acenocumarol an Kaninchen ist aus Tabelle 11 zu entnehmen. Wie aus den von PULVER et al. (1955) (Tabelle 11) zusammengefaßten Versuchsergebnissen hervorgeht, wird Acenocumarol stärker in der Leber gespeichert als im Blut, während Cumachlor einen höheren Blutspiegel zeigt.

Die unterschiedliche Speicherung von Cumachlor und Acenocoumarol in der Leber und anderen parenchymatösen Organen (Niere, Herz und Milz) lassen Cumachlor vor allem als Rodenticid (s. Abschn. V, D), Acenocoumarol aber als Kurzzeit-Anticoagulans geeignet erscheinen (PULVER et al., 1955).

MILLAR et al. (1958) führten Verteilungsstudien mit Phenylindandion an Kaninchen durch. Bereits 60 min nach der Injektion konnten 50% des Pharmakons in der Leber nachgewiesen werden, bei einer Dosis von 10 mg/kg war das Anticoagulans bis zu 15 Std in der Leber nachweisbar. Dementgegen

Tabelle 11. *Verteilung von Cumachlor und Acenocumarol in verschiedenen Organen von Kaninchen nach intravenöser Injektion* (nach PULVER et al., 1955). *Angaben in mg-% und Mittelwerte aus je 4 Versuchen*

Organ	Cumachlor	Acenocumarol
Blut	7,2	1,8
Leber	3,8	1,2
Niere	5,8	1,5
Muskel	0,8	0,6
Gehirn	1,4	1,1
Herz	1,4	0,6
Milz	0,8	0,2
Fett	1,1	0,6

wurden bei oraler Gabe nur 3—5% in der Leber bestimmt, jedoch erst 3 bis 6 Std nach der Applikation. Diese Feststellung könnte auf eine schlechte Resorption der Phenylindandione hinweisen. An Ratten wurde eine besonders hohe Konzentration im Herzen gemessen, sie war etwa 9mal höher als in der Leber (Bose und Saifi, 1964).

Von besonderer Bedeutung ist die Möglichkeit des Übertritts von Anticoagulans aus dem Plasma in die Muttermilch (Merz und Christ, 1952). Wenn auch Gehaltsbestimmungen von Dicumarol in diesen Körperflüssigkeiten fehlen, so

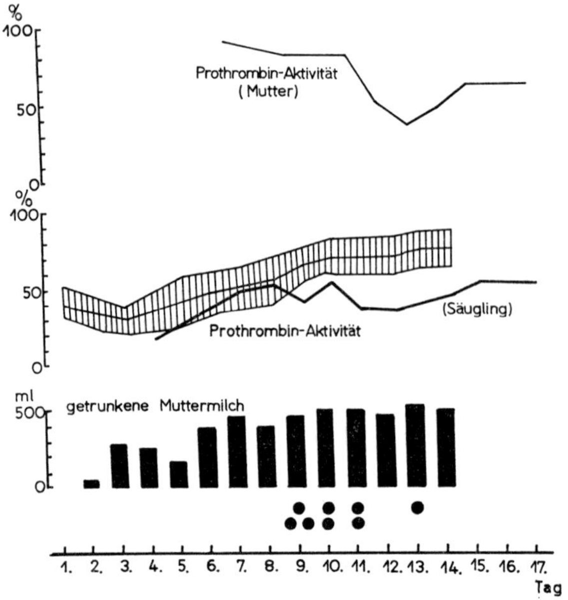

Abb. 22. Vergleich der Prothrombinzeiten (in Sekunden) von Mutter und Säugling in Abhängigkeit von der Menge der getrunkenen Muttermilch und der gleichzeitig applizierten Phenprocoumarol-Menge (● entspricht 3 mg). Der schraffierte Bezirk im mittleren Kurventeil ergibt den Streuungsbereich der Prothrombinzeiten für gleichaltrige, unbehandelte Säuglinge wieder. (Nach Merz, 1955)

konnte doch eindeutig nachgewiesen werden, daß eine mehrtägige Phenprocoumarol-Applikation mit einer deutlichen Abnahme der Gerinnungsvalenz, auch mit einer solchen beim Säugling, verbunden war, und zwar in um so größerem Maße, je größer die aufgenommene Milchmenge war (vgl. Abb. 22, zit. n. Merz, 1955). Analoge Versuche an Ratten mit Warfarin bestätigen diese am Menschen erarbeiteten Erkenntnisse, jedoch mußten dabei sehr hohe Warfarindosen verabreicht werden (Blumberg et al., 1960).

In gleichem Maße treten Anticoagulantien auch durch die Placenta, so daß Schädigungen durch Veränderungen der Gerinnbarkeit des fetalen Blutes bereits beschrieben worden sind. Saidi et al. (1965) wiesen bei einem Neugeborenen Plasmawerte von 24,4 mg Bishydroxycumarin/l nach, dessen Mutter wegen einer Thrombophlebitis täglich 75 mg Bishydroxycumarin erhalten hatte und zur gleichen Zeit einen Plasmaspiegel von 30,9 mg/l hatte. Die Gerinnungswerte beim Säugling waren ebenso deutlich gesenkt wie bei der Mutter.

3. Plasmaspiegel und Halbwertszeit

Anticoagulantien sind ein besonderes Beispiel für Pharmaka mit extrem hoher Bindung an die Plasmaproteine.

Aufgrund der Untersuchungen von BRODIE et al. (1952), O'REILLY et al. (1962) sowie WEINER et al. (1950) ist bekannt, daß 97% der applizierten Warfarinmenge und $>$ 99% von Bishydroxycumarin an Plasmaproteine gebunden werden. Bei einem therapeutisch erforderlichen Bishydroxycumarin-Plasmaspiegel am Menschen von 5—10 mg/l wurde der freie Anteil mit nur 0,02 mg/l bestimmt. WEINER et al. (1950) konnten bei in vitro-Versuchen mit den einzelnen Plasmaproteinen nachweisen, daß die β- und γ-Globuline mehr als 20%, die α-Globuline 50% und die Albumine über 99% des den Lösungen zugesetzten Bishydroxycumarins binden. Auch in vivo werden die Anticoagulantien (Bishydroxycumarin, Äthylbiscoumacetat und Warfarin) an Albumine gebunden, wie mit ^{14}C-markierten Derivaten nachzuweisen war. Die Bindungsrate für Anticoagulantien erwies sich konstant bis zu Plasmakonzentrationen von 1000 mg Bishydroxycumarin/l und 100 mg Warfarin/l (O'REILLY et al., 1962).

Tabelle 12. *Halbwertszeiten einiger Anticoagulantien am Menschen (in Stunden)*

Anticoagulans	Dosis	Halbwertszeit	Literatur
Bishydroxycumarin	400 mg	32	WEINER et al. (1955)
	150—600 mg	10—32	AGGELER und O'REILLY (1966)
Äthylbiscoumacetat	1650 mg	2,5	WEINER et al. (1955), GIANELLA und KAULLA (1949)
	20 mg/kg	0,5—4,0	BURNS und CONNEY (1964)
Warfarin	65 mg	90	WEINER et al. (1955)
	2 mg/kg	25,2 ± 11	MOTULSKY (1964)
	0,75—8 mg/kg	36 ± 19	O'REILLY et al. (1963)
	1,5 mg/kg	44 ± 20	AGGELER und O'REILLY (1963)
		10—90	PYÖRÄLÄ und MYLLILÄ (1965)
Acenocumarin		24	BLATRIX et al. (1968)
Phenprocoumarol	0,22 mg/kg	150	SEILER und DUCKERT (1968)
Phenylindandion	350 mg	6,5	SCHULERT und WEINER (1954), WEINER et al. (1955)

Die temperaturabhängigen Assoziationskonstanten und die sich zwischen menschlichem Albumin und Warfarin-Natrium einstellenden freien Bindungsenergien wurden ermittelt (O'REILLY und KOWITZ, 1966; vgl. auch die älteren Untersuchungen von KALMHOUT, 1954). Mit Hilfe der Gleichgewichtsdialyse konnte nachgewiesen werden (O'REILLY, 1967), daß Albumin 2 starke und mehrere schwächere Bindungsstellen für Warfarin besitzt. Die freie Bindungsenergie wurde bei diesen Untersuchungen mit —7,6 kcal/mol bei 37° C bestimmt (O'REILLY, 1969).

Die Bindung von Warfarin-Natrium an Humanplasma wurde weiterhin unter Berücksichtigung des pH-Wertes und der Ionenkonzentration geprüft (O'REILLY, 1969). Während eine 20fache Erhöhung der Pufferkonzentration ohne Einfluß auf die Warfarinbindung war, stieg die Bindung bei Veränderung des pH von 6,0 auf 9,0 signifikant an. Die Warfarin-Metabolite 6-, 7- und 8-Hydroxy-warfarin wurden 7—23mal geringer an Proteine gebunden (O'REILLY, 1969). Die hier angeführten Ergebnisse lassen recht deutlich erkennen, daß es sich bei der Warfarin-Plasmabindung nicht um eine ionische Bindung handelt und daß die zusätzlichen OH-

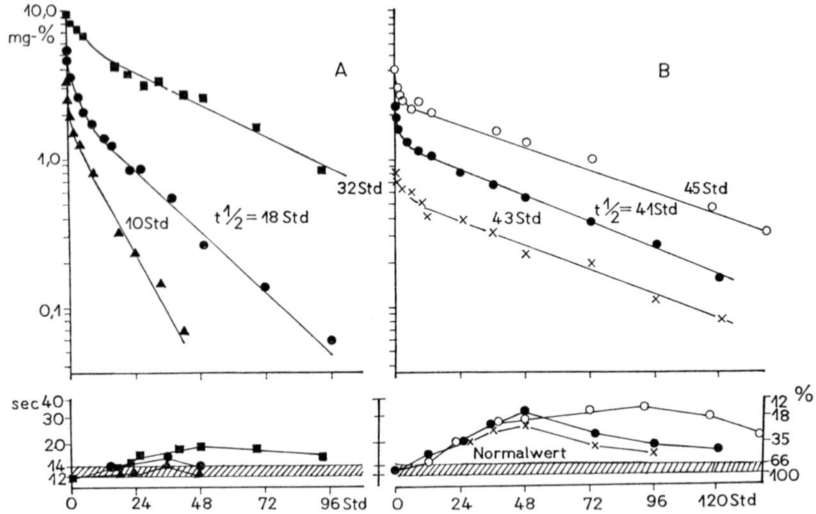

Abb. 23 A u. B. Anticoagulantien-Plasmakonzentration (in mg-%) und Veränderungen der Prothrombinzeit (in Sekunden; unterer Kurventeil) nach intravenöser Injektion verschiedener Dosen Bishydroxycumarin (A) und Warfarin (B). Im oberen Abbildungsteil sind die ermittelten Halbwertszeiten angegeben. (Nach O'REILLY et al., 1964). A ▲ 150 mg, ● 286 mg, ■ 600 mg; B × 50 mg, ● 100 mg, ○ 200 mg

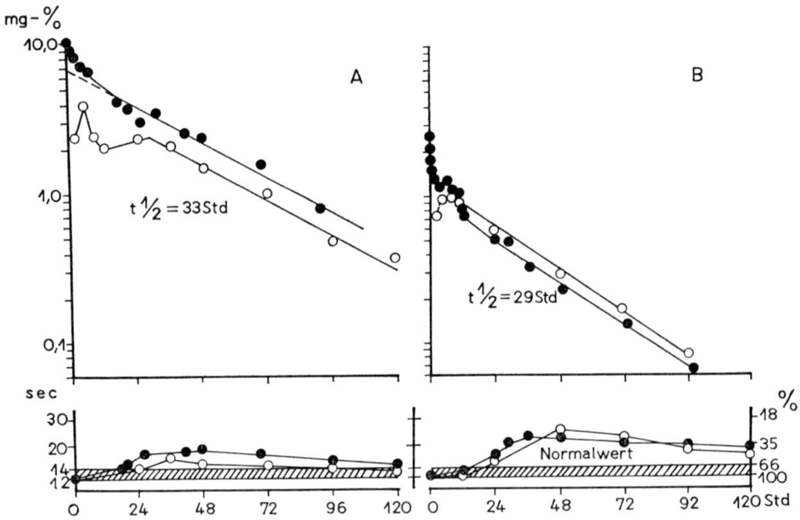

Abb. 24 A u. B. Plasmakonzentration (in mg-%) und Prothrombinzeit (in Sekunden) nach der oralen und intravenösen Gabe von Bishydroxycumarin (A) und Warfarin (B) an einem Probanden. (Nach O'REILLY et al., 1964). Applizierte Bishydroxycumarin-Dosis: 600 mg i.v. (●) oder per os (○), applizierte Warfarin-Dosis: 100 mg i.v. (●) oder per os (○)

Gruppen der Metabolite eine Verringerung der Bindung mit sich bringen (Zunahme der Polarität, vermehrte Anwesenheit im Urin).

Das Verteilungsvolumen liegt bei niedrigen Bishydroxycumarin-Dosen bei etwa 20% des Körpergewichts, bei höheren Dosen bei etwa 13%. Unter Warfarin konnte keine Dosisabhängigkeit des Verteilungsvolumens nachgewiesen werden, es lag durchschnittlich bei 12,5% (O'Reilly et al., 1962).

Die Eliminationsgeschwindigkeit ist vor allem am Menschen, seltener auch an Kaninchen, bestimmt worden. Unterschiede der ermittelten Konstanten waren weniger von der Applikationsart (Bjerkelund, 1951) als vielmehr von der Species bzw. vom Individuum selbst abhängig. O'Reilly et al. (1964) prüften an Probanden vor allem das Verhalten von Warfarin und Bishydroxycumarin. Dabei zeigte es sich, daß die Elimination von Bishydroxycumarin von

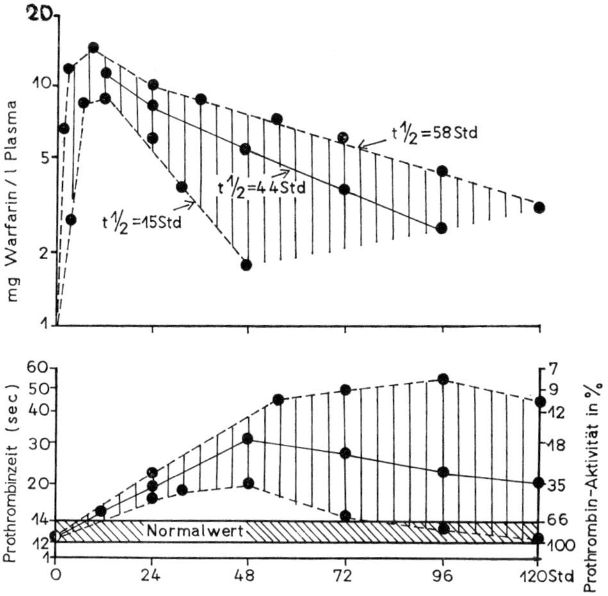

Abb. 25. Plasmakonzentration und Prothrombinzeit nach der intravenösen Injektion von 1,5 mg Warfarin-Natrium/kg an 24 Probanden. (Nach Aggeler und O'Reilly, 1966). Die schraffierten Bezirke geben die Streuung für die Halbwertszeit an

der applizierten Dosis abhängig ist (Halbwertszeit = 10···32 Std), während Warfarin und Phenprocoumerol (Seiler und Duckert, 1969) diesbezüglich nur geringe Abweichungen aufweisen (vgl. Abb. 23). Offensichtlich folgt dabei die Elimination einer Gleichung 1. Grades. Auch bei oraler Gabe von Bishydroxycumarin war die Höhe der Halbwertszeit dosisabhängig, sie schwankte zwischen 4 und 29 Std bei Dosen zwischen 150 und 2400 mg. Wurden dem gleichen Probanden verschiedene Warfarindosen appliziert (50—800 mg), dann wurden nur geringe, jedoch nicht dosisabhängige Schwankungen der Halbwertszeit gemessen (24—30 Std).

Die Halbwertszeiten nach intravenöser und oraler Gabe einer gleich hohen Dicumarol- bzw. Warfarindosis sind identisch (Abb. 24), jedoch liegen die Bishydroxycumarin-Plasmaspiegel nach oraler Gabe deutlich unter denen nach intravenöser Injektion, während unter Warfarin keine Unterschiede nachzuweisen waren. Diese Differenzen manifestieren sich auch an der gleichzeitig gemessenen Aktivität des Prothrombin-Spiegels.

Weiner et al. (1955) fanden nach intravenöser Injektion von 1,65 g Äthylbiscoumacetat, 0,35 g Phenylindandion, 0,4 g Bishydroxycumarin bzw. 0,065 g Warfarin Halbwertszeiten von 2,5, 6,5, 32 bzw. 90 Std. Alle bisher bekannt gewordenen Publikationen stimmen dahingehend überein, daß den Bewegungen des Anticoagulantien-Plasmaspiegels die der Gerinnungsaktivität um 24—48 Std nachlaufen.

Für Warfarin haben Aggeler und O'Reilly (1966) an 24 Probanden die Halbwertszeit nach der oralen Applikation von 1,5 mg/kg sowie gleichzeitig die Prothrombinzeit bestimmt und die Streuungsbereiche errechnet (Abb. 25). Wie aus den in Abb. 25 zusammengefaßten Versuchsergebnissen hervorgeht, schwankt die Halbwertszeit zwischen 15 und 58 Std bei einem Mittelwert von 44 Std. Die gleichzeitig gemessene Prothrombinaktivität am 3. Tage nach der Applikation liegt zwischen 10 und 100% des Normalwertes (was einer Prothrombinzeit nach Quick von 50 sec entspricht). Umgekehrt proportional verhält sich dabei die Höhe des Anticoagulantienspiegels zur Höhe der Gerinnungsaktivität im Blute. Die Untersuchungen von O'Reilly et al. (1964) haben deutlich gezeigt, daß die Schwankungsbreite für die Elimination von Anticoagulantien (Warfarin) groß ist. Gleichzeitig wurde nachgewiesen, daß die Reaktivität eines Probanden bei mehrmaliger Bishydroxycumarin-Belastung mit ausreichenden Zwischenpausen konstant bleibt. In diesem Zusammenhang erscheint es von Interesse, daß Fälle sog. Cumarin-Resistenz (vgl. Abschnitt III, B, 3, S. 227) beschrieben wurden, und zwar sowohl an Tieren (Ratten vor allem gegen Rodenticide: Boyle, 1960; Lund, 1964; Kaninchen: Jaques et al., 1957; Millar et al., 1964) als auch am Menschen. O'Reilly und Aggeler (1965) berichten über einen Patienten, der bei Gabe von 1,5 mg Warfarin/kg zwar eine normale Plasmaspiegelkurve, jedoch keine Reaktion am Gerinnungssystem zeigte. Erst die 8fache Warfarindosis (etwa 11 mg/kg) erzeugte eine Senkung der Prothrombinzeit, die der von 23 normal reagierenden Probanden entsprach. Diese Resistenz bestand ebenso gegen Phenylindandion. Dementsprechend waren auch wesentlich geringere Phytomenadiongaben erforderlich, um die durch Warfarin gesenkten Prothrombinwerte wiederum anzuheben (vgl. Abschnitt III, B, 3 dieses Beitrages).

Die Eliminationsrate aller Anticoagulantien ist großen Schwankungen, auch von Individuum zu Individuum, unterworfen. Weiner et al. (1950, 1955) wiesen nach, daß die Halbwertszeit intravenös injizierten Dicumarols bei einer Standarddosis von 5 mg/kg zwischen 13 und 80 Std variiert, nachdem sie in vorangegangenen Untersuchungen Eliminationsraten von 42% pro Tag mit Schwankungen zwischen 15 und 90% berechnet hatten (vgl. die Befunde von Pyörälä und Myllilä, 1965). Bei oraler Gabe von 2 mg Dicumarol/kg fand Motulsky (1964) eine Halbwertszeit von $25{,}2 \pm 11$ Std. Bei intravenöser Injektion von 20 mg/kg lag sie zwischen 30 min und 4 Std (Burns und Conney, 1964). Bei den einzelnen Species bestanden auch hier deutliche Unterschiede: Für Menschen und Kaninchen wurden Abbauraten von 20% pro Std angegeben, für den Hund hingegen 3% pro Stunde (Burns et al., 1953). Tabelle 12 gibt eine Übersicht über die Halbwertszeiten verschiedener Anticoagulantien.

Da eine genaue Untersuchung aller in der Klinik angewandten Anticoagulantien hinsichtlich ihrer pharmakokinetischen Eigenschaften noch aussteht, bedient man sich bei der Wirkungskontrolle von Anticoagulantien mit Methoden zur Bestimmung der Gerinnungsaktivität des Blutes. Danach würden die heute eingesetzten Anticoagulantien in schnell, mäßig, langsam und ultra-langsam eliminierte Pharmaka einzuteilen sein (vgl. Tabelle 13).

Unter Berücksichtigung der in Tabelle 13 angeführten pharmakokinetischen Parameter ergeben sich für die Anwendung von Anticoagulantien zur Senkung der Aktivität des Gerinnungspotentials Konsequenzen (vgl. Weiner, 1964). Je stärker der Anticoagulantien-Spiegel bei mehrmaliger Gabe variiert, umso mehr wird auch der Prothrombinspiegel Schwankungen unterworfen sein. Umgekehrt wird

Tabelle 13. *Pharmakokinetisches Verhalten einiger Anticoagulantien, die in der Klinik angewandt werden.* (Nach Weiner, 1964 und Weiner et al., 1955)

Eliminations-rate	Pharmakon	Dosis (mg)	Stoff-wechselrate rate	Verlängerung der Dauer der Prothrombin-Spiegel-Senkung (Tage)	
				Maximum	Rückkehr zur Norm
Schnell	Äthylbiscoumacetat	1650	25%/Std	1	2
Mittelmäßig	Phenylindandion	350	10%/Std	2	4
	Acenocumarin	20		1—2	3
Langsam	Dicumarol	400	25%/Tag	2—3	5
	Warfarin	65	17%/Tag	2—3	5—6
	Cyclocumarol	150		2—3	5—6
	Phenprocoumaron	24		2—3	6
Sehr langsam	Diphenadion	20		3—4	7

die Gerinnungsaktivität in solchem Maße geringeren Schwankungen unterworfen sein, wie auch die Eliminationsrate des jeweils angewandten Anticoagulans protrahiert ist. Demnach wird sich eine verminderte Gerinnungsaktivität unter möglichst geringen Schwankungen vor allem mit Anticoagulantien erzielen lassen, die langsam verstoffwechselt werden. Zu berücksichtigen ist jedoch dabei, daß der initiale Abfall der Gerinnungsaktivität unter Anticoagulantien mit niedriger Eliminationsrate sehr langsam zustandekommt und ebenfalls der Wiederanstieg der Faktorenaktivität des Prothrombinkomplexes nach Absetzen des Medikamentes mehrerer Tage bedarf.

Entsprechende Verhältnisse herrschen bei Anticoagulantien mit schneller Eliminationsrate (Tabelle 13). Am günstigsten werden heute in der Klinik die Anticoagulantien mit mittlerer bzw. langsamer Eliminationsrate (Phenylindandion, Bishydroxycumarin, Phenprocoumarol, etc.) beurteilt. Die meisten klinischen Erfahrungen liegen daher auch mit diesen Präparaten vor. Über die sich daraus ergebenden Konsequenzen für die Klinik s. Abschn. V, C, 2 (S. 360) von Deutsch.

4. Stoffwechsel und Abbauprodukte

Die Biotransformation der oralen Anticoagulantien wird durch mikrosomale Enzyme in den Parenchymzellen der Leber gesteuert. Hier können die Anticoagulantien durch Hydroxylierung und Glucuronidierung verändert werden

Tabelle 14. *Speciesunterschiede bei der Metabolisierung von Äthylbiscoumacetat (Ausscheidungsprodukte im Urin). (Nach* Hais *und* Prochazka, *1955, und* Weiner *et al., 1955). Die Prozentzahlen in Klammern entstammen von* Weiner *et al. (1955) und geben die Menge des ausgeschiedenen Metaboliten als Anteil der applizierten Äthylbiscoumacetat-Menge an*

Metabolit	Kaninchen	Ratte	Hund	Schwein	Mensch
Äthylbiscoumacetat	± (15%)	— (1%)	±	+	— (1%)
7-Oxy-äthylbis-coumacetat	+ (1%)	++ (1%)	+++	+++	+++ (15%)
Di-4-oxy-cuma-rinylessigsäure	+++ (30%)	+++ (1%)	±	±	— (1%)
Dihydroxy-cuma-rinylessigsäure	±	—	++	—	±
7-Hydroxy-di-4-oxy-cumarinyl-essigsäure	±	+	±	—	++

(CUCINELL et al., 1965). Es ist anzunehmen, daß auch der Abbau von Hydroxycumarinen und Phenylindandion mehrere Wege hat und Speciesdifferenzen unterworfen ist. Die Kenntnis vom Abbau der Anticoagulantien ist noch sehr ungenügend. Es scheint jedoch unbestritten, daß der größte Teil der Stoffwechselprodukte über die Nieren ausgeschieden wird. Die nachfolgend angeführten

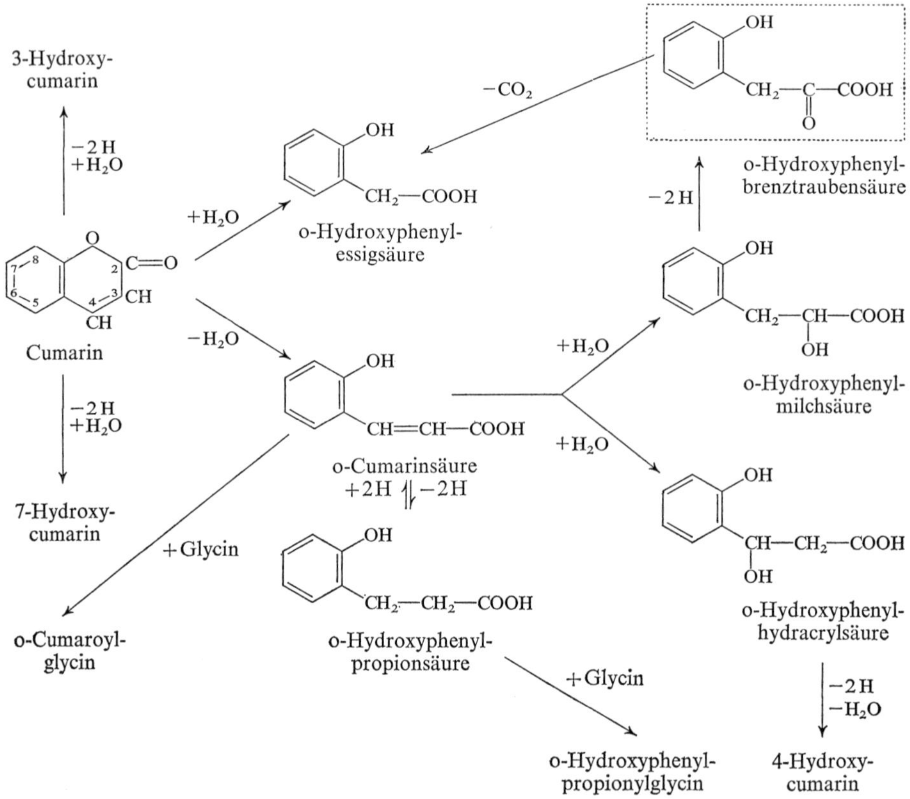

Abb. 26. Der Abbau von Cumarin und seine möglichen Stoffwechselprodukte. (Nach BOOTH et al., 1959)

Daten zeigen sehr deutlich, daß Schlußfolgerungen bezüglich der Abbauprodukte aus Tierversuchen nicht auf den Menschen übertragbar sind (vgl. Tabelle 14) und es demnach erforderlich ist, Stoffwechselstudien am Menschen selbst durchzuführen.

Der Abbau von Cumarin ist sehr genau bekannt (s. Abb. 26), jedoch ist nicht anzunehmen, daß die 4-Hydroxycumarine ähnliche Abbauwege haben. Evtl. bildet das 7-Hydroxy-Derivat die einzige Ausnahme (BOOTH et al., 1959).

PULVER und v. KAULLA (1948) wiesen im Urin mit Äthylbiscoumacetat behandelter Kaninchen 2 Metabolite nach, und zwar die freie Säure und Di-4-oxycumarinyl-essigsäure, das zunächst jedoch als ein Produkt mit gespaltenem Lactonring erkannt worden war. HAUSNER et al. (1951) bestimmten mit markiertem Äthylbiscoumacetat chromatographisch 5 weitere Abbauprodukte, ohne jedoch ihre Konstitution aufzuklären. BURNS et al. (1953a, b) wiesen dann am menschen mit spektrofluorimetrischer Technik ein am Ring (7-Stellung ?) hydroxyliertes Abbauprodukt nach, welches am Kaninchen und am Hund nicht auftrat (vgl. Fučik et al., 1952), wobei sie die Möglichkeit einer nachfolgenden Glucuronidierung einräumten. Als ein drittes Stoffwechselprodukt wurde wiederum die freie Säure angegeben (XLIV) (Weiner et al., 1955; Pulver et al., 1955).

Hais und Procházka (1955) isolierten aus dem Urin von Mensch, Ratte, Kaninchen, Hund und Pferd 2 weitere Abbauprodukte mittels chromatographischer Technik (vgl. Tabelle 14), und zwar, vom Äthylbiscoumacetat ausgehend, ein bishydroxyliertes Produkt (XLVII) und, von der Säure ausgehend, ein 7-Hydroxy-Derivat (XLVI). Die genaue chemische Analyse steht jedoch noch aus. Etwa 15% des verabreichten Äthylbiscoumacetats werden in der Leber durch mikrosomale Enzyme (Ikeda et al., 1966) in das Hydroxy-Derivat (XLVI) überführt sowie konjugiert, in die Gallenblase sezerniert, vom Gastrointestinaltrakt reabsorbiert, um 6—24 Std später über die Nieren als Hydroxy-Derivate ausgeschieden zu werden (Aggeler und O'Reilly, 1966; Burns et al., 1953; Lee et al., 1950). Dafür erscheinen im menschlichen Urin weder Äthylbiscoumacetat noch das Säureprodukt in meßbaren Mengen (Tabelle 13). Im Gegensatz dazu scheidet das Kaninchen etwa 33% des applizierten Äthylbiscoumacetats sowohl in unveränderter Form als auch als Säureprodukt aus, während das Hydroxyprodukt (XLV) nicht meßbar wird. Die Ratte scheint dementgegen andere Abbaumechanismen zu haben, da keiner der 3 Metabolite im Urin nachweisbar war (Weiner et al., 1955). Nach Untersuchungen von Hausner et al. (1951) wurden 54% des markierten Äthylbiscoumacetats 24 Std nach der Applikation im Urin und den Faeces nachgewiesen, wovon 50% im Kot und Gastrointestinaltrakt und 4% im Urin waren. Im Gegensatz zum Menschen sind die Eliminationsquoten für Äthylbiscoumacetat beim Hund sehr gering (3% pro Stunde) (Burns et al., 1953), wobei im Urin mehrere, bisher chemisch noch nicht eindeutig identifizierte Abbauprodukte erscheinen (Hais und Procházka, 1955). Es wird vermutet, daß es sich um 7-Hydroxy-äthylbiscoumacetat und die Di-4-hydroxycumarinessigsäure (XLVI) handelt.

Äthylbiscoumacetat verschwindet aus dem menschlichen Plasma nach intravenöser Injektion von 2,0 g zu 25% pro Stunde (Halbwertszeit etwa 2 Std), während das Abbauprodukt, die Säure (XLIV), nach intravenöser Injektion von

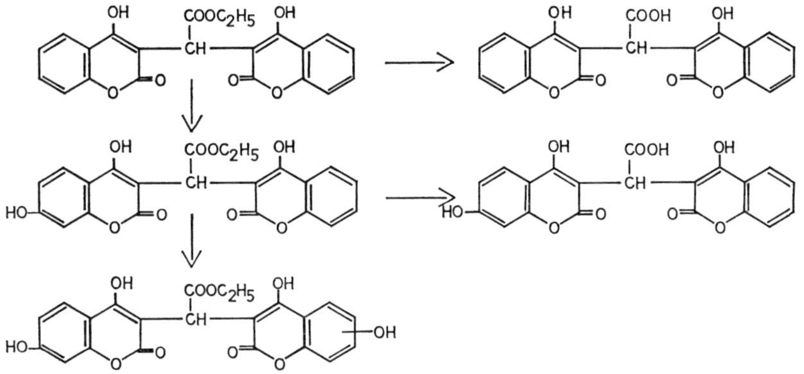

XLIII XLIV XLV XLVI XLVII

0,5 g nur zu 4% pro Stunde (Halbwertszeit etwa 18 Std) eliminiert wird. Auch am Kaninchen wird nach intravenöser Injektion die Säure langsamer eliminiert als Äthylbiscoumacetat selbst (Pulver et al., 1955). Äthylbiscumarinylsäure (XLIV) hat jedoch weder am Menschen noch an der Maus Gerinnungsaktivität-senkende Eigenschaften (Weiner et al., 1955), während das Hydroxyderivat

(XLV) bisher diesbezüglich nicht geprüft worden ist. Es muß daran gedacht werden, daß ein Teil der Abbauprodukte ebenso wie die therapeutisch eingesetzten Anticoagulantien eine Gerinnungsaktivität-senkende Wirksamkeit entfalten kann. So wurde für das unlösliche Cyclocumarol eine Aktivierung durch Spaltung des Pyranringes bereits im Magen-Darm-Trakt zum Warfarin angenommen. Diese Hypothese, bestärkt durch die Gleichheit der Wirkungen beider Präparate, wurde bisher jedoch nicht im Experiment bestätigt (WEINER et al., 1955).

Im Gegensatz zum Äthylbiscoumacetat liegen nur wenige Stoffwechselstudien über Warfarin, Bishydroxycumarin sowie Phenylindandion vor. Obwohl im menschlichen Urin Bishydroxycumarin-Metabolite nachgewiesen werden konnten (HAUSNER et al., 1951), war ihre chemische Identifikation bislang unmöglich. WEINER et al. (1950) isolierte aus menschlichem Kot 36% des oral applizierten Bishydroxycumarins. O'REILLY et al. (1964) fanden sogar 90—95% im Kot wieder, während nach intravenöser Injektion ein Stoffwechselprodukt im Kot nachgewiesen werden konnte, welches im Gegensatz zu Bishydroxycumarin ein UV-Maximum bei 322 nm hatte (vgl. Tabelle 4). Die beiden Produkte ließen sich durch Gegenstromverteilung trennen (O'REILLY et al., 1964). Die Möglichkeit des Auftretens eines Bishydroxycumarin-Metaboliten im Kot wird mit maximal 5% angegeben. Da nach intravenöser Injektion unverändertes Bishydroxycumarin im Kot nicht nachweisbar war, muß im Gegensatz zu Warfarin eine biliäre Sekretion abgelehnt werden. An Ratten konnte CHRISTENSEN (1965) 21—26% des applizierten Bishydroxycumarins im Harn und 66—75% im Kot nachweisen. Bei Ligatur der Gallengänge stieg der mit dem Harn ausgeschiedene Anteil auf 76—90% an, während im Kot nur noch 2—6% nachweisbar waren. Metabolite wurden chromatographisch nachgewiesen, jedoch nicht identifiziert. Ausgeschlossen werden konnte ein 7-Hydroxy- bzw. 7-Methoxy-Bishydroxycumarin-Derivat (CHRISTENSEN, 1966).

Untersuchungen zum Stoffwechsel von Warfarin nach oraler und intravenöser Applikation am Menschen erbrachten eine vollständige Verstoffwechselung. Unverändertes Warfarin war weder im Urin noch im Kot nachweisbar (<1%) (O'REILLY et al., 1962). Nach oraler Applikation von 1,5 mg Warfarin/kg bei 4 Probanden war die Ausscheidung zunächst sehr gering, das Maximum lag zwischen 12 und 60 Std, jedoch wurden 90 bzw. 99% der Metabolite erst innerhalb von 96 bzw. 144 Std nach der Applikation ausgeschieden. Etwa 33% des oral verabreichten Warfarins waren als Metabolite im Urin nachweisbar, das UV-Absorptionsmaximum der isolierten Substanz lag bei 320 nm (vgl. Tabelle 4). Die Vermutung, es handelte sich um ein 7-Hydroxy-Warfarin, konnte in letzter Zeit wahrscheinlich gemacht werden (BARKER et al., 1969), zumal für die Entgiftung von Warfarin ausschließlich Reduktions- und Hydroxylierungsvorgänge in Frage kommen (FISHMAN, 1961).

Die Metabolite des Warfarins wurden kürzlich vollzählig identifiziert. BARKER et al. (1969, 1970) fütterten Ratten über mehrere Wochen ^{14}C-Warfarin und isolierten die Metabolite aus dem Sammelurin und -kot mehrerer Wochen. Neben unverändertem Warfarin (ca. 6%) wiesen sie 4'- (21%), 6- (15%), 7- (35%), 8-Hydroxy-Warfarin (9%) sowie ein 2,3-Dihydro-2-methyl-4-phenyl-5-oxo-γ-pyrano(3,2c)(1)-benzopyran (zur Struktur vgl. Tabelle 1, 3) (ca. 7%) nach (BARKER, 1965; HERMODSON, 1968; LINK et al., 1965). Zusätzlich war ein Teil des 7-Hydroxy-Warfarin als Glucuronid im Urin enthalten. Alle beschriebenen Metabolite konnten auch im Kot nachgewiesen werden, jedoch in wesentlich geringeren Mengen. Eine Prothrombinspiegel-senkende Aktivität besaß nur das 4'-Hydroxy-Warfarin, sie beträgt 25% von der des Warfarins (EBLE, 1953).

Acenocumarin erwies sich bisher als das einzige 4-Hydroxycumarinderivat, welches nach oraler Applikation im Urin unverändert in größeren Mengen (5%) ausgeschieden wird. Dafür waren Abbauprodukte im Urin nicht nachweisbar (MONTIGEL und PULVER, 1955).

Der sehr hohe Anteil von Dicumarol- und Warfarin-Stoffwechselprodukten im Urin des Menschen steht in engem Zusammenhang mit ihrer Proteinbindung und Lipoidlöslichkeit (BRODIE und HOGBEN, 1957). Im Stoffwechselgeschehen werden sie zu polaren Verbindungen umgewandelt, welche dann aufgrund der verringerten Plasmaproteinbindung und Lipoidlöslichkeit sehr schnell durch glomeruläre Filtration ausgeschieden, jedoch nicht tubulär reabsorbiert werden.

B. Beeinflußbarkeit der Anticoagulantienwirkung

In zunehmendem Maße werden Pharmaka bekannt, welche die Wirkung der Anticoagulantein entweder verstärken oder abschwächen (s. hierzu Abschn. IX von DEUTSCH). Wiederholt sind bei gleichzeitiger Gabe anderer Pharmaka Veränderungen der Anticoagulantienwirkung aufgetreten, so daß eine Reihe von experimentellen Untersuchungen unternommen wurde, um die Einflußnahme von Medikamenten auf die Anticoagulantienwirkung abschätzen zu können. Im Hinblick auf ihre breite klinische Anwendung erscheint es notwendig, diese Vorgänge zu beachten.

Für eine Beeinflussung der Anticoagulantienwirkung durch Pharmaka ergeben sich folgende Möglichkeiten:

1. Eingriff in die Eliminationsvorgänge der Anticoagulantien durch:

a) Steigerung des Stoffwechsels durch Induktion entsprechender Enzyme (z.B. Barbiturate),

b) Hemmung des Stoffwechsels der Anticoagulantien (z.B. Phenyramidol),

c) Verdrängung der Anticoagulantien aus ihrer Proteinbindung (z.B. Phenylbutazon).

2. Zusätzliche Eingriffe in den Gerinnungsstatus durch:

a) Beeinflussung von Stoffwechselvorgängen, die für die Bildung von Gerinnungsfaktoren in der Leber erforderlich sind (z.B. Schädigung durch CCl_4, Antibiotica, etc.),

b) Verstärkung der Blutungsbereitschaft durch Beeinflussung von Thrombocytenfunktionen (z.B. Acetylsalicylsäure),

Tabelle 15. *Die Beeinflussung der Anticoagulantienwirkung durch Pharmaka, eingeteilt nach ihren Wirkungsmechanismen (z. T. hypothetisch)*

1. Steigerung des Stoffwechsels durch Induktion mikrosomaler Enzyme:

Barbiturate (CUCINELL et al., 1966; ELIAS, 1965; HARTSHORN, 1968a; HELLEMANS, 1962; DAYTON et al., 1961; v. BAHR et al., 1968; SISE, 1967)

Chloralhydrat (SOLOMON, 1968; HARTSHORN, 1968b; CUCINELL et al., 1966; HUSSAR, 1967; MCIVER, 1967; CONNEY, 1967; DINEL und LATIOLAIS, 1967)

Etchlorvynol und Glutethimid (HARTSHORN, 1968b; O'REILLY, 1964; v. DAM et al., 1966; HUSSAR, 1967; MCIVER, 1967; LACKNER und HUNT, 1968; ROBINSON und MACDONALD, 1967; JOHANNSON, 1968)

Haloperidol und Trifluperidol (HARTHORN, 1968b; HUSSAR, 1967; GARRETTSON et al., 1969; DINEL und LATIOLAIS, 1967; Anonym, 1968; OAKLEY und LAUTCH, 1963)

Griseofulvin (CULLEN und CATALANO, 1966; HARTSHORN, 1968b; O'REILLY, 1964; CONNEY, 1967; DINEL und LATIOLAIS, 1967)

Antihistaminika (?) (HARTSHORN, 1968c)

Benzodiazepine (Diazepam, Chlordiazepoxid, Oxazepam) (MORELLI und MELMON, 1968; TAYLOR, 1967)

Tabelle 15 (Fortsetzung)

2. *Hemmung des Stoffwechsels von Anticoagulantien:*
 Phenyramidol (CARTER, 1965; SOLOMON und SCHROGIE, 1966; SOLOMON, 1968; HARTSHORN, 1968b; MACDONALD und ROBINSON, 1968; HUSSAR, 1967; SCHROGIE und SOLOMON, 1966, 1967)
 Analgetica aus der Pyrazolonreihe (CUCINELL et al., 1965, 1966; LAUNCHBURY, 1966; CARTER, 1965; CONNEY, 1967; HARTSHORN, 1968b)
 Monoaminoxidase-Hemmer (ELIAS, 1965; SOLOMON und SCHROGIE, 1967d; SHIMAMOTO et al., 1962a, b; DE NICOLA, 1964; HRDINA und KOVALCEK, 1963; HRDINA et al., 1963a; REBER und STUDER, 1965)
 Methylphenydate (GARETTSON et al., 1969)

3. *Verdrängung der Anticoagulantien aus ihrer Proteinbindung:*
 Phenylbutazon, Oxyphenylbutazon (SOLOMON, 1968; MORELLI und MELMON, 1968; SOLOMON und SCHROGIE, 1967b; HUSSAR, 1967; McIVER, 1967; LAUNCHBURY, 1966; AGGELER et al., 1967; HARTSHORN, 1968b; SISE, 1967)
 Salicylate (CUCINELL et al., 1966; LAUNCHBURY, 1966; AGGELER et al., 1967; THOMAS, 1967)
 Diphenylhydantoin (Anonym, 1967)
 Sulfonamide (GALLO et al., 1965; VERE und FEARNLEY, 1968; SEILER und DUCKERT, 1968)
 Tolbutamid (CUCINELL et al., 1966; SEILER und DUCKERT, 1968; SCHUMACHER, 1964)
 Phenyramidol, d-Thyroxin, Clofibrate, Atropin (SOLOMON und SCHROGIE, 1967b)
 Muskelrelaxantien (BECKMAN, 1967)

4. *Beschleunigung der Eliminationsrate für Anticoagulantien:*
 Chlorthalidon (?) (VINAZZER, 1963)

5. *Beeinflussung von Stoffwechselvorgängen in der Leber, die für die Bildung der Gerinnungsfaktoren von Bedeutung sind:*
 Opiate (ELIAS, 1965; SOLOMON und SCHROGIE, 1967b)
 Chinidin (SOLOMON, 1968; GAZZANIGA und STEWART, 1969)
 Phenothiazine (HELLEMANS, 1962)
 Coffein (DAYTON und WEINER, 1964; FIELD et al., 1944)
 Disulfiram (ROTHSTEIN, 1968)
 Äthanol (RIEDLER, 1966; WARIS, 1963; FORSANDER und SOUMALAINEN, 1955)
 Chloramphenicol, Chlortetracyclin, Streptomycin, Neomycin (JÜRGENS, 1963; MAGID, 1962; MATIS und SCHEELE, 1954; NAEGELI, 1958; OWREN, 1954)
 Salicylate (LINK et al., 1943; RAPAPORT et al., 1943; JAQUES und LEPP, 1947; FIELD et al., 1949; AGGELER und O'REILLY, 1966)

6. *Beeinflussung von Thrombocytenfunktionen:*
 Acetylsalicylsäure (ZUCKER und PETERSON, 1968)
 Phenylbutazon (?) (HOVIG et al., 1967; PACKHAM et al., 1967)

7. *Erhöhung der Affinität der Anticoagulantien zum Receptor (?):*
 anabol wirksame Steroide (Ethylenestrol, Methandrostenolon, Methyltestosteron, Testosteron, Nandrolon, Norethandrolon (HARTSHORN, 1968b; SCHROGIE und SOLOMON, 1967; FURMAN et al., 1962; PYÖRÄLÄ und KEKKI, 1963a, b)
 Clofibrate (?) (SOLOMON, 1968; HARTSHORN, 1968b; SOLOMON und SCHROGIE, 1967b; SCHROGIE und SOLOMON, 1967)

8. *Blockade der Resorption von Vitamin K aus dem Gastrointestinaltrakt (?):*
 Laxantien (Paraffinöl) (BECKMAN, 1967)
 Antibiotika (?) (Chloramphenicol, Neomycin) (BECKMAN, 1967; CARTER, 1965; AGGELER et al., 1967)
 Sulfonamide (BECKMAN, 1967)
 Chinidin (KOCH-WESER, 1968)

3. Weiterhin sind zahlreiche Pharmaka bekannt, durch welche die Anticoagulantienwirkung verändert wird, ohne daß plausible Erklärungen für diese Wirkung existieren. Unter anderem besteht so die Möglichkeit, durch hormonale Steuerungsvorgänge Veränderungen der Gerinnungsbereitschaft hervorzurufen, die auch die Anticoagulantienwirkung beeinflussen (v. CAUWENBERGE und JAQUES, 1958; JAQUES, 1965). Näheres s. bei DEUTSCH, Abschn. IX.

1. Beeinflussung der Eliminationsvorgänge von Anticoagulantien

a) Steigerung des Stoffwechsels durch Induktion mikrosomaler, Arzneimittel abbauender Enzymsysteme

In mehreren klinischen Berichten (AVELLANEDA, 1955; DAYTON et al., 1961; GRILLI, 1959; SAMUELSON und LILIENBERG, 1965; REVERCHON und SAPIR, 1961) wurde über eine Beeinflussung der Anticoagulantienwirkung berichtet. MAC DONALD und MACKAY (1964) beschrieben abnorme Thrombosierungsreaktionen

Tabelle 16. *Die Beeinflussung des Bishydroxycoumarin-Plasmaspiegels durch Phenobarbital am Menschen. (Nach* CUCINELL *et al., 1965)*

Stunden nach der Applikation	Bishydroxycumarinspiegel	
	vor Phenobarbital (μg/Liter)	nach Phenobarbital (μg/Liter)
24	26,6	16,8
48	24,2	11,4
72	19,8	9,3

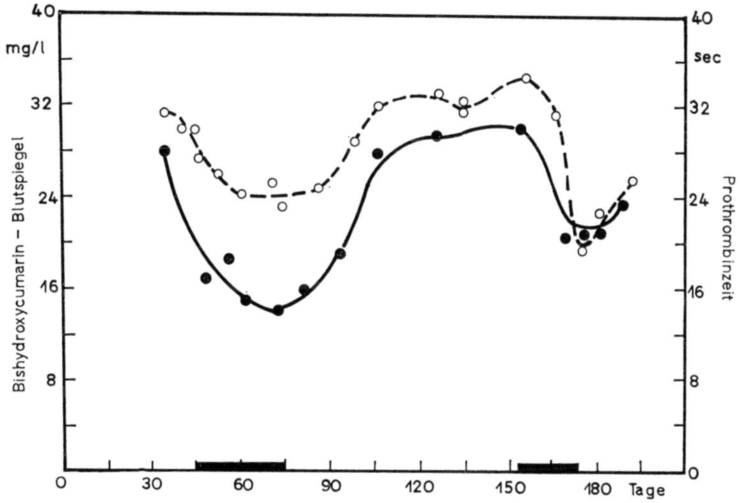

Abb. 27. Der Einfluß einer mehrtägigen Phenobarbital-Applikation (täglich 75 mg) auf das Verhalten des Bishydroxycumarin-Blutspiegels (●—●) und der Prothrombinzeit (○—○) bei einem Patienten. (Beobachtung von CUCINELL et al., 1965)

an 36 mit Warfarin behandelten Patienten, von denen 5 tödlich endeten. Diesen Patienten war gleichzeitig mit Warfarin ein langwirksames Barbiturat (zumeist Phenobarbital) appliziert worden.

CONNEY und BURNS (1962), CONNEY et al. (1960) sowie BURNS (1964) und BURNS et al. (1963, 1965) konnten im Tierversuch nachweisen, daß ein zweites Pharmakon über die Induktion von Leberenzymen ein vorher gegebenes Pharmakon beschleunigt verstoffwechseln kann. CUCINELL et al. (1965) bezogen diese Erkenntnisse auch auf den Abbau von Anticoagulantien. Sie wiesen nach, daß Leberhomogenate von mit Phenobarbital vorbehandelten Ratten etwa 26mal mehr Bishydroxycumarin spalten als Kontrollen. Außerdem waren Phenobarbital- oder

Chlordane-vorbehandelte Ratten in größerem Maße gegen Bishydroxycumarin-Gaben geschützt als unvorbehandelte. So starben nach der intraperitonealen Injektion von 150 mg Bishydroxycumarin/kg alle Ratten, während diese Mortalitätsrate nach Vorbehandlung mit 75 mg Phenobarbital/kg bzw. 33 mg Chlordane/kg auf 7 bzw. 0% absank. Auch die Phenobarbital-Vorbehandlung von Hunden führte zur Steigerung des Dicumarol-Stoffwechsels. Während nicht vorbehandelte Hunde 12 Std nach oraler Gabe von 40 mg Bishydroxycumarin/kg

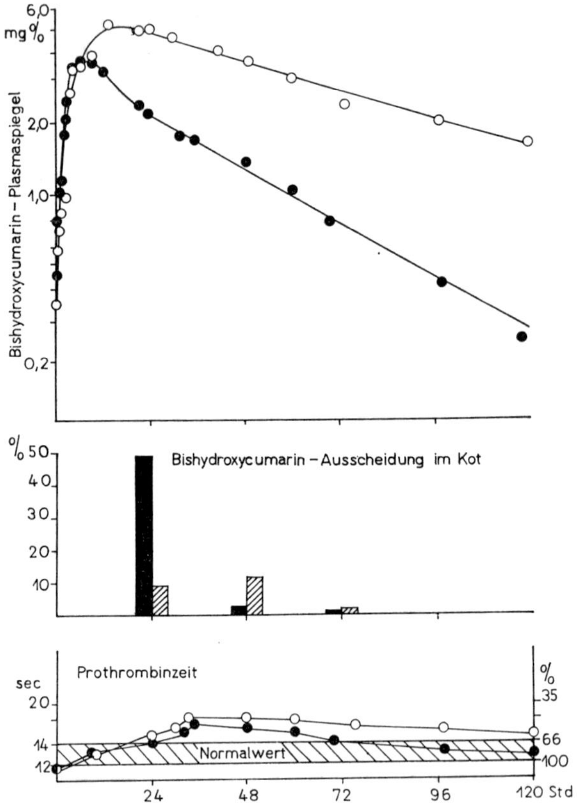

Abb. 28. Der Effekt von Heptabarbital (schwarze Symbole) auf den Plasmaspiegel und die Menge des mit dem Kot ausgeschiedenen Bishydroxycumarins und das Verhalten der Prothrombinzeit bei einer einmaligen oralen Bishydroxycumarin-Gabe von 600 mg. Vergleichend wurden die Verhältnisse bei einem Heptabarbital-unbehandelten Probanden angegeben (offene oder schraffierte Symbole). (Nach AGGELER und O'REILLY, 1966)

Blutspiegelwerte von 4,5—5,0 mg-% zeigten, waren diese Werte nach einer 24tägigen Phenobarbital-Vorbehandlung auf Werte zwischen 0,75—1,5 mg-% zum gleichen Zeitpunkt nach der Anticoagulantiengabe verringert.

Auch am Menschen wurde, wie aus Abb. 27 ersichtlich ist, unter Phenobarbitalgaben eine Verminderung des Bishydroxycumarin-Blutspiegels und damit eine Verkürzung der Prothrombinzeit gemessen. In dem in Abb. 27 dargestellten Fall hatte der Patient über 7 Monate täglich 75 mg Bishydroxycumarin erhalten. Bei der gleichzeitigen interkurrenten Gabe von 65 mg Phenobarbital kam es innerhalb von 4 Wochen zu einer Verringerung des Anticoagulantien-Blutspiegels und zur Zunahme der Gerinnungsaktivität (Prothrombinzeit). Nach Absetzen des Phenobarbitals stieg der Blutspiegel wieder an, die Gerinnungsaktivität sank wieder ab. Wie aus den in Tabelle 16 zusammengefaßten Versuchsergebnissen hervorgeht, lassen sich diese Ergebnisse auch bei kurzfristiger Versuchsdauer reproduzieren. In diesem Falle hatten 5 Patienten vor und nach Phenobarbital jeweils 500 mg Dicumarol erhalten. Der signifikant erniedrigte Blutspiegel zu allen 3 Zeitpunkten deutet ebenfalls auf eine Steigerung der Stoffwechselrate für das Anticoagulans. DAYTON und WEINER (1961), WEINER und DAYTON (1964), erarbeiteten ähnliche Ergebnisse für die Anticoagulantien Acenocumarin und Äthylbiscoumacetat. Am stärksten tritt dieser Abbau-beschleunigende Effekt nach oraler Applikation von Dicumarol in Erscheinung, offensichtlich deswegen, weil Bishydroxycumarin aus dem Darmtrakt über das Portalsystem in die Leber gelangt und damit unmittelbar dem Abbau unterworfen wird (vgl. Abb. 28). Bei intravenöser Injektion ist auch die Beschleunigung der Abbaurate geringer, weil dann das Anticoagulans aufgrund seiner starken Eiweißbindung nur zu einem geringen Teil verfügbar wird (vgl. auch die Untersuchungsergebnisse mit Heptabarbital und Bishydroxycumarin, AGGELER und O'REILLY, 1969). Diese Wirkungen wurden mit Warfarin an einer weiteren klinisch-pharmakologischen Studie erhärtet (Placebo-Vergleich) (ROBINSON und MACDONALD, 1966).

CORN (1966) wies darauf hin, daß zwischen den Einzelindividuen erhebliche Unterschiede bei der gesteigerten Verstoffwechselung von Anticoagulantien unter Barbituraten und auch unter Gluthetimid bestehen. Bei der Bestimmung der Halbwertszeit für Warfarin unter Phenobarbital und Gluthetimid zeigten von insgesamt 34 Patienten 13 keine Beschleunigung der Abbaurate im Vergleich zu 18 Kontrollpatienten. Sowohl nach 7tägiger Vorbehandlung mit 120 mg Phenobarbital als auch mit 500 mg Gluthetimid kam es zu einer Verringerung der Warfarin-Halbwertszeit von 55 auf 39 bzw. 48 auf 32 Std. Die Reaktoren ließen sich dabei von Nicht-Reaktoren hinsichtlich Alter, Rasse, Geschlecht oder Gewicht nicht unterscheiden. Die Frage, ob durch Barbiturate und Gluthemitid das gleiche Enzymsystem induziert wird, muß aufgrund eines Befundes von GRILLI (1959) negiert werden. Er konnte nachweisen, daß die Äthylbiscoumacetatwirkung bei einem Patienten zwar durch Barbiturate, nicht aber durch Gluthetimid aufgehoben werden konnte.

Im Gegensatz zu den Barbituraten beeinflussen die Benzodiazepine (Chlordiazepoxid) die Wirksamkeit der Anticoagulantien nicht (LACKNER und HUNT, 1968; MATIS, 1964). Ethchlorvynol (Placidyl), ein Sedativum-Hypnotikum, erzeugte eine Resistenz gegen Anticoagulantien, sie trat jedoch ebenso wie bei den Barbituraten nur nach oraler Applikation der Anticoagulantien auf, so daß hier auch eine Hemmung der Resorption bei der Beurteilung der Ergebnisse mit berücksichtigt werden sollte (JOHANNSON, 1968). Morphin und Pethidin in sicher analgetisch wirksamen Dosen unterdrücken ebenfalls die gerinnungshemmende Wirkung von Äthylbiscoumacetat, Warfarin, Phenylindandion und α-Naphthylindandion. Eine induzierende Wirkung Anticoagulantien abbauender Enzyme wird vermutet (HRDINA et al., 1963a).

Im Gegensatz zur potenzierenden Wirkung mehrerer Antibiotica (vgl. diesen Abschn. c) sowie Tabelle 15) kommt es durch Griseofulvin zum Ansteigen des durch Warfarin gesenkten Prothrombinspiegels (CATALANO und CULLEN, 1966; CULLEN und CATALANO, 1966). Als Ursache wird ebenso wie bei Barbituraten eine Verstärkung des Abbaus angenommen (vgl. auch HARTSHORN, 1968b; CONNEY, 1967; DINEL und LATIOLAIS, 1967; O'REILLY et al., 1964).

b) Hemmung des Stoffwechsels von Anticoagulantien

Die Anticoagulantien potenzierende Wirkung von 2-(β-Hydroxyphenyläthylamino)-pyridin (Phenyramidol), einem Muskelrelaxans und Analgeticum, ist durch CARTER (1965) sowie SOLOMON und SCHROGIE (1966) relativ ausführlich untersucht worden. Zunächst wurde beobachtet, daß Patienten unter Phenyramidol eine stärkere Verminderung der Gerinnbarkeit des Blutes nach oraler Gabe zahlreicher Anticoagulantien aufwiesen (sowohl nach 4-Hydroxycumarin- als auch nach Phenylindandion-Derivaten) als es bei der angewandten Anticoagulantiendosis zu erwarten war. Diese Wirkung wurde von SOLOMON und SCHROGIE (1966) darauf zurückgeführt, daß Phenyramidol die Verstoffwechselung von Bishydroxycumarin an mehreren Species einschließlich des Menschen blockiert. An der Maus konnte bei Vorbehandlung mit Phenyramidol eine deutliche Einschränkung der Stoffwechselrate nachgewiesen werden. So wurde das Anticoagulans nach einmaliger Applikation zu 35%, nach 3maliger Gabe nur noch zu 10% verstoffwechselt. An Kaninchen konnte durch Phenyramidol die Halbwertszeit für Dicumarol von 24 auf 47 Std verlängert werden. Kaninchen, die das Anticoagulans jedoch enorm schnell eliminierten (Halbwertszeit 3 Std), zeigten keine Reaktion auf die Gabe von Phenyramidol. Am Menschen lag die Halbwertszeit nach oraler Gabe von 150 mg Bishydroxycumarin bei 21 Std. Durch die Gabe des Hemmstoffes wurde das Maximum der Bishydroxycumarin-Wirkung von 36 Std (32%ige Senkung des Gerinnungspotentials) auf 60 Std (55%ige Senkung des Gerinnungspotentials) verschoben. Die Halbwertszeit wurde auf 46 Std verlängert. Es wird angenommen, daß es sich dabei um eine genetisch bedingte Hemmung von Enzymsystemen handelt, die an der Inaktivierung des Anticoagulans in der Leber beteiligt sind.

c) Verdrängung der Anticoagulantien aus der Proteinbindung

Zu Verbindungen, welche die Anticoagulantien-Wirkung potenzieren, gehören neben den Salicylaten, Sulfonamiden und Pyrazolderivaten, besonders das Phenylbutazon und das Oxyphenylbutazon (AGGELER et al., 1967; ACHENBACH, 1964; CONNEY, 1967; FOX, 1964; HELLEMANS, 1962; HUSSAR, 1967; MAYER, 1965; MCIVER, 1967; MONTIGEL, 1957; MORELLI und MELMON, 1968; LAUNCHBURY, 1966; KING und BURARD, 1967; SIGG et al., 1956; SOLOMON, 1968; SOLOMON und SCHROGIE, 1967c, d, WEINER et al., 1965). Da Sulfonamide und auch Pyrazole sehr stark an Plasmaproteine gebunden werden, ist mit einer Verdrängung der ebenfalls in hohem Maße proteingebundenen Anticoagulantien zu rechnen. Da nur der freie Anteil pharmakologisch wirksam ist, kommt es über die erhöhte Freisetzung aus der Proteinbindung zu einer vermehrten Bereitstellung von Anticoagulans (AGGELER et al., 1967; HARTSHORN, 1968b; HELLEMANS, 1962; HUSSAR, 1967; MORELLI und MELMON, 1968; SOLOMON, 1968; SISE, 1967; SOLOMON und SCHROGIE, 1967b).

Während Phenylbutazon am Menschen über die Verdrängung der Anticoagulantien aus ihrer Proteinbindung eine Wirkungsverstärkung hervorruft (AGGELER et al., 1967; SIGG et al., 1956; WEINER et al., 1965), erzeugt Phenylbutazon am Hunde über die Stimulierung mikrosomaler Enzyme in der Leber eine Verringerung des Anticoagulantien-Effektes (AGGELER et al., 1967; O'REILLY und AGGELER, 1968). Eine Erklärung findet dieser Befund u. a. darin, daß Hundeplasmaalbumin eine etwa 5mal geringere Affinität zu Anticoagulantien besitzt als das menschliche Albumin (MARVER und SCHMID, 1968; O'REILLY, 1970).

AGGELER et al. (1967) belasteten Probanden mit Phenylbutazon solange, bis ein gleichmäßiger Blutspiegel des Antiphlogistikums vorlag und gaben dann

Warfarin. Dabei war nachzuweisen, daß der Prothrombinspiegel unter Phenylbutazon weit tiefer sank als bei Personen, die nicht mit dem Antiphlogistikum behandelt worden waren. In einem weiteren klinischen Versuch zeigten AGGELER und O'REILLY (1966), daß die kombinierte Gabe von Warfarin und Phenylbutazon zwar keine Veränderung der Elimination von Warfarin mit sich bringt, die Prothrombinzeit jedoch 72—120 Std nach der Warfaringabe signifikant erhöht wird (vgl. Abb. 29). Damit ist Warfarin unter gleichzeitiger Phenylbutazon-Applikation wirksamer als bei alleiniger Gabe.

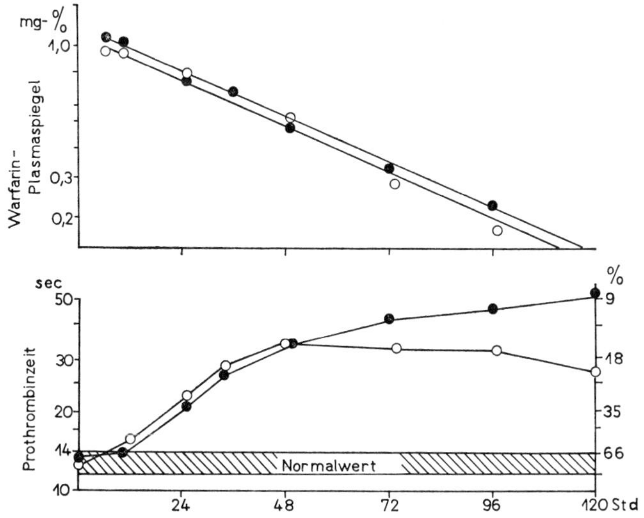

Abb. 29. Der Effekt von Phenylbutazon auf den Warfarin-Plasmaspiegel und die Prothrombinzeit nach einmaliger oraler Gabe von 120 mg Anticoagulans. Phenylbutazon wurde an 4 vorangehenden Tagen sowie an 4 nachfolgenden Tagen 4mal täglich zu 200 mg oral verabreicht (●). (○) Kontrollpatient ohne Phenylbutazon. (Nach AGGELER und O'REILLY, 1966)

^{14}C-Warfarin, welches zu 95% an Albumine gebunden war, konnte durch die folgenden Substanzen mit abnehmendem Effekte verdrängt werden: Phenylbutazon, d-Thyroxin, Sulfaphenyzol, Clofibrate, Phenyramidol und Atropin (SOLOMON und SCHROGIE, 1967b). Von Interesse ist dabei des weiteren, daß sich Phenylbutazon, nicht aber Clofibrate an der gleichen Stelle des Albuminmoleküls anlagert. Diese Tatsache würde auch erklären, warum zur Verdrängung des Warfarins vom Albumin höhere Clofibrate- als Phenylbutazondosen benötigt werden. SEILER und DUCKERT (1968) beschrieben eine Verdrängung von Phenprocoumarol durch Phenylbutazon, Sulfonpyrazon, Sulfadimethoxazin, Tolbutamid und Äthylbiscoumacetat aus der Proteinbindung.

2. Zusätzliche Eingriffe in den Gerinnungsstatus

a) Beeinflussung von Stoffwechselvorgängen in der Leber, die für die Bildung von Gerinnungsfaktoren erforderlich sind

Untersuchungen auf diesem Gebiete sind noch sehr spärlich in der Literatur angegeben, wenn man von Intoxikationen (z.B. durch CCl_4, Knollenblätterpilze, etc.) absieht, bei denen eine allgemeine Schädigung des Leberstoffwechsels erfolgt. Es wird auch darauf hingewiesen, daß die leberschädigende Wirkung von Cinchophen einen verstärkten Effekt von Anticoagulantien (Bishydroxycumarin, Äthylbiscoumacetat und Phenylindandion) auf das Gerinnungssystem mit sich bringen soll (Jarnum, 1954).

Über die Beeinflussung der Anticoagulantientherapie durch Äthanol liegen mehrere, widersprüchliche Angaben vor: kurzfristiger Alkoholkonsum scheint die Gerinnungstendenz sowohl im Tierversuch (Waris und Mustala, 1963) wie auch nach Beobachtungen am gesunden Menschen (Forsander und Soumalainen, 1955; Waris, 1963) nur unwesentlich zu beeinflussen. Aufgrund seiner Untersuchungen an Probanden kommt Riedler (1966) zu dem Schluß, daß nur bei Patienten mit bereits vorgeschädigter Leber ein hoher Alkoholkonsum bei gleichzeitiger Anticoagulantiengabe Blutungen infolge einer Hypocoagulabilität erzeugt. Riedler (1966) erklärt die Wirkung mit der Hypothese, daß Äthanol zunächst die in der Leber gespeicherten Gerinnungsfaktoren freisetzt, dann aber deren weitere Synthese vorübergehend einschränkt (Hemker et al., 1963; Nilsson et al., 1961; Olwin, 1955; Störmer und Kautsch, 1954; Waris, 1963).

Aus der Reihe der Antibiotica sind ebenfalls solche bekannt, die die Anticoagulantienwirkung zu verstärken imstande sind. Es handelt sich dabei vor allem um das Chloramphenicol, Chlortetracyclin, Streptomycin und Neomycin (Jürgens, 1963; Magid, 1962; Matis und Scheele, 1954; Naegelin, 1958; Owren, 1954). Da die meisten dieser Antibitoca die Protein- bzw. RNS-DNS-Synthese blockieren, wäre an eine Potenzierung mit der Anticoagulantienreaktion auf dieser Ebene zu denken. Es wurde versucht, diesen Effekt damit zu erklären, daß die Phytomenadion synthetisierende Darmflora durch Antibiotica geschädigt und so der endogene Phytomenadion-Spiegel vermindert werden soll (Jürgens, 1963; Matis und Scheele, 1954; Owren, 1954).

Von Disulfiram ist ebenfalls bekannt, daß es die Warfarin-Wirkung steigert, wobei angenommen wird, daß dieser Effekt infolge kompetiver Verdrängung von NAD am aktiven Zentrum der Aldehyddehydrogenase in der Leber zustandekommt (Rothstein, 1968). Ob Thiobarbiturate (Äthyl-/1-methylpropyl/-thiobarbiturat: Inactin) tatsächlich über eine leberschädigende Wirkung zur Wirksamkeitssteigerung von Anticoagulantien führt (Thies, 1958), bedarf weiterer Untersuchungen.

Verschiedene in der Therapie genutzte Antiphlogistica bzw. Antirheumatica (Salicylsäure-Derivate, Cinchophen und Acetaminophen (Tylenol) sowie Butazolidin) senken jedoch den durch Anticoagulantien beeinflußten Prothrombinspiegel (Aggeler und O'Reilly, 1966, Eisen, 1964; Sigg et al., 1956). Es ist bekannt, daß Natriumsalicylat bereits ohne Anticoagulantiengabe den Prothrombinspiegel über eine Leberwirkung zu senken imstande ist (Field et al., 1949; Jaques und Lepp, 1947; Link et al., 1943; Rapaport et al., 1943). Die potenzierende Wirkung dieser Stoffe ist daher leicht erklärlich. Ähnliche Ergebnisse liegen für die p-Aminosalicylsäure und für Salicylsäurepropylamid vor.

Field et al. (1944) wiesen darauf hin, daß Xanthinderivate (vor allem das Coffein) zur Verminderung des Prothrombinspiegels und damit zur Verminderung des Anticoagulantieneffektes führen können. Die Untersuchungen wurden an Hunden, Kaninchen und Ratten durchgeführt, über die Art der Wirkung ist jedoch noch nichts bekannt.

b) Verstärkung der Blutungsbereitschaft durch Beeinflussung der Thrombocytenfunktionen

Neben der aus der Bindung mit Plasmaproteinen freisetzenden Wirkung wird die Anticoagulantien potenzierende Wirkung des Phenylbutazons auch durch seine Wirkung auf die Funktion der Thrombocyten erklärt (Pestalozzi et al., 1956). Da Phenylbutazon u.ä. Verbindungen die Aggregation und Adhäsivität der Blutplättchen hemmen, kann es zur Beeinträchtigung der Fähigkeit, einen wirksamen Verschlußpfropf zu bilden, kommen (HOVIG et al., 1967, MCNICOL et al., 1965; PACKHAM et al., 1967; POLLER et al., 1969). Diese Ergebnisse stehen in einem gewissen Widerspruch zu denen von FOX (1964), der unter Oxyphenbutazon keine Beeinflussung der Anticoagulantienwirkung beobachtete. Ebenso wird dem Gemisch aus 1,4-Diphenyl-3,5-dioxopyrazolidin, Dimethylaminophenazon und p-Aminobenzoesäure (Osadrin) sowie dem Ketophenylbutazon eine die Anticoagulantienwirkung beeinflussende Aktivität abgesprochen (SCHULT et al., 1962).

Die potenzierende Wirksamkeit von Acetylsalicylsäure kommt wahrscheinlich auch über die Beeinflussung der Thrombocytenfunktionen zustande (ZUCKER und PETERSON, 1968), während die Prothrombinsynthese in der Leber nicht beeinträchtigt wird (O'BRIEN, 1968; QUICK, 1967).

Im Gegensatz zu den hier angeführten Verbindungen beeinflußt Indomethacin die Anticoagulantienwirkung nicht (FROST und HESS, 1966; GASPARDY et al., 1967; MÜLLER und ZOLLINGER, 1966).

3. Veränderungen der Wirksamkeit von Anticoagulantien durch Pharmaka, deren ursächlicher Kombinationseffekt unbekannt ist

Zusätzlich zu den bereits beschriebenen Pharmaka, die eine Veränderung der Wirksamkeit von Anticoagulantien mit sich bringen, gibt es weitere Stoffe, deren Interferenz mit den Anticoagulantien zwar bekannt ist, exakte Erklärungsmöglichkeiten bisher jedoch ausstehen.

Pharmaka, die eine Senkung des Serumlipid- bzw. -cholesterinspiegels erzeugen, können die Wirkungen der Anticoagulantien verstärken. Es handelt sich bei derartigen Pharmaka vor allem um Steroidhormone bzw. von ihnen abgeleitete Derivate mit anabolen Wirkungen (Methyltestosteron, Methylandrostanopyrazol, Δ'-17α-Methyltestosteron u. a. am C17 alkylierte Steroide) (FURMAN et al., 1962; HARTSHORN, 1968b; JÜRGENS, 1964; LAUNCHBURY, 1966; MCIVER, 1967; SCHROGIE und SOLOMON, 1966, 1967; PYÖRÄLÄ und KEKKI, 1963a, b). Patienten unter Anticoagulantien zeigten bei mehrmaliger Gabe von anabol wirksamen Steroiden (Methandienon, Norethandrolon, Äthylestrenol, 19-Nortestosteron) eine verstärkte Senkung des Prothrombinspiegels, wobei sogar Blutungen und Hämaturie beobachtet wurden. Ob die die Leberfunktion beeinträchtigende Eigenart dieser Steroide für diesen Effekt verantwortlich zeichnet (WERNZE, 1960), bedarf weiterer Untersuchungen (vgl. auch AGGELER und O'REILLY, 1966; HARTSHORN, 1968b; HUSSAR, 1967; SCHROGIE und SOLOMON, 1967; VERE und FEARNLEY, 1968). Dementgegen soll den Androgen- und Oestrogenhormonen eine Wirkung auf den Bishydroxycumarineffekt fehlen (ROSENFELD und NAHAS, 1961).

Auch das den Serumlipid- und -cholesterinstoffwechsel senkende Atromid könnte eine derartige Wirkung entfalten (HAYWARD et al., 1963; NIKKILÄ und PELKONEN, 1963; OLIVER et al., 1963; ROGEN und FERGUSON, 1963; WILLIAMS und MEYNELL, 1963). SCHROGIE und SOLOMON (1967) äußerten die Vermutung, daß die anabolen Steroide die Affinität der Receptoren für Anticoagulantien erhöhen.

Schilddrüsenhormone, die unter anderem auch in den Lipidstoffwechsel eingreifen, sollen ebenfalls eine Anticoagulantien verstärkende Wirkung besitzen (CARTER, 1965; ELIAS, 1965; JÜRGENS, 1964; JONES und COHEN, 1961; HARTSHORN, 1968b, OWENS et al., 1962; SOLOMON und SCHROGIE, 1967; WINTERS und

SOLOFF, 1962). So führen Thyroxinmengen, die ohne erkennbaren Effekt auf die Gerinnbarkeit des menschlichen Blutes sind, zu einer deutlichen Verstärkung der Dicumarol-Wirkung (SCHROGIE und SOLOMON, 1967). An Mäusen wurde in diesem Zusammenhang eine Verringerung der Stoffwechselrate von Dicumarol beobachtet. Eine weitere Hypothese zur Thyroxinwirkung bei gleichzeitiger Anticoagulantiengabe stammt von LOELIGER et al. (1963), die dem Thyroxin eine Verkürzung der Halbwertszeit der Gerinnungsfaktoren infolge Erhöhung von Stoffwechselvorgängen zuschreiben, so daß die Wirkung der Anticoagulantien schneller und in stärkerem Maße nachweisbar wird. Im Gegensatz zu den Schilddrüsenhormonen hemmen Thyreostatika (Thiouracil, Mercaptoimidazol) an der Ratte und an Kaninchen die Wirksamkeit der Anticoagulantien (LÖWENTHAL und FISHER, 1957; MONTIGEL, 1957; vgl. auch ELIAS, 1965; CUCINELL et al., 1965; GOSS und DICKHAUS, 1965; KRISTENSEN und HANSEN, 1967, SISE, 1967). Die Halbwertszeit der Gerinnungsfaktoren wird durch diese Pharmaka verlängert und die Anticoagulantienwirkung dadurch vermindert.

Wie zahlreiche andere Pharmaka werden auch die Anticoagulantien durch Monoaminoxidase-Hemmstoffe in ihrer Wirksamkeit verstärkt (ELIAS, 1965; SHIMAMOTO et al., 1962a, b; SOLOMON und SCHROGIE, 1967b, d; VIGRAN, 1965). DE NICOLA et al. (1964) wiesen nach, daß 1 mg Nialamid/kg Kaninchen bei intravenöser Injektion keinen Einfluß auf das Gerinnungssystem ausübt (Faktor V, VII, Prothrombinzeit, Thrombelastogramm). Die Kombination einer Warfarindosis von 50 mg/kg mit einem MAO-Hemmer brachte jedoch eine Verdoppelung bzw. Verdreifachung des Warfarineffektes mit sich. HRDINA und KOVALCIK (1963) konnten ebenfalls die Wirkungen von Äthylbiscoumacetat und Phenylindandion durch t-2-Phenylcyclopropylamin (SKF 385 B) bei Ratten verstärken. Im Gegensatz dazu waren Ephedrin und Reserpin wirkungslos (HRDINA et al., 1963b).

REBER und STUDER (1965) bestätigten die Ergebnisse von DE'NICOLA et al. (1964) und prüften weitere MAO-Hemmer und Amitryptilin auf ihre Anticoagulantien verstärkende Wirksamkeit an Ratten. Dabei wiesen sie nach, daß die gerinnungshemmende Wirksamkeit des Phenylindandions durch Phenylcyclopropylamin, Isocarboxacid, Isoniacid, Nialamid, Ro 4-3241 und Amitriptylin gesteigert wird, während das Chlorphenylindandion in seiner Wirkungsstärke unbeeinflußt bleibt. Cumachlor sowie Acenocumarol zeigten ein dem Phenylindandion ähnliches Verhalten, während die Wirkungen von Phenprocoumarol, Warfarin, Chlorphenylpropyl-oxycumarin und Diphenadion keine Aktivitätsänderung durch MAO-Hemmer erfuhren. Eine befriedigende Erklärung für diese Reaktionen konnte bisher nicht abgegeben werden. Es wäre natürlich denkbar, daß die Wirkung der MAO-Hemmer durch die Blockade Arzneimittel verstoffwechselnder Enzyme in der Leber zustande kommt (ELIAS, 1965; SOLOMON und SCHROGIE, 1967).

Ebenso ungeklärt ist noch die Acenocumarol potenzierende Wirksamkeit von Chlorpromazin und Reserpin (beim Desimipramin wurde sie nicht nachgewiesen) (WEINER, 1966), wobei eine Erhöhung des Anticoagulantien-Plasmaspiegels als mögliche Ursache ausgeschlossen werden konnte.

Aus der Reihe der Benzofuranderivate ist vor allem von Benziodaron, einem Coronardilatans, bekannt, daß es die Wirkungen mehrerer Anticoagulantien verstärkt (Warfarin, Acenocumarol, Äthylbiscoumacetat, Diphenadion), während andere nicht beeinflußt werden (Phenprocoumarol, Phenylindandion, Chlorphenylindandion, Bishydroxycumarin) (PYÖRÄLÄ et al., 1963; VERSTRAETE et al., 1968). Im Gegensatz zu Benziodaron ist das Benzofuran-Derivat Amiodaron ohne Einfluß auf das pharmakokinetische Verhalten von Anticoagulantien (VERSTRAETE et al., 1968).

Anhang: Veränderungen der Wirkungsstärke verschiedener Pharmaka durch Anticoagulantien

Anticoagulantien können langwirkende Sulfonamide aus ihrer Plasmaproteinbindung verdrängen (HARTSHORN, 1968b; HUSSAR, 1967) und so ihre antibakterielle Wirksamkeit verstärken (McIVER, 1967). Des weiteren ist bekannt, daß Anticoagulantien die Halbwertszeiten von Tolbutamid und Chlorpropamid, zweier oraler Antidiabetica, durch Verminderung ihres Abbaus, erhöhen, was sich in einer gesteigerten Wirkung dieser Pharmaka äußert (BRESSLER, 1968; HARTSHORN, 1968a; POUCHER und VECCHIO, 1966; SOLOMON, 1968).

Ferner sind Anticoagulantien (mit Ausnahme von Phenylindandion; CHENKIN et al., 1959) in der Lage, den Stoffwechsel von Diphenylhydantoin zu blockieren (v. BAHR et al., 1968; HANSEN et al., 1966; McIVER, 1967; MORELLI und MELMON, 1968; SCHROGIE et al., 1967; THOMAS, 1967). HANSEN et al. (1966) injizierten 6 Probanden über eine Woche täglich 300 mg Diphenylhydantoin, in der darauffolgenden Woche stellten sie den Prothrombinspiegel durch Bishydroxycumarin auf 30% ein. Unter der Bishydroxycumarin-Applikation wurde der Diphenylhydantoin-Plasmaspiegel auf 5—14 μg/ml (also um durchschnittlich 126%) erhöht. Die Halbwertszeit stieg von 9—10 Std unter der Bishydroxycumarin-Behandlung auf 36—44 Std an. Dieser Effekt wird auf die Hemmung der p-Hydroxylierung des Diphenylhydantoins durch Anticoagulantien zurückgeführt, weil im Plasma unter 4-Hydroxycumarinen vor allem Diphenylhydantoin, nicht aber Metabolite, vermehrt gemessen werden können (vgl. auch KRISTENSEN und HANSEN, 1967, 1968; SOLOMON und SCHROGIE, 1967d). Eine ähnliche Reaktion sollen die Anticoagulantien auch auf den Abbau von Phenobarbital ausüben (LAUNCHBURY, 1966).

V. Anticoagulantienwirkungen außerhalb des Gerinnungssystems

Die in zahlreichen Pflanzen vorkommenden Cumarine sind im Rahmen von Untersuchungen über die biologische und pharmakologische Wirkung von Pflanzeninhaltsstoffen mehrfach geprüft worden. Dabei hat sich gezeigt, daß zahlreiche, natürlich vorkommende Cumarine eine wachstumshemmende Wirkung besitzen (AUDUS und QUASTEL, 1947), die bei einigen Derivaten, wie z.B. Ayapin, noch in Konzentrationen von 1 μmol nachweisbar ist (GOODWIN und KAVANAGH, 1944; MOEWUS, 1939/1946). Auf diesen Befunden beruht die Annahme, daß derartigen Cumarinderivaten eine regulierende Rolle im Pflanzenwachstum zufallen könnte. Erste pharmakologische Untersuchungen des Cumarins wurden von ELLINGER (1908) durchgeführt. Aus ihnen und anderen Arbeiten geht hervor, daß das Cumarin bei Fröschen, Kaninchen und anderen Versuchstieren eine narkotische Wirkung besitzt (der Teilungsquotient Öl : Wasser für Cumarin liegt bei 13; v. WERDER, 1936). Die nachfolgend untersuchten 4-Hydroxycumarine besitzen diese Eigenschaft nicht. Abkömmlinge der Cumarin-3-carbonsäure sowie der -4-carbonsäure zeigten diese Wirkung ebenfalls nicht, so daß angenommen werden kann, daß der Lactonring für die Wirksamkeit des Moleküls entscheidend ist. Andere, natürlich vorkommende Cumarinderivate entfalten eine tuberkulostatische (Umbilliferon, Pimpinellin) oder eine diuretische Wirkung (Fraxin) (BERSCH, 1953, IIDA, 1935).

Ergebnisse von pharmakologischen Untersuchungen der eigentlichen Anticoagulantien sind in der Literatur weit verstreut. Eine Zusammenstellung dieser

Untersuchungsbefunde zeigt, daß sich, abgesehen von der häufig beschriebenen Wirkung auf die Gefäßpermeabilität, kein einheitliches Bild der pharmakodynamischen Wirkung dieser Stoffgruppe außerhalb des Gerinnungssystems ergibt.

A. Wirkung auf Herz, Kreislauf und Muskulatur

1. Wirkung auf die Gefäßpermeabilität

Neumayr und Schmid (1948) beschrieben aufgrund von Studien am Menschen ebenso wie Diehm (1946) und Koller (1944) eine Erhöhung der Capillarpermeabilität nach Bishydroxycumarin-Gabe. Dabei konnte nachgewiesen werden, daß die Wirkung von Bishydroxycumarin auf die Gerinnungsaktivität und auf die Gefäßpermeabilität nicht parallel geht. Die ersten, histologisch als Blutfülle imponierenden Befunde wurden als Folge der Bishydroxycumarin-Sofortwirkung auf die Capillaren beschrieben (Bingham et al., 1941, Jürgens, 1947; Wakim et al., 1943).

Kuschinsky und Ludewig (1950) konnten nachweisen, daß nach vorangehender Gabe von 0,04—0,27 mg Bishydroxycumarin/kg per os bei anschließender Durchströmung der Hinterextremität des Frosches eine durchschnittliche Gewichtszunahme von 200% eintritt, was als Zeichen von gesteigerter Gefäßpermeabilität bzw. herabgesetzter -resistenz zu werten ist. Wurde die Durchströmung 7—25 Std nach der Applikation begonnen, dann trat keine Gewichtszunahme unter der Durchströmung auf. Sie konnten damit nachweisen, daß der Effekt auf die Gefäßpermeabilität (bereits 1 Std nach Bishydroxycumarin) vor der Beeinflussung der Gerinnung (ab 15. Std.) eintritt. Der permeabilitätssteigernde Effekt war flüchtig und verschwand innerhalb einiger Stunden, d.h. zur Zeit der verminderten Prothrombinaktivität war er nicht mehr vorhanden.

Bei Versuchen an Kaninchen wurden nach der Gabe größerer Bishydroxycumarin-Mengen (100—500 mg/kg) neben Hämorrhagien in verschiedenen Organen Capillarerweiterungen nachgewiesen. Letztere traten bereits nach minimalen Bishydroxycumarin-Dosen (1—5 mg/kg) auf (Jürgens, 1947). Unter Bishydroxycumarin konnte eine Steigerung des Proteingehaltes im Capillarfiltrat um 1—2% nachgewiesen werden (Neumayr und Schmid, 1948; Matis, 1949). Ob diese Bishydroxycumarin-Wirkung durch Rutingaben zu unterdrücken ist (Matis, 1949), bleibt fraglich. Bishydroxycumarin war in bezug auf die capillarpermeabilitätssteigernde Wirkung aktiver als Äthylbiscoumacetat. Nach Gabe von Phenprocoumarol war wenige Minuten später der Eintritt der Permeabilitätssteigerung zu messen (Witte et al., 1957). In weiteren Untersuchungen haben Matis et al. (1965) diesen Befund mit Hilfe des Übertritts von Fluorescein in das Kammerwasser des Kaninchens nach intravenöser Injektion experimentell bestätigt. Da Farbstoffe wie Fluorescein, Geigy Blau etc. sehr fest an die Plasmaproteine gebunden werden, erfolgt ihr Austritt aus der Blutbahn mit den Proteinen. Die Untersuchungen mit Phenprocoumarol zeigten, daß die Fluorescein-Ausscheidung in das Kammerwasser bereits 12 Std nach der Gabe des Anticoagulans erhöht war. Das Maximum der Ausscheidung wird dann erreicht, wenn der Farbstoff 24 Std nach der intravenösen Injektion des Anticoagulans injiziert wurde.

Auch dieser Befund spricht dafür, daß die vermehrte Farbstoffausscheidung unabhängig von der Gerinnungshemmung erfolgt, da die Senkung des Gerinnungspotentials später eintritt. In einer weiteren Versuchsanordnung wurde die Gefäßpermeabilität anhand der Anfärbung der Infundibularregion bzw. des Tuber cinereum beim Kaninchen, beim Hund und bei der Katze nach intravenöser

Injektion von Geigy Blau untersucht, wobei der Übertritt von an Albumine gebundenen Farbstoff ins Gewebe registriert wird (LIEBALDT, 1965; MATIS et al., 1964). Während die Farbstoffinjektion allein keine Anfärbung der Gefäßbezirke verursachte, kam es 2 Std nach der Injektion von 3 mg Phenprocoumarol pro Tier zu einer deutlichen Gefäßanfärbung. Dieser Anticoagulantieneffekt muß als ein Früheffekt gedeutet werden, der nicht auf Veränderungen im Gerinnungssystem beruht. Bei Langzeitbehandlung mit therapeutisch gebräuchlichen Anticoagulans-Dosen traten keine Permeabilitätssteigerungen oder andere morphologische Veränderungen auf (DEUTSCH et al., 1956). Zu makroskopisch erkennbaren Permeabilitätsänderungen kam es erst, wenn überhöhte Dosen angewandt oder in suicidaler Absicht eingenommen worden waren (GROSS und SCHRANK, 1965; LEYMARIOS, 1967). Patienten mit Myokardinfarkt oder Stenokardien zeigten unter der Behandlung mit Bishydroxycumarin oder Äthylbiscoumacetat ebenfalls gehäuft Capillarschäden (CHISTYAKOVA, 1965). Während die Wirkungen der Anticoagulantien auf das Gerinnungssystem durch Phytomenadion aufgehoben werden können, ist das Vitamin bezüglich der Beeinflußbarkeit der Capillarresistenz durch Anticoagulantien wirkungslos (NEUMAYR, 1948). Die Untersuchungsbefunde von NELSON jr. (1960) stehen dazu im Widerspruch, da aus ihnen hervorgeht, daß auch die capillarresistenzmindernde Wirkung von Bishydroxycumarin durch Phytomenadion aufgehoben werden kann. Dennoch wird auch von diesem Autor eine Beziehung zwischen gerinnungsaktivitäts- und capillarresistenzsenkender Wirksamkeit der Anticoagulantien abgelehnt (NELSON jr. et al., 1956).

2. Wirkungen auf das Herz und den Kreislauf

Anticoagulantien erzeugen am Herzen recht unterschiedliche Reaktionen. Nach Untersuchungen von JINDAL und SHAH (1966) reagieren die Coronarien des Langendorff-Herzens unter Acenocumarol in Konzentrationen unter 250 μg/ml mit einer deutlichen Vasoconstriction. Die Herzfrequenz blieb dabei unbeeinflußt, während die Kontraktilität in Abhängigkeit von der applizierten Dosis deutlich herabgesetzt wurde. Obwohl Acenocumarin in der geprüften Dosierung ohne Einfluß auf den Blutdruck war, wurde die blutdrucksteigernde Wirkung von Adrenalin und Noradrenalin verstärkt. Vermutlich ist die vasoconstrictorische Wirkung des Anticoagulans hierfür die Ursache. Am isolierten Gefäßpräparat des Frosches erzeugten 1—100 μg Acenocumarol/ml eine Vasoconstriction (JINDAL und SHAH, 1966).

An isolierten Coronarien des Schweines hatten Warfarin und Bishydroxycumarin dem Nitroglycerin und Aminophyllin vergleichbare dilatierende Wirkungen (BLAKE et al., 1962). GILBERT und NALEFSKI (1949) konnten an Hunden nach Gaben von Bishydroxycumarin eine Zunahme der Coronardurchblutung nachweisen, ohne daß Blutdruck oder Pulsfrequenz verändert wurden. Als Wirkungsmechanismus wurde ein direkter Angriff an der Muskulatur diskutiert. GILBERT und NALEFSKI (1949) nehmen sogar an, daß die Wirksamkeit der Anticoagulantien bei Coronarthrombose auf diesen coronardilatierenden Eigenschaften beruht.

MATHUR et al. (1965) prüften am isolierten Kaninchenherzen in der Versuchsanordnung nach LANGENDORFF 40 verschiedene Cumarinderivate, wobei sie nachweisen konnten, daß 4-Hydroxycumarine nur schwache Coronardilatatoren sind, unter denen Phenprocoumarol die wirksamste Verbindung ist. Bishydroxycumarin erwies sich als doppelt so wirksam wie Äthylbiscoumacetat. Die Methylsubstitution an der 4-Hydroxygruppe minderte die coronardilatierende Wirkung mit

Ausnahme der von 4-Methylcumarin herab. Die Einführung elektronenanziehender Gruppen in das Molekül bewirkte eine Verminderung dieser Wirkung. Am wirksamsten aus dieser Klasse waren das 4-Phenyl-7-hydroxy- sowie das 4-Phenyl-6,7-dihydroxy-cumarin, die in Konzentrationen von 10 µg/ml Nährlösung eine 35 bzw. 40%ige Steigerung des Coronardurchflusses erzeugten. Die Kontraktilität wurde durch beide Derivate gering gesteigert. Andere Derivate zeigten im Gegensatz dazu eine coronarerweiternde Wirkung, ohne daß die Kontraktilität gesteigert war (z.B. 4-Phenyl-6-hydroxy-7-methoxycumarin).

BANASZKIEWICZ et al. (1965) konnten bei ihren Untersuchungen an Katzenherzen in vitro die coronardilatierenden Eigenschaften nur teilweise bestätigen. Über die Beeinflussung der Kontraktilität des isolierten Frosch- und Katzenherzens berichten JINDAL und SHAH (1966), die bei hohen Konzentrationen eine Verminderung fanden. SEGRE (1949) sowie KUBO (1953, 1954) konnten unter Bishydroxycumarin-Durchströmung (1—10 µM) eine negativ inotrope Reaktion bzw. Stillstand in Diastole am isolierten Froschherzen beobachten. Offensichtlich kommt diese Reaktion durch eine Schädigung des Herzmuskels zustande, zumal der durch Bishydroxycumarin ausgelöste Effekt nahezu irreversibel und auch weder durch Ouabain noch durch Coffein zu beeinflussen war (SEGRE, 1949).

Die intravenöse Injektion von 10—100 mg Bishydroxycumarin/kg hatte an Kaninchen keinen Einfluß auf den Blutdruck und die Atmung (TAKAISHI, 1954) während Isovaleryl-1,3-indandion in Dosen von 5—60 mg/kg intravenös eine Blutdrucksenkung mit gleichzeitiger Erhöhung der Atemfrequenz erzeugte (HEISEY et al., 1956a). KUBO (1953, 1954) fand nach der intravenösen Injektion von 5—20 mg Bishydroxycumarin/kg nur eine leichte Senkung des Blutdrucks an Kaninchen, ohne daß sich die Atemfrequenz veränderte.

3. Wirkung auf die glatte und quergestreifte Muskulatur in vitro

JINDAL et al. (1964) und JINDAL und SHAH (1966) prüften die Wirksamkeit von Äthylbiscoumacetat auf den Tonus des isolierten Kaninchenduodenums und -ileums. Dabei konnte eine Erschlaffung des Tonus bei Konzentrationen von $> 0{,}02$ mg/ml beobachtet werden. Gleichermaßen war Äthylbiscoumacetat in der Lage, die durch Acetylcholin und $BaCl_2$ ausgelösten Spasmen zu unterdrücken bzw. aufzuheben. Am isolierten Kaninchendarm führten auch Acenocumarin in Konzentrationen von 5—100 µg/ml zur Relaxation, während bei Konzentrationen von 200 µg/ml zunächst eine initiale Kontraktion mit anschließender Erschlaffung auftrat. Am Meerschweinchendarm war Acenocumarin ohne Wirkung, konnte jedoch durch Histamin ausgelöste Kontraktionen unterdrücken.

Auch am isolierten Uterus erzeugten Äthylbiscoumacetat sowie Acenocumarin in Konzentrationen von 50—100 µg/ml eine Relaxation sowie eine Verminderung der Spontanrhythmik. Auf die Trachealmuskulatur in vitro wirkten beide Anticoagulantien ebenfalls relaxierend (BLUMBERG et al., 1958). Dementgegen wies KUBO (1954) am isolierten Kaninchenuterus durch 0,2 mg Bishydroxycumarin/l Nährlösung eine Tonussteigerung nach, gefolgt von einem Sistieren der Spontanrhythmik.

Am isolierten Musc. rectus abdominis des Frosches erzeugten Konzentrationen von 3 mg Phenprocoumarol/ml eine 50%ige Erschlaffung (JINDAL und SHAH, 1966). Am elektrisch gereizten Nerv-Muskel-Präparat (Phrenicus-Diaphragma-Präparat der Ratte bzw. Ischiadicus-Gastrocnemius-Präparat des Hundes) führten 0,05 mg bzw. 10 mg Phenprocoumarol/ml im Gegensatz zu Acenocumarin zur 100%igen Lähmung bzw. zum vollständigen Sistieren der durch die elektrischen Reize ausgelösten Kontraktionen. Neostigmin war nicht in der Lage, diesen Block am Hunde zu beheben, während am Ratten-Zwerchfell-Phrenicus-Präparat ein Teil des Phenprocoumarol-Effektes aufgehoben werden konnte. Bei direkter muskulärer Reizung war Phenprocoumarol in den oben genannten Konzentrationen wirkungslos.

B. Wirkungen auf den Stoffwechsel

1. Uricosurische Wirkung

Nach bisherigen Untersuchungen scheiden von allen Säugern nur der Mensch, der Affe und der dalmatinische Hund größere Harnsäurebeträge mit dem Urin aus. Am Menschen geht der Eliminationsvorgang mit einer kompletten Filtration der Plasma-Harnsäure durch die Glomeruli und einer aktiven Reabsorption von über 90% durch den proximalen Tubulus einher (Berliner et al., 1950). Damit kommt es zu einer Netto-Ausscheidung von 10%.

Sougin-Mibashan und Horwitz (1955) konnten erstmals bei einem Patienten mit Gicht eine forcierte Harnsäureausscheidung nach Gabe von Äthylbiscoumacetat nachweisen. Bei Absetzen des Anticoagulans stieg der Urat/Kreatinin-Quotient im Urin wiederum an. Der Plasma-Uratspiegel fiel bereits 1—2 Std auch nach Äthylbiscoumacetat-Applikation wiederum sehr stark ab, teilweise um 40—50% vom Ausgangswert. Eine uricosurische Wirkung wurde auch für Bishydroxycumarin (Dreyfuss und Czaczkes, 1958; Hansen und Holten, 1958; Ogryzlo und Harrison, 1957) und Phenylindandion (Pasero und Masini, 1957; Thompson et al., 1958) nachgewiesen. Beim Dalmatinerhund, der überhaupt keine Harnsäure reabsorbiert, sondern sie in großer Menge durch tubuläre Sekretion ausscheidet (Beyer et al., 1951; Wolfson et al., 1950), reduziert Äthylbiscoumacetat die Harnsäurekonzentration im Urin und erhöht den Plasma-Harnsäurespiegel.

Offensichtlich muß die Wirkungsweise für Äthylbiscoumacetat in der Blockade des renalen tubulären Transports für Urat gesehen werden (Sougin-Mibashan und Horwitz, 1955). Mit Probenecid verglichen, ist jedoch die Wirkungsstärke von Äthylbiscoumacetat geringer (vgl. Tabelle 28 im Abschnitt Deutsch, S. 393).

Als uricosurisch wirksam wurden neben verschiedenen Cumarinderivaten auch Salicylat, Cinchophen, Phenylbutazon und Probenecid erkannt. Obwohl eine gewisse strukturelle Ähnlichkeit zwischen den verschiedenen Pharmaka gesehen werden kann, lassen sich noch keine eindeutigen Aussagen über Struktur-Wirkungs-Beziehungen machen. Zumindest ist die Gerinnungsaktivität senkende Wirkung nicht identisch mit der urikosurischen Wirkung verschiedener Anticoagulantien.

Auch von Phenylindandion-Derivaten, vor allem dem Phenindion, wurden uricosurische Wirkungen beschrieben, während Anisindion und Acenocumarol ohne urikosurische Wirkungen sind. Obwohl diese Wirkung durch Phytomenadion zu hemmen ist, kann sie nicht mit der gerinnungshemmenden Wirkung zusammenhängen, zumal sie mehreren Anticoagulantien fehlt. Des weiteren muß angenommen werden, daß diese Phytomenadion-Wirkung nicht mit der auf den Prothrombinspiegel in Zusammenhang steht. Vielmehr könnten die in Abschn. III, A., 1. dargestellten Wirkungen von Phytomenadion auf den Stoffwechsel bzw. die

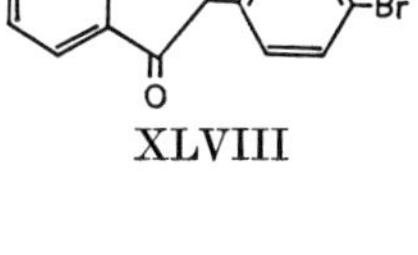

XLVIII

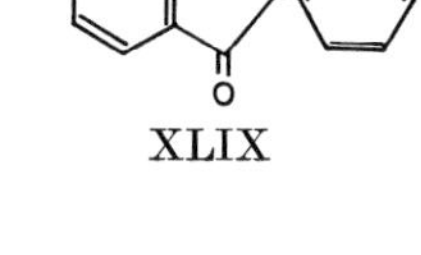

XLIX

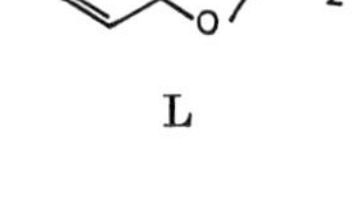

L

oxydativen Reaktionen schlechthin dafür verantwortlich zeichnen. PASERO (1960) konnte zeigen, daß 2-Phenyl-5-brom-indandion zwar stark uricosurisch, nicht jedoch gerinnungshemmend wirkt (XLVIII) und diese Wirkung durch Phytomenadion nicht zu unterdrücken ist, obwohl doch eine nahe chemische Verwandtschaft zum Bromindion (IL) besteht. Die Wirkung von 2-Phenyl-5-bromindandion (XLVIII) scheint für den tubulären Harnsäuretransport spezifisch zu sein, da es im Gegensatz zu Probenecid den tubulären Transportmechanismus der p-Aminohippursäure und der p-Aminosalicylsäure nicht hemmt (PASERO et al., 1958). Da Zoxazolamin (L), ein Atemmuskelrelaxans, ebenso deutlich urikosurisch wirkt, ist anzunehmen, daß die chemische Struktur an sich für diese Wirkungsqualität verantwortlich zeichnet (BEYER et al., 1951; DREYFUSS und CZACZKES, 1958).

2. Wirkung an verschiedenen biologischen Systemen

Wie bereits aus Abschn. IV, B, 3 hervorgeht, werden Beziehungen zwischen dem Cholesterinstoffwechsel, der Funktion der Schilddrüse und der Wirksamkeit von Anticoagulantien vermutet (vgl. TSAMBOULAS et al., 1955). So konnte beispielsweise der Einbau von ^{131}J in isolierte Schilddrüsenschnitte durch Bishydroxycumarin gehemmt werden (SLINGERLAND, 1955). An Hühnchen ließ sich sogar eine Cholesterinspiegel-senkende Wirkung von Bishydroxycumarin nachweisen, wenn den Tieren neben einer atherogenen Diät alle 2—3 Tage 2—3 mg/kg injiziert wurden. Die Rückbildung bereits bestehender „plaques“ war jedoch unmöglich (HORITA und LOOMIS, 1954). Der Ascorbinsäurespiegel wurde ebenfalls durch Bishydroxycumarin gesenkt, wenn Ratten 0,05% und Meerschweinchen 0,01% Bishydroxycumarin zum Futter gegeben werden. Die teilweise durch Blutungen ad finem kommenden Tiere konnten nicht durch Ascorbinsäuregaben geschützt werden (SAPEIKA, 1953). Demnach besteht bezüglich der Genese von Hämorrhagien durch Anticoagulantien kein Zusammenhang mit ihrer Wirkung auf den Ascorbinsäuregehalt.

Im Serum gesunder Probanden soll es unter der Anwendung von Bishydroxycumarin und Äthylbiscoumacetat zum Anstieg der Aktivität verschiedener Enzyme kommen, so wurde eine Aktivitätszunahme der Cholinesterase (GROSSMANN et al., 1950), der Milchsäuredehydrogenase, der Glutaminsäure-Oxalessigsäure-(GOT)- und Glutaminsäure-Brenztraubensäure (GPT)-Transaminase beschrieben. Diese Zunahme war unabhängig von der Höhe des Prothrombinspiegels (WROBLEWSKI und MANSO, 1958). Da für die Diagnostik des Myokardinfarktes die GOT- und GPT-Werte von Bedeutung sind, ist diese Wirkung der Anticoagulantien bei entsprechend behandelten Patienten zu beachten.

Des weiteren wurde die Abnahme der Aktivität verschiedener Enzymsysteme in Thrombocyten 12 Std nach der Applikation von Bishydroxycumarin und Äthylbiscoumacetat beschrieben, und zwar der ATPase, einer Nucleotidase, der sauren und alkalischen Phosphatase sowie der Leucylglycinase. Diese Anticoagulantieneffekte ließen sich ebenfalls nicht durch Phytomenadion unterdrücken (SALVIDIO et al., 1956).

C. Wirkung auf den Gesamtorganismus

1. Analgetische, antipyretische und hyperthermisierende Wirkung

STERN et al. (1957/58) berichteten als erste über eine in bereits sehr geringen Dosen (0,025 μg/kg bei subcutaner Injektion) auftretende analgetische Wirkung von 4-Hydroxycumarin. Dieses Ergebnis schien zunächst verständlich, weil das Anticoagulans eine nahe chemische Verwandtschaft zur Acetylsalicylsäure besitzt. Ausgedehnte Untersuchungen von DE JONGHE und NAUTA (1960) an Mäusen, Ratten, Meerschweinchen und Kaninchen konnten jedoch diese Wirkung nicht bestätigen. 4-Hydroxycumarin war bis zu Dosen von 10 mg/kg ebenso wie die halogensubstituierten Phenylindandione sowie Acylindandione (SHAPIRO et al., 1960) analgetisch unwirksam.

STERN et al. (1957) hatten weiterhin für 4-Hydroxycumarin, Äthylbiscoumacetat, Phenylindandion und für Bishydroxycumarin sedative Eigenschaften beschrieben, während Cumachlor beide Effekte fehlten. Ein Zusammenhang mit der gerinnungshemmenden Wirkung wurde nicht angenommen.

Eine antiinflammatorische Wirkung für die Anticoagulantien beschrieben FONTAINE et al. (1961, 1965) und MAYER (1964). Es wurde nachgewiesen, daß die beiden Indandion-Derivate Phenylindandion und dessen p-Brom-Derivat, nicht aber 4-Hydroxycumarin-Abkömmlinge sowie Bishydroxycumarin, Äthylbiscoumacetat und Diphacinon, an Ratten und Meerschweinchen antiinflammatorisch wirken. Am durch Carrhageenschleim erzeugten Plantarödem war Phenylindandion gleich stark wirksam wie Phenylbutazon und damit etwa 5mal stärker wirksam als Acetylsalicylsäure, während das Brom-Derivat wesentlich schwächer wirksam war. Am UV-Erythem des Meerschweinchens war Phenylindandion etwa 2,2mal stärker wirksam als Acetylsalicylsäure, jedoch etwa 7mal schwächer wirksam als Phenylbutazon. Da die Wirkung des Phenylindandions an adrenalektomierten Ratten schwächer war, wird angenommen, daß intakte Nebennieren Voraussetzung für eine antiinflammatorische Wirkung von Phenylindandion sind.

Eine choleretische Aktivität verschiedener Anticoagulantien wurde von MOLHO et al. (1961) beschrieben, wobei Phenylindandion und Bishydroxycumarin stärker wirksam waren als Dehydrocholat, während Äthylbiscoumacetat diese Wirkung fehlte. Die choleretische Wirkung von Warfarin und Phytomenadion war schwächer als die des Dehydrocholats.

Im Gegensatz zur antipyretischen Wirkung beschrieben SÖDERBERG und WACHTMEISTER (1956), SEAGER und BERNSTORF (1951), GOLDBERG et al. (1952) eine pyrogene Wirkung von Phenylindandion, Phenprocoumarol, Warfarin, Bishydroxycumarin und Äthylbiscoumacetat an Kaninchen, Katzen, Hunden sowie Ratten nach intravenöser Injektion bzw. vereinzelt auch nach oraler Applikation. Am stärksten war diese Wirkung bei Bishydroxycumarin ausgeprägt, wobei Hunde nach der Injektion von 30—50 mg/kg Körpertemperaturen bis zu 46°C mit letalem Ausgang erreichten (GOLDBERG et al., 1952). Die verwandten Bishydroxycumarin-Dosen lagen im Gegensatz zu denen aller anderer benutzten Anticoagulantien nicht im toxischen Bereich. Die Ursache für die Hyperthermie wird in einer Stoffwechselsteigerung gesehen, die weder zentral noch durch Leistungen der Leber oder der Nebennierenrinde verursacht wird (JOHNSON et al., 1950; MARTIUS, 1954; SÖDERBERG und WACHTMEISTER, 1955, 1956). So steigt der Sauerstoffmehrverbrauch nach 105 mg Phenylindandion/kg bzw. 150 mg Warfarin/kg auf 210 bzw. 150% der Norm an. Die durch Bishydroxycumarin und Äthylbiscoumacetat erzeugte Hyperthermie war von einer erheblichen Kaliämie begleitet (GOLDBERG et al., 1952). Während Phytomenadion die hyperthermisierenden Eigenschaften der Anticoagulantien nicht beeinflußt, verstärkt Menadion diese Wirkungskomponente im Sinne einer Potenzierung (SÖDERBERG und WACHTMEISTER, 1956).

2. Wirkung auf das Wachstum von Bakterien und Tumorzellen

GOTH (1945) konnte als erster zeigen, daß in vitro durch Bishydroxycumarin das Wachstum von Micrococcus pyogenes, Streptococcus pyogenes sowie einiger Corynebakterien gehemmt werden kann, während das Wachstum gram-negativer

Bakterien nicht beeinflußt wird. Diese Befunde wurden durch Brodersen und Kjaer (1946) sowie de Lacerda (1945) bestätigt. Die Bishydroxycumarin-Wirkungen wurden nicht durch Menadion unterdrückt (Naghski et al., 1947). Gori (1955) konnte mit verschiedenen Hydroxycumarin- und Indandion-Derivaten die wachstumshemmende Wirksamkeit an gram-positiven Bakterien und Kokken bestätigen, wobei sich eine gewisse Abhängigkeit zur Stärke der Anticoagulantienwirkung zeigte (vgl. auch Shapiro et al., 1960). Pivaloyl-indandion erwies sich als das wirksamste Derivat, dessen Wirkungen bereits in Konzentrationen von 0,03 µmolar nachweisbar waren und durch Phytomenadion und Menadion unterdrückt werden konnten.

Auch an Hühnerfibroblastenkulturen waren Bishydroxycumarin und Äthylbiscoumacetat wachstums- und teilungshemmend wirksam, die dafür erforderlichen Konzentrationen lagen jedoch höher (0,001—0,1 mmolar) (Schmid und Stockinger, 1951).

Das Tumorwachstum soll ebenfalls durch Anticoagulantien gehemmt werden, wie aus einigen tierexperimentellen Arbeiten hervorgeht (Lacour et al., 1957; Wood et al., 1956). Cliffton und Agostino (1962) sowie Agostino et al. (1966) beschrieben eine verminderte Ausbildung von Lungenmetastasen an Ratten mit Walker 256-Carcinomen unter einer Dauerbehandlung mit Warfarin. Bei 10tägiger Behandlungsdauer waren in den Kontrollgruppen bei 85% und in der Warfarin-behandelten Gruppe bei 10% der Tiere Metastasierungen aufgetreten. Die Überlebensrate stieg gleichzeitig von 4 auf 43% an. Ähnliche Befunde erhoben Lawrence et al. (1953a, b) an Kaninchen mit dem V_2-Carcinosarkom, Lacour et al. (1955, 1957) an Ratten mit dem Guerin-TA-Carcinom und Wood et al. (1961) an Mäusen mit dem Lewis-Carcinom 150. In allen Fällen wirkte Bishydroxycumarin auf die Metastasierung hemmend. Gastpar (1968) deutet diese Wirkung als die Folge einer verminderten „Klebrigkeit" der Tumorzellen unter dem Einfluß von Anticoagulantien, wodurch die Haftungstendenz der Tumorzellen am Gefäßendothel vermindert und die konsekutive Bildung von Tumorzell-Thromben am Gefäßendothel verhindert wird. Im Gegensatz zu diesen Ergebnissen berichteten Grekh und Shais (1966) über eine Beschleunigung des Tumorwachstums und der Metastasenbildung an Ratten unter der Behandlung mit Äthylbiscoumacetat und Phenylindandion.

3. Toxicität und Vergiftungsbild

Aufgrund zahlreicher Untersuchungen der toxischen Wirkung synthetischer Anticoagulantien konnte im Tierexperiment nachgewiesen werden, daß als Todesursache nicht nur die Gerinnungshemmung in Frage kommt, sondern daß die capillartoxische Wirksamkeit der Anticoagulantien (vgl. Abschn. V, A, 1) und andere Reaktionen auslösende Ursachen für den Tod von Versuchstieren darstellen können. Diese komplexe toxische Wirkung gibt eine Erklärung für die hohe rodenticide Wirksamkeit zahlreicher Anticoagulantien (s. im nachfolgenden Abschnitt).

Belegt wird diese Annahme durch einen Versuch von Millar et al. (1964), die 20 Kaninchen Bishydroxycumarin in einer solchen Menge injizierten, welche eine Senkung des Prothrombinspiegels auf ein Minimum am 3. Tage nach der Applikation verursachte. Der Tod der Tiere durch Verbluten trat jedoch erst am 8. Tage nach der Bishydroxycumarin-Gabe ein. Diese Ergebnisse ließen die Vermutung aufkommen, daß die Anticoagulantien neben ihren spezifischen Wirkungen weitere Qualitäten besitzen, die für die toxische Schädigung der Versuchstiere von entscheidender Bedeutung sein können. Als Todesursachen werden der Kreislaufkollaps und Lebernekrosen diskutiert.

Bei intravenöser Injektion von 1 g Bishydroxycumarin/kg tritt der Tod der Tiere unter paretischen Erscheinungen durch Atemlähmung ein, wobei die Herzaktionen weiter verfolgt werden konnten, ehe die Prothrombinzeit wesentlich herabgesetzt war und ehe Blutungen auftraten. Offensichtlich erleiden die Tiere dabei einen „Narkosetod", aber keinen „Verblutungstod" (Jürgens, 1954). Blutdruck und Körpertemperatur waren bei diesen Versuchen kaum von der Norm abgewichen (vgl. jedoch Söderberg und Wachtmeister, 1956). An Hunden führte die intravenöse Bishydroxycumarin-Injektion den Tod der Tiere durch Kreislaufkollaps (Wakim et al., 1943), an Mäusen hingegen durch klonische Krämpfe (Rose et al., 1942) herbei. Unter verschiedenen Anticoagulantien kommt es zum Herzstillstand in Systole, die Extremitäten erscheinen kontrahiert (Gruber jr. et al., 1951).

Pathologisch-anatomisch werden bei Tieren und auch am Menschen Leberschäden mit makro- und mikroskopisch feststellbaren Blutergüssen, toxischen Läsionen an den kleinen Blutgefäßen, akute Schwellungen der Glomerula, toxisch lymphoide Gefäßreaktionen, Verfettungen im Leberparenchym sowie um die Venae centrales mit stellenweise umschriebenen Nekrosen beschrieben (Bingham et al., 1941; McCarter et al., 1944; Lehmann, 1942; Meitus und Wassermann, 1953; Schofield, 1924). Myokardnekrosen wurden an Mäusen bei Verfütterung von 40—200 mg Bishydroxycumarin/kg über mehrere Wochen beobachtet, die jedoch stets mit Blutungen und Leukocyteninfiltrationen einhergingen. Diese toxischen Wirkungen konnten durch die gleichzeitige Verfütterung der 4fachen Menge Phytomenadion oder Menadion verhindert werden (Dessau et al., 1958).

Die Veränderungen der Capillarpermeabilität waren ebenfalls histologisch nachweisbar (Diehm, 1946; Koller, 1944; Neumayr, 1948). Hueck (1951) konnte bei langdauernder Applikation von Bishydroxycumarin und Äthylbiscoumacetat an Ratten gleichfalls einen verstärkten Kernwechsel in der Leber, zum Teil auch Pyknosen, Karyorrhexien sowie Kernschnittbildungen sehen. Bei längerdauernder Applikation von Äthylbiscoumacetat wurden auch an Kaninchen Fettinfiltrationen in der Leber, seltener auch in den Nieren nachgewiesen (v. Kaulla und Pulver, 1948). Cyclocumarol wies im Gegensatz zu anderen Anticoagulantien nur schwach toxische Wirkungen auf (Scheel, 1949).

Der Möglichkeit, die bei einer Langzeitbehandlung mit Bishydroxycumarin auftretenden Leberschäden an Kaninchen durch Phytomenadion zu beheben, gingen Jürgens und Studer (1955) nach, indem sie den Tieren zusammen mit Bishydroxycumarin oder Phenprocoumarol hohe Phytomenadiondosen verabreichten. So war es über 80 Tage möglich, sowohl die durch die Anticoagulantien normalerweise erzeugte Senkung des Prothrombinspiegels zu verhindern als auch die Leber in funktionstüchtigem Zustande zu erhalten, obwohl in den Organen bei subtilen histopathologischen Studien mehrfach Doppelkernigkeit nachgewiesen werden konnte. Sofort nach Absetzen des Vitamins trat der prothrombinspiegelsenkende Effekt der Anticoagulantien hervor. Ein deutlicher Beweis für die relativ gute Verträglichkeit der Anticoagulantien konnte durch einen Versuch erbracht werden, bei dem Hunde über 3—27 Monate durch die orale Applikation von Phenylindandion oder Anisindion auf einen Gerinnungsindex von 0,2—0,4 eingestellt worden waren (entsprechend 30—75 mg Anisindion/kg bzw. 25 bis 50 mg Phenylindandion/kg) und bei denen weder pathologische Leber- oder Nierenbefunde noch andere Schädigungen parenchymatöser Organe nachgewiesen werden konnten (Fielder et al., 1961).

Unter der Einwirkung toxischer Dosen von Anticoagulantien scheinen die Tiere in einen erheblichen Durstzustand zu kommen (Venho, 1959), wobei die beobachteten massiven Blutungen in die Bauchhöhle, seltener in den Thorax, eine Erklärungsmöglichkeit bieten.

Die Applikation toxischer Phenylindandiondosen verursacht eine orangegelbe Verfärbung der Gewebe. Diese Verfärbung läßt eine Verstoffwechselung des Anticoagulans mit nachfolgender Speicherung in den Geweben vermuten (VENHO, 1959).

Arbeiten zur teratogenen Wirksamkeit von Anticoagulantien sind nur in geringem Umfange erschienen. LINTON et al. (1963) konnten bei Verfütterung von Bishydroxycumarin an tragende Schafe eine teratogene Reaktion beobachten. Bei mehrmaliger Warfarin-Aufnahme trat bei Schweinen ein intrauteriner Fruchttod auf (EKSTAM, 1958). Ähnliche Befunde sind auch vereinzelt im klinischen Schrifttum beschrieben worden (BOCQUET, 1961; CEGELSKI et al., 1964; MAHAIRAS und WEINGOLD, 1963; POHL und KORNHUBER, 1966).

D. Anticoagulantien als Rodenticide

Unter Rodenticiden werden Substanzen verstanden, die vorwiegend auf Nagetiere, wie Mäuse und Ratten, toxisch wirken sollen. Da es Substanzen mit einer selektiven Giftigkeit für die Nager nicht gibt, sind bei der Anwendung derartiger Gifte stets auch andere Säugetiere und der Mensch gefährdet. Da die 4-Hydroxycumarin- und Indandion-Derivate eine relativ hohe Giftigkeit gegenüber Mäusen und Ratten besitzen, sind einige der als Anticoagulantien bereits beschriebenen Pharmaka auch als Rodenticide im Gebrauch. CHITTY und SOUTHERN (1954), FABRE (1953), FITZPATRICK et al. (1955), GARNER (1956), MCGIRR und PAPWORTH (1955), SAUNDERS et al. (1955) und SPENCER (1963) lieferten erste Untersuchungen zu dieser Thematik.

1. Chemie der Rodenticide

Neben einigen bereits in Tabelle 1 und 2 aufgeführten Substanzen (Warfarin, Cumachlor, Diphenadion) werden als Rodenticide zusätzlich eingesetzt das *Fumarin* (3-/α-Furyl-β-acetyläthyl/-4-hydroxycumarin; LI), *Pindion* oder *Pival* (2-Pivaloyl-indan-1,3-dion; XXXIII), *Valon* (2-Isovaleryl-indan-1,3-dion; LII) und das *Radion* (2-Naphthyl-indan-1,3-dion; XX).

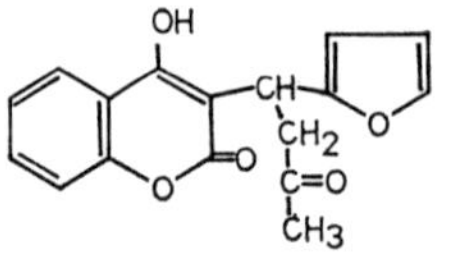

LI

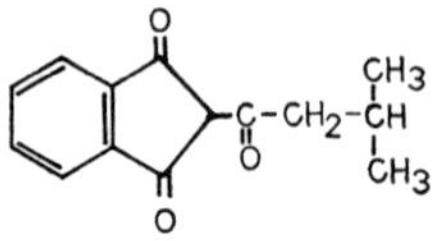

LII

Von der WHO (1961, 1967) sind hingegen nur 4 Substanzen offiziell als Rodenticide anerkannt, und zwar Cumachlor, Warfarin, Fumarin sowie Pival bzw. Pindion einschließlich der Natriumsalze.

2. Nachweismethoden

Der chemische Nachweis von Rodenticiden aus der Reihe der 4-Hydroxycumarin- und Indandion-Reihe erfolgt grundsätzlich nach den gleichen Methoden, wie sie bereits in Abschn. II, B für die Anticoagulantien angegeben wurden. Die von der WHO (1961, 1967) bestätigten Rodenticide unterliegen darüber hinaus einheitlichen Prüfungsmethoden (vgl. „Specifications for pesticides", ZWEIG, 1964).

Kilchsperger (1963) beschrieb eine biologische Nachweismethode für Cumachlor, indem er die unterschiedliche Empfindlichkeit gegen Rodenticide von Kaninchen und Schwein ausnutzte.

3. Erwünschte und unerwünschte Wirkungen von Rodenticiden

Grundsätzlich wirken Rodenticide nach dem gleichen Mechanismus wie die Anticoagulantien, indem sie die Synthese der Gerinnungsfaktoren II, VII, IX und X blockieren. Als Rodenticide werden vor allem solche Anticoagulantien genutzt, die von Mäusen und Ratten sehr langsam eliminiert werden, also eine hohe Kumulationsneigung zeigen. Die Fähigkeit verschiedener Anticoagulantien, besonders in parenchymatösen Organen gespeichert zu werden (vgl. Tabelle 11, zit. nach Pulver et al., 1955) ist ein weiterer Vorteil für die rodenticide Wirksamkeit wie auch die bereits beschriebene capillartoxische Wirkung (Möglichkeit eines Gefäßkollapses) (Heisey et al., 1956). Im allgemeinen nehmen die Nager die Rodenticide nicht nur einmal, sondern mehrfach auf, wobei durch die hohe Kumulationsneigung der Gifte der Tod der Tiere innerhalb von 10—14 Tagen eintritt (Krieger, 1952).

Für die Umgebung ergeben sich bei der Anwendung von Rodenticiden sowohl Gefahren durch eine primäre Vergiftung des Nutz- und Hausviehs sowie des Menschen als auch Gefahren durch eine Sekundärvergiftung bei Tieren, die vergifteten Kadaver fressen (Katzen, teilweise auch Schweine). Diese Gefahren sind jedoch bei den einzelnen Rodenticiden (s. unten) unterschiedlich stark ausgeprägt.

Die Vergiftungssymptomatik kann zwar im Einzelfalle Abweichungen zeigen, im allgemeinen treten nach der mehrmaligen Aufnahme zunächst Lähmungen infolge Blutungen über den vorspringenden Knochen der Extremitäten auf. Häufig folgen blutige Durchfälle. Einige Tiere sterben plötzlich ohne weitere Symptomatik. Postmortal lassen sich Blutungen in allen Skeletmuskeln, besonders aber an den Knochenvorsprüngen (Extremitäten und Rippen) nachweisen, ebenso jedoch auch in den großen Körperhöhlen. Rodenticide werden meist als Lösung, Pulver oder Paste in 0,025—0,25%iger Konzentration verschiedenen Trägern (Mehlkörner etc.) zugesetzt oder dienen in unverdünnter Form als Köder. Die Kombination von 0,05% Warfarin mit 0,05% Sulfaquinoxalin hat sich als stark rodenticid erwiesen (Libby und Abrams, 1966), weil das Sulfonamid (XI) bereits eine deutliche blutgerinnungshemmende Wirkung besitzt (Mushett und Seeler, 1947; Seeler et al., 1944).

a) 4-Hydroxycumarine

Warfarin gilt heute als das wirksamste Rattengift (Papworth, 1958). Die einmalige Applikation von Warfarin wirkt selten tödlich, meist ist eine mehrmalige Verabreichung erforderlich (Fabre, 1953). Hohe Warfarindosen erzeugen relativ kurzfristig eine Vasodilatation mit nachfolgendem Blutdruckabfall, der Tod der Tiere tritt zumeist durch Gefäßkollaps ein.

Nach McGirr und Papworth (1955) wird eine einmalige Applikation von 50 mg Warfarin/kg Ratte überlebt, wohingegen die Gabe von 1 mg/kg über 5 Tage sicher letal wirkt. Während Rinder und Schafe 50 mg/kg tolerieren, reagieren Schweine besonders empfindlich auf Warfarin. Die Gabe von 0,4 mg/kg über 7 Tage wirkt sicher tödlich. Für Hunde und Katzen werden die toxisch wirkenden Mengen sehr unterschiedlich angegeben. So soll die einmalige Applikation von 20—50 mg/kg häufig letal enden, während bei anderen Versuchstieren der gleichen Species keine Veränderungen der Gerinnungszeiten eintraten (Kalmbach,

Tabelle 17. *Toxicität von Anticoagulantien, DL_{50}-Werte in mg/kg nach einmaliger Applikation*

Anticoagulans	Maus		Ratte		Kaninchen		Meerschweinchen		Hund	
	oral	i.v.	oral	i.v.	oral	i.v.	oral	i.v.	oral	i.v.
Bishydroxycumarin	233 ± 47[c] 350[l]	64 ± 6	542 ± 68[c] 300[f] 250[l]	52 ± 2[c]	75[f,l]	22[l]	250[f]	59 ± 2[c]		
Äthylbiscoumacetat	880[b] 750[b]	26[b] (i.p.)	840[b]	320[b] (i.p.)	1000[l]		1100[b]	170[b] (i.p.)		
Äthylendicumarin	36[d]									
Phenprocoumarol	31[d] 190[e,l]	32[l]	190[e] 200[l]		1—2000[l]	62[l]				
Warfarin	374 ± 84[a]		323 ± 70 ♂[a] 58 ± 180 ♀[a] 250[l]	186 ± 11[a]	800[a]	1—200[a]	182 ± 8[a]		2—300[c]	200—300[c]
Acenocumarol	1470[e] 470[l]		1000[e,l]							
Cumachlor	80[l]									
Cyclocumarol	1600[l]				1000[l]					
Phenylindandion	33 ♂[d] 46 ♀[d] 174[e]		174[e]							
Chlorphenadion	180[e]		290[e]							
Diphenadion	300[l] 340[j]		3[j] 17[k]		35[j]					5—15[i]
Isovalerylindandion			1—200[h]		100—150[h]					
Pindion			150[h]		150—200[h]					75—100[g]

[a] HAGAN und RADOMSKY (1953).
[b] GRUBER et al. (1951).
[c] ROSE et al. (1942).
[d] VENHO (1959).
[e] MONTIGEL und PULVER (1956).
[f] JÜRGENS (1948).
[g] BEAUREGARD et al. (1955).
[h] KABAT et al. (1944).
[i] GATES (1957).
[j] CORRELL et al. (1952).
[k] BENTLEY und LARTHE (1959)
[l] JÜRGENS (1954).
[m] FABRE (1953).

1950). Dahingegen wirkte die tägliche Gabe von 1 mg Warfarin/kg (7 Tage) an Katzen und Hunden tödlich (McGirr, 1953). Die Tötung von Hunden und Katzen kann auch dann erfolgen, wenn den Tieren über 4—10 Tage Warfarin-verseuchte Tierkadaver angeboten wurden (Prier und Derse, 1962), wobei zu überlegen ist, ob nicht sogar ein Abbauprodukt eine ähnliche rodenticide Wirksamkeit wie das Warfarin entfaltet. Neben der Resorption von Warfarin bei oraler Applikation konnte auch eine sichere Wirkung bei cutaner Applikation an Meerschweinchen und Kaninchen gesichert werden (Fristedt und Sterner, 1965), was wahrscheinlich auch für andere Species als zutreffend gelten kann.

Warfarinköder sollen nicht dort ausgelegt werden, wo sich Schweine aufhalten, weil letztere besonders empfindlich auf Warfarin reagieren (Clark, 1954). Bei mehrmaliger Aufnahme wurde sogar der intrauterine Fruchttod tragender Tiere beschrieben (Ekstam, 1958).

Für das Fumarin sind ebenfalls chronische Toxicitätsstudien an Hund, Katze, Kaninchen und Ente durchgeführt worden. Dabei waren Hunde und Katzen weniger resistent gegenüber Fumarin als Kaninchen und Enten (Steiniger, 1953). Insgesamt wird jedoch die Anwendung von Fumarin als gefährlich beurteilt (Crabtree, 1955).

Von Cumachlor liegen außer Untersuchungen von Mohr (1954) nur Arbeiten von Kilchsperger (1963) vor, welche die besonders starke Giftwirkung des Rodenticids am Schwein hervorheben (Tabelle 18). Melis (1955) beschrieb die rodenticide Wirkung von 3-(α-p-Acetylaminophenyl-β-acetyläthyl)-4-hydroxycumarin, die etwa die Wirksamkeit von Fumarin erreicht.

Tabelle 18. *Die unterschiedliche Empfindlichkeit von Kaninchen und Schwein auf Cumachlor* (zit. nach Kilchsperger, 1963). *(Angaben in mg/kg)*

Tierart	Keine Verlängerung der Prothrombinzeit nach 7—8tägiger Verfütterung	Signifikante Verlängerung nach 7—8tägiger Verfütterung	Tod durch hämorrhagisches Syndrom
Kaninchen	0,015	0,025	0,04
Schwein	0,03	0,07	0,17

b) Indandione

Aus der Reihe der Indandione ist das Pindion besonders wirksam (Bentley und Rowe, 1956), weil es sehr schnell zum Gefäßkollaps führen kann (Heisey et al., 1956). Über das toxikologische Verhalten dieser Substanz liegen relativ wenige Berichte vor (vgl. Tabelle 17). Die akut tödlich wirkende Dosis wird für den Hund mit 75—100 mg/kg angegeben, bei mehrmaliger Applikation sinkt sie bereits auf 15—35 mg/kg herab (Beauregard et al., 1955). Die Gefahr einer Sekundärvergiftung ist nahezu ausgeschlossen, weil in einem Versuch Katzen 13 Tage lang vergiftete Köder angeboten werden konnten, ohne daß die Tiere zu Schaden kamen.

Die akut tödliche Dosis für Valon liegt bei Albinoratten bei 100—200 mg/kg, für Kaninchen wird sie mit 100—150 mg/kg angegeben (Kabat et al., 1944).

Demgegenüber ist Diphacinon wesentlich toxischer, die akut tödliche DL_{50} wird für Ratten mit 3 mg/kg (Correll et al., 1952) bzw. 17 mg/kg (Bentley und Larthe, 1959), für die Maus mit 340 mg/kg, das Kaninchen mit 35 mg/kg (Correll et al., 1952) und für Hund und Katze mit 5—15 mg/kg (Gates, 1957) angegeben. Die chronische Giftigkeit für Diphacinon soll etwa die gleiche sein wie für das Warfarin.

Literatur

Achenbach, W.: Kontrolle der Antikoagulantientherapie und die Verhütung der Zwischenfälle. Internist (Berl.) **5**, 82—88 (1964).

Aggeler, P. M., O'Reilly, R. A.: The pharmacological basis of oral anticoagulant therapy. Thrombos. Diathes. haemorrh. (Stuttg.) Suppl. **21**, 227—256 (1966).

— — Effect of heptabarbital on the response to bishydroxycoumarin in man. J. Lab. clin. Med. **74**, 229—238 (1969).

— — Leong, L., Kowitz, P. E.: Potentiation of anticoagulant of warfarin by phenylbutazone. New Engl. J. Med. **276**, 496—501 (1967).

Agostino, D., Cliffton, E. E., Girolamo, A.: Effect of prolonged coumadin treatment on the production of pulmonary metastases in the rat. Cancer (Philad.) **19**, 284—288 (1966).

Alexander, F., Koppel, J. L., Arscott, P. M., Olwin, J. H.: Clinical experience with the anticoagulant acenocoumarin (sintrom). Arch. intern. Med. **100**, 558—564 (1957).

Alha, A. R., Mukula, A.-L., Saikkonen, J.: Zum Nachweis von Warfarin bei einem Selbstmordfall. Arch. Toxikol. **19**, 211—214 (1961).

Allen, E. V.: The clinical use of anticoagulants. Report of treatment with dicumarol in 1,686 postoperative cases. J. Amer. med. Ass. **134**, 323—329 (1947).

— My early experience with bishydroxycoumarin (Dicoumarol). Circulation **19**, 118—121 (1959).

Allison, A. C., Moore, T., Sharman, I. M.: Haemolysis and haemoglobinuria in vitamin E deficient rats after injection of vitamin-K substitutes. Brit. J. Haemat. **2**, 197—204 (1956).

Almquist, H. J.: Letters to the editor: relation of prothrombin level to vitamin K intake. Arch. Biochem. **35**, 463—465 (1952).

— Klose, A. A.: Synthetic and natural antihemorrhagic compounds. J. Amer. chem. Soc. **61**, 2557—2558 (1939a).

— — Antihemorrhagic activity of 2-methyl-1,4-naphthoquinone. J. biol. Chem. **130**, 787—789 (1939b).

Anderson, G. F., Barnhart, M. I.: Prothrombin synthesis in the dog. Amer. J. Physiol. **206**, 929—938 (1964).

Anderson, W. W., Dallam, R. D.: The effect of vitamin K_1 on oxidative phosphorylation of rat liver mitochondria irradiated with ultraviolet light. J. biol. Chem. **234**, 409—411 (1959).

Andrus, W. D., Lord, J. W., Jr., Moore, R. A.: The effect of hepatectomy on the plasma prothrombin and the utilization of vitamin K. Surgery **6**, 899—900 (1939).

Ansbacher, S.: New observations on the vitamin K deficiency of the chick. Science **88**, 221 (1938).

— Corwin, W. C., Thomas, B. G. H.: Toxicity of menadione, menadiol and esters. J. Pharmacol. exp. Ther. **75**, 111—124 (1942).

— Fernholz, E., Dolliver, M. A.: Water-soluble antihemorrhagic compounds. Proc. Soc. exp. Biol. (N.Y.) **43**, 652—655 (1940).

— — MacPhillamy, H. B.: Natural vitamin K and synthetic vit. K_1. Proc. Soc. exp. Biol. (N.Y.) **42**, 655—658 (1939).

Anschütz, R.: Über eine neue Klasse aromatischer, der Tetronsäure verwandter Verbindungen. Chem. Ber. **36**, 463—472 (1903).

— Über die Benzotetronsäuregruppe. Justus Liebigs Ann. Chem. **367**, 169—270 (1909).

Aren, A. K., Dregeris, J. J., Wanags, G. J.: 2β-Oxyethyl-2-phenylindandione-1,3. Dokl. Akad. Nauk, SSSR **137**, 1110—1112 (1961).

Arora, R. B., Krishnaswamy, N. R., Seshadri, T. R., Seth, S. D. S., Sharma, B. R.: Structure and anticoagulant activity of bridge-substituted dicoumarol. J. med. Chem. **10**, 121—124 (1967).

— Mathur, C. N.: Relationship between structure and anticoagulant activity of coumarin derivatives. Brit. J. Pharmacol. **20**, 29—35 (1963).

— — Seth, S. D. S.: Anticoagulant and cardiovascular actions of calophylloide, an indigenous complex coumarin. Arch. int. Pharmacodyn. **139**, 75—84 (1962a).

— — — Calophylloide, a complex coumarin anticoagulant from calophyllum inophyllum Linn. J. Pharm. Pharmacol. **14**, 534—535 (1962).

Audus, L. J., Quastel, J. H.: Cumarin as a selective phytocidal agent. Nature (Lond.) **159**, 320—324 (1947).

Avellaneda, M.: Interferencia de los barbitúricos en la acción del tromexán. Medicina (B. Aires) **15**, 109—115 (1955).

Axelrod, J., Cooper, J. R., Brodie, B. B.: Estimation of dicumarol, 3,3′-methylenebis (4-hydroxycoumarin) in biological fluids. Proc. Soc. exp. Biol. (N.Y.) **70**, 693—695 (1949).

Babior, B. M.: The role of vitamin K in clotting factor synthesis. I. Evidence for the participation of vitamin K in the conversion of a polypeptide precursor to factor VII. Biochim. biophys. Acta (Amst.) **123**, 606—610 (1966).

Babson, A. L., Malament, S., Mangun, G. H., Phillips, G. E.: The effect of simultaneous administration of vitamin K_1 and dicumarol on the prothrombin in rat plasma. Clin. Chem. **2**, 243—244 (1956).

Bachmann, F., Duckert, F., Geiger, M., Baer, P., Koller, F.: Differentiation of the factor VII complex. Studies on the Stuart-Prower factor. Thrombos. Diathes. haemorrh. (Stuttg.) **1**, 169—194 (1957).

— — Koller, F.: The Stuart-Prower factor assay and its clinical significance. Thrombos. Diathes. haemorrh. (Stuttg.) **2**, 24—38 (1958).

Bahr, C. von: Interaction between the metabolism of drugs. Svenska Läk.-Tidn. **65** (Suppl. 1), 53—66 (1968).

Banaszkiewicz, W., Kubacki, A., Mrozikiewicz, A.: Effect of certain anticoagulants on coronary flow. Acta physiol. pol. **16**, 917—921 (1965).

Bannon, W. G., Owen, Ch. A., Jr., Barker, N. W.: The comparative effects of menandione sodium bisulfite and vitamin K_1 on the hypoprothrombinemia induced by dicumarol. J. Lab. clin. Med. **41**, 393—404 (1953).

Barker, H., Rangel, R.: Eight-hourly prothrombin responses after induction dose of coumadin (warfarin) sodium. Amer. J. Cardiol. **6**, 933—936 (1960).

Barker, N. W., Butt, H. R., Allen, E. V., Bollman, J. L.: The effect of 3,3′-methylenebis (4-hydroxycoumarin) on blood coagulation factors. J. Amer. med. Ass. **118**, 1003—1004 (1942).

Barker, W. M.: Metabolism of 4-C^{14}-warfarin sodium in the rat. Ph. D. Thesis, University of Wisconsin, 1965.

— Hermodson, M. A., Link, K. P.: Metabolism of 4-C^{14}-warfarin sodium by the rat. Fed. Proc. **28**, 290 (1969).

— — — The metabolism of 4-C^{14}-warfarin sodium by the rat. J. Pharmacol. exp. Ther. **171**, 307—313 (1970).

Barnhart, M. I.: Cellular site for prothrombin synthesis. Amer. J. Physiol. **199**, 360—366 (1960).

— Anderson, G. F., Baker, W. J.: Immunochemical studies on proteins important in blood coagulation. Thrombos. Diathes. haemorrh. (Stuttg.) 8, 21—36 (1962).

— Das, P. C.: Generation of prothrombin R with plasma protein fractions. Amer. J. Physiol. **202**, 664—670 (1962).

Beauregard, J. R., Tusing, T. W., Hanzal, R. F.: Toxicity and antidotal studies on 2-pivalyl-1,3-indandione (Pival), an anticoagulant rodenticide. J. agric. food. chem. **3**, 124—127 (1955).

Beckmann, H., ed.: Dilemmas of drug therapy, p. 103. Philadelphia: W. B. Saunders Comp. 1967.

Bedńař, J.: Colorimetric determination of 3-(1′-phenyl-propyl)-4-oxycoumarine. Čs. Farm. **5**, 26—27 (1956).

Bell, R. G., Matschiner, J. T.: Synthesis and destruction of prothrombin in the rat. Arch. Biochem. **135**, 152—159 (1969).

Bentley, E. W., Larthe, Y.: The comparative rodenticidal efficiency of five anti-coagulants. J. Hyg. (Lond.) **57**, 135—149 (1959).

— Rowe, M.: Pival, an anti-coagulant rodenticide. J. Hyg. (Camb.) **54**, 20—27 (1956).

Berliner, R. W., Hilton, J. G., Yü, F. F., Kennedy, T. J., Jr.: Renal mechanism for urat excretion in man. J. clin. Invest. **29**, 396—401 (1950).

Berry, D., Berry, E., Olson, R. E.: Site of antagonism between vitamin K and dicumarol. Fed. Proc. **25**, 542 (1966).

Bersch, G.: Tuberkolastatische Wirksamkeit einiger Pflanzeninhaltsstoffe und synthetischer Substanzen. Mitt. dtsch. pharm. Ges. **24**, 28—29 (1954).

Beyer, K. H., Russo, H. F., Tillson, E. K., Miller, A. K., Verwey, W. F., Gass, S. R.: "Benemid", p-(di-n-propylsulfonyl)-benzoic acid: its renal affinity and its elimination. Amer. J. Physiol. **166**, 625—640 (1951).

Beyer, R. E.: The effect of ultraviolet light on mitochondria II. Restoration of oxidative phosphorylation with vitamin K_1 after near-ultraviolet treatment. J. biol. Chem. **234**, 688—692 (1959).

Biggs, R., Denson, K. W. E.: The fate of prothrombin and factors VIII, IX and X transfused to patients deficient in these factors. Brit. J. Haemat. **9**, 532—547 (1963).

Billeter, M., Martius, C.: Über die Umwandlung von Phyllochinon (Vitamin K_1) in Vitamin $K_{2(20)}$ im Tierkörper. Biochem. Z. **333**, 430—439 (1960).

Bingham, J. B., Meyer, O. O., Howard, B.: Studies on the hemorrhagic agent 3,3′-methylenebis(4-hydroxycoumarin). III. Report on further clinical observations. Amer. J. med. Sci. **205**, 587—594 (1943).

— — Pohle, F. J.: Studies on the hemorrhagic agent 3,3′methylenebis (4-hydroxycoumarin). I. Its effect on the prothrombin and coagulation time of the blood of dogs and humans. Amer. J. med. Sci. **202**, 563—578 (1941).

Binkley, S. B., McKee, R. W., Thayer, S. A., Doisy, E. A.: Constitution of vitamin K_2. J. biol. Chem. **133**, 721—729 (1940).
Bjerkelund, Chr. J.: The effect of phenylindanedione on plasma prothrombin and factor V levels and a comparison with effect of dicumarol. Scand. J. clin. Lab. Invest. **2**, 83—91 (1950).
— A comparison between the effect of intravenously and orally administered dicumarol on the plasma prothrombin levels in man. Scand. J. clin. Lab. Invest. **3**, 115—120 (1951).
Blake, T. M., Wood, E. G., O'Moore, D., Neel, R. G.: The vasodilating effects of coumarin derivatives. Amer. J. med. Sci. **243**, 598—602 (1962).
Blatrix, C., Charonnat, S., Tillement, J. P., Israel, J., Brevet, J. P., Merlin, M.: Métabolisme chez l'homme du dérivé de la 4-hydroxycoumarine: (3-acétonyl-p-nitrobenzyl)4-hydroxycoumarine (Sintrom). Rev. franç. Étud. clin. biol. **13**, 984—995 (1968).
Blumberg, H., Dayton, H. B., Gordon, S. M.: Bronchodilator action of the anticoagulant warfarin sodium. Science **127**, 188 (1958).
— — — Effect of warfarin (coumadin) sodium administration during lactation on blood coagulation of nursling rats. Fed. Proc. **19**, 63 (1960a).
— — — Effect of warfarin (coumadin), sodium administration during lactation on blood coagulation of nursling rats. Proc. Soc. exp. Biol. (N. Y.) **105**, 35—38 (1960b).
Bocquet, L.: The hazards for the child of anticoagulant treatments during pregnancy. Thérapie **16**, 567—578 (1961).
Bollman, J. L., Preston, F. W.: The effects of experimental administration of dicoumarin [3,3'-methylene-bis(4-hydroxycoumarin)]. J. Amer. med. Ass. **120**, 1021—1024 (1942).
Booth, A. N., Masri, M. S., Robbins, D. J., Emerson, O. H., Jones, F. T., Eds, F. de: Urinary metabolites of coumarin and o-coumarin acid. J. biol. Chem. **234**, 946—948 (1959).
Bose, B.C., Saifi, A.Q.: Studies on the metabolism of phenindione. J. med. Sci. **18**, 86—91 (1964).
Bose, P. K., Sen, P. B.: New hemostatic agents. (I) Experiments with ayapanin and ayapin. Ann. Biochem. **1** (4), 311—316 (1941).
Bourgain, R., Todd, M., Synious, C., Herzig, L., Wright, I. S.: A comparative study of marcumar, tromexan and dicumarol. Schweiz. med. Wschr. **84**, 820—822 (1954).
Boyd, J., Robertson, A.: The chemistry of the "insoluble red" woods: Part II. A new synthesis of 4-hydroxycoumarines. J. chem. Soc. **1948**, 174—176.
Boyle, C. M.: Case of apparent resistance of Rattus norvegicus Berkenhout to anticoagulant poisons. Nature (Lond.) **188**, 517 (1960).
Brambel, C. E., Serra, G. L.: Oral anticoagulant therapy and its control: Marcumar (phenprocoumon) a new highly active anticoagulant and konakion (phytomenadion) as an effective regulator. Thrombos. Diathes. haemorrh. (Stuttg.) **3**, 271—278 (1959).
Bressler, R.: Combined drug therapy. Amer. J. med. Sci. **256**, 89—93 (1968).
Brodersen, R., Kjaer, A.: The antibacterial action and toxicity of some unsaturated lactones. Acta pharmacol. (Kbh.) **2**, 109—120 (1946).
Brodie, B. B., Hogben, C. A. M.: Some physicochemical factors in drug action. J. Pharm. Pharmacol. **9**, 345—380 (1957).
— Weiner, M., Burns, J. J., Simson, F. G., Yale, E. K.: The physiological disposition of ethyl biscoumacetate (Tromexan) in man and a method for its estimation in biological material. J. Pharmacol. exp. Ther. **106**, 453—463 (1952).
Büchi, J.: Grundlagen der Arzneimittelforschung und der synthetischen Arzneimittel, S. 335—456. Basel-Stuttgart: Birkhäuser 1963.
Burns, J. J.: Aditorial implications of enzyme induction for drug therapy. Amer. J. Med. **37**, 327—330 (1964).
— Conney, A. H.: Therapeutic implications of drug metabolism. Semin. Hematol. **1**, 375—400 (1964).
— — Coster, R.: Stimulatory effect of chronic drug administration on drug-metabolizing enzymes in liver microsomes. Ann. N. Y. Acad. Sci. **104**, 881—893 (1963).
— Cucinell, A., Coster, R., Conney, A. H.: Application of drug metabolism to drug toxicity studies. Ann. N. Y. Acad. Sci. **123**, 273—286 (1965).
— Weiner, M., Simson, G., Brodie, B. B.: The biotransformation of ethyl biscoumacetate (tromexan) in man, rabbit and dog. J. Pharmacol. exp. Ther. **108**, 33—41 (1953).
— Wexler, S., Brodie, B. B.: The isolation and characterization of a metabolic product of 3,3'-carboxymethylenebis-(4-hydroxycoumarin) ethyl ester (tromexan) from human urine. J. Amer. chem. Soc. **75**, 2345—2346 (1953).
Buskirk, W. C. van, Belko, J. S., Giovanniello, Th. J.: The effect of intravenous injection of emulsified vitamin K_1 on the hypoprothrombinemia induced by tromexan. New Engl. J. Med. **248**, 57—58 (1953).
Butt, H. R., Allen, E. V., Bollmann, J. L.: A preparation from spoiled sweet clover [3,3'-methylene-bis(4-hydroxycoumarin)] of the blood: Preliminary report of experimental and clinical studies. Proc. Mayo Clin. **16**, 388—395 (1941).

BUU-HOI, N. P., JAQUIGNON, P., MANGANE, M.: The isocoumarin analogue of dicoumarol. Rev. Trav. Chim. **84**, 334—336 (1965).
CAMPBELL, H. A., SMITH, W. K., ROBERTS, W. L., LINK, K. P.: Studies on the hemorrhagic sweet clover disease. — II. The bioassay of hemorrhagic concentrates by following the prothrombin level in the plasma of rabbit blood. J. biol. Chem. **138**, 1—20 (1941).
CARTER, C. R., NORDSCHOW, C. V., WARNER, E. D., LUND, A. T.: The in vivo synthesis of defective prothrombin molecules. Thrombos. Diathes. haemorrh. (Stuttg.) **5**, 598—599 (1961).
CARTER, S. A.: Potentiation of the effect of orally administered anticoagulants by phenyramidol hydrochloride. New Engl. J. Med. **273**, 423—426 (1965).
CATALANO, P. M., CULLEN, S. J.: Warfarin antagonism by griseofulvin. Clin. Res. **14**, 266—268 (1966).
CAUWENBERGE, H. VAN, JAQUES, L. B.: Effect of dicumarol on bleeding time. Proc. Soc. exp. Biol. (N. Y.) **98**, 599—602 (1958).
CAVALLINI, G., MILLA, E., GRUMELLI, E., RAVENNA, F.: Influenca dei sostituenti nucleofili a elettrofili sull'azione anticoagulante di alcuni derivati del 2-fenil-1,3-indandione. Farmaco, Ed. sci. **10**, 710—732 (1955).
CEGELSKI, F. C., WEESE, J. A. DE, LUND, C. J.: Deep ileofemoral venous thrombosis during pregnancy: Treatment with anticoagulants and thrombectomy. Amer. J. Obstet. Gynec. **89**, 510—518 (1964).
CHANDRASEKHAR, N., HIECKI, R. A., MILLAR, G. J.: The effect of dicumarol on prothrombin time in rats and its relation to vitamin K content of liver. Canad. J. Physiol. **43**, 639—647 (1965).
CHENKIN, TH., DAYTON, P.G., WEISBERG, L.G., WEINER, M.: Effect of starvation, acenocoumarin and vitamin K on the coagulation pattern of the guinea pig. Exp. Med. Surg. **17**, 219—226 (1959).
CHISTYAKOVA, V. G.: The influence of anticoagulants on the permeability of bloods vessels in myocardial infarct and stenocardias. Klin. Med. (Mosk.) **43**, 3, 68—71 (1965) (russ.)
CHITTY, D., SOUTHERN, H. N. (ed.): Control of rats and mice, p. 338, 242, 240. Oxford: Clarendon Press 1954.
CHRISTENSEN, F.: Paper chromatography of dicumarol and some related substances. With a method for the quantitative determination of dicoumarol on paper chromatograms. Acta pharmacol. (Kbh.) **21**, 23—35 (1964a).
— Paper chromatographic determination of dicoumarol in biological materials. Acta pharmacol. (Kbh.) **21**, 299—306 (1964b).
— Studies on the fate of dicoumarol-^{14}C in the rat. Acta pharmacol. (Kbh.) **22**, 141—151 (1965).
— Cristallization and preliminary characterization of a dicoumarol metabolite in the feces of dicoumarol-treated rats. Acta pharmacol. (Kbh.) **24**, 232—242 (1966).
CLARK, S. T.: A case of warfarin poisoning in young pigs. Vet. Rec. **66**, 78—80 (1954).
CLIFFTON, E. E., AGOSTINO, D.: Factors affecting the development of metastatic cancer. Effect of alterations in clotting mechanism. Cancer **15**, 276—283 (1962).
CLINE, A. L., BOCK, R. M.: Translational control of gene expression. Cold Spr. Harb. Symp. quant. Biol. **31**, 321—333 (1966).
CLÖSGES, J., NORPOTH, L.: Zur Antikoagulantienbehandlung der Herz- und Kreislauferkrankungen. Erfahrungen mit einem neuen Oxycumarinderivat. Dtsch. med. Wschr. **82**, 478—481 (1957).
COELHO, E.: Contribution to the study of the hemophilia states. A method for the AHG determination. Thesis for M. D. Degree. Fac. de Medicina da Universidade de S. Paulo, Brasil 1960.
COLLENTINE, G. E., QUICK, A. J.: The interrelationship of vitamin K and dicoumarin. Amer. J. med. Sci. **222**, 7—12 (1951).
CONNEY, A. H.: Pharmacological implications of microsomal enzyme induction. Pharmacol. Rev. **19**, 317—367 (1967).
— BURNS, J. J.: Factors influencing drug metabolism. Advanc. Pharmacol. **1**, 31—58 (1962).
— DAVISON, C., GASTEL, R., BURNS, J. J.: Adaptive increases in drug metabolizing enzymes induced by phenobarbital and other drugs. J. Pharmacol. exp. Ther. **130**, 1—8 (1960).
COPLEY, A. L.: On the rationale of thrombosis therapy by the use of the true anticoagulant heparin and the hemorrhagic agents dicumarol, tromexan and phenylindandion. Thrombose und Embolie, p. 216—220. Basel: Benno Schwabe & Co. 1955.
CORN, M.: Effect of phenobarbital and glutethimide on biological half-life of warfarin. Thrombos. Diathes. haemorrh. (Stuttg.) **16**, 606—612 (1966).
CORRELL, J. T., COLEMAN, L. L., LONG, S., WILLY, R. F.: Diphenylacetyl-1,3-indandione as a potent hypoprothrombinemic agent. Proc. Soc. exp. Biol. (N.Y.) **80**, 139—143 (1952).
COSGRIFF, S. W.: The effectiveness of an oral vitamin K_1 in controlling excessive hypoprothrombinemia during anticoagulant therapy. Ann. intern. Med. **45**, 14—22 (1956).
COURI, D., WOSILAIT, W. D.: The effect of coumarin anticoagulants on the adenine nucleotid content and protein synthesis in rat liver. Biochem. Pharmacol. **15**, 1349—1360 (1966).

COUTSOGEORGOPOULOS, C.: Amino acylaminonucleotide inhibitors of protein synthesis. The effect of amino acyl ribonucleic acid on the inhibition. Biochemistry **6**, 1704—1711 (1967).
CRABTREE, D. G.: Analysis of field reports on the performance of fumarin for the control of commensal rats and mice. Spec. Rep. U. S. Fish and Wildlife Service, May 18th 1955.
CROMER, H. E., BARKER, N. W.: The effect of large doses of menadion bisulfite (synthetic vitamin K) on excessive hypoprothrombinemia induced by dicumarol. Proc. Mayo Clin. **19**, 217—223 (1944).
CUCINELL, S. A., CONNEY, A. H., SANSUR, M., BURNS, J. J.: Drug interactions in man. I. Lowering effect of phenobarbital on plasma levels of bishydroxycoumarin (Dicumarol) and Diphenylhydantoin (Dilantin). Clin. Pharmacol. Ther. **6**, 420—429 (1965).
— ODESSKY, L., WEISS, M., DAYTON, P. G.: The effect of chloral hydrate on bishydroxycoumarin metabolism. J. Amer. med. Ass. **197**, 366—368 (1966).
CULLEN, S. I., CATALANO, P. M.: Warfarin antagonism by griseofulvin. J. Amer. med. Ass. **196**, 211 (1966).
DALLAM, R. D.: Possible function of vitamin K and related quinones in oxidative phosphorylation. Amer. J. clin. Nutr. **9**, 104—108 (1961).
DAM, F. E. VAN, OVERKAMP, M., HAANEN, C.: The interaction of drugs. Lancet **1966 II**, 1027.
DAM, H.: Cholesterinstoffwechsel in Hühnereiern und Hühnchen. Biochem. Z. **215**, 475—492 (1929).
— Über die Cholesterinsynthese in Tierkörpern. Biochem. Z. **220**, 158—163 (1930).
— Haemorrhages in chicks reared on artificial diets; a new deficiency disease. Nature (Lond.) **1934 I**, 909—910.
— The antihaemorrhagic vitamin of the chick. Occurence and chemical nature. Nature (Lond.) **1935 I**, 652—653.
— Vitamin K. Z. Vitaminforsch. 8, 248—257 (1939).
— Vitamin K its chemistry and physiology. Advanc. Enzymol. **2**, 285—324 (1942).
— Fat soluble vitamins. Ann. Rev. Biochem. **20**, 265—304 (1951).
— GEIGER, A., GLAVIND, J., KARRER, P., KARRER, W., ROTHSCHILD, E., SALOMON, H.: Isolierung des Vitamins K in hochgereinigter Form. Helv. chim. Acta **22**, 310—313 (1939).
— GEILL, T., LUND, E., SØNDERGAARD, E.: Laboratory and clinical experiments with various anticoagulants. 1. Action of some selected anticoagulants. Thrombose und Embolie, p. 212—215. Basel: Schwabe & Co. 1955.
— — — — Clinical experiences with various newer anticoagulants. Acta med. scand., Suppl. **308**, 38—39 (1955).
— KRUSE, I., SØNDERGAARD, E.: Determination of vitamin K by curative technique in chicks. Acta physiol. scand. **22**, 238—245 (1951).
— PRANGE, I., SØNDERGAARD, E.: Levels of vitamin K_1 in blood and various organs of chicks and rats after the administration of massive doses. Acta pharmacol. (Kbh.) **10**, 58—68 (1954).
— SØNDERGAARD, E.: Comparison of the anticoagulant action of 3-(α-p-chlorphenyl-β-acetyl-ethyl-)-4-hydroxycoumarin (Coumachlor) and dicumarol in chicks and rats. Acta pharmacol. (Kbh.) **9**, 137—147 (1953).
DAVIDSON, C. S., MACDONALD, H.: The effect of vitamin K_1 oxide on hypoprothrombinemia induced by dicoumarol. New Engl. J. Med. **229**, 353—355 (1943).
DAVIS, B. D., MAAS, W. K.: Analysis of biochemical mechanism of drug resistance in certain bacterial mutants. Proc. nat. Acad. Sci. (Wash.) **38**, 775—785 (1952).
DAWSON, P.: Effect of intravenous vitamin K_1 on the action of phenindione. Brit. med. J. **1955 II**, 1427—1429.
DAYTON, P. G., TARCAN, Y., CHENKIN, TH., WEINER, M.: The influence of barbiturates on coumarin plasma levels and prothrombin response. J. clin. Invest. **40**, 1797—1802 (1961).
— WEINER, M.: Ascorbic acid and blood coagulation. Ann. N. Y. Acad. Sci. **92**, 302—306 (1961).
DEKKER, E., GROEN, J.: Clinical activity of a series of 2,2-Bis-(4-hydroxy-coumarinyl-3)-ethanol ethers. Thrombose und Embolie, p. 221—223. Basel: Schwabe & Co. 1955.
DEORAS, P. J.: Tolerance of an anticoagulant by rattus rattus. Curr. Sci. **35**, 415—416 (1966).
DESSAU, F. I., KLEIN, S., LIPCHUK, L., O'GRADY, J., TSALIKIS, J.: Heart lesions in mice caused by treatment with bishydroxycoumarin (dicumarol). J. Pharmacol. exp. Ther. **124**, 182—187 (1958).
DEUTSCH, E.: Blutgerinnungsfaktoren. 298 S. Wien: Franz Deuticke 1955.
— GIEBISCH, G., MÜLLER, A., SCHEUBA, G., THALER, H.: Die Wirkung verschiedener Cumarine und ähnlicher Stoffe auf die Blutgerinnung und die Capillarpermeabilität. Klin. Med. (Wien) **11**, 133—138 (1956).
DEZELIC, M., TRKOVNIK, M.: Syntheses of some 4-hydroxycoumarins and their condensation products with aldehydes and carboxylic acids. The anticoagulant activity of some 4-hydroxy-coumarin derivatives. J. med. Chem. **7**, 284—288 (1964).

DIECKMANN, W.: Farbreaktion bei der Hydrolyse von Säureanhydriden. Ber. dtsch. chem. Ges. **47**, 1435—1440 (1914).
DIEHM, E.: Über die klinische Bedeutung der Kapillar-Resistenz. Cardiologia (Basel) **10**, 25—56 (1946).
DINEL, B., LATIOLAIS, C.: Drug Interaction Enzyme Induction. Hosp. Formulary Management **2**, 35—39 (1967).
DOISY, E. A., BINKLEY, S. B., THAYER, S. A.: Vitamin K. Chem. Rev. **28**, 477—517 (1941).
DOUGLAS, A. S., BROWN, A.: Effect of vitamin-K-preparations on hypoprothrombinemia induced by dicumarol and tromexan. Brit. med. J. **1952 I**, 412—415.
— MAIR, K.: The Christmas-factor deficiency in coumarin therapy. Clin. Sci. **17**, 445—455 (1958).
DREYFUSS, F., CZACZKES, J. W.: The uricosuric action of bishydroxycoumarin (Dicoumarol). Arch. int. Méd. exp. **102**, 389—391 (1958).
DRUMMOND, D.: Rats resistant to warfarin. New Sci. **30**, 771—772 (1966).
DUFF, I. F., SHULL, W. H.: Fatal hemorrhage in dicumarol poisoning. With report of necropsy. J. Amer. med. Ass. **139**, 762—766 (1949).
DULOCK, M. A., KOLMEN, S. N.: Influence of vitamin K_1 on restoration of prothrombin complex, proteins and fibrinogen in plasma of depleted dogs. Thrombos. Diathes. haemorrh. (Stuttg.) **20**, 136—143 (1968).
DUSINSKY, G., GRUNTOVÁ, Z.: Photocolorimetric determination of di-(4-hydroxycumarinyl-3) acetic acid (pelentan). Čs. Farm. **3**, 303—305 (1954).
EBLE, J. N.: Studies on the 4-hydroxycoumarin anticoagulants warfarin and cyclocoumarole. Ph. D. Thesis, University of Wisconsin, 1953.
ECKSTEIN, M., CWYNAR, J.: Studies of compounds with anticoagulant activity from the group of 4-hydroxycoumarin derivatives. IV. Condensation product of 4-hydroxycumarin with halogen derivatives of aromatic aldehydes. Diss. pharm. (Krakow) **14**, 29—39 (1962).
EISEN, M. J.: Combined effect of sodium warfarin and phenylbutazone. J. Amer. med. Ass. **189**, 64—65 (1964).
EKSTAM, M.: Något om fortsatta undersögninger rörande fosterdäd hos gris. Medlemsbl. Sver. Vet. Förb. **10**, 54—58 (1958).
ELIAS, R. A.: Effect of various drugs on anticoagulant dosage, in anticoagulant therapy in ischemic heart disease. New York: Grune and Stratton 1965.
ELLINGER, A.: Zur pharmako-dynamischen Charakterisierung des Cumarins. Naunyn-Schmiedebergs Arch. exp. Path. Pharmak. **82**, 150—163 (1908). (Suppl., Festschrift Schmiedeberg).
EMERSON, E.: The condensation of aminoantipyrine. II. A new color test for phenolic compounds. J. org. Chemistry **8**, 417—428 (1943).
ENGLISH, A., TOWNSEND, S. R., CAMERON, D. G.: Vitamin K_1 in the control of phenylindandione induced anticoagulant therapy. Canad. med. Ass. J. **72**, 184—185 (1955).
EVANS, D. A. P., SHEPPARD, P. M.: Some preliminary data on the genetics of resistance to anticoagulants in the Norway rat. W. H. O. Seminar on rodents and rodent ectoparasites. Vector Control **66**, 155—160 (1966).
FABRE, R.: Données toxicologiques sur les anticoagulants raticides. Ann. pharm. franç. **11**, 450—456 (1953).
FANTL, P.: The reaction of thiol compounds with the vitamin-K-dependent clotting factors. Thrombos. Diathes. haemorrh. (Stuttg.) **21**, 573—579 (1969).
FELIX, K., PENDL, I., PIN, P., ROKA, L.: Einwirkung von Dicumarol und Vitamin K auf den Prothrombin- und Ac-Globulinspiegel. Hoppe-Seylers Z. physiol. Chem. **284**, 185—197 (1949).
FIELD, J. B.: Hypoprothrombinemia induced in suckling rats by feeding 3,3′-methylenebis-(4-hydroxycoumarin) and acetylsalicylic acid to their mothers. Amer. J. Physiol. **143**, 238—242 (1945).
— Effect of salicylic acid on the hypoprothrombinemia induced by dicumarol in the dog and the rat. Science **117**, 499—501 (1953).
— GOLDFARB, M. S., WARE, A. G., GRIFFITH, G. C.: Effect in man of a new indandione anticoagulant. Proc. Soc. exp. Biol. (N.Y.) **81**, 678—681 (1952).
— LARSEN, E. G., SPERO, L., LINK, K. P.: Studies on the hemorrhagic sweet clover disease. XIV. Hyperprothrombinemia induced by methylxanthines and its effect on the action of 3,3′-methylenebis-(4-hydroxycoumarin). J. biol. Chem. **156**, 725—737 (1944).
— OVERMAN, R. S., BAUMANN, C. A.: Prothrombin activity during pregnancy and lactation. Amer. J. Physiol. **137**, 509—514 (1942).
— SPERO, K., LINK, K. P.: Hypoprothrobinemia induced in the dog by salicylic acid. Amer. J. Physiol. **159**, 40—46 (1949).
FIELDER, F. G., HOFF, E. F., BOLLES, S., SIEGRIST, J. C.: A study of the chronic toxicity of anisindione and phenylindanedione in dogs. Toxicol. appl. Pharmacol. **3**, 122—126 (1961).

FIESER, L. F.: The chemistry of vitamin K. Ann. intern. Med. **15**, 648—658 (1941).
— CAMPBELL, W. P., FRY, E. M., GATES, M. D., Jr.: Synthetic approach to vitamin K_1. J. Amer. chem. Soc. **61**, 2559 (1939a).
— — — — Naphthoquinones of the vitamin K_1 type and structure. J. Amer. chem. Soc. **61**, 3216—3223 (1939b).
— TISHLER, M., SAMPSON, W. L.: Vitamin K activity and structure. J. biol. Chem. **137**, 659—692 (1941).
FISHER, L. M., MILLAR, G. J., JAQUES, L. B.: The effect of oral and intravenous administration of vitamin K on the prothrombin and proconvertin levels of cholecystnephrostomized dogs. Canad. J. Biochem. **34**, 1039—1051 (1956).
FISHMAN, W. H.: Chemistry of drug metabolism, p. 235. Springfield, Ill.: Ch. C. Thomas 1961.
FITZPATRICK, R. J., MCGIRR, J. L., PAPWORTH, D. S.: The toxicity of rodenticides. II. Red squill and zinc phosphide. Vet. Rec. **67**, 142—145 (1955).
FONTAINE, L., GRAND, M., QUENTIN, Y., MERLE, S.: Activité antiinflammatoire comparée de substances antigoagulantes. Med. Pharmac. exp. **13**, 137—154 (1965).
— ODIEVRE, M., CACHET, Y., DREVON, B.: Pharmacologie de la phenylindanedione. Thérapie **16**, 34—48 (1961).
FORSANDER, O., SOUMALAINEN, H.: Alcohol intake and erythrocyte aggregation. Quart. J. Stud. Alcohol **16**, 614—618 (1955).
FORSYTH, G. W.: Vitamin K and prothrombin. Thesis (Ph. D.) University of Oklahoma, 1967 vi., 93 p. (NUC 68—92765).
FOX, S. L.: Potentiation of anticoagulants caused by pyrazole compounds. J. Amer. med. Ass. **188**, 320—321 (1964).
FREEDMAN, L., KOBRIN, S., GLASSMAN, J. M.: Pharmacologist **5**, 232 (1963).
FREEMAN, D. J., MEYER, O. O.: Rectal administration of warfarin (coumadin) sodium. Sodium [3(2-acetonyl-benzyl)-4 hydroxycoumarin)]. Proc. Soc. exp. Biol. (N. Y.) **92**, 52—55 (1956).
FREMONT, R. E., WIEDMAN, M., LUBELL, D.: A comparison of bishydroxycoumarin and warfarin sodium in terms of coagulation factor changes and bleeding complications. Amer. J. med. Sci. **246**, 265—276 (1963).
FRISTEDT, B., STERNER, N.: Warfarin intoxication from percutaneous absorption. Arch. environm. Hlth **11**, 205—208 (1965).
FROST, H. C., HESS, H.: Gleichzeitige Verabreichung von Indometacin und Antikoagulantien. In: Die Entzündung, Grundlagen und pharmakologische Beeinflussung, hrsg. v. R. HEISTER, H. F. HOFMANN, S. 374—375. München-Berlin-Wien: Urban & Schwarzenberg 1966.
FUČIK, K., HAIS, I. M., KAKAC, B., KNOBLOCH, E., PROCHAZKA, Z.: Chemická charakterisace hlavního productu metabolismu antikoagulačniho lečiva pelentanu v lidske moči. Čs. Fysiol. **1**, 277 (1952).
— PROCHAZKA, Z., LABLER, L., KANHAUSER, F., JANCIK, F.: Recherches sur les substances anticoagulantes. III. Produits de condensation de l'hydroxy-4-coumarine avec quelques aldéhydes ou acétals chlorés. Bull. Soc. chim. Fr. **1949**, 626—628.
— — — STROF, J.: A new powerful blood anticoagulant. Nature (Lond.) **166**, 830—831 (1950).
— — STROF, J., LABLER, L.: Recherches sur les substances anticoagulantes. II. Une nouvelle synthèse du Pelentan [ester éthylique de l'acide di(hydroxy-4-coumarinyl-3) acétique]. Bull. Soc. chim. Fr. **1949**, 609—612.
FURMAN, R. H., HOWARD, R. P., ALAUPOVIC, P.: Reduction in serum lipid levels during oral administration of C-17 alkylated steroids, methyltestosterone and methylandrostanopyrazole to hyperlipemic subjects. J. Lab. clin. Med. **60**, 876 (1962).
GABRIEL, S.: Synthese von Derivaten des Isochinolins. Ber. dtsch. chem. Ges. **18**, 3470—3480 (1885).
GALLO, D. G., BAILY, K. R., SHEFFNER, A. L.: The interactions between cholestyramine and drugs. Proc. Soc. exp. Biol. (N. Y.) **120**, 60—65 (1965).
GANROT, P. N., NILEHN, J. E.: Plasma prothrombin during treatment with dicumarol. II. Demonstration of an abnormal prothrombin fraction. Scand. J. clin. Lab. Invest. **22**, 23—28 (1968).
GARNER, R. J.: The detection of warfarin and coumachlor in relicta. Nord. Vet.-Med. **8**, 514—516 (1956).
GARRETTSON, L. K., PEREL, J. M., DAYTON, P. G.: Methylphenidate interaction with both anticonvulsants and ethyl biscoumacetate. J. Amer. med. Ass. **207**, 2053—2057 (1969).
GASPARDY, G., BALINT, G., GASPARDY, G., Jr.: Wirkung der Kombination Indometacin und Symcumar (Acenocoumarol) auf den Prothrombinspiegel im Blutplasma. Z. Rheumaforsch. **26**, 332—335 (1967).
GASTPAR, H.: Metastasierung und Blutgerinnung. Thrombos. Diathes. haemorrh. (Stuttg.), Suppl. **27**, 119—136 (1968).
GATES, R. L.: Diphacin, a new anticoagulant rodenticide. Pest control **25** (8), 14, 16 (1957).

GAZZANIGA, A. B., STEWART, D. R.: Possible quinidine induced hemorrhage in a patient on warfarin sodium. New Engl. J. Med. **280**, 711—712 (1969).
GEILL, T., LUND, E., DAM, H., SØNDERGAARD, E.: Studies on the efficiency of vitamin K_1 in small doses as antidote against anticoagulants of the dicoumarol type. Scand. J. clin. Lab. Invest. **6**, 203—209 (1954).
GIANELLA, C. V., KAULLA, K. N. v.: Über die Nachweisbarkeit des Äthylesters der 3,3'-Dicumarinyl-essigsäure und des Dicumarols im menschlichen Blut. Experientia (Basel) **5**, 125—127 (1949).
GILBERT, N. C., NALEFSKI, L. A.: The effect of heparin and dicumarol in increasing the coronary flow volume. J. Lab. clin. Med. **34**, 797—805 (1949).
GLEY, P., DELOR, J.: Action antivitaminique P de la phénylindane-dione. Bull. Soc. Chim. biol. (Paris) **30**, 891—896 (1948).
GOLD, H., LILLEY, G. W.: New anticoagulant for oral use 3-(1'-phenylpropyl)-4-hydroxy-coumarin (liquemar); its evaluation for short-term therapy. J. Amer. med. Ass. **170**, 1303—1306 (1959).
GOLDBERG, L. K., EZELL, H. K., WALTON, R. P.: Electrocardiographic and serum potassium changes in fatal hyperthermia. Amer. Heart J. **44**, 754 (1952).
GOODWIN, R. H., KAVANAGH, F.: The isolation of scopoletin, a blue-fluorescing compound, from rat roots. Bull. Torrey Bot. Club **76**, 255—265 (1949).
GORI, E.: The antibacterial activity of coumarin and indandione compounds. Thrombose und Embolie, p. 271—274. Basel: B. Schwabe & Co. 1955.
— MOLTENI, L.: Hypoprothrombinemic activity of new coumarin and indanedione compounds. Thrombose und Embolie, p. 223—227. Basel: B. Schwabe & Co. 1955.
GOSS, J. E., DICKHAUS, D. W.: Increased bishydroxy coumarin requirements in patients receiving phenobarbital. New Engl. J. Med. **273**, 1094—1095 (1965).
GOTH, A.: Antibacterial properties of dicumarol. Science **101**, 383 (1945).
GREAVES, J. H., AYRES, P.: Heritable resistance to warfarin in rats. Nature (Lond.) **215**, 877—878 (1967).
GREEN, J. P., SØNDERGAARD, E., DAM, H.: Studies on distribution of dicumarol. Proc. Soc. exp. Biol. (N. Y.) **92**, 449—451 (1956).
GREKH, I. F., SHAIS, J.: On the influence of some anticoagulants on the growth and metastases of sarcoma. Vop. Onkol. **12**, 57—63 (1966) (russ.).
GRILLI, H.: Gluthetimida y tiempo de prothrombina. Su aplicación en la terapeutica anticoagulante. Pren. méd. argent. **46**, 2867—2869 (1959).
GRIMINGER, P., DONIS, O.: Potency of vitamin K_1 and two analogues on counteracting the effects of dicumarol and sulfaquinoxaline in the chick. J. Nutr. **70**, 361—368 (1960).
GROSS, R., SCHRANK, W.: Kapillarschädigung und Prothrombinkomplex unter Cumarinen. Beobachtungen an einer außergewöhnlichen Marcumar-Vergiftung. Med. Welt (Berl.) **1965**, 1543—1547.
GROSSMANN, V., HAIS, J. M., KASALICKY, B.: Inhibition of human serum cholinesterase by some 4-hydroxycoumarin derivatives. Nature (Lond.) **165**, 276 (1950).
GRUBER, CH. M., Jr., LEE, K. S., LACZIEZENKO, Z. T., GRUBER, CH. M.: A study on the toxicology and the anticoagulant action of tromexan, a synthetic coumarin. Arch. int. Pharmacodyn. **87**, 402—412 (1951).
GRÜSSNER, A.: Derivate des Dicumarols und ihre gerinnungshemmende Wirkung. Festschrift für E. C. BARELL, Basel, 27. 6. 1946, p. 238—252.
GUMINSKÁ, M., ECKSTEIN, M.: The anticoagulant effect of naphthyl derivatives of indandione-1,3. Acta biochim. pol. **3**, 323—331 (1956) (poln.).
— — Anticoagulant activity of chloro-, bromo- and nitroderivatives of 2-phenylindandione-1,3- and 2α-naphthylindandione-1,3. Diss. pharm. (Krakow) **13**, 89—95 (1961).
— — The anticoagulant action of some derivatives of 3,3'-(arylidene)-bis-4-hydroxycoumarin. J. med. pharm. Chem. **3**, 583—595 (1961).
— — STACHURSKA, B.: The anticoagulant action of 2,2'-arylene-bis-indandione-1,3. Farmaco, Ed. sci. **19**, 653—660 (1964).
— — — SULKO, J.: The anticoagulant activity of 3,3'-(p-alkylthio-benzylidene)-bis-4-hydroxycoumarins and their oxidation products. Thrombos. Diathes. haemorrh. (Stuttg.) **17**, 277—286 (1967).
GUTTAS, CH. G., MOLONEY, W. C., SISE, H. S.: Studies on the anticoagulant phenylindanedione. I. The effect of emulsified vitamin K_1 on phenylindanedione induced hypoprothrombinemia. Blood **8**, 276—281 (1953).
HAANEN, C., SCHOENMAKERS, J. G. G.: One stage assay for Hageman factor (factor XII). Further studies on the role of Hageman factor in blood coagulation. Thrombos. Diathes. haemorrh. (Stuttg.) **9**, 557—569 (1963).
HAGAN, E. C., RADOMSKY, J. L.: The toxicity of 3-(acetonylbenzyl)-4-hydroxycoumarin (warfarin) to laboratory animals. J. Amer. pharm. Ass., Ed. sci. **42**, 379—382 (1953).

Hais, I.: Studies on anticoagulant substances. IX. Application of paper chromatography for the analysis of 4-hydroxycoumarine derivatives in blood and urine. Chem. Listy **45**, 76—81 (1951).
— Iontoforesa na papířa nekterých derivatu 4-hydroxykumarinu. Chem. Listy **49**, 709—716 (1955).
— Prochazka, Z.: The fate of some 4-hydroxycoumarin anticoagulants in the organism. Thrombose und Embolie, p. 238—244. Basel: B. Schwabe & Co. 1955.
Hansen, J. M., Kristensen, M., Skovsted, L., Christensen, L. K.: Dicoumarol-induced diphenylhydantoin intoxication. Lancet **1966 II**, 265—266.
Hansen, O. E., Holten, C.: Uricosuric effect of dicoumarol. Lancet **1958 I**, 1047—1048.
Harmison, C. R., Landaburu, R. H., Seegers, W. H.: Some physicochemical properties of bovine thrombin. J. biol. Chem. **236**, 1693—1696 (1961).
Hartshorn, E. A.: Drug Interaction: 2. How drugs interact. Drug Intelligence **2**, 58—65 (1968a).
— Drug interaction. Drug Intelligence **2**, 174—180 (1968b).
— Drug interaction. III. Classes of drugs and their interactions. — Antihistamines. Drug Intelligence **2**, 198—201 (1968c).
Hausner, E. P., Shafer, C. L., Corson, M., Johnson, O., Trujillo, T., Langham, W.: Clinical evaluation of dicumarinyl derivatives with a metabolic study of the radioactively labeled anticoagulants in animals. Circulation **3**, 171—181 (1951).
Haustein, K.-O.: Untersuchungen über Antikoagulantien aus der Phenylindandionreihe. Verh. Ges. exp. Med. der DDR **5**, 36—37 (1964), Hrsg.: K. Lohmann. Dresden: Th. Steinkopff.
Hayward, P. J., Davies, A. V., Deegan, T., McKendrick, C. S.: The effect of atromid on serum lipids and coagulation activity: J. Atheroscler. Res. **3**, 571—579 (1963).
Heisey, S. R., Saunders, J. P., Olson, K. C.: Systemic effect of 2-isovaleryl-1,3-indandione. Proc. Soc. exp. Biol. (N. Y.) **91**, 86—88 (1956a).
— — — Some anticoagulant properties of 2-Acyl-1,3-indandiones and warfarin in rabbits. J. agric. Food. Chem. **4**, 144—147 (1956b).
Hellemans, J.: Factors influencing the action of coumarin. Belg. Geneesk. **18**, 361 (1962).
— Vorlat, M., Verstraete, M.: Survival time of prothrombin and factors VII, IX and X after completely synthesis blocking doses of coumarin derivatives. Brit. J. Haemat. **9**, 506—512 (1963).
— Vreker, J. R. de, Vorlat, M., Verstraete, M.: Turnover of prothrombin and factors VII, IX and X in states of hypercoagulability. Acta haemat. (Basel) **30**, 35—41 (1963).
Hemker, H. C., Veltkamp, J. J., Hansen, A., Loeliger, E. A.: Nature of prothrombin synthesis: prethrombinemia in vitamin K deficiency. Nature (Lond.) **200**, 589—590 (1963).
— — Loeliger, E. A.: Kinetic aspects of the interaction of blood clotting enzymes. III. Demonstration of an inhibitor of prothrombin conversion in vitamin K deficiency. Thrombos. Diathes. haemorrh. (Stuttg.) **19**, 346—363 (1968).
Hermodson, M. A.: Biochemical studies on warfarin. Ph. D. Thesis, University of Wisconsin, 1968.
— Suttie, J. W., Link, K. P.: Warfarin resistance in the rat. Fed. Proc. **28**, 386 (1969).
Hill, R. B., Gaetani, S., Johnson, B. C.: Vitamin K and liver microsomal prothrombin. Fed. Proc. **22**, 620 (1963).
— — Paolucci, A. M., Rama Rao, P. B., Alden, R., Ranhorta, G. S., Shah, D. V., Shah, V. K., Johnson, B. C.: Vitamin K and biosynthesis of protein and prothrombin. J. biol. Chem. **243**, 3930—3939 (1968).
— Paul, F., Johnson, B. C.: Oxygen consumption and NADPH oxidation in microsomes from vitamin K-deficient, warfarin and dicumarol treated rats. Proc. Soc. exp. Biol. (N. Y.) **121**, 1287—1290 (1966).
Hill, U. T.: Colorimetric determination of fatty acids and esters. Analyt. Chem. **18**, 317—322 (1946).
— Colorimetric determination of fatty acids and esters. Analyt. Chem. **19**, 932—933 (1947).
Hjort, P. F., Egeberg, O., Mikkelsen, S.: Turnover of prothrombin, factor VII and factor IX in a patient with hemophilia A. Scand. J. Lab. clin. Invest. **13**, 668—672 (1961).
Hoag, M. S., Aggeler, P. M., Fowell, A. H.: Disappearance rate of concentrated proconvertin extracts in congenital and acquired hypoprothrombinemia. J. clin. Invest, **39**, 554—563 (1960).
Hollifield, H. C., Winefordner, J. D.: Fluorescence and phosphorescence characteristics of anticoagulants. Talanta **14**, 103—107 (1967).
Horeau, A., Jacques, J.: Isocoumarines. Bull. Soc. chim. Fr. **1948**, 53—59.
Horita, A., Loomis, T. A.: The influence of anticoagulants on the formation and regression of experimental atherosclerosis. J. exp. Med. **100**, 381—390 (1954).

Hovig, T., Roswell, H. C., Dodds, W. J., Jörgensen, L., Mustard, J. F.: Experimental hemostasis in normal dogs and dogs with congenital disorders of blood coagulation. Blood **30**, 636—668 (1967).
Hrdina, P., Kovalcik, V.: Zum Mechanismus des Einflusses der MAO-Inhibitoren auf die Wirkung der Antikoagulantien. Naunyn-Schmiedebergs Arch. exp. Path. Pharmak. **245**, 133—134 (1963).
— — Muckova, E.: The influence of morphine and pethidine on the hypoprothrombinemic effect of indirect anticoagulants. Int. J. Neuropharmacol. **2**, 135—141 (1963a).
— Rusnakowa, M., Kovalcik, V.: Changes of hypoprothrombinaemic activity of indirect anticoagulants after MAO inhibitors and reserpine. Biochem. Pharmacol. **12** (Suppl. 1), 241—242 (1963b).
Huebner, C. F., Sullivan, W. R., Stahmann, M. A., Link, K. P.: Hydroxycoumarins. III. Dehydration of the aldehyde condensation products. J. Amer. chem. Soc. **65**, 2292—2296 (1943).
Hueck, O.: Histologische Untersuchungen an Versuchstieren über die Wirkung hoher Dicumarol- und Tromexandosen auf die Leber und andere Organe. Naunyn-Schmiedebergs Arch. exp. Path. Pharmak. **212**, 302—310 (1951).
Hunter, R. B., Shepherd, D. M.: Chemistry of coumarin anticoagulant drugs. Brit. med. Bull. **11**, 56—61 (1955).
Hussar, D. A.: Therapeutic incompatibilities; drug interactions. Amer. J. Pharm. **139**, 215—233 (1967).
Iida, G.: Chemische und pharmakologische Untersuchungen über das Fraxin, einen Bestandteil von Fraxinus bovealis. Tohoku J. exp. Med. **25**, 454—470 (1935).
Ikawa, M., Stahmann, M. A., Link, K. P.: 4-hydroxycoumarin. V. Condensation of α,β-unsaturated ketons with 4-hydroxycoumarin. J. Amer. chem. Soc. **66**, 902—906 (1944).
Ikeda, M., Ullrich, V., Staudinger, H.: Metabolism in vitro of warfarin by enzymic and nonenzymic systems. Biochem. Pharmacol. **17**, 1663—1669 (1968).
Ingwall, J. S., Scheraga, H. A.: Purification and properties of bovine prothrombin. Biochemistry **8**, 1860—1869 (1969).
Isler, O.: Über die Vitamine K_1 und K_2. Angew. Chemie **71**, 7—15 (1959).
Ivanovic, N., Johnson, J. F., Olwin, J. H., Seegers, W. H.: Dicumarol and plasma antithrombin activity. Proc. Soc. exp. Biol. (N. Y.) **85**, 496—500 (1954).
Jacob, F., Monod, J.: Genetic regulatory mechanism in the synthesis of proteins. J. molec. Biol. **3**, 318—356 (1961).
— — Genetik der Bakterienzelle. Angew. Chemie **78**, 704—713 (1966).
Jansen, K. F., Jensen, K. A.: Über die Konstitutionsspezifität der hämorrhagischen Wirkung von 3,3′-Methylen-bis-(4-oxycumarin). Hoppe-Seylers Z. physiol. Chem. **277**, 66—73 (1943).
Jaques, L. B.: Anticoagulant therapy. Pharmacological principles, p. 90—120. Springfield: Ch. C. Thomas 1965.
— Froese, E. L., O'Toole, R., Spinks, J. W. T.: Relation between duration of hypoprothrombinemia with dicumarol and the level of the drug in the liver. Arch. int. Pharmacodyn. **111**, 478—489 (1957).
— Lepp, E.: Action of sodium salicylate on prothrombin time in rabbits. Proc. Soc. exp. Biol. (N. Y.) **66**, 178—181 (1947).
Jarnum, S.: Cinchophen and acetylosalicylic acid in anticoagulant treatment. Scand. J. clin. Lab. Invest. **6**, 91—93 (1954).
Jindal, M. N., Patel, M. A., Patel, R. P.: Some pharmacological actions of heparin, heparinoid and tromexan. Arch. int. Pharmacodyn. **147**, 359—371 (1964).
— Shah, D. S.: Anticoagulant activity of acenocoumarin in experimental animals. Indian J. Physiol. Pharmacol. **8**, 72—79 (1964).
— — Some pharmacological actions of acenocoumarin. Arzneimittel-Forsch. **16**, 878—881 (1966).
Jirásek, L., Schwank, R.: Berufskontaktekzem durch Vitamin K. Hautarzt **16**, 351—353 (1965).
Johnson, B. C., Hill, R. B., Ranhotra, G. S., Alden, R.: Control of prothrombin synthesis by vitamin K. Fed. Proc. **24**, 453 (1965).
Johnson, R. B., Feldott, G., Lardy, H. A.: The mode of action of the antibiotic, usnic acid. Arch. Biochem. **28**, 317—323 (1950).
Johnson, S. A.: Apparent resistance to oral anticoagulant therapy and influence of hypnotics on some coagulation factors. Acta med. scand. **184**, 297—300 (1968).
— Caldwell, M. J., Priest, E. M.: Effect of oral anticoagulant (Marcoumar) on prothrombin and related components in blood coagulation. Circulat. Res. **5**, 252—256 (1957).
— — — The effect of the administration of phenindione on blood levels of prothrombin, autoprothrombin, and autoprothrombin II. J. appl. Physiol. **13**, 411—418 (1958).

JONES, R. J., COHEN, L.: Sodium dextro-thyroxine in coronary disease and hypercholesteremia. Circulation **24**, 164—170 (1961).
JONGE, M. C. DE, NAUTA, W. TH.: Der analgetische Effekt des 4-Hydroxycumarins. Arzneimittel-Forsch. **10**, 463—465 (1960).
JONGH, D. K. DE, KOK, K.: Anticoagulant activity of a series of 2-2-bis-(4-hydroxy-coumarinyl-3)-ethanol ethers. Arch. int. Pharmacodyn. **94**, 470—474 (1953).
— — Some further pharmacological observations on 1-methoxy-2,2-bis-(4-hydroxycoumarinyl-3)-ethane. Thrombose und Embolie, p. 227—228. Basel: B. Schwabe & Co. 1955.
JÜRGENS, J.: Welche Medikamente beeinflussen den Prothrombinspiegel? Dtsch. med. Wschr. 88, 247—248 (1963).
— What drugs have an influence on the prothrombin level. Germ. med. Mth. **9**, 37 (1964).
— BELLER, F. K.: Klinische Methoden der Blutgerinnungsanalyse. 391 S. Stuttgart: Georg Thieme 1959.
JÜRGENS, R.: Die Wirkung von Vitaminen auf die experimentelle Hypoprothrombinämie. Int. Z. Vitamin-Forsch. **19**, 342—361 (1948).
— Wirkung von Vitamin K_1 auf die Dicumarol-Hypoprothrombinämie und die Acceleratorfaktoren am lebergeschädigten Kaninchen und nach Leberexstirpation der Katze. Acta haemat. (Basel) **7**, 143—156 (1952).
— Experimentelle Untersuchungen über das Anticoagulans Marcoumar [3-(1'-Phenylpropyl)-oxy-cumarin] und seinen Antagonisten Konakion (synthetisches Vitamin K_1). Schweiz. med. Wschr. **83**, 471—475 (1953).
— Pharmakologische Beeinflussung der Blutgerinnung. Naunyn-Schmiedebergs Arch. exp. Path. Pharmak. **222**, 107—153 (1954).
— STUDER, A.: Zur antagonistischen Wirkung von Vitamin K_1 gegenüber Dicumarol-Analogen. Thrombose und Embolie, S. 341—346. Basel: B. Schwabe & Co. 1955.
KABAT, H., STOHLMAN, E. F., SMITH, M. J.: Hypoprothrombinaemia induced by administration of indandione derivatives. J. Pharmacol. exp. Ther. **80**, 160—170 (1944).
KALMBACH, E. R.: Quart. Rep. of Wildlife Research. Laboratory, Denver, USA, 1st quarter (**1950**). Quart. Rep. Colo. co-op. Wildl. Res. Unit. (1st quarter).
KALMHOUT, J. M. VAN: Investigations on the physiology of dicoumarol. Acta med. scand. **150**, 377—387 (1954).
KAMM, G.: Identifikation basischer Ausmittelungsgifte im Urin. Dtsch. Z. ges. gerichtl. Med. **54**, 99—100 (1963).
— Untersuchungen über einen nahezu spezifischen Nachweis von Regenon, Regenon A und Preludin im Harn. Beitr. gerichtl. Med. **22**, 119—124 (1965).
— Beitrag zum Nachweis von Cumarin-Derivaten. Arzneimittel-Forsch. **17**, 1202—1204 (1967).
— Weitere Versuche zum Nachweis von Cumarin-Derivaten. Arzneimittel-Forsch. **18**, 1336—1337 (1968).
KAPPELER, R., KOLLER, F.: Über die intravenöse Verabreichung von Vitamin K_1 (Konakion) als Antidot der Antikoagulantien vom Typus des Dicumarol. Schweiz. med. Wschr. **85**, 62—64 (1955).
KARRER, P., GEIGER, A., LEGLER, R., RUEGGER, A., SALOMON, H.: Über die Isolierung des α-Phythochinons (Vitamin K aus Alfalfa) sowie über dessen Entwicklungsgeschichte. Helv. chim. Acta **22**, 1464—1470 (1939).
KAULLA, K. N. VON, PULVER, R.: Tierexperimentelle Untersuchungen mit dem neuen Antithromboticum Tromexan. Schweiz. med. Wschr. **78**, 806—810 (1948).
KAZMIER, F. J., SPITTEL, J. A., Jr., THOMPSON, J. H., Jr., OWEN, CH. A., Jr.: Changes in human coagulation factors VII, IX and X and prothrombin induced by dicumarol, warfarin, phenprocoumaron and phenindione. Thrombos. Diathes. haemorrh. (Stuttg.) **11**, 294—295 (1964) (12th Annual Symp. on blood, Jan. 17th and 18th, 1964 in Wayne State University College of Medicine and Mayo Clinic).
KILCHSPERGER, G.: Toxicological testing of coumarin-based raticides in feed stuffs. Schweiz. Arch. Tierheilk. **105**, 320—325 (1963).
KILGORE, L. B., FORD, J. H., WOLFE, W. C.: Insecticidal properties of 1,3-indandiones. Effect of acyl groups. Ind. Eng. Chem. **34**, 494—497 (1942).
KING, T. M., BURARD, J. K.: Drug interaction. Amer. J. Obstet. Gynec. **98**, 128—134 (1967).
KLOSA, J.: Über die Möglichkeiten tautomerer Formen des 4-Oxycumarins. Arch. Pharm. (Weinheim) **286**, 37—43 (1953).
— Über Kondensationen der heterozyklischen und ungesättigten Aldehyde und Ketone mit 4-Oxycumarin. Arch. Pharm. (Weinheim) **288**, 545—549 (1955).
— Synthese von 4-Oxy-6-chlorcumarinderivaten. Arch. Pharm. (Weinheim) **289**, 143—150 (1956).
KNOBLOCH, E.: Isomeric O-methyl ethers of ethyl di-(4-hydroxycoumarinyl-3)-acetate (the anti-coagulant drug pelentane or tromexane. Nature (Lond.) **184**, 1568—1569 (1959).

KNOBLOCH, H., PROCHÁZKA, Z.: Studies on anticoagulants. XXV. Infrared spectra of some derivatives of 4-hydroxycoumarin and chromone. Chem. Listy **47**, 1285—1292 (1953).
KOCH-WESER, J.: Quinidine-induced hypoprothrombinemic hemorrhage in patients on chronic warfarin therapy. Ann. intern. Med. **68**, 511—577 (1968).
KOELSCH, C. F.: The attempted synthesis of some compounds containing the iso-indene nucleus. J. Amer. chem. Soc. **58**, 1331—1333 (1936).
KOIKE, A.: Mechanism of blood-borne metastasis. I. Some factors affecting lodgment and growth of tumor cells in the lungs. Cancer **17**, 450—460 (1964).
KOLLER, F.: Über ein peroral wirksames gerinnungshemmendes Pharmakon (3,3'-Methylen-di-[4-oxy-cumarin]). Helv. med. Acta **11**, 55—74 (1944).
— Die Physiologie der Blutgerinnung, ihre Bedeutung für die Klinik. Naunyn-Schmiedebergs Arch. exp. Path. Pharmak. **222**, 89—106 (1954).
— Die Blutgerinnung und ihre klinische Bedeutung. Dtsch. med. Wschr. **81**, 516—524 (1956).
— LOELIGER, A., DUCKERT, F.: Experiments on new clotting factor (factor VII). Acta haemat. (Basel) **6**, 1—18 (1951).
— — — Le facteur VII. Rev. Hémat. **7**, 156—167 (1952).
— — FLÜCKIGER: P.: Fortschritte in der Handhabung der Dicumaroltherapie. Vereinfachung der Kontrolle. Vitamin K_1 als Antidot. Helv. med. Acta **19**, 411—416 (1952).
KOPTELOVA, M. N.: Experimental study of a new anticoagulant omefin. Vop. Med. Khim. **8**, 396—401 (1962) [Russ.].
— Omephine, a new anticoagulant. Fed. Proc. **22**, T 1256—1258 (1963).
KORBELAR, O.: Determination of metabolites of pelentan (dicumarol derivative) in blood. Čas. Lék. čes. **89**, 447—449 (1950).
— Relation of pelentan metabolites in blood to prothrombin level. Čas. Lék. čes. **89**, 540—543 (1950).
KOVALČIK, V., PECHÁŇ, J., SMIEŠKO, V., FISCHEROVÁ, V.: Anticoagulant and toxic properties of 1,3-indandione derivatives. Bratisl. lek. Listy **40**, 198—205 (1960).
KREY, H. G.: Synthetische Antikoagulantien. Derivate des 1,3-Diketohydrindens. Pharmazie **13**, 619—622 (1958).
KRIEGER, J. H.: From arsenic to warfarin. The story of rodenticides. Agr. Chemicals **7** (4), 46—48, 135, 137, 139, 141, 143 (1952).
KRISTENSEN, M., HANSEN, J. M.: Potentiation of the tolbutamide effect by dicumarol. Diabetes **16**, 211—214 (1967).
— — Accumulation of chlorpropamide caused by dicumarol. Acta med. scand. **183**, 83—87 (1968).
KUBO, H.: Pharmacological action of dicumarol-Na. Kumamoto med. J. **6**, 81—88 (1953).
— Further studies on the pharmacological action of dicumarol-Na. Kumamoto med. J. **7**, 73—77 (1954).
KUSCHINSKY, G., LUDEWIG, H.: Permeabilitätsänderungen durch Dicumarol unabhängig von Änderungen der Prothrombinzeit. Naunyn-Schmiedebergs Arch. exp. Path. Pharmak. **210**, 404—408 (1950).
LACERDA, P. M. G. DE, Jr.: Antibacterial properties of dicoumarol. Rev. Fac. Med. vet. Univ. (S. Paolo) **3**, 155—156 (1945).
LACKNER, H., HUNT, V. E.: The effect of librium on hemostasis. Amer. J. med. Sci. **256**, 368—372 (1968).
LAKIN, K. M.: On the anticoagulant activity of nofarin. Farmakol. i Toksikol. **28**, 329—333 (1965) (Russ.).
LACOUR, F., OBERLING, C., GUERIN, M.: Influence de l'ethyldicoumarol sur l'évolution des metastases de l'épithélioma T 8 chez le rat. Note préliminaire. Bull. Ass. franç. Cancer **42**, 531—536 (1955).
— — — Influence de l'éthyl-dicumarol sur l'évolution des métastases de l'épithélioma T 8 chez le rat; nouvelles recherches. Bull. Ass. franç. Cancer **44**, 88—91 (1957).
LASCH, H. G., RÓKA, L.: Zur Prothrombinbildung in der Leber. Hoppe-Seylers Z. physiol. Chem. **294**, 30—35 (1953).
— — Über den Bildungsmechanismus der Gerinnungsfaktoren Prothrombin und Faktor VII. Klin. Wschr. **32**, 460—464 (1954).
LAUNCHBURY, A. P.: Drug interaction. J. Hosp. Pharm. **23**, 24—29 (1966).
LAWRENCE, E. A., BOWMAN, D., MOORE, D. B., BERNSTEIN, G. L.: A thromboplastic property of neoplasms. Surg. Forum **3**, 694—698 (1953).
— DUGAN, M. J., OVERLAY, T. M.: Further observations on the thromboplastic property of neoplastic tissue and the effect of its control on the distribution of intravenous implant. Proc. Amer. Ass. Cancer Res. **1**, 32 (1953).
LEDERER, E., VILKAS, M.: Phosphorylation of derivatives of the vitamin K group. Vitam. and Horm. **24**, 409—426 (1966).

Lee, C. C., Trevov, L. W., Spinks, J. W. T., Jaques, L. B.: Dicumarol labelled with C^{14}. Proc. Soc. exp. Biol. (N.Y.) **74**, 151—155 (1950).
Lee, J., Solmssen, U. V., Steyermark, A., Foster, R. H. K.: Antihemorrhagic activity of tetra sodium 2-methyl-1,4-naphthohydroquinone diphosphoric acid ester and other naphthoquinone derivatives. Proc. Soc. exp. Biol. (N.Y.) **45**, 407—412 (1940).
Lehmann, J.: Hypoprothrombinaemia produced by methylene-bis-(hydroxycoumarin). Lancet **1942 I**, 318.
— Effect of coumarin and dicoumarin on prothrombin level. Lancet **1943** a I, 458—459.
— Thrombosis treatment and prevention with methylene-bis-hydroxycoumarin. Lancet **1943** b I, 611.
— Historical notes on the early development of anticoagulant therapy with dicumarol in Sweden. Circulation **19**, 122—126 (1959).
Leymarios, J.: Les hémorragies du tube digestif au cours des traitments anticoagulants. Presse méd. **75**, 207—208 (1967).
Libby, J. L., Abrams, J. I.: Anticoagulant rodenticide in paper tubes for control of meadow mice. J. Wildlife Managem. **30**, 512—518 (1966).
Liebaldt, G.: Tierexperimentelle Untersuchungen zur Permeabilitätswirksamkeit moderner Arzneimittel (Psychopharmaka und Antikoagulantien). Arzneimittel-Forsch. **15**,1056—1060 (1965).
Link, K. P.: The anticoagulant from spoiled sweet clover hay. Harvey Lect. **34**, 162—216 (1943/44).
— The discovery of dicumarol and its sequels. Circulation **19**, 97—107 (1959).
— Berk, D., Barger, W. M.: Partial fate of warfarin in the rat. Science **150**, 378 (1965).
— Overman, R. S., Sullivan, W. R., Huebner, C. F., Scheel, L. D.: Studies on the hemorrhagic sweet clover disease. XI. Hypoprothrombinemia in the rat induced by salicylic acid. J. biol. Chem. **147**, 463—474 (1943).
Linton, J. H., Goplen, B. P., Bell, J. M., Jaques, L. B.: Dicumarol studies. I. Oral administration of synthetic dicoumarol to various classes of sheep and cattle. Canad. J. Anim. Sci. **43**, 344—352 (1963).
Loeliger, E. A.: The turnover rate of coagulation factors II, VII, IX, X under pathological conditions. Thrombos. Diathes. haemorrh. (Stuttg.), Suppl. **13**, 195—200 (1964).
— Esch, B. van der, Emker, H. G., Mattern, M. J.: The biological disappearance of prothrombin, factor VII, IX and X from plasma in hypothyroidism, hyperthyroidism and during fever. Thrombos. Diathes. haemorrh. (Stuttg.) **10**, 267—277 (1963).
— Hensen, A., Mattern, M. J., Hemker, H. C.: Behaviour of factors II, VII, IX and X in bleeding complications during long-term treatment with coumarin. Thrombos. Diathes. haemorrh. (Stuttg.) **10**, 278—281 (1963).
Löwenthal, J.: 2-chloro-3-phytyl-1,4-naphthoquinone, an antivitamin of vitamin K_1 (2-methyl-3-phytyl-1,4-naphthoquinone). Fed. Proc. **20**, 53 (1961).
— Fisher, L. M.: The effect of thyroid function on the prothrombin-time response to warfarin in rats. Experientia (Basel) **13**, 253—254 (1957).
— Macfarlane, J. A.: The nature of antagonism between vitamin K and indirect anticoagulants. J. Pharmacol. exp. Ther. **143**, 273—277 (1964).
— — Evidence for a transport step in the action of vitamin K_1, inhibited by coumarin anticoagulants. Fed. Proc. **24**, 513 (1965).
— — Vitamin K-like and antivitamin K activity of substituted parabenzoquinones. J. Pharmacol. exp. Ther. **147**, 130—138 (1965).
— — Use of competitive vitamin K antagonist, 2-chloro-3-phytyl-1,4-naphthoquinone, for the study of the mechanism of action of vitamin K and coumarin anticoagulants. J. Pharmacol. exp. Ther. **157**, 672—680 (1967).
— — McDonald, K. M.: The inhibition of the antidotal activity of vitamin K_1 against coumarin anticoagulant drugs by its chloro analogue. Experientia (Basel) **16**, 428—429 (1960).
— Taylor, J. D.: A method for measuring the activity of compounds with an activity like vitamin K against indirect anticoagulants in rats. Brit. J. Pharmacol. **14**, 14—18 (1959).
Lubran, M.: Estimation of dicoumarin in blood. J. clin. Path. **4**, 63—65 (1951).
Lund, M.: Resistance to warfarin in the common rat. Nature (Lond.) **203**, 778 (1964).
— Resistance of rodents to rodenticides. Wld. Rev. Pest Contr. **6**, 131—138 (1967).
MacCorquodale, D. W., Binkley, S. B., Thayer, S. A., Doisy, E. A.: Constitution of vitamin K_1. J. Amer. chem. Soc. **61**, 1928—1929 (1939a).
— Cheney, L. C., Binkley, S. B., Holcomb, F. W., McKee, R. W., Thayer, S. A., Doisy, E. A.: Vitamin K_1. J. biol. Chem. **131**, 357—370 (1939b).
— — — — — — — The constitution and synthesis of Vitamin K_1. J. biol. Chem. **131**, 357—370 (1940).

MacDonald, M. G., MacKay, B. R.: Adverse drug reactions. Experience of Mary Fletcher hospital during 1962. J. Amer. med. Ass. **190**, 1071—1074 (1964).
— Robinson, D. S.: Clinical observations of possible barbiturate interference with coagulation. J. Amer. med. Ass. **204**, 97—100 (1968).
Märki, F., Martius, C.: Vitamin K-Reduktase, Darstellung und Eigenschaften. Biochem. Z. **333**, 111—135 (1960).
— — Vitamin K-Reduktasen aus Rinds- und Rattenleber. Biochem. Z. **334**, 293—303 (1961).
Magid, E.: Tolerance to anticoagulants during antibiotic therapy. Scand. J. clin. Invest. **14**, 565—566 (1962).
— Tolerance to anticoagulants during antibiotic treatment. Ugeskr. Laeg. **124**, 900—902 (1962) (Dän.).
Mahairas, G. H., Weingold, A. B.: Fetal hazard with anticoagulant therapy. Amer. J. Obstet. Gynec. **85**, 234—237 (1963).
Marks, J., Truscutt, B. M., Withycombe, J. F. R.: Treatment of venous thrombosis with anticoagulants: review of 1135 cases. Lancet **1954 II**, 787—791 (1954).
Markwardt, F.: Versuche zum Reaktionsmechanismus des Hirudins. Naunyn-Schmiedebergs Arch. exp. Path. Pharmak. **232**, 343—345 (1957).
— Die quantitative Bestimmung des Prothrombins durch Titration mit Hirudin. Naunyn-Schmiedebergs Arch. exp. Path. Pharmak. **232**, 487—498 (1958).
— Haustein, K.-O.: Tierexperimentelle Prüfung der Prothrombin-Synthesehemmenden Wirkung von Kumarinderivaten. Acta biol. med. germ. **17**, 318—326 (1966).
— Wenzel, G.: Die Anwendung der Prothrombinbestimmung mit Hirudin zur Überwachung der Behandlung mit Dicumarolderivaten. Blut **7**, 37—42 (1961).
Martius, C.: Zum Mechanismus der aeroben Phosphorylierung. Proc. 19th Intern. Congr. Physiol. Montreal 1953, 594—595.
— Die Stellung des Phyllochinons (Vitamin K_1) in der Atmungskette. Vorl. Mitt. Biochem. Z. **326**, 26—27 (1954).
— Zur Biochemie der K-Vitamine. Angew. Chem. **73**, 597—602 (1961).
— Mode of action of vitamin K in animals. Vitam. and Horm. **24**, 441—445 (1966a).
— Antagonisten der K-Vitamine. Bibl. „Nutr. et Dieta“ (Basel) 8, 64—73 (1966b).
— Märki, F.: Über Phyllochinon-Reduktase. Biochem. Z. **329**, 450 (1957).
— Nitz-Litzow, D.: Über den Wirkungsmechanismus des Dicumarols und verwandter Verbindungen. Biochim. biophys. Acta (Amst.) **12**, 134—140 (1953).
— — Zum Wirkungsmechanismus des Vitamin K. Biochem. Z. **327**, 1—5 (1955).
— — Cited in: Mechanism of action of vitamin K. Nutr. Rev. **14**, 211—212 (1956).
— Strufe, R.: Phyllochinonreduktase. Vorl. Mitt. Biochem. Z. **326**, 24—25 (1954).
Marver, H. S., Schmid, R.: Editorial: Biotransformation in the liver: implications for human disease. Gastroenterology **55**, 282—289 (1968).
Mathur, C. N., Mitra, C. R., Krishnaswamy, N. R., Kulshreshta, R. K., Arora, R. B.: The effect of some coumarin derivatives on the coronary flow and their structure-activity-relationship. Arch. int. Pharmacodyn. **153**, 218—225 (1965).
Matis, P.: Verhütung dicumarolbedingter Gefäßschädigung durch Rutin, unter besonderer Berücksichtigung der Thromboembolieprophylaxe. Dtsch. med. Wschr. **74**, 1576—1578 (1949).
— Toleranzänderungen (Effekte von Nebenmedikamenten) bei langzeitiger Antikoagulantienanwendung. Thrombos. Diathes. haemorrh. (Stuttg.), Suppl. **12**, 33—38 (1964).
— Konold, P., Mayer, W., Liebaldt, G.: Vasoaktive Wirkungen der Antikoagulantien und Fibrinolytika. Thrombos. Diathes. haemorrh. (Stuttg.), Suppl. **15**, 109—121 (1964).
— Scheele, J.: Zur Frage der Wechselbeziehung zwischen antibiotischer und antithrombotischer Therapie. Medizinische **1954**, 826—827.
Mayer, G. A.: A rare complication of coumarin-congener anticoagulant therapy. Canad. med. Ass. J. **93**, 1042—1043 (1965).
Mayer, W.: Zur lokalen Anwendung des Phenylindandions. Arzneimittel-Forsch. **14**, 121—122 (1964).
McCarter, J. G., Bingham, J. B., Meyer, O. O.: The hemorrhagic agent 3,3′-methylenebi-(4-hydroxycoumarin). IV. The pathologic findings after the administration of dicumarol. Amer. J. Path. **20**, 651—659 (1944).
McGirr, J. L., Papworth, D. S.: The toxicity of rodenticides. I. Sodium fluoroacetate, ANTU and warfarin. Vet. Rec. **67**, 124—131 (1955).
McIver, A.: Drug interactions. Pharm. J. **199**, 205—210 (1967).
McKee, R. W., Binkley, S. B., Thayer, S. A., MacCorquodale, D. W., Doisy, E. A.: The isolation of vitamin K_2. J. biol. Chem. **131**, 327—344 (1939).
McNicol, G. M., McNicol, G. P., Douglas, A. S.: Effect of anticoagulant drugs on platelet aggregation in the chandler's tube. Lancet **1965 I**, 729—730.

MEER, J. VAN DER, HEMKER, H. C., LOELIGER, E. A.: Pharmacological aspects of vitamin K_1. A clinical and experimental study in man, p. 1—85. Stuttgart-New York: Schattauer 1968.
MEITUS, M. L., WASSERMANN, PH.: Influence of long-term bis-hydroxy-coumarin therapy on liver function. Arch. intern. Med. **91**, 464—473 (1953).
MELIS, R.: Osservazioni su un nuovo preparato rodenticida della serie dei dicumarinici: la 3 (alfa-para acetilaminofenil, beta-acetiletil)-4-idrosso cumarina. Igiene mod. **48**, 219—232 (1955).
MENACHE, D.: The turnover rate of the coagulation factors II, VII and IX under normal metabolic conditions. Thrombos. Diathes. haemorrh. (Stuttg.), Suppl. **13**, 187—194 (1964).
MENTZER, C.: Les divers groupes de substances synthétiques douées d'une activité antivitaminique K, et la signification biologiques des resultats obtenus. Bull. Soc. Chim. biol. (Paris) **30**, 872—884 (1948).
MERZ, W. R.: Der Übergang der Dicumarine von Mutter auf Kind durch die Muttermilch. Thrombose und Embolie, S. 275—280. Basel: B. Schwabe & Co. 1955.
— CHRIST, M. A.: Kritik der Thromboseprophylaxe mit Tromexan im Wochenbett. Schweiz. med. Wschr. **82**, 196—197 (1952).
MEUNIER, P.: Le mécanisme d'action des antivitamines K chez les animaux. Bull. Soc. Chim. biol. (Paris) **30**, 884—891 (1948).
— MENTZER, C., BUU-HOI, N. P., CAGNIANTI, P.: Contribution au problème des anti-vitamines K. II. Obtention d'un dérivé hémorrhagique naphthalénique. Bull. Soc. Chim. biol. (Paris) **25**, 384—390 (1943).
— — MOLHO, D.: Sur l'activité antivitaminique K (hémorrhagique) d'une indanedione. C. R. Soc. Biol. (Paris) **224**, 1666—1667 (1947).
MEYER, O. O.: Historical data regarding the experience with coumarin anticoagulants at the University of Wisconsin Medical School. Circulation **19**, 114—117 (1959).
MILLAR, G. J., HENRIET, M., JAQUES, L. B.: Antagonistic and antidotal action of vitamins K_1 and K_3 versus dicumarol in dogs. Proc. Soc. exp. Biol. (N.Y.) **119**, 1093—1097 (1965).
— JAQUES, L. B., HENRIET, M.: The prothrombin time response of rabbits to dicumarol. Arch. int. Pharmacodyn. **150**, 197—219 (1964).
— MERSEREAU, O., LÖWENTHAL, J., JAQUES, L. B.: Distribution of phenylindanedione in blood and tissues after oral and intravenous administration. Thrombos. Diathes. haemorrh. (Stuttg.) **2**, 236—249 (1958).
MILLER, R., HARVEY, W. D., FINCH, C. A.: Antagonism of dicumarol by vitamin K preparations. New Engl. J. med. **242**, 211—215 (1950).
MOEWUS, F.: Blastokoline. Aus R. Kuhn, Naturforschung und Medizin in Deutschland 1939—1946, Bd. 40, Biochemie, Teil II, S. 185—205. Weinheim/Bergstr.: Verlag Chemie, GmbH 1953.
MOHR, R.: Vergiftungen beim Schwein durch Rattengifte vom Cumarintyp. Tierärztl. Rundsch. **9**, 43—45 (1954).
MOLHO, D.: Relations structurales et activité hypoprothrombinémiante. Thrombose und Embolie, p. 193—199. Basel: B. Schwabe & Co. 1955.
— FONTAINE, L., BELLEVILLE, M.: Propriétés cholérétiques de quelques anticoagulants hypothrombinémiants. C. R. Acad. Sci. (Paris) **252**, 336—338 (1961).
MOLITOR, H., ROBINSON, H. J.: Oral and parenteral toxicity of vitamin K_1, phthiocol and 2-methyl-1,4-naphthoquinone. Proc. Soc. exp. Biol. (N. Y.) **43**, 125—128 (1940).
MONTIGEL, C.: Die gerinnungsverzögernde Wirkung der Cumarine und deren Beeinflussung durch Barbiturate, Phenylbutazon und andere Substanzen in vivo. Transact. 6th Congr. Europ. Soc. Haematol., Copenhagen 1957, part. 2, p. 386—393, Basel-New York: S. Karger 1958.
— PULVER, R.: Die antagonistische Wirkung der K-Vitamine bei Vergiftung mit Rodenticiden vom Typ des 4-Oxycumarins. Arch. int. Pharmacodyn. **94**, 395—405 (1953).
— — Tierexperimentelle Untersuchungen über ein neues 4-Oxycumarin-Derivat: Geigy 23350. Thrombose und Embolie, S. 250—259. Basel: B. Schwabe & Co. 1955.
— — Tierexperimentelle Untersuchungen über ein neues hochaktives 4-Oxycumarin-Derivat mit kurzer Wirkung: Sintrom (G 23350). Schweiz. med. Wschr. **85**, 586—590 (1955).
— — Polysaccharidpolysulfonsäuren, Cumarine und Indandione als Antithrombotica. Med. Pharm. **94**, 206—216 (1956).
MORAUX, J.: Antivitamines K et coagulation sanguine. Un nouvel anticoagulant de synthèse: L-α-naphthyl-3-hydroxy-4-coumarine. Thérapie **11**, 104—116 (1956).
— MEUNIER, P., MENTZER, G.: Sur une nouvelle antivitamine K dissymétrique. L-α-naphthyl-3-hydroxy-4-coumarine. Arch. int. Pharmacodyn. **94**, 47—64 (1953).
MORELLI, H. F., MELMON, K. I.: The clinician's approach to drug interactions. Calif. Med. **109**, 380—389 (1968).

MOTULSKY, A. G.: Pharmacogenetics. In: Progress in medical genetics, ed. by A. G. Steinberg, vol. 3, p. 49—74. New York: Grune & Stratton 1964.
MÜLLER, G., ZOLLINGER, W.: Der Einfluß von Indometacin auf die Blutgerinnung unter besonderer Berücksichtigung der Interferenz mit Antikoagulantien. Praxis **55**, 1462—1467 (1966).
MUSHETT, C. W., KELLEY, K. L., HIRSCHMANN, R.: Efficacy of watersoluble derivatives of vitamin K_1 in counteracting drug-induced hypoprothrombinemia. Blood **14**, 37—49 (1959).
— SEELER, A. O.: Hypoprothrombinaemia resulting from the administration of sulfaquinoxaline. J. Pharmacol. exp. Ther. **91**, 84—91 (1947).
— — Presented at blood coagulation group meeting. Atlantic City, March 1948 (unpubl.).
NAEGELI, TH.: Durch Antibiotika bedingte Änderung der Reaktion des Organismus auf Antikoagulantien. Helv. chir. Acta **25**, 447—449 (1958).
NAGHSKI, J., COPLEY, M. J., COOGH, J. F.: Effect of flavonols on bacteriostatic action of dicumarol. Science **105**, 125—126 (1947).
NATHANSON, F.: Umlagerungen von Phthalidderivaten in Abkömmlinge des α,γ-Diketohydrindens. Ber. dtsch. chem. Ges. **26**, 2576—2582 (1893).
NEILAND, L. E., WANAG, G. J.: 2-Phenyl-4-azabenz-(f)-indandione-(1,3), a new compound of heterocyclic analogues of indandione-(1.3). Dokl. Akad. Nauk SSSR **146**, 615—617 (1962) (Russ.).
NELSON, TH. E., Jr.: Effect of dicumarol on blood vascular integrity in the rabbit. Circulat. Res. 8, 889—896 (1960).
— CASTRONOVA, E., HYMAN, CH: The effect of dicumarol on the transvascular exchange of T-1824-labeled protein in rabbits. Circulat. Res. 4, 308—312 (1956).
NEUMAYR, A.: Beitrag zur Antithrombonwirkung. Wien. Z. inn. Med. **29**, 31—39 (1948).
— SCHMID, J.: Kapillarpermeabilität und Antithrombon. Schweiz. med. Wschr. **78**, 616—618 (1948).
NICOLA, P. DE: Die hemmende Wirkung von hohen Plasmakonzentrationen auf die Blutgerinnung. Beobachtungen während der Behandlung mit Dicumarin-derivaten und bei anderen Zuständen. Experientia (Basel) 8, 116—117 (1952).
— Zur Kontrolle der Antikoagulantientherapie mit [Bis-(4-Oxycumarinyl)-3,3′]-Essigsäureäthylester durch die Faktor VII-Bestimmung. Klin. Wschr. **30**, 512 (1952).
— Research on the new clotting factors. Tex. Rep. Biol. Med. **11**, 3—16 (1953).
— FUMAROLA, D., RINALDIS, P. DE: Beeinflussung der gerinnungshemmenden Wirkung der indirekten Anticoagulantien durch die MAO-Inhibitoren. Thrombos. Diathes, haemorrh. (Stuttg.), Suppl. **12**, 125—127 (1964).
NIKKILÄ, E. A., PELKONEN, R.: Serum-lipid-reducing agents and anticoagulant. Lancet **1963 I**, 332.
NILSSON, I. M., BJÖRKMAN, S. E., STUDWITZ, W. v., HALLEN, A.: Antifibrinolytic activity of certain pectins. Thrombos. Diathes. haemorrh. (Stuttg.) **6**, 177—187 (1961).
NORÈN, I., QUICK, A. J.: Effect of warfarin, ethyl biscoumacetate and phenindione on the factors of the prothrombin complex. J. Lab. clin. Med. **61**, 302—307 (1963).
OAKLEY, D. P., LAUTCH: H.: Haloperidol and anticoagulant treatment. Lancet **1963 II**, 1231.
O'BRIEN, J. R.: Aspirin and platelet aggregation. Lancet **1968 I**, 204—205.
OGRYZLO, M. A., HARRISON, J.: Evaluation of uricosuric agents in chronic gout. Ann. rheum. Dis. **16**, 425—437 (1957).
OKUMURA, K., ASHINO, K., OKUDA, T.: Studies on novobiocin and related compounds. VII. Antimicrobial activity of the related compounds of novobiocin and its constituents. J. pharmac. Soc. Japan **81**, 1483—1488 (1961).
OLIVER, M. F., ROBERTS, S. D., HAYES, D., PANTRIDGE, J. F., SUZMAN, M. M., BERSOHN, I.: Effect of atromid and ethyl chlorophenoxisobutyrate on anticoagulant requirements. Lancet **1963 I**, 143—144.
OLSON, J. P., MILLER, L. L., TROUP, ST. B.: Synthesis of clotting factors by the isolated perfused rat liver. J. clin. Invest. **45**, 690—701 (1966).
OLSON, R. E.: Vitamin K induced prothrombin formation: antagonism by actinomycin D. Science **145**, 926—928 (1964).
— The regulatory function of the fat-soluble vitamins. Canad. J. Biochem. **43**, 1565—1573 (1965).
— Studies on the mode of action of vitamin K. Advanc. Enzyme Regulat. **4**, 181—196 (1966).
— PHILIPPS, G., WANG, N.: The regulatory action of vitamin K. Advanc. Enzyme Regulat. **6**, 213—225 (1968).
OLWIN, J. H.: Symposium on clinical advances in medicine, principles of anticoagulant therapy and their application. Med. Clin. N. Amer. **39**, 227—240 (1955).
O'REILLY, R. A.: Hereditary transmission of exceptional resistance to coumarin anticoagulant drugs: The first reported kindred. New Engl. J. Med. **271**, 809—815 (1964).

O'Reilly, R. A.: Discussion: resistance to coumarin anticoagulant drugs in man. Thrombos. Diathes. haemorrh. (Stuttg.), Suppl. **21**, 280—283 (1966).
— Studies on the coumarin anticoagulant drugs: interaction of human plasma albumin and warfarin sodium. J. clin. Invest. **46**, 829—837 (1967).
— Interaction of the anticoagulant drug warfarin and its metabolites with human plasma albumin. J. clin. Invest. **48**, 193—202 (1969a).
— Hereditary resistance to oral anticoagulant drugs: second reported kindred. Clin. Res. **17**, 317 (1969b).
— Mechanisms for warfarin-phenylbutazone interaction in man and dog. Clin. Res. **18**, 177 (1970).
— Aggeler, P. M.: Coumarin anticoagulant drugs: Hereditary resistance in man. Fed. Proc. **24**, 1266—1273 (1965).
— — Phenylbutazone potentiation of anticoagulant effect: fluorometric assay of warfarin. Proc. Soc. exp. Biol. (N.Y.) **128**, 1080—1081 (1968).
— — Determinants of the response to oral anticoagulant drugs in man. Pharmacol. Rev. **22**, 35—96 (1970).
— — Hoag, M. S., Leong, L.: Studies on the coumarin anticoagulant drugs: The assay of warfarin and its biologic application. Thrombos. Diathes. haemorrh. (Stuttg.) 8, 82—95 (1962).
— — — — Kropatkin, M.: Hereditary transmission of exceptional resistance to coumarin anticoagulant drugs: first reported kindred. New. Engl. J. Med. **271**, 809—815 (1964).
— — Leong, L. S.: The distribution and elimination of warfarin and dicumarol. Clin. Res. **11**, 93 (1963a).
— — — Studies on the coumarin anticoagulant drugs: The pharmacodynamics of warfarin in man. J. clin. Invest. **42**, 1542—1551 (1963b).
— — — Studies on the coumarin anticoagulant drugs: A comparison of the pharmacodynamics of dicumarol and warfarin in man. Thrombos. Diathes. haemorrh. (Stuttg.) **11**, 1—22 (1964).
— Kowitz, P. E.: Warfarin-albumin binding: Correlation of physico-chemical and metabolic characteristics in man. Clin. Res. **14**, 324 (1966).
— Nelson, E., Levy, G.: Physicochemical and physiological factors affecting the absorption of warfarin in man. J. pharm. Sci. **55**, 435—437 (1966).
— Pool, J. G., Aggeler, P. M.: Hereditary resistance to coumarin anticoagulant drugs in man and rat. Ann. N.Y. Acad. Sci. **151**, 913—931 (1968).
Oskaja, V., Vanags, G.: Chloro substituted 2-phenyl-1,3-indandiones. Latvija PSR Zinatnu Akad. Vestis, Kim. Ser. **1961**, No 1, 69—75.
Overman, R. S., Field, J. B., Baumann, C. A., Link, K. P.: Studies on the hemorrhagic sweet clover disease. IX. The effect of diet and vitamin K on the hypoprothrombinemia induced by 3,3′-methylene bis (4-hydroxycoumarin) in the rat. J. Nutr. **23**, 589—602 (1942).
— Sorensen, C. W., Wright, I. S.: Effectiveness of synthetic water soluble vitamin-K-preparations in bishydroxy-coumarin-induced hypoprothrombinemia. J. Amer. med. Ass. **145**, 393—399 (1951).
— Stahmann, M. A., Huebner, C. F., Sullivan, W. R., Spero, L., Doherty, D. G., Ikawa, M., Graf, L., Roseman, S., Link, K. P.: Studies on the hemorrhagic sweet clover disease. XIII. Anticoagulant activity and structure in the 4-hydroxycoumarin group. J. biol. Chem. **153**, 5—24 (1944).
— — Link, K. P.: Studies on the hemorrhagic sweet clover disease. VIII. Effect of 2-methyl-1,4-naphthoquinone and l-ascorbic acid upon action of 3,3′-methylenebis(4-hydroxycoumarin) on the prothrombin time of rabbits. J. biol. Chem. **145**, 155—162 (1942a).
— — Sullivan, W. R., Huebner, C. F., Campbell, H. A., Link, K. P.: Studies on the hemorrhagic sweet clover disease. VII. The effect of 3,3′-methylenebis (4-hydroxycoumarin) on the prothrombin time of the plasma of various animals. J. biol. Chem. **142**, 941—955 (1942b).
Owen, C. A., Bollman, J. L.: Prothrombin conversion factor of dicoumarol plasma. Proc. Soc. exp. Biol. (N.Y.) **67**, 231—234 (1948).
Owens, J. C., Neely, W. B., Owen, W. R.: Effect of sodium dextrothyroxine in patients receiving anticoagulants. New Engl. J. Med. **266**, 76—79 (1962).
Owren, P. A.: The coagulation of blood, investigations on a new clotting factor. Acta med. scand., Suppl. **194** (1947).
— Quantitative one-stage method for assay of prothrombin. Scand. J. clin. Lab. Invest. **1**, 81—83 (1949).
— Diagnostic and prognostic significance of plasma prothrombin and factor V levels in parenchymatous hepatitis and obstructive jaundice. Scand. J. clin. Lab. Invest. **1**, 131—140 (1949).

OWREN, P. A.: Long term anticoagulant therapy in coronary artery disease. Schweiz. med. Wschr. **84**, 822—827 (1954).
— Thrombotest, e new method for controlling anticoagulant therapy. Lancet **1959 II**, 754—758.
— Control of anticoagulant therapy. Arch. intern. Med. **111**, 248—258 (1963).
— AAS, K.: The control of dicumarol therapy and the quantitative determination of prothrombin and proconvertin. Scand. J. clin. Lab. Invest. **3**, 201—208 (1951).
PACKHAM, M. A., WARRIOR, E. S., GLYNN, M. F., SENYI, A. S., MUSTARD, J. F.: Alteration of the response of platelets to surface stimuli by pyrazole compounds. J. exp. Med. **126**, 171—188 (1967).
PACKMAN, R. C. (Ed.): Manual of medical therapeutics. 18th ed., p. 90—92. Boston: Little, Brown & Co. 1966.
PAOLUCCI, A. M., RAMA RAO, P. B., JOHNSON, B. C.: Vitamin K deficiency and oxidative phosphorylation. J. Nutr. **81**, 17—22 (1963).
PAPWORTH, D. S.: A review on the dangers of warfarin poisoning to animal other than rodents. Roy. Soc. Hlth J. **78**, 52—60 (1958).
PARTILLA, H.: Dicumarol: Seine Eigenschaften und Wirkungsweise. V. Über den Einfluß der Gallensäuren auf die Resorption und die Wirkung des Dicumarols. Wien. klin. Wschr. **77**, 580—582 (1965).
PASERO, G.: Über die urikosurische Wirkung antiprothrombinämischer Substanzen und einiger neuer Indandion-Derivate. Dtsch. med. Wschr. **85**, 854—856 (1960).
— MARINI, N.: Sull 'azione uricurica del 2-fenil-5-bromo-1,3-indandione. Gazz. med. ital. **117**, 561—567 (1958).
— MASINI, G.: Sull 'azione uricurica degli antiprothrombinici di sintesi. Boll. Soc. med.-chir. Pisa **25**, 124—129 (1957).
PATEL, R. P., PATEL, M. A.: Effects of heparin, treburon, dicoumarol and tromexan on blood vessels. Indian J. med. Res. **47**, 169—173 (1959).
PAULY, H., LOCKEMANN, K.: Bildungsweisen der Monophenolketone und eine neue Synthese der Benzotetronsäure. Ber. dtsch. chem. Ges. **48**, 28—32 (1915).
PEKKER, I., SCHÄFER, E.-A.: Vergleich von enteraler und perkutaner Resorption von Cumarin. Arzneimittel-Forsch. **19**, 1744—1745 (1969).
PERKOW, W.: Konstitution und Wirkung biologisch aktiver Verbindungen. 12. Mitteilung: β-Dicarbonyl-Verbindungen. Arzneimittel-Forsch. **11**, 119—122 (1961).
PESTALOZZI, H., CLAUSS, A , SIGG, A : Retardwirkung von Butazolidin auf die Antikoagulantien vom Dicumaroltyp Helv. med. Acta (Basel) **23**, 589—591 (1956).
PÉTER, M.: Über die Erhöhung des Antithrombin-Niveaus während Cumarin-Behandlung. Thrombos. Diathes. haemorrh. (Stuttg.) **14**, 605—612 (1965).
PIGUET, B., BERTHEUIL, F.: Accidents cutanés allergiques provoqués par une préparation injectable de vitamine K_1 synthétique. Bull. Soc. franç. Derm. Syph. **71**, 486—491 (1964).
POHL, M., KORNHUBER, B.: Fruchtschädigung nach Antikoagulantienbehandlung in der Schwangerschaft. Med. Klin. **61**, 964—965 (1966).
POLLER, L., THOMSON, J. M.: Reduction of "rebound" hypercoagulability by gradual withdrawal ("tailing off") of oral anticoagulants. Brit. med. J. **1965 I**, 1475—1476.
— — PRIEST, C. M.: Coumarin therapy and platelet aggregation. Brit. med. J. **1969 I**, 474—476.
POOL, J. G., BORCHGREVINK, C. F.: Comparison of rat liver response to coumarin administered in vivo versus in vitro. Amer. J. Physiol. **206**, 229—238 (1964).
— O'REILLY, R. A., SCHNEIDERMAN, L. J., ALEXANDER, M.: Warfarin resistance in the rat. Amer. J. Physiol. **215**, 627—631 (1968).
— ROBINSON, J.: In vitro synthesis of coagulation protein by rat liver slices. Clin. Res. **6**, 77 (1958).
— — In vitro synthesis of coagulation protein by rat liver slices. Amer. J. Physiol. **196**, 423—428 (1959).
POUCHER, R. L., VECCHIO, TH. J.: Absence of tolbutamide effect on anticoagulant therapy. J. Amer. med. Ass. **197**, 1069—1070 (1966, II).
PRIER, R. F., DERSE, P. H.: Evaluation of the hazard of secondary poisoning by warfarin-poisoned rodents. J. Amer. vet. med. Ass. **140**, 351—354 (1962).
PRYDZ, D. H.: Studies on proconvertin (factor VII). VII. Further studies on the biosynthesis of factor VII in rat cell suspensions. Scand. J. clin. Lab. Invest. **17**, 143—150 (1965).
PULVER, R., KAULLA, K. N. v.: Über Resorption und biologische Inaktivierung des neuen Antithromboticums Tromexan. Schweiz. med. Wschr. **78**, 956—959 (1948).
— MONTIGEL, C., EXER, B.: Über den Stoffwechsel von 4-Oxycumarin-Derivaten. Thrombose und Embolie, S. 232—238. Basel: B. Schwabe & Co. 1955.
PYÖRÄLÄ, K.: Determinations of the clotting factor response to warfarin in the rat. Ann. Med. exp. Fenn. **43**, Suppl. **3**, 1—99 (1965).

PYÖRÄLÄ, K.: Sex difference in the clotting factor response to warfarin and in the rate of warfarin metabolism in the rat. Ann. Med. exp. Fenn. **46**, 23—34 (1968).
— IKKALA, E., SILTANEN, P.: Benziodarone (Amplivix) and anticoagulant therapy. Acta med. scand. **173**, 385—389 (1963).
— KEKKI, M.: Anabolic steroids and anticoagulant requirements. Lancet **1963** a **II**, 360—361.
— — Decreased anticoagulant tolerance during methandrostenolone therapy. Scand. J. clin. Lab. Invest. **15**, 367—374 (1963b).
— MYLLYLÄ, G.: Zit. bei K. PYÖRÄLÄ (1965).
— NEVANLINNA, H. R.: Effect of selective and non-selective inbreeding on the rate of warfarin metabolism in the rat. Ann. Med. exp. Fenn. **46**, 35—44 (1968).
QUICK, A. J.: The prothrombin in hemophilia and in obstructive jaundice. J. biol. Chem. **109**, LXXII (1935).
— The coagulation defect in sweet clover disease and in the hemorrhagic chick disease of dietary origin: A consideration of the source of prothrombin. Amer. J. Physiol. **118**, 260—271 (1937).
— Aspirin and platelet stickiness. Lancet **1967 I**, 386—387.
— One-stage prothrombin time in the control of anticoagulant therapy. In: St. Nichol ed., Anticoagulant therapy in ischemic heart disease, p. 381. New York: Grune & Stratton 1966.
— COLLENTINE, G.: The role of vitamin K in the formation of prothrombin. J. Lab. clin. Med. **36**, 976 (1950).
— — Role of vitamin K in the synthesis of prothrombin. Amer. J. Physiol. **164**, 716—721 (1951).
RAPAPORT, S. I.: Plasma thromboplastin antecedente levels in patients receiving coumarin anticoagulants and in patients with Laennec's cirrhosis. Proc. Soc. exp. Biol. (N. Y.), 115—116 (1961).
— WING, M., GUEST, G. M.: Hypoprothrombinemia after salicylate administration in man and rabbits. Proc. Soc. exp. Biol. (N. Y.) **53**, 40—41 (1943).
RE, P. DA, SANDRI, E.: Über eine neue Synthese der 4-Hydroxycumarine. Chem. Ber. **93**, 1085—1088 (1960).
REBER, K., STUDER, A.: Beeinflussung der Wirkung einiger indirekter Antikoagulantien durch Monoaminooxydase-Hemmer. Thrombos. Diathes. haemorrh. (Stuttg.) **14**, 83—87 (1965).
REHBEIN, A., JARETZKI, A., HABIF, D. V.: The response of dicumarol-induced hypoprothrombinemia with vitamin K_1. Ann. Surg. **135**, 454—469 (1952).
REICH, E., FRANKLIN, R. M., SHATKIN, A. J., TATUM, E. L.: Action of actinomycin D on animal cells and viruses. Proc. nat. Acad. Sci. (Wash.) 48, 1238—1245 (1962).
REISS, J.: Gefährliche Stoffwechselprodukte von Pilzen auf Futter- und Nahrungsmitteln. Naturwiss, Rdsch. **22**, 203—208 (1969).
RENK, E., STOLL, W. G.: Orale Antikoagulantien. Fortschr. Arzneimittelforsch. **11**, 226—355 (1968).
REPPEL, L.: Über natürliche Cumarine. Pharmazie **9**, 278—299 (1954).
— SCHMOLLACK, W.: Beiträge zur Kenntnis der Cumarine. 4. Mitt.: Die Darstellung von Acylaminocumarinen und Sulfanilamidocumarinen. Arch. Pharm. (Weinheim) **297**, 711—718 (1964).
REVERCHON, R., SAPIR, M.: Clinical verification of an antagonism between barbiturates and anticoagulants. Presse méd. **69**, 1570—1571 (1961).
RICHARDS, R. K., CORTELL, R.: Studies on the anticoagulant 3,3-methylene-bis(4-hydroxycoumarin). Proc. Soc. exp. Biol. (N. Y.) **50**, 237—242 (1942).
RIEDLER, G.: Einfluß des Alkohols auf die Antikoagulantientherapie. Thrombos. Diathes. haemorrh. (Stuttg.) **16**, 613—635 (1966).
RINEHART, K. L., Jr., GUSTAFSON, D. H.: α-Indandion from β-propiolacton. J. org. Chem. **25**, 1836 (1960).
ROBERTS, W. L., LINK, K. P.: A precise method for the determination of coumarin, melilotic acid, and cumaric acid in plant tissue. J. biol. Chem. **119**, 269—281 (1937).
ROBINSON, D. S., MACDONALD, M. G.: The effect of phenobarbital administration on the control of coagulation achieved during warfarin therapy in man. J. Pharmacol. exp. Ther. **153**, 250—253 (1966).
RODERICK, L. M.: The pathology of sweet clover disease in cattle. J. Amer. med. vet. Ass. **74**, 314—326 (1929).
— A problem in the coagulation of the blood "Sweet clover disease of cattle". Amer. J. Physiol. **96**, 413—425 (1931).
RODERMUND, O. E., SCHNEIDER, S., EGLI, H.: Über das Verhalten des Hageman-Faktors und des Plasma Thromboplastin Antecedent (PTA) unter Hydroxycumarin- und Phenylindandion-Gabe. Thrombos. Diathes. haemorrh. (Stuttg.) **5**, 595—596 (1961).

RODIGHIERO, G., ANTONELLO, C.: Derivatives of 3-aminocumarin and their antibacterial activity. Boll. chim. farm. **97**, 592—601 (1958).

ROGEN, A. S., FERGUSON, J.: Effect of atromid on anticoagulant requirements. Lancet **1963 I**, 272.

ROKA, L.: Einfluß von Cumarinderivaten auf die Prothrombinbildung in vitro. Thrombose und Embolie, S. 269—271. Basel: B. Schwabe & Co. 1955.

ROSE, C. L., HARRIS, P. M., CHEN, K. K.: Toxicity of 3,3′-methylenebis(4-hydroxycoumarin). Proc. Soc. exp. Biol. (N. Y.) **50**, 228—232 (1942).

ROSEMAN, S., GREEN, H.: A colorimetric method for the determination of dicumarol (3,3′-methylenebis/4-hydroxycoumarin) in plasma. J. Lab. clin. Med. **37**, 321—324 (1951).

ROSENFELD, G., NAHAS, L.: Absence of activity of estrogen and androgen hormones on the prothrombin complex of dogs treated with dicumarol. Acta physiol. lat.-amer. **11**, 135—140 (1961).

ROSICKY, J.: O ovlivňeni srcižlivosti krevni se zvlaštnim zřetelem K derivatům cumarinu. Čas. Lék. čes. **83**, 1200—1204, 1234—1238 (1944).

ROTHSTEIN, E.: Warfarin effect enhanced by disulfiram. J. Amer. med. Ass. **206**, 1574—1575 (1968).

SAIDI, P., HOAG, M. S., AGGELER, P. M.: Transplacental transfer of bishydroxycoumarin in the human. J. Amer. med. Ass. **191**, 761—763 (1965).

SALVIDIO, E., PANNACCIULLI, I., BIANCHINI, E.: The action of coumarin anticoagulants and of vitamin K_1 on some enzymes of human blood platelets. 5. Kongr. Europ. Ges. Hämatol. **1956**, 499—502.

SAMUELSON, S.-M., LILIENBERG, G.: Do barbiturates influence the prothrombin-proconvertin level during anticoagulant therapy? J. clin. Lab. Invest. **17**, 73—79 (1965).

SAPEIKA, N.: Effect of dicoumarol on the ascorbic acid content of the liver and adrenal glands. Brit. J. exp. Path. **34**, 88—93 (1953).

SATO, R., NISHIBAYASHI, H., OMURA, T.: Naphthoquinone-dependent oxidation of reduced triphosphopyridine nucleotide by liver microsomes. Biochim. biophys. Acta (Amst.) **63**, 550—552 (1962).

SAUNDERS, J. P., HEISEY, S. R., GOLDSTONE, A. D., BAY, E. C.: Comparative toxicities of warfarin and some 2-acyl-1,3-indandiones in rats. J. Agric. food Chem. **3**, 762—765 (1955).

SCHEEL, L. D.: Studies on the anticoagulant dicoumarol and other 4-hydroxycoumarins. Doctoral dissertation, University of Wisconsin 1949.

SCHIMKE, R. T., SWEENEY, E. W., BERLIN, C. M.: An analysis of the kinetics of rat liver tryptophan pyrolase induction: the significance of both enzyme synthesis and degradation. Biochem. biophys. Res. Commun. **15**, 214—219 (1964).

SCHMID, J., STOCKINGER, L.: Zellwachstum und Dicumarine. Wien. Z. inn. Med. **32**, 67—72 (1951).

SCHOFIELD, F. W.: A brief account of a disease of cattle stimulating haemorrhagic septicaemia due to feeding sweet clover. Canad. vet. Rec. **3**, 74 (1922).

— Damaged sweet clover: the cause of a new disease in cattle stimulating haemorrhagic septicaemia and blackleg. J. Amer. med. vet. Ass. **64**, 553—575 (1924).

SCHROEDER, C., PREIS, S., LINK, K. P.: Mechanism of formation of warfarin from 4-hydroxycoumarin and β-anilino benzylacetone. Evidence for schiff base intermediates showing enhanced reactivity in the Michel reaction. Tetrahedron Letters **1960**, (13), 23—29.

SCHROGIE, J. J., SOLOMON, H. M.: Hazards of multiple drug therapy in patients taking coumarin anticoagulants. Circulation **34** (Suppl. III), 210—211 (1966).

— — The anticoagulant response to bishydroxycoumarin. II. The effect of D-thyroxine, clofibrate and norethandrolone. Clin. Pharmacol. Ther. **8**, 70—77 (1967).

— — ZIEVE, P. D.: Effect of oral contraceptives on vitamin K-dependent clotting activity. Clin. Pharmacol. Ther. **8**, 670—675 (1967).

SCHRÖER, H., HAUCK, G., GROBEN, D.: Zur Frage der Komplexnatur des Prothrombins. Pflügers Arch. Europ. J. Physiol. **312**, R. 1 (1969).

— HEENE, D. L., SEEGERS, W. H.: Addition of prothrombin to blood from dogs receiving dicumarol. Thrombos. Diathes. haemorrh. (Stuttg.) **13**, 187—193 (1965).

SCHULERT, A. R., WEINER, M.: The physiologic disposition of phenylindandione in man. J. Pharmacol. exp. Ther. **110**, 451—457 (1954).

SCHULT, R., GRUNDNER, H. G., HARTERT, H.: Untersuchungen über einen Pyramidonabkömmling ohne Retardwirkung auf ein gleichzeitig verabreichtes gerinnungshemmendes Cumarinderivat. Med. Welt **1962**, 312—314.

SCHUMACHER, G. E.: An introduction to the toxic potential of some drug interactions. Amer. J. Hosp. Pharm. **21**, 494—496 (1964).

SCUDI, J. V.: Reactions of 2-methyl-1,4-naphthoquinone (menadione) with whool blood and plasma in vitro. Proc. Soc. exp. Biol. (N. Y.) **50**, 16—17 (1942).

Seager, L. D., Bernstorf, P. W.: Effect of thyroidectomy and propylthiouracil upon the pyrogenic action of dicumarol. Fed. Proc. **10**, 333 (1951).
Seaman, A. J.: Owren's capillary thrombotest for office or bedside control of anticoagulant therapy. An evaluation. Ann. intern. Med. **53**, 914—923 (1960).
Seegers, W. H.: Physiology of blood coagulation: advances, problems and present status. Pflügers Arch. ges. Physiol. **299**, 226—246 (1968).
— Marciniak, E., Kipfer, R. K., Yasunaga, K.: Isolation and some properties of prethrombin and autoprothrombin III. Arch. Biochem. Biophys. **121**, 372—383 (1967).
— McCoy, L., Kipfer, R. K., Murano, G.: Preparation and properties of thrombin. Arch. Biochem. Biophys. **128**, 194—201 (1968).
— — Marciniak, E.: Blood-clotting enzymology, three basic reactions. Clin. Chem. **14**, 97—115 (1968).
Seeler, A. O., Mushett, C. W., Graessle, O., Silber, R. H.: Pharmacological studies on sulfaquinoxaline. J. Pharmacol. exp. Ther. **82**, 357—363 (1944).
Segre, G.: 3,3'-metilen-bis (4-idrossicumarina) e vitamine: loro azione sul cuore isolato di rana. Acta vitamin. (Milano) **3**, 17—19 (1949).
Seiler, K., Duckert, F.: Properties of 3-(1-phenyl-propyl)-4-oxycoumarin (Marcoumar(R)) in the plasma when tested in normal cases and under the influence of drugs. Thrombos. Diathes. haemorrh. (Stuttg.) **19**, 389—396 (1968).
— — Intoxication with phenprocoumon (Marcoumar). Pharmacokinetics and side effects. Thrombos. Diathes. haemorrh. (Stuttg.) **21**, 320—324 (1969).
Shah, D. V., Shah, V. K., Hill, R. B., Forsyth, G., Johnson, B. C.: Site of action of vitamin K in controlling prothrombin biosynthesis. Fed. Proc. **25**, 542 (1966).
Shapiro, S., Ciferri, F. E.: Intramuscular administration of the anticoagulant warfarin (coumadin) sodium. J. Amer. med. Ass. **165**, 1377—1380 (1957).
— Geiger, K., Freedman, L.: Indandione anticoagulants. J. org. Chem. **25**, 1860—1865 (1960).
— Redish, M. H., Campbell, H. A.: Prothrombin studies: III. Effect of vitamin K upon hypoprothrombinemia induced by dicumarol in man. Proc. Soc. exp. Biol. (N. Y.) **52**, 12—15 (1943).
— Weiner, M.: An evaluation of methods of dicumarol administration. Amer. Heart J. **41**, 749—754 (1951).
Shimamoto, T., Takeuchi, K., Ishioka: T.: Preventive effectiveness of MAO inhibitor and ineffectiveness of prothrombinopenic anticoagulant against increase in plasma thrombin activity by adrenaline, cholesterol, and traumatization. Amer. Heart J. **64**, 71—7 (1962a).
— — — MAO-inhibitor and anticoagulant in shortening of prothrombin time by adrenaline, cholesterol, and traumatization. Chemotherapia (Basel) **4**, 227—236 (1962b).
Sigg, A., Pestalozzi, H., Clauss, A., Koller, F.: Verstärkung der Antikoagulantienwirkung durch Butazolidin. Schweiz. med. Wschr. **86**, 1194—1195 (1956).
Singer, M. M., Fisch, S., DeGraff, A. C.: Study of bromindione, a new anticoagulant. J. Amer. med. Ass. **179**, 150—152 (1962).
Sise, H. S.: Some problems in controlling long-term anticoagulation. In: Anticoagulants and Fibrinolysins, ed. by R. L. MacMillan and J. F. Mustard, p. 225—235. London: Pitman Medical Publishing Co. Ltd. 1961.
— Potentiation of tolbutamide by dicumarol. Ann. intern. Med. **67**, 460—461 (1967).
— Kimbal, D. M., Adamis, D.: Plasma thromboplastin component (PTC) deficiency produced by prolonged administration of prothrombopenic anticoagulants. Proc. Soc. exp. Biol. (N. Y.) **89**, 81—83 (1955).
— Lavelle, S., Adamis, D., Becker, R.: Relation of haemorrhage and thrombosis to prothrombin during treatment with coumarin-type anticoagulants. New Engl. J. Med. **259**, 266—271 (1958).
Slingerland, D. W.: The influence of various factors on the uptake of iodine by the thyroid. J. clin. Endocr. **15**, 131—141 (1955).
Smith, C.C.: Antagonism of hemorrhagic syndrome induced by derivatives of 3-hydroxy-1,4-naphthoquinone. Proc. Soc. exp. Biol. (N.Y.) **64**, 45—47 (1947).
— Absence of hemorrhage inducing activity in phthiocol derivatives with a basic nitrogen in side chain. Proc. Soc. exp. Biol. (N. Y.) **73**, 562—563 (1950).
— Fradkin, R., Lackey, M. D.: Antagonism vitamin K by 3-hydroxy-1,4-naphthoquinones. Proc. Soc. exp. Biol. (N. Y.) **61**, 398—403 (1946).
Smith, H. P., Warner, E. D., Brinkhous, K. M., Seegers, W. H.: Bleeding tendency and prothrombin deficiency in biliary fistula dogs: Effect of feeding bile and vitamin K. J. exp. Med. **67**, 911—920 (1938).
Smith, J. D., Traut, R. R., Blackburn, G. M., Monro, R. E.: Action of puromycin in polyadenylic acid-directed polylysine synthesis. J. molec. Biol. **13**, 617—628 (1965).
Smith, L. I., Dobrovolny, F. J.: The reaction between duroquinone and sodium malonic esters. J. Amer. chem. Soc. **48**, 1693—1709 (1926).

SMITH, W. K.: Failure of alfalfa to prevent the hemorrhagic sweet clover disease. Science **87**, 419 (1938b).
— BRINK, R. A.: Relation of bitterness to the toxic principle in sweet clover. J. agr. Res. **57**, 145—154 (1938a).
SNELL, A. M.: Symposium on hemorrhagic diathesis in cases of jaundice: its relation to vitamin K deficiency, preliminary report; clinical and experimental conditions associated with a deficiency of prothrombin. Proc. Mayo Clin. **13**, 65—67 (1938).
SOLOMON, H. M.: Pitfalls of drug interference with coumarin anticoagulants. Hosp. Pract. **3**, 51—55 (1968).
— SCHROGIE, J. J.: The effect of phenyramidol on the metabolism of bishydroxycoumarin. J. Pharmacol. exp. Ther. **154**, 660—666 (1966).
— — The anticoagulant response to bishydroxycoumarin. I. The role of individual variation. Clin. Pharmacol. Ther. **8**, 65—69 (1967a).
— — Changes in receptor site affinity: A proposed explanation for the potentiating effect of D-Thyroxine on the anticoagulant response to warfarin. Clin. Pharmacol. Ther. **8**, 797—799 (1967b).
— — The effect of various drugs on the binding of warfarin-^{14}C to human albumin. Biochem. Pharmacol. **16**, 1219—1226 (1967c).
— — Effect of phenyramidol and bishydroxycoumarin on the metabolism of tolbutamide in human subjects. Metabolism **16**, 1029—1033 (1967d).
SOUGIN-MIBASHAN, R., HORWITZ, M.: The uricosuric action of ethyl biscoumacetate. Lancet **1955 I**, 1191—1197.
SÖDERBERG, W., WACHTMEISTER, C. A.: Pharmacological effects of humulone on cats and rabbits. Acta physiol. scand. **34**, 90—98 (1955).
— — The effect of large doses of 1,3-indandiones and 4-hydroxycoumarins on oxygen consumption of anesthetized cats and rabbits. J. Pharmacol. exp. Ther. **117**, 298—306 (1956).
SPENCER, D. A.: Insecticide act extension. Soap Chem. spec. **39** (9), 89—92 (1963).
SPITNIK-ELSON, F., ATSMON, A.: Stripping of ribosomal proteins from Escherichia coli ribosomes. FEBS Letters **2**, 13—16 (1968).
STAHL, E.: Dünnschichtchromatographie, 2. Aufl., XX, 979 S. Berlin-Göttingen-Heidelberg: Springer 1967.
STAHMANN, M. A., GRAF, L. H., HUEBNER, C. F., ROSEMAN, S., LINK, K. P.: 4-hydroxycoumarins. IV. Esters of the 4-hydroxycoumarins. J. Amer. chem. Soc. **66**, 900—902 (1944).
— HUEBNER, D. F., LINK, K. P.: Studies on the hemorrhagic sweet clover disease. V. Identification and synthesis of the hemorrhagic agent. J. biol. Chem. **138**, 513—527 (1941).
— WOLFF, I., LINK, K. P.: Studies on the 4-hydroxycoumarins. I. The synthesis of 4-hydroxycoumarins. J. Amer. chem. Soc. **65**, 2285—2287 (1943).
STEINIGER, F.: Über die Wirksamkeit des „Fumarin", eines neuen Antikoagulans zur Rattenbekämpfung und seine Verträglichkeit für Haustiere. Nachr.-Blatt dtsch. Pfl.-Sch.-Dienst **5**, 167—168 (1953).
STERN, P., DEZELIC, M., KOSAK, R.: Über die analgetische und antipyretische Wirkung von K-Vitamin und Dicumarol mit besonderer Berücksichtigung des 4-Hydroxycoumarins. Naunyn-Schmiedebergs Arch. exp. Path. Pharmak. **232**, 356—359 (1957/58).
STÖRMER, H., KAUTZSCH, E.: Regulationsabläufe bei der Behandlung mit Cumarin. Therapiewoche **4**, 590—594 (1954).
STOLL, W. G., LITVAN, F.: Der Einfluß der Substitution in 4-Oxycumarin-Derivaten auf die Gerinnungsvalenz des Blutes. Thrombose und Embolie, S. 244—250. Basel: B. Schwabe & Co. 1955.
STUBBS, B. T., STEWART, R. D., BOETTNER, E. A.: Infra-red analysis of dicumarol in blood serum. J. Lab. clin. Med. **59**, 667—671 (1962).
SULLIVAN, W. R., HUEBNER, C. F., STAHMANN, M. A., LINK, K. P.: Hydroxycoumarins. II. The condensation of aldehydes with 4-hydroxycoumarins. J. Amer. chem. Soc. **65**, 2288—2291 (1943).
SUNAGA, J., TADOKORO, S., TAKEUCHI, S.: Studies on prolonged administration of vitamin K_3 (Menadion). Gunma J. med. Sci. **8**, 357—371 (1959).
SUTTIE, J. W.: Control of prothrombin and factor VII biosynthesis by vitamin K_1. Arch. Biochem. Biophys. **118**, 166—171 (1967).
TAKAISHI, K.: Synthetic method and pharmacological action of dicumarol. Kumamoto med. J. **7**, 101—106 (1954).
TAYLOR, J. D., MILLAR, G. J., JAQUES, L. B., SPINKS, J. W. T.: Distribution of administered vitamin K_1—^{14}C in rats. Canad. J. Biochem. **34**, 1143—1152 (1956).
TAYLOR, P. J.: Hemorrhage while on anticoagulant therapy precipitated by drug interaction. Ariz. Med. **24**, 697—700 (1967).

THAYER, S. A., BINKLEY, S. B., MACCORQUODALE, D. W., DOISY, E. A., EMMETT, A. D., BROWN, R. A., BIRD, O. D.: Vitamin K potencies of synthetic compounds. J. Amer. chem. Soc. **61**, 2563 (1939).
— CHENEY, I. S., BINKLEY, S. B., MACCORQUODALE, D. W., DOISY, E. A.: Vitamin K activity of some quinones. J. Amer. chem. Soc. **61**, 1932 (1939).
THIERRY, M. J., SUTTIE, J. W.: Vitamin K metabolism in normal and warfarin resistant rats. Fed. Proc. **28**, 385 (1969).
THIES, H. A.: Klinische Maßnahmen und Anwendung von Antikoagulantien in der Chirurgie. In: F. BECKERMANN, JÜRGENS, R., SCHUBERT, G., Thrombose und Embolie, S. 63—75. Stuttgart: Schattauer 1958.
THOMAS, J.: Some aspects of drug interactions. Aust. J. Pharm. **48**, 112—117 (1967).
THOMPSON, G. R., MIKKELSEN, W. M., WILLIS, P. W.: The uricosuric effect of certain oral anticoagulant drugs. Arthr. and Rheum. **2**, 383—388 (1959).
THORDARSON, O.: Hypoprothrombinaemia during pregnancy. Nature (Lond.) **145**, 305 (1940).
TILLEMENT, J.-P., CHARRONAT, S.-R., BLATRIX, C.: Aspects cliniques et biologiques de quelques antivitaminiques K. Thérapie **20**, 1311—1318 (1965).
TOMASCH, E., MAJER, J.: Photocolorimetric determination of some esters utilized in pharmacy. Acta Pol. pharm. **17**, 139—144 (1960).
TRČKA, V.: Wirkung einiger neuer synthetischer Antikoagulantien. Thrombose und Embolie, S. 229—232. Basel: B. Schwabe & Co. 1955.
— The activity of some types of anticoagulants derived from 4-hydroxycoumarin. Čs. Farm. **12**, 65—68 (1963).
— HOLUBOVA, E., MACOVA, S., MATOUSKOVA, H.: Anticoagulant activity of new bishydroxycoumarin derivatives. Čas. Lék. čes. **91**, 454—461 (1952).
TRONCHE, P., COUQUELET, J., JOLLAND, P.: Synthèse et effet anticoagulant de quelques amides de l'acide chromone-carboxylique-2. Ann. pharm. franç. **23**, 573—577 (1965).
TSAMBOULAS, N., CRIKELIS, J., ANASTASOPOULO, G., LASANAS, G.: Effect of coumarin derivatives on cholesterol metabolism. Prakt. Akad. Athenon **30**, 100—111 (1955) [Griech.].
USCHAKOW, S. N., KONONOWA, T. A.: On the synthesis of polyrimyl ethers of pelentanic acids. Dokl. Akad. Nauk SSSR **129**, 1309—1312 (1959) [Russ.].
VELDSTRA, H., WIARDI, P. W., ALBERDA, G.: Synthetic anticoagulants. I. 1-Alkoxy-2,2-bis-(4-hydroxy-coumarinyl-3)ethanes. Rec. Trav. chim. Pays-Bas **72**, 358—364 (1953).
VENHO, E. F.: Pharmakologische Untersuchungen über die Toxizität und die Antagonisten der synthetischen Anticoagulantien. Ann. med. exp. Biol. Fenn. **37**, 6, 1—76 (1959).
VERE, D. W., FEARNLEY, G. R.: Suspected interaction between phenindione and ethyloestrenol. Lancet **1968 II**, 281.
VERMEULEN, H. G., BOKKEL HUININK, S. A. TEN, RADHAKISHUN, K. S.: Some observations on the coagulation defect during treatment with the anticoagulant sintrom. Thrombos. Diathes. haemorrh. (Stuttg.) **3**, 92—97 (1959).
VERSTRAETE, W., VANDENBROUCKE, J.: Influence des dérivés coumariniques sur le "Christmas factor". Arch. int. Pharmacodyn. **109**, 439—445 (1957).
— VERMYLEN, J., CLAEYS, H.: Dissimilar effect of two antianginal drugs belonging to benzofuran group on the action of coumarin derivatives. Arch. int. Pharmacodyn. **176**, 33—41 (1968).
VESSEL, E. S., PAGE, J. G.: Genetic control of dicoumarol levels in man. J. clin. Invest. **47**, 2657—2663 (1968).
VIGRAN, I. M.: Clinical anticoagulant therapy, p. 143—145. Philadelphia: Lea and Febiger 1965.
VILLA-TREVINO, S., FARBER, E., STAEHELIN, T., WETTSTEIN, F. O., NOLL, H.: Breakdown and reassembly of rat liver ergosomes after administration of ethionine or puromycin. J. biol. Chem. **239**, 3826—3833 (1964).
VINAZZER, H.: Die Beeinflussung der Antikoagulantientherapie durch ein Diuretikum. Wien. Z. inn. Med. **44**, 323—327 (1963).
WAKIM, K. G., CHEN, K. K., GATCH, W. D.: The immediate effects of 3,3'-methylenebis (4-hydroxycoumarin) on experimental animals. Surg. Gynec. Obstet. **76**, 323—326 (1943).
WANAG, G. J., KOPTELOWA, M. N.: Anticoagulation properties of some derivatives of 1,3-indandione. Latvijas PSR Zinatņu Akad. Vestis **1958**, No 8, 93—97 [Russ.].
WANNTORP, H.: Studies on chemical determination of warfarin and coumachlor and their toxicity for dog and swine. Acta pharmacol. (Kbh.) **16**, Suppl. 2 (1959).
WARIS, E.: Effect of ethyl alcohol on some coagulation factors in man during anticoagulant therapy. Ann. med. exp. Biol. Fenn. **41**, 46—53 (1963).
— MUSTALA, O.: Effect of ethyl alcohol on some coagulation factors in rat. Ann. Med. exp. Fenn. **41**, 54—59 (1963).

WEINER, M.: The significance of the physiologic disposition of drugs in anticoagulant therapy. Semin. Hematol. **1**, 345—374 (1964).
— Effect of centrally active drugs on the action of coumarin anticoagulants. Nature (Lond.) **212**, 1599—1600 (1966).
— AXELROD, J., SHAPIRO, S., BRODIE, B. B.: Fate of dicoumarol in man. Fed. Proc. **8**, 345—346 (1949).
— BRODIE, B. B., BURNS, J. J.: A comparative study of hypoprothrombinemic agents: The physiologic disposition and chemical pharmacology of coumarin and indanedione compounds. Thrombose und Embolie, p. 181—193. Basel: B. Schwabe & Co. 1955.
— DAYTON, P. F.: Drug induced increase of prothrombin complex activity in vivo. Amer. J. med. Sci. **247**, 75—83 (1964).
— SHAPIRO, S., AXELROD, J., COOPER, J. R., BRODIE, B. B.: The physiological disposition of dicumarol in man. J. Pharmacol. exp. Ther. **99**, 409—420 (1950).
— SIDDIQUI, A. A., BOSTANCI, N., DAYTON, P. G.: Drug interactions: The effect of combined administration on the half-life of coumarin and pyrazolone drugs in man. Fed. Proc. **24**, 153 (1965).
WERDER, F., v.: Über Abkömmlinge der Cumarin-3-carbonsäure, eine neue Klasse synthetischer Heilmittel. Mercks Jber. Pharm. **50**, 88—101 (1936).
WERNZE, H.: Klinische Untersuchungen zur Frage der Leberschädigung durch neuere androgene und anabole Steroide. Dtsch. med. Wschr. **85**, 2237—2242 (1960).
WEST, B. D., LINK, K. P.: Resolution and absolute configuration of Marcumar. J. heterocyclic. Chem. **2**, 93—94 (1965).
— PREIS, S., SCHROEDER, C. H., LINK, K. P.: Studies on the 4-hydroxycoumarins. XVII. The resolution and absolute configuration of warfarin. J. Amer. chem. Soc. **83**, 2676—2679 (1961).
WILLIAMS, G. E. O., MEYNELL, M. J.: Atromid, phenindione and blood coagulation. Lancet **1963 I**, 443.
WINTERS, W. L., SOLOFF, L. A.: Observations on sodium D-thyroxine as a hypocholesteremic agent in persons with hypercholesteremia with and without ischemic heart disease. Amer. J. med. Sci. **243**, 458—469 (1962).
WITTE, S., SCHRIKER, K. T., BRESSEL, D.: Über die Wirkung des Plasmafaktor I auf den hämorrhagischen Gefäßfaktor. Klin. Wschr. **35**, 953—957 (1957).
WOLFSON, W. Q., COHN, C., SHORE, C.: Renal mechanism for urate excretion in dalmation coach-hound. J. exp. Med. **92**, 121—128 (1950).
WOOD, J. S., HOLYOKE, E. D., YARDLEY, Y. H.: An experimental study of the influence of adrenal steroids, growth hormone, and anticoagulants on pulmonary metastasis formation in mice. Proc. Amer. Ass. Cancer Res. **2**, 157—158 (1956).
WOOD, S., Jr., HOLYOKE, E. D., YARDLEY, J. H.: Mechanism of metastasis production by blood-borne cancer cells. Canad. Cancer Conf. **4**, 167—223 (1961).
WOOLLEY, D. W.: Observations on antimicrobial action of 2,3-dichloro-1,4-naphthoquinone and its reversal by vitamin K. Proc. Soc. exp. Biol. (N. Y.) **60**, 225—228 (1945).
— Recent advances in the study of biological competition between structurally related compounds. Physiol. Rev. **27**, 308—333 (1947).
WOSILAIT, W. D.: The effect of anticoagulants on the respiration of rat liver slices. J. Pharmacol exp. Ther. **132**, 212—217 (1961).
— Effect of vitamin K deficiency on the adenosine nucleotide content of chicken liver. Biochem. Pharmacol, **15**, 204—206 (1966).
— NASON, A.: Pyridine nucleotide-menadione reductase from Escherichia coli. J. biol. Chem. **208**, 785—798 (1954).
WOSTMANN, B. S., KNIGHT, P. L., KEELEY, L. L., KAN, D. F.: Metabolism and function of thiamine and naphthoquinones in germ free and conventional rats. Fed. Proc. **22**, 120—124 (1963).
WRIGHT, I. S., PRANDONI, A.: The dicoumarin 3,3′-methylene-bis-(4-hydroxycoumarin). Its pharmacologic and therapeutic action in man. J. Amer. med. Ass. **120**, 1015—1021 (1942).
WROBLEWSKI, F., MANSO, C.: Effects of certain anticoagulants on serum enzyme activity. J. Amer. med. Ass. **167**, 2163—2168 (1958).
YARMOLINSKY, M. B., HABA, G. L. DE LA: Inhibition by puromycin of amino acid incorporation into proteins. Proc. nat. Acad. Sci. (Wash.) **45**, 1721—1729 (1959).
YUYAMA, A., GOTO, J., UMEZU, M.: Biochemical studies on warfarin. I. Colorimetric determination of plasma warfarin. Igaku to seibutsugaku **29**, 147—149 (1953).
ZANTEN, B. VAN, NAUTA, W. TH.: The effect of alkyl substitution in drugs. Arzneimittel-Forsch. **14**, 29—34 (1964).
ZAVRAZHNOV, V. I., TUMANOVSKII, I. N., ZALUKAEW, I. P., SIROTA, A. D., KLYKOVA, L. V.: An experimental study into new anticoagulants of the indandione series. Farmakol. i Toksikol. **28**, 438—444 (1965) [Russ.].

ZBINDEN, G., SCHÄRER, K., STUDER, A.: Experimentelle Untersuchungen über Erythrozytenschädigung durch Menadionderivate im Vergleich zu Vitamin K_1. Schweiz. med. Wschr. **87**, 1238—1241 (1957).
ZIEGLER, E., JUNEK, H.: Zur Chemie des 4-oxycumarins. I. Mitt. Eine neue Synthese des 4-Oxy-cumarins und seiner Derivate. Mh. Chem. **86**, 29—38 (1955).
ZUCKER, M. B., PETERSON, J.: Inhibition of adenosine diphosphate-induced secondary aggregation and other platelet functions by acetyl-salicylic acid ingestion. Proc. Soc. exp. Biol. (N. Y.) **127**, 547—551 (1968).
ZWEIG, G. (ed.): Analytical methods for pesticides, plant growth, regulators and food additives. Vol. III: Fungicides, nematocides and soil fumigants, rodenticides and food and feed additives, p. 185—205. New York-London: Acad. Press 1964.

Anonym: Drug interactions that can affect your patients. Patient Care **1**, 1—23 (1967)
— Haloperidol and trifluperidol in psychiatry. Drug. Ther. Bull. **6**, 58—59 (1968).
— British Pharmacopoea, London: 1963.
— Deutsches Arzneibuch, VII. Ausgabe, Bd. III (Loseblattsammlung). Berlin: Akademie-Verlag 1964.
— Merck Index, The, of Chemicals and Drugs, 7th ed., p. 1104. Publ. by Merck & Co., Inc., Rahway, N. J., USA 1960.

World health organisation: Spezifications for pesticides, 2nd ed., Geneva 1961, Palais des Nations, Rodenticides, p. 227—306.
— Specifications for pesticides used in public health, Geneva 1967, Palais des Nations, Rodenticides, p. 195—214.
Belg. Pat. 643827 (entspr. Brit. Pat. 991395): Crystalline sodium warfarin-isopropyl alcohol complex. (Wisconsin Alumni Research Foundation, 1965.)
Brit. Pat. 706661 (entspr. US-Pat. 2672483): 2-Diphenylacetyl-1,3-indandione and salts (Upjohn Co., 1954).
Brit. Pat. 707668: Herstellung von 3,3'-Bis-(4-oxycumarinyl)-cumarin (SPOFA, United Pharmaceutical Works, Prag, CSR, 1951).
Brit. Pat. 869280: 2-Diphenylacetylindandione-(1.3) (Upjohn Co.; R. D. BIRKENMEYER and M. E. SPEETER, 1961).
D. B. Pat. 924450: Herstellung von Cumarinderivaten (F. Hoffmann-La Roche & Co., Akt.-Ges.; B. HEGEDÜS und A. GRÜSSNER, 1955).
D. B. Pat. 932373: Herstellung von Cumarinderivaten (F. Hoffmann-La Roche & Co., Akt.-Ges.; A. GRÜSSNER und B. HEGEDÜS, 1955).
D. A. S. 1020030: Herstellung von 3-[Chromonyl-(3')-methyl]-4-hydroxycumarinen (SPOFA, Spojené Farmaceutické Závody, Národni Podnik, 1957).
D. A. S. 1029381: Herstellung von 3-[Chromonyl-(3')-methyl]-4-hydroxycumarin (SPOFA, Spojené Farmaceutické Závody, Národni Podnik; K. FUČIK, 1958).
D. A. S. 1141995: Herstellung von Derivaten des 4-Hydroxycumarins (LIPHA, Lyonnaise Industrielle Pharmaceutique, Lyon; D. MOLHO, 1963).
Franz. Pat. 1199205: Herstellung von Derivaten des 4-Hydroxycumarins (SPOFA, Spojené Farmaceutické Závody, Národni Podnik; K. FUČIK and M. HORICKY, 1959).
Franz. Pat. 1369 991: 4-Hydroxycoumarin-3-carboxamides (LIPHA, Lyon; [D. MOLHO und E. BOSCHETTI, 1963).
Schwed. Pat. 134199: Herstellung von einem biologisch aktiven Cumarinderivat (SPOFA, Spojené Farmaceutické Závody, Národni Podnik; K. FUČIK und K. LABLER, 1952).
Schweiz. Pat. 279771, 279772 und 279773: Bis-(oxycumarinyl)-essigsäureester (SPOFA, Spojené Farmaceutické Závody, Národni Podnik, 1944).
Schweiz. Pat. 280072, 280073, 280074: Bis-(4-oxycumarinyl)-essigsäureester (SPOFA, Spojené Farmaceutické Závody, Národni Podnik, 1946).
Schweiz. Pat. 317297 (entspr. D. B. Pat. 947473 (1954) und Brit. Pat. 748251 (1954): 2-(p-Chlorphenyl)-indan-1,3-dion (J. R. Geigy AG.; F. LITVAN und W. STOLL, 1953).
US-Pat. 2427578: 3-substituted 4-hydroxycoumarines (STAHMANN, M. A., M. IKAWA and K. P. LINK, 1947).
US-Pat. 2427579: 3,4-Dihydropyranocoumarins (STAHMANN, M. A., M. IKAWA and K. P. LINK, 1947).
US-Pat. 2482510—2482511: Bis-4-hydroxycoumarin esters. (SPOFA, Spojené Farmaceutické Závody, Národni Podnik; J. ROSICKY, 1949).
US-Pat. 2482512: Bis-4-hydroxycoumarin esters (SPOFA, Spojené Farmaceutické Závody, Národni Podnik; J. ROSICKY and K. FUČIK, 1949).
US-Pat. 2601204: Use of 3,3'-methylenebis (4-hydroxycoumarin) derivatives for lowering the prothrombin level in the blood (Wisconsin Alumni Research Foundation; K. P. LINK, H. A. CAMPBELL, M. A. STAHMANN and CH. F. HUEBNER, 1952).

US-Pat. 2601308: 3,3'-Carboxymethylene-bis-(4-oxycumarine)-amides (Specific Pharmaceuticals, Inc. New York; J. J. LOVAS, 1952).
US-Pat. 2648682: 3-Substituted 4-hydroxycoumarins (J. Geigy AG.; W. STOLL and F. LITVAN, 1953).
US-Pat. 2648683: 4-Hydroxycoumarin derivatives (J. Geigy AG.; F. LITVAN and W. STOLL, 1953).
US-Pat. 2665281: 3,4-disubstituted coumarines (Wisconsin Alumni Research Foundation; M. SEIDMAN and K. P. LINK, 1954).
US-Pat. 2672483 (entspr. Engl. Pat. 706661): 2-Diphenylacetyl-1.3-indandione (Upjohn Co.; D. G. THOMAS, 1954).
US-Pat. 2672483: 2-Diphenylacetyl-1,3-indandione and salts (Upjohn Co.; D. G. THOMAS, 1954).
US-Pat. 2702806: Anticoagulants, rodenticides (Wisconsin Alumni Research Foundation; M. SEIDMAN and K. P. LINK, 1955).
US-Pat. 2703320: Cumarine derivatives (Wisconsin Alumni Research Foundation; D. N. ROBERTSON and K. P. LINK, 1955).
US-Pat. 2765321: Crystalline sodium salt of warfarin (Wisconsin Alumni Research Foundation; H. SCHROEDER and K. P. LINK, 1956).
US-Pat. 2777859: Warfarin-alkali metal derivatives (Wisconsin Alumni Research Foundation; K. P. LINK, 1957).
US-Pat. 2820738: 2-(p-Chlorphenyl)-1,3-indandione (J. Geigy AG.; F. LITVAN and W. STOLL, 1958).
US-Pat. 2827489: 2-(Diphenylacetyl)-1,3-indandione (Upjohn, Co.; R. D. BIRKENMEYER and M. E. SPEETER, 1958).
US-Pat. 2872457: 4-Hydroxycoumarin derivatives (Wisconsin Alumni Research Foundation; C. H. SCHROEDER and K. P. LINK, 1959).
US-Pat. 2899358: Blood anticoagulants (Schering Co.; N. SPERBER, 1959).
US-Pat. 2900302: Rodenticide (Upjohn Co., J. T. CORRELL, 1959).

Klinische Anwendung der Anticoagulantien

E. Deutsch

Mit 23 Abbildungen

I. Geschichte der Anticoagulantientherapie

Schon lange bevor nähere Kenntnisse über die Pathogenese der thrombotischen Erkrankungen vorlagen, hatte die Anwendung von Blutegeln (Hirudo medicinalis) zur Behandlung der Thrombophlebitis weite Verbreitung erfahren. In der zweiten Hälfte des vergangenen Jahrhunderts hat Virchow (1854) die grundlegenden Vorgänge, die zur Entstehung von Thrombosen führen, charakterisiert: Es sind dies Veränderungen der Gefäßwand im Sinne des Verlustes der Unbenetzbarkeit, Veränderungen der Blutströmung im Sinne von Stase oder besonderer Wirbelbildung und schließlich Veränderungen der Blutgerinnung im Sinne einer gesteigerten Gerinnungsfähigkeit. Es war daher naheliegend, Substanzen, die imstande sind, die Gerinnung zu hemmen, zur Prophylaxe und Therapie von Thrombosen anzuwenden, sobald solche verfügbar wurden.

1916 beobachtete McLean erstmals die gerinnungshemmende Wirkung eines Leberextraktes, den er eigentlich zur Gewinnung gerinnungsfördernder Cephaline hergestellt hatte. Howell und Holt (1918) prägten für die gerinnungshemmende Substanz in diesem Extrakt die Bezeichnung Heparin. In den folgenden Jahren erfolgte die weitgehende Reinigung des Heparins, die schließlich 1936 mit der Definition eines internationalen Standards zu einem gewissen Abschluß kam (Howell, 1925, 1928; Charles und Scott, 1933; Scott und Charles, 1933; Jorpes, 1939). Im Tierversuch hatte Reed (1925) gezeigt, daß Heparin ohne ungünstige Wirkung auf Blutdruck, Temperatur, Puls und nervöse Erregbarkeit vertragen wurde. Die erste praktische Anwendung am Menschen erfuhr Heparin zur Ungerinnbarmachung des Blutes bei Transfusionen (Mason, 1924; Howell, 1928; Sköld, 1936). Etwa zur gleichen Zeit entnahm Haas (1928) Patienten mit Urämie Blut und füllte es in Kollodiumschläuche, um es zu dialysieren. Er verhinderte die Gerinnung durch Zugabe von Heparin. Nachdem 1930 Howell und McDonald auf Grund theoretischer Überlegungen Heparin zur Behandlung venöser Thrombosen empfohlen hatten, sich Liquoid als zu toxisch erwiesen hatte (Linkberg, 1932), führten Murray et al. in Toronto 1935 erstmals eine regionale Heparinisierung von der Arteria brachialis aus durch. Zwei Jahre später konnte diese Arbeitsgruppe (Murray et al., 1936, 1937) bereits über 76 postoperativ durch 5 Tage intravenös behandelte Fälle berichten. Zur gleichen Zeit erfolgte die praktische Anwendung in Schweden (Hedenius und Wilander, 1936; Crafoord, 1937). Diese Autoren wandten Heparin als intermittierende intravenöse Injektion oder als intravenöse Infusion an. Es war Crafoord (1937) bereits bekannt, daß die Anwendung von Heparin präoperativ und intra operationem mit Blutungsgefahr verbunden ist, während es 3 Std postoperativ relativ gefahrlos angewendet werden könne. Er hatte auch schon beobachtet, daß die Wirkung derselben Heparindosis präoperativ stärker ist als postoperativ. 1938 behandelte WRIGHT einen Patienten mit Thrombophlebitis migrans erfolgreich durch 16 Tage mit einer intravenösen Dauerinfusion, mußte dann aber unterbrechen, da das verfügbare Heparin aufgebraucht war, worauf es zu einem Rückfall der Thrombose kam (WRIGHT, 1959). Zur gleichen Zeit hatten SOLANDT und BEST (1938) bereits im Tierversuch experimentelle Coronarthrombosen verhindert und konnten 1939 (SOLANDT et al.) berichten, daß die murale Thrombose nach Coronarinfarkt beim Hund unter Heparinbehandlung unterbleibt.

Ungefähr in dieselbe Zeit fällt die Entdeckung des Dicumarins (geschichtlicher Überblick bei LINK, 1959, siehe hierzu auch Beitrag HASUTEIN und MARKWARDT in diesem Handbuchband). Es war LINK's klinischen Mitarbeitern bereits bekannt, daß die Wirkung des Dicumarols nach einer Latenzperiode von 36—48 Std eintritt und nach Absetzen eine langsame Normalisierung der Gerinnungsfähigkeit von selbst erfolgt. Schon 1941 wurde das Dicumarin erstmals beim Menschen verwendet (BUTT et al., 1941; BINGHAM et al., 1941), 1942 berichteten PRANDONI und WRIGHT bereits über 31, LEHMANN (1942) in Schweden über 81 behandelte Fälle. Im gleichen Jahr wiesen SHAPIRO et al. (1942) die dem Dicumarol entgegengesetzte Wirkung des Vitamin K beim Menschen nach. 1944 begannen NICHOL und FASSETT (1947) bereits die erste Langzeitbehandlung bei Myokardinfarkt.

Die weitere Entwicklung führte vom Heparin zur Herstellung billigerer teil- oder vollsynthetischer heparinähnlicher Substanzen, der Heparinoide (HALSE, 1950). Beim Dicumarol versuchte man einerseits zu schneller und kürzer wirkenden, andererseits zu länger und gleichmäßiger wirkenden Verbindungen zu kommen (LINK, 1959). Die auf diesem Gebiet erzielten Fortschritte sind bescheiden geblieben. Vor allem ist dem Versuch, die Latenzperiode bis zum Wirkungseintritt zu verkürzen, ein im Wirkungsmodus bedingtes Limit gesetzt.

Wenn auch heute, ein Vierteljahrhundert nach Einführung dieser Therapie, noch immer über die Zweckmäßigkeit der Anwendung der Anticoagulantien in zahlreichen Indikationen keine einheitliche Auffassung besteht, so hat dies vor allem drei Gründe. Zunächst entsprechen nur wenige der in großer Zahl und z.T. mit großer Emotion durchgeführten Untersuchungen in ihrem Versuchsplan statistischen Anforderungen. Zu oft wurde ätiopathogenetisch uneinheitliches Krankengut zu einheitlich scheinenden Gruppen zusammengefaßt. Trotz der Möglichkeit einer anscheinend exakten Wirkungskontrolle ist die Intensität der Therapie bei scheinbar gleichen Prothrombinwerten sehr unterschiedlich, so daß ein Vergleich der Ergebnisse nicht möglich ist. Prinzipiell muß aber festgehalten werden, daß die Anticoagulantien nur auf einen der drei pathogenetischen Mechanismen der Virchowschen Trias einwirken und dieser Einfluß überdies nur mangelhaft ist, d.h., daß die bisher vorhandenen Anticoagulantien noch keineswegs ideal sind. Die beiden anderen Mechanismen bleiben überhaupt unbeeinflußt.

II. Morphologie, Struktur und Entstehung der Thrombose

In diesem Abschnitt soll keine erschöpfende Darstellung der Entstehung der Thrombosen gegeben werden — diesbezüglich sei auf die Handbücher der pathologischen Anatomie und Histologie verwiesen —, sondern es sollen lediglich einige Punkte besprochen werden, die für das Verständnis der weiteren Ausführungen wichtig erscheinen. Morphologisch unterscheidet man zwischen dem weißen oder Abscheidungsthrombus und dem roten oder Gerinnungsthrombus. Meist finden sich beide Thrombusformen zum gemischten Thrombus vereint. Bei den venösen Thromben ist der Anteil des grauweißen Abscheidungsthrombus im Verhältnis

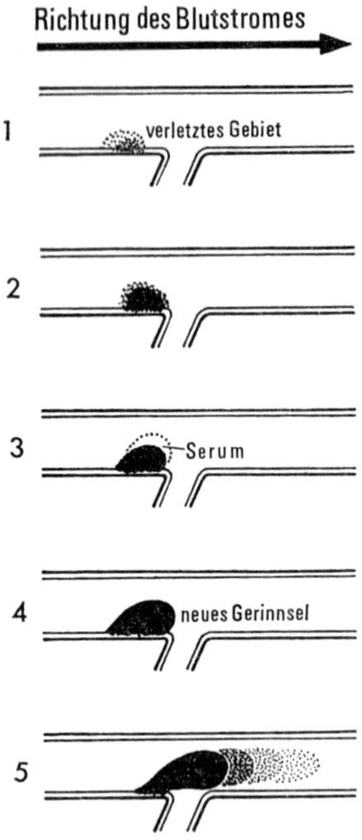

Abb. 1. Schema der Entstehung einer venösen Thrombose. *1* Verletzung der Gefäßwandung, Haften von Plättchen an der Verletzungsstelle. *2* Bildung eines Fibringerinnsels in der Umgebung der Plättchen. *3* Retraktion des primären Gerinnsels mit Auspressen von Serum, das reich an Thrombin ist. *4* Bildung eines neuen Fibringerinnsels anschließend an den primären Thrombus. *5* Wachstum des Thrombus durch aufeinanderfolgende Bildung neuer Gerinnsel und wiederholte Auspressung von frischem Thrombin durch die Gerinnselretraktion. (Quick, 1957)

zu der Gesamtgröße des Thrombus gering. Er bildet den Thrombuskopf und haftet an der Gefäßwandung fest (Abb. 1). An diesen schließt ein eher grauroter Anteil an, der einen schichtförmigen Aufbau aufweist, in dem grauweiße Schichten mit roten abwechseln. Dann folgt der rote Gerinnungsthrombus, der den sog. Thrombusschwanz bildet. Er kann ebenfalls an der Gefäßwandung haften; sehr oft aber liegt er frei flotierend allseits von Blut umströmt im Gefäßlumen, so daß er leicht als Embolus verschleppt werden kann. Er ähnelt in seinem Aspekt und Aufbau weitgehend einem Gerinnsel, wie es in der Eprouvette entsteht, ist nur an der Oberfläche etwas rauher, weniger glänzend, aber ebenfalls leicht zerreißlich (Paterson, 1969).

Bei den im arteriellen System entstehenden Thromben überwiegt der weiße Anteil. Oft fehlt ein roter Anteil vollkommen oder ist nur ganz klein. Er nimmt nur dann größere Ausmaße an, wenn der weiße Thrombus die Arterie völlig verschlossen hat. Der weiße arterielle Thrombus zeigt oft eine quer verlaufende Riffelung. Er haftet meist in toto fest an der Gefäßwand.

Die beiden Thrombusanteile unterscheiden sich grundlegend in ihrer Struktur. Der weiße Thrombusanteil besteht vorwiegend aus balkenartig, angeordneten, aggregierten, durch viscöse Metamorphose und z.T. durch regressive Vorgänge veränderten Plättchenmassen (Abb. 2), deren Struktur lichtmikroskopisch nicht mehr zu erkennen ist. Diese Plättchenbalken sind von Leukocyten umgeben, während nur wenige Fibrinfäden und nur vereinzelte Erythrocyten nachgewiesen werden können. Im weißen Thrombusanteil hat also eine Selektionierung der Blutbestandteile stattgefunden. Auf Grund neuerer Untersuchungen (Mustard, 1966, 1967, 1968, Mustard et al. 1967) ist jedoch in den amorph erscheinenden Anteilen mehr Fibrin enthalten als ursprünglich angenommen wurde.

Je näher man zum Schwanzanteil des Thrombus kommt, desto mehr nimmt die Anzahl der am Aufbau des Thrombus beteiligten Erythrocyten zu. Schließlich findet sich ein regelmäßiges Fibrinnetzwerk, dessen Maschen mit roten Blutkörperchen angefüllt sind. Daneben finden sich nur vereinzelte Leukocyten und Thrombocyten. Die Verteilung der Blutelemente entspricht hier weitgehend jener im zirkulierenden Blut (Übersichten bei Zahn, 1875; Roskam u. Hugues, 1954; Kaufmann u. Staemmler, 1955, 1957; Alexander, 1962; Douglas, 1962; Mustard et al., 1962; Poole et al., 1963; Rodman et al., 1963; Schmutzler, 1964; Sinapius, 1964; Johnson u. Seegers, 1967; Paterson, 1969).

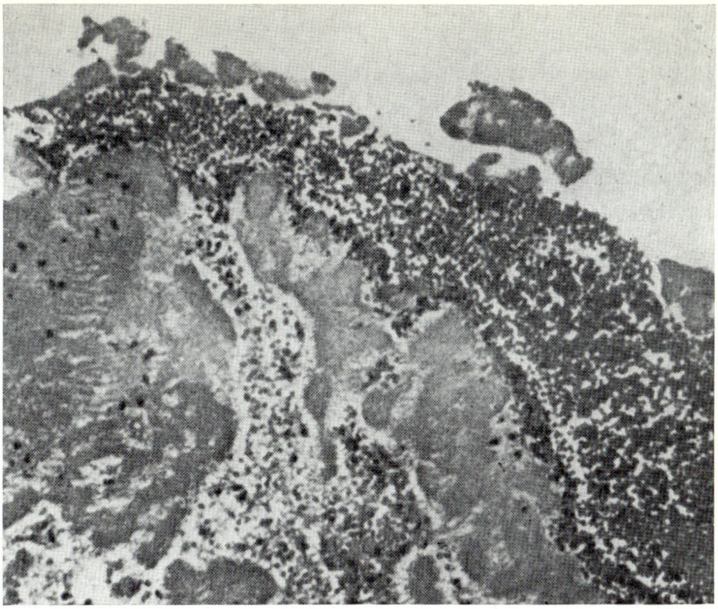

Abb. 2. Experimenteller weißer Thrombus 480fach. Man erkennt deutlich die balkenartig angeordneten durch viscöse Metamorphose veränderten Plättchenmassen. (Aus MUSTARD et al., 1962)

1. Gefäßwandveränderungen

Es kann kein Zweifel darüber bestehen, daß man bei entsprechend sorgfältiger Untersuchung im Bereiche des Thrombuskopfes Gefäßwandveränderungen nachweisen kann. In den Arterien finden sich in diesem Bereich oft arteriosklerotische Plaques, an denen man schichtweise thrombotische Auflagerungen verschiedenen Alters erkennen kann, die der Entstehung des massiven Thrombus oft lange vorangegangen sind (KRAULAND, 1965; EASTHAM, 1966). CONSTANTINIDES konnte sowohl in Serienschnitten von thrombosierten Coronargefäßen (1967a), als auch in thrombosierten cerebralen Gefäßen (1967b) an der Haftstelle des Thrombus regelmäßig Intimaeinrisse nachweisen.

Lange Zeit wurde die Ansicht vertreten, daß an jenen Stellen der Arterien, an denen sich Atherome bilden, das endogene Gerinnungssystem aktiviert werde, oder daß aus verletzten Endothelzellen Gewebethrombokinase austrete und so das exogene Gerinnungssystem aktiviere, wodurch es dann zur Anlagerung der im Randstrom liegenden Plättchen komme. An den Venen ist es schwieriger, Endothelläsionen nachzuweisen, von denen man mit Sicherheit behaupten könnte, daß sie bereits vor Entstehung des Thrombus vorhanden waren. Nach Ansicht DIETRICHs (1932) komme es infolge Endothelallergisierung zur Endothelproliferation. In dem mehrschichtigen Endothel gehen einzelne Zellen zugrunde und dadurch werde Gewebethrombokinase frei. Außerdem gehen bei lange bettlägerigen Patienten infolge des ständigen Druckes Endothelzellen in den Venen der Unterschenkelmuskeln zugrunde, so daß gerinnungsaktive Stoffe frei werden. Alle diese Mechanismen wären gemäß dieser Ansichten auslösend für jene Gerinnungsvorgänge, die das thrombotische Geschehen in Gang setzen.

Auch nach der heute gültigen Ansicht sind die genannten Vorgänge, die zu einer Wandveränderung führen, von grundlegender Bedeutung für die Thrombogenese, der Mechanismus der Auslösung des thrombotischen Geschehens ist jedoch ein anderer. Am Anfang des Geschehens steht — übrigens wie auch am Beginn aller Vorgänge, die zur Blutstillung führen — der Kontakt der Thrombocyten mit kollagenen Fasern. Überall dort, wo ein Gefäß durchtrennt wird oder wo es nur zu einem Einriß in die Intima kommt, wo sich ein Atherom befindet oder wo durch eine geringe Schädigung Endothelzellen zugrunde gehen — und hierfür genügen, wie SPAET u. ERICKSON (1966), ASHFORD u. FREIMAN (1967), BAUMGARTNER et al. (1967), SPAET (1967) zeigen konnten, ganz geringfügige Traumen — kommen Thrombocyten mit kollagenen Fasern des subintimalen Gewebes oder mit der Basalmembran, die offenbar ähnliche Eigenschaften besitzt, da sie reich an Hydroxyprolin ist, in Berührung und haften dort. Diese Haftung kann bereits 1 sec nach Verletzung nachgewiesen werden (MUSTARD et al., 1967). Die Plättchenmembran verliert an den Stellen, an denen sie in Kontakt mit kollagenen Fasern kommt, sehr schnell ihre Kontinuität und die Plättchen geben praktisch augenblicklich ADP und Thrombocytenfaktor 3 frei, so daß die dem Kollagen anliegenden Thrombocyten bald leer erscheinen.

Das aus den Thrombocyten austretende ADP führt zur Aggregation weiterer Thrombocyten, so daß der Thrombocytenhaufen wächst. Diese Thrombocyten können ihre morphologische Integrität besonders im Zentrum des Haufens sehr lange behalten. Lediglich ihre oft sehr langgestreckten Pseudopodien, die an die Oberfläche des Thrombocytenaggregates reichen, erscheinen leer (HOVIG, 1969; RODMAN, 1967). Dieses Stadium kann wahrscheinlich sehr unterschiedlich lange Zeit dauern. Von derartigen Thrombocytenaggregaten können kleinere und größere Anteile abreißen, worauf sich neue Aggregate an die haftenden Thrombocyten anlagern. Die abgerissenen Aggregate zerschellen in der Zirkulation oder verstopfen Capillaren und Präcapillaren (HOVIG, 1969), wodurch es zur Widerstandssteigerung in dem betroffenen Gefäßgebiet kommt. Spielen sich derartige Vorgänge an großen Coronargefäßen ab, so können sie von deletären Folgen für die Durchblutung des Herzmuskels sein, auch ohne daß es zu einem Verschluß eines großen Coronargefäßes gekommen wäre; ein analoges Geschehen an der Arteria pulmonalis kann zur Entstehung einer pulmonalen Hypertension führen. Diese Vorgänge sind gerinnungsunabhängig und laufen auch bei völliger Aufhebung der Blutgerinnung in gleicher Weise ab.

Eine Verfestigung des durch ADP-bedingte Aggregation gebildeten Thrombocytenhaufens erfolgt erst, sobald durch kleine Thrombinmengen die viscöse Metamorphose ausgelöst wird, durch die es unter Verlust der Integrität der Membran zur Degranulation der Thrombocyten, Freisetzung weiterer Mengen von ADP, Thrombocytenfaktor 3, Serotonin und zur Verschmelzung der Thrombocyten kommt. Für die Entstehung dieser kleinen Thrombinmengen werden 3 Möglichkeiten diskutiert:

1. Könnte es sich um eine lokalisierte Thrombinbildung in der Atmosphère plasmatique durch Aktivierung von Thrombocytenfaktor 3 in jenen Thrombocyten handeln, die mit Kollagen in Kontakt gekommen sind;

2. fanden NIEWIAROWSKI et al. (1965), daß freiliegendes Kollagen Faktor XII aktiviert, wodurch das endogene Gerinnungssystem aktiviert werden kann. Für den weiteren Ablauf ist die Freisetzung des Thrombocytenfaktor 3 wie in der ersten Möglichkeit geschildert, von Bedeutung, und

3. dürfte bei größeren Endothelläsionen die Abgabe von Gewebethrombokinase eine Aktivierung des exogenen Gerinnungssystems zur Folge haben. Erst nach 3—4 Std sind größere Mengen Fibrin nachweisbar (MUSTARD, 1968), nach

6—8 Std sind noch einzelne Plättchen gut zu erkennen (KRAULAND, 1964), nach 24 Std finden sich nur mehr wenige intakte Thrombocyten und viel Fibrin. Fibrinoide Auflagerungen an der Oberfläche des Thrombus sprechen für ein Alter von mehreren Tagen, stärkere Durchwanderung mit Fibroblasten für ein Alter von mehr als einer Woche. Bindegewebige Umwandlung findet sich nach mehreren Wochen (KRAULAND, 1964), Endothelsprossung nach 3—8 Tagen, Hämosiderinbildung nach 4—20 Tagen, Fibroblasten und Capillaren nach 4—20 Tagen, Gitterfasern und Kollagen nach 8 Tagen bis 2 Monaten, elastische Fasern nach 2—8 Monaten (IRNIGER, 1963).

Bezüglich der auslösenden Vorgänge am Beginn der Thrombose scheint es noch andere Möglichkeiten zu geben. So hat FRENCH (1969) darauf hingewiesen, daß zwischen den Fortsätzen der normalen Endothelzellen kleine Lücken bestehen. Wird das Gefäß etwas gedehnt, so werden diese Poren größer, so daß ein Thrombocyt hindurchtreten und mit der Basalmembran in Kontakt kommen kann. Er gibt ADP ab, so daß einige weitere Thrombocyten zur Haftung kommen. Diese gemeinsam verschließen die entstandene Lücke, ein Geschehen, das beim normalen Individuum zum Zweck der Erhaltung der Integrität des Gefäßsystems wahrscheinlich an Hunderten von Stellen täglich abläuft. Fehlen die Thrombocyten wie bei der Thrombocytopenie, so treten Erythrocyten aus und es entstehen Purpurablutungen. Ist die Aggregationsneigung der Plättchen in pathologischem Ausmaß erhöht, so kann das Mikroaggregat wachsen und zur Bildung eines Abschreibungsthrombus Anlaß geben.

Zu wesentlich abweichenden Ergebnissen sind JOHNSON (1966, 1968) und JOHNSON et al. (1967) gekommen. Nach ihrer Ansicht (JOHNSON, 1966) genügt bereits das teilweise Zugrundegehen von Endothelzellen, die sich gar nicht von ihrer Basalmembran abheben müssen, um das Entstehen eines Plättchenaggregates zu induzieren. Gelangen Zellplasma und Kernmembran mit dem Blut in Kontakt, so entsteht durch die Wirkung der ATP-asen der Kernmembran ADP, welches die Plättchen zur Haftung bringt. Ferner wurde in dem die Verletzungsstelle umgebenden Blut wesentlich mehr ADP gefunden, als aus den Thrombocyten freigesetzt werden kann (JOHNSON et al., 1967). Dieses ADP stammt aus den Erythrocyten, die, wie aus der sehr unterschiedlichen Elektronendichte der in jungen Thromben befindlichen Erythrocyten hervorgeht, einer partiellen Hämolyse anheimfallen, bei der ADP und Erythrocytin (QUICK u. HUSSEY, 1955) freigesetzt werden. In diesen Versuchen fanden sich bereits nach 15—20 sec Fibrinfäden, wahrscheinlich deshalb, weil die Untersuchungsstelle nicht mit Ringerlösung gespült wurde, so daß die Versuchsbedingungen den tatsächlichen Verhältnissen in vivo näher kommen (JOHNSON et al., 1963, 1965). Eine andere Erklärungsmöglichkeit für diese abweichende Beobachtung könnte darin gelegen sein, daß die von JOHNSON verwendete Fixierung in Osmiumtetroxyd viel langsamer erfolgt, so daß das Fibrin erst während der Fixierung entstanden sein könnte.

Trotz dieser verschiedenen Detailauffassungen kann kein Zweifel darüber bestehen, daß an den Vorgängen, die am Beginn der Thrombusbildung stehen, die Blutgerinnung nicht beteiligt ist und daß auch ihr Anteil an dem weiteren Wachstum des Abscheidungsthrombus nur von sehr untergeordneter Bedeutung ist. (Bezüglich der Struktur der Plättchenaggregate in den verschiedenen Stadien der Pfropfbildung und Abhängigkeit von verschiedenen Einwirkungen sei auf KJAERHEIM u. HOVIG, 1962; RODMAN et al., 1963; JOHNSON, 1966, 1968; HOVIG, 1969; SPAET et al., 1967; RODMAN, 1967, sowie auf die Übersichten von ROSKAM, 1965 und LÜSCHER, 1967 verwiesen.)

2. Strömungsveränderungen

Das Wachstum des Plättchenhaufens hängt sehr von den Strömungsverhältnissen und der Aggregationsneigung der Thrombocyten ab. In den Arterien führt das Aggregat, das sich oft auf einem sich vorwölbenden Atherom entwickelt, zu einer Einengung der Strombahn. Hinter dieser Stenose kommt es zu einer Wirbelbildung, die dazu führt, daß Plättchen vermehrt in den Randstrom und damit in Kontakt mit den bereits haftenden Thrombocyten kommen, wodurch die weitere Aggregation und Ablagerung von Plättchen gefördert wird. Die im Aggregat entstehenden gerinnungsaktiven Substanzen werden jedoch vom Blutstrom weggespült und kommen lokal nicht zur Wirkung. Es entsteht daher hinter dem Plättchenaggregat kein roter Gerinnungsthrombus. Von den Rändern kann Endothel über das Aggregat hinwegwachsen, so daß der murale Thrombus in die Gefäßwand eingebaut wird (Eastham, 1966) und der Vorgang zunächst zum Stillstand kommt, oder aber der Abscheidungthrombus wächst weiter, bis er das Gefäß verschließt.

Im Venensystem bedingt die verlangsamte Strömung, daß celluläre Elemente und vor allem wieder Thrombocyten vermehrt in den Randstrom gelangen, dadurch mit dem ursprünglichen Plättchenaggregat in Berührung kommen und haften. Die im Aggregat entstehenden gerinnungsaktiven Stoffe werden kaum weggespült. Sie erreichen höhere Konzentrationen, so daß nun Gerinnungsvorgänge an Bedeutung gewinnen (Abb. 1). Es wird immer mehr Fibrin gebildet und Erythrocyten werden in zunehmendem Maße festgehalten. Es entsteht ein Fibrinnetz, das mit Erythrocyten gefüllt ist. So bildet sich in der Richtung des Blutstromes an den weißen Abscheidungsthrombus anschließend zentripetal der rote Gerinnungsthrombus. Aus dem sich retrahierenden Thrombus wird Serum mit aktivierten Gerinnungsfaktoren und gerinnungsaktiven Intermediärprodukten ausgepreßt, das zu schnellem zentripetalem Wachstum des Thrombusschwanzes Anlaß gibt (Quick, 1957; Wessler, 1962, 1969), der frei flotierend im Gefäß liegt und jederzeit leicht abgerissen werden und zur tödlichen Embolie führen kann. Ist das Gefäß völlig verschlossen, so kann es zentrifugal vom Thrombuskopf zur Bildung eines Gerinnungsthrombus kommen, so daß dann der Abscheidungsthrombus an beiden Seiten von Gerinnungsthromben umgeben ist.

3. Veränderungen der Blutzusammensetzung und Blutgerinnung

Diese Veränderungen sind bei thrombotischen Zuständen und bei Erkrankungen, die zu thromboembolischen Komplikationen neigen, mannigfaltig. Sie allein werden kaum jemals zur Entstehung eines Thrombus führen, wie aus den beiden vorangehenden Abschnitten hervorgeht. Ihre Bedeutung ist aus mehrfachen Gründen umstritten. Einerseits finden sich diese Veränderungen bei zahlreichen Patienten, die niemals eine Thrombose entwickeln, andererseits fehlen sie oft bei Patienten mit denselben Grundkrankheiten und begleitender Thrombose. Dies hat seine Ursache darin, daß es sich bei der Thrombogenese um ein multifaktorielles Geschehen handelt, sowie darin, daß die Veränderungen in verschiedenen Stadien des Geschehens verschieden sein können. Dies gilt besonders für die Gerinnungsveränderungen nach Entbindungen, Operationen und Traumen, deren wellenförmiger Ablauf bekannt ist. Man wird also je nach dem Krankheitsstadium verschiedene Befunde erheben können. Dazu kommt noch, daß bei den der Entstehung der Thrombose vorangehenden und bei den sie begleitenden Gerinnungsvorgängen Gerinnungsfaktoren verbraucht werden, so daß gerade zum Zeitpunkt des Manifestwerdens der Thrombose eine Verminderung statt der erwarteten Vermehrung von Gerinnungsfaktoren gefunden werden kann. Eine zusätzliche Schwierigkeit ist darin begründet, daß viele der allgemein verwendeten Gerinnungsteste hinsichtlich der Erkennung einer Verminderung von Gerinnungsfaktoren sehr empfindlich sind, während sie kaum imstande sind, eine Vermehrung von Gerinnungsfaktoren zu erfassen. Es ist daher nicht verwunderlich, daß jede neu ausgearbeitete Methode herangezogen wird, um Probleme zu bearbeiten, die bereits wiederholt bearbeitet wurden, weshalb im folgenden alte wie neue Literatur heranzuziehen sein wird. Man spricht von einer Hypercoagulabilität, wenn einzelne Gerinnungsfaktoren vermehrt vorhanden sind oder wenn infolge geringer Vermehrung mehrerer Faktoren auch nur die globalen Gerinnungsteste eine Verkürzung gegenüber der Norm aufweisen. Diese Hypercoagulabilität kann bei Vorliegen anderer thrombosefördernder Faktoren einen wesentlichen Beitrag zur Entstehung einer Thrombose leisten, ihr Nachweis ermöglicht aber weder, die Entstehung einer Thrombose mit Sicherheit vorauszusagen, noch bei Bestehen fraglicher klinischer Symptome einen wesentlichen Beitrag zur Stellung der Diagnose zu leisten. Oft läßt sich auch nur ein signifikanter Unterschied nachweisen, wenn eine Normalpopulation mit einer erkrankten verglichen wird, wobei der Unterschied im Einzelfall keineswegs ausreicht, um Rückschlüsse auf die Diagnose zu ziehen. Es muß ferner darauf hingewiesen werden, daß eine technisch nicht einwandfreie Blutabnahme das Ergebnis in der Richtung zur Hypercoagulabilität verfälschen kann.

Im folgenden seien einige typische Veränderungen der Blutzusammensetzung angeführt und mit verschiedenen thrombosebelasteten Zuständen korreliert:

a) Celluläre Elemente

Eine Vermehrung der Erythrocytenzahl, wie sie bei den myeloproliferativen Erkrankungen gefunden wird (Penick, 1969) sowie Formveränderungen der Erythrocyten wie bei Sichelzellanämie (Penick, 1969) erhöhen die Viscosität des Blutes, fördern Stase und Sludgebildung und begünstigen so die Entstehung von Thrombosen.

Eine Erhöhung der Thrombocytenzahl findet man essentiell (Monto et al., 1952; Schüpbach u. Herrmann, 1954), im Frühstadium myeloischer Leukämien, nach Milzexstirpation (Hirsh et al., 1966; Penick, 1969), nach Myokardinfarkten, nach Operationen und pathologischen Entbindungen (Wright, 1942; Moolten et al., 1949; Reggiani u. Belloni, 1953; Vara u. Kotsalo, 1956; Mustard, 1957; Pepper u. Lindsay, 1960) mit einem Maximum zwischen dem 10. und 14. Tag, also zu dem Zeitpunkt, zu dem die Thrombosen und Embolien am häufigsten beobachtet werden. Ham u. Slack (1967) fanden am 2. postoperativen Tag eine Verminderung der Thrombocytenzahl bei gleichzeitiger hochsignifikanter Steigerung der Plättchenadhäsivität und am 6. Tag eine Thrombocytose, während die Adhäsivität schon wieder schwächer geworden war. Mit dieser Vermehrung der Thrombocytenzahl geht auch eine erhöhte Aggregabilität und Adhäsivität der Thrombocyten einher (Wright, 1942, 1944; Moolten et al., 1949; Jürgens, 1953). Eine gesteigerte Adhäsivität und/oder Aggregabilität der Thrombocyten wird bei folgenden mit Thrombosen belasteten Erkrankungen gefunden: Arteriosklerose (Bettigole u. Clifford, 1965; Breddin u. Bauke, 1965; Baumgartner et al., 1967), Myokardinfarkt (McDonald u. Edgill, 1957, 1959; McDonald, 1959; Breddin u. Bauke, 1965; Eastham, 1966; Bouvier et al., 1967; Zahavi u. Dreyfuss, 1968), periphere und zentrale arterielle Durchblutungsstörungen (Pfleiderer u. Rücker, 1964; Breddin, 1966), nach Röntgenbestrahlungen (Cottier et al., 1961), thromboembolischen Erkrankungen (Morrison et al., 1948; Hirsh u.

McBride, 1965; Breddin, 1966; Baumgartner et al., 1967), bei Carcinomen (Bettigole u. Clifford, 1965), postoperativ (Emmons u. Mitchell, 1965; Bygdeman et al., 1966), bei Gravidität und nach Entbindungen (Nold u. Osterwald, 1959).

b) Gerinnungsfaktoren

Eine Vermehrung von Fibrinogen findet man mit zunehmendem Alter (Schulz, 1953; Ardlie et al., 1966), postoperativ (Wille, 1960; Egeberg, 1964), bei Infekten (Penick, 1969), während der Gravidität (Dickmann u. Wegner, 1934; Penick, 1969), bei Myocardinfarkten (McDonald u. Edgill, 1957, 1959, Ardlie et al., 1966), bei Carcinom (Penick, 1969), Diabetes (Egeberg, 1964); eine Vermehrung von Prothrombin gemessen als Verkürzung der Prothrombinzeit gegen Ende der Gravidität (Adams, 1941; Boehringer-Scherb, 1943; Giannico, 1948; Olwin u. Allen, 1950; McDevitt, 1967), bei Hypertonikern (Giannico, 1948), bei Arteriosklerose (Giannico, 1948), bei Thrombosen (Giannico, 1948; Krenzer, 1950; Ingram, 1955), bei Diabetes (Giannico, 1948), bei Morbus Buerger (Giannico, 1948), postoperativ (Wille, 1960) und bei Myokardinfarkt (Szcezelik u. Janiakowa, 1957). Peery et al., 1952 hingegen fanden bei 9% ihrer Patienten Quickwerte unter 30% und bei 36% solche zwischen 30 und 50%.

Eine Vermehrung von Faktor V wurde bei Thrombophilie (Penick, 1967), postoperativ (Wille, 1960; Egeberg, 1964), bei Diabetes (Egeberg, 1964), bei fettreicher Kost (Teitelbaum et al., 1962; Fisher et al., 1963) sowie bei Carcinomen gefunden.

Faktor VII/X wurde besonders gegen Ende der Gravidität (Koller et al., 1952; Loeliger u. Koller, 1952; De Nicola, 1953; Alexander et al., 1954; Alexander, 1959; McDevitt, 1967; Penick, 1969), nach Einnahme von Contraceptiva (Penick, 1969), bei hypozirkulatorischen Zuständen (Lasch et al., 1957), Diabetes (Alberini et al., 1961), fettreicher Kost (Teitelbaum et al., 1962; Fisher et al., 1963) und Myocardinfarkt (Szczeklik und Janiakowa, 1957; Alexander, 1959; Alexander, 1962) vermehrt gefunden.

Eine Vermehrung von Faktor VIII findet man mit zunehmendem Alter (Cooperberg und Teitelbaum, 1961), was von Preston (1964) negiert wird, bei Sichelzellanämie (Abildgaard et al., 1967), familiär (Penick, 1969), bei Gravidität (Preston, 1964; McDevitt, 1967; Penick, 1969), nach Einnahme von Contraceptiva (Egeberg, 1964; Penick, 1969), bei Diabetes (Egeberg, 1964, 1967; Penick, 1969), bei Morbus Cushing (Penick, 1969), bei Carcinom (Deutsch, 1962; Amundsen et al., 1963; Egeberg, 1966; Penick, 1969), recurrierender Thrombophlebitis, Myocardinfarkt (Cooperberg u. Teitelbaum, 1961), Arteriosklerose (Egeberg, 1962) sowie postoperativ (Egeberg, 1964).

Eine Vermehrung von Faktor IX fand sich während der Schwangerschaft (McDevitt, 1969). Auch die Aktivierung von Faktor XI und Faktor XII kann eine Hypercoagulabilität und Thrombusbildung bedingen (Thomas et al., 1963).

c) Gerinnungsinhibitoren

Eine Verminderung von Antithrombin wurde bei der familiären Thrombophilie (Egeberg, 1965; Penick, 1969) sowie postoperativ (Lenggenhager, 1941; Wille, 1960), eine Vermehrung von Antiplasmin familiär (Penick, 1967), bei Carcinomen (Cliffton, Diskussion zu Egeberg, 1966) und postoperativ (Tsiouris et al., 1967) gefunden.

Diese Veränderungen finden ihren Niederschlag auch in verschiedenen globalen Gerinnungstesten, so in der Verkürzung des Thrombinbildungstestes beim Myokardinfarkt (Jean et al., 1965; von Kaulla, 1969), in Thrombuslänge und Thrombusgewicht im Chandlerschen Apparat (ARDLIE et al., 1966), im Thrombelastogramm (positiv beurteilt: RUNGE u. HARTERT, 1952; HARTERT, 1960; WILLE, 1960 und an vielen anderen Orten; negative Beurteilung: FISCHER u. MOGHISSI, 1954; GROSS, 1956) und im Heparintoleranztest (positive Beurteilung von SOULIER, 1952; GORMSEN u. HOLGER-MADSEN, 1960; WILLE, 1960; HEIKINHEIMO, 1962; negative Beurteilung: POLLER, 1955). Günstigere Ergebnisse werden vielleicht durch Anwendung einer ganzen Batterie von Testen erzielt. So finden BEAUMONT und LENÈGRE (1952) mit TEG, Heparintoleranztest, Prothrombinverbrauch, Prothrombinzeit und Faktor V eine Hypercoagulabilität bei arteriellen Verschlußkrankheiten, Herzkranken, postoperativ (hier auch CHATON, 1941; RUNGE u. HARTERT, 1952, 1953; POLLER, 1956; GORMSON u. HAXHOLD, 1960), nach Entbindungen, bei Infektionskrankheiten und nach Verwendung von Diuretica. ULUTIN u. SESTAKOF (1958) verwenden Gerinnungszeit, Heparintoleranztest in vivo und in vitro und die Bestimmung der Retraktion mit gleichem Ergebnis.

FEISSLY u. MANDEL (1954) empfehlen die Zählung der Thrombocyten, Prüfung der Adhäsivität, Prothrombinzeit, Gerinnungszeit und Heparintoleranz; HUME (1967) sowie HUME u. CHAN (1967) prüften mit Hilfe multipler Korrelationen die diagnostischen Möglichkeiten und fanden als günstigste Testkombination partielle Thromboplastinzeit, PEGS (platelet entrapment in glass spheres) und Hämatokrit. Hierbei wurden immer noch 29% der Thrombosefälle nicht erkannt. Durch Einschluß der Fibrinogenbestimmung, Thrombocytenzählung, Euglobulinlysezeit, TEG, Blutsenkung und Prothrombinzeit konnte das Ergebnis nicht verbessert werden. Berücksichtigung der klinischen Symptome wie Immobilisation und vorhergehende thromboembolische Erkrankungen verbesserten das Ergebnis auf nur mehr 17% Fehldiagnosen. Nach HEINRICH (1960) kommen zur Frühdiagnose Heparintoleranztest, TEG, Gerinnungszeit und Bestimmung der Einzelfaktoren II, V, VII und X in Frage, doch sind auch diese nicht spezifisch.

Keine Laboratoriumsmethode ist wirklich befriedigend (LOEWE et al., 1950), tägliche Prothrombinbestimmung (MAASSEN u. OPDERBECKE, 1956) oder Prothrombinbestimmungen im verdünnten Plasma (SACHS, 1950) hat keinen Vorteil. OBRIST (1957) kommt in einer sehr eingehenden Diskussion aller serologischen Teste zur Erkennung der Thrombose zu dem Schluß, daß wir keine serologische Untersuchung kennen, die mit großer Sicherheit eine Thrombosegefährdung anzeigt oder ausschließt, und JORPES betont 1960, daß allen Gerinnungstests in der Diagnose der thromboembolischen Erkrankungen nur theoretische Bedeutung zukomme.

Die Problematik wird besonders deutlich, wenn man abschließend noch darauf hinweist, daß arteriosklerotische Veränderungen, Myokardinfarkte und Thrombosen auch bei Patienten mit angeborenen hämorrhagischen Diathesen beobachtet werden können. So beschrieben BOIVIN (1954), BORCHGREVINK (1959) und ROCHIL (1960) Myokardinfarkte bei Patienten mit leichter Hämophilie A, BRODIE u. BEIZER (1965) bei Hämophilie B, HOAK (1966) und GLÜCK u. ROCHIL (1966) bei Faktor XII-Mangel. HAGEMAN selbst starb an einer Lungenembolie (RATNOFF et al., 1968). Bei Hypoprokonvertinämie wurden Lungenembolien und Thrombosen (GODAL et al., 1962; HALL et al., 1964) beobachtet. Auffallend ist allerdings, daß hier jeweils nur das exogene oder nur das endogene System gestört waren, während bei Mangel an Faktor V, X oder II, die beide Systeme betreffen, derartige Erkrankungen bisher nicht beobachtet wurden. Dies könnte aber bei der Seltenheit der Erkrankungen auch Zufall sein.

Hiervon darf aber nicht abgeleitet werden, daß der Blutgerinnung in der Thrombogenese gar keine Bedeutung zukommt. Es gibt vielmehr Familien (STEINMETZ, 1954), bei denen ein einziger vererbbarer Defekt eine Thromboseneigung auslöst, die sich schon in frühester Jugend manifestiert und das ganze Leben über erhalten bleibt. Man spricht in diesen Fällen von einer Thrombophilie: so die Vermehrung von Faktor VIII (PENICK, 1969) oder Faktor V (PENICK, 1969), das Fehlen von Antithrombin (KOSZEWSKI u. VAHABZADEH, 1962; EGEBERG, 1965), die Vermehrung von Antiplasmin (NILSSON et al., 1961). Diese widersprechenden Beobachtungen wird man eher verstehen, wenn man berücksichtigt, daß offenbar die Initialzündung der Thrombogenese durch Mechanismen erfolgt, die von der Gerinnung völlig unabhängig sind. An der weiteren Ausbildung der Thrombose ist die Gerinnung aber wesentlich beteiligt.

III. Wirkungsweise der Anticoagulantien

Detaillierte Angaben über Resorption, Verteilung, Ausscheidung, Metabolismus sowie über die Beziehungen zwischen chemischer Struktur, Dosis und Wirkung finden sich in den entsprechenden Abschnitten von JORPES sowie HAUSTEIN und MARKWARDT in diesem Band des Handbuches. Hier soll lediglich eine kurze Ergänzung gegeben werden.

A. Heparin

1. Wirkung auf Eiweißkörper

Ein Großteil der Wirkungen des Heparins beruht auf seiner Fähigkeit, auf Grund seiner Acidität verschiedene Eiweißkörper zu binden (FEDEROFF, 1962). Die Heparin-Eiweiß-Komplexe sind bei physiologischem pH löslich, können daher mit verschiedenen Reaktionen interferieren, sind nicht sehr stabil und dissoziieren bei der Elektrophorese (MARKWARDT u. WALSMANN, 1959; FEDEROFF, 1962). Beidseits des isoelektrischen Punktes der Eiweißkörper bilden sich jedoch unlösliche Salze (JAQUES, 1943, 1962; CLARKE u. MONKHOUSE, 1953), so daß Heparin zur Fällung von β-Lipoproteinen (BURSTEIN, 1956) oder Fibrinogen (GODAL, 1960) verwendet werden kann. 10 μg Heparin binden 2 mg Fibrin(ogen) (GODAL, 1961). Heparin hemmt die Ausfällung von Makroglobulinen (SOVENYI et al., 1961).

2. Gerinnungshemmende Wirkung

Heparin greift an verschiedenen Stellen in den Gerinnungsvorgang ein. Physiologisch bedeutsam ist die hemmende Heparinwirkung an allen jenen Stellen des Gerinnungssystems, an denen auch Thrombin zur Wirkung kommt, so bei der Aktivierung von Faktor IX durch Faktor XIa, Aktivierung von Faktor V, Hemmung der Bildung von Fibrinmonomer aus Fibrinogen, Aktivierung von Faktor XIII, während die direkte Einwirkung auf Gerinnungsfaktoren wie die Fällung von Fibrinogen und die Zerstörung von Faktor V physiologisch ohne wesentliche Bedeutung ist. Da für die Hemmung der Thrombinwirkung ein Cofaktor erforderlich ist, ist die Heparinwirkung in gereinigten Systemen unbedeutend. Der Heparin-Cofaktor gehört wahrscheinlich jenen α-Globulinen an, die unter verschiedenen Versuchsbedingungen mit den Albuminen ausfallen (LYTTLETON, 1954). Mit diesem bildet es einen festen Komplex (PORTER et al., 1967).

a) Hemmung der Fibrinbildung

α) Gereinigtes System. In einem gereinigten System, bestehend aus Fibrinogen und Thrombin, sind geringe Heparinkonzentrationen (10^{-8}–10^{-4} E/ml) wirkungslos (GODAL, 1961). 10^{-4}–10^{-1} E/ml verlängern die Gerinnungszeit geringfügig, möglicherweise infolge geringer Verunreinigungen der Präparationen mit Cofaktor;

mit steigenden Konzentrationen folgt eine gerinnungsfördernde Wirkung mit Verkürzung der Thrombinzeit unter den Ausgangswert durch Förderung der Polymerisation bzw. durch Fällung des Fibrins durch Heparin. Diese Heparinkonzentrationen entsprechen jenen, die Fibrin maximal in der Kälte fällen (GODAL, 1960). Erst bei Konzentrationen über 10^2 E/ml kommt es zu einer starken Gerinnungshemmung, die auf eine Hemmung der Fibrinpolymerisation zurückzuführen ist.

β) Physiologische Systeme: In Gegenwart von Cofaktor, also in einem Thrombin-Heparin-Plasma-System, wird Thrombin schnell inaktiviert (Antithrombinwirkung). Die Gerinnungshemmung ist bei niederen Heparinkonzentrationen

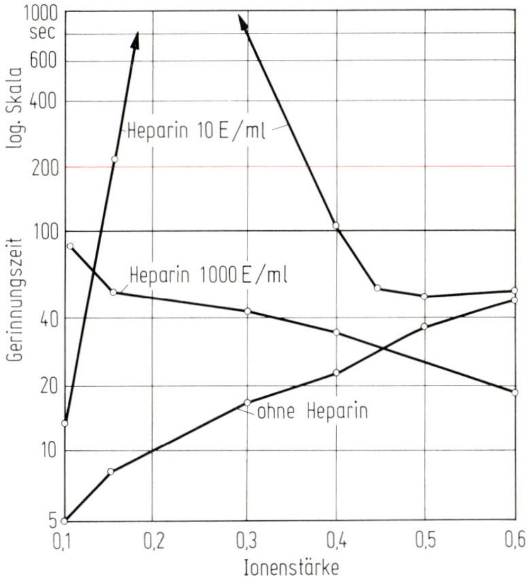

Abb. 3. Einfluß der Ionenstärke auf die Gerinnungszeit in einem Thrombinplasmasystem ohne Heparin, in Gegenwart von 10 E Heparin per ml und in Gegenwart von 1000 E Heparin per ml. (Aus GODAL, 1961)

(0,1—10 E/ml) bei gleichbleibender Thrombinkonzentration der Heparinkonzentration proportional (QUICK, 1938; GODAL, 1961), oder für eine gleichbleibende Gerinnungszeit sind bei steigenden Heparinmengen proportional größere Thrombinmengen erforderlich (SEEGERS, 1942). Selbst bei noch kurzen Gerinnungszeiten kann die Gerinnung in Gegenwart von Heparin unvollständig sein, wie aus qantitativen Fibrinbestimmungen im Gerinnungsansatz hervorgeht (BURSTEIN, 1954; GODAL, 1961). Heparin + Cofaktor blockieren die Thrombinwirkung auf Fibrinogen. Es handelt sich also um eine echte Antithrombinwirkung (BURSTEIN, 1955). Auch die Struktur des Gerinnsels und die Elastizität werden verändert (WAGREICH u. TARLOW, 1945).

Sehr hohe Heparinkonzentrationen (1000 E/ml und mehr) wirken im Plasmasystem ebenso wie im gereinigten System vorwiegend hemmend auf die Fibrinpolymerisation, wie aus dem unterschiedlichen Verhalten gegenüber Änderungen der Ionenstärke hervorgeht (GODAL, 1961) (Abb. 3).

Die Frage, ob das natürliche, progressiv wirkende Antithrombin (Antithrombin III) und der Heparin-Cofaktor (Antithrombin II) miteinander identisch sind, ist noch nicht vollkommen geklärt, doch neigt die Mehrzahl der

Autoren derzeit zu der Annahme einer Identität (s. hierzu auch den Beitrag von MARKWARDT u. LANDMANN in diesem Band des Handbuches). Das Subcommittee on Nomenclatur des International Committee on Thrombosis and Haemostasis ist zu dem Schluß gekommen, daß kein Beweis dafür vorliegt, daß beide Substanzen verschieden seien (VERSTRAETE, 1966). Heparin beschleunigt die Reaktion zwischen Antithrombin und Thrombin (QUICK, 1938), ohne die inaktivierte Thrombinmenge zu vergrößern (SEEGERS u. SMITH, 1943). Seine Wirkung wird als katalytisch angesehen, da das Heparin nach Ablauf der Reaktion elektrophoretisch wieder abgetrennt werden kann (MARKWARDT u. WALSMANN, 1959). Diese beschleunigende Wirkung wird allgemein anerkannt (KEÉRI SZÁNTO, 1951; LYTTLETON, 1954; BURSTEIN u. LOEB, 1954, GERENDAS, 1959).

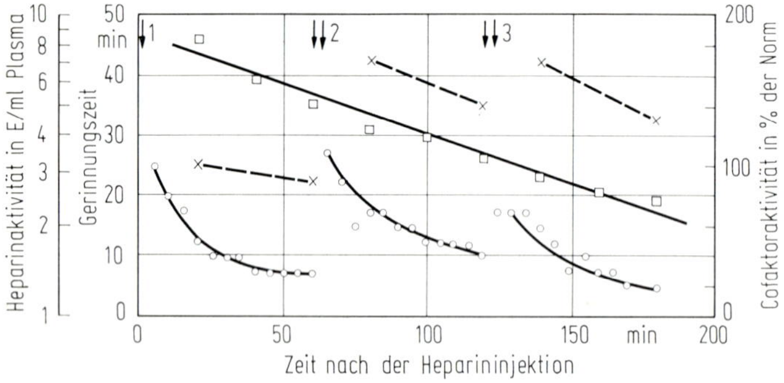

Abb. 4. Gerinnungshemmende Wirkung von i.v. injiziertem Heparin in Abhängigkeit von der Cofaktor-Konzentration. 1: Injektion von Heparin (800 E/kg KG), 2 und 3: Infusion von Fraktion IV-1 (Cofaktor). ○—○ Gerinnungszeit, □—□ Heparinaktivität, ×——× Cofaktoraktivität. (Aus BLOMBÄCK et al., 1963)

Die Adsorption von Thrombin an Fibrin in statu nascendi (Antithrombin I) wird durch Heparin gesteigert (KLEIN u. SEEGERS, 1950).

Die Antithrombinwirkung des Heparins wird auch durch die Konzentration des Cofaktors in vivo beeinflußt. Dieser nimmt mit der Gabe von Heparin ab, so daß die nochmalige Gabe der gleichen Heparindosis eine geringere Verlängerung der Gerinnungszeit bewirkt (BLOMBÄCK et al., 1963). Die Heparin-Eliminationskurve wird durch die Konzentration des Cofaktors jedoch nicht beeinflußt (OLSSON, 1963) (Abb. 4). Die unterschiedliche Cofaktorkonzentration, insbesondere ihre postoperative Verminderung (OLSSON et al., 1963), dürfte an der unterschiedlichen Wirkung derselben Heparindosis bei demselben Individuum zu verschiedenen Zeiten und bei verschiedenen Individuen Anteil haben.

b) Hemmung der Aktivierung von Prothrombin: Antithrombin- und Antithrombokinasewirkung

Diese Aktivität wurde auf Grund der Beobachtung, daß Heparin die Recalcifikationszeit (HOWELL u. HOLT, 1918) und die Prothrombinzeit verlängert (QUICK, 1936; BRINKHOUS et al., 1939; BERTRAND u. QUIVY, 1949; BURSTEIN, 1955), postuliert. Hierzu ist ebenfalls ein Cofaktor erforderlich, der wahrscheinlich mit dem in der Antithrombinreaktion wirkenden identisch ist (BURSTEIN u. LOEB, 1956). Als Wirkungsmodus wurden eine Wirkung als Antiprothrombin (HOWELL u. HOLT, 1918), als Antithrombokinase (MARBET u. WINTERSTEIN, 1952), als

Inaktivierung der Gewebethrombokinase mit Verlust des Lipidanteiles (CHARGAFF et al., 1940; GORTER, 1954) sowie eine Inaktivierung des gebildeten endogenen Prothrombinumwandlungsfaktors (MCMILLAN u. BROWN, 1954; SHANBERGE et al., 1959) diskutiert. Es ist aber durchaus möglich, daß die Wirkung nur dadurch vorgetäuscht wird, daß das im Versuchsansatz befindliche Heparin das entstehende Thrombin sowohl an der Wirkung auf das Fibrinogen als auch an der für die Bildung des Prothrombinumwandlungsfaktors erforderlichen Aktivierung von Gerinnungsfaktoren hindert.

c) Hemmung der Bildung des Prothrombinumwandlungsfaktors

Heparin interferiert mit der Bildung des Prothrombinumwandlungsfaktors sowohl im exogenen als auch im endogenen System, in letzterem sogar an mehreren Stellen. Der Thrombokinasebildungstest wird bereits durch 0,001—0,1 mg/ml Heparin deutlich gehemmt (BIGGS et al., 1953; MCMILLAN u. BROWN, 1954; ARCHER u. FLUTE, 1959).

α) Thrombin ist zur Aktivierung von Faktor VIII (BIGGS et al., 1965) und von Faktor V erforderlich (OWREN, 1947; LEWIS u. WARE, 1954; SOULIER, 1962; BARTON u. HANAHAN, 1967) und wird durch die Anwesenheit von Heparin im System gehemmt. ESNOUF u. JOBIN (1967) konnten allerdings keine Aktivierung des gereinigten Faktor V durch Thrombin finden.

β) O'BRIEN (1958, 1960) hat erstmals darauf hingewiesen, daß Heparin mit Faktor IX interferiert, indem beide einen Komplex bilden. Heparin selbst wird ebenfalls hierdurch inaktiviert (sog. nicht verfügbares Heparin) und kann durch Protamin oder Plättchenfaktor 4 wieder freigesetzt werden. SHANBERGE et al. (1959) bestätigten die Beeinflussung von Faktor IX durch Heparin. SHANBERGE u. FUKUI (1967) zeigten, daß die Aktivierung von Faktor IX durch Faktor XIa und Calcium durch Thrombin beschleunigt wird. Heparin hemmt diese Reaktion durch seine Wirkung auf das Thrombin, während Protamin Faktor XIa, Polybren Faktor IX hemmen soll.

γ) Eine Hemmung von Hageman-Faktor durch Heparin wurde von NIEWIAROWSKI u. WEGRZYNOWICZ (1961) beobachtet.

δ) In vitro führt Heparin zu einer progressiven irreversiblen Inaktivierung von Faktor V (HOLEMANS et al., 1960). Diese Beobachtung ist für die Lagerung von heparinisierten Blutkonserven von Bedeutung. In vivo und während der extrakorporalen Zirkulation fehlt jedoch eine derartige Wirkung (DOUGLAS, 1956; NIETH et al., 1958). Die Annahme der Bildung eines Antifaktor V (BRAMBEL et al., 1955) ist aber abzulehnen.

d) Hemmung der Stabilisierung von Fibrin

Heparin hemmt die durch Thrombin ausgelöste Aktivierung von Faktor XIII und interferiert so mit der Stabilisierung des Fibrins (WESSLER u. GASTON, 1966). Andererseits vermag Heparin Faktor XIII-freies Fibrin zu stabilisieren, so daß es in 1%igem Monojodacetat unlöslich ist (CUDDIGAN, 1968).

3. Wirkung auf die Blutplättchen

Nach der Injektion von Heparin kommt es unabhängig vom Applikationsweg zur Ausbildung einer passageren Thrombocytopenie beim Hund, Hamster und Mensch (FIDLAR u. JAQUES, 1948; QUICK et al., 1948; MARMONT et al., 1954; MARMONT, 1954). Ihr Ausmaß weist jedoch große individuelle Verschiedenheiten auf und ist auch von dem verwendeten Heparinpräparat abhängig

(MATIS, 1953). Gleichzeitig kommt es zu einer auffallenden Verschmälerung der Amplitude im TEG, die verschiedene Ursachen haben dürfte: Thrombocytopenie, inkomplette Gerinnung (s. S. 313), Hemmung der Fibrinstabilisierung, Strukturveränderungen des Gerinnsels (s. S. 313) (Abb. 5).

Die Entstehung der Thrombocytopenie wird darauf zurückgeführt, daß es unter Heparin zu einer Aggregation der Plättchen kommt (COPLEY, 1948; DAVEY u. LANDER, 1968), die sogar zu Mikroembolien führen kann (FULTON et al., 1951; COPLEY u. CHAMBERS, 1953). Es kann so die Thrombusbildung

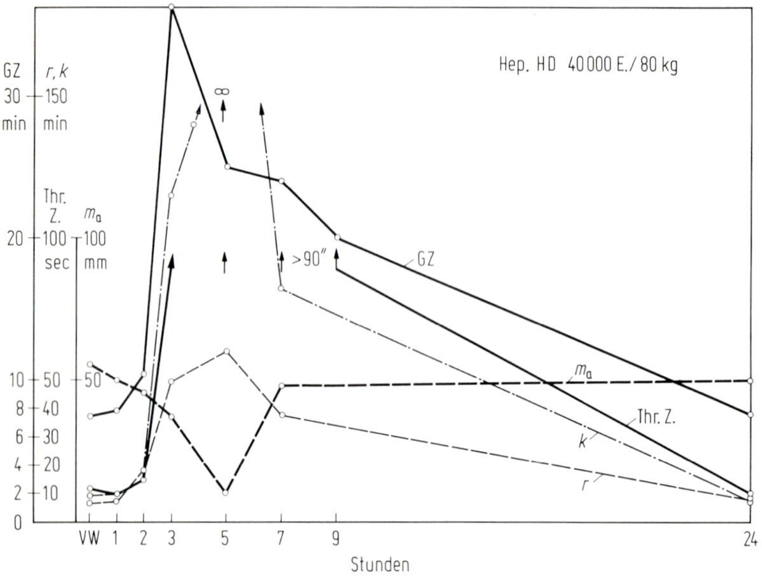

Abb. 5. Wirkung von 40000 E Heparin/80 kg Kg. Abszisse: Stunden nach der s.c. Injektion. Ordinate: GZ, r, k in Minuten, Thrombinzeit in Sekunden, ma in Millimeter. ○——○ Gerinnungszeit, ○-·-·-○ k, ○---○ r. ○—○ Thrombinzeit, ○---○ ma

in den Arterien durch kleine Heparindosen sogar gefördert werden (SALZMAN, 1965; WESSLER u. GASTON, 1966). Es wird angenommen, daß durch die Hemmung der Gerinnung mehr Calcium zur Förderung der ADP-bedingten Aggregation vorhanden ist. Erst sehr hohe Heparindosen hemmen die Aggregation in vivo. Heparinbehandlung ist ohne Einfluß auf die Thrombocytenadhäsion (EASTHAM, 1966) und die Retention von Blutplättchen in Glasperlensäulen (PITNEY u. POTTER, 1967). Gegenteilige Ergebnisse wurden von FEDERENKOV u. MELINKOVA (1968) und von HAM u. SLACK (1968) publiziert. In vitro fördern kleine Dosen von Heparin die Aggregation, während Dosen über 0,1 mg/ml die Aggregation hemmen (BEST et al., 1938; ØLLGAARD, 1943; BARONOFSKY u. QUICK, 1943; MATIS, 1953; JÜRGENS, 1954; PERKINS et al., 1958; NORDÖY u. ØDEGAARD, 1963; AZNAR et al., 1966). Es erhöht die Adhäsion von Plättchen an tannierten menschlichen Erythrocyten (ZBINDEN u. TOMLIN, 1969).

Die Überlebenszeit der Thrombocyten wird durch kleine Heparindosen 1500 E 2 × wöchentlich) nicht beeinflußt. Dosen von 8000 E 3 × täglich verlängern sie jedoch (MUSTARD et al., 1965). Beim Hund fand sich für die Verbesserung der Plättchenökonomie eine optimale Heparindosis. Zu hohe Dosen verkürzen die Überlebenszeit. Es kommt zum Übertritt von Plättchen und Erythrocyten in die Lymphe. Die Thrombocyten aggregieren bei diesen Konzentrationen normal mit ADP, vermindert mit Kollagen und nicht mit Thrombin. Hierdurch könnte Heparin mit dem Mechanismus, der für die Integrität der Gefäßwand verantwortlich ist, interferieren (ROWSELL et al., 1967). Dementsprechend wird auch die Blutungszeit beim Menschen bis zu Dosen von 2 mg/kg nicht beeinflußt, höhere Dosen verlängern sie jedoch (HJORT et al., 1960). Heparin hemmt die Histaminfreisetzung aus Plättchen (TIDBALL, 1967).

4. Wirkung auf die Fibrinolyse

Die Wirkung von Heparin auf die Fibrinolyse ist umstritten, dürfte aber dosisabhängig sein, wobei kleine Dosen die Spontanlyse sowie die durch Urokinase aktivierte Lyse fördern, während große Dosen sie hemmen (RABINOVITCH u. PINES, 1943; HALSE, 1947, 1951, 1958, 1960; LOEWE et al., 1947; JORPES, 1951; MARX u. SCHMIDT, 1951; VINAZZER, 1951; KAULLA et al., 1956; STÜTTGEN et al., 1957; VON KAULLA u. MCDONALD, 1958). ASTRUP et al. (1966) führen die unterschiedliche Wirkung der Heparinpräparate auf eine wechselnde Verunreinigung mit Proteaseinhibitoren zurück. Wirklich reine Präparate wirken fibrinolyseauslösend, fördern die Aktivierung des Plasminogens und die Wirkung von Plasmin. NILSSON et al. (1964) fanden eine hemmende Wirkung von Heparin auf Urokinase, Schweineherzaktivator und Gewebeaktivator, wobei im gereinigten System 10—1000 E/ml, im Plasmasystem 0,5—2,5 E/ml erforderlich waren. HOLEMANS et al. (1962) fanden keine Wirkung von 0,1—10 μg/ml Heparin auf die Aktivierung der Fibrinolyse durch Urokinase oder Streptokinase und eine hemmende Wirkung höherer Dosen. Die Wirkung dürfte jedoch so geringfügig sein, daß sie für praktisch klinische Belange bedeutungslos ist (NIEWIAROWSKI u. WEGRZYNOWICZ, 1961; HOLEMANS et al., 1962; WESSLER u. GASTON, 1966).

Die folgenden Wirkungen werden der Beeinflussung von Blutgerinnung und Fibrinolyse als davon unabhängige „pharmakologische“ Nebenwirkungen gegenübergestellt. Obwohl sie meist erst durch besonders hohe Heparindosen ausgelöst werden, haben sie doch in gewissen Fällen therapeutische Bedeutung erhalten. Bezüglich weitergehender Details sei auf GASTPAR (1965) und COON u. WILLIS (1966) verwiesen.

5. Wirkung auf Zellteilung und Wundheilung

Heparin, zu Gewebekulturen zugesetzt, führt zu einer deutlichen Hemmung des Wachstums normaler und maligner Zellen (FISCHER u. PARKER, 1929; ZAKRZEWSKI, 1932; FISCHER u. NYSTRÖM, 1933; FISCHER, 1936). Es kommt zu einer Verminderung der Mitosen (PAFF et al., 1952) sowie zum Auftreten pathologischer Mitosen (PETERS u. MATIS, 1961) durch Auswirkung der Störung des Sol-Gel-Gleichgewichtes auf die Zellteilung (CSABA et al., 1967). Die Mitosen in Leberregeneraten und in der Magenschleimhaut, nicht aber in der Schleimhaut von Duodenum, Ileum und Colon werden bei der Ratte gehemmt (RÄSÄNEN et al., 1966). Auch die Zellteilung von Wurmeiern in heparinhaltigem Meerwasser wird gehemmt (HEILBRUNN u. WILSON, 1949).

Heparin interferiert mit der Bildung der Knochengrundsubstanz, bewirkt daher beim wachsenden Tier Störung des Knochenwachstums und Frakturen, beim Erwachsenen eine Osteoporose (MAJOOR, 1965; JAFFE u. WILLIS, 1965; GRIFFITH et al., 1965; MILLER u. DE WOLFE, 1966), hemmt die Knochenbruchheilung und steigert in der Zellkultur die durch Parathyreoideaextrakt verursachte Knochenresorption (Goldhaber, 1965). Diese Veränderungen des Wachstums könnten zu einer Beeinflussung der Wundheilungsvorgänge führen. Deshalb haben Deutsch et al. (1958) den Heilungsverlauf nach experimentellem Myokardinfarkt beim Hund unter Heparinbehandlung verfolgt. Leider erstreckten sich die Versuche wegen der schlechten Verträglichkeit des Heparins bei Hunden nur über 8 bis 10 Tage. Es zeigte sich jedoch eine starke Vermehrung der Fibroblasten und eine verzögerte Faserbildung (Abb. 6). Bendix u. Necheles (1949) und Zahir (1965) fanden keinen Einfluß auf die Wundheilung beim Meerschweinchen.

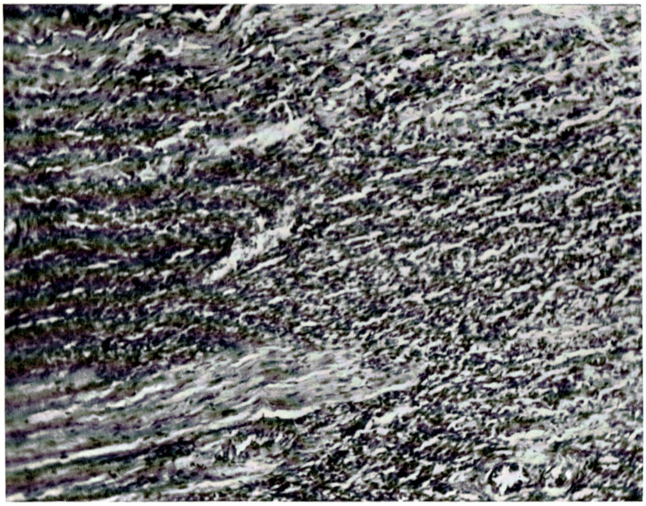

Abb. 6. Experimenteller Myokardinfarkt, Hund, 1 Woche Heparinbehandlung. Man erkennt eine sehr starke Vermehrung der Fibroblasten, noch keine Faserbildung. (Aus Deutsch et al., 1958)

6. Wirkung auf die Zellen des peripheren Blutes

6 Std nach der Injektion von 1,5 mg/kg Heparin kommt es bei Kaninchen zu einer Verminderung der basophilen Leukocyten (Boseila, 1959), während beim Menschen nach 2 Std eine Vermehrung derselben zu finden ist (Angeli et al., 1955). Die eosinophilen Leukocyten sind auch nach vorheriger Gabe von ACTH oder Cortison vermehrt (Godlowski, 1951; Kelemen et al., 1951; Braunsteiner et al., 1959). 100 E/ml Heparin wirken auf Lymphocytenkulturen toxisch; 0,1 E/ml hemmt bereits die Transformation der Lymphocyten; ein Befund, der für die Beurteilung der Ergebnisse von Lymphocytenkulturen bei Austestung der Transplantatverträglichkeit Bedeutung hat (Currie, 1967).

3,2 Milliarden Erythrocyten adsorbieren 1 E Heparin in Abhängigkeit von der Calciumkonzentration und der Temperatur (Chargaff u. Olson, 1937; Kaulla u. Henkel, 1952; Gastpar, 1965).

Heparin beeinflußt die Blutsenkungsreaktion nicht, wenn man Citratvollblut mit und ohne Heparinzusatz vergleicht, was für die Beurteilung der Blutsenkungsreaktion bei heparinisierten Patienten wichtig ist. Es beeinflußt auch nicht die Senkung des Blutes eines Patienten mit schwerer Hämophilie, das ohne Zusatz eines anderen Anticoagulans untersucht werden kann. Die Blutsenkung mit Citratzusatz ist jedoch deutlich geringer, da die Neutralsalze die Senkungsgeschwindigkeit hemmen (JORPES, 1946; dort auch weitere Literatur).

Die mechanische Resistenz der Erythrocyten wird durch Heparin vermindert. Diese Wirkung ist bei 2° 5mal so hoch wie bei 20°, was für die Lagerung von Konserven für die extrakorporale Zirkulation von Bedeutung ist (WINTERSTEIN, 1960). Die Bienengifthämolyse wird hingegen gehemmt (SCHWENKERT et al., 1952).

7. Wirkung auf den Magensaft

Durch Bindung von Histamin oder durch Reaktion mit Gastrin hemmt Heparin die Basalsekretion sowie die histamin-, insulin- und nahrungsmittelbedingte Aciditätssteigerung beim Hund sowie beim gesunden und ulcuskranken Menschen (LERNER u. THOMPSON, 1963; GOBBEL et al., 1965; THOMPSON et al., 1966).

8. Wirkung auf das Gefäßsystem

Heparin (50 E/kg) führt zu einer generellen Gefäßerweiterung (ABRAHAMS u. HOWARTH, 1950; PRÉMONT, 1959; CIVIERO et al., 1959) unter besonderer Beteiligung der Coronar- (GILBERT u. NALEFSKI, 1949) und Hautgefäße (MATIS, 1955), die auch eine Blutdrucksenkung zur Folge hat. Hohe Dosen bedingen eine Steigerung der Capillarpermeabilität (WITTE, 1958; CAPRARO et al., 1958), die zum Auftreten bzw. Verstärkung einer Mikrohämaturie (MATIS, 1953), zu einer Zunahme des Eiweißgehaltes im Capillarfiltrat (MATIS, 1965) und zu einem vermehrten Übertritt von Fluorescein in das Kammerwasser (MATIS u. HAGER, 1951) führt. Heparin steigert die oxydative Phosphorylierung im Herzmuskel und erhöht die ATP-Bildung (HAVIAR et al., 1968).

9. Wirkung auf die Steroidhormone

Heparin und insbesondere das Heparinoid Ro 1-8307 (N-Formyl-chitosan-polysulfosäure) senken die Ausscheidung von Aldosteron und 18-Hydroxytetrahydro-11-dehydrocorticosteron, woraus eine Hemmung der Bildung von 18-Hydroxycorticosteron aus Corticosteron vermutet werden kann (SCHLATMAN et al., 1960; MAJOOR et al., 1960, 1962; GLAZ u. SUGAR, 1963; CONN et al., 1966). Eine Hemmung der Bildung der 17-Ketosteroidfraktionen (VALLENT, 1965; VALLENT et al., 1965) konnte von anderen nicht bestätigt werden (ABBOTT et al., 1966). Durch diese Hemmung der Hormonbildung kommt es zu einer gesteigerten Ausscheidung von Wasser und Natrium bei Patienten mit und ohne Ödemen und zu einer Senkung des Blutdruckes. In Rattenleberschnitten wird die Steroid A-Ring-Reduktion gehemmt (TROOP et al., 1965, 1966).

Hierdurch werden die früheren Hypothesen zur Erklärung der heparinbedingten Blutdrucksenkung durch eine Senkung der Katecholaminausscheidung (UNGHVARY et al., 1965), durch Vasodilatation, durch eine histaminähnliche Wirkung (SARTORIUS, 1954), durch eine Hemmung von ADH (OROSZ u. HANKISS, 1963), durch eine Verminderung der Bildung von Renin (HARDEGG et al., 1955, 1956) sowie durch einen depressorischen Einfluß auf das Vasomotorenzentrum (PERLICK, 1964) hinfällig.

10. Wirkung auf das Komplement

Heparin führt zu einer Hemmung bis völligen Inaktivierung des Mittelstückes des Komplementes (FALKENHAUSEN, 1931; ECKER u. PILLEMER, 1941; MARX et al., 1949; HEDENIUS u. SNELLMAN, 1937; WISING, 1937; PERLICK u. LUTZ, 1953; RUPP et al., 1959; LAUENSTEIN et al., 1965). Außerdem kommt dem Heparin eine antiallergische Wirkung wahrscheinlich auf Grund seiner antagonistischen Wirkung gegen Histamin und Hyaluronidase (Greif u. Wennig, 1953; Lecomte u. Hughues, 1957) sowie eine antiphlogistische (Lauenstein et al., 1962) Wirkung zu. Hierdurch können immunologisch bedingte Vorgänge beeinflußt werden wie serologisch bedingte hämolytische Anämien (Owren, 1949; Perlick u. Lutz, 1953), die Blutgruppenreaktion, Asthmaanfälle (Dahl, 1964), Nephritis (Halpern et al., 1965) sowie die lokale Anaphylaxie beim Menschen (Dahl, 1964) und beim Meerschweinchen (Kaiser u. Raab, 1967). Bei der Masugi-Nephritis des Kaninchens wird die Schlingenhyalinose durch 2mal tägl. 400 E/kg Heparin i.v. und Prednisolon gehemmt. Die durch Depolymerisation der Mucopolysaccharide bedingte Porenvergrößerung der Glomerula wird dadurch verhindert, daß Prednisolon die Freisetzung, Heparin die Wirkung der Hyaluronidase und β-Glucuronidase hemmt (Schütterle und Platt, 1970). Die Transplantatabstoßung wird verzögert (Hackensellner et al., 1956; Wallich et al., 1959).

11. Wirkung auf Enzyme, unabhängig von der Blutgerinnung

Heparin hemmt die Adenyl-Desaminase, β-Amylase, Desoxyribonuclease, Elastase, Fumarase, β-Glucuronidase, Heparinase, Hyaluronidase, Kathepsin, Lecithinase A, Lysozym, Pepsin, alkalische und saure Phosphatase, Phosphomonoesterase, Proteasen, alkalische und saure Ribonuclease, Staphylocoagulase, Trypsin und Chymotrypsin (Gastpar, 1965, dort auch die weitere Literatur). 500 E/kg Heparin intravenös erhöhen beim Menschen die Aktivität der Histaminase, die Aminooxydase und Benzylaminooxydase langsam mit einem Maximum nach 120 min. Beim Meerschweinchen ist dieses bereits nach 5 min erreicht und viel höher (Schmutzler, 1968).

Heparin hat in vitro keinen Einfluß auf den Fettstoffwechsel, wird es jedoch injiziert, so kommt es zur schnellen Klärung des lipämischen Plasmas (Hahn, 1943), wobei Chylomikronen und Lipoproteine der Sf-Klasse 12—30 in solche größerer Dichte (Sf 3—10) übergeführt werden (Gofman, 1954), wobei die Triglyceride abnehmen und die freien Fettsäuren ansteigen (Shore et al., 1953; Shore, 1955). Die Aufgabe des Heparins besteht darin, die hierfür erforderliche Lipoproteinlipase aus den Geweben frei zu setzen (Anfinsen et al., 1952; Korn, 1955). Die Lipoproteinlipase ist im Postheparinplasma nachweisbar und bewirkt auch in vitro eine Klärung von Chylomikronensuspensionen (Robinson, 1956) oder eines lipämischen Plasmas (Hahn, 1943; Anderson u. Fawcett, 1950), eine Verminderung der Triglyceride, Anstieg der freien Fettsäuren, aber keine Änderung von Cholesterin und Phospholipiden (Shore et al., 1953; Robinson, 1956; Braunsteiner et al., 1962, 1963; Gastpar, 1965). Eine Stunde nach Heparin konnte eine Verminderung der Gesamtlipide um 17%, der α-Lipoproteine um 11% und der β-Lipoproteine um 19% nachgewiesen werden (Thurnherr u. Niederberger, 1956). Eggstein (1963) fand keinen Anstieg des Glycerins, eine nur geringe Zunahme der freien Fettsäuren, eine Verminderung der Triglyceride um 40—50% und des Cholesterins um 4—5%. Bei Versuchspersonen mit normalen Blutlipiden beobachteten Woldow et al. (1961) 5 Std nach Heparin eine reaktive Hyperlipaemie. Bei der langfristigen Behandlung ändern sich Gesamtcholesterin und Lipide nicht, doch soll es zu einer Normalisierung des β/α-Lipoproteinquotienten kommen. Die Freisetzung von freien Fettsäuren durch Heparin bei Hunden mit frischem experimentellem Myokardinfarkt erhöht die Zahl der ventriculären Extrasystolen signifikant (Kurien et al., 1969). An freien Fettsäuren reiches Postheparinserum fördert die Verfettung von Zellen in der Gewebekultur (Rutstein et al., 1969).

B. Heparinoide

Heparinoide sind zum größten Teil polymere, sulfurierte Polysaccharide, wie sulfurierte Polyanhydromanuronsäure (Paritol), Carragenin, Cellulose, Chitin, Chitosan (Ro 1-8307), Polygalaktan (Abbauprodukt von Polygalakturonsäuremethylester) (BELLER, 1960; KORSAN-BENGTSEN et al., 1963), Polyglucose, Glycogen, Trihexosan (Sulfopolyglucan), Inulin, Laminarin, Lignin, Oromucoid, Pectin (Treburon, Thrombostop) (TAUBMANN u. WINKLER, 1951; SCHOLZ u. BARKER, 1952; BURSTEIN u. GUINAND, 1955), Polyxylane (Thrombocid, SP 54) (SEITZ u. EBERHARD, 1952; HUSEMANN et al., 1953; HOFFMANN et al., 1953), Pectinsäure sowie Polyanätholsulfonat (Liquoid), Chondroitinsulfat, Dextransulfat (RICKETTS et al., 1953, 1954; WALTON, 1954; DONZELOT et al., 1955; INGRAM u. FORWELL, 1956; FORWELL u. INGRAM, 1956; HJORT u. STORMORKEN, 1957; BEAUMOUT u. BEAUMOUT, 1957; TUDHOPE et al., 1958), das natürliche aus Dünndarmschleimhaut extrahierte Ateroid, aber auch sulfurierte Eiweißkörper (DE VRIES et al., 1950, 1953; RUBINI et al., 1953), Saponine, Tannine u.a. (Übersicht bei PULVER, 1961).

Die Ketten dürfen nicht verzweigt sein. Mit zunehmendem Molekulargewicht und zunehmendem Sulfurierungsgrad nehmen anticoagulierende Wirkung und Toxicität zu (STRICKER u. MARX, 1965). Die Wirkung ist jener des Heparins in allen Punkten sehr ähnlich, doch sind die Heparinoide — auf Gewichtseinheit bezogen — in vitro und in vivo weniger aktiv. (Für weitere Literaturangaben s. HARTERT, 1952, 1954; HARDEGG et al., 1957; GOOSSENS et al., 1958). Man erhält mitunter je nach dem verwendeten Testsystem unterschiedliche Ergebnisse, was besagt, daß die einzelnen Partialfunktionen in den Molekülen verschieden gut ausgeprägt sind. Die Entwicklung der Heparinoide bezweckte

a) Präparate zu schaffen, die dieselbe Wirkung wie Heparin entfalten, aber wesentlich billiger sind;

b) Präparate mit einem veränderten Wirkungsspektrum und enteraler Resorbierbarkeit zu entwickeln. So war man vor allem bestrebt, Präparate zu finden, bei denen die lipolytische Wirkung im Vordergrund steht, während die anticoagulierende zurücktritt. Alle diese Forderungen sind noch nicht in befriedigender Weise erfüllt worden.

Eine rectale Resorption ist bisher für keines der Präparate erwiesen worden. Die enterale Resorption erfolgt bei keinem Präparat in einem solchen Ausmaß, daß eine therapeutische Anticoagulantienwirkung erzielt werden könnte (BELLER, 1950; SCHWENZER, 1953, eigene Erfahrung). Bei einzelnen Präparaten werden jedoch Mengen resorbiert, die eine Aktivierung der Lipoproteinlipase ermöglichen (s. S. 377). Dennoch reicht die Menge nicht aus, um einen positiven Nachweis im Harn zu ergeben (SUSCHKE u. VOGT, 1969). Auch bei perkutaner Applikation konnte keine sichere allgemeine gerinnungshemmende Wirkung nachgewiesen werden (GOOSSENS, 1953), wenn auch gelegentlich über einen Anstieg des Antithrombins berichtet wurde (KRAUS, 1952; WITTE u. BRESSEL, 1960; BRÜSTER, 1966). Das Eindringen eines ^{35}S-Mucopolysaccharidpolyschwefelsäureesters vom Molekulargewicht 7000—8000 sowie von Heparin aus einer Salbengrundlage in die Kaninchenhaut wurde von WEGMANN u. GARRAUD (1961), LINDNER, (1963) und BUCHTELA et al., (1967) nachgewiesen. Die Schwierigkeit liegt darin, daß der Nachweis des Auftretens metachromatischen Materials nicht mit Sicherheit den Schluß erlaubt, daß es sich um exogenes Material handelt und nicht um solches, das unter der Einwirkung des mechanischen Reizes der Einreibung im Körper selbst herangebracht oder an Ort und Stelle freigesetzt wurde. Es konnte allerdings auch Radioaktivität in Leber, Niere, Blut und Harn gefunden werden. Damit ist aber noch lange nicht der Beweis dafür erbracht, daß eine zur Anticoagulation ausreichende Resorption erfolgt.

Nach subcutaner oder intramuskulärer Gabe erfolgt eine gute Resorption mit protrahierter Wirkung. Heparinoide werden an die Oberfläche der Erythrocyten gebunden, von Zellen des RES in Leber, Milz und Niere aufgenommen und können dort gespeichert werden (Thrombocid: Hoffmann et al., 1953; Husemann et al., 1953; Dextransulfat: Ricketts et al., 1953, 1954; Donzelot et al., 1955). Bei Verwendung von Dextransulfat mit einem Molekulargewicht von 71000 entstehen sogar Nekrosen in Leber und Milz (Rückardt u. Perlick, 1963). Das Ausmaß der Speicherung hängt vom Schwefelgehalt und der Molekülgröße ab. Die Heparinoide werden teils unverändert, teils als Abbauprodukte mit kleinerem Molekulargewicht und geringerer Gerinnungsaktivität durch die Niere ausgeschieden (Pulver, 1961).

Als Anticoagulantien verwendet, müssen sie in höherer Dosis als Heparin verabreicht werden. Da die Präparate an sich toxischer, die Dosis aber höher ist als bei Heparin, kommen Nebenwirkungen viel häufiger zur Beobachtung (s. S. 429). Liquoid kann sogar eine Verbrauchsreaktion auslösen (Evensen, 1967).

1. Gerinnungshemmende Wirkung

In gleicher Weise wie Heparin wirken die Heparinoide als Antithrombin (Dextransulfat: Forwell u. Ingram, 1956; Beaumont u. Beaumont, 1957; Hjort u. Stormorken, 1957; Thrombocid: Halse, 1950; Hoene, 1952; Eleparon: Marx, 1956; Köstler, 1960; G 31 150: Beller, 1960; Korsan-Bengtsen et al., 1963; Thrombophob: Taubmann u. Winkler, 1951; Treburon: Scholz

Tabelle 1. *Wirkung von 100 mg Pentosanpolysulfoester (SP 54) intravenös auf die Prothrombinzeit nach* Quick *sowie auf die Bestimmung der Einzelfaktoren II, V und X*

	Quick	Faktor II	Faktor V	Faktor X
Vorwert	70%	71%	69%	76%
1 Std	40%	69%	41%	76%
3 Std	46%	75%	49%	77%
5 Std	60%	71%	57%	77%
7 Std	60%	70%	57%	78%

u. Barker, 1952; Burstein u. Guinand, 1955) und auf die endogene wie exogene Thrombokinasebildung (Dextransulfat: Ingram u. Forwell, 1956; Beaumount u. Beaumount, 1957; Thrombocid: Hoene, 1952; Eleparon: Köstler, 1960; G 31150: Beller, 1960; Thrombophob: Taubmann u. Winkler, 1951; Treburon: Scholz u. Barker, 1952). In hoher Konzentration fällen Heparinoide verschiedene Eiweißkörper, so β-Lipoproteine, nicht aber Myelomlipoproteine (Keler-Bacoka, 1963), sowie Fibrinogen (hochmolekulares Dextransulfat: Ricketts, 1952; Walton, 1954; Sasaki et al., 1962; Thrombocid: Seitz u. Eberhard, 1952, nicht aber niedermolekulares Dextransulfat in therapeutischen Dosen Hjort u. Stormorken, 1957).

In vitro führen die Heparinoide zu einer schnellen Inaktivierung von Faktor V (Hoene, 1952; Soulier, 1954), die bei Thrombocid auch in vivo beobachtet werden konnte (Beller, 1954; de Nicola, 1960). Wir konnten zeigen, daß die Verlängerung der Prothrombinzeit nach 100 mg Pentosanpolysulfoester i.v. auf eine Verminderung der Aktivität von Faktor V zurückzuführen ist (Tabelle 1).

Während allgemein angenommen wird, daß die Wirkung der Heparinoide auf die Blutgerinnung ebenso wie die des Heparins durch gemeinsame Wirkung mit einem Cofaktor zustande kommt, hält PULVER (1962, 1963a, b, 1965) die Heparinoide an sich für wirkungslos. Er nimmt an, daß sie das körpereigene, durch Eiweißbindung inaktive Heparin (Heparinogen) aus der Eiweißbindung verdrängen und daß dieses freigesetzte Heparin die hemmende Wirkung auf die Blutgerinnung nach Reaktion mit den entsprechenden Cofaktoren ausübt. Als Beweis für diese Ansicht wird angeführt, daß die Gerinnungshemmung zunächst bis zu einem gewissen (individuell unterschiedlichen und von der vorhandenen Menge an Heparinogen abhängigen) Maximum ansteigt. Dann entsteht in der Dosiswirkungskurve ein Plateau, da größere Heparinoidmengen nicht

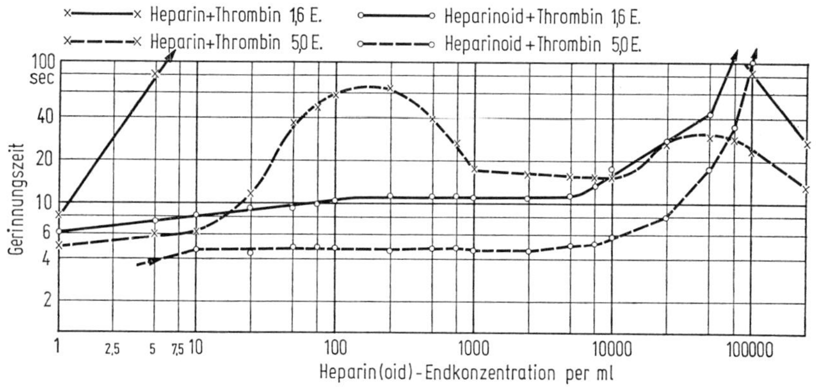

Abb. 7. Wirkung von Heparin (Hämoderivate) und Heparinoid G 31150 auf die Thrombingerinnungszeit mit Plasma. Gerinnungssystem: 0,1 ml Plasma + 0,1 ml physiol. NaCl oder Heparin bzw. Heparinoid + 0,1 ml Thrombin 16 E oder 50 E/ml

mehr Heparin freisetzen, selbst aber unwirksam sind. Noch höhere Dosen üben keine Wirkung aus. Die Gerinnungszeiten werden wieder kürzer. Erst extrem hohe Dosen hemmen die Gerinnung durch Interferenz mit der Fibrinpolymerisation oder durch Fibrinfällung. Eigene Untersuchungen mit dem Heparinoid G 31 150 scheinen dieses Ergebnis zu bestätigen, doch möchten wir zur theoretischen Deutung keine Stellung nehmen, um so mehr, als ähnliche Kurven auch mit Heparin entstehen (GODAL, 1961) (Abb. 7).

2. Wirkung auf die Blutplättchen

Auch hier ist die Wirkung jener von Heparin sehr ähnlich. So bedingt Dextransulfat eine deutliche Verlängerung der Blutungszeit, die etwa 1 Woche nach Absetzen der Therapie zum Ausgangswert zurückkehrt (HJORT u. STORMORKEN, 1957; TUDHOPE et al., 1958; SASAKI et al., 1964). Hiermit parallelgehend fand sich eine Thrombocytopenie (Thrombocid: MATIS et al., 1950; Dextransulfat: HJORT u. STORMORKEN, 1957). ASTRUP (1953) fand eine Aggregation der Plättchen durch Thrombocid und Paritol. MARX (1954) beobachtete eine Verminderung der Adhäsivität der Thrombocyten nach Thrombocid. SP 54 hemmt die Plättchenaggregation bei Kaninchen (BICHER, 1970), Eleparon hingegen führte zu einer starken Plättchenaggregation, nicht aber zu einer Thrombocytopenie (MARX, 1956). KORSAN-BENGTSEN et al. (1963) konnten nach Gabe des Heparinoids G 31150 keine Verlängerung der Blutungszeit und keine Thrombocytopenie beobachten. Auch Treburon soll die Plättchen nicht vermindern (Scholz u. Barker, 1952).

3. Wirkung auf die Fibrinolyse

Die Heparinoide scheinen eine stärkere fördernde Wirkung auf die Fibrinolyse auszuüben als das natürliche Heparin, aber auch hier sind die Angaben uneinheitlich. Eine Förderung der Fibrinolyse durch Thrombocid wurde in vitro vermißt (Halse, 1950, 1960). Sie konnte aber ausgelöst werden, wenn gleichzeitig Thrombokinase zugesetzt wurde. Hingegen war eine deutliche Aktivierung der Fibrinolyse nach i.v. Gabe nachweisbar. Die fibrinolysefördernde Wirkung wird am leichtesten in der Euglobulinlysezeit sowie auf Astrupschen Fibrinplatten besonders dann nachgewiesen (de Nicola, 1960; Aznar u. Lasso, 1963; Henk u. Nebosis, 1968), wenn menschliches Fibrinogen anstelle von Rinderfibrinogen zur Herstellung der Platten verwendet wird (Tabelle 2). Eleparon hemmt in Mikrogramm-Mengen Plasmin im gereinigten System, während es, zu Plasma vor der Gerinnung zugesetzt, die Fibrinolyse fördert. Wird es erst nach der Gerinnung zugesetzt, so ist es wirkungslos (Marx, 1956). Nach Stüttgen et al. (1957) fördern 0,05—0,5 E Heparin oder Eleparon die Fibrinolyse, mehr als 5 E/ml hemmen sie jedoch.

Tabelle 2. *Verhalten der Fibrinolyse nach intravenöser Gabe von 100 mg Pentosanpolysulfoester (Bestimmung des Plasminogenaktivators). Standardplatten (mm²)*

	Menschliches Fibrinogen		Rinderfibrinogen	
	Plasma	Euglobulin	Plasma	Euglobulin
Vorwert	0	132	0	80
15 min	420	400	0	523
1 Std	441	340	0	182
3 Std	360	304	0	156
5 Std	255	240	0	121

Es konnte auch eine Lyse experimentell erzeugter Abscheidungs- und Gerinnungsthromben insbesondere beim Kaninchen durch Thrombocid und Pentosanpolysulfoester nachgewiesen werden. Am überzeugendsten sind die Ergebnisse von Sandritter (1954, 1964), der eine Andauung der Fibrinschicht an der Oberfläche des Thrombus histologisch nachweisen konnte. Er fand auch eine Verkleinerung der Thromben bzw. wieder eröffnete Gefäße. Halse et al. (1950) konnten die Rekanalisation von thrombosierten Gefäßen angiographisch nachweisen. Fitzgerald et al. (1967) fanden, daß experimentelle Thromben während der Behandlung mit Pentosanpolysulfoester noch 48 Std lang weiterwachsen, dann aber kleiner werden. Ob die Verkleinerung von Thromben, wie sie von Friedrich (1951) und Eysholdt (1952) mit Thrombocid und von Taubmann u. Winkler (1951) mit Thrombostop gezeigt werden konnte, wirklich als Beweis einer Thrombolyse aufzufassen ist und nicht nur durch Retraktions- und andere Umwandlungsvorgänge vorgetäuscht wurde, bleibe dahingestellt. Es ist auch fraglich, ob eine schnellere Rekanalisation, die nach Wochen beobachtet werden kann, noch als Thrombolyse oder als ihre Folge aufgefaßt werden darf.

Faßt man die in der Literatur niedergelegten Meinungen zusammen, so muß man feststellen, daß keine einheitliche Auffassung darüber besteht, ob Heparin und Heparinoide die Fibrinolyse beeinflussen oder nicht. Die divergierenden Meinungen haben z.T. ihre Ursache darin, daß hohe und niedere Konzentrationen gegensätzliche Wirkungen entfalten können (z.B. COCCHERI, 1963, s. auch S. 317). Ferner scheint das Ergebnis in außerordentlich hohem Ausmaß von dem gewählten Testsystem abzuhängen, so daß man ernstlich erwägen muß, ob es sich bei den beobachteten Wirkungen nicht etwa um Laboratoriumsartefakte handelt, die kaum etwas über die Wirkung in vivo auszusagen vermögen. So ist z.B. der Zusatz von Heparin und Heparinoiden in vitro zu dem bereits geronnenen Testansatz meist wirkungslos, während ihr Zusatz vor der Gerinnung eine Steigerung der Fibrinolyse hervorzurufen vermag. Dies könnte einerseits dadurch bedingt sein, daß in Gegenwart von Heparin(oiden) die Fibrinbildung unvollständiger erfolgt und die Gerinnselstruktur verändert ist (s. S. 316), so daß die Gerinnsel für das fibrinolytische Ferment leichter angreifbar sind bzw. wegen des geringeren Fibringehaltes leichter vollkommen gelöst werden. Dies bedeutet aber, daß ein bereits zu Behandlungsbeginn vorhandener Thrombus nicht angegriffen werden kann. Lediglich ein während der bereits laufenden Heparin(oid)therapie entstehender Thrombus könnte strukturell so verändert sein, daß die Möglichkeit für eine spätere Lyse verbessert ist. Sehr häufig fehlt die Wirkung in Untersuchungssystemen, in denen Vollblut oder Plasma verwendet wird, während sie bei Euglobulinfällung nachweisbar wird. Wie OLESEN (1965) zeigte, fördern Polyelektrolyte, wenn sie zum Zeitpunkt der Euglobulinfällung zugegen sind, die Dissoziierung von Aktivator und Inhibitoren, so daß dadurch eine stärkere fibrinolytische Aktivität zustande kommt, ein Vorgang, der allerdings nur für die in vitro Versuchsanordnung Bedeutung hat. Nur für wenige anionische Polyelektrolyte, allen voran Gallensäuren, diskutiert OLESEN (1965) die Möglichkeit, daß sie bei bloßem Zusatz zu Plasma oder Serum Plasminogenaktivator aus der Bindung an seine Inhibitoren verdrängen. Einen derartigen Wirkungsmechanismus müßte man für die fibrinolysesteigernde Wirkung gewisser Konzentrationen von Heparin(oiden) annehmen. Vorsichtige Autoren sprechen daher auch nur von einer fibrinolyseerleichternden, nicht aber von einer fibrinolyseinduzierenden Wirkung der Heparinoide (GRIGUER, 1965; NOEL u. BOURGEOIS, 1965; STREIFF et al., 1965). Diese Autoren fanden vor allem dann eine fördernde Wirkung von Pentosanpolysulfoester (SP 54), wenn die Fibrinolyse durch eine kleine Menge Streptokinase oder Urokinase in vitro ausgelöst wird (COCCHERI et al., 1963). Diese Autoren fanden, daß die Hemmung der Fibrinolyse durch Cholesterinfütterung durch Pentosanpolysulfoester aufgehoben werden kann, während die Fibrinolyse unbehandelter Tiere nicht gesteigert wird, wobei die Wirkung von Euglobulinen auf erhitzten Fibrinplatten getestet wurde. Angaben über Aktivierung der Fibrinolyse nach kleinen oralen und rectalen Dosen von Pentosanpolysulfoester sind die Ergebnisse unkritischer Untersuchungen und liegen innerhalb der Schwankungsbreite der Methodik.

4. Wirkung auf die Wundheilung und Zellteilung

Die Heparinoide — diesbezüglich am besten untersucht sind Dextransulfat und Laminarinsulfat — hemmen bei chronischer Applikation in Dosen von 15—60 mg/kg/die das Wachstum von Meerschweinchen, Kaninchen und Ratten. Gleichzeitig kommt es zur Ausbildung einer schweren diffusen Osteoporose mit Verschmälerung der Corticalis und der Knochenbälkchen, vor allem in den epiphysennahen Anteilen der Diaphysen und den Epiphysen selbst. Die Knochenbälkchen sind von Säumen von Osteoclasten umgeben, während kaum Osteoblasten zu finden sind. Es kommt zur Ausbildung von Auftreibungen an den Knorpelknochengrenzen der Rippen wie beim rachitischen Rosenkranz, zu Einbrüchen von Wirbelkörpern und Gelenkköpfen sowie zu multiplen Frakturen. Der Einbau von S^{35} in die Knochengrundsubstanz ist zwar nicht gestört (Ellis, 1965), doch wird angenommen, daß die Heparinoide mit der Bildung der natürlichen Mucopolysaccharide und deren Einbau in den Knorpel und in die Knochengrundsubstanz interferieren (Adams et al., 1958; Hint u. Richter, 1958; Ellis, 1965). Bei Vögeln und Amphibien beeinflussen subletale Dosen das Knochenwachstum nicht, wahrscheinlich deshalb, weil bei diesen Tierarten keine Epiphysenkerne angelegt werden (Ellis, 1966).

Dextransulfat hemmt die Teilung der Megakaryocyten und führt dadurch zur Thrombocytopenie (Sasaki et al., 1961). Synthetische Hyaluronsäureschwefelsäureester hemmen das Fibroblastenwachstum (Balacs et al. 1951), Polyäthylensulfonat hemmt das Tumorwachstum (Regelson, 1957). Werden Zellen des Ehrlichschen Ascitestumors mit dem Heparinoid G 31150 inkubiert, so geht der Tumor nicht mehr an (Landsberger, 1963a). Es erfolgt eine Permeabilitätsänderung, so daß Eavansblue in den Tumor einzudringen vermag (Landsberger, 1963).

Dextransulfat, Sucrosesulfat, Carboxymethyldextransulfat und Glykogensulfat verursachen eine Lymphocytose (Sasaki, 1967, 1969), die mit Molekulargewicht und Esterifizierung zunimmt.

5. Wirkung auf das Gefäßsystem

Hjort u. Stormorken (1957) haben nach Dextransulfat mikroskopische Veränderungen an den Capillaren nachgewiesen, die noch 4 Wochen über das Behandlungsende hinaus bestehen blieben und die wahrscheinlich für die starke Verlängerung der Blutungszeit, die unter diesem Heparinoid beobachtet wird, mitverantwortlich sind. Eine capillarschädigende Wirkung wurde von Hardegg et al. (1957) auch für Eleparon beschrieben. Koncz u. Bücherl (1952) fanden bei Patienten mit spastischen Durchblutungsstörungen nach Thrombocid eine Gefäßerweiterung wie nach Heparin, während Friedrich (1954, 1956) eine solche nur nach intraarterieller Gabe nachweisen konnte. Auch nach Thrombocid nimmt der Eiweißgehalt des Capillarfiltrates sowie der Übertritt von Fluorescein ins Kammerwasser zu (Matis, 1955). Eleparon hat analoge Wirkungen auf das Gefäßsystem (Kautzsch, 1956).

6. Hemmung des Komplementes

Heparinoide (Eleparon) hemmen das Komplement in gleicher Weise wie Heparin. Eleparon beeinflußt jedoch die Sensibilisierung von Kaninchen, den anaphylaktischen Schock des Meerschweinchens und allergische Hautreaktionen nicht (Rupp et al., 1959). Die Wirkung der Heparinoide ist unabhängig von der Molekülgröße (Kaulla u. Husemann, 1946). Hummel et al. (1951) haben Kaninchen mit menschlichem Serum sensibilisiert und das Auftreten der kompletten und inkompletten Antikörper unter Heparin und Thrombocid verfolgt, aber keinen Unterschied gegenüber den Kontrollen (ohne Heparin) beobachtet.

7. Wirkung auf Enzyme

Thrombocid bzw. Pentosanpolysulfoester hemmen die Hyaluronidase (Beller, 1954; Willms, 1960). Eleparon hemmt ebenfalls Fermentreaktionen (Stüttgen et al., 1957).

Hinsichtlich der Aktivierung der Lipoproteinlipase sind die meisten Heparinoide wirksamer als das natürliche Heparin. Es sind bereits Dosen wirksam, die auf die Blutgerinnung keinen Einfluß haben (Dextransulfat: Jeavons u.

Ricketts, 1956; Riker 560; Seidell et al., 1960; Heparinoid G 31150: Strata et al., 1962; Pentosanpolysulfoester SP 54: Zeller et al., 1964; Nitz-Litzow, 1951; Polyäthylensulfat: Regelson, 1957; Treburon: Ackerman u. Zilversmit, 1953; N-Formyl-chitosan-polyschwefelsäureester (Ro 1-8307): Reber et al., 1959 und an vielen anderen Stellen). Parallel zur Aktivierung der Lipoproteinlipase kommt es zu einem Anstieg der freien Fettsäuren (Abb. 8).

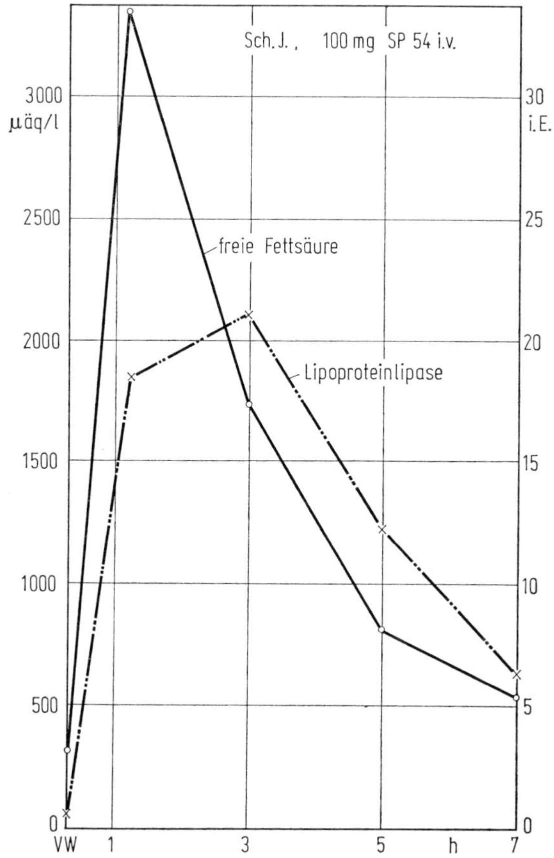

Abb. 8. Anstieg der Lipoproteinlipase (× —··—··— ×) und der freien Fettsäuren (o——o) nach i.v. Gabe von 100 mg SP 54

8. Wirkung auf Steroidbildung

Die Natriumausscheidung wird durch das Heparinoid Ro 1-8307 ebenso gefördert wie durch Heparin (Veyrat et al., 1963; Conn et al., 1964). Dies beruht darauf, daß die Aldosteronsekretion durch die Nebennieren vermindert wird (Cejka et al., 1960; Schlatmann et al., 1964).

C. Indirekte Anticoagulantien

Die Wirkung der Dicumarol- und Phenidandionderivate ist von Haustein und Markwardt in diesem Handbuch ausführlich beschrieben. Diese Anticoagulantien beeinflussen in vitro die Blutgerinnung nicht. Sie sind nur in vivo wirksam. Ihre

Wirkung setzt in Abhängigkeit von enteraler Resorption, Verteilung innerhalb des Organismus, Schnelligkeit der Aufnahme in der Leber, Verweildauer, Art des Metabolismus und Schnelligkeit der Ausscheidung des verwendeten Präparates verschieden schnell ein (Aggeler u. O'Reilly, 1966). Sie blockieren die Wirkung des Vitamin K innerhalb der Leber in einer noch nicht bis ins Detail aufgeklärten Weise (Cooper u. Lehninger, 1956; Olsen, 1964, 1966; Johnson et al., 1965, 1966; Martius, 1966a, b; Dulock u. Kolmen, 1967; Josso et al., 1968; Lowenthal u. Birnbaum, 1968). Es kommt zu einem Absinken der Gerinnungsfaktoren II, VII, IX und X, dessen Schnelligkeit wiederum von der Verschwinderate der genannten Gerinnungsfaktoren abhängt (Ménaché, 1964). Der Faktor

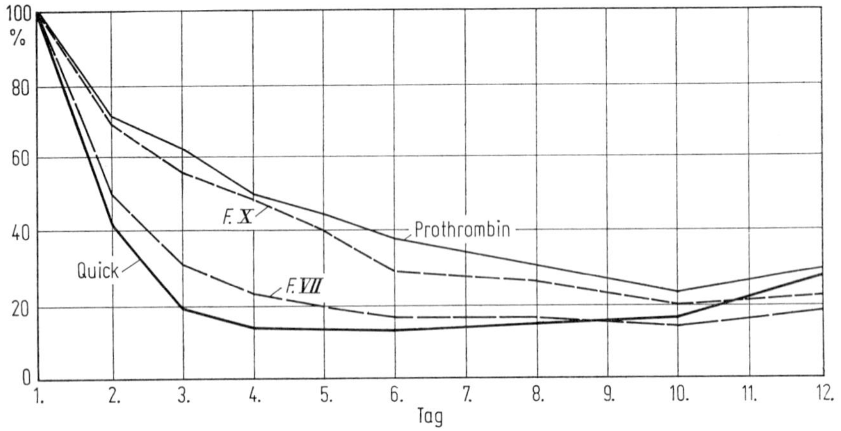

Abb. 9. Verhalten der Faktoren II, VII und X (Stuart-Prower-Faktor) und des Prothrombinkomplexes nach Quick unter Gaben von Phenprocoumon. Mittelwerte. (Aus Egli und Schneider, 1961)

VII sinkt am schnellsten ab, dann folgen die Faktoren IX und X und zuletzt Prothrombin (Perlick, 1953; Hörder, 1958; Egli u. Schneider, 1961; Hellemans et al., 1963) (Abb. 9). Die Verschwinderate wird durch Erkrankungen verändert, die den Eiweißstoffwechsel beeinflussen (Loeliger et al., 1963). Bei kurzfristiger Behandlung kann der Spiegel der einzelnen Gerinnungsfaktoren unterschiedlich stark gesenkt werden, während die Senkung bei langfristiger Behandlung bei allen Gerinnungsfaktoren annähernd gleich stark ist (Loeliger et al., 1963). In letzter Zeit haben Hemker (1965, 1968), Hemker et al. (1968) und Loeliger (1963) gefunden, daß während der Anticoagulantienbehandlung und bei Vitamin K-Mangel im Blute ein Hemmstoff nachweisbar ist, der mit der Wirkung von Faktor X interferiert und von den Autoren als eine nicht völlig zu Prothrombin ausgereifte Vorstufe des Moleküls aufgefaßt wird. Er wird als Pivka bezeichnet (Abb. 10).

Die indirekten Anticoagulantien beeinflussen in erster Linie das exogene Gerinnungssystem, infolgedessen kommt es kaum zu einer Verlängerung der Gerinnungszeit, der Recalcifikationszeit, der partiellen Thromboplastinzeit und des Heparintoleranztestes. Dies erklärt auch die Tatsache, daß man noch bei Quickwerten im oberen therapeutischen Bereich chirurgische Eingriffe ohne Gefahr für den Patienten durchführen kann.

Die indirekten Anticoagulantien beeinflussen die Thrombocytenzahl nicht (Spooner u. Meyer, 1944). Eine hemmende Wirkung auf Plättchenadhäsion,

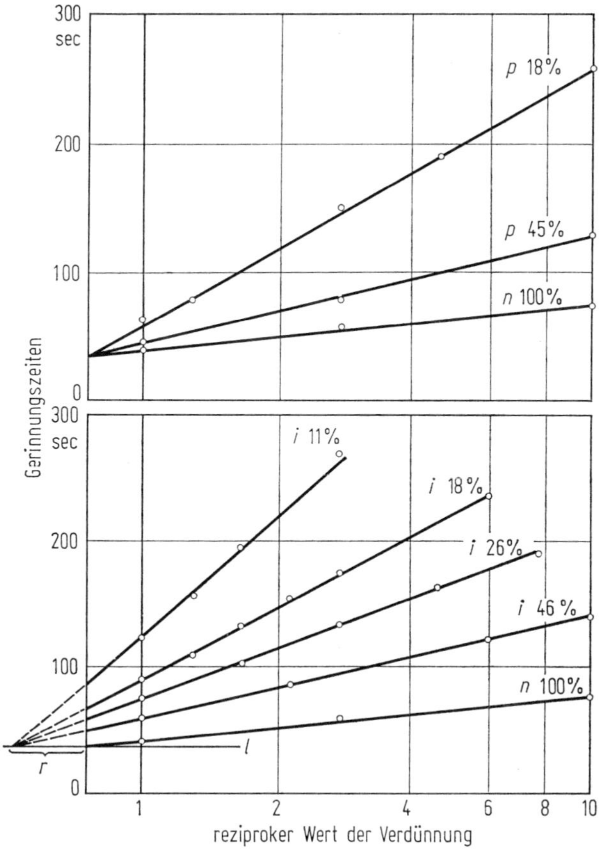

Abb. 10. Nachweis eines Hemmstoffes bei Dicumarol-behandelten Patienten. Normalplasma und Patientenplasma wurden serienweise verdünnt und die Thrombotestzeit in den Verdünnungen bestimmt. Obere Hälfte der Abbildung: *n* 100%: Normalplasma, *p* 45% und *p* 18%: Plasmen von Patienten mit chronischen Lebererkankungen und den angegebenen Thrombotestwerten. Die Geraden treffen sich auf der Ordinate. Kein Hemmstoff. Untere Hälfte der Abbildung: *n* 100% Normalplasma, *i* 46% etc. Plasmen dicoumarol-behandelter Patienten. Die Geraden treffen sich in einem Punkt, der um *r* hinter der Ordinate gelegen ist. Es ist also in den Plasmen ein Hemmstoff enthalten. (Aus Loeliger et al., 1963)

-aggregation und viscöse Metamorphose ist erst in hohen Dosen nachweisbar (Koller, 1957; Mustard, 1960; Mustard u. Murphy, 1960; Murphy u. Mustard, 1961; Eastham u. Avis, 1966; Mustard et al. 1966, Ødegaard et al., 1964).

Die Fibrinolyse wird durch indirekte Anticoagulantien in keiner Weise beeinflußt (Novakov, 1958; Niewiarowski u. Wegrzynowicz, 1959; Donner, 1960; Berkada, 1962). Die Rekanalisation von Thromben soll beschleunigt erfolgen (Taylor u. Essex, 1959).

Ein gesicherter Einfluß auf die Blutsenkungsreaktion (Peters et al., 1946; Palmer u. Gundersen, 1948; Hyman u. Harris, 1958) oder auf die GOT besteht nicht (Lyngbye, 1962). Unabhängig von der Anticoagulantienwirkung haben die Phenylindandion-Derivate eine antithyreoidale Wirkung (Williams u. Doniach, 1961). Weitere pharmakologische Wirkungen vgl. Haustein und Markwardt, S. 263 ff.

D. Seltene Erden

Die gerinnungshemmende Wirkung der Salze seltener Erden ist schon seit langem bekannt (AIAZZI-MANZINI, 1927), doch erwiesen sich die anorganischen Salze als zu toxisch zur Verwendung beim Menschen. Erst die Einführung von Salzen organischer Säuren (Acetat: DYCKERHOFF u. GOOSSENS, 1939; 3-Sulfo-isonicotinat: VINCKE, 1947; VINCKE u. SUCKER, 1950) ermöglichten die praktische Anwendung beim Menschen. Zur Verwendung gelangen derzeit organische Salze des Neodyms, Praseodyms und Lanthans, allerdings wegen der auch diesen Präparaten anhaftenden Toxicität nur in geringem Ausmaß. Es wurde nämlich gefunden, daß die seltenen Erden im reticuloendothelialen System der Leber und Niere bis zu 90 Tage lang gespeichert werden, zentrale Leberläppchennekrosen (FISCHLER u. ROECKL, 1938; VINCKE u. OELKERS, 1938; VINCKE, 1947; HEINRICH, 1957; SEITZ, 1958; NODDACK et al., 1965) und eine Hämoglobinurie verursachen (MARX u. STICH, 1955; HUNTER u. WALKER, 1956; HARTENBACH, 1957).

1. Wirkung auf die Blutgerinnung

Die Verbindungen der seltenen Erden sind nur nach i.v. Verabreichung wirksam, nicht aber enteral, subcutan oder intramuskulär. Die Wirkung setzt nach intravenöser Gabe sofort ein, bleibt etwa 5 Std stark und sinkt dann allmählich ab, um nach entsprechend hohen therapeutischen Dosen auch nach 24 Std noch nicht vollkommen verschwunden zu sein (Abb. 11) (VINCKE u.

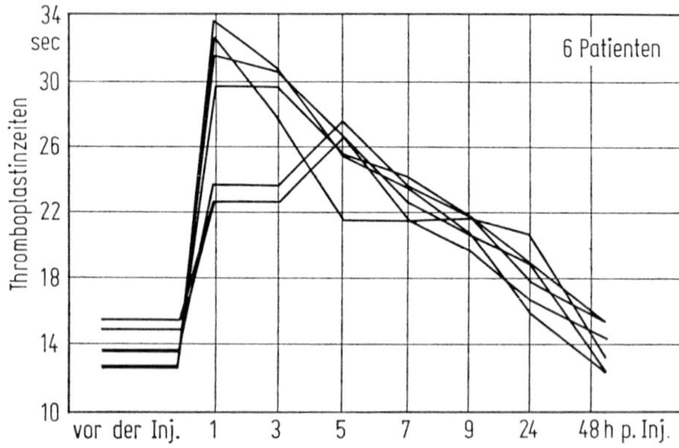

Abb. 11. Thrombodymeffekt bei 6 Patienten (je 3 Amp. Thrombodym) ohne zusätzliche Medikation. Abszisse: Zeit nach der Injektion in Stunden. Ordinate: Thromboplastinzeiten. (Aus THIES, 1958)

SUCKER, 1950; WILBRAND, 1953; SOULIER u. WEILLAND, 1956; THIES, 1957; BIERSTEDT, 1958). Die seltenen Erden gehen offenbar Verbindungen mit verschiedenen Eiweißkörpern ein und fällen sie einschließlich des Fibrinogens in Abhängigkeit von der Konzentration. Es kommt zu einer Verschiebung des Eiweißspektrums mit Vermehrung der α_2- und γ-Globuline (OELKERS, 1939; LAZAR u. KARADY, 1964). Offenbar verbinden sich die seltenen Erden auch mit einzelnen Gerinnungsfaktoren, wodurch diese reversibel inaktiviert werden. Wird das Blut mit Citrat oder Oxalat abgenommen, so ist die Affinität der seltenen Erden zu diesen Säuren größer als zum Eiweiß, und die Verbindung mit dem Eiweißkörper wird gelöst. Infolgedessen gelingt der Nachweis der gerinnungshemmenden Wirkung mit Citrat- oder Oxalatplasma oft nicht (Thies, 1954). Die Gerinnungszeit ist verlängert, im TEG ist k stärker verlängert als r, die Amplitude ist vermindert (Vincke, 1941; Bierstedt, 1958; Bizzi u. Rossi, 1961; Oyvin et al., 1964).

Die Gerinnungswirkung wurde ursprünglich als Antiprothrombinwirkung (Vincke, 1941; Vincke u. Schmidt, 1942; Dyckerhoff u. Grünewald, 1943) bzw. als Antithrombokinasewirkung (Vincke u. Oelkers, 1938; Vincke, 1947; Beller u. Mammen, 1956; Soulier u. Weilland, 1956; Osten, 1957; Sailer, 1957; Heinrich, 1957, 1959; Bierstedt, 1958) interpretiert. Bei therapeutischen Dosen (1 mg/kg) fanden diese Autoren nur eine geringe Verminderung von Prothrombin, eine deutlichere von Faktor VII und Faktor X, eine Vermehrung von Antithrombin II, Soulier u. Weilland (1956) außerdem eine Verminderung der endogenen Thrombokinasebildung, während die Faktoren I, V, VIII, IX und Thrombocytenfaktor 3 normal waren. Beller u. Mammen (1956) haben die Untersuchungen mit Ionenaustauscherplasma durchgeführt und fanden eine deutliche Verminderung der Quick-Werte und des Faktors VII, während Prothrombin und Faktor X nur geringfügig vermindert waren. Nach hohen Dosen (5 mg/kg) sinken auch die Faktoren I, V, VIII, IX und XI ab (Hunter u. Walker, 1956; Rizza et al., 1957; Heinrich, 1959). Nach den neueren Ansichten muß man jedoch annehmen, daß die Gerinnungseffekte auf eine Verminderung des von Colman u. Alexander (1963, 1964) beschriebenen Thorium-Vulnerablen-Faktors (TVF) zurückzuführen sind. Vincke u. Schmidt (1942) fanden eine Aufhebung der Wirkung der Salze von Lanthan, Cer und Samarium durch Vitamin K_5, Beller u. Mammen (1956), Hunter u. Walker (1956) konnten dies jedoch nicht bestätigen.

2. Wirkung auf die Thrombocyten

Wilbrand (1953) fand einen Anstieg der Thrombocytenzahl nach der Gabe von Thrombodym. In der Regel bleiben aber die Thrombocyten bei therapeutischen Dosen unverändert (Soulier u. Weilland, 1956; Heinrich, 1959), bei hohen Dosen kommt es zu einer vermehrten Aggregation der Thrombocyten und Erythrocyten (Hunter u. Walker, 1956; Rizza et al., 1957), die von einer Hämolyse gefolgt ist.

3. Wirkung auf die Fibrinolyse

Neodymsalze steigern nach Beller u. Mammen (1956) die fibrinolytische Aktivität nicht. Nach Oyvin et al. (1964) soll jedoch Phlogodyn, eine Neodympyrocatecholdisulphosäure, die Fibrinolyse steigern.

4. Wirkung auf die Capillarpermeabilität

Seltene Erden erhöhen die Capillardurchlässigkeit. Nach der Injektion kommt es sehr schnell zu einem Übertritt von Fluorescein in das Kammerwasser (Matis, 1960). Die durch lokale Schädigungen an Gefäßen verursachten entzündlichen Veränderungen wie auch die damit verbundene Ödembildung am Kaninchenohr konnte durch Helodym verhindert werden (Flach, 1963), woraus auf eine antiphlogistische und gefäßdichtende Wirkung geschlossen wurde.

5. Wirkung auf Fermente

Neodymsalze beeinflussen die Glucose-6-Phosphatdehydrogenase und die Lactatdehydrogenase in Erythrocyten nicht (Vincke, 1962), hohe Dosen hemmen jedoch die Lipase, verschiedene Esterasen, Trypsin und Katepsin, kleine Dosen bereits die Pankreasdiastase (Oelkers u. Vincke, 1938).

IV. Wirkung der Anticoagulantien auf die experimentelle Thrombose

Wie im Kapitel II dargestellt, ist die Entstehung einer Thrombose ein vielschichtiges Geschehen, in dem Gerinnungsvorgänge nur eine und keineswegs immer die wichtigste Komponente darstellen. Die gerinnungshemmende Wirkung der Anticoagulantien kann — wie in Kapitel III dargestellt — in vitro und in vivo mit klarem Ergebnis untersucht und aufgezeigt werden. Gerinnungsvorgänge sind jedoch nur für die Entstehung des roten Gerinnungs- oder Stagnationsthrombus von wesentlicher Bedeutung, nicht aber für die Entstehung des weißen Thrombuskopfes, der Abscheidungsthrombose. Es ist daher verständlich, daß man aus der Wirkung der Anticoagulantien auf die Blutgerinnung nur sehr bedingt auf ihre Wirkung auf die Thrombusentstehung schließen kann.

Das adäquate Modell zur Beurteilung der Wirkung der Anticoagulantien auf die Thrombose kann daher nur die experimentell beim Tier erzeugte Thrombose sein. Nicht bei jedem der gebräuchlichen Modelle entsteht wirklich ein Thrombus. Wie erst neuerdings auf der Thrombosekonferenz des National Research Councils in Washington (1967) gezeigt wurde, besteht hier eine beträchtliche Verwirrung hinsichtlich der Nomenklatur. Von einer experimentellen Thrombose sollte nur dann gesprochen werden, wenn der experimentell entstandene Thrombus auch in seinem histologischen Aufbau dem natürlichen Thrombus entspricht. Gebilde, die z.B. in isolierten, aus der Zirkulation ausgeschlossenen Venensegmenten entstehen und in ihrem Aufbau weitgehend dem Gerinnsel in der Eprouvette entsprechen, sollten als intravasal entstandene Gerinnsel bezeichnet werden. Sie haben zweifellos eine gewisse Ähnlichkeit mit jenen Teilen des roten Thrombusschwanzes, die nach völliger Unterbrechung der Zirkulation entstehen. Von einem extrakorporalen Thrombus sollte man sprechen, wenn ein Gebilde mit der histologischen Struktur eines Thrombus, also mit Kopf und Schwanz, in einem künstlichen, außerhalb des Körpers gelegenen, aber vom Tier aus durchströmten Röhrensystem entsteht, wie z. B. in den Versuchen von Mustard et al. (1963) am Schwein. Hingegen muß von einem in vitro-Thrombus gesprochen werden, wenn das Gebilde in einem mit dem Körper nicht in Verbindung stehenden, künstlich durchströmten Röhrensystem entsteht und in seinem histlogischen Aufbau eine gewisse Ähnlichkeit mit einem echten Thrombus aufweist, wie dies in der als Chandlers Tube-System bezeichneten Versuchsanordnung der Fall ist.

Von therapeutischen Dosen eines Anticoagulans wird im folgenden gesprochen, wenn die Gerinnungsveränderungen, die im Tierversuch hervorgerufen werden, jenen entsprechen, die bei der therapeutischen Anwendung beim Menschen angestrebt werden.

1. Wirkung der Anticoagulantien auf die Entstehung intravasaler Gerinnsel

Wessler u. Connelly (1953) haben beim Hund die Vena jugularis freigelegt, Venensegmente abgeklemmt und geprüft, ob nach 90 min in diesen Segmenten Gerinnsel vorhanden sind. Wurden die Hunde vorher mit Dicumarol behandelt, so daß das Prothrombin auf 5—17% vermindert war, so fanden sich noch immer in 17 von 18 Segmenten Gerinnsel. Erst wenn die Dicumarolwirkung so stark war, daß die Gerinnungszeit eindeutig verlängert war, war eine Schutzwirkung nachweisbar. Heparin hingegen war bereits in therapeutischen Dosen wirksam. Es fanden sich nur in 4 von 17 Segmenten Gerinnsel. Wurde diesen Tieren zusätzlich Trypsin (100000 E) injiziert, so bedingte dies ein schnelles Wachstum des bereits bestehenden Gerinnsels. Dies konnte mit Dicumarol selbst in toxischen Dosen nicht verhindert werden, während Heparin eine deutlich schützende Wirkung entfaltete (WESSLER, 1953).

In einer modifizierten Versuchsanordnung, bei der 1 min vor der Abklemmung des Segmentes normales Hundeserum oder die als STA (Serum Thrombotic Accelerator) bezeichnete Serumfraktion infundiert worden war, erfolgte die Gerinnselbildung schon innerhalb von 60 sec nach der Abklemmung (WESSLER u. MORRIS, 1955). War der Prothrombinspiegel durch Dicumarol auf weniger als 1% gesenkt, so fanden sich noch immer in 12 von 13 Segmenten Gerinnsel. War die Gerinnungszeit durch Heparingabe auf das Doppelte verlängert, so fand sich in keinem der 12 Segmente ein Gerinnsel. War die Heparinwirkung geringer, so nahm auch die Erfolgsrate entsprechend ab. Wurde die Serumfraktion (STA-Fraktion) von Hunden, deren Prothrombinspiegel durch Dicumarol unter 10% gesenkt worden war, bei normalen Hunden im Thromboseversuch nach WESSLER (1953) getestet, so war die Aktivität vermindert (DEYKIN et al., 1960). REIMER et al. (1960) fanden bei nur 4 Tage lang behandelten Hunden keine Verminderung der STA-Aktivität, während nach 6wöchiger Behandlung keine STA-Aktivität mehr nachweisbar war.

FIAM u. MAGYARI (1965) infundierten in derselben Versuchsanordnnng ebenfalls das Serum dicumarolbehandelter Tiere und fanden dieses gleich wirksam wie das Serum unbehandelter Tiere.

Ähnliche Ergebnisse wurden von anderen Autoren in leicht modifizierten Versuchsanordnungen erhalten. So fanden HOLDEN et al. (1949) beim Hund nach Unterbindung der Vena jugularis externa und Injektion von 20 E Thrombin bei allen Tieren Thrombosen; war der Prothrombinspiegel durch Dicumarol auf weniger als 35% gesenkt worden, so fanden sie nach 15 min bei 6 Tieren Gerinnsel und bei 15 keine, während bei Tieren mit Prothrombinwerten über 35% nur eines von 12 Tieren geschützt war. Wurde Trypsin anstelle von Thrombin injiziert, so betrug der kritische Prothrombinspiegel, unter dem die Tiere geschützt waren, 15%. JUST-VIERA und YEAGER (1964) machten Staseversuche an der Vena cava inferior und konnten durch Heparin nur 25% der Tiere gegen eine Gerinnselbildung schützen.

Aus diesen Versuchen geht hervor, daß die protektive Wirkung des Dicumarols in dieser Versuchsanordnung geringer ist als die des Heparins.

2. Wirkung von Anticoagulantien auf die Entstehung reiner durch elektrischen Strom ausgelöster Abscheidungsthromben

Bei dieser Versuchsanordnung kommt es zu einer umschriebenen Nekrose des Endothels in dem der Elektrodengröße entsprechenden Bereich, wobei allerdings meist auch alle übrigen Wandschichten geschädigt werden. An dem veränderten Endothelbezirk bildet sich ein echter Abscheidungsthrombus aus. Ein zusätzliches Strömungshindernis ist nicht erforderlich. WILLIAMS u. CAREY (1959) fanden, daß die venösen Thromben bei dicumarolbehandelten Tieren gleich groß waren wie bei den Kontrollen, während Heparin die Thrombusbildung verhinderte. WILLIAMS u. KARAFFA (1965) bestätigen die thromboseverhütende Wirkung des Heparins, wenn es vor Setzen der Endothelläsion gegeben wurde. Wurde die Heparinbehandlung erst 48 Std nach der Gefäßverletzung eingeleitet, so konnte nach 24 Std ein Verschwinden des bereits gebildeten Thrombus bei 32% der Hunde beobachtet werden, was die Autoren im Sinne einer Thrombolyse deuteten. Es muß betont werden, daß bei Hunden Spontanlyse leicht auftritt.

ZWEIFLER (1961, 1962) begann 1 Std nach Setzen eines Endotheldefektes in Venen mit einer Heparinbehandlung. Hierbei war es für die Wirkung gleichgültig, ob das Heparin intravenös infundiert, in 8stündigen Intervallen intravenös gegeben oder in 12stündigen Intervallen in entsprechend höherer Dosis subcutan verabreicht wurde. Während bei den Kontrolltieren verschließende Thromben entstanden, die in den folgenden 4 Tagen an Größe wesentlich zunahmen, war bei den heparinbehandelten Tieren am ersten Tag der Thrombus brüchig, konnte leicht entfernt werden, haftete nur an der Verletzungsstelle und verschloß das Gefäß nicht vollkommen. Nach 4tägiger Behandlung waren die Thromben nicht nur nicht gewachsen, sondern sogar kleiner geworden.

HUNT et al. (1966) haben beim Schaf Arterien und Venen elektrisch geschädigt. Wurden die Tiere mit Heparin vorbehandelt, so unterblieb eine Thrombusbildung. Wurde Heparin nach Entstehung des Thrombus verabreicht, so wurde das weitere Wachstum des Thrombus verhindert. Wurde der Thrombus durch eine typische Thrombektomie entfernt, so konnte durch Heparin die Rethrombosierung verhütet werden.

REBER (1967) beobachtete keine Hemmung der Bildung von Abscheidungsthromben beim Kaninchen nach einem Gleichstromreiz durch Heparin i.v. oder Phenprocoumon per os.

FULTON et al. (1953) reizten mit Mikroelektroden kleine Gefäße der Hamstertasche und fanden, daß Heparin, Dicumarol, Äthylbiscoumacetat und Phenindandion die Bildung gemischter Thrombocyten-Leukocyten-Häufchen an der Verletzungsstelle eher förderten und gleichzeitig eine erhöhte Capillarfragilität mit petechialen Blutungen hervorriefen.

3. Andere Methoden der Endothelschädigung mit und ohne gleichzeitiger Stase

HONOUR u. ROSS-RUSSELL (1962) setzten mit der Pinzette eine genau dosierte Wandläsion an cerebralen Arterien beim Kaninchen. Es entstanden weiße Thrombocytenaggregate (white bodies), deren Bildung weder durch Heparin noch durch Dicumarol beeinflußt werden konnte.

Werden Phthalanilide Hamstern i.v. injiziert oder auf die Gefäße der Hamstertasche lokal appliziert, so entstehen Thromben, die durch Heparin nicht verhindert werden können (YORK et al., 1963). In Übereinstimmung hiermit haben ALLISON u. LANCASTER (1961) in der Kaninchenohrkammer durch Heparin und Warfarin die Bildung gemischter Leukocyten-Thrombocyten-Aggregate sowie die Entstehung der entzündlichen Reaktion nicht verhindern können. Die Thrombenbildung wurde sogar durch Heparin gefördert.

ASHWIN (1962) pinselte die Vena jugularis externa bei Ratten mit Formalin. Wurde Heparin unmittelbar vorher verabreicht, so schützte es weitgehend vor der Thrombosierung. Wurde es aber 4 Std vorher verabreicht, so daß die Heparinwirkung zum Zeitpunkt der Pinselung bereits abgeklungen war, so wurde die Thrombenbildung sogar gefördert (Tabelle 3).

JANSEN u. TAGE-HANSEN (1949) pinselte die Vena cava inferior des Kaninchens mit Argentum nitricum. Wurden die Tiere vor der Operation intensiv mit Dicumarol behandelt, so entstand nur eine kleine, wandständige Thrombose, die das Gefäß nicht verschloß. Allerdings verbluteten viele Tiere. Wurden die Tiere erst nach der Endothelschädigung behandelt, so entstand ein Thrombus an der Stelle der Läsion, aber keine Sekundärthrombose. Der Thrombus wurde schneller rekanalisiert.

KUBIK u. WRIGHT (1950) konnten durch ausreichend hohe Dosierung von Äthylbiscoumacetat die Thrombosierung der mit Natriummorrhuat bepinselten Arteria femoralis des Kaninchens verhindern. Bei kleineren Dosen entstand eine Thrombose, die aber bereits nach 2—3 Wochen rekanalisiert wurde, während bei den Kontrollen bis zur Rekanalisation 5—6 Wochen vergingen. ZAMBOUROS et al. (1961) konnten das Entstehen einer Thrombose durch Bepinselung mit Natriummorrhuat durch eine Heparinbehandlung nicht verhüten.

DYCKERHOFF u. GOOSSENS (1939) bepinselten die Venenwand beim Kaninchen mit Jodlösungen und verhinderten die Thrombosierung durch anorganische Neodymsalze.

JARRET u. JAQUES (1964) haben die Vena jugularis des Hundes zunächst abgeklemmt, einen Faden in das Segment eingeführt, die Vene über diesen Faden

Tabelle 3. *Beeinflussung der Thromboseentstehung bei Ratten durch Heparin.* (Nach ASHWIN, 1962)

Heparindosis	Zeitintervall zwischen Injektion und Operation	Mittlerer Gerinnungswert zum Zeitpunkt der Operation		Thrombosehäufigkeit in %	
		Heparin	NaCl	Heparin	NaCl
0,2 mg/kg	1 min	9′35″	2′30″	64	60
1,0 mg/kg	1 min	120′00″	2′30″	16	60
0,2 mg/kg	4 Std	2′25″	2′12″	87	69,5
1,0 mg/kg	4 Std	2′10″	1′53″	72,7	45,5
0,2 mg/kg	24 Std	1′50″	2′08″	54,4	37,5
1,0 mg/kg	24 Std	3′00″	2′32″	87,0	74,0
1,0 mg/kg	48 Std	2′15″	1′15″	68,1	66,7

gequetscht und dann die Zirkulation wieder freigegeben. Setzte die Behandlung mit 10 mg/kg Heparinoid G 31 150 nach 6 Std ein, so waren 21% der Venen thrombosiert, bei Behandlungsbeginn nach 24 Std 100%, bei den unbehandelten Kontrollen 75%. Wurde die Dosis zweimal gegeben, so waren nur 8,3% der Gefäße thrombosiert. Mit einer analogen Versuchsanordnung fanden ROGERS et al. (1949) kleine Dicumaroldosen unwirksam, große zwar wirksam, aber es traten bereits sehr viele Blutungen auf. Wurde Heparin (RABINOVITCH u. PINES, 1943) Kaninchen vor der Gefäßschädigung gegeben, so konnte die Thrombosierung verhindert werden. Wurde es nachher verabreicht, so brachte es die Thrombose wieder zum Verschwinden.

JUST-VIERA (1964) schädigte die Intima der Vena jugularis des Hundes mit einem Bohrer und konnte durch Heparin die Entstehung der Thrombose für einige Stunden verhindern. 2 Std später waren aber alle Gefäße thrombosiert. HOAK et al. (1962) fanden einen völligen Schutz, wenn die Gerinnungszeit durch Heparin auf mehr als 60 min verlängert wurde. Warfarin war nur dann wirksam, wenn es so stark dosiert wurde, daß es auch die Silicongerinnungszeit deutlich verlängerte.

Wird die gestaute Extremität oder die freigelegte Arterie oder Vene einer solchen Extremität stark stumpf traumatisiert, so entstehen Thrombosen. HONKANEN u. ELFVING (1948) injizierten bei Kaninchen Heparin in den frisch entstandenen Thrombus und beobachteten nach 48 Std, daß dieser verschwunden war. Wenn sie auch den Ausdruck Rekanalisation gebrauchen, so dürfte es sich hier bei der Kürze der Zeit doch in Wirklichkeit um eine Thrombolyse gehandelt haben. LOEWE et al. (1947) fanden, daß der Thrombus verschwindet, wenn die Heparinbehandlung vor dem 3. Tag einsetzt; bei Behandlungsbeginn vor dem 8. Tag kommt es nach 13tägiger Behandlung zu einer Rekanalisation. Beginnt die Behandlung erst nach erfolgter Organisation, so bleibt sie wirkungslos. Borgström et al. (1959) verabreichten Dicumarol gleichzeitig mit der Traumatisierung und fanden Thrombosen bei 85% der Tiere. Wurde das Dicumarol jedoch schon 48 Std vor der Traumatisierung gegeben, so thrombosierten nur 40% der Gefäße. Die Heparinwirkung war ebenfalls sehr vom Zeitpunkt der Gabe abhängig. Wurde es unmittelbar vor der Traumatisierung gegeben, so wiesen nur 15% der Tiere Thrombosen auf. Bei Behandlungsbeginn 6 Std nach dem Trauma 25% und 12 Std nach dem Trauma bereits 70%. Injiziert man Staphylokokkentoxin in ein Venensegment oder in die Venenwand, so kommt es bei ungefähr 70% der Tiere zu Thrombosen. Wird vor und nach dem Setzen der Endothelschädigung mit Dicumarol behandelt, so sind nur 36% der Venen thrombosiert (Varangot u. Vassy, 1947). Jørgensen (1964) verfolgte das Schicksal dieser gemischten Thromben über mehrere Wochen und fand am stromaufwärts gelegenen Ende des Thrombus histologische Zeichen fibrinolytischer Vorgänge, die bei den Kontrollen nach 5—7 Tagen, bei den heparinbehandelten Kaninchen bereits nach 2—3 Tagen auftraten.

Friedrich (1950) injizierte in die Vena jugularis von Kaninchen Varicocid und behandelte dann mit dem Heparinoid Thrombocid. 83% der Venen blieben frei durchgängig, während 100% der Kontrollen thrombosierten. Jewell et al. (1954) injizierten Mono-äthanolaminoleat in die Randvene des Kaninchenohres. Die Thrombosierung konnte durch Heparin nicht, wohl aber durch Vorbehandlung mit Äthylbiscoumacetat verhindert werden. Das Versagen der Heparintherapie wird auf die intermittierende Behandlung zurückgeführt, bei der immer wieder Perioden normaler Gerinnungsfähigkeit auftreten.

4. Durch i.v. injizierte Substanzen ausgelöste Thrombenbildung

a) ADP-induzierte Thromben

Die i.v. Injektion von ADP führt zur Ausbildung von Plättchenaggregaten, die die kleinen Gefäße der Lunge verschließen können (Nordöy u. Chandler, 1964), aber nicht sehr stabil sind. Werden Ratten mit exzessiven Warfarindosen behandelt, so ist die Zahl dieser Thromben nach der Injektion nicht merklich vermindert, ihre Stabilität ist jedoch wesentlich reduziert. Zu dieser Zeit ist die Blutungszeit stark verlängert, die Bildung des hämostatischen Pfropfes ist behindert (Newland u. Nordöy, 1967).

b) Intravasale Gerinnung

Dyckerhoff u. Goossens (1939) konnten die durch Injektion von Thrombin oder Thrombokinase ausgelöste intravasale Gerinnung durch anorganische Neodymsalze verhindern, während Thies (1954) allerdings mit organischen Salzen seltener Erden wohl die durch Thrombokinaseinjektion ausgelöste intravasale Gerinnung, nicht aber die durch Thrombin ausgelöste verhindern konnte.

5. Wirkung auf extrakorporale Thromben

Dicumarol verhindert in therapeutischen Dosen die Thrombusbildung im extrakorporalen Kreislauf des Schweines nicht. Bei kleinen Dosen sind die Thromben sogar größer als bei den unbehandelten Kontrollen, bei extrem hoher Dosierung allerdings kleiner (Murphy et al., 1963). Heparin verhindert die Thrombusbildung (Mustard et al., 1963).

6. Wirkung auf die Rekanalisation

Eine sehr eigentümliche und in ihrem Mechanismus weitgehend ungeklärte Wirkung ist die Beschleunigung der Rekanalisation von Thromben durch Behandlung mit Cumarinderivaten auch dann, wenn die Thromben bereits gebildet sind. ENRIA u. FERRERO (1951), WRIGHT et al. (1952) haben beobachtet, daß die Rekanalisation von Thromben bei Äthylbiscoumacetat-behandelten Kaninchen in durchschnittlich 2—4 Wochen abgeschlossen ist, während sie bei den Kontrollen 4 bis mehr als 16 Wochen dauerte. Thromben in den Randvenen des Kaninchenohrs waren bei Behandlung mit Äthylbiscoumacetat nach 6,2 Tagen, bei den Kontrollen erst nach durchschnittlich 14,6 Tagen verschwunden (TAYLOR und ESSEX, 1959). Dieser Vorgang wurde von BAECKELAND (1959) eingehend untersucht. Er beobachtete das Auftreten von Spalten innerhalb des Thrombus, die er auf eine Lyse des Fibrins, das vorher dort gelegen sein soll, zurückführt. Hierdurch werden für das Einwachsen von Endothelsprossen günstigere Bedingungen geschaffen. Zu betonen ist, daß bei diesen Versuchen meist Kaninchen verwendet wurden, die anscheinend ein besonders leicht aktivierbares fibrinolytisches System besitzen. Auch die histologischen Untersuchungen von SANDRITTER (1964), der eine Andauung der Thromben bei mit Thrombocid oder SP 54 behandelten Tieren beobachtete, waren am Kaninchen gemacht worden. Wieweit diese Beobachtungen auf den Menschen übertragen werden können, muß dahingestellt bleiben.

7. Verhalten präformierter Gerinnsel

LEWIS et al. (1964) erzeugten in vitro Gerinnsel und brachten sie in die Vena jugularis des Hundes ein, aus dessen Blut sie hergestellt worden waren. Die Vena jugularis war proximal der Einbringungsstelle der Thromben durch eine Ligatur eingeengt, um eine Verschleppung der Gerinnsel zu verhindern. Die Gerinnsel wuchsen in 24 Std während Kochsalzbehandlung um 51%, während sie bei Heparinbehandlung um 76% an Größe abnahmen. Heparin verhindert also nicht nur die Sekundärthrombose, sondern scheint auch eine thrombolytische Aktivität auszuüben. MODEIRA DA SILVA (1964) brachte präformierte Gerinnsel in die Arteria femoralis des Hundes ein. Nach 7 Tagen waren die Arterien der Kontrolltiere fest verschlossen. Wurden die Tiere während dieser Zeit mit dem Heparinoid SP 54 behandelt, so waren 60% der Gefäße vollkommen durchgängig, 23% teilweise und nur 17% ganz verschlossen. Werden derartige Gerinnsel oder solche, die man z.B. durch Thrombininjektion in einem vorübergehend abgeklemmten Venensegment erzeugt, in die Lunge als Emboli eingeschwemmt, so verhütet Heparin das Entstehen einer Sekundärthrombose (HOLDEN et al., 1949).

8. Verhalten experimenteller Myokardinfarkte

Experimentelle Myokardinfarkte werden durch Unterbindung eines Coronargefäßes beim Hund erzeugt (ROBERG u. REQUARTH, 1950; AUDIER et al., 1955). Dieses Modell ist für die Untersuchung der Anticoagulantienwirkung auf den Gefäßverschluß ungeeinget, da dieser von der Ligaturstelle abhängt und durch Anticoagulantien natürlich nicht beeinflußt werden kann. DEUTSCH et al. (1958) haben dieses Modell verwendet, um die Organisation des Infarktes unter Anticoagulantien zu untersuchen und konnten zeigen, daß die Organisation unter Dicumarolderivaten stark verzögert abläuft (Abb. 12).

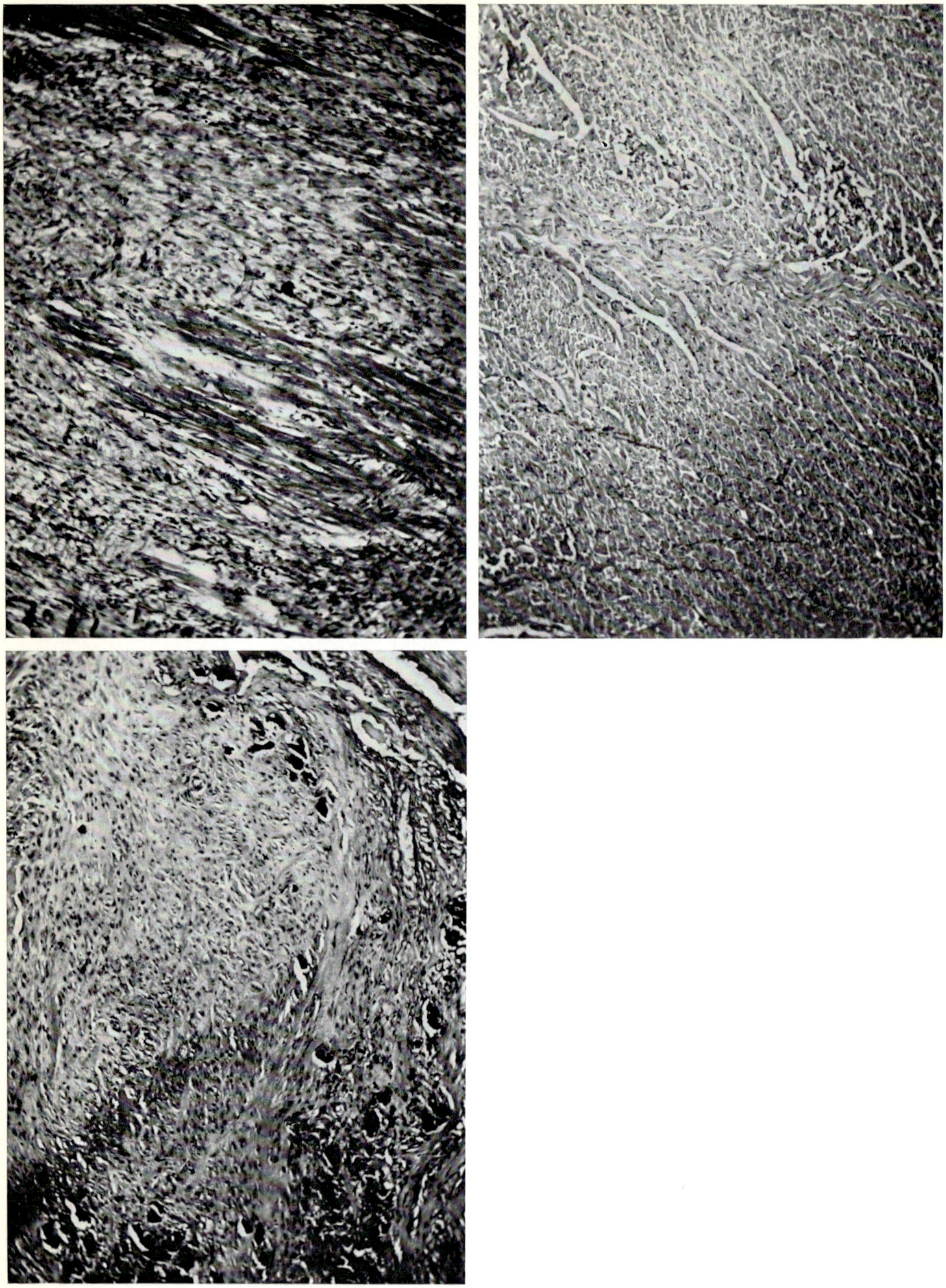

a b c

Abb. 12a—c. Experimenteller Myokardinfarkt des Hundes. a Kontrolle nach 2 Wochen. b Behandelt mit Phenprocoumar, nach 2 Wochen. c Behandelt mit Phenprocoumar, nach 4 Wochen. Nach 2wöchiger Phenprocoumarbehandlung findet man noch vorwiegend Fibroblasten, wenig Fasern, während bei den Kontrollen die Vernarbung schon weit fortgeschritten ist. (Aus DEUTSCH et al., 1958)

9. Thrombusentstehung in vitro

CUNNINGHAM et al. (1965) haben die Chandlers Tube-Methode dahingehend modifiziert, daß sie die Zeit messen, die vergeht, bis eine schneegestöberartige Thrombocytenaggregation im plättchenreichen Plasma eintritt. Diese Zeit ist bei Verwendung von Blut von Patienten, die mit Phenindandion oder Warfarin behandelt wurden, oder nach Zusatz von Heparin verlängert, soferne auch die Recalcifikationszeit verlängert ist. POOLE (1960) fand hingegen eine Beschleunigung der Thrombocytenaggregation durch 0,1—1,0 E Heparin/ml, während die Zeit bis zur Entstehung der ersten Fibrinfäden verlängert war. Es muß dahingestellt bleiben, ob diese Befunde wirklich im Sinne einer thrombosehemmenden Wirkung der Anticoagulantien gedeutet werden dürfen, da die Thrombocytenaggregation zwar verzögert eintritt, aber nicht verhindert wird.

10. Wirkung auf diätetisch bedingte Thrombosen

GRESHAM u. HOWARD (1960) haben eine Kost entwickelt, mit der sie bei Ratten getrennt eine Arteriosklerose oder multiple Thrombosen mit Myokard- und Niereninfarkten erzeugen können. DAVIDSON et al. (1962) konnten durch gleichzeitige Gabe von Phenindandion die Entstehung der Thrombosen bei der einen Kost verhindern, bei der anderen waren die Plaques kleiner, das fibröse Gewebe geringer, ohne daß die Fetteinlagerungen beeinflußt worden wären. Auffallenderweise konnten die bei beiden Kostformen extrem stark vermehrten Gerinnungsfaktoren I, II, V, VII, VIII, IX und X durch Phenindandion nicht vermindert werden, obwohl die beschriebene günstige Wirkung auftrat. Es entstand auch keine Aktivierung der Fibrinolyse oder Änderung der Aggregation der Plättchen. Eine Erklärung für diese Beobachtung konnte nicht gegeben werden.

Bei diätetisch lipämischen Ratten führt die i.v. Injektion von Endotoxinen gramnegativer Bakterien zu Thrombosen vor allem in den Lebervenen mit Leberinfarkten. Diese konnten durch Hirudin, Heparin oder Acenocoumarin, welches durch 48 Std verabreicht worden war, verhindert werden. Hierbei erwies sich das Acenocoumarin, sofern der Prothrombinspiegel unter 35% gesenkt worden war, als wirksamstes Anticoagulans (RENAUD, 1965).

Durch die Injektion langkettiger gesättigter Fettsäuren wird der Hageman-Faktor und damit das intrinsic Gerinnungssystem aktiviert. Hierdurch kommt es zu massiver intravasculärer Thrombosierung (CONNOR et al., 1963). Die Thrombosierung konnte bei allen 5 Hunden durch Heparin verhindert werden, während von 10 ausreichend mit Warfarin vorbehandelten Hunden nur 2 keine Thrombose entwickelten (HOAK et al., 1964).

11. Zusammenfassung

Die experimentellen Untersuchungen zeigen, daß die Anticoagulantien nur bei ganz bestimmten Versuchsanordnungen wirksam sind, daß die Wirkung weitgehend von einer ausreichenden Dosierung abhängt und daß die direkten Anticoagulantien den indirekten in den meisten Versuchsanordnungen überlegen sind. Die Bildung gemischter Thrombocyten-Leukocyten-Aggregate, die bei kleinsten Gefäßschädigungen entstehen, können weder durch die Gabe von Heparin noch durch Cumarinderivate beeinflußt werden. Diese Beobachtung ist wesentlich für die Erklärung des Versagens der Anticoagulantien bei der Verhütung der Entstehung des Abscheidungsthrombus sowie für die Erklärung der Erhaltung der Integrität der Gefäßwand während der Anticoagulantienbehandlung (s. S. 317, 334). Diese Aggregate verschließen wahrscheinlich jene kleinsten

Endotheldefekte, die in großer Zahl auch unter physiologischen Bedingungen alltäglich entstehen. Nun haben wohl die meisten der in der Anticoagulantienbehandlung erfahrenen Kliniker die Beobachtung gemacht, daß lange Zeit mit Anticoagulantien behandelte Patienten unter sonst gleichen Voraussetzungen wesentlich leichter petechiale Rhexisblutungen entwickeln als kurzzeitig behandelte. Es wäre daher durchaus möglich, daß bei lange Zeit behandelten Individuen die Bildung dieser gemischten Aggregate (white bodies) nicht mehr in normaler Weise erfolgt, wie sich auch die STA-Wirkung von Dicumarolplasma mit der Behandlungsdauer ändert (Reimer et al., 1960). Experimentelle Untersuchungen zu dieser Frage sind dem Referenten allerdings nicht bekannt.

In allen anderen Versuchsanordnungen sind Heparin bzw. Heparinoide den Dicumarinderivaten überlegen. Ihre prophylaktische Wirkung ist sicherer als ihre therapeutische. In ausreichenden Dosen vor Setzung der Läsion verabreicht, verhindern sie die Thrombusentstehung mit großer Sicherheit. Werden sie erst nach Ausbildung der Thrombose gegeben, so verhindern sie das Weiterwachsen durch Entstehung von Sekundärthromben, bewirken gelegentlich eine Verkleinerung der vorher entstandenen Thromben (Lyse?) und scheinen auch die Rekanalisation zu fördern. Negative Ergebnisse sind meist durch unzulängliche Dosierung oder intermittierende Gabe mit zu großen Intervallen mit normaler oder sogar erhöhter Gerinnungsfähigkeit bedingt. Es zeigt sich sogar, daß die Thrombusbildung gefördert wird, wenn die Läsion zu einem Zeitpunkt gesetzt wird, zu dem die Heparinwirkung gerade abgeklungen ist (Ashwin, 1960).

Die Dicumarolpräparate können eine prophylaktische Wirkung entfalten, wenn sie ausreichend lange vor der Läsion verabreicht werden (Borgström et al., 1959). Sie können auch das Wachstum von Sekundärthromben verhindern. Meist jedoch sind zur Vermeidung der Thrombusentstehung so hohe Dosen erforderlich, daß sie beim Menschen wegen der hiermit verbundenen großen Blutungsgefahr nicht angewendet werden können (Übersicht in den Tabellen 4 und 5). Auch scheint in manchen Versuchsanordnungen erst nach sehr langer Behandlung eine schützende Wirkung aufzutreten. Besonders aggravierend sind die ungünstigen Ergebnisse in der Versuchsanordnung von Wessler (1953), bei der es sich um die Bildung intravitaler Gerinnsel handelt, die dem Einfluß von Dicumarolderivaten besonders gut zugänglich sein sollten, und die Ergebnisse im extrakorporalen System von Mustard. Ungeklärt ist die Förderung der Rekanalisation durch Äthylbiscoumacetat, die auch dann erfolgt, wenn die Thromben vor Beginn der Behandlung entstanden sind. Das Auftreten einer fibrinolytischen Aktivität wird hierfür verantwortlich gemacht. Es muß aber betont werden, daß zumindest beim Menschen keine Steigerung, sondern eher eine Hemmung der fibrinolytischen Aktivität durch indirekte Anticoagulantien nachgewiesen werden konnte; so wird die Euglobulinlysezeit durch indirekte Anticoagulantien verlängert (Niewiarowski und Wegrzynowicz, 1959; Donner, 1960; Berkada, 1962), eine thrombolytische Wirkung fehlt (Novikov, 1958).

Für Heparin wird in zahlreichen tierexperimentellen Versuchsanordnungen ein thrombolytischer Effekt wahrscheinlich gemacht. In diesem Zusammenhang muß betont werden, daß bei diesen Versuchen nahezu immer Kaninchen oder Hunde als Versuchstiere verwendet wurden. Vieles spricht dafür, daß diese Tiere eine besondere Neigung zu einer spontanen Aktivierung des fibrinolytischen Systems aufweisen. Es muß bei den starken Speciesunterschieden in der Fibrinolyse dahingestellt bleiben, wieweit diese Ergebnisse auf den Menschen übertragen werden können.

Tabelle 4. *Einfluß der Therapie mit indirekten Anticoagulantien bei experimenteller Thrombose mit Prothrombinzeit*[a] *größer als das 2,5fache der Normalzeit oder Prothrombinzeit kleiner als 5% der Normalzeit.* (Nach NEWLAND und NORDÖY, 1967)

Autor	Tier	Methode	Gefäß	Vorkommen von Thrombosen	Gestörte Blutstillung	Bemerkungen
DALE et al. (1942)	Hund	Trauma[b], Shunt	Vene	vermindert	—	arteriovenöser Shunt
BOLLMAN et al. (1942)	Hund	Trauma, Shunt	Vene	vermindert	—	arteriovenöser Shunt
RICHARDS, CORTELL (1942)	Hund	Trauma	Vene	vermindert	ja	
THILL et al. (1943)	Hund	Trauma	Vene	vermindert	nein	
KIESEWETTER, SHUMACKER (1948)	Hund	Trauma	Arterie und Vene	vermindert	ja	Prothrombinzeit < 30%
ROGERS et al. (1949)	Hund	Trauma	Vene	vermindert	ja	
JEWELL et al. (1954)	Kaninchen	Trauma	Vene	vermindert	—	
RALL et al. (1955)	Kaninchen	Endotoxin	Arterie und Vene	vermindert	—	lokalisierte Shwartzman-Reaktion
SPANOUDIS et al. (1955)	Kaninchen	Endotoxin	Arterie und Vene	vermindert	ja	vollkommen verhinderte lokalisierte Shwartzman-Reaktion
MEYER (1958)	Affe	Stasis	Vene	vermindert	ja	
BLASKE et al. (1959)	Ratte	Trauma	Vene	vermindert	—	
DEYKIN et al. (1960)	Hund	Stasis	Vene	vermindert	—	Fähigkeit des anticoagulierten Hundeserums, die Thrombusbildung beim Kaninchen hervorzurufen
ASHWIN (1961)	Ratte	Trauma	Vene	vermindert	ja	
MURPHY et al. (1963)	Schwein	Shunt	Extra-corporal	vermindert	—	Gewicht des im arteriovenösen Shunt gebildeten Thrombus wird gemessen
NEWLAND, NORDÖY (1967)	Ratte	ADP	Arterie	vermindert	ja	Fragmentierung der Plättchenthromben gesteigert
MOSES (1945)	Kaninchen	Stasis und Trauma	Vene	keine Folgen	ja	
ROTHFELD et al. (1954)	Kaninchen	Endotoxin	Arterie und Vene	keine Folgen	ja	lokalisierte Shwartzman-Reaktion
WESSLER, MORRIS (1955)	Hund	Serum und Stase	Vene	keine Folgen	ja	
BERMAN (1961)	Hamster	Trauma	Vene	keine Folgen	ja	Plättchenthrombus unverändert, Fibrinbildung verhütet

[a] Messung einer einzigen Prothrombinzeit.
[b] Mechanische, chemische oder elektrische Schädigung der Blutgefäße.
Literatur bei H. NEWLAND, NORDÖY, A. (1967).

Tabelle 5. *Einfluß der Therapie mit indirekten Anticoagulantien bei experimenteller Thrombose bei einer auf das 2—2,5fache der Normalzeit verlängerten Prothrombinzeit*[a] *oder Prothrombinaktivität von 5—20%*. (Nach NEWLAND und NORDÖY, 1967)

Autor	Tier	Methode	Gefäß	Vorkommen von Thrombosen	gestörte Blutstillung	Bemerkungen
LAUFMAN et al. (1948)	Hund	Stasis	Vene	vermindert		
MOSS et al. (1948)	Hund	Trauma[b]	Extra-corporal	vermindert		Messung der für die Thrombose der arteriellen Kanüle erforderlichen Zeit
WRIGHT (1955)	Kaninchen	Stasis und Thrombin	Arterie	vermindert		Messung der Wirkung auf die Rekanalisation
BLASKE et al. (1959)	Ratte	Trauma	Vene	vermindert		Verminderte Sekundärthrombose am präformierten Thrombus
TAYLOR, ESSEX (1959)	Kaninchen	Stasis und Thrombin	Vene	vermindert		Messung der Wirkung auf die Rekanalisation
CAREY, WILLIAMS (1960)	Hund	Trauma	Vene	vermindert	ja	
RENAUD (1965)	Ratte	Hyperlipämie und Endotoxin	Vene	vermindert		
HOAK et al. (1966)	Hund	Trauma	Vene	vermindert	ja	
ROGERS et al. (1949)	Hund	Trauma	Vene	keine Folgen	ja	
COPLEY (1955)	Kaninchen	Trauma	Vene	keine Folgen		
WESSLER et al. (1957)	Hund	Serum und Stasis	Vene	keine Folgen		
SCHWARTZ (1959)	Hund	Stasis und Trauma	Vene	keine Folgen		
SHIMAMATO et al. (1961)	Kaninchen	Trauma	Arterie und Vene	keine Folgen		
HOAK et al. (1964)	Hund	Fettsäureinjektion	Vene	keine Folgen		

[a] Messung einer einzigen Prothrombinzeit.
[b] Mechanische, chemische oder elektrische Schädigung der Blutgefäße.
Literatur bei NEWLAND, H., NORDÖY, A. (1967).

Bei der Uneinheitlichkeit der experimentellen Befunde, insbesondere hinsichtlich der Dicumarolwirkung, dürfen die unklaren Ergebnisse beim Menschen nicht verwundern.

V. Indikationen zur Anticoagulantienbehandlung

Bei der Besprechung der Indikationen zur Anticoagulantienbehandlung muß zunächst das Einteilungsprinzip nach Medikamentengruppen durchbrochen werden, um unnötige Wiederholungen zu vermeiden. Es soll daher zunächst auf die generellen Indikationen zur Anticoagulantienbehandlung, dann auf die Indikationen zur Anwendung der Hauptgruppen und schließlich auf die speziellen Indikationen zur Anwendung einzelner Anticoagulantien eingegangen werden.

A. Generelle Indikationen zur Anwendung der Anticoagulantien und ihre Begründung

1. Thromboseprophylaxe

In allen Gebieten der Medizin ist die Thromboemboliegefährdung in gleicher Weise nachweisbar und im Zunehmen begriffen, wie sowohl aus pathologisch-anatomischen (Tabelle 6) als auch aus klinischen Statistiken (Tabelle 7) hervorgeht (Gross, 1960). Die Voraussetzungen für die Durchführung einer Prophylaxe sind jedoch in den einzelnen Disziplinen sehr unterschiedlich.

Tabelle 6. *Häufigkeit von Thrombosen und Lungenembolien im Sektionsmaterial.* (Nach Bartok, 1960)

Zeit	Fachgebiet	Zahl der Sektionen	Thrombosen	Embolien	Embolien als Todesursache
1933—1936	Gesamtmaterial	1666	6,84%	5,47%	1,01%
1953—1956	Gesamtmaterial	1872	14,03%	11,95%	6,63%
1933—1936	Interne Medizin	1396	6,66%	5,24%	
	Chirurgie	270	7,77%	6,29%	
1953—1956	Interne Medizin	1585	13,93%	11,67%	
	Chirurgie	287	20,20%	13,58%	

a) In der inneren Medizin ist eine generelle Thromboseprophylaxe undurchführbar. Die Zahl der thrombosegefährdeten Patienten ist außerordentlich groß (alle Alterskrankheiten, alle kardiovasculären Erkrankungen, Adipositas, Diabetes, akute und chronische Infekte, Carcinomträger, aus anderen Gründen bettlägerige Patienten), die Dauer der Gefährdung schlecht abgrenzbar, meist sogar unbegrenzt, die Zahl der Kontraindikationen (aus der Grundkrankheit, auf Grund von Begleitkrankheiten, wegen unverträglicher Medikamentenkombinationen) sehr groß.

In den wichtigsten praktisch durchführbaren Indikationsgebieten geht die aus therapeutischen Gründen begonnene Behandlung kontinuierlich in eine prophylaktische zur Verhütung eines Rezidivs oder einer thromboembolischen Komplikation über, so bei den embolisierenden Kardiopathien, beim Myokardinfarkt, der peripheren arteriellen Verschlußkrankheit, bei der intermitterenden basalen cerebral vasculären Insuffizienz, bei den rezidivierenden Venenthrombosen und

Tabelle 7. *Frequenz der tödlichen Lungenembolien.* (Nach GROSS, 1960)

	Jahre	Durchgänge bzw. Operationen	Davon tödliche Lungenembolien in %
1. Interne Abteilungen			
SPOHN, K. (1951)	1929—1948	88970 Durchgänge	0,08
BAKEY, M. E. (1954)	Sammelstatistik	24637 Durchgänge	0,28
CARLOTTI, J., et al. (1947)	Sammelstatistik bis 1954	45523 Durchgänge	0,60
GEISSENDÖRFER, R. (1935)	Sammelstatistik bis 1935	170000 Durchgänge	0,64
2. Chirurgische Abteilungen			
EISENREICH, F. X. (1954)	1931—1953	94169 Durchgänge 61431 Operationen	 0,40
EKESPARRE, W. (1951)	1929—1948	63798 Durchgänge	0,16
MASSIE, H. (1954)	1946—1953	23079 Durchgänge 13630 Operationen	0,21 0,27
SPOHN, K. (1951)	1929—1948 Operationen (ab 1934)	111972 Durchgänge 57129 Operationen	0,17 0,15
BAKEY, M. E. (1954)	bis 1954 (Sammelstatistik)	3077485 Operationen	0,14 (0,01—0,87)
(110 Kliniken)	1900—1930	955000 Operationen	0,25
3. Geburtshilflich-gynäkologische Abteilungen			
SCHUBERT, G., UHLMANN, G. (1954)	1947—1954	2592 gyn. Operationen	0,27
HOSEMANN, H. (1954)	1927—1953	52954 gyn. Operationen	0,10
STAMM, H., HERTIG, H. (1958)	1933—1958	27361 gyn. Operationen	0,10
BAKEY, M. E. (1954)	Sammelstatistik 12 amerikanische Arbeiten	127280 gyn. Operationen	0,22
SCHUBERT, G., UHLMANN, G. (1954)	1920—1950	44857 Geburten	0,025
HOSEMANN, H. (1954)	1922—1942 1927—1953	35204 Geburten 32701 Geburten	0,020 0,015
ULLERY, J. C. (1954)	1933—1953	50322 Geburten	0,010
STAMM, H., HERTIG, H. (1958)	1958	43152 Geburten	0,010
BAKEY, M. E. (1954)	Sammelstatistik 12 amerikanische Arbeiten	1289267 Geburten	0,035

Lungeninfarkten. Als reine Prophylaxe ist lediglich die Behandlung der Angina pectoris mit indirekten Anticoagulantien anzusehen, die ihre Indikation in der Verhütung von Myokardinfarkten und in der gefäßerweiternden Wirkung einzelner Anticoagulantien hat.

b) Wesentlich günstiger ist die Situation *in den operativen Fächern.* Hier besteht im Anschluß an die Operation für eine relativ kurze und gut abgrenzbare Zeit eine besondere Thromboemboliegefährdung durch Zusammentreffen von befristeter Hypercoagulabilität, gesteigerter Plättchenklebrigkeit (s. S. 309) und Stase durch Inaktivierung des Patienten. Sofern man von den Patienten der Unfallchirurgie und der Orthopädie absieht, dauert diese Zeitspanne bei sonst komplikationslosem Verlauf etwa 10—14 Tage, so daß die Situation für eine generelle, d.h. alle Patienten ohne spezielle Kontraindikation betreffende Prophylaxe ideal ist, wobei durchaus eine untere Altersgrenze für ihr Einsetzen

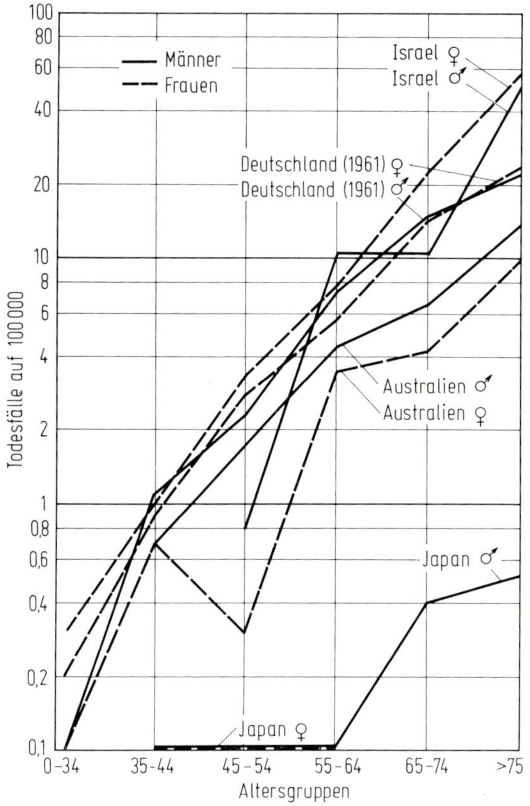

Abb. 13. Altersabhängigkeit der Häufigkeit der Lungenembolien im Jahre 1962 bei verschiedenen rassischen Gruppen. (Nach FEJFAR et al., 1966)

konzediert werden kann, da die Thrombosegefahr in hohem Maße altersabhängig ist (Abb. 13). So wird die untere Altersgrenze mit 15 Jahren (MARION u. ESTANOVE, 1963), für schwere Operationen mit 18 Jahren (MILCH et al., 1961) bzw. generell mit 18 Jahren (BRANDIS, 1960), mit 20 Jahren (THIES, 1954; DICK, 1958, 1961), mit 25 Jahren (BORGSTRÖM, 1948), mit 30 Jahren (HILLEMANNS, 1955; CRAMER, 1958), mit 35 Jahren (SMITH, 1950), mit 40 Jahren (SMITH u. MULLIGAN, 1948; BORGSTRÖM, 1952; CHALMERS, 1958; MILCH et al., 1961) bzw. 50 Jahren (MAURIZIO, 1954; WILLE, 1957) angesetzt. Es ist allerdings fraglich, ob man noch von einer generellen Prophylaxe zu sprechen berechtigt ist, wenn die Altersgrenze über 30 Jahre festgelegt wird.

Gegen die Durchführung einer generellen Prophylaxe werden im wesentlichen zwei Gründe ins Treffen geführt:

1. Die Blutungsgefährdung einer unnötig großen Zahl von nur unbedeutend thrombosegefährdeten Patienten.

2. Die unzumutbar große Belastung des ärztlichen Personals und des Laboratoriums. Dies sollte allerdings, gemessen an den Kosten der modernen Chirurgie, kein limitierender Faktor sein.

Um diese Schwierigkeiten zu umgehen, wird vielfach eine gezielte Prophylaxe besonders gefährdeter Patienten propagiert. Zur Erleichterung der Auswahl wurden verschiedene Schemata angegeben (DOMANIG, 1951, 1960; WILLE, 1957), die folgende wesentliche Faktoren berücksichtigen:

1. Alter. Patienten unter dem 20. Lebensjahr werden allgemein nicht als thrombosegefährdet angesehen; 20—35(40)jährige Patienten nur bei großen Operationen und voraussichtlich langer Bettlägerigkeit; Patienten über 35(40) Jahre gelten als thrombosegefährdet.

2. Fettsucht.

3. Besonders stark herabgesetzter Allgemeinzustand, Kachexie.

4. Anamnestische Angaben über bereits durchgemachte thromboembolische Erkrankungen.

5. Varicen.

6. Herz- und Gefäßkrankheiten.

7. Art des Eingriffes bzw. Grundleidens. Hier gelten die Traumen der unteren Extremitäten (SEVITT, 1966, 65% thromboembolische Veränderungen), Kaiserschnitte und erschwertes Wochenbett (BLONDET, 1954), Laparatomien wegen eitriger abdomineller Erkrankungen, Cholecystektomie, Herniotomie, alle Operationen wegen Carcinomen, totale Hysterektomie, vaginale Plastik, Operationen an Mitralvitien, an Arterien und Venen als besonders gefährdet (FRIEDRICH, 1953; LEHMANN, 1954; MAURIZIO, 1954; RUNGE u. HARTERT, 1954; MILCH et al., 1953; BIRCHER u. KAUFMANN, 1954; GUGGENBÜHL-SCHMITTER, 1954; MAKOWSKY u. KRAFT, 1956; STORM, 1960; BECKER u. SCHMIDT, 1966).

8. Manche Autoren beziehen noch die jeweilige Wetterlage (REHN, 1947; MAY, 1954; LEHMANN, 1954), das Bestehen einer Hypothyreose, einer Senkungssteigerung (FRIEDRICH, 1953), einer Thrombocytose (GOOSSENS, 1950) in die Beurteilung ein.

9. Gerinnungsveränderungen im Sinne einer Hypercoagulabilität werden nur selten berücksichtigt (RUNGE u. HARTERT, 1954; MCNICKLE, 1959).

c) In der Geburtshilfe besteht die gleiche günstige Situation einer zeitlich begrenzten Thrombosegefährdung wie in den operativen Fächern, doch ist diese wegen der Jugend der Patientinnen gering. In hohem Maße thromboemboliegefährdet sind lediglich Patientinnen mit Kaiserschnitten und pathologischen Entbindungen.

d) Besonders Schwierigkeiten bestehen nach *Prostataoperationen*, bei denen postoperativ etwa 8—10 Tage eine besondere Blutungsneigung, aber auch eine Thrombosegefährdung besteht (GALLEMER u. ANLYAN, 1959; GORMSEN et al., 1961).

Es sei gleich hier betont, daß die Prophylaxe so frühzeitig als möglich, am besten bereits präoperativ beginnen und ebenso intensiv sein muß wie die therapeutische Behandlung. Eine ungenügende Dosierung fördert eher die Thromboseentstehung (NIELSEN, 1942; ASHWIN, 1962). Alle Arten von Anticoagulantien können eingesetzt werden.

2. Thrombosetherapie

a) Venöse Thrombosen

α) Oberflächliche Thrombophlebitiden sind keine Indikation zur generalisierten Anticoagulantienbehandlung, sondern höchstens zur lokalen Anwendung von Heparin(oid)-Salben.

β) Bei den tiefen Venenthrombosen ist die Anticoagulantienbehandlung zur Verhütung des Fortschreitens der Thrombose, des Übergreifens auf die andere Extremität, des Auftretens von Embolien, zur Förderung der Recanalisation und im weiteren Verlauf zur Verhütung von Recidiven indiziert. Bei akuten Krankheitsprozessen besteht die Indikation zur Einleitung der Therapie mit direkten Anticoagulantien, so besonders bei der Phlegmasia coerulea und alba dolens, der Nierenvenenthrombose, Mesenterialvenenthrombose, Zentralvenenthrombose, Priapismus, aufsteigender Beinvenenthrombose, septischer Sinusthrombose, während bei weniger gefährlicher Lokalisation oder, wenn der Patient erst nach Ablauf des akuten Stadiums in Behandlung kommt, mit indirekten Anticoagulantien allein behandelt werden kann. Thrombophlebitis migrans und blande Sinusthrombose stellen nur fragliche Indikationen dar.

b) Lungenembolien

Die akute *Lungenembolie* ist eine Indikation zur sofortigen Behandlung mit direkten Anticoagulantien (Barritt u. Jordan, 1960; Hermann et al., 1961). Neben der Verhinderung der Entstehung eines Appositionsthrombus im Anschluß an den Embolus und der Prophylaxe der Rezidivembolie sind die gelegentlich beobachtete durch den Schock verursachte intravasale Gerinnung mit Verbrauch von Gerinnungsfaktoren (McKay et al., 1967) und die thrombinbedingte Freisetzung aktiver Amine aus den Thrombocyten des Embolus, die zu Bronchospasmus und Dyspnoe führen, zusätzliche Indikationen zur Anwendung von Heparin. Die sekundär chronische pulmonale Hypertension als Folge rezidivierender Lungeninfarkte ist eine Indikation zur Langzeitbehandlung mit indirekten Anticoagulantien (Wilcken et al., 1960; Koller, 1964; Vigran, 1965).

c) Thrombosen arterieller Gefäße

Die Indikation zur Anwendung der Anticoagulantien bei den arteriellen thrombotisch bedingten Durchblutungsstörungen ist eine wesentlich weniger strikte als bei den venösen Thrombosen. Hier stehen — wie schon auf Seite 305 ausführlich diskutiert — die Veränderungen der Gefäßwandung im Vordergrund, so daß die Angriffsmöglichkeit der Anticoagulantien beschränkt ist. Es entsteht in erster Linie ein Abscheidungsthrombus durch Aggregation der Plättchen, die durch die Anticoagulantien in therapeutischen Dosen kaum beeinflußt wird (s. S. 323, 328). Die Anticoagulantien haben hier nur die Aufgabe, die Ausbildung eines anschließenden roten Gerinnungsthrombus, der eventuell zum völligen Gefäßverschluß führen könnte, zu verhindern. Eine weitere Indikation zur Anwendung der Anticoagulantien besteht in der gefäßerweiternden Nebenwirkung einzelner Präparate, die sich günstig auf die Ausbildung einer Kollateralzirkulation auswirken könnte. Da die Grundursache, nämlich die in den meisten Fällen vorliegenden arteriosklerotischen Wandveränderungen nicht beseitigt werden kann, bleibt auch die Gefahr neuer Thrombenbildung nach Abklingen des akuten Ereignisses weiter bestehen. Es wird daher notwendig sein, die im akuten Stadium begonnene Anticoagulantienbehandlung als Prophylaxe auf lange Zeit fortzusetzen, so daß die kurative Behandlung kontinuierlich in eine prophylaktische übergeht.

α) Periphere arterielle Thrombosen. Die Indikation zur reinen Anticoagulantienbehandlung wird durch die chirurgischen Möglichkeiten sowie durch die thrombolytische Therapie wesentlich eingeschränkt. Sie ist heute nur mehr bei jenen Fällen gegeben, bei denen ein chirurgisches Vorgehen aus irgendwelchen Gründen (zu periphere Lokalisation des Verschlusses, zu schlechtes Allgemeinbefinden der Patienten, Fehlen entsprechender technischer Möglichkeiten) und auch eine thrombolytische Therapie nicht durchführbar sind. Es besteht dann die Indikation, mit direkten Anticoagulantien die Behandlung

Tabelle 8. *Häufigkeit der Herzrupturen mit und ohne Anticoagulantienbehandlung.* (Nach Deutsch, 1962, dort Literatur)

Autor	Unbehandelt		Mit Anticoagulantien		Anmerkung
	Zahl der Fälle	Rupturen %	Zahl der Fälle	Rupturen %	Unterschied statistisch
Waldron (1932—1945)	233	7,7	—	—	
Waldron (1946—1951)	241	4,98	71	14,1	
Kiss (1950)	819	12,4	—	—	
Wessler (1952)	—	9	—	—	
Papacharalampous (1952)	126	8,6	—	—	
Wright (1954)	48	8,3	41	19,5	
McQuay (1955)	70	20	23	26	
Glueck (1956)	75	6,6	76	7,8	
Lee, O'Neal (1956)	218	2,3	77	10	
Maher et al. (1956)	146	10,3	13	21,3	insignifikant
Edwards (1957)	144	15	—	—	
Freeman (1958)	484	7,8	—	—	
Lange und Aarseth (1958)	72	11	69	21,7	
Capeci (1959)	50	2	50	6	
Kutschera (1959)	416	3,4	—	—	
Lehmann u. Dönhardt (1960)	110	3,6	248	1,6	
Hilden (1961)	92	10,9	84	8,3	
Sievers (1961)	530	13	—	—	
Straube (1962)	932	2,5	162	3,1	insignifikant
Lechner (1966)	274	13,4	39	13,9	
Weinreich et al. (1967)	308	12,0	350	16,0	insignifikant

einzuleiten und mit indirekten fortzusetzen (Pratesi, 1953; Breda, 1955; Koller, 1958; Goossens, 1963; Linke, 1963; Oeri, 1963; Deutsch, 1964; Hess, 1966; Waibel, 1966).

Die Indikation zur Anticoagulantienbehandlung nach Operationen an den Arterien ist umstritten. Operationen an der Arteria iliaca oder an größeren Gefäßen (Desobiliteration sowie Einsatz einer Prothese) werden nicht als Indikation zur Anticoagulantienbehandlung angesehen. Bei zu frühzeitiger Heparinanwendung kann die Kunststoffprothese undicht bleiben. Auch ist die Bildung eines Fibrinfilmes an der Innenseite der Prothese erwünscht, da er die gerinnungsfördernde Wirkung des Fremdstoffes vermindert (Thies u. Rodewald, 1963). Bei Operationen an kleineren Gefäßen ist eine Heparinbehandlung bereits intra operationem oder unmittelbar im Anschluß daran indiziert, die nach einigen Tagen mit indirekten Anticoagulantien fortgesetzt wird (Murray, 1940; Havers, 1950; Marggraf, 1955; Gottlob, 1957; Migula u. Pässler, 1958; Honkomp, 1963; Kirchmair, 1966). Einige Autoren halten eine präoperative Behandlung mit indirekten Anticoagulantien und Durchführung der Operation bei Prothrombinwerten im therapeutischen Bereich für vorteilhafter (Storm u. Gottlieb, 1963; Kluft et al., 1965).

β) Myokardinfarkt. Die Indikation zur Anticoagulantienbehandlung von Patienten mit Myokardinfarkt ist nach Ansicht des Referenten eindeutig gegeben, obwohl sie noch immer nicht allgemein anerkannt ist. Als Argument gegen die Anticoagulantienbehandlung werden neben den allgemeinen Einwänden gegen die Behandlung arterieller Thrombosen auf arteriosklerotischer Basis (s. S. 347), die Möglichkeit eines Verschlusses der Coronargefäße durch eine subendotheliale Blutung, die durch eine Anticoagulantienbehandlung gefördert und verstärkt werden könnte, das häufigere Auftreten von hämorrhagischen Perikardialergüssen (WRIGHT et al., 1954; HILDEN et al., 1961), die gestörte Wundheilung (DEUTSCH et al., 1958), das vermehrte Vorkommen von Herzrupturen (Tabelle 8, Literatur bei DEUTSCH, 1962; STEIN, 1960) und das Rebound-Phänomen, eine reaktive Hyperkoagulabilität (MILLER u. BAYER, 1961; POLLER, 1964) mit vermehrten Thromboembolien und gesteigerter Rückfallsrate nach Absetzen der Therapie (KUHN et al., 1961; POLLARD et al., 1962; MÜLLER, 1964), angeführt. Es läßt sich aber zeigen, daß subendotheliale Blutungen in die Coronargefäße Seltenheiten sind und daß bis in 95% der Fälle bei entsprechend genauer Untersuchung Coronarthrombosen nachgewiesen werden können (Tabelle 9). Bei transmuralen uni- und plurifokalen Infarkten wurden immer primäre Thrombosen, bei multifokalen nicht transmuralen Infarkten nur bei 66,6% der Fälle Thrombosen gefunden. Hier genügt die schwere Coronarsklerose ohne Thrombose zur Enstehung des Infarktes (BARMEYER und REINDELL, 1970). In großen Statistiken werden Herzrupturen bei mit Anticoagulantien behandelten Patienten nicht häufiger gefunden (Tabelle 8 und LONDON, 1965; 4,7% Rupturen in beiden Gruppen bei 1001 Fällen) und bei entsprechend langsamem Absetzen der Anticoagulantien kann ein Rebound sowohl hinsichtlich der Gerinnungsfaktoren (POLLER u. THOMSON, 1965) als auch hinsichtlich der thromboembolischen Komplikationen vermieden werden.

Dennoch haben RUSSEK u. ZOHMANN (1952, 1953) vorgeschlagen, zwischen "Good risk" und "Poor risk"-Fällen zu unterscheiden und nur die letzteren zu behandeln, da bei den Good risk-Fällen die Gefährdung durch die Anticoagulantienbehandlung größer sei als durch den Myokardinfarkt. Daß dem nicht so ist, geht aus Tabelle 10 hervor. Wegen des sehr variablen Verlaufes des Myokardinfarktes ist es kaum möglich, die Einordnung mit Sicherheit sofort bei der Aufnahme durchzuführen. Wenn RUSSEK meint, daß man durch schnelle Gabe von Heparin bei Änderung des Verlaufes noch immer mit der Anticoagulantienbehandlung zurechtkomme, so kann dem nicht beigepflichtet werden, da sich das infarzierte Areal zum Zeitpunkt des Eintritts der Verschlechterung bereits ausgeweitet hat und auch die gefährlichen muralen Thromben schon am 3. Tag vorhanden sind (CONRAD u. ROTHERMICH, 1959).

Für die Anticoagulantienbehandlung sprechen daher folgende Argumente:

1. Der hohe Prozentsatz von Fällen mit thrombotischen Veränderungen in den verschlossenen Coronargefäßen.

2. Die Verhütung der Entstehung eines Appositionsthrombus, durch den weitere Äste des Coronargefäßes verschlossen werden (ZOLLINGER u. PAPACHARALAMPOUS, 1953), sowie der Thrombosierung kleiner Gefäße am Rande der Nekrose, durch die eine Vergrößerung des nekrotischen Areales bedingt werden könnte.

3. Das Auftreten eines Myokardinfarktes ist ein schwerwiegendes Ereignis, das ebenso wie eine Operation oder Entbindung von Schwankungen der Coagulabilität des Blutes gefolgt ist und die Gefahr der Entstehung peripherer venöser Thrombosen und als deren Folge das Auftreten von Lungenembolien in sich birgt und so eine prophylaktische Behandlung rechtfertigt.

Tabelle 9. *Häufigkeit des Coronarverschlusses verschiedener Genese (in %) im Autopsiematerial verschiedener Autoren.* Nach BJERKELUND ergänzt. (Aus DEUTSCH, 1962)

Autor	Zahl der Fälle	Thrombosen %	Intimablutungen mit und ohne Thrombose %	Intimablutungen bei Thrombosen %	Stenosierende Coronarsklerose ohne Thrombose %	Anmerkungen
WEARN (1923)	19	95	—	—	—	—
NATHANSON (1925)	113	21	—	—	—	—
PARKINSON (1928)	40	72	—	—	—	—
LEVINE, BROWN (1929)	46	50	—	—	—	—
LISA, RING(1932)	32	41	—	—	—	—
APPELBAUM (1935)	150	52	—	—	—	—
SAPHIR (1935)	34	74	—	—	—	—
WRIGHT-SMITH (1936)	495	9	—	—	—	—
BEAN (1938)	300	80	—	—	—	—
WARTMAN (1938)	41	—	48,8	34,2	—	—
FRIEDBERG (1939)	91	69	—	—	—	—
FRIEDBERG (1939)	62	90	—	—	—	—
HORN (1940)	172	79	62,5	52[a]	—	—
NELSON (1941)	10	—	—	90[a]	—	—
FRENCH u. DOCK (1944)	80	36	—	—	—	—
MEESEN (1944)	590	40	—	—	—	—
YATER et al. (1948)	450	50	12,2	16[a]	23,7	—
PATERSON (1951)	58	—	—	89[a]	—	—
PAPACHARALAMPOUS (1953)	126	62,9	27,8	16,7	25,8	—
KALB (1954)	—	—	—	50[a]	—	—
WRIGHT (1954)	89	72	3,4	—	—	—
HERMANEK (1955)	304	72,7	—	—	27,3	frische Myomalacien
	407	43,5	—	—	56,5	abgeheilte Myomalacien
PATERSON (1960)	34	—	—	62[a]	—	—
POPPER (1961)	229	74	—	—	—	1. Tag gestorben 55% Thrombose 10. Tag gestorben 90% Thrombose
MÖRL (1964)						
LECHNER (1966)	313	76,3	—	—	22,3	Embolie + Lues 1,26%

[a] Intimablutungen in Prozent, bezogen auf die Fälle mit Coronarthrombosen, nicht auf das Gesamtmaterial.

4. Wie aus autoptischen Untersuchungen hervorgeht (Tabelle 11), wird die Häufigkeit muraler Thromben signifikant vermindert, die die Ursache peripherer arterieller Embolien sind.

Aus diesen Argumenten geht allerdings hervor, daß die Behandlung des Myokardinfarktes nur zu einem geringen Teil eine kurative ist, sondern zum größten Teil die Verhütung thromboembolischer Komplikationen bezweckt.

RAPAPORT (1969) hat außerdem darauf hingewiesen, daß in der modernen Behandlung des Myokardinfarktes durch Frühaufstehen, Frühmobilisation im Bett, elastische Verbände allein die thromboembolischen Komplikationen so vermindert werden, daß die Anticoagulantienbehandlung an Bedeutung verliert. Die Hauptursachen der Mortalität nach Myokardinfarkt: Arhythmie und Asystolie, Herzinsuffizienz und Ruptur, kardiogener Schock werden durch die Anticoagulantien nicht beeinflußt.

Tabelle 10. *Auswirkung der Anticoagulantienbehandlung auf die Mortalität des Myokardinfarktes bei „Good Risk"- und „Poor Risk"-Fällen.* (Nach VIGRAN, 1965)

Autor (Jahreszahl)	Zahl der Fälle				Mortalität in %				Gesamtzahl
	good risk		poor risk		good risk		poor risk		
	mit Ac[a]	ohne Ac	mit Ac	ohne Ac	mit Ac	ohne Ac	mit Ac	ohne Ac	
WRIGHT (1946)	33	0	43	0	12,0		25,0		76
PAPP u. SMITH (1951)	3	68	21	67	0	8,7	19,0	49,0	160
RUSSEK et al. (1951)		204		220		2,45		44,5	424
RUSSEK et al. (1952)		285		338		3,5		70,1	623
FURMAN et al. (1953)	50	76	50	135	2,0	1,0	34,0	50,0	311
MANCHESTER, RABKIN (1954)	33	47	117	103	9,1	12,8	12,8	35,0	300
BURTON (1954)	98	58	163	184	2,0	5,0	19,0	40,0	503
TOOHEY (1958) (nach den ersten 48 Std)	84		242		3,5		26,4		326
RICHARDS (1958)	109		145		3,7		58,0		254
ROSENBERG, MALACH (1958)	8	52	58	146	25,0	21,1	10,3	25,3	264
(nach 48 Std)	6	41	52	109	37,5	7,7	34,5	28,1	161
CONRAD, ROTHERMICH (1959)	59	129	87	348	3,4	20,9	26,4	56,3	623
GRIFFITH et al. (1962)	31	21	32	47	13,0	24,0	31,0	64,0	131
GUMPERT (1962)	23	4	23	13	21,7	25,0	34,8	54,0	63
HARTENAUER (1963)	204	96	200	124	99,0	3,1	14,5	41,9	624
Cooperative study (1964)					18,4		5,6		
SØRENSEN et al. (1969)	44	31	112	89	2,3	12,9	14,3	23,6	276

[a] Ac = Anticoagulantien.

Zur besseren Orientierung hat der Referent 1962 vorgeschlagen, den Ablauf des Myokardinfarktes in 3 Stadien einzuteilen:

Ein akutes Stadium vom Beginn bis zum Abklingen der akuten, vorwiegend durch Beeinträchtigung der Herzkreislauffunktion bedingten Krankheitszeichen um den 2.—4. Tag, ein Intermediärstadium bis zur Krankenhausentlassung (also bis zur 4.—6. Woche) und ein Spätstadium.

Im akuten Stadium stellt die Indikation zur Behandlung in erster Linie die Verhütung der Ausbreitung der primären Thrombose dar. Hier sind die direkten Anticoagulantien indiziert. Der größte Teil der Todesfälle vor allem innerhalb der ersten 24 Std ist Folge der primären Schädigung des Herzens und kann durch eine Anticoagulantienbehandlung nicht beeinflußt werden. Heute wird für dieses Stadium die thrombolytische Behandlung intensiv diskutiert.

Im Intermediärstadium kommt der Behandlung bereits eine weitgehende prophylaktische Bedeutung zu. Sie bezweckt die Verhütung

1. von Fernthrombosen und daraus entstehender Pulmonalembolien,
2. von muralen Thromben und dadurch bedingter arterieller Embolien,
3. von Recidivinfarkten durch schubweises Weiterwachsen der lokalen Thrombose in den Herzkranzgefäßen.

Hier besteht also die Indikation zur Fortsetzung der mit direkten Anticoagulantien begonnenen Behandlung mit indirekten.

Im Spätstadium ist eine Fortsetzung der Behandlung nach den Untersuchungen von PICKERING et al. (1959), SCHNAPER (1966), MEUWISSEN et al. (1966), DOUGLAS (1969), LOELIGER et al. (1967), EBERT et al. (1969) vor allem

Tabelle 11. *Häufigkeit muraler Thromben bei Patienten mit Myokardinfarkt mit und ohne Anticoagulantienbehandlung.* (Aus DEUTSCH, 1962)

Autor	Unbehandelt		Mit Anticoagulantien behandelt	
	Zahl der Fälle	murale Thromben %	Zahl der Fälle	murale Thromben %
FOORD (1948)	422	39—44	—	—
JORDAN (1952)	327	33	—	—
KISSANE (1954)	983	44—88	1	16,1—50
GLUECK (1956)	75	41	76	33
CAPECI (1959)	50	42	50	44
HILDEN (1961)	92	58	84	24
LECHNER (1966)	274	29,9	39	30,8

bei Männern unter 55 Jahren sowie bei Fällen, die durch Embolie, Schock, Herzinsuffizienz kompliziert sind, bei Rezidivinfarkten sowie bei begleitenden Gefäßverschlüssen an anderen Stellen indiziert.

γ) Cerebrale Durchblutungsstörungen auf thrombotischer Basis. Nach dem Vorschlag von MILLIKAN (1965) unterscheidet man 3 Stadien: den drohenden oder beginnenden Schlaganfall, den fortschreitenden und den vollendeten. Das erste Stadium ist durch eine intermittierende Durchblutungsstörung der Gefäße der Hirnbasis bedingt, die sich klinisch in flüchtigen cerebralen Ausfällen manifestiert. Bei besonderer Lokalisation sollen analoge Gefäßveränderungen die präsenile Demenz verursachen (WALSH, 1968). Diese Erscheinungen sind nach MILLIKAN et al. (1955) eine Indikation zur Dauerbehandlung mit indirekten Anticoagulantien zur Verhütung der Entstehung bzw. des Fortschreitens einer Thrombose und damit der Entstehung eines kompletten Schlaganfalles.

Das Stadium des fortschreitenden und des kompletten Schlaganfalles ist wegen der diagnostischen Schwierigkeiten und der Gefahr einer cerebralen Blutung nach Ansicht der meisten europäischen Autoren keine Indikation zur Anticoagulantienbehandlung (USHIRO u. SCHALLER, 1957; ROSE, 1959; VASTOLA u. FRUGH, 1959; MARSHALL u. SHAW, 1960a, b), während die amerikanischen Autoren wie MILLIKAN et al. (1958) sie empfehlen.

Nach Abklingen der akuten Erscheinungen des kompletten Schlaganfalles kann das Bestreben, ein Rezidiv zu verhindern, eine Indikation zur Langzeitbehandlung mit indirekten Anticoagulantien sein (WELLS, 1959; CARTER, 1960; McDEVITT, 1961; PERLICK, 1964; MILLIKAN, 1965).

d) Embolien arterieller Gefäße

α) Periphere arterielle Embolien. Hier wird die Indikation zur reinen Anticoagulantienbehandlung in gleicher Weise durch die chirurgischen und thrombolytischen Maßnahmen eingeschränkt wie bei den arteriellen peripheren Thrombosen. Es gilt mutatis mutandis das dort Gesagte. In allen Fällen, in denen ein derartiges Vorgehen nicht möglich ist, ist die sofortige Anwendung direkter Anticoagulantien indiziert, die mit indirekten fortgesetzt wird, um die Entstehung neuer Embolien zu verhüten.

β) Cerebrale Embolien. Hier ist die Anwendung indirekter Anticoagulantien nach Abklingen des akuten Stadiums zur Verhütung neuer Embolien indiziert, wenn der Ausgangspunkt der Embolie eine flimmernde Kardiopathie (Mitralvitien und arteriosklerotische Kardiomyopathie) war. Diese machen eine lebenslange Behandlung erforderlich.

3. Embolisierende Herzkrankheiten

Die Bildung von Thromben im überdehnten linken Vorhof bei Mitralvitien insbesondere Mitralstenosen, bei flimmernden Kardiopathien anderer Genese sowie die Bildung von muralen Thromben im linken Ventrikel nach Myokardinfarkt kann zum Auftreten multipler peripherer und cerebraler arterieller Embolien führen. Hier ist eine lebenslange Anticoagulantienbehandlung unbedingt indiziert. Es handelt sich hierbei zunächst um eine therapeutische Anwendung, die bezweckt, die Thrombusbildung zum Stillstand zu bringen, dann aber um eine prophylaktische Behandlung, die die Entstehung neuer Thromben verhindern soll.

4. Intravasale Gerinnung — Verbrauchscoagulopathie

Die Bedeutung der intravasalen Gerinnung für die Pathogenese einer großen Anzahl von Erkrankungen, die primär wenig Gemeinsames zu haben scheinen, ist erst in den letzten Jahren durch die Arbeiten von HARDAWAY (1962, 1966), McKAY (1964), LASCH et al. (1966), LASCH (1967) klar geworden. Für ihr Zustandekommen sind 3 wesentliche auslösende Mechanismen von Bedeutung:

1. Langsame Strömung bei Angiomen, Kasabach-Merritt-Syndrom (DEUTSCH et al., 1966), im Schock (SMITH et al., 1958; HARDAWAY, 1966), in den Collateralen bei Lebercirrhosen (LASCH et al., 1967; TYTGAT et al., 1968), Verbrennung.

2. Blockade des reticuloendothelialen Systems, die den Abtransport gerinnungsaktiver Intermediärprodukte verhindert: experimentell lokalisiert bei dem Arthus-Phänomen (LECOMTE u. HUGUES, 1954), experimentell generalisiert bei Shwartzman-Sanarelli-Phänomen (GOOD u. THOMAS, 1952; CLUFF u. BERTHRONG, 1953; MARGARETTEN et al., 1967; WEST et al., 1967), bei thrombohämorrhagischen Phänomenen (SELYE et al., 1965), klinisch bei Purpura fulminans (ALLEN, 1966) und Chorioamnionitis (GRAEFF et al., 1967; PHILLIPS et al., 1967), Sepsis, insbesondere Meningococcensepsis (TÖNZ u. AUFDERMAUER, 1967), Eklampsie (BRAIN et al., 1968).

3. Einschwemmung von Thromboplastin: Hämolyse bei falscher Bluttransfusion (PANASEWICZ, 1955; TAMAYO-PEREZ et al., 1966), thrombotischer thrombocytopenischer Purpura (RICHARDSON u. SMITH, 1968), hämolytisch urämischem Syndrom der Kinder (KÜNZER u. AALAM, 1964), in geringem Ausmaß nach jeder Operation (VINAZZER, 1968), besonders nach großen Operationen am Magen-Darmtrakt, Lunge und Pankreas, vorzeitiger Placentalösung, Fruchtwasserembolie (BRÜSTER, 1967), Stammzellenleukämie (EDSON et al., 1967), hämatogen metastasierenden Carcinomen (BLIX, 1967).

Durch die intravasale Aktivierung der Gerinnung kommt es zum Verbrauch von Fibrinogen, Prothrombin, der Faktoren V und VIII, des Antithrombins, zu einer Vermehrung der Plasmaantithrombokinase und zu einer Thrombocytopenie. Bei den akuten Verlaufsformen kann es zur Afibrinogenämie mit völliger Ungerinnbarkeit des Blutes kommen, bei protrahiertem Verlauf entwickelt sich eine Fibrinogenopenie und Thrombocytopenie mit dem klinischen Bild einer Purpura. Gleichzeitig kommt es zur Verstopfung der kleinen Gefäße durch Fibrin und Plättchen in den Nieren (Anurie), Nebennieren, Leber, Lunge (Cyanose), Cerebrum und an anderen Orten. Das Erfordernis der sofortigen Unterbrechung des Gerinnungsvorganges ist die Indikation zur intravenösen Anwendung von Heparin (McKAY u. MÜLLER-BERGHAUS, 1967 u.a.).

5. Verhütung der Metastasierung von Carcinomen

Es sind drei Eigenschaften der Anticoagulantien, die die Indikation für den Versuch einer Carcinombehandlung darstellen, nämlich ihre antimitotische Wirkung (s. S. 317, 326), die Verminderung der Klebrigkeit von Zellen (WOOD et al., 1961) und ihre gerinnungshemmende Wirkung, die von Bedeutung ist, da manche Carcinomzellen besonders reich an Thrombokinase sind (LAWRENCE et al., 1953, CLIFFTON u. GROSSI, 1956; O'MEARA, 1968). Während die antimitotische Wirkung in Zellkulturen sehr deutlich beobachtet werden kann, scheinen die erforderlichen Konzentrationen in vivo nicht erreicht zu werden, so daß eine Hemmung des Tumorwachstums weder im Tierversuch noch beim Menschen bisher beobachtet werden konnte. Neuderdings haben RYAN et al. (1968) durch eine Dauerbehandlung mit Warfarin bewirkt, daß autochthone, durch 3-Methylchloranthren ausgelöste Sarkome bei Mäusen statistisch signifikant kleiner waren und weniger metastasierten als bei nicht behandelten Kontrollen. Die Überlebenszeit der Tiere wurde allerdings nicht beeinflußt.

Hingegen konnte gezeigt werden, daß an der Metastasierung thrombotische Prozesse wesentlich beteiligt sind. In einer ersten Phase des Metastasierungsvorganges kleben Tumorzellen an dem Gefäßendothel. Schädigung des Endothels durch Traumen (AGOSTINO u. CLIFFTON, 1965) oder der Tumorzellen und Endothelzellen durch eine insuffiziente Röntgen- und Cytostaticabehandlung (WOOD et al., 1961) erhöht die Klebrigkeit der Tumorzellen und fördert daher die Metastasierung. Die Klebrigkeit der Tumorzellen kann durch Heparin (KOIKE, 1964) und in geringerem Maße durch indirekte Anticoagulantien vermindert werden. In der zweiten Phase kommt es zur Mikrothrombusbildung in der Umgebung der haftenden Tumorzellen (WOOD, 1958; WOOD et al., 1961). Hier spielen thromboplastinähnliche Substanzen (Cancer Coagulative Factor O'MEARA, 1968), die von den einzelnen Tumoren in unterschiedlichem Ausmaß gebildet werden, eine wesentliche Rolle. Hierdurch kommt es zur Fibrinbildung um die haftenden Tumorzellen. Es haften weitere Tumorzellen und Plättchen, so daß es bald zur Bildung eines Mikrothrombus kommt (O'MEARA, 1958, 1961, 1968; STRÄULI, 1966; GASTPAR, 1968). Während teilweise geschädigte Zellen in der Zirkulation leicht zerstört werden (CLIFFTON u. AGOSTINO, 1963), sind sie in Tumorzellthromben durch die Fibrinschicht der weiteren Einwirkung cytostatischer Medikamente entzogen (WOOD et al., 1961; AGOSTINO u. CLIFFTON, 1965). Hier greifen nun die Anticoagulantien ein, indem sie die begleitende Fibrinmantelbildung verhüten. Heparin(oide) scheinen wirksamer als die indirekten Anticoagulantien zu sein.

In der dritten Phase wandern die lebensfähigen Tumorzellen aus dem Thrombus aus und dringen in das perivasculäre Gewebe ein, wo sie weiterwachsen und die Metastase bilden.

Die Verhütung der Entstehung eines Primärtumors ist durch Anticoagulantien nicht zu erwarten, hingegen eine Verminderung der Metastasierung. Daher wäre eine Anticoagulantienbehandlung während Carcinomoperationen und während der Strahlentherapie indiziert. RYAN et al. (1969) konnten tatsächlich durch prä-, intra- und postoperative Behandlung von Mäusen die Dauerheilungen nach Amputation des sarkomtragenden Beines von 8 auf 55% und nach Entfernung eines Adenocarcinoms der Mamma von 29 auf 53% erhöhen.

B. Anwendung der Hauptgruppen der Anticoagulantien

1. Direkte Anticoagulantien

Die promte Wirkung und gute Steuerbarkeit, die zusätzliche Wirkung auf die Thrombocytenklebrigkeit und den Thrombocytenumsatz (MCDONALD u. EDGILL

1961; MUSTARD et al., 1965), die geringe Zahl von Kontraindikationen und die zusätzlichen gerinnungsunabhängigen Wirkungen sind Anlaß, in den folgenden Indikationsgebieten die direkten Anticoagulantien zur Behandlung vorzuziehen.

a) Ausnützung der prompten gerinnungshemmenden Wirkung und leichten Steuerbarkeit

α) Bei schweren akuten venösen Thrombosen wie besonders der Phlegmasia coerulea und alba dolens, der Nierenvenenthrombose, Mesenterialvenenthrombose, Zentralvenenthrombose, Priapismus, septischen Sinusthrombose.

β) Zur Einleitung der Therapie bei venösen Thrombosen sowie zur Einleitung der Prophylaxe in dringlichen Fällen.

γ) Bei der akuten Lungenembolie.

δ) Zur Einleitung der Therapie bei arteriellen Verschlüssen an peripheren Gefäßen (thrombotisch sowie embolisch), im akuten Stadium des Myokardinfarktes und der Thrombose der Arteria centralis retinae.

ε) Während rekonstruktiver Eingriffe an peripheren Arterien.

ζ) Bei voraussichtlich kurzfristiger Behandlung sind die direkten Anticoagulantien vorzuziehen, so bei präoperativ aufgetretenen Thrombosen, wenn die Therapie zur Durchführung der Operation unterbrochen werden soll, ferner bei alten Patienten und bei schweren Grundkrankheiten, bei denen mit dem Auftreten von Komplikationen gerechnet werden muß, die Kontraindikationen für die weitere Behandlung darstellen könnten.

η) Bei plötzlicher Verschlechterung des Zustandes während einer Behandlung mit indirekten Anticoagulantien, wie z.B. Auftreten eines Thromboserezidives, eines Lungeninfarktes oder gehäufter Angina pectoris-Anfälle. In diesen Fällen sind die direkten Anticoagulantien vorübergehend zusätzlich zu den indirekten Anticoagulantien indiziert. Meistens findet man bei diesen Patienten trotz eines niedrigen Prothrombinspiegels einen normalen oder sogar verkürzten Heparintoleranztest.

ϑ) Zur Überbrückung der Zeit zwischen dem Ende einer thrombolytischen Therapie und Wirksamwerden der indirekten Anticoagulantien.

ι) Anwendung der extracorporalen Zirkulation in der Chirurgie. Die Operation am offenen Herzen ist nur möglich, wenn das Blut für die Dauer der Anwendung der Herz-Lungenmaschine vollkommen ungerinnbar gemacht wird.

κ) Bei der Hämodialyse. Diese ist nur mit Heparinblut möglich, da Citrat zu schnell durch die Dialyse aus dem Blut entfernt wird und dieses gerinnen würde (FRITZ, 1966).

*λ)*Bei der Verbrauchscoagulopathie bzw. intravasalen Gerinnung mit allen akuten und chronischen Verlaufsformen (s. S. 353).

b) Bei Bestehen einer Indikation zur Anticoagulantientherapie, aber Vorliegen einer Kontraindikation zur Verwendung indirekter Anticoagulantien

α) Bei Lebererkrankungen,

β) Gravidität (STAMM, 1960, 1963, 1964, 1967).

c) Ausnützung der nicht auf das Gerinnungssystem ausgerichteten pharmakologischen Wirkungen der Heparin(oide)

Diese Indikationen werden noch lebhaft diskutiert. Meist werden mehrere Wirkungsmodi zur Begründung der postulierten Indikation herangezogen. In der folgenden Einteilung wurde jeweils nur einer dieser Faktoren herausgestellt.

α) Aktivierung der Lipoproteinlipase (s. S. 320, 326). Bei Arteriosklerose wird eine Störung des Fettstoffwechsels möglicherweise basierend auf einer fehlerhaften Funktion des Aktivierungsmechanismus der Lipoproteinlipase diskutiert. So bilden sich bei 80% der Patienten mit Arteriosklerose, Myokardinfarkt, Diabetes und bei 50% der Patienten mit peripheren arteriellen Durchblutungsstörungen die Trübungszunahme und damit die Veränderungen der Parameter des Fettstoffwechsels nach einer Fettbelastung viel langsamer zurück (WOLDOW et al., 1954; SCHÖN, 1960; SCHÖN et al., 1962, 1964) möglicherweise deshalb, weil die durch die Fettbelastung induzierte Gegenregulation mit Mobilisierung von Heparin und Freisetzung der Lipoproteinlipase nicht in normaler Weise funktioniert. Auch eine Verminderung der Lipoproteinlipase (STEPANOVA, 1963) sowie des mobilisierbaren Heparins (JOHNSON, 1961) bei Arteriosklerose wurde diskutiert. In den Gefäßen atheromatoseresistenter Tiere sollen große Mengen Lipoproteinlipase gefunden werden (ZEMPLENYI u. GRAFNETTER, 1958). Auch die Existenz von Hemmstoffen der Lipoproteinlipase wird diskutiert (ANGERVALL u. HOOD, 1957; NIKKILÄ u. NIEMI, 1957). Es genügen jedoch sehr kleine Mengen Heparin (5 µg/kg), um die Lipoproteinlipase zu aktivieren (BRAUNSTEINER et al., 1963). Da diese Veränderungen als ein Teilfaktor mit der Pathogenese der Arteriosklerose in Verbindung gebracht werden und den Heparin(oiden) überdies eine gefäßerweiternde, schlagvolumensteigernde, anaesthesierende, spasmolytische und oxydationsbegünstigende Wirkung zukommt (ENGELBERG u. MASSE, 1953; ROSSELLI et al., 1956), erscheinen sie zur Prophylaxe und Therapie der Arteriosklerose indiziert. Sie finden daher Anwendung:

αα) bei *Arteriosklerose;*

ββ) bei *Tinnitus*;

γγ) bei *Hyperlipämie, Xanthomen* und *Xanthelasmen;*

δδ) bei *Fettembolien;*

εε) bei *Retinopathia diabetica;*

ζζ) bei *seniler Maculadegeneration* und *Sklerose der chorioidalen Gefäße* (HARRIS, 1955; ROMEL, 1957; KEENEY u. JAIN, 1958; HAVENER et al., 1959; WILLEMSSENS u. HENKES, 1960; SCHWILK u. ROSENBERG, 1961).

β) Direkte Wirkung auf Eiweißkörper.

αα) Tropische Makroglobulinämie. Hier bringt das Heparin das Makroglobulin in Lösung wahrscheinlich durch Depolimerisation oder aber durch Hemmung der Bildung in den antikörperbildenden Zellen (CHARMONT et al., 1961).

γ) Hemmung der Aldosteronsekretion (s. S. 319, 327) und die damit verbundene Steigerung der Natrium- und Wasserausscheidung stellen die Indikation zur Behandlung des

αα) primären (FORD u. BAILEY, 1965; BAILEY u. FORD, 1966);

ββ) sekundären Aldosteronismus (CEJKA et al., 1960; ABBOTT et al., 1966);

γγ) der durch Aldosteronismus bedingten *Hypertonie*;

δδ) der *Nephrose* dar.

δ) Hemmung der Zellteilung und Gerinnung zur Vermeidung von Carcinommetastasen (Begründung s. S. 354).

ε) Die *antikomplimentäre Wirkung* ist Indikation zur Behandlung bei

αα) erworbenen *hämolytischen Anämien* (OWREN, 1949; ROTH, 1954; STORTI et al., 1956; HEINE et al., 1964).

ββ) Von SCHMID (1966) wird auch für die Wirkung des Heparins bei der *paroxysmalen nächtlichen Hämoglobinurie* eine antikomplementäre Wirkung diskutiert. Dieser Wirkungsmodus ist aber höchst unwahrscheinlich, da der Defekt bei der paroxysmalen nächtlichen Hämoglobinurie derzeit als cellulär aufgefaßt wird. Es scheint jedoch erforderlich zu sein, daß die Gerinnung verhindert wird, damit die Hämolyse unterbleibt. Deshalb war es naheliegend, Thrombin als auslösendes Agens zu diskutieren, doch ist nur rohes Thrombin, nicht aber hochgereinigtes hämolyseauslösend wirksam (BLUM u. GARDNER, 1967).

γγ) Lupus erythematodes;

δδ) Rheumatische Erkrankungen;

εε) Asthma (DAHL, 1964);

ζζ) Bei *Nephritis* (SILFVERSKIÖLD, 1945; HALPERN et al., 1965a, b, SHIRES et al., 1966).

ζ) Beeinflussung der Grundsubstanz des Bindegewebes. Ausgehend von der Überlegung, daß Fibrinfäden erforderlich sind, damit Fibroblasten an Wunden auswandern können, und von der chemischen Ähnlichkeit zwischen Heparin(oiden) und den Mucopolysacchariden der Grundsubstanz erschienen Versuche zur Verhütung von

αα) Narben und *Keloiden* (BEIGLBÖCK et al., 1951, 1952, 1961);

ββ) zur Verminderung von *Adhäsionen* (LEHMANN u. BOYS, 1940) sowie

γγ) bei *Dupuytrenscher Kontraktur* (BEIGBLBÖCK et al., 1951, 1952, 1961) indiziert, außerdem verhindert Heparin durch Hemmung der Hyaluronidase und β-Glucuronidase die durch diese Fermente bedingte Depolimerisierung der Grundsubstanz. Diese Wirkung spielt wahrscheinlich auch zur Verhinderung der Schlingenhyalinose und Vergrößerung der Poren der Basalmembran bei der Glomerulonephritis eine Rolle (SCHÜTTERLE und PLATT, 1970).

η) Außerdem ist die *antiödematöse, antiexsudative* und *resorptionsfördernde Wirkung* eine Indikation für die Behandlung oberflächlicher *Thrombophlebitiden*, der *Endangitis obliterans* (REMY et al., 1953; POKORNY u. REINIŠ, 1956), bei *Polyarthritis*, bei *Erythema nodosum* (WASSEN u. ZANDER, 1945), bei *Pericarditis* (SCALABRINO, 1956) und *Uveitis* (BICK u. WOOD, 1950). Ferner bei *Tendinitis, traumatischen Ödemen, Ulcera cruris, varicösem Symptomenkomplex, Hämatomen,* Phlegmonen, Frostbeulen, Akrodermatitis atrophicans und Lymphangitis. Hier kommt allerdings nur die Anwendung in Salbenform in Frage.

d) *Eine Anzahl weiterer Erkrankungen* wurden als Indikation für Heparin diskutiert: angiospastische Retinopathie bis zum Verschwinden des Maculaödems (SEIF, 1965), retrolentale Fibroplasie, Pemphigus, Dermatitis herpetiformis Duhring-Broq, Poliomyelitis, zur Abriegelung entzündlicher Herde bei Tuberkulose (ALBERT-WEIL, 1955) und Pneumonie (WASSEN et al., 1945).

2. Indirekte Anticoagulantien

Den indirekten Antiocuagulantien wird bei jeder langdauernden Anticoagulantienbehandlung der Vorzug zu geben sein. Eine ausschließliche Behandlung mit indirekten Anticoagulantien kann zur Prophylaxe bei langsam fortschreitenden Krankheitsprozessen oder, wenn man aus der lokalen Situation heraus gar nicht eine unmittelbar einsetzende volle Gerinnungswirkung wünscht wie z.B. in den ersten Tagen postoperativ, indiziert sein. In vielen Fällen werden die indirekten Anticoagulantien zur Fortsetzung einer mit direkten Anticoagulantien oder Fibrinolytica eingeleiteten Behandlung verwendet. Im einzelnen sind indirekte Anticoagulantien indiziert:

a) Zur Prophylaxe:

α) thrombotischer und embolischer Prozesse nach Operationen, Entbindungen, Verletzungen und bei lang dauernder Bettlägerigkeit aller Ursachen.

β) Angina pectoris zur Prophylaxe des Myokardinfarktes.

b) Zur Therapie venöser Thrombosen in tiefen Gefäßen, allein oder zur Fortsetzung der mit direkten Anticoagulantien begonnenen Behandlung sowie bei

Zentralvenenthrombose, Thrombose par effort der Vena axillaris, Thrombosis migrans. Eine Ausnahme bildet die blande Sinusthrombose (s. S. 370).

c) Embolien im großen und kleinen Kreislauf:

α) bei den akuten Ereignissen als Fortsetzung der chirurgisch, mit direkten Anticoagulantien oder mit Aktivierung der Fibrinolyse eingeleiteten Behandlung. Hier machen die cerebralen Embolien eine Ausnahme, die man — wenn überhaupt — erst nach einigen Tagen behandelt (s. S. 352);

β) Bei chronisch rezidivierenden Pulmonalembolien mit sekundärer pulmonaler Hypertension.

d) Arterielle thrombotische Verschlüsse:

α) Myokardinfarkt zur Fortsetzung der im akuten Stadium eingeleiteten Therapie mit direkten Anticoagulantien, ferner im intermediären und Spätstadium;

β) Periphere arterielle Thrombosen meist zur Fortsetzung der mit chirurgischen Maßnahmen (desobliterierenden Operationen), mit direkten Anticoagulantien oder mit Fibrinolytica eingeleiteten Therapie;

γ) Intermittierende basilare Insuffizenz;

δ) Folgestadien nach Schlaganfällen;

ε) Zur Fortsetzung der Therapie mit direkten Anticoagulantien bei Thrombose der Arteria centralis retinae.

e) Bei embolisierenden Cardiopathien (McDEVITT, 1961).

f) Zur Verhinderung von Carcinommetastasen (MICHAELS, 1964; LUDWIG, 1968; RYAN et al., 1968, 1969).

g) Auch die Anwendung der indirekten Anticoagulantien wurde bei einer Reihe von Erkrankungen diskutiert, bei denen das Zugrundeliegen thrombotischer Prozesse fraglich ist oder von der Gerinnungswirkung unabhängige Wirkungen auszunützen versucht wurden. Die meisten dieser Indikationen haben keine praktische Bedeutung erlangt und sind wieder verlassen worden: Bei *Glaukom*, um den fortschreitenden Verlust des Gesichtsfeldes durch Stase, Periphlebitis und Endophlebitis nutritiver Gefäße der Retina zu verhüten (McGUIRE, 1949), *Retinitis pigmentosa* (LEO u. LIDMAN, 1955), *Psoriasis* (NYSTRÖM, 1947; DERECHIN, 1956), *multipler Sklerose* unter der Annahme der Thrombose nutritiver Gefäße (PUTNAM et al., 1947), *Sichelzellanämie, paroxysmale nächtliche Hämoglobinurie, Adhäsionen* (MINGE u. DENNIS, 1950), *Strahlenfibrose* zur Verhütung der Thrombosen in den spezifischen Knötchen bei *Fleckfieber* (SCHMID, 1946). Die urikosurische Wirkung wurde bisher nicht praktisch therapeutisch ausgenützt (THOMPSON et al., 1958; PASERO, 1960; SOUGIN-MIBASHAM, 1955; DREYFUSS u. CZACZKES, 1958).

3. Indikationen zur Langzeitbehandlung mit indirekten Anticoagulantien

Von Langzeitbehandlung (besser als Dauerbehandlung) spricht man, wenn die Behandlung länger als 1 Jahr fortgesetzt wird. Mitunter ist es erforderlich, die Behandlung lebenslang fortzusetzen, wenn die Grundkrankheit, die Anlaß zur Thrombosierung oder Embolisierung ist, nicht beseitigt werden kann:

a) Rezidivierende venöse Thrombosen und rezidivierende Lungenembolien. Hier ist die Behandlung 6—12 Monate über das letzte Ereignis hinaus fortzusetzen. Kommt es in diesen Fällen bereits während der Dosisreduktion oder nach Aufhören der Therapie zu neuerlichen thromboembolischen Ereignissen, so ist die Wiederaufnahme der Anticoagulantienbehandlung erforderlichenfalls mit neuerlicher Heparingabe indiziert und über mehrere Jahre fortzusetzen (KOLLER, 1965).

b) Bei Patienten mit *Thrombophilie*, also dem Vorliegen eines angeborenen Defektes im Gerinnungssystem, der die Thromboseneigung bedingt, wird man eine lebenslange prophylaktische Behandlung durchführen (EGEBERG, 1967).

c) Myokardinfarkt vor allem bei Männern unter 55 Jahren oder bei bestehenden Komplikationen in einer Dauer bis zu 5 Jahren (PICKERING et al., 1959; SCHNAPER, 1966; MEUWISSEN et al., 1966; DOUGLAS, 1969; LOELIGER et al., 1967; EBERT et al., 1969) und bei *Angina pectoris.*

d) Periphere arterielle Verschlußkrankheit (OWREN, 1963, 1964; STORM u. GOTTLIEB, 1963; GOOSSENS, 1964; WAIBEL, 1966) einschließlich der Zustände nach desobliterierenden Operationen am Gefäßsystem (HONKOMP, 1963).

e) Bei *embolisierenden Kardiopathien* (Mitralstenose, seltener Mitralinsuffizienz, Vorhofflimmern jeder Ursache sowie *künstliche Herzklappen*). Bei diesen Patienten kann mit Sicherheit gesagt werden, daß die Behandlung lebenslang fortgesetzt werden muß, außer, wenn das Mitralvitium erfolgreich operiert wurde, oder das Flimmern bei Patienten ohne Vitium durch Kardioversion (elektrisch oder medikamentös) mit bleibendem Erfolg beseitigt wurde (OWREN, 1954, 1963, 1964; ZUCKSCHWERDT u. THIES, 1964).

f) Chronische pulmonale Hypertension als Folge von Mikroembolien (KOLLER, 1953, 1964; WILCKEN et al., 1960).

*g) Paroxysmale nächtliche Hämoglobinurie (*LASCH, 1964).

h) Intermittierende cerebral vasculäre Insuffizienz.

4. Seltene Erden

Die seltenen Erdpräparate entfalten ähnlich dem Heparin eine sofortige Wirkung, die jedoch länger anhält. Ihre Anwendung zur Einleitung der Anticoagulantienbehandlung war so lange indiziert, als Heparin nicht in ausreichenden Mengen zur Verfügung stand bzw. sein Preis eine breitere Anwendung verbot. Diese Voraussetzungen sind jetzt nicht mehr gegeben. Die Nebenwirkung der seltenen Erden sind so bedeutend (s. S. 436) und der Vorteil ihrer länger anhaltenden Wirkung so gering, daß eine Anwendung heute weder zur Einleitung noch zur Durchführung der Anticoagulantienbehandlung indiziert erscheint.

C. Indikation zur Anwendung der einzelnen Gruppen von Anticoagulantien

Hier soll kurz auf etwaige Indikationen zu unterschiedlicher Anwendung einzelner Präparate innerhalb der Anticoagulantiengruppen eingegangen werden.

1. Direkte Anticoagulantien

a) Indikationen, die auf Ausnützung der *gerinnungshemmenden Wirkung* der direkten Anticoagulantien beruhen. In diesen Indikationen ist das natürliche Heparin den Heparinoiden mit großer Wahrscheinlichkeit überlegen. Es ist jedoch schwer, die erforderlichen objektiven Beweise für diese mehr auf Erfahrung beruhende Feststellung zu liefern. Prinzipiell können überall dort, wo Heparin intravenös oder subcutan gegeben wird, Heparinoide intravenös, intramuskulär oder subcutan zur Anwendung gebracht werden. Das Erzielen einer gleichen gerinnungshemmenden Wirkung ist lediglich eine Dosisfrage. Ob hinsichtlich des klinischen Erfolges Unterschiede bestehen, die Anlaß wären, in der einen oder anderen Indikation Heparinoide dem Heparin vorzuziehen, muß dahingestellt bleiben, da statistisch einwandfreie Untersuchungen, in denen die Erfolge der Heparintherapie mit jenen der Anwendung von Heparinoiden verglichen werden, fehlen. Hingegen wurde die Wirkung von Heparin und verschiedenen Heparinoiden wiederholt in experimentellen Versuchsanordnungen verglichen. Hier konnten gelegentlich gewisse Unterschiede hinsichtlich Wirkungsdauer und -tiefe sowie hinsichtlich der Beeinflussung einzelner Gerinnungsreaktionen gefunden werden (Hirschboeck u. Madison, 1950; Howe et al., 1951; Favre-Gilly, et al., 1954; Astrup et al., 1955; Grasset u. Schwartz, 1955; Arge, 1956; Duncan et al., 1958; Doane u. Whistler, 1963), doch sind diese Unterschiede kaum wesentlich. Wichtiger erscheint jedoch, daß übereinstimmend die Feststellung getroffen werden konnte, daß die zur Wirkung erforderliche Gewichtsmenge der Heparinoide wesentlich größer ist als die des natürlichen Heparins (Favre-Gilly et al., 1954). Da aber die Toxicität der Heparinoide größer ist als die des Heparins, ist die therapeutische Breite geringer und daher das Heparin überlegen. Nach unserer Ansicht besteht heute kein objektives Argument, in den üblichen gerinnungshemmenden Indikationen Heparinoide anstelle von Heparin zu verwenden.

b) Bei der *lokalen Anwendung* der direkten Anticoagulantien, bei der neben der gerinnungshemmenden auch die antiphlogistische, antiexsudative, antiödematöse und resorptionsfördernde Wirkung der direkten Anticoagulantien eine Rolle spielt, also in den unter V. B. 1. c, η angeführten Indikationen, ist vor allem aus ökonomischen Erwägungen den Heparinoiden der Vorzug zu geben.

c) In jenen Indikationen, in denen die anticoagulierende Wirkung eher eine unerwünschte *Nebenwirkung* ist, sind die Heparinoide dem Heparin überlegen.

α) Zur *Aktivierung der Lipoproteinlipase* sowohl bei subcutaner, als auch bei enteraler Gabe. Hier ermöglicht auch der niedrige Preis der Heparinoide so hoch zu dosieren, daß trotz der geringen enteralen Resorption eine zur Aktivierung der Lipoproteinlipase ausreichende Menge resorbiert werden kann.

β) In den Indikationen, in denen eine *Hemmung der Aldosteronproduktion* angestrebt wird, scheinen die Heparinoide und unter diesen besonders Ro 1-8307 dem Heparin überlegen zu sein. Weiteren Entwicklungen auf diesem Gebiet wird mit Interesse entgegenzusehen sein.

2. Indikationen zur Anwendung der einzelnen indirekten Anticoagulantien

Wegen der wesentlich höheren Toxizität und der größeren Häufigkeit von Nebenerscheinungen (s. S. 435) ist die Anwendung zumindest des Phenindions unseres Erachtens nicht mehr zu rechtfertigen. Ob seine Derivate ebenso gefährlich sind, ist noch nicht erwiesen. Im übrigen sind bei den indirekten Anticoagulantien nach der Wirkungsdauer und Schnelligkeit des Wirkungseintrittes zwei Gruppen zu unterscheiden, die eine differenzierte Anwendung gestatten.

a) Die Gabe eines *Präparates mit schnell einsetztender* (Äthylbiscoumacetat) und *kurzdauernder* (Äthylbiscoumacetat, Äthylidendicumarin, Chlorphenylindandion) *Wirkung* ist vorzuziehen, wenn eine voraussichtlich kurzdauernde Behandlung vorgesehen ist und vor allem, wenn mit der Möglichkeit gerechnet werden muß, daß eine Operation oder Reoperation erforderlich werden könnte. Die wachsende Erfahrung bei der Durchführung von Operationen bei anticoagulierten Patienten sowie die Möglichkeit, die Wirkung durch Vitamin K_1 und/oder das Plasmapräparat PPSB (Gemisch, enthaltend Prothrombin, Proconvertin, Stuart-Faktor und antihämophiles Globulin B) aufzuheben, vermindern die Bedeutung dieser Präparategruppe. Auch werden sie nicht mehr zur Verkürzung der Latenzperiode bei Verwendung langwirkender Anticoagulantien angewendet.

b) Bei Indikationen, bei denen mit einer langen Behandlungsdauer gerechnet werden muß, sind die *langwirkenden Anticoagulantien* indiziert und wegen ihrer gleichmäßigeren Wirkung und daher leichteren Überwachung anderen Präparaten überlegen (z. B. Phenprocoumon, Warfarin) (s. S. 417). Signifikante Unterschiede in den erzielten Behandlungserfolgen zwischen den einzelnen Präparaten sind jedoch nicht bekannt.

Es kann daher zusammenfassend gesagt werden, daß vom Standpunkt des Klinikers aus gesehen keines der vorhandenen indirekten Anticoagulantien der Kumarinreihe einen solchen Vorteil bietet, daß man gezwungen wäre, dieses den anderen Präparaten vorzuziehen.

Wegen der wesentlich höheren Toxizität und der größeren Häufigkeit von Nebenerscheinungen (s. S. 435) ist die Anwendung zumindest des Phenindans unseres Erachtens nicht mehr zu rechtfertigen. Ob seine Derivate ebenso gefährlich sind, ist noch nicht erwiesen.

VI. Ergebnisse der Anticoagulantienbehandlung

Die Anticoagulantien können prophylaktisch oder kurativ angewendet werden (s. Kap. V).

A. Prophylaxe thromboembolischer Erkrankungen

Hier soll nur auf jene Literatur eingegangen werden, deren Ergebnisse vom statistischen Standpunkt aus als halbwegs gesichert angesehen werden können. Voraussetzung für eine verwertbare Studie wäre, daß die behandelte und die

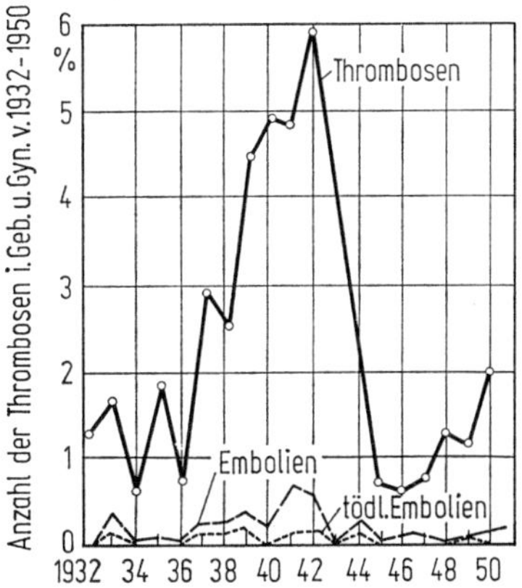

Abb. 14. Häufigkeit von Thrombosen, Embolien und tödlichen Lungenembolien 1930—1950. (Nach SCHWENZER, 1959)

Kontrollgruppe gleichzeitig beobachtet werden und daß die Zuweisungen der Patienten zu den beiden Gruppen nach einer statistisch anerkannten Methode erfolgt. Sehr häufig sind die Untersucher von der Wirksamkeit der von ihnen ergriffenen Maßnahmen so überzeugt, daß sie es nicht verantworten zu können glauben, diese der Hälfte der Patienten vorzuenthalten. Diese Schwierigkeit versucht man auf drei Wegen zu umgehen. Man zieht zum Vergleich eine „gleiche" Gruppe aus den der Behandlungsperiode vorangehenden Jahren heran. Wie jedoch aus Abb. 14 hervorgeht, ist die Zahl der thromboembolischen Komplikationen auf Grund der Sektionsstatistiken im Laufe der Jahre sehr unterschiedlich gewesen, so daß die Gefährdung nicht vergleichbar ist. Außerdem haben sich die Operationsmethoden, die Indikationsstellung zu den Opera-

Tabelle 12. *Generelle Thromboseprophylaxe, einwandfreie Auswahl*

Autor	Disziplin	Gruppe	Zahl	Tödliche Embolien in %	Nichttödliche thromboembol. Komplikationen in %		Blutungen in %
Borgström (1948)	Chirurgie	Kontrolle männlich	443		4,50		0,7
		Dicumarol männlich	337		3,00		2,1
		Kontraindikationen männlich	120		6,70		—
		Kontrolle weiblich	448		6,70		0,2
		Dicumarol weiblich	364		1,70		1,1
		Kontraindikationen weiblich	119		4,20		—
Borgström[a] (1950)	Chirurgie	Kontrolle 25—44a	1010		1,00		
		über 45a	1964		4,90		
		gesamt	2974	0,23	3,60		
		Dicumarol 25—44a	1011		0,89		
		über 45a	1980		2,50		
		gesamt	2991	0,13[b]	2,00		
Fries (1954)[a]	Geburtshilfe	Kontrollen	524	0	oberfl. Thrombosen: 5,70	tiefe Thrombosen: 1,10	1,3
		Phenprocoumon	518	0	oberfl. Thrombosen: 6,75	tiefe Thrombosen: 0,58	4,8
Dick (1959)[a]	Chirurgie	Kontrolle	3336	0,51	2,82		0,27
		Phenprocoumon	3190	0,06	0,35		0,97
		Kontraindikationen	1882	1,92	4,17		6,1
Dick, Matis, Mayer (1961)[a]	Chirurgie	Kontrolle	5872	0,41	2,10		0,22
		Phenprocoumon	5867	0,07	0,36		0,73
		Kontraindikationen	1957	2,50	5,26		1,02
Turnbull (1960)[a]	Gynäkologie	Kontrolle	222	0	Embolien: 1,8	Thrombosen: 1,5	12
		Phenindion	201	0	Embolien: 0	Thrombosen: 1,5	23
Dick et al. (1967)	Chirurgie	Kontrolle	1049	1,20			
		Phenprocoumon	1196	0,33			
		Trasylol	967	0,62			
		Phenprocoumon + Trasylol	1137	0,175			

[a] Streng alternierende Reihe.
[b] $^{2}/_{3}$ in den ersten 48 Std.

tionen, die Betreuung der Patienten, die Anwendung von Medikamenten zur Behandlung oder Prophylaxe anderer Komplikationen, um nur einige Faktoren zu nennen, im Laufe der Jahre wesentlich geändert.

Der zweite Weg besteht darin, mit jenen Patienten zu vergleichen, die aus verschiedenen Gründen, wie z. B. geringerem Risiko, bestehender Kontraindikationen oder zu spät gestellter Diagnose nicht behandelt wurden. Dies ist nicht berechtigt, weil diese Patienten entweder jünger sind, kleineren Operationen unterzogen werden und daher eine Gruppe mit geringerem Risiko darstellen; oder aber es handelt sich um Patienten mit Kontraindikationen gegen die Anticoagulantienbehandlung, bei denen, wie DICK et al. (1959, 1961) sehr schön gezeigt haben, ein wesentlich größeres Risiko sowohl hinsichtlich der thrombotischen als auch hinsichtlich der Blutungskomplikationen besteht (Tabelle 12).

Die dritte Möglichkeit ist der Vergleich mit einer großen Sammelstatistik bzw. mit der auf Grund statistischer Berechnungen zu erwartenden Zahl von Komplikationen (ALLEN, 1947). Da keine Identität des Krankengutes vorliegt, ist auch dieses Vorgehen nicht vertretbar.

Diese Verfahren sind statistisch nicht einwandfrei und die Ergebnisse daher nur bedingt verwertbar. Da jedoch nur sehr wenige wirklich einwandfreie Statistiken vorliegen, wird auch diese Gruppe besprochen.

Liegt überhaupt kein Vergleichsmaterial vor, so wird nur von Behandlungsberichten gesprochen werden.

1. Heparin

Heparin wurde zu Beginn der Anticoagulantienära als alleiniges Mittel zur Thromboemboliepropylaxe verwendet (MURRAY et al., 1938; CRAFOORD, 1939; LEISSNER, 1941; MURRAY, 1942; WETTERDAL, 1942). Die Behandlung erstreckte sich nur auf die ersten Tage postoperativ. So konnten die Frühembolien verhindert werden, doch bestand kein wesentlicher Einfluß auf die Spätembolien. Heparin wurde entweder kontinuierlich intravenös infundiert oder mehrmals über den Tag verteilt intravenös injiziert. Aus einer Untersuchung von NIELSEN (1942) geht eindeutig die Zunahme thromboembolischer Komplikationen bei Unterdosierung von Heparin hervor. Diese Form der Prophylaxe wird nur mehr in Ausnahmefällen angewendet.

2. Heparinoide

Soweit Heparinoide zur Überbrückung des Intervalles von Behandlungsbeginn bis zur Wirkung indirekter Anticoagulantien verwendet wurden, sind die Ergebnisse im Abschnitt der Anwendung indirekter Anticoagulantien mitberücksichtigt. Gut kontrollierte Berichte über eine ausschließliche Prophylaxe mit Heparinoiden liegen kaum vor.

SPOHN (1954) verwendete Depotthrombocid zur Prophylaxe nach Prostataoperationen und beobachtete mehr tödliche Embolien (Tabelle 13).

KÖSTLER (1959) verglich in aufeinanderfolgenden Reihen die Wirkung der gezielten (1588 Fälle) und der generellen (2015 Fälle) Thromboseprophylaxe mit Eleparon und fand eine Überlegenheit der letzteren mit 0,4% tödlichen Lungenembolien gegen 1,1%, 1,09% nichttödlichen Embolien gegen 3,1% und 1,94% Thrombosen gegen 3,35%.

KRAFT (1960) verabreichte vom 2. postoperativen Tag an 2×50—100 mg Pentosanpolysulfoester (SP 54) intramuskulär und senkte die Thrombosen von 3,2% (1957) auf 1% (1960) und die Lungenembolien von 1% auf 0,1%. In einer alternierenden Reihe fanden SFORZA u. CAGLIANI (1963) mit nur 100 mg SP 54 intramuskulär einen Rückgang der postoperativen thrombotischen Komplikationen von 3,7 auf 1,4%.

Tabelle 13. *Prophylaxe bei Prostataoperationen*

Autor	Indikationsgebiet	Zeitperiode	Fallzahl	Tödliche Embolien	Nichttödliche Embolien	Thrombosen
Spohn (1954)	Prostatektomie	1939—1948 Kontrollen	591	0,676%	1,86%	5,23%
		1949—1951 Dicumarol	177	1,13%	6,72%	6,17%
		1951—1954 Thrombocid	182	1,58%	1,04%	3,27%
Gormsen et al. (1961)	Prostatektomie	Kontrolle	21	6,5%	10,0%	—
		Anticoagulantien	15	0	0	0

3. Indirekte Anticoagulantien

a) Generelle Prophylaxe

α) Einwandfreie Untersuchungen.

Die Ergebnisse sind in Tabelle 12 zusammengefaßt. Die Wirksamkeit der generellen Prophylaxe geht aus diesen Ergebnissen eindeutig hervor.

β) Nicht einwandfreie Kontrollgruppe.

Die Untersuchungen von Allen et al. (1947) (Dicumarol nach 24—72 Std, gleichzeitige Untersuchung, aber verschiedene Stationen), Hillemanns (1955) (Phenprocoumon, gleichzeitige Untersuchung, verschiedene Stationen), Bach et al. (1962) (Acenocoumarin ab 5. Tag, Vergleich mit Patienten mit Kontraindikationen), Waschke (1957) (Thrombocid + Phenprocoumon, aufeinanderfolgende Gruppen), Junghans u. Schmidt (1960) (Thrombodym + Phenprocoumon ab 3. Tag, aufeinanderfolgende Gruppen) und Schwenzer (1959) (Dicumarol, Phenprocoumon, unklarer Zuteilungsmodus der Patienten) sind aus den eingangs angeführten Gründen nicht als beweisend anzusehen, liefern aber dasselbe Ergebnis wie die erste Gruppe. Auch in neuester Zeit sind noch solche Vergleiche gemacht worden. Noack (1965) beobachtete bei 547 Fällen nach gynäkologischen Operationen eine Letalität von 1,64% und konnte sie in einer nachfolgenden Gruppe von 857 Frauen durch eine Behandlung mit Acenocoumarin vom 3.—17. Tag post operationem auf 0% senken. Belding (1965) beobachtete bei 1414 Patienten mit verschiedenen abdominellen Operationen, die er vom 2. Tage an nach der Operation mit Dicumarol oder Warfarin behandelte, Thrombophlebitiden bei 0,26%, nicht tödliche Lungenembolien bei 0,07% und keine tödliche Embolie, während bei 11768 nicht anticoagulierten Patienten desselben Krankenhauses und in derselben Zeit Thrombophlebitiden bei 1,86%, nicht tödliche Embolien bei 0,48% und tödliche Lungenembolien bei 0,46% auftraten. Der Zuteilungsmodus ist nicht ersichtlich.

b) Gezielte Prophylaxe, Ergebnisse

α) Gut kontrollierte Studien (Tabelle 14).

Es wurden Patientengruppen mit besonders thromboemboliegefährdeten Erkrankungen mit dem aus Tabelle 14 ersichtlichen Erfolg behandelt, wodurch wieder die Wirksamkeit der Therapie erwiesen ist. Gegen die Untersuchung von Sevitt u. Gallagher (1959) wurde allerdings von Eskeland (1962) der Einwand erhoben, daß trotz statistisch einwandfreier Auswahl in der Kontrollgruppe die gefährdeteren Patienten gewesen seien.

β) Nicht ganz einwandfreie Kontrollgruppe

Hier liegt eine größere Anzahl von Berichten vor, bei denen vor allem aufeinanderfolgende Krankengruppen mit und ohne Prophylaxe (LEHMANN, 1954; RUNGE u. HARTERT, 1954; REIST, 1954; SPOHN, 1954; SCHUBERT u. UHLMANN, 1954; PURSCHKE, 1956; GUGGENBÜHL-SCHMITTER, 1957; VIERDT, 1960; MEIXNER, 1961; BOTTOMLEY, 1964; KUIJJER und LEEKSMA, 1965; LEITNER u. KYRLE, 1967; LASSEN, 1968) oder die behandelten gefährdeten Patienten mit den unbehandelten nichtgefährdeten (MILCH, 1953; LEWALLE, 1961; TUBIANA u. DUPARC, 1961) verglichen wurden und/oder bei denen der Zuteilungsmodus unklar ist (SCHWENZER, 1953; MILCH et al., 1961; UGLOV u. POTASHOV, 1962). LASSEN (1968) hat die Behandlung bereits präoperativ begonnen. UGLOV u. POTASHOV (1962) beobachten während der Operation von Patienten mit Mitralvitien eine Verminderung der frischen Vorhofthrombosen von 69,2% auf 6,8% und eine Vermehrung der organisierten Thromben von 30 auf 93%, wenn die Patienten einen Monat lang mit Anticoagulantien vorbehandelt worden waren.

Obwohl hier z.T. die behandelte Gruppe dadurch, daß sie die belasteten Patienten enthielt, im Nachteil war, ist auch hier eine Verminderung der thromboembolischen Komplikationen und der Embolietodesfälle deutlich zu erkennen. Eine deutliche Verbesserung der Ergebnisse wurde beobachtet, wenn mit zunehmender Erfahrung die Indikation zur gezielten Behandlung weiter gestellt wurde, so daß ein größerer Prozentsatz der Patienten der Behandlung unterzogen wurde (GUGGENBÜHL-SCHMITTER, 1957). KRÜGER u. CRAMER (1961) verglichen in zeitlich aufeinanderfolgenden Gruppen den Erfolg einer generellen mit einer gezielten Behandlung mit Depot-Heparinoid gefolgt von Phenprocoumon. Während der generellen Prophylaxe aller Patienten über 30 Jahren ohne Kontraindikationen wurden 65% von 6678 Patienten behandelt. Es traten bei 0,52% aller Patienten und bei 0,07% der Behandelten tödliche Lungenembolien auf. In der folgenden Periode gezielter Prophylaxe wurden nur 7,1% von 6544 Patienten behandelt. Es wurden bei 0,92% aller Patienten tödliche Lungenembolien beobachtet, während bei den behandelten keine Lungenembolie auftrat. Zur Anwendung gelangten Phenprocoumon (BIRCHER u. KAUFMANN, 1954; PURSCHKE, 1956; GUGGENBÜHL-SCHMITTER, 1957; VIERDT, 1960; LASSEN, 1968), Acenocoumarin (SCHLEGEL u. MONTIGEL, 1960; MEIXNER, 1961; LEWALLE, 1961; WILD, 1965; KUIJJER und LEEKSMA, 1965; NOACK, 1965; LEITNER u. KYRLE, 1967), Phenylindandion (BOTTOMLEY, 1964), Chlorphenindan (SCHLEGEL u. MONTIGEL, 1960), Dicumarol (SCHWENZER, 1953; RUNGE u. HARTERT, 1954; SCHUBERT, 1954; SPOHN, 1954), Äthylbiscoumacetat (REIST, 1954; PURSCHKE, 1956). Zur Überbrückung der Zeit bis zur Wirkung der Dicumarolpräparate wurde Thrombocid (LEHMANN, 1954), Heparin (RUNGE u. HARTERT, 1952) sowie Thrombodym (SCHUBERT, 1954) verwendet.

Eine interessante Beweisführung der Wirkung der Anticoagulantienprophylaxe verwendeten MAURIZIO u. MALAGAMBA (1954), indem sie die thromboembolischen Komplikationen zu den Gesamtkomplikationen in Beziehung setzten. Während die thromboembolischen postoperativen Komplikationen vor der Anticoagulantienbehandlung 31% betrugen, sanken sie nach dieser auf 7% und der Prozentsatz an Embolien als Todesursache von 31% auf 8%.

Wegen der Blutungsgefahr wird bei urologischen Operationen besonders nach Prostatektomien — soferne man sich überhaupt zu einer prophylaktischen Behandlung entschließt — erst spät begonnen und häufig unzureichend dosiert (PRAETORIUS, 1956, Prothrombin 40—50%). Daher sind auch die Ergebnisse nicht befriedigend (SPOHN, 1954) (Tabelle 13). Im Gegensatz hierzu führten GORMSEN

Tabelle 14. *Gezielte Prophylaxe*

Autor	Disziplin	Zuteilungsmodus	Gruppe
SEVITT und GALAGHER (1959)	Hüftfrakturen		generelle Prophylaxe
SEVITT (1965)	Unfall	randomisiert	Kontrolle Phenindion
STORM (1958, 1960)	Mitralvitium	Geburtsdatum	Kontrolle präoperativ und postoperativ Dicumarol
	Lungencarcinom		Kontrolle präoperativ und postoperativ Dicumarol
NEU et al. (1965)	Unfall untere Extremitäten	nach Nummern	Kontrolle Warfarin
SALZMAN et al. (1966)	Unfall Hüftfrakturen	nach Aufnahmenummern	Kontrolle Warfarin kontraindiziert

et al. (1961) Prostatektomien nach vorangehender Behandlung mit Anticoagulantien durch und verhinderten thromboembolische Komplikationen erfolgreich. Sie hatten wohl etwas stärkere Blutungen, aber keine bedeutenden Schwierigkeiten.

c) *Vergleich mit anderen Methoden der Prophylaxe*

Nach STAMM (1961) ist die Anticoagulantienprophylaxe anderen Methoden überlegen (Tabelle 15). GUGGISBERG u. MONTIGEL (1958) verglichen 357 Patienten mit großen Operationen, die mit 0,6 g Phenylbutazon ab ersten Tag postoperativ und Acenocoumarin ab 5. postoperativen Tag, also recht spät, behandelt wurden, mit 548 gleichartigen Patienten, die nur Phenylbutazon erhielten. Beide Gruppen wurden gleichzeitig behandelt, der Zuteilungsmodus zu den einzelnen Gruppen ist allerdings unklar. In der Gruppe der mit Acenocoumarin und Phenylbutazon

Tabelle 15. *Resultate der Thromboseprophylaxe im Wochenbett*
(Nach STAMM, H., 1961)

Art der Prophylaxe	Jahr	Kontrollierte Patienten	Thromboemboliefrequenz	
			ohne Prophylaxe	mit Prophylaxe
Phenprocoumon[a]	1953	1042	0,6% ± 0,25	0,3% ± 0,15
Sofortaufstehen[b]	1955—1959	18058	1,6% ± 0,1	0,9% ± 0,15
Venensanierung vor der Geburt[b]	1951—1958	822	5,0% ± 1,5	1,0% ± 0,5
Phenylbutazon i.m.[b]	1956	1720	1,2% ± 0,4	1,4% ± 0,4
Kastanienextrakt per os[b]	1954	3293	0,66% ± 0,2	0,52% ± 0,2

[a] Von K. FRIES, aus der Universitäts-Frauenklinik Zürich (Dir.: Prof. Dr. E. HELD).
[b] Universitäts-Frauenklinik Basel.

mit einwandfreier Kontrollgruppe

Zahl	Tödliche Embolien in %	Nichttödliche Embolien in %		Thrombosen in %	Blutungen in %	Todesfälle (Gesamt) in %
409	2,4					12,2
150	18			28,7	8	28
150	2			2,7	20	16,6
		prä-operativ	post-operativ			
62	8	22	20			
57	1,7	33	—			
103	4	3	10			17
99		10	1			13
50	10			10	8	nicht mitgeteilt
50	0			0	18	
83	7,0			22	24	27
83	1,2			7	35	24
18	11			6	17	28

behandelten wurden 0,28% Thrombosen, 4,7% fragliche und sichere Lungenembolien, keine tödliche Embolie, aber 8,7% Blutungen beobachtet. In der Gruppe mit Phenylbutazon allein 0,54% Thrombosen, 2% Lungeninfarkte, aber 0,56% tödliche Embolien. Wenn auch die Häufigkeit thromboembolischer Komplikationen etwa gleich war, so waren sie doch in der nicht anticoagulierten Gruppe schwerer. Kaufmann (1957) beobachtete 0,96% thromboembolische Komplikationen bei 411 mit Phenprocoumon behandelten Patienten und 1,26% bei mit Phenylbutazon behandelten 527 Fällen.

4. Seltene Erden

Seltene Erden werden zur Überbrückung der Zeit bis zur Wirkung indirekter Anticoagulantien verwendet. Die Ergebnisse sind im vorangegangenen Kapitel mitberücksichtigt (Thies, 1951, 1954). Eine gezielte Prophylaxe wurde von Schalk (1962) durchgeführt. Es wurden 36,3% von 5885 Fällen der Behandlung mit Neodym unterzogen. Die Lungenembolie als Todesursache (Sektionsstatistik) ging von 32,2% auf 15% der Todesfälle zurück, während gleichzeitig an anderen Abteilungen ohne Prophylaxe diese Frequenz von 67,7% auf 85% anstieg. Breuer (1955) behandelte alle Patienten mit gynäkologischen Operationen über 40 Jahren mit Thrombodym (379 Fälle) und beobachtete 0,9% thromboembolische Komplikationen, bei 408 unbehandelten Patienten unter 40 Jahren jedoch 2,9%, davon 3 tödliche.

5. Zusammenfassung

Zusammenfassend kann festgestellt werden, daß aus großen Zusammenstellungen von generell behandelten Patientenreihen eine Verminderung der thromboembolischen Komplikationen eindeutig hervorgeht, wenn auch eine statistische Signifikanz nur selten zu errechnen versucht wurde. Immerhin ist es gelungen, gerade die schweren Komplikationen zu vermindern. Die tödliche Lungenembolie wird sich sicherlich niemals vollkommen vermeiden lassen, so lange nicht eine generelle präoperativ einsetzende Prophylaxe betrieben wird, gegen die die Chirurgen begreiflicherweise lebhafte Bedenken geltend machen. Immerhin sind sehr gute Ansätze in dieser Richtung vorhanden. Storm (1960, 1964) führt Klappensprengungen bei Mitralstenose, Resektionen wegen Lungencarcinomen und die Shuntoperationen bei kongenitalen Vitien nach vorheriger Anticoagulantienbehandlung durch, Gormsen et al. (1961) die schwierigen Prostataoperationen, und Eckmann berichtete bereits 1964 über 300 unter Anticoagulantienbehandlung ohne Zwischenfall durchgeführte chirurgische Eingriffe, Bräutigam und Meyer-Wirtgen (1965) über 167 gynäkologische Operationen mit 8% Blutungen. Auch Lassen (1968) hat bereits routinemäßig präoperativ Anticoagulantien angewandt. Hiermit sollte es möglich sein, auch die Frühembolie, die bisher kaum beeinflußt werden konnte, zu reduzieren. Die Anticoagulantienprophylaxe ist auch anderen Verfahren, wie Frühaufstehen und Anwendung von Phenylbutazon, überlegen.

B. Prophylaxe der Metastasierung von Carcinomen

Gut kontrollierte prospektive Studien an klinischem Material, die den Nachweis der Wirkung von Anticoagulantien auf Carcinomentstehung und Metastasierung zum Ziel hatten, liegen nicht vor. Hingegen haben verschiedene Autoren ihr aus anderen Gründen mit Anticoagulantien behandeltes Krankengut auf die Carcinom- und Metastasenhäufigkeit untersucht. Michaels (1964) beobachtete bei 540 mit Dicumarolderivaten behandelten Patienten 19 Fälle von Primärcarcinomen, die in ihrer Zahl und Verteilung der Erwartung bei unbehandelten Patienten entspricht. Von diesen verstarb nur einer an Metastasen, während 8 Todesfälle hätten erwartet werden können.

Ludwig (1968) verfügt über ein großes Krankengut von Patientinnen mit Genitalcarcinomen, die während der Strahlentherapie zur Thromboseverhütung prophylaktisch mit Anticoagulantien behandelt wurden. 1130 behandelten stehen 1148 während der Strahlentherapie nicht mit Anticoagulantien behandelte Fälle gegenüber. Innerhalb von 18 Monaten traten bei 9,29% der behandelten und bei 17,9% der unbehandelten Patientinnen Tumorrezidive auf. Die Dosierung betrug 60000—90000 E Depot-Eleparon täglich; es wurden aber auch Heparin und Cumarinderivate verwendet, doch ist dieses Krankengut noch nicht in die Untergruppen aufgeteilt worden. Thornes (1969) berichtet über günstige Wirkung bei 29 von 96 Patienten mit Lymphomen, multiplem Myelom, Carcinomen von Brust, Ovar und Rectum. Weitere Untersuchungen werden zur Klärung dieser wichtigen Beobachtungen erforderlich sein.

C. Therapeutische Verwendung der Anticoagulantien

1. Heparin

a) Venöse Thrombose

Schon bald nachdem Heparin in zu klinischer Anwendung ausreichend gereinigter Form vorlag, wurde es allein zur Behandlung venöser Thrombosen intermittierend intravenös angewendet (Murray u. Best, 1938; Crafoord, 1939, 1947; Bauer, 1941, 1950, 1954; Murray, 1941; Hellsten, 1942; Murray u. McKenzie, 1942; Loewe u. Hirsch, 1947; Felder, 1949; Jorpes, 1951; Hurwitz u. Yesner, 1958 [s.c.]; Jorpes, 1962). Unter dieser Behandlung wurde eine wesentliche Verkürzung der Dauer der Bettlägerigkeit (von 40 Tagen auf 4,6 Tage, BAUER, 1950), der Dauer der Temperatursteigerung (auf 7 Tage, JORPES, 1951), schnelleres Abschwellen (SAWYER et al., 1964), eine Verhinderung des weiteren Aufsteigens der Thrombosen bzw. ihres Übergreifens auf das andere Bein sowie eine Verminderung der tödlichen und nichttödlichen Lungenembolien erzielt. Ein Verschwinden des Thrombus wird mit dieser Therapie nicht erreicht.

Der langfristigen ausschließlichen Heparinbehandlung stehen jedoch die Unannehmlichkeiten, die Präparate injizieren zu müssen, die Häufigkeit des Auftretens von Sensibilisierungserscheinungen und Haarausfall (s. S. 428) sowie die hohen Kosten hindernd entgegen. Daher wurde bald nach Entdeckung der indirekten Anticoagulantien die Kombinationstherapie eingeführt, bei der die Anwendung der direkten Anticoagulantien auf die Zeit zur Überbrückung der Zeitspanne bis zum Wirkungseintritt der indirekten Anticoagulantien beschränkt wird, so daß diese nur in den ersten 3—5 Tagen angewendet werden (DE TAKATS u. FOWLER, 1945; JORPES, 1963; HELD, 1966 u.a.v.a.O.).

MAY (1960) hat jedoch darauf hingewiesen, daß die Rekanalisation der thrombosierten Venen viel schneller und vollständiger erfolgt, wenn die Heparinbehandlung über längere Zeit ausgedehnt wird. Vena poplitea und Vena femoralis waren erst nach 14tägiger Behandlung rekanalisiert. Dennoch empfiehlt er, wegen der starken Nebenerscheinungen doch nur 7 Tage lang Heparin zu geben. SCHLACHMAN u. CAVUSOGLU (1959) behandelten 2 Wochen lang. In allerletzter Zeit wies VON KAULLA (1969) darauf hin, daß der pathologisch verkürzte Thrombinbildungstest bei Thrombosekranken durch die indirekten Anticoagulantien nicht regelmäßig beeinflußt wird, während er durch Heparin normalisiert wird. Deshalb behandelt VON KAULLA bis zu 6 Wochen mit hochkonzentriertem, reinem, wäßrigem Heparin und verwendet indirekte Anticoagulantien nur dann, wenn eine längere Behandlung erforderlich ist. Er sah kaum Nebenerscheinungen, deren Häufung er auf die Zusätze bei Verwendung von Depotpräparaten zurückführt.

Bei der Thrombose ante partum soll ausschließlich mit Heparin behandelt werden, auch wenn die Behandlung über Monate ausgedehnt werden muß (STAMM, 1963, 1967; HELD, 1966; LUDWIG, 1969), da Heparin die Placenta nicht passiert (FLESSA et al., 1965). Der Erfolg der Therapie geht eindeutig aus der Literaturzusammenstellung von FINNERTY u. MCKAY (1962) sowie von VILLASANTA (1965) hervor. 12,8% Todesfälle bei 163 unbehandelten Graviden stehen 0,7% bei den mit Anticoagulantien behandelten gegenüber. Bei 92 mit Dicumarolderivaten behandelten Frauen gingen allerdings 18,4% der Feten durch Blutungskomplikationen verloren, und 3 Kinder hatten Dauerschäden, während bei 38 heparinbehandelten Müttern nur 1 Fetus durch die Medikamentenwirkung verloren ging.

Der Erfolg der Anticoagulantienbehandlung der Phlegmasia coerulea dolens ist fraglich (BROWN u. NELSON, 1967). 27,8% Todesfälle und 52,3% Gangrän bei 115 nicht anticoagulierten Fällen der Literatur (DREWES u. SCHULTE, 1958) stehen 20,1% Todesfälle und 65% Gangrän bei 60 anticoagulierten Patienten (BOYD u. CLARKE, 1962) gegenüber. Erfolgreiche Kasuistiken bei hoher Heparindosierung finden sich bei RICHTER u. IMDAHL (1962), LOEWENTHAL u. MAY (1965). Bessere Ergebnisse hat die kombinierte chirurgische Behandlung (Incision LENGGENHAGER, 1962, oder Desobliteration) mit nachfolgender Heparinisierung.

Auch bei anderen seltenen thrombotischen Erkrankungen lassen sich nur Kasuistiken über erfolgreiche Heparinbehandlung anführen, so bei Mesenterialvenenthrombose (MURRAY, 1940; RUDBERG, 1942; ZWEIGBERGK, 1942) in Kombination mit chirurgischem Vorgehen (D'ABREN u. HUMBLE, 1946; DROBNI u. INCZE, 1960), Mesenterialinfarkt (LOHEAC, 1956; DE THOMASSON, 1956), bei Zentralvenenthrombose (BOSTRÖM u. WILLIAM-OLSSON, 1938; KLIEN, 1943; VANNAS

u. Orma, 1957), bei portocavalen Anastomosen (Couniot et al., 1959), bei Thrombose der Vena renalis (Dorhout Mees u. Houtzagers, 1962; Michon et al., 1963; Touloukian, 1969), der Vena hepatica (Ecker et al., 1966; Schreiber u. Gonzalez, 1967), der Vena portae (Chanbers u. Goodbody, 1963; Dooner et al., 1963), bei Priapismus (Marx et al., 1967), bei myeloproliferativen Erkrankungen (Franzen et al., 1964) sowie im Anschluß an eine Thrombektomie aus Venen zur Verhütung von Rezidivthrombosen (Fontaine u. Tuchmann, 1963; Haller u. Abrams, 1963; Bradham u. Buxton, 1964).

Bei der blanden postpuerperalen Thrombose der Konvexitätssinus wird die Anticoagulantienbehandlung wegen der Gefahr der Subarachnoidalblutung und der hämorrhagischen Infarzierung des Hirngewebes von den meisten als zu gefährlich abgelehnt (Koller et al., 1957; Wolf, 1963; Stamm, 1964) und Heparin nur selten verwendet (Guicheney et al., 1958; Meixner, 1962), bei den septischen Verlaufsformen jedoch in Verbindung mit der hochdosierten Penicillinbehandlung als intravenöse Dauertropftherapie trotz der beträchtlichen Blutungsgefahr erfolgreich angewendet (Latteri, 1956; Hanstedt, 1963; Yarington, 1963; Deutsch, 1964). Als spezielle Kontraindikationen werden cerebrale Hypertension, Epistaxis und Orbitalblutungen angeführt (Yarington, 1963).

b) Thrombotische und embolische Verschlüsse der Arteria pulmonalis und der peripheren Arterien

Ergebnisse der ausschließlichen Heparinbehandlung bei Lungenembolie (Murray u. Best, 1938; Zilliacus, 1946; Bauer, 1950; Jorpes, 1951; Fuller et al., 1960; Gurewich et al., 1963; Webster et al., 1966), Embolie peripherer Arterien (Steurer, 1961; Cachera et al., 1967) und Thrombosen peripherer Arterien (Murray, 1940; Pratesi, 1953; Breda, 1955) stammen mit wenigen Ausnahmen aus der Anfangszeit der Anticoagulantientherapie. Heute wird die Behandlung meist mit hohen Dosen Heparin begonnen und nach 2 Tagen bis 3 Wochen (de Graff u. Buckman, 1969) mit indirekten Anticoagulantien fortgesetzt (Ergebnisse siehe dort) oder im Anschluß an die Embolektomie heparinisiert. Bei Embolektomie aus der Arteria pulmonalis beginnt man nach 36 Std (Timmis, 1966; Pisko-Dubienski, 1968), bei Operationen an den peripheren Gefäßen bereits während der Operation oder unmittelbar vor der Beendigung derselben (Havers, 1950; Marggraf, 1955; Gottlob, 1957; Migula u. Pässler, 1958; Honkomp, 1963; Kirchmair, 1966). Vielfach wird noch einige Tage mit Heparin weiterbehandelt und dann eine Langzeitbehandlung mit indirekten Anticoagulantien angeschlossen (Havers, 1950; Cranley et al., 1964).

c) Myokardinfarkt

Über ausschließlich mit Heparin behandelte Patientengruppen liegen nur wenige Angaben vor (Carleton et al., 1960; Dimond u. Trotta, 1961; Hoffman, 1963). Hingegen wird die Therapie des akuten Myokardinfarktes ziemlich allgemein mit Heparin eingeleitet, obwohl kein Beweis dafür vorliegt, daß der Verlauf bei diesen Patienten günstiger ist als bei Patienten, die ausschließlich mit indirekten Anticoagulantien behandelt wurden. So fanden Schumacher et al. (1962), Nordöy u. Benestad (1963) keinen Unterschied. Gelegentlich wurde sogar über eine höhere Mortalität unter Heparintherapie berichtet (Eastman et al., 1957; Brown u. McMillan, 1964; Pickering et al., 1964). Manson u. Fullerton (1956) fanden in der mit Äthylbiscoumacetat behandelten Gruppe eine Mortalität von 7,8%, in der Heparingruppe eine solche von 24,2% und in der Kontrollgruppe eine solche von 30%. Hingegen waren die thromboembolischen

Komplikationen in der Heparingruppe mit 8,1% am niedrigsten und betrugen in der Kontroll- und Dicumarolgruppe je 14,7%. In einer cooperativen Studie (1964) von 13 amerikanischen Krankenhäusern war die Mortalität in der mit Heparin und Warfarin behandelten Gruppe doppelt so groß als in der Warfaringruppe. GRIFFITH et al. (1960) hingegen beobachteten bei 100 drei Wochen lang mit Heparin behandelten Patienten 23% Todesfälle und bei 63 kombiniert mit Heparin und Dicumarol behandelten 58%.

d) Angina pectoris

HUGHES et al. (1963) fanden bei zwei sorgfältig ausgewählten Gruppen von Patienten, die nach mindestens einem Myokardinfarkt an einer schweren Angina pectoris litten, in einer 2jährigen Beobachtungszeit unter wäßrigem Heparin (200—400 mg pro Tag) 0,25 Todesfälle und 0,5 Rezidivinfarkte pro 100 Behandlungsmonate und unter Dicumarol oder Warfarin 0,7 Todesfälle und 1,3 Rezidivinfarkte pro 100 Monate. 81% der heparinisierten Patienten und nur 49% der Dicumarol-behandelten Patienten empfanden eine Besserung der Angina pectoris und hatten damit parallel gehend auch eine objektive Besserung der Herzfunktion. Auch beim drohenden Infarkt und bei gehäuften Angina pectoris Anfällen während einer Behandlung mit indirekten Anticoagulantien wirkt Heparin sehr gut. Die Schmerzen hören meist gleich auf, können aber nach Abklingen der Wirkung wieder einsetzen. Diese bessere Wirkung des Heparins ist wahrscheinlich eher auf seine gefäßerweiternde und antilipämische Wirkung als auf die anticoagulierende zurückzuführen (NICHOL et al., 1959; MASTER, 1963; VAKIL, 1964), man muß aber berücksichtigen, daß die entstehenden freien Fettsäuren die Entstehung von Extrasystolen fördern können (OLIVER et al., 1959). Zu völlig negativen Ergebnissen hinsichtlich der Schmerzlinderung kam BULPITT (1967) bei einem doppelten Blindversuch, in dem bei Schmerzen 10000 E Heparin oder Placebo intravenös verabreicht wurden. Schmerz, Puls, EKG und diastolischer Blutdruck änderten sich nicht. Wahrscheinlich war die Behandlung in dieser Studie unzureichend, da nur bei Schmerz Heparin gegeben wurde.

e) Extrakorporale Anwendung

Heparin wird erfolgreich zur Verhütung der Gerinnung bei der extrakorporalen Zirkulation in der Herzchirurgie (THIES, 1961; HYUN et al., 1962; BRÖGLI, 1965; BRÖGLI u. FRICK, 1965; FRICK u. BRÖGLI, 1966; GANS u. CASTANEDA, 1967; GOLLUB, 1967), bei der künstlichen Niere (GORDON et al., 1956; AOYAMA u. KOLFF, 1957; NAKAMOTO u. HOLMES, 1958; NIETH et al., 1958; SHALDON et al., 1961; KESSEL et al., 1962; MAHER et al., 1963; KESSEL u. HIEPLER, 1964; LINDQUIST et al., 1964; FRITZ, 1966) sowie bei Austauschtransfusionen (VALENTINE, 1958) verwendet.

f) Intravasale Gerinnung — Verbrauchscoagulopathie

Die Heparinbehandlung ist bei der Verbrauchscoagulopathie zur Unterbrechung der intravasalen Gerinnung die Therapie der Wahl. Der Fibrinogenspiegel beginnt schon nach 1—2 Std anzusteigen, die Thrombocyten folgen etwas langsamer. Sobald der Gerinnungsablauf blockiert ist, kann mit einer Substitution des fehlenden Fibrinogens begonnen werden. Ist es möglich, die auslösenden Ursachen zu beseitigen (z.B. bei vorzeitiger Placentalösung), so kann die Heparininfusion bereits nach wenigen Stunden abgesetzt werden. Die weiteren therapeutischen Maßnahmen können nicht Gegenstand dieser Darstellung sein. Die Zahl kasuistischer Mitteilungen ist bereits außerordentlich groß, so daß hier nur eine Auswahl genannt werden kann:

Kasabach-Merritt-Syndrom (VERSTRAETE et al., 1963), Lebercirrhose (LASCH et al., 1967; TYTGAT et al., 1968), Purpura fulminans (ALLEN, 1966), cyanotische kongenitale Vitien (DENNIS et al., 1967), Chorioamnionitis (septischer Abort) (GRAEFF et al., 1967; PHILLIPS et al. — 52 Fälle — 1967), Meningokokkenmeningitis (Waterhouse-Friderichsen-Syndrom) (TÖNZ u. AUFDERMAUER, 1967; mit negativem Ergebnis: NAJJAR u. AHMAD, 1969), Präeklampsie (MAECK u. ZILLIACUS, 1948; BRAIN et al., 1968), Missed abortion (LERNER et al., 1967), Einstrom von Fruchtwasser bei Mutter und Kind (BRÜSTER, 1967), Abstoßungsreaktionen nach Nierentransplantation (KINCAID-SMITH, 1967), thrombotisch-thrombocytopenischer Purpura (RICHARDSON u. SMITH, 1968; KINCAID-SMITH, 1969),

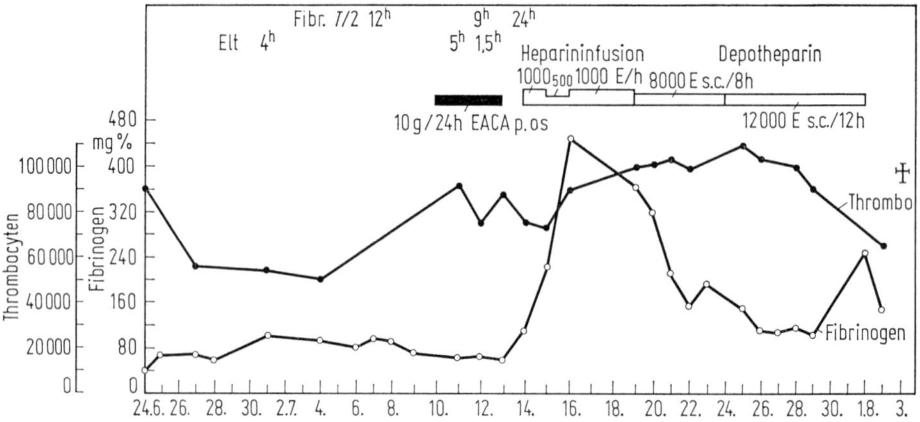

Abb. 15. Verbrauchscoagulopathie bei metastasierendem Prostatacarcinom. Vergleich verschiedener Therapieformen: ε-Aminocapronsäure per os, Heparin i.v. infundiert bzw. s.c. injiziert. ●—● Thrombocyten. ○—○ Fibrinogen. Die Euglobulinlysiszeiten (*Elt*) und die Fibrinogenhalbwertszeiten sind am oberen Abbildungsrand angegeben

akut hämolytisch-urämischem Syndrom (KÜNZER u. AALAM, 1964; EGLI et al., 1969; PONTICELLI et al., 1970), nach großen Operationen (GRAHAM et al., 1957; DEUTSCH, 1967), bei metastasierenden Carcinomen (Colon, Pankreas, Lunge, Magen u. a. a. O.) (GODAL u. ABILDGAARD, 1963; JOHNSON u. MERSKEY, 1966; BLIX, 1967), bei akuter myeloischer Leukämie (BAKER et al., 1964) sowie bei Promyelocytenleukämien (JOHNSON u. MERSKEY, 1966; EDSON et al., 1967).

Diese Erkrankungen sind eine Indikation zur Heparinbehandlung, mit deren Hilfe die akuten Verlaufsformen innerhalb weniger Stunden beherrscht zu sein pflegen (MCKAY u. MÜLLER-BERGHAUS, 1967). Schwieriger ist die Behandlung der chronischen Verlaufsformen, bei denen die intravenöse Heparintherapie nicht ausreichend lange aufrechterhalten werden kann. Meist verschlechtert sich der Zustand bereits während der intermittierenden subcutanen Behandlung. Indirekte Anticoagulantien sind meist auch zur Aufrechterhaltung des Erfolges der Heparintherapie nicht ausreichend (BLIX, 1967), wie sie auch bei den meisten experimentellen Versuchsanordnungen versagen, außer wenn die Behandlung schon ausreichend lange vor Auslösung der Shwartzman-Reaktion begonnen wird (KAISER u. HERBST, 1956; SHAPIRO u. MCKAY, 1958; SPANOUDIS et al., 1960). Einen entsprechenden Fall beschrieben LECHNER et al. (1967) (Abb. 15).

g) Ausnützung der nicht auf das Gerinnungssystem ausgerichteten „pharmakologischen" Wirkungen

α) Aktivierung der Lipoproteinlipase

αα) Arteriosklerose. Es erscheint dem Referenten noch völlig unbewiesen, ob die Heparin(oid)therapie überhaupt imstande ist, den Verlauf der Arteriosklerose zu beeinflussen oder ihrer Entstehung vorzubeugen. Nach seiner Ansicht liegt keine Arbeit aus der menschlichen Pathologie vor, die auch nur den geringsten gesicherten Hinweis für die Richtigkeit dieser Annahme liefern würde. Auf die Fragwürdigkeit tierexperimenteller Untersuchungen zu diesem Problem soll hier ebenso wenig eingegangen werden wie auf die Frage, ob die experimentell erzeugten arterioskleroseähnlichen Wandveränderungen bei den Tieren eine Beziehung zur menschlichen Arteriosklerose haben. Diesbezüglich sei auf die Handbücher der Pathologie und pathologischen Histologie verwiesen. Es erscheint daher auch die Diskussion, welche Heparinkörper in dieser Indikation eine Bedeutung haben und wie sie appliziert werden sollen, müßig. Als Kriterium zur Beurteilung der Wirkung der zu prüfenden Substanzen kann derzeit lediglich das Verhalten der Lipoproteinlipase und verschiedener Parameter des Fettstoffwechsels genommen werden, ohne daß weitere Schlüsse auf die Pathologie zulässig wären. Eine vollkommene Besprechung der Literatur ist nicht möglich.

Über Erfolge wurde in Form von Mitteilungen, denen kein größerer Wert als der kasuistischer Mitteilungen zuerkannt werden kann, berichtet. Heparin beseitige in einer nicht gerinnungshemmenden Dosierung anginöse Beschwerden und bessere das EKG, wobei in den günstigsten Mitteilungen bis zu 56% Besserung angegeben wird (Donzelot et al., 1953; Ferrero, 1953; Tanchès, 1953; Engelberg u. Masse, 1953; Thurnherr u. Niederberger, 1954; Raynaud et al., 1955; Gubser, 1956; Reiniš et al., 1956; Engelberg et al., 1956), vermindere die Todesfälle bei Coronarsklerotikern (4 gegen 21 bei den Kontrollen — Engelberg et al., 1956), beeinflusse bei intraarterieller Applikation obliterierende Gefäßerkrankungen (Orosz u. Kelentey, 1962), während andere Autoren eine Wirkung auf die klinische Symptomatologie und/oder den objektiven Befund vermissen (Grüner et al., 1953; Rinzler et al., 1953; Stevenson, 1954; Chandler u. Mann, 1955; Scanu et al., 1955; Mosso, 1956). In einer doppelblinden Untersuchung fanden Böttiger et al. (1967) von 2mal wöchentlich 200 mg Heparin s.c. keine signifikante Wirkung auf Rezidivinfarkte und Todesfälle, aber auch keinen Einfluß auf den Cholesterin- und Triglyceridspiegel sowie auf die Lipoproteinlipaseaktivität. Da bei dieser Indikation eine langdauernde Behandlung erforderlich ist, wäre eine orale Applikation des Heparins wünschenswert. Heparin wird jedoch nicht in ausreichendem Maße enteral resorbiert. Bei sublingualer Gabe von 50—200 mg Heparin (Scardigli et al., 1955) soll jedoch so viel resorbiert werden, daß es zu einer Aktivierung der Lipoproteinlipase ohne Beeinflussung der Gerinnung kommt (Shaftel u. Selman, 1959; Shaftel u. Padernacht, 1961; Mangieri u. Cain, 1961; Beiglböck u. Kopecky, 1964). 5 mg Chondroitinsulfat A/kg oder 10 mg Chondroitinsulfat C/kg i.v. injiziert normalisieren die ST- und T-Verlängerungen bei Coronarsklerose, die orale Dauergabe senkt den Cholesterinspiegel (Nakazawa et al., 1969).

ββ) Tinnitus. Heparin bessert Ohrgeräusche (Chiari u. Stemberger, 1957; Zilstorff-Pedersen, 1962; Kierboe, 1964) (unkontrollierte Untersuchungen).

γγ) Hyperlipämien, Xanthome. In dieser Indikation ist die Heparinbehandlung durchaus erfolgreich. Durch lokale Injektion von Heparin in die Xanthome (Cornbleet, 1955) können diese ebenso verschwinden wie nach konsequenter parenteraler Behandlung (LEVER et al., 1955; SCHETTLER, 1960). Es kommt auch zu einer Klärung des Plasmas und Absinken der erhöhten Blutfettwerte (LEVER et al., 1955).

δδ) Fettembolie. Auf Grund der lipolytischen Wirkung des Heparins wurde dieses bei der Fettembolie erfolgreich angewendet (SAGE u. TUDOR, 1958; FRØYSAKER, 1962). Es ist jedoch nicht bewiesen, daß Heparin Neutralfettkügelchen von 10—40 μ Durchmesser angreifen kann. Es wird sogar diskutiert, daß die Heparinisierung kontraindiziert sei, da dadurch die Gefäße an den Frakturstellen offen bleiben und die Gefahr neuerlicher Fetteinschwemmung bestehen bleibe (DE GRAFF u. BUCKMAN, 1969).

εε) Retinopathia diabetica. Die Heparinbehandlung wurde von KLIEN et al. (1958) und FINLEY u. WEAVER (1960) empfohlen. VALDORF-HANSEN et al. (1963) zeigten jedoch in einer kontrollierten Studie, daß kein Unterschied im Verlauf bei Heparinmedikation und Placebogabe besteht.

ζζ) Zur Behandlung der Sklerose der chorioidalen Gefäße und ihrer Folgen bei der *senilen Maculadegeneration* wurde Heparin in einer Dosierung von 5000—10000 E täglich bis 2mal wöchentlich empfohlen (HARRIS, 1955; ROME, 1957; STARK, 1957; KEENEY u. JAIN, 1958; HAVENER et al., 1959; WILLEMSSENS u. HENKES, 1960). Es konnte aber bisher keine für den Erfolg beweisende kontrollierte Studie vorgelegt werden.

β) Direkte Einwirkung auf Eiweißkörper

Bei *tropischer Makroglobulinämie* bewirkt Heparin in kleinen Dosen (1mal wöchentlich 50 mg) eine Abnahme des pathologischen Eiweißkörpers entweder durch Depolimerisation oder durch Wirkung auf die globulinbildenden Zellen (CHARMOT et al., 1961). Es kann aber auch die Viscosität bei Makroglobulinämie erhöhen (MILLER, 1960; LOELIGER, 1966).

γ) Hemmung der Aldosteronbildung

αα) Hypertonie: Zufällig wurde von GODLOWSKI (1933) und von KELLER (1951) eine Blutdrucksenkung während einer Heparinbehandlung beobachtet. KELLER (1956) fand bei 75% eines kleinen Krankengutes, das 6 Wochen vorbeobachtet worden war, eine Blutdrucksenkung sowie eine Besserung der Nierenfunktion. Positive Ergebnisse wurden auch von DUMAS (1952), BEIGLBÖCK et al. (1952), GRÜNEIS u. VINAZZER (1953), HENSLER (1955), CHIARI u. STEMBERGER (1957) mit Heparin, VODOPIVEC u. BAUMGARTNER (1954) mit Thrombocid mitgeteilt. Der Blutdruck bei maligner Nephrosklerose wurde jedoch nicht beeinflußt (KELLER, 1955). Im Tierversuch spricht besonders der durch Desoxycorticosteron ausgelöste Hochdruck gut an (HARDEGG et al., 1955, 1956; MAYER, 1956; KELLER, 1957). Die einzige Versuchsserie jedoch, bei der mit einer Placebogruppe verglichen wurde, zeigte keine Wirkung (ORMA et al., 1955).

ββ) Hingegen konnte der Blutdruck bei *primärem* (BAILEY u. FORD, 1965; FORD u. BAILEY, 1966) und bei *sekundärem* Adlosteronismus (CEJKA et al., 1960) mit Dosen von 100—200 mg täglich gesenkt werden.

γγ) Diurese. Eine kurz anhaltende diuretische Wirkung wurde bei Patienten mit Nephrose mit Dosen von 50—100 mg Heparin täglich gelegentlich beobachtet (SARROUY et al., 1953; BOQUIEN et al., 1955, 1956; DELBARRE et al., 1958), während WAKIM et al. (1963) bei der experimentellen Nephrose und NIKKILÄ u. GRÄSBECK (1954) wie auch wir selbst beim Menschen keine Wirkung sahen. Gelegentlich kommt es sogar nach langdauernder Heparinmedikation zu einer Hyperkaliämie, Hypoaldosteronismus und Atrophie der Zona glomerulosa der Nebenniere (WILSON u. GOETZ, 1964). Der Harnbefund bei Nephrose ändert sich nicht.

δ) Antikomplementäre Wirkung

αα) Erworbene autoantikörperbedingte hämolytische Anämien. OWREN (1949) war der erste, der Heparin zur Behandlung einer erworbenen autoantikörperbedingten hämolytischen Anämie verwendete. Seither sind zahlreiche Mitteilungen über Erfolge der Behandlung mit Heparin(oiden) erschienen (ROTH, 1954; STORTI et al., 1954, 1956; MCFARLAND et al., 1960; WAGNER et al., 1961; TEN PAS u. MONTO, 1966), nur BÖHNEL u. STACHER (1963) konnten keinen Erfolg erzielen. Bei Absetzen der Behandlung setzt die Hämolyse meist wieder ein, so daß die Fälle als ihre eigenen Kontrollen dienen können. Die Dosierung beträgt bei Heparin zunächst 25000—50000 E pro Tag, später 1—2mal täglich 12500 E.

Heparin(oide) sind auch in vitro wirksam (STORTI et al., 1956). Es ergab sich folgende Reihung der Aktivitäten: Heparin, Neodym, Protamin 1/1000, Germanin 0,1/1000, Treburon 0,1—1/1000, Liquoid 0,01/1000.

Als Wirkungsweise wird eine antikomplementäre (ROTH, 1954; STORTI et al., 1956), eine Antilysolecithinasewirkung (ROTH, 1954), eine Änderung der elektrichen Ladung (ROTH, 1954; WAGNER, et al., 1961) sowie die Erhöhung des Fettsäurespiegels (EHRLY, 1968) diskutiert. Wie HONETZ und NEUMANN (1969) zeigen konnten, kommt es während der Infusion von Heparin oder Pentosanpolysulfoester nur zu einer Senkung des Komplementtiters auf 50—60%, was keineswegs ausreicht, um die Lyse zu verhindern. Sie konnten jedoch zeigen, daß beide Körper die Bindung des Komplementes an die Erythrocytenoberfläche verhindern.

ββ) Bei *Lupus erythematodes* macht Heparin den LE-Test negativ und bessert das Befinden der Patienten (HARTMAN, 1964).

γγ) Im Tierversuch wird die experimentelle *Glomerulonephritis* verhindert, wenn Heparin gleichzeitig oder vor der Antiseruminjektion gegeben wird (SILFVERSKIÖLD, 1945; HALPERN et al., 1965), nicht aber, wenn die Proteinurie bereits eingesetz hat (SARTORIUS et al., 1955). Bei Kaninchen konnte die Schlingenhyalinose durch Heparin und Prednisolon bei Masugi-Nephritis verhindert werden (SCHÜTTERLE u. PLATT, 1970). SHIRES et al. (1966) behandelten 8 Patienten mit chronisch proliferierender Nephritis mit 200—400 mg Heparin täglich und beobachteten einen Anstieg des Glomerulumfiltrates, eine Verminderung der Proteinurie und histologisch eine Besserung, die ausgeprägter war als bei den 6 Kontrollfällen. Auch KINCAID-SMITH (1969) konnte die Oligurie bei 3 Fällen von diffuser proliferativer Glomerulonephritis durch hochdosierte Heparinbehandlung bessern. Durch 100 E Heparin/kg alle 8 Std konnte bei stark progressiver subakuter Glomerulonephritis ein Anstieg des Komplements und eine klinische Besserung erzielt werden, während bei der indolent verlaufenden chronischen Nephritis keine Besserung gefunden wurde (HERDMAN et al., 1970).

δδ) Über ein schnelleres Einsetzen der Beweglichkeit und schnellere Resorption der Gelenkergüsse bei *rheumatischen Erkrankungen* wurde vielfach in kasuistischen Mitteilungen berichtet (WASSEN u. ZANDER, 1945; DONZELOT u. KAUFMANN, 1949; GLACEBROOK u. WRIGLEY, 1949; MENDES DE LEON, 1952; HOWE et al., 1952; GREIF u. WENNIG, 1953; DE MATTEIS, 1954; KILAIDONNIS u. AGOROGIANNIS, 1955; SCALABRINO, 1956), doch fehlen kontrollierte Studien.

εε) Heparin soll auch bei *Erythema nodosum* (WASSEN u. ZANDER, 1945) und bei *Perikarditis* (SCALABRINO, 1956) günstig wirken. Ein Versuch wurde auch bei *Asthma* (COHN, 1960; DAHL, 1964) mit 100—200 mg täglich, bei allergisch bedingter *Uveitis* (BICK u. WOOD, 1950) und bei *Epithelläsionen der Cornea* (CORIGLIONE, 1960; SZEGHY u. CZVERENCZ, 1960) gemacht.

ζζ) Auf Grund des Antagonismus zwischen Heparin und Hyaluronidase wurde die Anwendung von Heparin bei *Pemphigus vulgaris* versucht. Hyaluronidase steigert die Blasenbildung, so daß sie durch Heparin gehemmt werden sollte. Einzelnen günstigen kasuistischen Mitteilungen (Magner et al., 1951; Rattner et al., 1952; Stoughton, 1952; Meyhöfer u. Beller, 1956) stehen negative Ergebnisse gegenüber (Matthes, 1953). Bei *Dermatitis herpetiformis Duhring* führte Heparin zu einer Verschlechterung (Meyhöfer u. Beller, 1956), während Alexander (1963) von günstigen Erfolgen berichtet.

ε) Wirkung auf Adhäsionen und Narbenbildung

Die Adhäsionsverhütung durch Heparin ist kaum über das experimentelle Stadium hinausgekommen. So berichten Lehmann u. Boys (1940), Davidson (1949) über eine Verminderung der Adhäsionsbildung, Bloor et al. (1947) vermissen eine Wirkung; nach Morrione (1952) soll Heparin sogar die Bildung der kollagenen Fasern fördern. Marx u. Lang (1951) erzielten beim Menschen bei Pleuratrans- und -exsudaten nur Teilerfolge.

Durch lokale Anwendung von Heparin(oiden) kommt es zu einer Auflockerung des Bindegewebes durch Hydratation der Grundsubstanz. Über eine günstige Wirkung von Heparin beim Menschen bei *schrumpfenden Narben, Sehnenganglien, traumatischen Sehnenkontrakturen, Dupuytrenscher Kontraktur* und *bei Keloiden* berichten Beiglböck et al., 1951, 1952, 1961; Hornberger, 1951; Keller, 1955; Fontana, 1958; bei *Induratio penis plastica* und bei *Peritenonitis crepitans* Dietrich et al., 1958; und Rais, 1961.

ζ) Kombinierte Wirkungen

αα) Bei *entzündlichen Erkrankungen.* In der Annahme, daß thrombotische Veränderungen die Entzündungsherde abriegeln und den Antibiotica den Zugang verwehren, wurde die Anwendung von Heparin bei *Tuberkulose* (Albert-Weil, 1956) und *Pneumonie* (Wassen et al., 1945) vorgeschlagen. Bei der *Poliomyelitis* soll durch Heparin die Thrombosierung entzündeter Gefäße und damit die Entstehung von Ödemen und Nekrosen verhindert werden (Zilliacus, 1945). Die Behandlung der *Endangitis obliterans* (Remy et al., 1953; Pokorny u. Reiniš, 1956) und der *Arteriitis* (Chaze u. Hoquet, 1963) beruht neben der antithrombotischen auf der antiexsudativen, vasodilatatorischen und antikomplementären Wirkung des Heparins. Bei der *Polyarteriitis* konnten ebenfalls Erfolge beobachtet werden (Kincaid-Smith, 1969).

ββ) Bei *Kälteschäden* kommt es zur Stase mit Aggregation der Erythrocyten, die die Arteriolen verstopfen und dadurch zur Gangrän führen. Heparin wurde mit der Überlegung, daß es gefäßerweiternd, die Stase beseitigend und die Durchblutung steigernd wirken könnte, versucht. Erfolgreichen experimentellen Untersuchungen (Lange u. Boyd, 1945; Brambel, 1954) stehen erfolglose gegenüber (Sullivan u. Masterson, 1953). Pichotka u. Lewis (1949) wiesen bereits auf eine Steigerung der Blutungszwischenfälle und Todesfälle hin, wenn Kälteeinwirkung mit Anticoagulantienwirkung gepaart werden. Diese Befunde fanden ausführliche Bestätigung durch Jaques (1965).

γγ) Bei der *Sichelzellanämie* wird Heparin verwendet, um die Aggregation der Erythrocyten und die Thrombusbildung zu verhindern, die besonders in Knochengefäßen stattfindet und zur Knocheninfarktbildung führt.

δδ) Mit entsprechend hoher Dosierung von Heparin ist es möglich, die hämolytische Krise bei *paroxysmaler nächtlicher Hämoglobinurie* zum Stillstand zu bringen (Fudenberg et al., 1954; Lasch et al., 1955, 1958, 1964). Zu niedrige Dosierung von Heparin kann die Hämolyse steigern (Crosby, 1953), auch kann die Unterbrechung der Heparinbehandlung zu einer hämolytischen Krise führen (CROSBY, 1953; FRITZSCHE, 1957). Mit Dicumarol (CROSBY, 1953; PERKINS et al., 1955; VACCARI u. BALDINI, 1957), Äthylbiscoumacetat (TOUSEK, 1955) und 200 mg Pentosanpolysulfoester (SP 54) i.m. (SCHMID, 1966) konnte nur eine unvollständige oder gar keine Wirkung bei der hämolytischen Krise erzielt werden. Hingegen reicht die Wirkung der indirekten Anticoagulantien zur Erhaltung des Effektes und Vorbeugung neuer Krisen aus (LASCH et al., 1958). Obwohl Untersuchungen an einem größeren Krankengut sowie mit Vergleichsgruppen fehlen, ist das Ergebnis so eindeutig, daß an seiner Richtigkeit nicht zu zweifeln ist, da jeder Patient im Auslaßversuch als seine eigene Kontrolle dient. Wird das Heparin durch Protaminsulfat neutralisiert, so setzt die Hämoglobinurie sofort wieder ein (LASCH et al., 1955).

Die Hämolyse bei paroxysmaler nächtlicher Hämoglobinurie wird auch in vitro durch Heparin, Laminarin, SP 54 gehemmt (SCHMID, 1966).

εε) Bei Frühgeburten kommt es bei hoher O_2-Spannung im Blut zu einer Kontraktion der retinalen Gefäße mit anschließender Thrombose. Diese konnte ebenso wie die folgende *Retinitis proliferans* mit Neovascularisation beim Tier durch Anticoagulantien verhindert werden. Untersuchungen beim Menschen liegen nicht vor, doch wäre ein Versuch bei jenen Fällen, bei denen diese Veränderungen auch ohne zu hohe Sauerstoffspannung vorkommen, angezeigt (SEIF, 1965).

ζζ) Bei der zentralen angiospastischen Retinopathie soll eine kurzdauernde Heparinbehandlung zum Verschwinden des *Macula-Ödems* führen und zur Vorbeugung des Auftretens einer arteriellen Thrombose ratsam sein (SEIF, 1965), bei allen anderen Formen des Macula-Ödems jedoch sinnlos.

ηη) Ausgehend von der Überlegung, daß Heparin den Plättchenumsatz vermindert, wurde bei einem therapieresistenten Patienten mit *chronisch idiopathischer thrombocytopenischer Purpura* nach Ausschluß einer intravasalen Gerinnung als Ursache mit 6stündlich 7500 E Heparin i.v. behandelt, worauf es zu einem Thrombocytenanstieg kam. Der Erfolg ließ sich mit einer vollwirksamen Warfarintherapie nicht aufrechterhalten. Nach Absetzen gingen die Thrombocyten wieder auf den Ausgangswert zurück (COHEN et al., 1968). Bei Betrachtung der Verlaufskurven muß man sich allerdings fragen, ob es sich nicht um eine Spontanremission gehandelt hat, wie sie bei dieser Erkrankung ja oft vorkommt.

2. Heparinoide

a) Gerinnungshemmende Wirkung

Die Heparinoide werden in denselben Indikationen wie Heparin angewendet. Von allen Präparaten liegen Erfolgsberichte in großer Zahl vor, jedoch ist dem Referenten keine statistisch einwandfreie Untersuchung bekanntgeworden, in der die Wirkung eines Heparinoids mit einer Kontrollgruppe oder mit einem anderen Heparinoid oder einem anderen Anticoagulans bei therapeutischer Anwendung verglichen wurde.

b) Aktivierung der Lipoproteinlipase

Bei intravenöser, intramuskulärer oder subcutaner Anwendung bewirken alle Heparinoide eine starke Aktivierung der Lipoproteinlipase (Tabelle 16). Ihre Wirksamkeit bei oraler Medikation ist allerdings auch fraglich. Ein Einfluß auf die Lipoproteinlipase konnte von uns für Pentosanpolysulfoester (SP 54) erst bei Einzeldosen von 150 mg per os nachgewiesen werden (Tabelle 17). Bei der Dauerbehandlung hatte das Präparat in unseren Händen enteral keine entsprechende Wirkung auf die Blutlipide, während HAMMERL et al. (1962) und ALESSANDRI et al. (1967) bei 3mal 3 Dragées täglich eine signifikante Senkung des Cholesterins und der β-Lipoproteine sowie eine Klärwirkung nachweisen konnten. Wir fanden Ateroid oral ebenfalls wirkungslos. Bei intramuskulärer Anwendung wurde jedoch ein signifikanter Anstieg der Lipoproteinlipase gefunden. Mit einem Dextransulfat fanden wir eine dosisabhängige Wirkung auf die Lipoproteinlipase auch bei oraler Applikation. Dennoch entsprach die Wirkung bei der oralen Dauerbehandlung nicht den Erwartungen (Tabelle 18), da es nur zu einem Anstieg der Lipoproteinlipase ohne Änderung der übrigen geprüften Parameter des Fettstoffwechsels kam. Andere fanden eine klinische Besserung und eine Verminderung des

Tabelle 16. *Mittelwerte von 7 Fällen mit 1 Ampulle Ateroid (Extrakt aus Duodenalmucosa) i.m.*

	Quick %	A II 1 E	Re- calc.- zeit	HTT	Chol. mg-%	Ge- samt- lipide mg-%	β-Lipo- prot. mg-%	Tri- glyc. mg-%	FFS µval	Lip. i.E.
1. Vorwert	91	38,8″	97,6″	4′74″	292	1291	697,7	357	370	0,34
2. Vorwert	88	40,9″	99,8″	4′84″	304	1296	711,9	401	451	0,39
3. Vorwert	89	41,8″	98,1″	4′76″	291	1222	688,8	392	533	0,25
1. Woche	91	43,4″	100,4″	4′83″	300	1294	686,4	330	470	*1,01*
2. Woche	91	41,2″	94,4″	4′59″	305	1204	661,0	325	454	*1,25*
3. Woche	84	40,5″	97,3″	4′84″	317	1320	715	348	438	*1,29*
4. Woche	84	42,0″	103,8″	4′63″	332	1498	767,5	345	506	*1,15*

Die signifikanten Veränderungen in kursiv.
A = Antithrombin. Lip. = Lipoproteinlipase.

Tabelle 17. *Wirkung von 6 Dragée Pentosanpolysulfoester (SP 54) (150 mg) per os*

	Cholesterin mg-%	Gesamtlipide mg-%	β-Lipoprotein (Hyland) mg-%	β/α-Lipoprotein-Quotient	Serumtrübung	Triglyceride mg-%	FFS µval	Lipoproteinlipase i.E.
Vorwert	195	760	272,2	1,95	0,064	96	300	0,3
Nach 1 Std	198	740	272,2	2,16	0,039	113	545	0,61
Nach 2 Std	196	740	175	2,13	0,038	103	600	0,91
Nach 4 Std	201	750	239,8	2,15	0,043	111	709	0,91
Nach 6 Std	206	760	272,2	2,53	0,039	111	682	0,3

Tabelle 18. *Mittelwert von 10 Fällen mit 3mal 450 mg Dextransulfat per os*

	Quick %	A II 1E	Re- calc. zeit	HTT	Chol. mg-%	Ge- samt- lipide mg-%	β-Lipo- prot. (Hy- land) mg-%	Tri- glyc. mg-%	FFS µval	Lip. i.E.
1. Vorwert	82	40,7″	104,0″	4′60″	322	1285	478,7	239	725	0,3
2. Vorwert	83	39,8″	98,8″	4′71″	322	1285	542,2	237	746	0,47
3. Vorwert	85	46,4″	95,4″	4′64″	313	1268	553,0	241	710	0,33
1. Woche	87	41,2″	95,5″	4′39″	318	1306	635,0	302	1053	*2,06*
2. Woche	83	43,7″	96,6″	4′71″	330	1353	699,8	269	719	*1,68*
3. Woche	88	*45,1″*	94,2″	4′04″	310	1237	592,6	247	741	*2,39*
4. Woche	80	*49,1″*	91,4″	4′44″	311	1229	596,2	234	770	*2,54*

Die kursiven Werte zeigen eine statistisch signifikante (p 0,01) Veränderung an.
A=Antitrombin. HTT=Heparintoleranztest. FFS=freie Fettsäuren. Lip.=Lipoproteinlipase.

Cholesterins und der Gesamtlipide nach Ateroid intramuskulär (Isidori et al., 1966) oder oral (Peruzy u. Sereno, 1958; Nicrosini u. Piccinelli, 1959; Mastrogiovanni, 1960; Racca et al., 1960; Morelli, 1963; Nicrosini, 1966). Die Resorption eines ähnlich wirkenden Sulfapolyglycins konnte durch gleichzeitige Gabe von EDTA in einem Verhältnis von 4:1 wesentlich gesteigert werden. Immerhin waren Dosen von 2—4 g Sulfapolyglycin pro Tag für eine Wirkung erforderlich (Windsor u. Cronheim, 1960). Auch mit Riker 560 konnte eine Klärwirkung bei oraler Gabe beobachtet werden (Berkowitz et al., 1961).

Über eine erfolgreiche Behandlung des *Tinnitus* mit Eleparon berichten Beschwitz (1958), Hechl (1963), mit SP 54 Hechl (1963). Eylau (1960) berichtet über die Behandlung von Kniegelenksarthrosen mit Eleparon. Miettinen u. Kytilä (1961) behandelten *Maculadegenerationem* mit Ateroid. Placebogruppen fehlen auch in diesen Versuchen.

c) *Hemmung der Aldosteronbildung*

Conn et al. (1964, 1966) behandelten bei primärem, Abbott et al. (1966) bei sekundärem Aldosteronismus beim Menschen erfolgreich mit dem Heparinoid Ro 1-8307 in einer Dosis von 800 mg täglich.

d) *Antikomplementäre Wirkung*

Honetz u. Neumann (1969) behandelten autoimmunhämolytische Anämien mit Pentosansulfoester in einer Dosis von 4mal täglich 100 mg s.c. oder i.v. Die Besserung hielt nur so lange an, als das Präparat verabreicht wurde. So dienten die Fälle auch als eigene Kontrollen. Peroral fanden wir SP 54 auch in dieser Indikation wirkungslos.

3. Indirekte Anticoagulantien

Für eine langfristige Anwendung sind die indirekten Anticoagulantien aus den S. 357 angeführten Gründen den direkten überlegen. Allerdings wird die Behandlung sehr häufig mit einem Heparin(oid)-Präparat eingeleitet und das indirekte Anticoagulans entweder gleichzeitig vom ersten Tag oder erst vom 2.—7. Tag an verabreicht, wobei beide Anticoagulantien durch einige Tage gleichzeitig gegeben werden (s. S. 422). Bei der Besprechung der Ergebnisse werden diese Patientengruppen nicht von jenen, die ausschließlich mit indirekten Anticoagulantien behandelt wurden, abgetrennt. Auch scheint es nicht erforderlich, die Ergebnisse nach den einzelnen Präparaten der indirekten Anticoagulantien aufzugliedern, da selbst zwischen den mit Dicumarolderivaten und Phenylindandionderivaten erzielten Ergebnissen kein prinzipieller Unterschied besteht.

a) *Thrombosen der peripheren Venen*

Die *tiefe periphere Venenthrombose* ist eine der wesentlichsten therapeutischen Anwendungsgebiete. Unter dem Wirksamwerden der Therapie kommt es zu den S. 368 bereits beschriebenen Wirkungen. Rezidive der thrombotischen Erkrankung werden vermieden. Trotz der großen Zahl von Erfolgsberichten ist dem Referenten keine statistisch einwandfreie Arbeit über Thrombosetherapie bekannt. Es liegen nur Statistiken vor, die mit der Zahl der auf Grund langjähriger Erfahrung zu erwartenden thromboembolischen Komplikationen (Allen, 1947) oder mit früher behandelten Patientengruppen (Barker, et al., 1945; Pugatsch, 1954) vergleichen. Diese Statistiken zeigen, daß die

Tabelle 19. *Therapeutische Anwendung von Anticoagulantien bei Patienten mit venösen Thrombosen und Lungenembolien*

Autor	Indikation	Patientengruppe	Fallzahl	Tödliche Rezidivembolien	Nichttödliche Rezidivthromboembolien	Blutungen	Andere Todesfälle	Bemerkungen
Barker et al. (1945)	postoperative Embolien	Kontrollen	678	18,3%	43,8%	—		hintereinander behandelte Gruppen
		Dicumarol	180	0,6%	1,1%	3,9%		
	postoperative Thrombosen	Kontrollen	897	5,7%	10,6%	—		
		Dicumarol	138	0 %	2,9%	4,3%		
Allen (1947)	postoperative Lungenembolien	erwartet		53 Fälle	127 Fälle			verglichen mit erwarteter Zahl
		Dicumarol	292	1 Fall	3 Fälle			
	postoperative Thrombosen	erwartet		16 Fälle	68 Fälle			
		Dicumarol	280	0 Fälle	8 Fälle			
Pugatsch (1954)	Thrombosen	Kontrollen 1937—1942	205	17%	26,3%	—	aufsteig. Thrombosen 3,4%	Thromboserezidive 3,9%
		Antikoagulantien 1946—1951	252	1,2%	4,4%	3,2%	0 %	Thromboserezidive 0,4%
Barritt, Jordan (1960)	Lungeninfarkte	Kontrollen	19	5 Fälle	5 Fälle		0	streng alternierend
		Heparin und	16	0 Fälle	0 Fälle		1	
		Acenocoumarin	(54)[a]	(0)	(1) Fall		(2)	
Hermann et al. (1961)	gemischtes Krankengut	Kontrollen	107	35,5%				Vergleich mit der Vorperiode 1943—1946 sowie mit Patienten mit Kontraindikationen und bei zu spät gestellter Diagnose
		Heparin und Dicumarol	280	4,7%				
	mit Herzerkrankungen	Kontrollen	70	45%				
		Heparin und Dicumarol	160	7,7%				
	ohne Herzerkrankungen	Kontrollen	25	18,5%				
		Heparin und Dicumarol	123	0,8%				

[a] Die in Klammern gesetzten Fallzahlen beziehen sich auf die Fortsetzung der Studie, bei der dann keine Vergleichsgruppe mehr gelaufen ist.

stärkste Wirkung hinsichtlich der Vermeidung tödlicher Lungenembolien besteht. Die nicht tödlichen Lungenembolien werden nur wenig beeinflußt, ihr Anteil nimmt gelegentlich sogar zu, da weniger Patienten an den Emboliefolgen sterben (Tabelle 19). Allerdings sprechen die auf S. 364 angeführten Ergebnisse der prophylaktischen Behandlung in gleichem Sinne. Die Thrombosefolgen sind nach Anticoagulantienbehandlung deutlich geringer (Hodgson et al., 1961). Dies dürfte zwei Ursachen haben, nämlich das geringere Fortschreiten der bestehenden Thrombose mit Lokalisation der Erkrankungen auf das ursprünglich erkrankte Gefäßgebiet und eine schnellere Rekanalisation des thrombosierten Gefäßes, die ja auch aus verschiedenen tierexperimentellen Arbeiten abgeleitet werden kann (Wright et al., 1952; Eysholdt, 1953; Thomaschek, 1956; May, 1960) (Tabelle 20).

Tabelle 20. *Häufigkeit der Thrombosefolgen bei anticoagulantienbehandelten und -unbehandelten Patienten*

Symptom	Ohne Anticoagulantien	Mit Anticoagulantien
Postthrombotisches Ödem und Induration	32%	9%
Ulcera cruris	17%	4%
Varicen	37%	4%
Einschränkung der Arbeitsfähigkeit	70%	23%
Invalidität	30%	4%

Für die Wirkung der Anticoagulantien bei einer Reihe seltener phlebothrombotischer Ereignisse können nur kasuistische Beiträge angeführt werden, so für Erfolge bei der Behandlung der Phlegmasia coerulea dolens (Purschke, 1960, Heparin + Dicumarol; Degrell, 1964, Heparin + Phenprocoumon), der Mesenterialvenenthrombose (Knepper et al., 1950; Koller u. Siegenthaler, 1953), Cavathrombose (Baird u. Buchanan, 1962, Heparin + Warfarin), der Nierenvenenthrombose (Acenocoumarin: Moeller, 1961; Ferens u. Vas, 1963), des Priapismus (Smith, 1950), der Pfortaderthrombose (Piotet, 1955), Thrombose der Vena axillaris (Marks, 1956). Der nach Milzexstirpation häufig beobachtete auf Thrombose des Milzvenen- und Splanchnicusgebiets zurückgeführte Fieberzustand kann durch Anticoagulantien prompt beseitigt werden (Fabre et al., 1964).

Bei der Thrombosis migrans kommt den Anticoagulantien nur eine geringe unterstützende Wirkung zu (Konrads, 1949; Koller, 1964), meist sind sie jedoch wirkungslos (Durham, 1954; Dudik u. Heinrich, 1955). Bei der blanden Sinusthrombose beträgt die Mortalität der Behandlung mit Antibiotica ohne Anticoagulantien 37%, mit Antiobiotica und Phenprocoumon 22% und ohne beide 45% (Weber, 1966).

Bei der Zentralvenenthrombose sind die Ansichten sehr geteilt. Die spontane Besserungsrate der Stammthrombose beläuft sich auf 15—20%, jene der Astvenenthrombose auf 30—40%. Sie konnte durch Anticoagulantienbehandlung auf über 60% gesteigert werden (Duff et al., 1951, Heparin + Dicumarol; Witmer, 1959, Dicumarol, Äthylbiscoumacetat, Acenocoumarin; Weigelin u. Apollonio, 1960; Sartori, 1960, 1962; Phenprocoumon; Thorne, 1961, Heparin + Phenylindandion oder Warfarin; Vannas u. Raitta, 1966). Keine Wirkung beobachteten Cassady (1953) und Tiburtius (1960) mit Heparin + Dicumarol; Glees (1959) mit Thrombocid; Hummelt (1956) mit Thrombodym + Phenprocoumon und Appelmans u. Lamotte (1955) mit Heparin und Äthylbiscoumacetat.

Obwohl die Behandlung der Thrombose ante partum mit indirekten Anticoagulantien kontraindiziert ist, ist dies wiederholt geschehen. FINNERTY u. MCKAY stellten bis 1962 208 Fälle aus der Literatur zusammen (Tabelle 21). OLWIN und KOPPEL (1969) empfehlen Gravide nur so stark mit indirekten Anticoagulantien zu behandeln, daß die erhöhte TAMe-Esteraseaktivität normalisiert wird; das entspricht einem Prothrombinwert von ca. 50%. Bei diesem Vorgehen beobachteten sie nur eine oberflächliche Thrombophlebitis und eine Frühgeburt.

Tabelle 21. *Ergebnisse der Anticoagulantienbehandlung der Thrombosen ante partum.* (Nach FINNERTY und MCKAY, 1962)

Erkrankung	Fallzahl		Mutter gestorben		Tote Feten		
	unbehandelt	behandelt	unbehandelt in %	behandelt in %	unbehandelt in %	behandelt in %	Tod durch AK verursacht in %
Thrombosen	135	73	11,8	0	13,4	16,5	10,9
Lungenembolie	20	16	80	0	85,0	25,0	25,0

b) *Lungenembolie*

α) Es liegt eine statistisch gesicherte Untersuchung von BARRITT u. JORDAN (1960) vor. Aus dieser und einer statistisch nicht ganz einwandfreien Untersuchung (HERMANN et al., 1961) geht die günstige Wirkung der Anticoagulantien zur Vermeidung von Rezidivembolien hervor (Tabelle 19).

β) Chronische sekundäre pulmonale Hypertension. Multiple kleine Lungenembolien, die von Venen des großen Kreislaufes oder muralen Thromben nach rechtsseitigem Myokardinfarkt ausgehen und sehr häufig nicht unter dem Bild rezidivierender Lungeninfarkte, sondern unter dem uncharakteristischer respiratorischer Infekte verlaufen und zu einem zunehmenden Verschluß kleiner Äste der Arteria pulmonalis führen, bedingen die Entstehung einer zunehmenden pulmonalen Hypertension. Eine langfristige Behandlung mit indirekten Anticoagulantien kann dieses Geschehen zum Stillstand und manchmal sogar die Hypertension langsam zum Rückgang bringen (WILCKEN et al., 1960; WILLEMSSENS et al., 1963; KOLLER, 1964; VIGRAN, 1965). Auch bei fortschreitenden Thrombosen in den großen Gefäßen des kleinen Kreislaufes sind Anticoagulantien erfolgreich (BRUN et al., 1963).

c) *Arterielle Durchblutungsstörungen*

Die Beurteilung des Erfolges der Behandlung arterieller Durchblutungsstörungen ist ebenfalls sehr schwierig. Methoden wie Messung der Hauttemperatur, Palpation des Pulses, Oscillometrie können nur bei einem Teil der arteriellen Verschlüsse angewendet werden und geben nur indirekte Hinweise. Ein Teil dieser Teste kann durch Ausbildung eines Kollateralkreislaufes in ähnlicher Weise wie durch die Rückbildung des thrombotischen Geschehens selbst beeinflußt werden. Die Methode der quantitativen Durchblutungsmessung gibt einen besseren Aufschluß (EHRINGER, 1969). Der arteriographische Nachweis des verschlossenen Gefäßes vor der Behandlung und jener der Durchgängigkeit nach der Behandlung wäre ein objektiver Hinweis. Aber auch hier bestehen zahlreiche Fehlermöglichkeiten (LINKE, 1963; DEUTSCH, 1964). Außerdem ist die Möglichkeit einer spontanen Rekanalisation in Betracht zu ziehen. HIEMEYER u. ZEILE (1967) beobachteten diese bei 18% der arteriellen Embolien und bei 0,9% der Thrombosen.

α) Die periphere arterielle Durchblutungsstörung

Wie aus den statistisch einwandfreien Untersuchungen von GOOSSENS (1963), TILLGREN (1965), LUND u. TILLGREN (1966) und HESS (1966) eindeutig hervorgeht (Tabelle 22), wirkt sich die Anticoagulantienbehandlung verzögernd auf das Fortschreiten der peripheren arteriellen Verschlußkrankheit und auf die Zahl der Todesfälle aus. VOSS (1960) beschreibt 70% subjektiver Besserung bei Claudicatio intermittens. SELVAAG (1962) sowie RICHARDS u. BEGG (1966) hingegen fanden

Tabelle 22. *Anticoagulantiendauerbehandlung bei peripheren arteriellen Durchblutungsstörungen*

	Phenprocoumon			Kontrolle		
	GOOSSENS (1963)	HESS (1966)	LUND und TILLGREN (1966)	GOOSSENS (1963)	HESS (1966)	LUND und TILLGREN (1966)
Behandlungsmonate	4243	9903	1188	6342	14062	1077
Patientenzahl	162	251	32	233	352	28
Gebessert	64%	—	—	38%	—	—
Gleichbleibend	21%	—	—	26%	—	—
Verschlechtert	4%	—	31,6%	14%	—	54,5%
Verschlüsse	4%	4,8%	6,3%	7%	20,8%	46,4%
Todesfälle durch Gefäßverschlüsse	7%	7,6%	—	15%	18%	—
Blutungen	23%	—	—	—	—	—
Tödliche Blutungen	—	1,6%	—	—	—	—
Andere Todesfälle	—	8,4%	—	—	6,6%	—

keine Wirkung. Während ungenügender Anticoagulantienbehandlung dürfte die Zahl der Komplikationen sogar größer als bei den unbehandelten Kontrollgruppen sein (TILLGREN, 1965).

β) Die periphere arterielle Embolie

Die mit einem chirurgischen Eingriff, einer Fibrinolyse oder mit direkten Anticoagulantien begonnene Behandlung wird mit indirekten Anticoagulantien fortgesetzt. Über die erforderliche Dauer der Behandlung bestehen keine einheitlichen Ansichten. Die angegebenen Zeiten liegen zwischen Wochen und Jahren (KARGES, 1958, Thrombocid + Phenprocoumon, KRONBERGER, 1961, 14 Tage Heparin, dann Dicumarol; LINKE, 1963, Heparin + Dicumarol; DEUTSCH, 1964, Heparin + Phenprocoumon).

γ) Behandlung nach Operationen an den Arterien

Nach FONTAINE (zit. nach THIES u. RODEWALD, 1963) sind 1 Jahr nach einer desobliterierenden Operation noch 33%, nach 2 Jahren 30%, nach 3 Jahren 19%, nach 4 Jahren noch 15% und nach 5 Jahren kein einziges der operierten Gefäße durchgängig. Diese Erfolge können durch eine postoperative Anticoagulantienbehandlung mit indirekten Anticoagulantien verbessert werden (GOTTLOB, 1957; HONKOMP, 1963; OERI, 1963; KIRCHMAIR, 1966). Nach WAIBEL (1966) sind nach 7jähriger Behandlung mit Phenprocoumon noch 50% der Gefäße offen. Über die erfolgreiche Durchführung der Gefäßoperationen bei therapeutisch optimalem

Tabelle 23. *Todesfälle, Thromboembolien und Rezidivinfarkte im Intermediärstadium des Myo- erkennt man, daß die wenigsten Untersuchungen statistischen Anforderungen gerecht werden. Vergleichbarkeit zwischen den Gruppen ist schlecht. Die Angaben über das Ausmaß der Anti- verwertbare*

Autor	Behandelt				Nicht behandelt			
	Zahl der Fälle	Todesfälle %	Thromboembolien % (†%)	Rezidivinfarkte %	Zahl der Fälle	Todesfälle %	Thromboembolien % (†%)	Rezidivinfarkte %
Bugar-Meszaros (1960)	115	12,2	2,0		52	28,5	6,0	
Lehmann, Dönhardt (1960)	248	18,0	23,0		110	26,4	37,0	
Hilden et al. (1961)	371	23,0	15,0 (1,4)		429	25,0	25,0 (4,0)	
Griffith et al. (1962)	63	22,2			128	53,8		
Gumpert (1962)	126	26,9			17	47,0		
Hartenauer et al. (1963)	404	7,7	1,7		220	25,0	8,6	
Lindsay, Spiekermann (1964)	239	17,2	5,8		116	20,6	9,4 (0,8)	
Easton et al. (1964)	41	39,0			46	67,0		
Lieberman et al. (1964)	179	9,5			71	45,0		
Meltzer et al. (1964)	538	8,2	4,6		76	31,6	23,7	
Haan, Tilsner (1965)	91	14,7		34,8	91	2,2		9,9
Wasserman et al. (1966)	77	16,0	1,3		70	21,0	3,0	
Autio et al. (1966)	154	14,3	0,7		163	15,3	9,0	
Weinreich et al. (1967)	226	23,5	1,7		233	22,7	9,0	
British Medical Research Council (1969)	712	16,2	4,8	9,7	713[a]	18,0	11,0	13,0
Sørensen et al. (1969)	156	10,9	1,9	0,64 (0,64)	120	20,8	9,2 (5,8)	0,38

[a] Ineffektive Dosierung des Anticoagulans.

Prothrombinspiegel berichten Storm u. Gottlieb (1963) sowie Kluft et al. (1965). Auch Scribner shunts werden unter Anticoagulantientherapie besser offen gehalten (Wing et al., 1967).

δ) Myokardinfarkt

Bei der Erfolgsbeurteilung der Anticoagulantientherapie des Myokardinfarktes ist die Frage, ob die Todesfälle der ersten 24 Std, die vorwiegend auf Herz-Kreislaufversagen zurückzuführen sind und daher durch die Anticoagulantienbehandlung nicht beeinflußt werden können, in die Statistik einbezogen werden sollen oder nicht, nicht eindeutig geklärt. Durch das unterschiedliche Vorgehen wird zwar die Todesfallrate verändert und der Vergleich zwischen den verschiedenen Untersuchungen erschwert, doch sollte diese Frage für die Beurteilung bei gleichzeitig beobachteter Vergleichsgruppe nur von untergeordneter Bedeutung sein. Die günstige Wirkung der meist kombinierten, d.h. mit einem direkten Anticoagulans eingeleiteten und mit einem indirekten fortgesetzten Therapie im akuten und Intermediärstadium des Myokardinfarktes kann heute als erwiesen gelten.

kardinfarktes mit und ohne Anticoagulantienbehandlung. Aus den beigegebenen Anmerkungen Die meisten sind retrospektiv, wodurch bedingt eigentlich keine echte Kontrollgruppe vorliegt. Die coagulation sind mangelhaft, oft ist diese eindeutig unzulänglich. So bleiben nur ganz wenige Untersuchungen (TT = Thrombotest)

Zuteilungsmodus	Medikament	Prothrombin	Signifikanz
retrospektiv	Heparin und Acenoucumarin		nicht berechnet
Kontrolle	Phenprocuomon	15—25%	nicht signifikant
Patient mit K. I.			
randomisiert	Heparin und Dicumarol	PP 10—25%	nicht signifikant
retrospektiv	Heparin und Warfarin	PP 10—30%	good risk insignifikant poor risk p 0,01
retrospektiv	Heparin und Äthylbiscoumacetat		zu kleine Gruppen
retrospektiv			
retrospektiv	Dicumarol		nicht berechnet
retrospektiv			
retrospektiv			
retrospektiv	Heparin und Dicumarol	10—50%	nicht berechnet
nach Aufnahmetag	Heparin und Phenprocoumon	10—25%	signifikant Tod 97,5% Rezidiv 57,5%
randomisiert	Heparin und Warfarin	10—30%	nicht berechnet
Med. Dept I	Kontrolle		
Med. Dept II	Warfarin	TT 5—20%	nicht signifikant
Krh. Süd	Phenprocoumon		signifikant
Krh. Ost	Kontrolle		
randomisiert	Heparin und PID	TT 15%	TE signifikant
randomisiert	Heparin und Dicumarol	30%	Tod $p > 0{,}020$ TE $p > 0{,}001$

Dies geht selbst aus der Untersuchung von Hilden (1961) hervor, aus der die Autoren den Schluß zogen, daß die Anticoagulantien in der Moykardinfarktbehandlung wirkungslos seien. Die thromboembolischen Komplikationen gingen nämlich von 25 auf 15%, die pulmonalen Embolien (autoptisch) von 28 auf 5% und die muralen Thromben von 58 auf 24% zurück. Ein Einfluß auf die Mortalität wird allerdings vermißt. Eine ausführliche Diskussion dieser Arbeit findet sich bei Holten (1961), Friedberg (1962) und Vigran (1965). Fischer (1963) bestätigte auf Grund einer Autopsiestatistik eindeutig den günstigen Effekt der Anticoagulantien auf die Zahl der thromboembolischen Todesfälle und der muralen Thrombenbildung. Die Ergebnisse der Publikationen der letzten 10 Jahre sind in Tabelle 23 zusammengestellt. Weitere Literatur in den tabellarischen Zusammenstellungen von Deutsch (1962), Vigran (1965) sowie bei Lenègre u. Gay (1969).

Estes u. Smith (1966) haben eine derartige Sammelstatistik ausgewertet und fanden eine mit allen Testmethoden signifikante Verminderung der thromboembolischen Komplikationen (von 26 auf 9%) und eine nur mit dem χ^2-Test signifikante Verminderung der Rezidivinfarkte (19:7%) und der Todesfälle (31:

16%). Auch wenn kurzzeitig und langzeitig behandelte Fälle getrennt untersucht wurden, ergab sich eine signifikante Wirkung (Tabelle 24). Zu ähnlichen Ergebnissen kommen Merskey und Drabkin (1965) (2853 behandelte Fälle, 17% Mortalität; 3198 Kontrollen, 29% Mortalität). Die Schwierigkeit in der endgültigen Beurteilung liegt vor allem darin, daß nur wenige Arbeiten nach statistisch verwertbaren Methoden durchgeführt werden (Gifford und Feinstein, 1969).

Aus Arbeiten mit Stratifikation des Krankengutes geht hervor, daß entgegen dem Postulat von Russek u. Zohman (1952, 1953) auch die Patienten mit geringerem Risiko durch die Anticoagulantienbehandlung profitieren, so fand z.B. Griffith (1961) bei den „good risk"-Fällen eine Mortalität von 29,4%, die durch Anticoagulantien auf 10,4% gesenkt werden konnte, bei der „poor risk"-Gruppe betrugen die entsprechenden Werte 80% und 39,9%. (Weitere Vergleiche Tabelle 10, S. 351.) Auch die subjektiven Beschwerden bessern sich. So waren 66,1% der behandelten Patienten frei von Angina pectoris-Anfällen und nur 45% der unbehandelten Kontrollen (Haan u. Tilsner, 1965). Es ist fraglich, wie weit in Zukunft die Mortalität weiterhin als Kriterium für die Beurteilung der Wirkung der Anticoagulantien bei Myokardinfarkt verwendet werden kann, da diese durch sehr viele andere Faktoren beeinflußt wird und durch die wirksame Bekämpfung der Rhythmusstörungen auf Coronary Care Units unter den in den besten Anticoagulantienstatistiken erhaltenen Wert gesenkt werden kann (Rapaport, 1969). Hingegen wird einheitlich festgehalten, daß die thromboembolischen Komplikationen günstig beeinflußt werden.

Die Wirksamkeit der Anticoagulantienbehandlung im Spät- bzw. Folgestadium des Myokardinfarktes ist auch heute noch umstritten. Dies ist durch die Schwierigkeit der Beweisführung begründet, da es nicht leicht ist, wirklich vergleichbare Patientengruppen ausreichender Größen zu finden und die Vergleichbarkeit der Gruppen über Jahre zu erhalten. Aus der unbehandelten Gruppe sterben die schwerkranken Patienten früher heraus als aus der behandelten, so daß es in der behandelten Gruppe im Laufe der Jahre zu einer Anhäufung schwerer Fälle kommt. Aus der behandelten Gruppe scheiden Patienten wegen primärer Unverträglichkeit der Anticoagulantien oder wegen unverträglicher Medikamentenkombinationen, die durch die Notwendigkeit der Behandlung interkurrenter Erkrankungen entstehen, aus. Ortswechsel der Patienten führt zu einem weiteren Verlust an Patienten und zu einer Änderung der Vergleichbarkeit der Gruppen. Die Statistiker sind sich auch darüber nicht einig, was mit den ausgeschiedenen Patienten geschehen soll. Verbleiben sie in ihren ursprünglichen Gruppen oder wird ein Patient, bei dem die Anticoagulantienbehandlung abgesetzt werden mußte, in die Kontrollgruppe transferiert. Dies führt zu großen Unterschieden in der Versuchsanordnung, schlechter Vergleichbarkeit der Untersuchungen und läßt berechtigten oder unberechtigten Einwänden Tür und Tor offen.

Immerhin zeigen geplante Untersuchungen, die über 3—10 Jahre gelaufen sind und über gleichzeitige Kontrollgruppen verfügen, daß die Zahl der Reinfarkte, der Gesamttodesfälle und der kardialen Dekompensationen vor allem in den ersten Jahren nach dem Infarktereignis günstig beeinflußt werden (Keyes et al., 1956; Bjerkelund, 1957; Pickering et al., 1959; Ruge et al., 1963; Aspenström u. Korsan-Bengtsen, 1964; Suzman, 1965; Schnaper, 1966; Meuwissen et al., 1966; Douglas, 1969; Ebert et al., 1969; Sørensen et al., 1969) (s. auch Tabelle 25). Der Unterschied kommt auch in der gemeinsamen statistischen Auswertung zahlreicher Untersuchungen von Estes u. Smith (1966) zum Ausdruck (Tabelle 24). Bei längerer Beobachtung wird der Unterschied zwischen behandelter und Kontrollgruppe immer geringer (Pickering et al., 1959) und verschwindet nach 5 Jahren (Ebert et al., 1969) (Abb. 16). Zu gegen-

Tabelle 24. *Wirkung der Kurzzeit- und Langzeitbehandlung nach Myokardinfarkt.* (Sammelstatistik nach ESTES und SMITH, 1966)

	Kontrollen		Behandelt		
	Zahl der Fälle	Häufigkeit %	Zahl der Fälle	Häufigkeit %	$\varkappa^2$
Alle Fälle					
Thromboembolische Komplikationen	5547	26	4057	9	p < 0,01
Rezidivinfarkte	1393	19	2991	7	< 0,01
Todesfälle	8210	31	5196	16	< 0,01
Kurzzeitbehandlung					
Thromboembolische Komplikationen	1644	26	2574	11	< 0,01
Rezidivinfarkte	432	9	1487	4	< 0,01
Todesfälle	1644	25	2885	14	< 0,01
Langzeitbehandlung					
Thromboembolische Komplikationen	387	20	972	7	< 0,01
Rezidivinfarkte	710	31	937	14	< 0,01
Todesfälle	754	28	1558	17	< 0,01

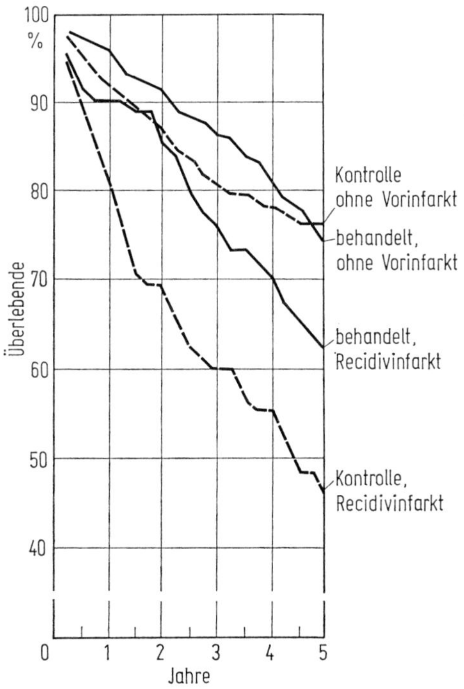

Abb. 16. 5jährige Überlebensrate der Patienten mit Anticoagulantiendauerbehandlung und der Kontrollen, aufgeteilt nach Patienten, die vor dem die Behandlung bedingenden Ereignis bereits einen Myokardinfarkt durchgemacht hatten oder nicht. — Behandelt, ---- unbehandelt. (Aus EBERT et al., 1969)

teiligen Ergebnissen kamen SEAMAN et al. (1969) in einer doppel-blinden randomisierten Untersuchung, die allen statistischen Kriterien mit einem doppelten Untersuchungsteam entsprach. Gruppe A wurde mit Phenindion behandelt. Die P u. P-Werte lagen bei 78,4% der Bestimmungen unter 30%. Gruppe B erhielt ein

Tabelle 25. *Ergebnisse der Langzeit-*

Autor (Jahreszahl)	Behandelt			
	Zahl der Fälle	Dauer	Rezidiv-infarkt %	Todesfälle %
Owren (1954)	106	2,6a	—	4 per Jahr
Suzman (1955)	82	3—76 Monate	8,4	7,3
Keyes (1956)	121	2a	2	—
Bjerkelund (1957)	119	42,2 Monate (1—66)	22	20
Manchester (1957)	204	1—10a (5,2a)	14,2 2,73 per 100 Patientenjahre	7,8 0,56 per 100 Patientenjahre
Nichol (1958)	1091	22,4 Monate (3—100)		12
Pickering (1959)	195	16 Monate (1—35)	17,5 0,6 per 100 Patientenjahre	11 0,4 per 100 Patientenjahre
Ensor (1959)	268	5a 10a	—	21,0 24,6
Clausen et al. (1961)	93	2a	15	12
Lovell et al. (1962)	172	3a	7	29
Runge et al. (1963)	125	12,08 Monate	3,0	3,0
Harvald et al. (1962)	145	1 a	1,33/100 Monate	0,93/100 Monate
	145	1—3 a	1,20/100 Monate	0,71/100 Monate
Medical Research Council (1964)	166♂ 29♀	3—5 a 3—5 a	16 24	15 14
Aspenström u. Korsan-Bengsten (1964)	118	3,5—8 a	3,8/100 Monate	33
Haan u. Tilsner (1965)	66	3—6 a	9,9	9,2
Alvarez (1965)	55	2—5a	0,37/100 Monate	0,12/100 Monate
Schnaper (1966)	388	3a	13,4	22,4
Meuwissen (1966)	68	3 Monate	—	1,5
Cihak (1966)	62	9,7a	—	47,8
Sørensen (1969)	139	2a	6,5 $p < 0{,}001$	9,3 $p > 0{,}05$

[a] 2a 2× wö. 25000 E Heparin und 2 a nichts.
[b] Kleine Dosis Phenprocoumon.

Tabelle 26. *Ergebnisse einer randomisierten doppelblinden*

Gruppe	Fallzahl	Tödliche Rezidiv-Infarkte	Thromboembolien		Blutungen	
			arterielle	venöse	Episoden	Fälle
A	88	19	7	5	176	59
B	87	18	11	10	96	44
C	81	17	10	3	11	8

Placebo, Gruppe C war eine bekannte Kontrollgruppe. Alle Patienten hatten in der akuten Phase des Myokardinfarktes eine Anticoagulantienbehandlung erhalten und wurden 8 Wochen nach dem Infarkt in die Studie aufgenommen. Es wurde nicht nur keine Verminderung der Mortalität beobachtet, die behandelten *behandlung mit Anticoagulantien*

Behandlung abgebrochen			unbehandelt			
Zahl der Fälle	Dauer	Todesfälle %	Zahl der Fälle	Dauer	Rezidivinfarkt %	Todesfälle %
—	—	—	—	—	—	—
—	—	—	89	—	27	33
—	—	—	234	—	38	—
—	—	—	118	—	40	35,5
—	—	—	200	1—10a 4a	34 8,42 per 100 Patientenjahre	42,5 4,45 per 100 Patientenjahre
319	48 Monate	28,2	417	38,1 Monate	—	47,4
—	—	—	188	—	3,2 1,1 per 100 Patientenjahre	16,5 2,2 per 100 Patientenjahre
140	5a 10a	29,3 35,7	—	5a 10a	—	44,2 67,6
—	—	—	98	2a	19	8
62[a]	1 + 2a	22,6	178[b]	3a	9,6	22
—	—	—	—	—	9,0	21,7
			170	1a	2,18/100 Monate	1,49/100 Monate
			170	2—3a	2,24/100 Monate	0,76/100 Monate
			160	3—5a	46	22
			28	3—5a	29	18
			113	5,5—8a	8,2/100 Monate	44
			118	3—6a	34,6	35,6
—	—	—	44	3—5a	0,86/100 Monate	0,29/100 Monate
147	—	27,2	359	—	22,9	27,0
—	—	—	70	—	—	11,4
—	—	—	44	—	—	75,4
—	—	—	95	2a	20	19

Langzeitstudie nach Myokardinfarkt (SEAMAN et al., 1969)

Hospitalisiert		Mittlere Überlebenszeit der Patienten	Mittlere Überlebenszeit der verstorbenen Patienten
Fälle	Tage		
67	39,7	3,59a	2,89a
56	40,3	3,35a	2,97a
39	33,1	3,77a	2,69a

Patienten waren außerdem während der Beobachtungszeit länger hospitalisiert als die Kontrollen (Tabelle 26). Ungeklärt bleibt die große Anzahl der Blutungsepisoden in der Kontrollgruppe B und der große Unterschied in der Zahl der Hospitalisierungen zwischen den beiden Kontrollgruppen.

Wird eine Stratifikation des Krankengutes vorgenommen, so zeigt sich, daß die Ergebnisse signifikanter werden, wenn man die Patienten, die älter als 55—60 Jahre sind und die Frauen ausscheidet (PICKERING et al., 1959; SCHNAPER, 1966). Es profitieren also die jüngeren Patienten und die Männer von der Langzeit-Anticoagulantienbehandlung mehr als die älteren und die Frauen. Darüber hinaus gelang es BORCHGREVINK et al. (1968) in einer 159 Patienten umfassenden Studie auch für Frauen nach dem ersten Infarkt eine signifikante Verminderung der Mortalität und der Reinfarkte nachzuweisen. Zahlreiche Autoren haben keine Wirkung der Langzeit-Anticoagulantienbehandlung beobachten können (MCMICHAEL u. PARRY, 1960; CONRAD et al., 1961; HARVALD et al., 1962; MCMILLAN et al., 1962). Es läßt sich aber zeigen, daß der Erfolg

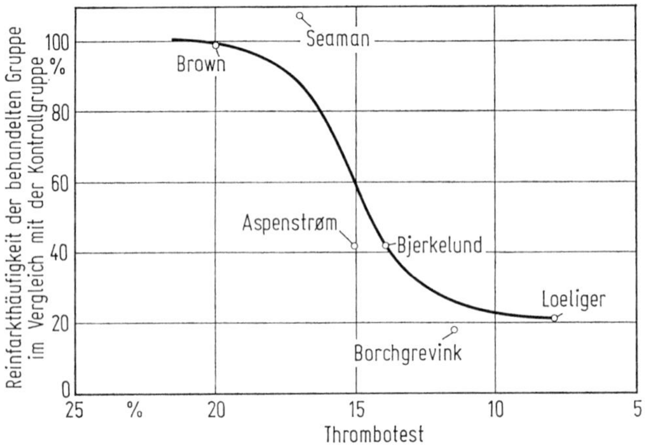

Abb. 17 Beziehung zwischen Intensität der Therapie (gemessen als Thrombotestwert) und der Reinfarktquote bei Überlebenden nach Myokardinfarkten. (Nach LOELIGER et al., 1967)

sehr weitgehend von der Intensität der Behandlung abhängig ist; so fanden THOMES et al. (1960) eine viel größere Zahl von Komplikationen bei schlechter Einstellung. MOSCHOS et al. (1964) fanden keinen sicheren Unterschied der Ergebnisse bei einer Gruppe von Patienten mit Thrombotestwerten zwischen 5 und 10% und zwischen 8 und 25%. Lagen die Werte jedoch über 30%, so war die Zahl der aufgetretenen thromboembolischen Komplikationen deutlich höher. MOLNE u. HJORT (1965) verglichen die P&P-Werte bei der Aufnahme von Patienten mit Rezidivinfarkten mit dem Autopsiebefund. Bei der Gruppe, bei der autoptisch eine frische Coronarthrombose gefunden werden konnte, lag er mit 32,3% statistisch signifikant über dem Wert von 24,7% bei den Patienten ohne frische Thrombose. LOELIGER et al. (1967) konnten sogar einen direkten Zusammenhang zwischen Thrombotestwert und Häufigkeit der Reinfarkte nachweisen (Abb. 17). Auch in den letzten Untersuchungen des Medical Research Councils (DOUGLAS, 1969) war die Anticoagulation mit Thrombotestwerten zwischen 10 und 20% unzulänglich, die Heparinisierung zu kurz und zu niedrig dosiert (LOELIGER et al. 1969).

Umstritten ist die Frage der Dauer der Langzeitbehandlung und der Art der Beendigung. RITLAND u. LYGREN (1969) fanden keinen Unterschied zwischen einer Behandlung von 3 und 12 Monaten. Um die Frage zu klären, ob eine einjährige Behandlung ausreichend ist, haben HENSEN et al. (1966) bzw. LOELIGER et al. (1967) bei der Hälfte ihrer Patienten nach 1 Jahr die Behandlung abgesetzt. Sie beobachteten zwar eine gleiche Zahl von plötzlichen Todesfällen, aber eine Überlegenheit der weiterbehandelten Gruppe hinsichtlich der Reinfarkte von 1:12, der kardialen Dekompensationen von 1:7 und der übrigen Todesfälle von 1:8. EBERT et al. (1969) setzten bei der Hälfte ihrer Fälle nach 5 Jahren die Behandlung ab und fanden dann keinen Unterschied mehr zwischen beiden Gruppen. Nach KAMATH und THORNE (1969) ist das Schicksal der weiterbehandelten Patienten günstiger (p 0,003) als bei jenen, bei denen die Behandlung abgesetzt wurde. Es scheint das Absetzen vor dem Ablauf von 2 Jahren zu weniger Komplikationen zu führen als nach einer Behandlungsdauer von 2 Jahren.

Wird die Behandlung plötzlich abgesetzt, so kommt es zu einem Anstieg der Gerinnungsfaktoren über den Normalwert mit der Ausbildung einer Hypercoagulabilität, an der Faktor VIII besonders beteiligt sein soll (MILLER u. BAYER, 1961; POLLER, 1964). Dies kann durch langsames Ausklingen der Dosierung über 4 Wochen verhindert werden (POLLER u. THOMSON, 1965). Dementsprechend wurden auch vielfach in der ersten Woche bei abrupter Unterbrechung der Therapie vermehrt Rezidivinfarkte beobachtet (BRUMMER et al., 1961; KUHN et al., 1961; POLLARD et al., 1962; MÜLLER, 1964). Andere fanden keinen Unterschied (COTTON u. WADE, 1964; CLEVE, 1965; HILDEN, 1966, SHARLAND, 1966; KAMATH u. THORNE, 1969).

ε) Angina pectoris

Wie aus den Untersuchungen von BEAUMONT et al. (1952), WAALER (1957), NICHOL et al. (1958), BORCHGREVINK (1960, 1962, 1967), OWREN (1960, 1963, 1964) LENÈGRE u. GAY (1969) hervorgeht, wird die Zahl der Anfälle, der (Re)infarkte sowie die Zahl der Todesfälle durch die Anticoagulantienbehandlung vermindert, insbesondere dann, wenn die anginösen Beschwerden vor Behandlungsbeginn kürzer als 2 Jahre bestanden haben. Eine Patientengruppe, die vom 2. Krankheitsjahr an behandelt wurde, war auch noch nach dem 5. Jahr in einer günstigeren Situation als eine Patientengruppe, deren Behandlung erst im 5. Krankheitsjahr begann (OWREN, 1963). Die Berichte über die günstige Wirkung der Anticoagulantien beim drohenden Infarkt sind nicht statistisch signifikant, da die Patientenzahl in allen Studien zu gering ist (SMITH u. KOZONIS, 1953; NICHOL et al., 1959; HUEBER, 1960; BEAMISH u. STORRIE, 1965; CONNELL u. MAYER, 1965). Das größte Material hat VAKIL (1964). Von 130 mit Heparin + Warfarin oder Äthylbiscoumacetat behandelten Patienten erlitten 36,3% einen Infarkt, 9,5% verstarben; von 152 Kontrollen 49,4% bzw. 23,7%. Im allgemeinen ist die Zahl der trotz Behandlung auftretenden Infarkte und Infarkttodesfälle hoch. In dieser Indikation scheint die Heparinbehandlung der oralen Anticoagulantienbehandlung überlegen zu sein.

ζ) Cerebrale arterielle Thrombosen und Embolien

Eine positive Beurteilung der Anticoagulantienbehandlung thrombotischer cerebraler Gefäßverschlüsse erfolgt fast ausschließlich durch amerikanische Autoren (Tabelle 27). CARTER (1960) fand 67% Besserung in der behandelten Gruppe gegen 32% bei den Kontrollen. Beim kompletten Schlaganfall soll die Behandlung erst einige Tage nach dem Ereignis einsetzen (MARQUARDSEN u. OLIVARIUS, 1961). Hier können allerdings nur Rezidive und Verschlüsse in anderen Gefäßgebieten verhindert werden. ROSE (1950), USHIRO u. SCHALLER (1957), VASTOLA u. FRUGH (1959), HILL et al. (1960), MARSHALL u. SHAW (1960), FISHER (1961), BAKER et al. (1966), BROWNE u. POSKANZER (1968) berichten über ungünstige Ergebnisse

Tabelle 27. *Wirkung der Anticoagulantien bei cerebraler Durchblutungsstörung.* (Aus VIGRAN, I. M., 1965)

Autor		Fallzahl	Patienten mit gebesserten Erkrankungsepisoden %	Arbeitsunfähigkeit oder tödlicher Ausgang %	
Beginnender Schlaganfall					
FISHER (1958)	Kontrollen	15	26,67	20,0	
	behandelt	17	70,59	5,88	
SIEKERT et al. (1961)	Kontrollen	115	29,00	34,00	
	behandelt	115	80,00	3,50	
KUHN (1964)	Kontrollen	17	47,00	23,53	
	behandelt	20	90,00	0,00	
Fortschreitender Schlaganfall					
MILLIKAN et al. (1958)	Kontrollen	31		58,00	
	behandelt	107		8,00	
FISHER (1958)	Kontrollen	14	64,38	50,00	
	behandelt	14	21,43		
CARTER (1961)	Kontrollen	38	50,00	18,00	
	behandelt	38	32,00	8,00	
WHISNANT (1961)	Kontrollen	39		58,90	
	behandelt	140		8,50	
FISHER (1961)	Kontrollen	49	28,57	20,40	
	behandelt	51	13,72	17,64	
			Cerebraler Rezidivinfarkt %	Thromboembolische Komplikationen %	Todesfälle %
Kompletter Schlaganfall					
BAKER (1961)	Kontrollen	120	9,16	8,33	14,00
	behandelt	133	6,67	1,50	25,00
GROCH et al. (1961)	Kontrollen	97 [a]	32,98	57,73	
	behandelt	92 [b]		4,23	
McDOWELL et al. (1964)	Kontrollen	99	22,22	51,51	36,36
	behandelt	91	1,09	13,81	21,97
HOWELL et al. (1964)	Kontrollen	92	14,32		
	behandelt	103	6,97		
WALLACE (1964)	Kontrollen	25	24,00	52,00	20,80
	behandelt	27	3,70	7,40	18,51

[a] 1615 Patientenmonate.
[b] 892 Patientenmonate.

beim kompletten Schlaganfall oder sind generell ablehnend. ENGER u. BOYESEN (1965) fanden bei einer doppelblinden Versuchsanordnung keinen Vorteil der Anticoagulantienbehandlung und verloren zusätzlich 3 Patienten an cerebralen Blutungen. Auch PEARCE et al. (1965) kommen zu gleich negativen Ergebnissen. Am ehesten wird noch die Behandlung der intermittierenden cerebralen vasculären Insuffizienz (CASTAIGNE et al., 1962; CLOETENS u. MARTELAERE, 1962; MILLIKAN, 1962; MARSHALL u. REYNOLDS, 1965; BROWNE und POSKANZER, 1969) und bei fortschreitender Thrombose (BROWNE u. POSKANZER, 1969) günstig beurteilt. Siehe auch die Übersicht bei LHERMITTE u. DEROUESNE (1969).

In der Annahme, daß die präsenile Demenz ebenso Folge einer carotico-vertebralen Durchblutungsinsuffizienz auf thrombotischer Basis sein könnte, hat

WALSH (1968) 9 Fälle über lange Zeit mit Dicumarol behandelt und konnte ein Fortschreiten des Prozesses verhüten.

Etwa 60% der bei embolisierenden Kardiopathien auftretenden Embolien betreffen das Cerebrum. Obwohl auch hier die Aussichten hinsichtlich der Rückbildung der Folgen der bereits bestehenden cerebralen Veränderungen schlecht sind, ist eine Anticoagulantienbehandlung einige Tage nach dem akuten Ereignis dringend indiziert, um weitere thromboembolische Ereignisse zu verhindern, da die Rezidivquote hier eine außerordentlich hohe ist.

d) Embolisierende Herzerkrankungen

Sehr gute Erfolge werden mit der Anticoagulantienbehandlung bei den embolisierenden Herzerkrankungen (rheumatische Mitralvitien, insbesondere Mitralstenosen, flimmernde arteriosklerotische Kardiomyopathien, murale Thromben nach Myokardinfarkt, künstliche Aortenklappen) erzielt. In den ersten 14 Tagen der Behandlung können noch neue Embolien auftreten, da es einige Zeit dauert, bis die bereits vorhandenen Thromben bindegewebig organisiert sind (Tabelle 28).

Tabelle 28. *Anticoagulantien bei streuenden Herzerkrankungen*

Autor	Patienten-gruppe	Zahl der Fälle	Behandlungs-dauer	Zahl der Rezidiv-thrombo-embolien	Davon cerebral
WRIGHT (1956)	Kontrollen	57	795 Monate	205	81
	behandelt	57	1162 Monate	23	6
WRIGHT et al. (1956)	Kontrollen	31	463 Monate	137	46
	behandelt	31	700 Monate	11	4
OWREN (1959)	Kontrollen		852 Monate	29	
	behandelt		852 Monate	1	
	Kontrollen	17	972 Monate	22	
	behandelt	15	720 Monate	0	
MCDEVITT (1961)	Kontrollen	47	1437 Monate	132	
	behandelt	52	1315 Monate	0	
SOULIE, CHICHE (1962)	Kontrollen	115	im 1 Behand-	21	
	behandelt	40	lungsmonat	2	
	Kontrollen	86	in den ersten	33	
	behandelt	22	5 Jahren	5	
STEPHENSON (1966)	Kontrollen	118		5	
	behandelt	149		8	12

Nach Absetzen der Behandlung kommt es bereits nach kurzer Frist zum Auftreten neuerlicher Embolien (COSGRIFF, 1953; WOOD u. CONN, 1954; FOLEY et al., 1955; BANNISTER, 1960; MCDEVITT, 1961). Es besteht daher hier die Indikation zur lebenslangen Fortsetzung der Anticoagulantienbehandlung. Die Wirkung kann relativ leicht objektiviert werden, da die Patienten als ihre eigenen Kontrollen dienen und man die Anzahl der embolischen Ereignisse vor Einleitung der Therapie mit jenen darnach vergleichen kann, ohne gegen die Regeln der Statistik zu verstoßen (ASKEY u. CHERRY, 1950; BJERKELUND, 1952; WOOD u. CONN, 1954; OWREN, 1954, 1959, 1963; WRIGHT et al., 1956; WRIGHT, 1956; BEAUMONT et al., 1957; STORM, 1958, 1960; MARX, 1960; MCDEVITT, 1961; SOULIE u. CHICHE, 1962; FREEMAN u. WEXLER, 1963; KOLLER, 1964; STEPHENSON, 1966; KUBICEK u. PRASCHL, 1968). Auch Embolien bei Rhythmisierung des Herzens durch medikamentöse oder elektrische Defibrillierung (BJERKLUND u.

Orning, 1969) sowie bei künstlichen Herzklappen werden durch die Anticoagulantienbehandlung verhindert (Douglas, 1969; Yemt et al., 1967; Sullivan et al., 1968; Kubicek u. Praschl, 1968; Broustet et al., 1969), wobei eine insuffiziente Behandlung besonders gefährlich zu sein scheint. So berichten Penther et al. (1968) über 4% embolische Komplikationen bei 71 ausreichend anticoagulierten Patienten, aber über 45% bei unzulänglich behandelten. Ähnliche Ergebnisse hatten Duvoisin et al. (1967).

e) Ergebnisse der Behandlung bei unsicherer Indikation auf Grund der kombinierten gerinnungshemmenden, antiexsudativen und antiödematösen Eigenschaften

α) Nach Schmid (1946) verhindert Dicumarol bei Fleckfieber die im Bereich der spezifischen Knötchen entstehenden Thrombosen, bringt dadurch das Exanthem schneller zum Abheilen, mildert die cerebralen Erscheinungen und setzt die Mortalität herab.

β) Beim *Glaukom* soll der fortschreitende Verlust des Gesichtsfeldes nach Operation durch Stase, Periphlebitis und Endophlebitis der nutritiven Gefäße der Retina bedingt sein und durch die Gabe von Dicumarol verhütet werden (McGiure, 1949).

γ) Die von Leo u. Lidman (1955) bei 37 Fällen beschriebene günstige Wirkung von Dicumarol bei *Retinitis pigmentosa* konnte von Gordon u. Burke (1958) nicht bestätigt werden. Rossmann u. Looft (1959) berichten über die Behandlung von 22 Fällen mit Phenprocoumon ohne Angabe des Erfolges. Merz u. Piotrowski (1963) fanden bei 46 Fällen eine Besserung allerdings nur von kurzer Dauer.

δ) Unter der wahrscheinlich nicht haltbaren Annahme, daß thrombotische Vorgänge an der Entstehung der Veränderungen bei *multipler Sklerose* ursächlich beteiligt seien, empfahlen Putnam et al. (1947) die Behandlung mit indirekten Anticoagulantien. Günstige Berichte finden sich noch bei Lesny u. Polacek (1949) und Thygesen (1952), doch sind die Reihen klein, so daß bei dem sehr variablen Verlauf dieser Erkrankung keine echten Rückschlüsse auf einen Erfolg gezogen werden können.

ε) Über Erfolge einer Dauerbehandlung bei *Sichelzellenanämie* berichten Griffith (1955), Adelson (1957), Rodman et al. (1961) und Salvaggio et al. (1963). Es werden die schmerzhaften durch Mikroinfarkte bedingten nicht hämolytischen Krisen verhütet. Keine Wirkung fanden Tulloch u. Stuart (1956).

ζ) Indirekte Anticoagulantien sind nicht imstande, akute hämolytische Krisen bei der paroxysmalen nächtlichen Hämoglobinurie zu verhüten. Es ist jedoch möglich, den mit Heparin erzielten Erfolg im Intervallstadium mit indirekten Anticoagulantien aufrechtzuerhalten (Crosby, 1953; Lasch, 1955, 1958, 1964; Perkins et al., 1955; Vaccari u. Baldini, 1957).

η) *Psoriasis* (Nyström, 1947; Derechin, 1956) und Livedo reticularis (Gjessing u. Dedichen, 1956) wurden mit Dicumarol mit teilweisem Erfolg behandelt. Der Wirkungsmodus ist unbekannt.

f) Ausnutzung der nicht auf das Gerinnungssystem ausgerichteten pharmakologischen Wirkungen

α) Antikomplementäre Wirkung

Der Erfolg der Anwendung indirekter Anticoagulantien bei *erworbenen hämolytischen Anämien* ist gering (Deutschinoff u. Köhler, 1962). Die indirekten Anticoagulantien interferieren mit der Antikörperbildung nach Tetanusimpfung nicht (Berglund et al., 1963).

β) Wirkung auf Ädhäsionen und Narbenbildung

Auch die hemmende Wirkung der indirekten Anticoagulantien auf die Adhäsionsbildung ist nicht über das experimentelle Stadium hinausgekommen und scheint geringer zu sein als die der direkten. WHITE (1949) und DAVIDSON (1949) beobachteten eine hemmende Wirkung, MINGE u. DENNIS (1950) vermißten eine solche.

Die Strahlenfibrose, die infolge von Thrombosen in kleinen Gefäßen der Lunge und anschließender Bindegewebsbildung zustande kommen soll, wird durch Dicumarol verhindert (MACHT u. OERLBERG, 1950). Moss et al. (1960) konnten diese bei Menschen gemachte Beobachtung in Experimenten an der Ratte allerdings mit Heparin nicht bestätigen.

Tabelle 29. *Wirkung der indirekten Anticoagulantien auf die Harnsäureausscheidung.* (Nach THOMPSON et al. 1958)

	Harnsäure-clearance	Harnsäure-blutspiegel
Äthylbiscoum-acetat 2000 mg	+342%	−50%
Acenocoumarin 20 mg	+ 34%	− 3%
Anisindione 300 mg	+ 22%	−15%
Phenindion 20 mg	+ 88%	−30%
Probenecid 1500 mg	+234%	−47%

γ) Uricosurische Wirkung

Die Cumarin- und Phenindandionderivate üben einen unterschiedlich starken uricosurischen Effekt durch Senkung der Harnsäurerückresorption im Nierentubulus aus (SOUGIN-MIBASHAN u. HORWITZ, 1955; STERNE, 1956; DREYFUSS u. CZACZKES, 1958; PASERO u. MARINI, 1958; HANSEN u. HOLTEN, 1958; PASERO, 1960; MASINI u. LOMBARDI, 1960; CHRISTENSEN, 1964), der jenem von Probenecid durchaus gleichkommt (THOMPSON et al., 1958) (s. Tabelle 29).

Bei der Einleitung einer in üblicher Weise dosierten Anticoagulantientherapie kommt es im Mittel zu einem Absinken des Harnsäurespiegels um 1,8 mg%. Er steigt dann langsam wieder an, ohne den Ausgangswert zu erreichen (HANSEN u. HOLTEN, 1958). Gelegentlich können Gichtanfälle und Nierensteinkoliken auftreten (STERNE, 1956).

Über eine Anwendung der indirekten Anticoagulantien zur Behandlung der Gicht liegen keine Mitteilungen vor.

4. Seltene Erden

Die Präparate seltener Erden wurden an einzelne Kliniken Deutschlands sogar an einem großen Patientengut zunächst zur Prophylaxe und Therapie thromboembolischer Erkrankungen (WILBRAND, 1953; BREUER, 1955; HARTENBACH, 1955; SCHALK, 1960; FAULHAMMER, 1960), später vorwiegend zur Überbrückung der Latenzperiode bis zur Wirkung indirekter Anticoagulantien verwendet (THIES, 1954, 1955). Nur BREUER (1955) verfügt über eine Kontrollgruppe, in der 2,94% Thromboembolien und 0,74% tödliche Embolien 0,79% Thromboembolien und keiner tödlichen Embolie in der behandelten Gruppe gegenüberstehen.

5. Zusammenfassung

Zusammenfassend kann festgestellt werden, daß die Wirksamkeit der Anticoagulantientherapie bei venösen Thrombosen, akuten Lungenembolien, chronischer pulmonaler Hypertension auf der Basis rezidivierender Lungenembolien, embolisierenden Kardiopathien sowie nach rekonstruktiven Operationen an peripheren Arterien als erwiesen gelten kann. Die Behandlung des frischen Myokardinfarktes ist eindeutig erfolgreich. Sie hat weite Verbreitung gefunden. In allerletzter Zeit ist allerdings neuerlich angezweifelt worden, ob die beobachteten Erfolge tätsächlich auf die Anticoagulantientherapie zurückzuführen sind (RAPAPORT, 1969). Bei der Langzeitbehandlung des Myokardinfarktes schneidet die behandelte Gruppe während der ersten Jahre günstiger ab. Nach 5 Jahren verliert sich der Unterschied (EBERT et al., 1969). Jüngere Patienten und Männer mit Myokardinfarkt profitieren von der Anticoagulantienbehandlung mehr als ältere Patienten und Frauen. Eine Unterscheidung in "good risk" und "poor risk"-Fälle hat sich nicht als zweckmäßig erwiesen. Von der Behandlung der cerebralen Gefäßerkrankungen, insbesondere des fortschreitenden oder kompletten Schlaganfalles auf arteriosklerotischer, thrombotischer oder embolischer Basis muß eher abgeraten werden. Unter den Nebenindikationen dürfte eine Behandlung der paroxysmalen nächtlichen Hämoglobinurie mit Heparin, der immunologisch bedingten hämolytischen Anämien mit Heparin und Heparinoiden sowie des Aldosteronismus mit Heparinoiden erfolgreich möglich sein. Bei Zuständen mit intravasaler Gerinnung ist die Heparintherapie die Therapie der Wahl.

VII. Kontraindikationen der Anticoagulantienbehandlung

Bezüglich der Kontraindikationen gegen die Anwendung der Anticoagulantien besteht in der Literatur von wenigen Einzelheiten abgesehen weitgehende Übereinstimmung. Kontraindikationen richten sich meist gegen die Anwendung der Anticoagulantien überhaupt, so daß die Kontraindikationen gegen direkte und indirekte Anticoagulantien gemeinsam behandelt werden können. Im Prinzip unterscheidet man zwischen absoluten Kontraindikationen, bei denen jede Anticoagulantienanwendung kontraindiziert ist, und relativen, bei denen die Größe der durch die Anwendung der Anticoagulantien entstehenden Gefahren gegen jene der unbehandelten Grundkrankheit abgewogen werden müssen. Während die absoluten Kontraindikationen bei der therapeutischen und prophylaktischen Anwendung der Anticoagulantien gleiches Gewicht haben, wird man hinsichtlich der relativen Kontraindikationen bei der prophylaktischen Anwendung einen wesentlich strengeren Maßstab anlegen als bei der therapeutischen.

A. Kontraindikationen gegen die Anwendung aller Anticoagulantien

1. Absolute Kontraindikationen

Bei Vorliegen einer absoluten Kontraindikation wird man unter allen Umständen von einer Anwendung von Anticoagulantien Abstand nehmen.

a) Generalisierte hämorrhagische Diathesen

Die einzige Ausnahme stellt die Verbrauchscoagulopathie dar, bei der — wie S. 353 ausgeführt, die Heparinbehandlung die Therapie der Wahl darstellt.

b) Vorliegen *manifester Blutungsquellen* im Magen-Darmtrakt (Ulcera und Carcinome des Oesophagus, Magens, Dünn- und Dickdarmes, Colitis ulcerosa, Oesophagusvaricen, blutende Hiatushernie, blutende Hämorrhoiden), im Respirationstrakt (Lungentuberkulose, Bronchuscarcinom) und im Urogenitaltrakt (Nierenstein, Hypernephrom, hämorrhagische Cystitis) (DUPUY et al., 1963).

c) Endocarditis lenta

Die Anticoagulantienbehandlung führt zu multiplen von den Klappen ausgehenden peripheren Embolien (OLDFELT, 1942; ALEXANDER, 1962; WESSLER u. GASTON, 1966 u.a.)

d) Dissoziierendes Aortenaneurysma

e) Nach *Operationen am Zentralnervensystem und am Auge* während der ersten 10—14 Tage postoperativ, nach Operationen an der Prostata etwa 8 Tage postoperativ, sowie nach Operationen, bei denen infolge der lokalen Situation eine ausreichende Blutstillung nicht möglich war.

f) Frische apoplektische Insulte

g) Akute Pancreatitis, da es zu Blutungen in das nekrotische Pankreas kommt (KRONBERGER, 1966).

h) Leukosen (HAAN u. TILSNER, 1965). Manche Autoren sehen auch Quickwerte unter 60%, Cirrhosis hepatitis, Hepatitiden, Niereninsuffizienz jeder Genese, Perikarditis und Gravidität generell als absolute Kontraindikation an (HAAN u. TILSNER, 1965).

2. Relative Kontraindikationen

Hier wird jeweils abzuwägen sein, ob das Risiko einer Thromboembolie oder einer Nebenwirkung der Anticoagulantienbehandlung größer ist.

a) Latente Blutungsgefahr aus dem Magen-Darmtrakt, Respirations- und Urogenitaltrakt bei länger zurückliegenden Ulcera, nicht exulcerierten Tumoren, inaktiver Tuberkulose, Hiatushernie, Hämorrhoiden u.ä.

b) Erkrankungen des cardiovasculären Systems

α) Hypertension. Eine Blutdrucksteigerung systolisch über 200 mm Hg und diastolisch über 110 mm Hg gilt allgemein als Kontraindikation. Besser ist es jedoch, sich nach den Augenhintergrundveränderungen zu richten, da die Blutdruckwerte oft starken psychogenen Einflüssen unterworfen sind und medikamentös verändert sein können. Stadium III und IV der Retinaveränderungen gelten als Kontraindikation unabhängig von den aktuellen Blutdruckwerten.

β) Schwere kardiale Dekompensation erhöht das Ansprechen auf indirekte Anticoagulantien. Man muß vorsichtiger dosieren und häufiger kontrollieren.

γ) Cerebrale vasculäre Veränderungen werden vielfach als absolute Kontraindikation angesehen, doch gehen die Meinungen beträchtlich auseinander. Nach cerebralen Blutungen ist nach unserer Ansicht eine Anticoagulantienbehandlung lange Zeit streng kontraindiziert. Frische cerebrale Thrombosen werden von manchen Autoren (s. S. 391) durchaus behandelt, cerebrale Embolien kardiogener Genese sollen allerdings sobald als möglich behandelt werden.

c) Diabetes mellitus mit Retinopathie Grad III—IV.

d) Das *Alter* an sich ist keine Kontraindikation. Es ist jedoch bei Patienten über 65 Jahren zu einer gewissen Vorsicht zu raten. Das biologische Alter ist bei der Beurteilung wichtiger als das Kalenderalter. Allgemeinzustand, Zustand des Gefäßsystems, insbesondere Ausmaß der vorliegenden Sklerose sowie Begleitkrankheiten spielen eine wesentliche Rolle bei der Entscheidung.

B. Zusätzliche Kontraindikationen bei Anwendung von Heparin(oiden)

Die Ausscheidung von Heparin(oiden) erfolgt durch die Niere. Sie ist daher bei Niereninsuffizienz verzögert. Die Anwendung direkter Anticoagulantien kann daher kontraindiziert sein, die vorsichtige Gabe indirekter Anticoagulantien ist jedoch möglich (Sachs u. Henderson, 1952; Nicolas et al., 1966). Bei beträchtlicher Reststickstoffsteigerung (Werte über 80 mg-%) muß berücksichtigt werden, daß sich vor allem bei längerem Bestehen einer Präurämie Funktionsstörungen an den Thrombocyten (Castaldi u. Stewart, 1966; Czernicki, 1968; Eknoyan et al., 1969; Joist et al., 1969) und gelegentlich auch Gerinnungsstörungen entwickeln (Deutsch et al., 1968, dort auch weitere Literatur, Remde u. Schön, 1966), so daß die Behandlung nur bei stationärer Beobachtung und häufigeren Kontrollen möglich ist. Trotz dieser Schwierigkeiten muß Heparin bei der Durchführung der Hämodialyse und beim hämolytisch urämischen Syndrom (Künzer u. Aalam, 1964; Egli et al., 1969) verwendet werden.

C. Zusätzliche Kontraindikationen bei Anwendung der indirekten Anticoagulantien

a) Lebererkrankungen

Leberparenchymerkrankungen sind eine relative Kontraindikation gegen die Anwendung der indirekten Anticoagulantien, doch können sie in niedriger Dosierung unter häufiger Kontrolle gegeben werden. Eine vorsichtige Heparinbehandlung ist durchaus möglich. Auch bei Erkrankungen der abführenden Gallenwege sowie nach Operationen an diesen ist besondere Vorsicht geboten, da oft latente Parenchymschäden vorliegen oder die Vitamin K-Resorption gestört sein kann, so daß mit einem verstärkten Ansprechen auf indirekte Anticoagulantien zu rechnen ist (Sherlock, 1960; Harrison et al., 1961).

b) Gravidität

Die indirekten Anticoagulantien treten durch die Placenta in den Fetus über (s. S. 433) und sind daher in der frühen Schwangerschaft wegen der Gefahr der Schädigung des Kindes strenge, aber auch in der fortgeschrittenen Schwangerschaft wegen der Gefahr der Blutung in die Placenta und wegen der Möglichkeit des Auftretens besonders niedriger Prothrombinwerte bei den Neugeborenen kontraindiziert (Merz u. Breitner, 1956). Heparin kann hingegen bei bestehender Thrombose langfristig angewendet werden (Stamm, 1963, 1964, 1967; Villasanta, 1965; Held, 1966; Ludwig, 1969). Von einer prophylaktischen Be handlung wird man während einer Schwangerschaft in der Regel Abstand nehmen.

c) Lactation

Da indirekte Anticoagulantien in die Muttermilch übertreten (s. S. 434), wird vielfach gefordert, entweder abzustillen oder von der Anticoagulantienbehandlung Abstand zu nehmen. Der Referent vertritt die Ansicht, daß das indirekte Anticoagulans nur während der Verabreichung der hohen Initialdosis in wirksamer Menge in die Muttermilch übertritt, nicht aber während der Verabreichung der niedrigen Erhaltungsdosis. Wir empfehlen daher, in den ersten 3 Tagen der Behandlung die Milch nicht zu verwenden und dann das Kind wieder zu stillen. Vorsichtshalber kann dem Säugling jeden 2.—3. Tag 1 mg Vitamin K_1 verabreicht werden. Gegen Heparin besteht keine Kontraindikation.

d) Alkoholismus

Die durch den Alkoholgenuß bedingte Leberschädigung (s. S. 439) führt zu einem verstärkten Ansprechen auf indirekte Anticoagulantien. Der regelmäßige Genuß kleiner Alkoholmengen während der Behandlung kann toleriert werden. Die unregelmäßige Einnahme großer Alkoholmengen muß verboten werden, da sie eine gute Einstellung mit indirekten Anticoagulantien unmöglich macht.

e) Unverträgliche Medikamentenkombinationen

Eine Reihe von Medikamenten (s. Kapitel XI) verändern die Wirkung der indirekten Anticoagulantien im Sinne einer Verstärkung oder Abschwächung. (s. hierzu auch den Beitrag von HAUSTEIN und MARKWARDT, S. 192).

f) Fehlende Kontrollmöglichkeiten

Die Dosierung der indirekten Anticoagulantien richtet sich nach der Stärke der verursachten Senkung des Prothrombinspiegels sowie der Faktoren VII, IX und X und kann daher ohne Messung eines oder mehrerer dieser Faktoren nicht durchgeführt werden.

g) Mangelnde Intelligenz des Patienten

h) Während der Langzeitbehandlung ist besonderes Augenmerk darauf zu richten, daß sich während der Behandlung Situationen entwickeln können, die als relative oder absolute Kontraindikationen zu gelten haben, z.B. wechselnd starke kardiale Dekompensation, beginnende Hepatitis, Notwendigkeit der Durchführung von Operationen oder der Verabreichung interferierender Medikamente. Es ist dann abzuwägen, ob man durch Korrektur der Dosis des Anticoagulans der veränderten Situation Rechnung tragen kann oder ob man die Anticoagulantienbehandlung absetzen muß (DICK, 1958; DEUTSCH, 1959; NAEGELI et al., 1960; DOUGLAS, 1962; ZOLLINGER et al., 1962; PERLICK, 1964; MEYER, 1965; BECKER u. SCHMIDT, 1966; GERLACH, 1966; KOLLER, 1969). Operationen während einer Anticoagulantienbehandlung sind durchaus durchführbar (GORMSEN et al., 1961; UGLOV u. POTASHOV, 1962; STORM u. GOTTLIEB, 1963; RUSTARD u. MYHRE, 1963; ECKMANN, 1964; KLUFT et al., 1965; BRÄUTIGAM u. MEYER-WIRTGEN, 1965; LASSEN, 1968).

VIII. Kontrolle der Anticoagulantientherapie

A. Heparin und Heparinoide

Vielfach wird die Meinung vertreten, daß die Heparin(oid)therapie ohne laufende Kontrolle der Wirkung auf das Gerinnungssystem durchgeführt werden kann (JORPES, 1951; VIGRAN, 1954; BANSMER u. QUINN, 1955; RUNGE u. HARTERT 1958; GRIFFITH, 1961; DIMOND u. TROTTA, 1961; DOUGLAS, 1962; PERLICK, 1964), doch wird diese Meinung von den erfahrenen Therapeuten meist dahingehend eingeschränkt, daß dieses Vorgehen nur für eine kurzfristige intermittierende intravenöse Anwendung Gültigkeit haben kann, während eine Kontrolle zumindest am ersten Tag zur Feststellung der Ausgangslage und der individuellen Empfindlichkeit und nach einigen Tagen wegen der stark wechselnden Reaktionslage, der bei subcutaner Applikation wechselnden Resorption und der möglichen leichten Kumulation erforderlich ist (MARPLE u. WRIGHT, 1950; DUFF et al., 1951; BELLER, 1952; MERZ, 1953, 1954; NAEGELI u. MATIS, 1953; MATIS, 1954; BANSMER u. QUINN, 1955; JÜRGENS, 1960; DIMOND u. TROTTA, 1961; GRIFFITH, 1961; DOUGLAS, 1962; REMDE, 1963; PERLICK, 1964; RABY, 1964; VIGRAN u. WARE, 1965).

Es bestehen große individuelle Unterschiede in der Empfindlichkeit der einzelnen Patienten gegenüber gleich großen Heparindosen. Diese können mit Hilfe des in vivo Heparintoleranztestes erfaßt werden (DE TAKATS, 1943; KOLLER, 1949). Die Ursachen für dieses unterschiedliche Verhalten sind noch keineswegs aufgeklärt (s. S. 313), doch sind hierfür die Thrombocytenzahl, die Konzentration aller Gerinnungsfaktoren, wobei insbesondere die geringfügige gleichsinnige Verschiebung der Konzentration mehrerer Gerinnungsfaktoren eine Rolle spielt, das Stadium der Thrombusentstehung mit Hypercoagulabilität am Beginn und Verbrauch von Gerinnungsfaktoren während der Ausbildung des Thrombus sowie Veränderungen der Konzentration des Heparin-Cofaktors (Blombäck et al., 1963; Olsson, et al., 1963) von Bedeutung.

Jedem erfahrenen Therapeuten ist bekannt, daß nach Tagen gleichartiger Reaktion auf Heparin plötzlich eine Steigerung der Empfindlichkeit folgen kann. Ob es sich hierbei um eine echte Kumulation der Heparinwirkung oder um eine Änderung der Reaktion des Patienten durch Abklingen der Thromboseneigung oder geringfügige Konzentrationsänderung mehrerer Gerinnungsfaktoren handelt, bleibt offen. Hierzu kommt, daß manche Heparinpräparate eine Thrombocytopenie verursachen können. Auf Grund dieser Tatsachen vertritt der Referent die Ansicht, daß auch die Heparin(oid)therapie, sofern sie eine gerinnungshemmende Wirkung zum Ziel hat, laufend kontrolliert werden muß und zwar vor Beginn, bei kontinuierlicher intravenöser Applikation in den ersten Tagen 2mal täglich, dann 1mal täglich, bei intermittierender Applikation vor der nächsten Gabe, mindestens jedoch 1mal täglich. Bezweckt sie lediglich einen lipoproteinlipaseaktivierenden Effekt, so ist eine Gerinnungskontrolle nicht erforderlich, bei den anderen Nebenindikationen hängt es von der Höhe der angewendeten Dosierung ab, ob man zur Verhütung von Blutungskomplikationen eine gelegentliche oder regelmäßige Gerinnungskontrolle durchführen muß.

Zur Kontrolle werden chemische Methoden zum direkten Nachweis des Heparins (Jaques, 1962) in der Klinik nicht angewendet, da sie zu unempfindlich und zu schwierig sind. Man verwendet ausschließlich Gerinnungsmethoden:

1. Die *Gerinnungszeit*, wobei der Methode von Lee-White wegen ihrer Einfachheit der Vorzug gegeben werden kann, doch sind auch alle anderen Gerinnungszeitmethoden bei exakter Durchführung anwendbar, sofern sie nicht Capillarblut verwenden, da die Beimengung von Gewebesaft hierbei unkontrollierbar ist. Der therapeutische Bereich der Gerinnungszeit wird bei Anwendung der kontinuierlichen intravenösen Infusion mit dem 2—$2^1/_2$fachen (Schlachman u. Cavusoglu, 1959; Vigran u. Ware, 1965), dem 2—3fachen (Douglas, 1962) oder dem 4fachen (Merz, 1954) der normalen Gerinnungszeit angegeben. Bei jeder Form der intermittierenden Behandlung muß man natürlich größere Schwankungen in Kauf nehmen. So läßt es sich nicht vermeiden, daß das Blut nach jeder intravenösen Injektion einer angemessenen Dosis von Heparin vorübergehend ungerinnbar wird und die Gerinnungszeit vor der nächsten Dosis beträchtlich kürzer ist. Sie darf aber zu diesem Zeitpunkt das $1^1/_2$fache des Normwertes nicht unterschreiten. Sinkt sie darunter, so muß die Dosis erhöht oder das Intervall zwischen den Injektionen verkürzt werden; ist sie länger, so kann die Dosis vermindert oder das Intervall vergrößert werden. Bei der intramuskulären oder subcutanen Anwendung wird das Blut am Höhepunkt der Wirkung nicht ungerinnbar, die Beurteilung der Wirkung erfolgt aber ebenfalls vor der nächsten Injektion nach denselben Grundsätzen. Bei zu geringer Dosierung kann es vor der nächsten Injektion sogar zu einer Verkürzung der Gerinnungszeit unter die Norm mit Hypercoagulabilität und vermehrter Thrombosegefährdung kommen (Matis et al., 1960; Ashwin, 1962).

Für den Erfolg der Gerinnungskontrolle mit Hilfe der Gerinnungszeitbestimmung ist nicht so sehr die Wahl der Methode als ihre exakt standardisierte Durchführung ausschlaggebend. Diese muß so weit gehen, daß auch Reinheitsgrad und Durchmesser der Röhrchen, verwendetes Waschmittel, Waschvorgang, Temperatur, Häufigkeit und Art des Neigens zur Feststellung der Verfestigung des Blutes beachtet werden, worauf besonders DOUGLAS (1962) hingewiesen hat. Selbstverständlich muß die Blutabnahme glatt erfolgen.

2. Die *Rekalzifikationszeit*. Auch hier gilt, daß der therapeutische Bereich bei der 2—$2^1/_2$fachen Verlängerung gelegen ist.

3. Der *in vitro Heparintoleranztest*, der auf das $1^1/_2$—2fache verlängert sein soll (MERZ, 1954; RABY, 1964).

4. Die *Thrombinzeit* soll bei einem Ausgangswert von 10 sec auf das 2—4fache verlängert sein.

5. Die *Kaolin-aktivierte partielle Thromboplastinzeit* ist in guter Korrelation mit der Lee-White Gerinnungszeit. Sie ist ebenfalls zur Kontrolle der Heparintherapie geeignet, wobei Werte von 30—45 sec normal, 45—60 sec eine leichte Heparinwirkung, 60—100 sec den therapeutischen Bereich und mehr als 100 sec eine Überdosierung bedeuten (SPECTOR u. CORN, 1967), während die gewöhnliche partielle Thromboplastinzeit ungeeignet ist (RAPAPORT u. AMES, 1957; SCHATZ u. HATHAWAY, 1963).

6. Das *Thrombelastogramm* (MARCHAL et al., 1962; REMDE, 1963).

7. Quantitative *Heparinbestimmung* (z. B. die Heparin-Protamin-Titration) ist bei der üblichen Thrombosebehandlung nicht erforderlich, sondern nur zur Feststellung der zur Heparinneutralisation benötigten Dosis eventuell präoperativ oder zum Nachweis einer Heparinfreisetzung (rebound) nach der Anwendung der Herz-Lungen-Maschine und nach der Hämodialyse.

Dem Referenten haben sich Heparintoleranztest und Thrombinzeit als günstige Kombination zur Kontrolle bei der praktischen Durchführung der Heparintherapie erwiesen.

Auf methodische Einzelheiten kann hier nicht eingegangen werden, es sei vielmehr auf die entsprechenden Methodenbücher verwiesen (JÜRGENS u. BELLER, 1959; PERLICK, 1960; HIEPLER s. a., BIGGS u. MACFARLANE, 1962; DOUGLAS, 1962; VIGRAN u. WARE, 1965; BANG et al., 1970).

B. Kontrolle der Therapie mit indirekten Anticoagulantien

Es besteht in der Literatur völlige Übereinstimmung dahingehend, daß eine Behandlung mit indirekten Anticoagulantien nicht ohne entsprechende Gerinnungskontrollen durchgeführt werden darf. Hinsichtlich der geeigneten Methodik ist die Diskussion noch nicht abgeschlossen.

1. Die *Prothrombinzeitbestimmung* (Thromboplastinzeitbestimmung) nach QUICK mit ihren Modifikationen (QUICK, 1935, 1966) erfaßt die Faktoren II, V, VII und X, während die indirekten Anticoagulantien die Faktoren II, VII, IX und X vermindern. Diese Methoden erfassen also nur Veränderungen des exogenen Gerinnungssystems, während das Medikament auch das endogene Gerinnungssystem beeinflußt. Es ist daher nicht verwunderlich, daß man gelegentlich trotz Bestehens eines sog. „therapeutischen Spiegels" sowohl das Auftreten neuer Thrombosen wie das von Blutungen beobachten kann, und daß bei der gleichzeitigen Untersuchung des endogenen Systems z. B. mit dem Thrombelastogramm oder dem Heparintoleranztest diskrepante Ergebnisse erhalten werden. Die Hauptschwierigkeiten beim Vergleich wissenschaftlicher Untersuchungen, bei der Erklärung von Mißerfolgen und bei der praktischen Durchführung der Therapie (reisende Patienten) beruhen darauf, daß die Prothrombinbestimmung, wie sie in den einzelnen Laboratorien durchgeführt wird, einfach nicht vergleichbar ist.

Das Ergebnis der Prothrombinzeitbestimmung nach Quick (und Modifikationen) kann prinzipiell nach 3 verschiedenen Methoden ausgewertet werden:

a) *Prothrombinquotient.* Dieser gibt an, wievielmal länger die Prothrombinzeit des Patientenblutes als die des Kontrollblutes ist

$$\left(\frac{\text{Patientenprothrombinzeit}}{\text{Kontrollprothrombinzeit}}\right).$$

Der therapeutische Bereich liegt bei einem Quotienten von 1,5—2,5. Diese Form der Angabe des Ergebnisses wird von den anglikanischen Autoren bevorzugt (Seide, 1962; Biggs u. Denson, 1966), entbehrt aber nach unserer Ansicht jeder echten Objektivität und Vergleichbarkeit, so lange nicht die später diskutierte Umformung durchgeführt wird (s. S. 404).

b) *Prothrombin-Index.* Dieser Wert errechnet sich aus

$$\frac{\text{Kontrollprothrombinzeit} \times 100}{\text{Patientenprothrombinzeit}}.$$

Der therapeutische Bereich liegt zwischen 40 und 65% (Merskey u. Scholz, 1955).

c) *Prothrombinwert in Prozent der Norm.* Dies ist die im kontinentalen Europa am meisten verbreitete Berechnungsart. Es wird durch Verdünnen eines Normalplasmas eine Verdünnungsreihe zwischen 100 und 10% hergestellt und in den einzelnen Verdünnungen die Prothrombinzeit bestimmt. Werden die Logarithmen der Gerinnungszeiten auf der Ordinate gegen die Logarithmen der Konzentrationen auf der Abscisse aufgetragen, so erhält man eine gerade Linie, aus der man die entsprechenden Prothrombinkonzentrationen in Prozent der Norm ablesen kann. Diese Linie ist steiler, wenn die Verdünnungen mit Kochsalzlösung hergestellt werden, und flacher, wenn ein Bariumsulfat-adsorbiertes Normalplasma zur Verdünnung verwendet wird, um die Konzentration von Anticoagulans, Fibrinogen und Faktor V konstant zu halten. Je nachdem liegt der therapeutische Bereich zwischen 15 und 25% bzw. 5 und 15%.

Es liegt auf der Hand, daß allein aus diesen verschiedenen Methoden der Berechnung des Ergebnisses eine ungeheure Verwirrung entstehen muß. Diese wird dadurch noch wesentlich vergrößert, daß das Testergebnis durch die verwendete Thrombokinase stark beeinflußt wird (Loeliger, 1958; Verstraete et al., 1959; Poller, 1964; Loeliger u. Hemker, 1967). Speciesunterschiede, Herstellungsmodus, Beimengungen, Lagerungsdauer und Präparation sind von so grundlegendem Einfluß, daß selbst zwischen den Chargen einer Thrombokinase desselben Herstellers große Wirkungsdifferenzen bestehen können, die sich auf den Prothrombinquotienten und Index besonders stark auswirken, während sie bei Berechnung der Prozentwerte über eine Eichkurve wenigstens z.T. ausgeglichen werden. Am besten geeignet ist eine aus artgleicher Hirnsubstanz hergestellte Thrombokinase.

Die Auswirkungen illustriert das folgende Beispiel von Douglas (1962):

Thrombokinase	Kontrolle	Patient
Extrakt aus acetongetrocknetem menschlichem Hirn	15 sec	29 sec
Kochsalzextrakt aus frischem menschlichem Hirn	15 sec	41 sec

Mit der ersten Thrombokinase ist der Index kleiner als 2, die Behandlung also ungenügend; mit der zweiten ist er größer als 2,5, was als Überdosierung zu deuten wäre.

Da zur Herstellung käuflicher Thrombokinasepräparate menschliches Hirn nicht verwendet werden darf, werden artfremde Gehirne oder andere Organe verwendet. Diese Thrombokinasen weisen sehr unterschiedliche Aktivität auf (Tabelle 30) und verhalten sich insbesondere gegenüber Faktor VII sehr unterschiedlich, möglicherweise weil sie mit Faktor VII verunreinigt sind (KOPPEL et al., 1958). Gerade zu Beginn der Therapie sinkt Faktor VII schneller ab als die anderen Gerinnungsfaktoren (OWREN, 1963) (s. Abb. 9). Man wird daher mit einer Faktor VII-empfindlichen Thrombokinase (z. B. menschliches Hirn, Thrombotest, nicht aber Thrombokinase Geigy) bereits tiefe Werte erhalten, während man mit Faktor VII-unempfindlichen Thrombokinasen noch kaum eine Wirkung der indirekten Anticoagulantien nachweisen kann. Dieses Verhalten beeinflußt

Tabelle 30. *Einfluß des verwendeten Thrombokinasepräparates auf das Ergebnis der Einstufenprothrombinbestimmung.* (Nach BIGSS und DENSON, 1967)

Reagens	Patient-Nummer (Aktivität in %)			
	1	2	3	4
Manchester Comparative Reagent	34	16	32	32
Thrombotest	22	9	24	16
2, 7, 10	32	10	29	21
Simplastin	70	60	100	78
Acuplastin	100	32	50	42
Geigy	65	45	50	55
Stayne	30	19	28	30
Diagen (Dried)	56	24	35	46
Difco	45	19	30	30
Dade	30	15	26	28

natürlich die Dosierung für den nächsten Tag grundlegend. Nach länger dauernder Behandlung vermindern sich die Unterschiede (MERSKEY u. SCHOLTZ, 1955; LOELIGER, 1958; VERSTRAETE et al., 1959; INNELLA u. REDNER, 1960; ZOLLINGER, 1960; GROSS u. VOSS, 1963; POLLER, 1964; LOELIGER et al., 1969). Es ist eine methodische Standardisierung dringend erforderlich. Hierzu werden zwei Wege begangen:

a) Standardisierung der Reagentien und Methoden:

α) Das Subcommittee on Coagulation Reagents of the American College of Pathologists (MIALE u. LAFOND, 1967) bemüht sich um die Herstellung eines stabilen Bezugsplasmas und einheitlicher Thrombokinasepräparate (s. auch ELLERBROOK et al., 1959; SWART u. SINGHER, 1961; BROOKS u. COPELAND, 1964; SCHROEDER u. LANDBECK, 1966). Einstweilen empfiehlt das Komitee die Verwendung unverdünnten Citratplasmas, ein streng neutrales pH aller Reagentien, die Temperatur von $37{,}5 \pm 0{,}2°$ C und einen automatischen Gerinnungsapparat (MIALE, 1962, 1965). Die bisher erzielten Erfolge sind noch keineswegs befriedigend und der Weg zur Erreichung des Zieles scheint noch weit zu sein.

β) POLLER (1967) versorgt bereits einen großen Teil Englands mit einem selbst hergestellten Kochsalzextrakt aus frischem menschlichem Hirn, der eine beachtenswerte Stabilität und Reproduzierbarkeit bei der Herstellung aufweist. Dieser Extrakt wird in den Krankenhäusern zur Durchführung der Routinebestimmungen verwendet oder dient zumindest als Bezugswert, um die Ergebnisse mit dem jeweils hergestellten eigenen Präparat vergleichbar zu gestalten.

γ) Für die Thrombotestmethode nach OWREN (1959) erhält man die erforderlichen Reagentien käuflich. Mit jedem Reagentiensatz wird eine reproduzierbare und verläßliche Eichkurve mitgeliefert, so daß die in jedem Laboratorium mit diesem Reagens erhaltenen Ergebnisse ohne weiteres verglichen werden können.

b) BIGGS (1965) sowie BIGGS und DENSON (1967) haben einen rechnerischen Weg gefunden, mit dem es ihnen möglich ist, über eine Bezugsmethode die individuellen Methoden vergleichbar zu machen. Dieses Vorgehen hat den großen Vorteil, daß jedes Laboratorium weiterhin seine gewohnte Methode verwenden kann. Sie fanden, daß immer eine lineare Beziehung zwischen dem Gerinnungszeitquotienten (ratio)

$$\left(\frac{\text{Patienten-Prothrombinzeit}}{\text{Kontrollprothrombinzeit}}\right)$$

und dem reziproken Wert der Konzentration besteht (Abb. 18) sowie zwischen den Gerinnungszeitquotienten, die mit verschiedenen Methoden erhalten wurden (Abb. 19). Diese Beziehung gilt auch, wenn man statt Verdünnungsreihen eines Plasmas herzustellen und zu vergleichen, Plasmen mehrerer mit Anticoagulantien behandelten Patienten verwendet (Abb. 19). Aus dem Vergleich der Gerinnungsquotienten der Standardmethode und der individuellen Methode (Abb. 18) kann man leicht ablesen, welche Quotienten einander entsprechen und welcher Quotient der individuellen Methode dem Quotienten 2 der Standardmethode entspricht (sog. equivalent ratio) (s. auch Tabelle in Abb. 18). Analog kann man für jeden individuell bestimmten Gerinnungszeitquotienten den entsprechenden Quotienten der Standardmethode ermitteln und kann auf diese Weise die Standardprothrombinkonzentration in Prozent errechnen. Bei Kenntnis der „equivalent ratio" erfolgt dies am besten aus Tabelle 31. So erhält man Standardwerte, die von Laboratorium zu Laboratorium absolut vergleichbar sind. Als Bezugsmethode wird vorläufig die Thrombotestmethode verwendet.

Die Ergebnisse von BIGGS u. DENSON (1967) hinsichtlich der geradlinigen Beziehung zwischen Gerinnungsquotienten und reziprokem Wert der Konzentration konnten von LOELIGER u. HEMKER (1969) bestätigt und erweitert werden. Die Anwesenheit von *Pivka* in Dicumarolplasmen verändert die Steilheit der Regressionslinie, ändert aber nichts an der geradlinigen Beziehung.

2. Die *P und P-Methode* von OWREN (1949) bzw. OWREN u. AAS (1951). Bei dieser Methode wird der Faktor V, der durch die indirekten Anticoagulantien nicht beeinflußt wird, konstant gehalten. Die Methode ermöglicht die exakte Durchführung von Prothrombinbestimmungen in Blutproben, die längere Zeit transportiert wurden und daher eine Verminderung von Faktor V aufweisen können. Dies wurde vielfach bestätigt (BIANCO u. CROLLE, 1956; ALLINGTON, 1958; HUNTER et al., 1964). Der therapeutische Bereich liegt zwischen 10 und 20% (BORCHGREVINK, 1960).

3. Die *Thrombotestmethode* von OWREN (1959). In dieser Methode werden Fibrinogen und Faktor V konstant gehalten. Durch Verwendung einer Mischung eines partiellen Thromboplastins mit einem artfremden Hirnextrakt wird die Gerinnungszeit lang, wodurch auch Veränderungen des endogenen Systems miterfaßt werden sollen. Absicht war es eigentlich, eine Methode zu entwickeln, die auch die Veränderungen von Faktor IX erfaßt. Das ist im allgemeinen nicht der Fall (DENSON u. QUICK, 1961), sondern nur bei Hämophilie B_M (KIDD et al., 1963; HOUGIE, 1967) und bei starker Verminderung von Faktor IX bei gleichzeitiger und noch stärkerer Verminderung der übrigen Gerinnungsfaktoren, also bei einer Konstellation, die nur selten zutrifft. Die Methode gibt am ehesten die Faktor X-Aktivität wieder

Gerinnungsquotient		
Standard	Methode 1	Methode 3
2	2,2	1,4
3	3,45	1,75
4	4,65	2,1
5	5,85	2,45
6	7,1	2,85

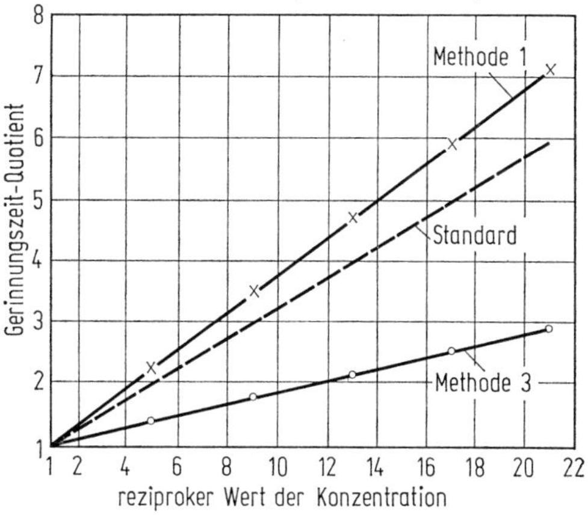

Abb. 18. Geradlinige Beziehung zwischen dem Gerinnungszeitquotienten und dem reziproken Wert der Konzentration bei drei verschiedenen Methoden: der Standardmethode und je einer Methode mit einem Thrombokinasepräparat, das besonders kurze bzw. besonders lange Gerinnungszeiten liefert. Wie aus der beigegebenen Tabelle ersichtlich, ist es leicht möglich, aus der Zeichnung jenen Quotienten einer beliebigen Methode abzulesen, der dem der Standardmethode für dieselbe Prothrombinkonzentration entspricht (sog. „equivalent ratio"). (Biggs u. Denson, 1967)

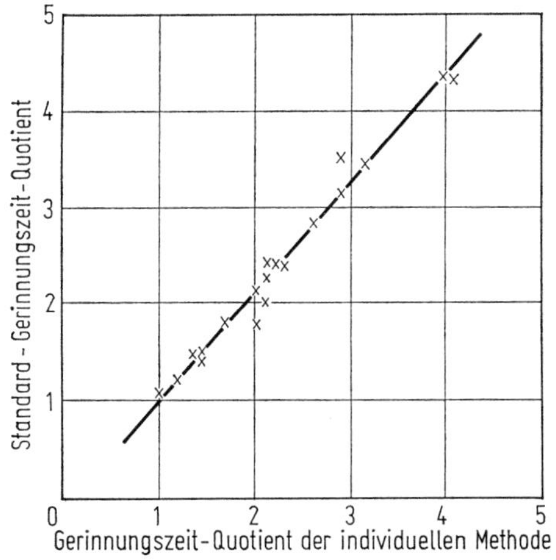

Abb. 19. Geradlinige Beziehung zwischen den Gerinnungszeitquotienten zweier Methoden (Standard und individuelle Methode). Die Meßpunkte wurden durch Bestimmung des Prothrombinwertes im gleichen Plasma anticoagulierter Patienten mit beiden Methoden gewonnen (Biggs u. Denson, 1967)

Tabelle 31. *Zur Ermittlung des absoluten Prothrombinwertes in % aus dem mit der individuellen Prothrombinbestimmungsmethode ermittelten Gerinnungsquotienten auf Grund der „equivalent ratio“ für die individuelle Methode.* (Nach BIGGS und DENSON, 1967)

%	Quotient, der dem Standard-Quotienten von 2 entspricht												
	1,3	1,4	1,5	1,6	1,7	1,8	1,9	2,0	2,1	2,2	2,3	2,4	2,5
5	2,4	2,87	3,35	3,84	4,33	4,79	5,27	5,72	6,23	6,68	7,15	7,63	8,1
6	2,16	2,55	2,94	3,34	3,74	4,1	4,5	4,93	5,28	5,67	6,06	6,45	6,84
7	2,0	2,32	2,66	2,99	3,34	3,65	3,98	4,34	4,66	4,96	5,33	5,64	5,98
8	1,85	2,14	2,43	2,73	3,03	3,29	3,57	4,88	4,17	4,44	4,73	5,03	5,32
9	1,77	2,0	2,25	2,52	2,77	3,00	3,26	3,54	3,78	4,03	4,28	4,53	4,8
10	1,68	1,88	2,12	2,34	2,57	2,78	3,02	3,25	3,47	3,69	3,92	4,14	4,37
11	1,6	1,8	2,0	2,23	2,42	2,61	2,83	3,02	3,23	3,43	3,63	3,82	4,04
12	1,55	1,73	1,92	2,09	2,28	2,45	2,64	2,82	3,0	3,18	3,38	3,55	3,73
13	1,5	1,67	1,83	2,0	2,18	2,33	2,5	2,67	2,84	3,0	3,18	3,34	3,52
14	1,47	1,62	1,77	1,93	2,09	2,24	2,39	2,54	2,7	2,85	3,0	3,15	3,32
15	1,43	1,57	1,71	1,85	2,0	2,14	2,28	2,44	2,57	2,7	2,85	2,99	3,14
16	1,39	1,52	1,65	1,78	1,93	2,05	2,18	2,32	2,44	2,56	2,7	2,84	2,98
17	1,37	1,48	1,62	1,74	1,87	1,98	2,1	2,23	2,35	2,47	2,59	2,72	2,85
18	1,34	1,45	1,57	1,68	1,8	1,92	2,02	2,14	2,25	2,37	2,48	2,59	2.72
19	1,32	1,42	1,53	1,63	1,74	1,85	1,95	2,08	2,17	2,28	2,38	2,48	2,58
20	1,3	1,4	1,5	1,6	1,7	1,8	1,9	2,0	2,1	2,2	2,3	2,4	2,5
25	1,23	1,3	1,37	1,45	1,54	1,6	1,69	1,76	1,83	1,9	1,98	2,05	2,14
30	1,17	1,23	1,29	1,34	1,41	1,47	1,53	1,59	1,64	1,69	1,75	1,83	1,87
40	1,12	1,15	1,18	1,23	1,27	1,3	1,34	1,37	1,42	1,45	1,49	1,53	1,57
50	1,07	1,1	1,12	1,15	1,18	1,2	1,23	1,25	1,28	1,3	1,33	1,35	1,37
100	1,0	1,0	1,0	1,0	1,0	1,0	1,0	1,0	1,0	1,0	1,0	1,0	1,0

(Owren, 1963; Loeliger et al., 1969). Ein Nachteil der Methode ist ihre Empfindlichkeit gegen Oberflächenaktivierung (Blutentnahme in Plastik oder silikonierten Gefäßen erforderlich) und gegen Heparin. Das therapeutische Bereich liegt zwischen 5 und 15% (Fischer u. Deutsch, 1961; Loeliger u. Hemker, 1967). Es ist eine einfache, reproduzierbare, empfehlenswerte Methode, die auch mit Capillarblut ausgeführt werden kann. Ihre Anwendbarkeit zur Anticoagulantientherapiekontrolle wird allgemein bestätigt (Matthews u. Walker, 1959; Matthews et al., 1960; Coccheri u. Migliori, 1961; Fichera, 1962; Marchal et al., 1962; Soulier u. Mandalaki, 1962; Hunter et al., 1964). Würde diese Methode von allen Laboratorien akzeptiert, so wäre die Frage der Standardisierung der Überwachung der Anticoagulantientherapie gelöst. Auch die therapeutische Sicherheit hinsichtlich der Vermeidung von Blutungskomplikationen scheint bei Thrombotest (80%) deutlich höher als bei den konventionellen Methoden (33%) zu sein (Nennstiel, 1965). Nur wenige Autoren finden sie unbefriedigend (Struver u. Bittner, 1962). Der Thrombotestmethode entspricht die englische II/VII/X-Methode (Biggs, 1967).

Da alle angeführten Prothrombinbestimmungsmethoden nur das exogene Gerinnungssystem erfassen (Poller, 1962) und es immer wieder vorkommt, daß Blutungen oder Thrombosen auftreten, obwohl die Prothrombinwerte im optimalen therapeutischen Bereich gelegen sind, wird von zahlreichen Autoren gefordert, daß Zusatzteste zur Erfassung des endogenen Systems durchgeführt werden (standardisierte Gerinnungszeit: Mayer u. Connell, 1957; TEG: Brewer, 1961; Heparintoleranztest: Beaumont et al., 1951; Della Santa u. Faller, 1951; Niesert, 1956; Holemans u. Verstraete, 1962; Raby, 1962). Folgende Teste kommen in Frage:

4. *Gerinnungszeitbestimmung* nach Mayer (1955, 1957). Es ist dies eine Bestimmung der Gerinnung von Venenblut mit einem Normalwert von $9{,}2 \pm 0{,}41$ min, die besonders empfindlich und gut reproduzierbar ist. Sie wurde von Mayer u. Connell (1957) zur alleinigen Kontrolle der indirekten Anticoagulantien empfohlen, hat sich aber wegen ihrer Kompliziertheit nicht durchsetzen können. Der therapeutische Bereich liegt zwischen 15—20 min.

5. Der *Heparintoleranztest* soll bei optimaler Einstellung auf das Doppelte verlängert sein. Abweichungen von diesem Wert geben einen guten Hinweis auf ein Fortbestehen einer Thromboseneigung oder auf eine Blutungsgefahr. Ist er bei niedrigem Prothrombinspiegel noch nicht verlängert, was bei Beginn der Therapie häufig vorkommt, so kann man hoch weiter dosieren, bis die Heparintoleranz nachläßt. Ist er stärker verlängert, als auf Grund der Prothrombinzeitbestimmung erwartet, so muß man trotz anscheinend ungenügender Prothrombinwerte die Dosis reduzieren, da man sonst mit Blutungen rechnen muß (Beaumont et al., 1951; Della Santa u. Faller, 1951; Bircher u. Kaufmann, 1954; Niesert, 1956; Guggenbühl-Schmitter, 1957; Gormsen, 1960). Durch die kombinierte Anwendung von Prothrombinbestimmung und Heparintoleranztest konnten die Blutungszwischenfälle beträchtlich vermindert werden. Statt mit Heparin kann die Gerinnungszeit auch mit Kochsalz (Jürgens, 1956) oder mit Heparinoiden (Jürgens, 1962) sensibilisiert werden.

6. Das TEG wird bei der Thromboseprophylaxe zur Vorhersage der Thrombosegefahr (Wimhöfer, 1957; Duraffourd, 1960), allein zur Therapiekontrolle (Hartert, 1955; Duraffourd, 1960) oder als zusätzliche Kontrollmethode (Hartert, 1955; Brewer, 1962; Marchal et al., 1962) empfohlen. Der r-Wert soll auf das $1^1/_2$—2fache, bzw. auf 15—20 min und der k-Wert auf 6—10 min bzw. $r + k$ auf 17,5—27,5 min, (Marchal et al., 1962) verlängert sein bzw. soll tangens $\alpha \times 160$

100 betragen (DURAFFOURD, 1960). Bezüglich der Korrelation zwischen TEG, Quick-Wert, Thrombotest, Heparintoleranztest siehe TOOHEY (1958), ROBERTS u. MASON (1961), BREWER (1962), CHATAING (1967).

7. Auch die *Kaolin*-aktivierte partielle Thromboplastinzeit wurde verwendet (STRUVER u. BITTNER, 1962; HARMELING u. CORDRAY, 1967; EASTHAM, 1968).

8. Als ein empfindlicher Test zur Kontrolle der indirekten Anticoagulantien wurde zunächst die Faktor VII/X-Bestimmung und später die Verfolgung des Faktor X (BACHMANN et al., 1958; ZOLLIKOFER et al., 1958; DAHL u. REMDE, 1966) empfohlen. Der therapeutische Bereich liegt zwischen 8 und 18%.

C. Seltene Erden

Die Überwachung erfolgt am besten mit der Prothrombinzeitmethode nach Quick. Da jedoch die calciumbindenden Anticoagulantien mit den seltenen Erden reagieren, muß die Untersuchung in zusatzfreiem Blut mit einer „bedside" Methode durchgeführt werden (THIES, 1954).

D. Thrombosedienste

Die Methoden, die zur Überwachung der Anticoagulantientherapie erforderlich sind, sind keineswegs so aufwendig oder kompliziert, daß sie nicht in jedem Laboratorium gemacht werden könnten. Sie bedürfen aber doch einer besonders exakten Durchführung und einer großen Erfahrung bei der Beurteilung der Ergebnisse, so daß es sich als nützlich erwiesen hat, besonders in den großen Städten die Kontrolle der Anticoagulantientherapie zu zentralisieren. Dies hat zur Entstehung der Thrombosedienste geführt. Hier haben sich 3 Prototypen entwickelt, die natürlich leicht den jeweiligen Gegebenheiten angepaßt werden können.

1. Der norwegische Thrombosedienst. Die ambulanten Patienten suchen den Thrombosedienst auf. Dort wird das Blut vom technischen Personal abgenommen und analysiert. Die Ergebnisse werden vom Thromboseарzt zu einem späteren Zeitpunkt beurteilt. Ergebnis und/oder Therapievorschlag werden dem Patienten und/oder Hausarzt telephonisch und schriftlich mitgeteilt. Der größere Teil der Blutproben wird jedoch von den Ärzten des ganzen Landes mit der Post eingesandt, die das Ergebnis in gleicher Weise mitgeteilt erhalten.

2. Der holländische Thrombosedienst. Der erste Dienst wurde 1949 von JORDAN in Utrecht eingerichtet. Die weitere Organisation wurde vom holländichen Roten Kreuz tatkräftig gefördert, so daß die Zahl der Thrombosedienste in Holland jetzt groß und das ganze Land in Sprengel eingeteilt ist. Die gehfähigen Patienten suchen den Thrombosedienst auf. Dort wird das Blut von einer Schwester abgenommen und untersucht. Besondere Vorkommnisse werden vermerkt. Der Patient wartet nicht auf das Ergebnis, das mittags oder nachmittags vom Thrombosearzt ausgewertet und dem Patienten und/oder Hausarzt je nach Wunsch mit oder ohne Therapieanweisung mitgeteilt wird. Die bettlägerigen Patienten werden von der Schwester des Thrombosedienstes aufgesucht, die dort das Blut abnimmt und dieses im Laboratorium untersucht. Die Schwester überprüft gleichzeitig den Zustand des Patienten und schreibt einen Bericht. In Holland wird jetzt als Methode generell Thrombotest verwendet (JORDAN, 1954, 1958; KETTENBORG, 1958; LOELIGER, 1961, 1963; LOELIGER u. HENSEN, 1964; LOELIGER u. ROOS, 1965).

3. Der Wiener Thrombosedienst versorgt ambulante Patienten. Früher wurde das Blut für die Prothrombinbestimmung vom Arzt abgenommen, da in Österreich eine intravenöse Blutabnahme durch Nichtärzte nicht gestattet ist. Jetzt

wird die Thrombotestmethode aus Capillarblut durch das technische Personal durchgeführt. Die Bestimmung erfolgt unmittelbar anschließend, worauf der Patient zum Thrombosearzt geht, der ihn berät und dosiert. Der österreichische Patient fordert den engen Kontakt mit dem Arzt. Die Möglichkeit, daß der Patient mit dem Untersuchungsergebnis zu seinem Hausarzt geht und dort dosiert wird, ist vorgesehen, wird aber nur selten ausgenützt. Es besteht keine Möglichkeit, bettlägerige Patienten durch den Thrombosedienst selbst zuhause aufzusuchen. Ihr Blut kann jedoch eingesandt werden. Die Bestimmung erfolgt dann ebenso wie die Kontrolle der stationären Patienten mit der Original-Quickmethode.

4. Analoge Thrombosedienste finden sich in England (DOUGLAS, 1962) und in der Deutschen Demokratischen Republik (REMDE et al., 1965).

IX. Durchführung der Therapie, Dosierung

A. Allgemeine Vorbemerkungen zur Durchführung der Anticoagulantientherapie

Prinzipiell sind alle Anticoagulantien zur Anwendung bei der Prophylaxe und Therapie thromboembolischer Erkrankungen geeignet. Vorausetzung für einen Erfolg ist die ausreichende Dosierung. Die Annahme, daß zur Prophylaxe niederer dosiert werden könne als für die Therapie, ist unbegründet.

Die Behandlung beginnt sofort nach Stellung der Diagnose und Abwägung von Indikation und Kontraindikation. Ist eine sofortige Wirkung erwünscht, so wird mit der intravenösen Gabe von Heparin, eines Heparinoides oder einer seltenen Erde, andernfalls gleich mit indirekten Anticoagulantien begonnen.

Keine einheitliche Auffassung besteht bezüglich des günstigsten Zeitpunktes des Beginnes der prophylaktischen Behandlung nach Operationen, Traumen und Entbindungen.

Am idealsten ist es, präoperativ mit der Prophylaxe zu beginnen. Dieses Verfahren hat sich bei den Mitralstenosenoperationen durchgesetzt, bei denen man 14 Tage bis 3 Monate vorbehandelt (s. S. 368) (STORM, 1960 Dicumarol; UGLOV u. POTASHOV, 1962 Phenindion). In diesen Fällen läßt man den Prothrombinspiegel präoperativ auf 20—30% ansteigen und kann dann praktisch gefahrlos operieren. Am 1.—3. postoperativen Tag wird der Prothrombinspiegel wieder gesenkt. Bei anderen Operationen wird eine Woche (KLUFT et al., 1965) oder 2 Tage vorher (ECKMANN, 1964) oder parenteral am Operationstag begonnen (MILCH et al., 1961; NEU et al., 1965 Warfarin). Bei der Operation ist nicht mit besonderen Blutungen zu rechnen. Am ersten postoperativen Tag kann jedoch der Prothrombinspiegel zusätzlich absinken, so daß zu diesem Zeitpunkt eine intensive Laboratoriumskontrolle und Überwachung des Patienten erforderlich ist (KLUFT et al., 1965). Das Vorgehen von SHARNOFF u. KASS (1962) mit Heparin sowie von SMITH (1950) mit Dicumarol muß als unzureichend abgelehnt werden.

Die meisten Autoren, die sofort wirkende Anticoagulantien verwenden, sind mit dem Behandlungsbeginn eher zurückhaltend:

a) Heparin(oide); KRONBERGER (1959) beginnt mit 12500 E am Abend des 2. postoperativen Tages, KÖSTLER (1954) mit 2 × 15000 E Eleparon am 2. bzw. 3. Tag, LEHMANN (1954) nach 60 Std mit Depot-Thrombocid, NIEL (1960) am 4. Tag mit Eleparon.

b) Seltene Erden: SCHNEIDER u. KICKELHAYN (1943) beginnen mit Parathrodym 3 Std postoperativ, HARTENBACH (1954) mit Thrombodym am 1. Tag, die meisten Autoren jedoch erst am 3.—5. Tag (THIES, 1954; SCHUBERT, 1954; JUNGHANS u. SCHMIDT, 1960; SCHALK, 1962).

Mit den indirekten Anticoagulantien wird wegen der Latenzperiode bereits früher begonnen. So beginnt Fries (1954) bereits 4—10 Std post partum mit Phenprocoumon. Den Behandlungsbeginn am 1. Tag empfehlen mit Acenocoumarin Wild (1965), mit Phenylindandion Rässler (1955), Sevitt (1965), mit Phenprocoumon Bircher u. Kaufmann (1954), Guggenbühl-Schmitter (1957) (nach gynäkologischen Operationen mit 15 + 6 mg, nach Geburten mit 21 + 6 bis 9 mg), Dick (1959, 1961), Junghans u. Schmidt (1960), mit Dicumarol Hartenbach (1954), Borgström (1952), Schwenzer (1959); am 2. Tag (Maurizio u. Malagamba, 1954 mit Dicumarol); am 3. Tag (Maurizio u. Malagamba, 1954 mit Äthylbiscoumacetat). Die meisten Autoren beginnen jedoch erst am 3. und nach schweren Operationen am 4. postoperativen Tag (Phenylindandion Chalmers, 1958; Äthylbiscoumacetat, Dicumarol, Phenprocoumon: Thies, 1954; Phenprocoumon: Bircher u. Kaufmann, 1954; Schubert et al., 1954; Waschke, 1957; Kaufmann, 1957; Mertschnig, 1958) oder am 5. postoperativen Tag (Ludwig, 1956). Die prophylaktische Behandlung soll so lange fortgesetzt werden, bis der Patient entlassen oder noch besser voll mobilisiert ist.

B. Heparin

1. Handelspräparate

Heparinpräparate werden von zahlreichen Firmen hergestellt. Sie stammen vom Schwein (Abbott, Lederle, Organon, Riess, Riker, Testagar) oder Rind (Upjohn) oder beiden Tierarten (Wyeth) (Freeman, 1965). Die Präparate sind in Einheiten dosiert, wobei 1 mg Heparin mindestens die Aktivität von 120 E besitzen muß (USP), meist aber eine solche von 130—170 E aufweist. Dennoch wird für die Praxis zu Zwecken der Dosisberechnung an dem Verhältnis 1 mg = 100 E festgehalten. Die Präparate sind meist mit 5000 E/ml und als sog. Depotpräparate mit 25000 E/ml dosiert, doch gibt es Präparate mit allen möglichen Zwischenkonzentrationen und selbst eine Konzentration von 40000 E/ml (Österreichisches Institut für Hämoderivate) ist im Handel. Manche Depotpräparate enthalten gefäßverengende Zusätze.

2. Anwendungsweise

Heparin kann prinzipiell intravenös, intramuskulär, subcutan, (peroral und sublingual) angewendet werden, doch sind die verschiedenen Applikationsformen nicht gleichwertig. Die Dosierung richtet sich nach der angestrebten Intensität der Anticoagulation, nach der Schwere der Erkrankung, Gesamtzustand des Patienten, seinem Gewicht, dem Gerinnungsstatus zu Beginn der Behandlung, vor allem aber nach der Wirkungskontrolle, die am 1. Tag mindestens 2mal durchgeführt werden sollte (s. S. 399). Eine verminderte Ansprechbarkeit findet sich bei ergotroper sympathikotoner Reaktionslage, bei Angst, Erregung, in der postoperativen Phase, bei frischer Thrombose, Thrombocytose, Exsiccose, eine gesteigerte Reaktivität bei vagotoner Reaktionslage, bei Leber- und Nierenerkrankungen, nach Gallenwegsoperationen, bei Thrombocytopenie, ein Verhalten, das besonders gut im in vivo Heparintoleranztest zum Ausdruck kommt (de Takats, 1943; Koller, 1949). Ursprünglich wurden für den ersten Behandlungstag unabhängig von der Applikationsform Dosen von 50000—80000 E, für die folgenden Tage etwa 40000 E empfohlen, doch findet man meist mit etwas geringeren Dosen das Auslangen. Sie modifizieren sich etwas nach der Anwendungsform.

a) Intravenöse Anwendung

Diese kann kontinuierlich als intravenöse Dauerinfusion oder intermittierend durch Injektion erfolgen, wobei verschiedene Hilfsmittel empfohlen wurden, um das wiederholte Anstechen der Venen zu umgehen (McFayden, 1949; Murley, 1950; Jorpes, 1951; Wynn et al., 1952).

α) Die intravenöse Dauerinfusion wird überall dort vorgezogen, wo man die Wirkungsspitzen der intermittierenden Behandlung vermeiden will, also bei älteren Patienten, bei Bestehen relativer Kontraindikationen, insbesondere bei einer gewissen Blutungsgefahr, ferner wenn Perioden zu geringer Wirkung vermieden werden sollen, wie z.B. nach fibrinolytischer Behandlung sowie bei Patienten, bei denen aus anderen Gründen eine intravenöse Dauerinfusion läuft. Bei der Verbrauchscoagulopathie muß dieser Anwendungsweg gewählt werden. Als Faustregel mag für den Erwachsenen eine Dosis von 1000—1500 E pro Std oder 4—6 mg per kg per 24 Std gelten (Jorpes, 1951). Bei Lungenembolien werden oft Tagesdosen von 40000—80000 E und bei septischen Prozessen (z.B. Sinusthrombose) bis über 100000 E benötigt. Bei Myokardinfarkt wurden 30000 bis 40000 E i.v. empfohlen (Rapaport, 1969). Um in dringenden Fällen sofort eine volle Wirkung zu erzielen, empfiehlt es sich, vor Beginn der Infusion 5000 E intravenös zu injizieren. Bei der Verbrauchscoagulopathie hingegen gibt man initial nur 2000 E. Die Erhaltungsdosis liegt je nach dem Ausmaß der Thrombocytopenie bei 250—500 E/Std. Hier sind besonders häufige Wirkungskontrollen erforderlich.

β) Intermittierende intravenöse Behandlung. Meist wird die Tagesdosis auf 4 Einzeldosen verteilt (Crafoord u. Jorpes, 1941; Bauer, 1946; Jorpes, 1951), wobei als grobe Richtlinie gelten kann, daß 5000 E 2—3 Std lang, 7000 E 3—4 Std, 10000 E 4—6 Std und 15000 E 5—8 Std lang einen ausreichenden gerinnungshemmenden Effekt hervorrufen (Bauer, 1950; Duff et al., 1951). Die erforderliche Tagesdosis liegt meist etwas höher als bei der kontinuierlichen Anwendung und beträgt bei der prophylaktischen Behandlung 3mal 5000 E und abends 10000 E, bei der therapeutischen Verwendung 3mal 10000 E und abends 15000 E, bei Lungenembolien bis 100000 E am 1. Tag (Bauer, 1950; Merz, 1954; Kronberger, 1961). Bei der Thrombose ante partum kann nur mit Heparin behandelt werden. Man beginnt mit 5000—10000 E alle 4—6 Std i.v. Wenn es sich um die erste Thrombose handelt, wird die Behandlung nach 14 Tagen beendet. Handelt es sich jedoch um eine Rezidivthrombose oder steigt die Thrombose auf, so wird auf 5000—15000 E alle 8—12 Std s.c. umgestellt und während der ganzen Gravidität weiterbehandelt. Während der Entbindung wird Heparin für 2 Tage ausgesetzt, aber schon nach 48 Std mit Heparin und einem Dicumarolderivat fortgesetzt. Die Cumarintherapie wird nach 6 Wochen beendet. Dennoch kommt es oft zu Blutungen intra partum (Mueller und Lebherz, 1969).

γ) Extracorporale Zirkulation. Die Heparinisierung erfolgt einerseits durch Heparinzusatz zu den Blutkonserven, die zur Füllung der Herz-Lungenmaschine verwendet werden, andererseits durch Heparinisierung des Patienten. Man verwendet 20 ± 5 mg Heparin (1500—2500 E) pro Blutkonserve von 500 ml und gibt dem Patienten 3 mg Heparin pro kg Körpergewicht und zwar die Hälfte zu dem Zeitpunkt, zu dem die arterielle Kanüle eingebunden wird, die andere Hälfte bei Beginn der Perfusion. An der II. Chirurgischen Universitätsklinik in Wien werden etwas höhere Dosen verwendet, nämlich am Beginn der Perfusion 3 mg pro kg, nach 30 min 1 mg pro kg und falls erforderlich nach weiteren 30 min jeweils $^1/_2$ mg pro kg. Am Ende der Perfusion muß das Heparin wieder neutralisiert werden. Hierfür wurden früher Protaminsulfat oder Polybren verwendet. Jetzt wird Protaminchlorid vorgezogen (BRÖGLI, 1965) (s. S. 414). Es ist zweckmäßig, vorher in vitro zu bestimmen, wieviel Protaminchlorid zur Neutralisation des verwendeten Heparinpräparates erforderlich ist, da die Menge von Charge zu Charge unterschiedlich sein kann. In der Regel verwendet man um 100 mg Protaminchlorid mehr als mg Heparin verwendet wurden. Unmittelbar nach der Neutralisation und nach 30 min soll die Wirkung mit Gerinnungszeit und Thrombinzeit kontrolliert werden. Ist die Thrombinzeit verlängert, so besteht der Verdacht, daß noch freies (oder wieder freigewordenes) Heparin in der Zirkulation vorhanden ist. Durch eine Heparin-Protamintitration wird festgestellt, wieviel freies Heparin vorhanden ist, und danach die zur Neutralisation nötige Protamindosis berechnet. Dieselbe Untersuchung wird wiederholt, falls in der folgenden Stunde eine Blutung auftritt, da es möglich ist, daß Protamin schneller abgebaut wird als das Heparin ausgeschieden wird, so daß Heparin wieder frei werden kann (sog. Heparin-Rebound Phänomen) (HYUN et al., 1962; GOLLUB, 1967). Diese Komplikation ist seltener geworden, seit Protaminchlorid anstelle von Protaminsulfat verwendet wird (THIES, 1961; BRÖGLI u. FRICK, 1965; BRÖGLI, 1965; FRICK u. BRÖGLI, 1966), da der Heparin-Protaminchloridkomplex stabiler ist als der Heparin-Protaminsulfatkomplex. Mit Polybren war diese Komplikation selten.

Auch die Hämodialyse ist nur bei Verwendung von Heparinblut möglich. Das Citrat würde zu schnell durch die Dialyse entfernt werden und das Blut gerinnen. Der Konzentrationsabfall des Heparins während der Dialyse entspricht einer e-Funktion und beträgt 60% in 3 Std (KESSEL u. HIEPLER, 1964). Da Heparin die Zellophanmembran nicht permeiert, muß der Abfall der Konzentration auf eine Ablagerung im Gewebe, eine Neutralisation durch gerinnungsaktive Substanzen sowie auf eine Inaktivierung durch die Heparinase der Leber zurückgeführt werden. Die Heparinisierung kann stoßweise, kontinuierlich oder regional erfolgen. Auf jeden Fall werden die verwendeten Blutkonserven wie bei der extracorporalen Zirkulation in der Herzchirurgie mit Heparin versetzt. Man kommt jedoch in der Regel mit 1000 E pro Konserve aus.

Bei der stoßweisen Heparinisierung zur chronisch intermittierenden Dialyse erhält der Patient 100 mg Heparin. Diese Dosis reicht meist für die gesamte Dauer der Dialyse aus. Sollte die Rekalzifikationszeit unter 350 sec absinken, wird eine neuerliche Dosis von 10—20 mg Heparin gegeben (NIETH et al., 1958). Auch die Methode von LEE-WHITE kann zur Kontrolle verwendet werden (AOYAMA u. KOLFF, 1957; MAHER et al., 1963; WATSCHINGER, 1963; LINDQUIST et al., 1964).

Bei der kontinuierlichen Heparinisierung infundiert man nach LINDQUIST et al. (1964) mit einer elektrischen Infusionspumpe 1 mg Heparin pro Minute, wobei die Gerinnungszeit im arteriellen Schenkel nicht über 14 min, im venösen nicht mehr als 8 min betragen soll. FRITZ (1966) gibt 2400 E (12 ml einer 200 mg-%igen Heparinlösung) in der 1. Std, reduziert dann auf 1800 E per Std und eventuell noch weiter. Eine halbe bis eine Stunde vor Ende der Dialyse wird die Infusion beendet. Die Methode hat den Vorteil, daß geringere Mengen Heparin (nur etwa 100 mg per Dialyse) erforderlich sind und die Gerinnungszeit nicht so stark verlängert werden muß als bei der diskontinuierlichen Heparinisierung.

Die regionale Heparinisierung verwendet man bei erhöhter Blutungsgefahr, z.B. bei Patienten mit hämorrhagischen Diathesen, mit Ulcera des Magen-Darmtraktes, frischen Operationen oder nach Traumen. In den arteriellen Schenkel des Bypasses werden 6000 E Heparin/Std und gleichzeitig in den venösen Schenkel pro mg Heparin 1,7 mg Protaminchlorid infundiert. Bei einem Blutfluß von 200 ml/min erhält man in der Spule eine Heparinkonzentration von 0,5 mg/ml. Der Heparinverbrauch variiert bei den einzelnen Autoren beträchtlich: 24 mg/Std (FRITZ, 1966), 10 mg/Std (NAKAMOTO u. HOLMES, 1958), 720—1060 mg/Dialyse

(GORDON et al., 1956), 500—600 mg/Dialyse (KESSEL et al., 1962), 10 µg/ml Blutfluß (TESCHAN et al., 1960; THURNHERR et al., 1967). Insgesamt erhalten die Patienten bei der regionalen Heparinisierung größere Heparinmengen als bei den anderen Verfahren. Außerdem besteht die Gefahr des Heparin rebounds. Durch eine Senkung des Prothrombinspiegels auf 12—30% durch Phenprocoumon kann die Heparindosis bei einer 14 Std dauernden Dialyse um 8000—12000 E vermindert werden. Es genügen 0,18—0,3 mg Heparin pro min. Der Gesamtverbrauch sinkt auf 170—210 mg (FROESE, 1969). Man muß daher die Blutgerinnung nach einer lokalen Heparinisierung noch während mehrerer Stunden kontrollieren. Manche Autoren infundieren zur Offenhaltung des Shunts an den Tagen zwischen der Dialyse 2500—3000 E Heparin per die (CASH u. ANDERTON, 1964). Dies dürfte jedoch wegen der Gefahr der Schädigung durch zu hohe Gesamtheparindosen nicht ratsam sein.

δ) Lokale Behandlung durch Infusion in eine Fußvene bei oberflächlichen Thrombosen oder in den Calcaneus bei tiefen Thrombosen ermöglicht, hohe Konzentrationen in der erkrankten Extremität ohne starke Allgemeinwirkung zu erreichen und ist auch bei Bestehen relativer Kontraindikationen durchführbar (GOTTLOB, 1954; MAY, 1954).

b) Intramuskuläre Anwendung

Es wurde versucht, durch intramuskuläre Anwendung hochkonzentrierter wässriger Heparinpräparate allein oder durch Zusatz von Verzögerungsmitteln wie Pitkins Menstruum (GOODWIN u. MCGREGOR, 1950) oder Gelatine (LOEWE et al., 1942, 1944, 1946; DUFF et al., 1951) eine Dauerwirkung zu erzielen. Die Wirkung ist unregelmäßig, hält aber gelegentlich bis zu 18 Std an. Die Injektionen erwiesen sich als schmerzhaft (WYNN et al., 1952), die Resorption war nicht nur bei verschiedenen Personen, sondern auch bei derselben Person von Tag zu Tag sehr unterschiedlich (GOODWIN u. MCGREGOR, 1950) und es traten häufig Hämatome an der Stichstelle auf, so daß dieser Applikationsweg praktisch verlassen wurde (BAUER et al., 1950; JORPES, 1951; GOOSSENS, 1969).

c) Subcutane Anwendung

Im Gegensatz hierzu hat sich die subcutane Applikationsform sehr gut durchgesetzt. Die Depot-Heparinpräparate werden mit einer ganz dünnen Nadel subcutan am besten in die Bauchhaut injiziert. Am besten bewährt haben sich 8—12stündige Intervalle, wobei die Tagesdosis von denselben Faktoren abhängt wie bei der intravenösen Applikation und nur unwesentlich höher ist als bei dieser. Die Wirkung beginnt nach 30—45 min, ist aber erst nach 4—6 Std maximal (Abb. 5), so daß man dieses Intervall in dringlichen Fällen durch eine initiale intravenöse Gabe von 5000 E, die gleichzeitig mit der ersten subcutanen Gabe verabreicht wird, überbrückt. Die Kontrolle der Wirkung erfolgt hier ebenfalls nicht zum Zeitpunkt der Wirkungsspitzen, sondern knapp vor der nächsten Injektion (REFN et al., 1954; HARROWER et al., 1958; HOLMQUIST et al., 1959; ELIOT et al., 1961). Zur Behandlung der autoimmunhämolytischen Anämie gibt man zu Beginn täglich 3mal 10000 E subcutan, dann täglich 2mal 2500 E als Erhaltungsdosis (TEN PAS u. MONTO, 1966). Zur Behandlung der Hyperlipämie und Arteriosklerose werden 5000 E 2—3mal wöchentlich subcutan injiziert.

d) Sublinguale Applikation

LITWINS et al. (1951) haben behauptet, daß von 125 mg Heparin sublingual gegeben ausreichend viel resorbiert wird, um nach $^1/_2$—1 Std die Gerinnungszeit für 4 Std auf therapeutisch wirksame Werte zu verlängern und eine orale

Thrombosetherapie zu ermöglichen. Dies konnte nicht bestätigt werden (Refn u. Raaschou, 1941; Tomich u. Woollett, 1952; Kennedy u. Brown, 1952; Burt, 1954). Nach Scardigli et al. (1955) werden etwa 20% der applizierten Menge resorbiert. Das Wirkungsmaximum wird nach 2 Std erreicht und genügt für die Erzielung einer antiarteriosklerotischen Wirkung. Heparin kann nach sublingualer Gabe im Harn nachgewiesen werden. Allerdings sind die erforderlichen Dosen (5000—20000 E Einzeldosis oder für Clarin 1500 E mehrmals täglich) so hoch, daß diese Applikationsform unökonomisch ist.

e) Enterale und rectale Anwendung

Enteral und rectal wird Heparin nicht in ausreichendem Maße resorbiert, um eine antithrombotische Behandlung zu ermöglichen (Ghanem, 1958).

f) Percutane Applikation

Heparinsalben werden dick auf die Haut aufgetragen und, soferne es der Lokalbefund gestattet, auch einmassiert. Eine genaue Dosierung ist nicht möglich. Die Resorption ist so gering, daß eine Überdosierung nicht möglich ist (Henftling u. Scheele, 1952; Stüttgen et al., 1962). Diese Anwendungsform ist für Heparin unökonomisch. Gabor (1963) variierte die Methode dahingehend, daß er im Bereich der zu behandelnden Läsion intracutane Quaddeln mit Heparin setzt.

3. Dauer der Heparinbehandlung

In der Mehrzahl der Fälle wird die Heparinbehandlung zur Einleitung einer länger dauernden Anticoagulantientherapie angewendet und 2 Tage bis 6 Wochen fortgesetzt, bis der Übergang auf ein indirektes Anticoagulans möglich ist. Wird die Behandlung mit Heparin und dem indirekten Anticoagulans gleichzeitig begonnen, so kann sie nach 48—72 Std beendet werden, sie kann aber auch in einer kleineren Dosierung während der 1. Woche der Behandlung mit indirekten Anticoagulantien fortgesetzt werden. Wird die Heparintherapie in kleinen Dosen als Arterioskleroseprophylaxe durchgeführt, so erstreckt sie sich über Monate bis Jahre und kann ohne besondere Vorkehrungen abgesetzt werden.

Die Behandlung bei der Verbrauchscoagulopathie wird bis zum Ansteigen des Fibrinogens und der Thrombocytenwerte durchgeführt, was bei Beseitigung der auslösenden Ursache meist innerhalb weniger Stunden der Fall ist (s. S. 353, 371).

4. Antidote

Die Heparinwirkung kann durch Protaminchlorid, Protaminsulfat, Hexadimethrinbromid (Polybren) oder Toluidinblau prompt aufgehoben werden. Diese Substanzen verbinden sich dank ihrer Ladung mit Heparin, wodurch dieses aus anderen Bindungen gelöst und inaktiviert wird. Die Wirkung ist prompt. Da Protamin ebenso wie Hexadimethrinbromid selbst in den Gerinnungsvorgang eingreifen, kann eine Überdosierung zu einer Gerinnungshemmung führen.

a) Hexadimethrinbromid ist ein polymerisiertes quaternäres Ammoniumsalz von nicht immer gleichem Molekulargewicht (Preston, 1952; Kimura et al., 1959). Je nach dem verwendeten Heparin benötigt man zur Neutralisation von 1 mg Heparin 1—1,5 mg Polybren (Douglas, 1962). Die Bindung ist fest, so daß eine neuerliche Freisetzung von Heparin nur selten beobachtet wird. Es hemmt in hohen Dosen die Gerinnung, indem es mit Faktor IXa interferiert (Shanberge u. Fukui, 1967), senkt den Fibrinogenspiegel, agglutiniert die Thrombocyten irreversibel (Raby, 1962) und kann die II. Phase der Gerinnung fördern. Wegen

Herstellungsschwierigkeiten und wegen Schädigung der Niere (HALLER et al., 1962), toxischer Nekrose der Nebennierenrinde bei der Ratte (CARROLL et al., 1964) und des Hypophysenvorderlappens (KOVACS et al., 1964) wurde es aus dem Handel gezogen.

b) Protamin ist ein stark basisches Polypeptid, das ebenfalls Heparin fest bindet. Es kann jedoch durch Proteinasen abgebaut werden, z.B. in vitro durch Streptokinase (BIERSTEDT, 1968), wodurch Heparin neuerlich freigesetzt werden kann (sog. Rebound-Effekt). Dies geschieht leichter bei Verwendung des Protaminsulfates als bei der des Chlorides (THIES, 1961; BRÖGLI u. FRICK, 1965). Protaamin selbst greift ebenfalls in höheren Dosen hemmend in die Gerinnung ein, interferiert mit der Aktivierung von Faktor IX durch Faktor XIa (SHANBERGE u. FUKUI, 1967), fällt in hohen Dosen Fibrinogen (GODAL, 1960) und fördert die Fibrinpolymerisation (GODAL, 1961). Je nach dem verwendeten Heparin schwankt die für die Neutralisation erforderliche Protaminmenge zwischen 1 und 2 mg pro mg Heparin. Als Nebenwirkungen kann es allergische Reaktionen auslösen und eine Blutdrucksenkung verursachen, Bradycardie, Dyspnoe, Flush werden seltener beobachtet (KEATS et al., 1959; HOLEMANS u. ADAMIS, 1962; STAMM, 1965).

C. Heparinoide

1. Handelspräparate

Die gebräuchlichen Heparinoide sind in Tabelle 32 zusammengefaßt. Sie können wie Heparin intravenös, intramuskulär, subcutan, oral und percutan angewendet werden, wobei im großen und ganzen dieselben Überlegungen Gültigkeit haben wie bei Heparin.

2. Anwendungsweise

a) Thrombocid. Es werden zur Thromboseprophylaxe 2mal 200 mg intramuskulär, zur Therapie am 1. Tag 3—4mal 300 mg intravenös verabreicht, an den folgenden Tagen 2—3mal 300 mg intravenös. Nach dem 4. Tag wird meist auf eine intramuskuläre Verabreichung von 600 mg übergegangen (BABIOCH, 1950; EYSHOLDT, 1950; HALSE, 1950; REHN, 1951; SCHRECK, 1952; MATIS, 1952; KRAFT, 1953; SONNENBERG u. ZAPFE, 1955; KRÜGER u. KRAMER, 1961). Zur Überbrückung der Latenzperiode bis zur Wirkung der indirekten Anticoagulantien werden an beiden Tagen je 900 mg intravenös verabreicht (MARX, 1955). Zur Behandlung der Hypertonie werden 1—3 mg/kg intravenös täglich oder jeden 2. Tag gegeben (VODOPIVEC u. BAUMGARTNER, 1954).

b) SP 54 wird zur Thromboseprophylaxe mit 150 mg intravenös oder 200 mg intramuskulär am 1. Tag, dann 50—150 mg täglich oral dosiert (SCHNEIDER et al., 1967). Die orale Gabe ist in dieser Indikation nach Ansicht des Referenten wirkungslos. Zur Therapie von Thrombosen oder arteriellen Embolien werden an den ersten Tagen 3mal 100 mg intravenös, ab 4. Tag 2mal und nach 1 Woche 1mal 100 mg intramuskulär gegeben. Bei Lungenembolien wird mit 4mal 100 mg intramuskulär oder intravenös begonnen. Dieselbe Dosierung wird von uns zur Behandlung der autoimmunen hämolytischen Anämien verwendet. Zur Behandlung der Hyperlipämien und Arteriosklerose werden in der 1. Woche ein- bis mehrmals täglich 100 mg parenteral gegeben, in der 2.—3. Woche jeden 2. Tag, dann 2—3mal wöchentlich oder 2—3mal täglich 50 mg oral.

c) Dextransulfat weist eine starke Neigung zur Kumulation auf (RICKETTS et al., 1953; DONZELOT et al., 1955; JEAVONS et al., 1956), die meist nach 3—4 Tagen deutlich wird. Es wird intermittierend intravenös verabreicht, zunächst in einer Dosis von 5000 E 4mal täglich. Sobald die Kumulation einsetzt,

Tabelle 32. *Heparinoidpräparate*

Chemische Bezeichnung	Firmennamen	Dosierung Thrombosebehandlung	Arteriosklerose-behandlung
Pentosanpoly-schwefelsaures Natrium	Thrombocid	1. Tag: 900—1200 mg i.v. 2. und 3. Tag: 600—900 mg i.v. ab 4. Tag: 600 mg i.v , i.m.	
Xylanpoly-schwefelsäure-ester	Polyanion SP 54	2—3× 100 mg i.v., i.m. ab 4. Tag: 2× 100 mg i.v., i.m. nach 1 Woche: 1×100 mg i.m.	1. Woche ein- bis mehrmals 100 mg täglich i.m. 2.—3. Woche: jeden 2. Tag 100 mg oder 2—3× 50—75 mg oral täglich
Mucopolysaccha-ridpolyschwefel-säureester	Eleparon	4×10000—20000 E i.v. nach 1 Woche 2×10000—20000 E i.m.	
Schwefelsäure-ester aus Alginaten	Paritol	3 mg/kg i.v. 7,5—8 mg/kg i.v.	
Sulfurierte Poly-galakturon-säure (Mepesulfate)	Treburon Thrombostop G 31150	800 mg 5 Std i.v. kont. 4×500 mg i.v. täglich 625 mg i.m. initial 250—375 mg alle 12 Std	
Dextransulfat	Dexulate	4×5000 E i.v. ab 3. Tag 1×5000 E	10—20 mg/kg oral
N-formyl-chitosanpoly-schwefelsäure-ester	Ro 1-8307	4×200 mg i.m. (Hypertonie)	
Extrakt aus Duo-denalmucosa	Ateroid		80 mg/die nach 14 Tagen 30 mg/die

genügt meist eine einmalige Dosis von 5000 E (TUDHOPE, 1958). Cholesterin wird erst von Dosen über 10000 E vermindert. Wegen der starken Nebenerscheinungen wird es praktisch parenteral nicht mehr verwendet, hingegen scheint Dextransulfat enteral gut resorbiert zu werden, so daß es zur Aktivierung des Klärfaktors eine Zukunft haben könnte. Nach eigener Erfahrung führt die Gabe von 3mal 300 mg oral (Tabelle 18, S.. 378) bzw. 10—20 mg/kg pro Tag (YAMADA et al., 1961) zu einer Aktivierung der Lipoproteinlipase.

d) Paritol wurde in einer Dosierung von 7,5—8,0 mg per kg intramuskulär oder 3 mg per kg intravenös zur Anwendung gebracht, erwies sich aber für eine breite Anwendung als zu toxisch (SØRENSON u. WRIGHT, 1950; HOWE et al., 1951; MARTIN u. BOLES, 1952; BEAZLEY et al., 1953).

e) Treburon wird intravenös und intramuskulär verabreicht. Für eine kontinuierliche i.v. Infusion sind 800 mg für 5 Std erforderlich, bei der intermittierenden Gabe werden 500 mg 4mal täglich gegeben. Intramuskulär verabreicht man 625 mg initial und dann alle 12 Std 250—375 mg (HIRSCHBOECK et al., 1951; MANGIERI et al., 1951; LEGER, 1952). Aber auch dieses Präparat hat sich für die breite Anwendung als zu toxisch erwiesen.

f) Eleparon wird bei frischen Thrombosen mit 40000—60000 E täglich auf 3—4 Gaben verteilt (TRAUTMANN, 1958; MORAWETZ u. SCHNETZ, 1962) gegeben, bei Lungenembolien wird die Dosis am 1. Tag auf 60000—80000 E erhöht.

Nach Abklingen der akuten Phase gibt man 2mal täglich 10000 E intramuskulär (KÖSTLER, 1956). Zur Prophylaxe werden 2mal 20000 E intramuskulär verabreicht (MEHL, 1958; NIEL, 1960), bei peripheren Durchblutungsstörungen 25000 E täglich intramuskulär (FRANKE u. LIEDY, 1962).

g) Durch Mischung von Heparin mit einem Heparinoid kann die Wirkung des Heparins gesteigert werden. Die Wirkung des Heparin-Heparinoid-Gemisches GP 38190 hält 11 Std an (HÖRDER et al., 1969).

h) Ateroid wird zur antiarteriosklerotischen Behandlung mit 80 mg am 1. Tag und dann mit 20—30 mg täglich für lange Zeit, als Dauertherapie mit 20 mg dosiert (MIETTINEN u. KYTILÄ, 1961).

i) Ro-1-8307 wird zur Unterdrückung der Aldosteronbildung mit 200 mg intramuskulär alle 6 Std dosiert (ABBOTT et al., 1966; CONN et al., 1966).

k) Bei der Anwendung der Heparinoide *in Salbenform* ist eine exakte Dosierung weder möglich noch nötig (Hemeran: DEGENRING, 1963; FISCHER, 1964; SAIPT, 1964; GYCHA et al., 1967; Lasonil: GOLLNICK, 1961; STUHLERT, 1962; VOLLMER, 1966; Luronase: KRÜCKEBERG, 1961; GRUSCHINSKE, 1962; Pergalen: RECHTER, 1962; GAERTNER, 1963; IRSKENS, 1963; Thrombophob: JIRZIK u. SCHWENN, 1954; MATANIC, 1963). Es ist aber fraglich, ob Heparinoide percutan überhaupt zur Resorption kommen.

D. Indirekte Anticoagulantien

1. Handelspräparate

Die zahlreichen Handelspräparate sind mit ihrer chemischen Bezeichnung, Generic Namens und grober Dosierungsangabe in Tabelle 33 zusammengefaßt (nach PUGATSCH, 1954; NAEGELI et al., 1960; DOUGLAS, 1962; OWEN et al., 1963; PERLICK, 1964; FREEMAN, 1965). Von diesen können Warfarin (POLLOCK, 1955; NICHOLSON u. LEAVITT, 1956; SHAPIRO u. CIFERRI, 1957; TOOHEY, 1958) und Phenprocoumon (DEUTSCH, 1956) auch parenteral angewendet werden, während alle übrigen Präparate nur oral gegeben werden können. Im übrigen unterscheiden sich die Präparate hinsichtlich des Wirkungseintrittes und ihrer Wirkungsdauer (vgl. S. 360). Die variable Wirkung dürfte auf die variable Sättigung der Leber mit Vitamin K und nicht auf eine variable Resorption zurückzuführen sein, da die chemisch bestimmten Blutspiegel gleich sind (UDALL, 1968). Außerdem besteht eine positive Korrelation zwischen dem Warfarinbedarf und dem Cholesterinspiegel, nicht aber mit dem Spiegel anderer Lipidfraktionen, ohne daß dadurch die Halbwertszeit des Warfarin beeinflußt würde (PYÖRÄLÄ et al., 1968). Das Wirkungsmaximum tritt nach einer Einzeldosis bei Äthylbiscoumacetat nach 1 Tag, bei Nicoumalon nach 1—2 Tagen, nach Phenindion nach 2 Tagen, nach Dicumarol, Cyclocoumarol, Warfarin und Phenprocoumon nach 2—3 Tagen, nach Diphenadion nach 3—4 Tagen auf. Die Zeit bis zur Rückbildung der Gerinnungswerte zum Ausgangswert ist länger und weist größere individuelle Schwankungen auf (2—7 Tage, nach Langzeitbehandlung bis 21 Tage) (WEINER et al., 1954). Sie ist bei Äthylbiscoumacetat und Äthylidendicumarin am kürzesten, bei Warfarin, Bishydroxycoumarin, Acenocoumarin, Phenindion und Anisindione mittellang und bei Phenprocoumon, Cyclocoumarol, Bromphenylindandion und Diphenadion lang (Abb. 20).

Tabelle 33. *Handelspräparate der indirekten Anticoagulantien*

Chemische Bezeichnung	Generic Name	Firmennamen	Initialdosis 1. Tag mg	Initialdosis 2. Tag mg	Erhaltung mg	Zeit bis zur optimalen Wirkung in Std	Normalisierung nach Absetzen in Tagen
3,3′-Methylen-bis 4-hydroxycumarin	Bishydroxycumarin, Dicumarol	Antiprothrombin Cumid Dicuman Mellitoxin Synparin Temperin Trombosan	300	200	75 (25—150)[a]	36—48 (72)	5—6
3,3′-Carboxymethylen-bis -(4-oxycumarin) äthylester	Äthylbiscoumacetat	Tromexan Neodicumarin Dicumacyl Pelentan Trombex	1500—2000		450 (150—900)	18—30	1—1,5
3,3′-Äthyliden-bis 4-hydroxycumarin	Äthylidendicumarin	Pertrombon Thrombaton	500	300	100—200	72	1
3-(α-Acetonylbenzyl)-4-hydroxycumarin Natrium	Warfarin	Coumadin Clumadin Marevan Cumatox Panwarfin Athrombin Warmerin Athrombin K	25—40	(50)	7,5—9 (1—21)	36—48 (72)	4—5
3-(α-Acetonyl-p-nitrobenzyl)-4-hydroxycumarin	Acenocumarin (Nicoumalone)	Sintrom Syncumar	10—28	16—24	4 (2—12)	36—48	3—7
3-(1′-Phenylpropyl)-4-hydroxycumarin	Phenprocoumon	Marcumar Liquemar Falithrom	15—24		0,75—6	48—72	7—14

3,4-(2′-Methyl-2′-methoxy-4′-phenyl)-dihydropyrano-coumarin	Cyclocoumarol	Cumapyran	100—150	25—50	25 (12,5—50)	36—60	6—8
2-Phenyl-l, 3-indandione	Phenindione	Athrombon Thromasal Thrombantin Pindione Emandione Dindevan Fenilin Hedulin Danilone Indon	200	100	100 (25—200)	26—48	3—4
2-(Diphenylacetyl)-1,3-indandione	Diphenadione	Dipaxin Didandin Oragulant Solvan Thrombodin	20—30	10—15	3—5	48—72	4—7 (20)
2-(p-Anisyl)-1,3-indandione	Anisindione	Miradon	500	300	25—300	24—72	3—4
2-(4′p-Chlorphenyl)-indane-1,3-dione	Chlorphenyl-indandione	Indaliton	20	12	2—4	48	3—6 (10)
2-(p-Bromphenyl)-1,3-indandione	Bromphenyl-indandione	Haldinon Fluidone	5—15[b]		2—6 (0,5—6)		3—10
Isovaleroyl-indandione-1,3		Isoval Valone	20—30	10—15	3—5		

[a] Mittelwerte (Extremwerte).
[b] SEAMAN (1961).

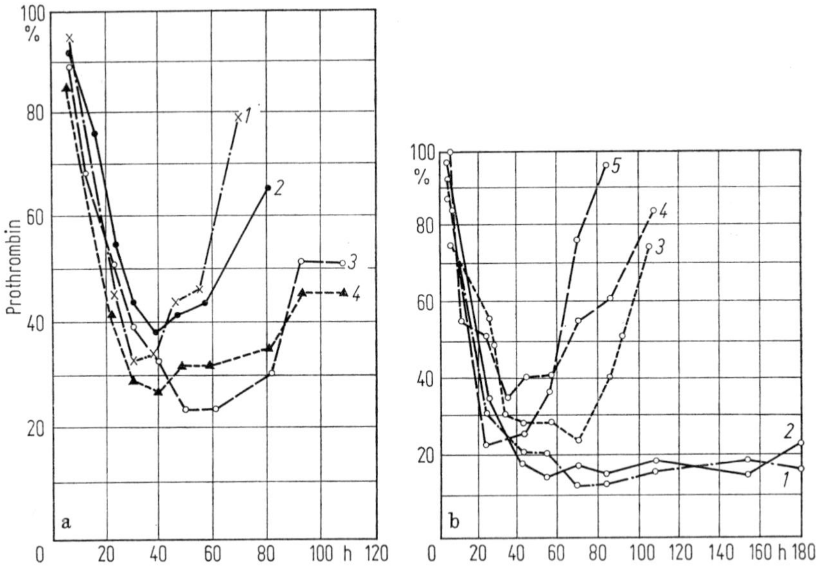

Abb. 20 A u. B. Unterschiedliche Verlängerung der Thromboplastinzeit (A) nach einer einmaligen Gabe verschiedener indirekter Anticoagulantien und Nachweis einer protrahierten Wirkung (B). A *1* Äthylbiscoumacetat, *2* Phenylindandion, *3* Dicumarol, *4* Cumopyran. B *1* und *2* Phenprocoumon, *3* Dicumarol, *4* Phenindandion, *5* Äthylbiscoumacetat. (Aus PERLICK, 1964)

2. Dosierung

a) Orale Applikation

Die ursprünglich empfohlene stoßweise Dosierung, bei der eine große Dosis verabreicht und dann gewartet wurde, bis der Prothrombinspiegel wieder anzusteigen beginnt, worauf eine neuerliche kleinere Stoßdosis gegeben wurde (DEUTSCH, 1947), ist zugunsten der Gabe einer hohen Initialdosis und einer täglichen kleinen Erhaltungsdosis verlassen worden (DEUTSCH, 1952).

Die Dosierung richtet sich nach Größe, Gewicht, Allgemeinzustand des Patienten, Grundkrankheit und gewünschter Intensität der Wirkung. Eine besondere Rolle spielt die individuelle Reaktivität des Patienten, die oft nicht vorhergesagt werden kann und sich in extremen Fällen in einem besonders starken oder besonders geringen Ansprechen auf die Therapie auswirkt (sog. Hypo- und Hyperreaktoren) (s. S. 422,). Die in der Tabelle 33 angegebenen Dosierungen können daher nur als grobe Richtwerte dienen. Die Initialdosis wird innerhalb von 48 Std verabreicht. Vom 3. Tag an richtet sich die Dosis nach dem täglich bestimmten Prothrombinspiegel. Die Tagesdosis einschließlich der hohen Initialdosis wird auf einmal verabreicht, da die Wirkung bei Verteilung auf mehrere Einzeldosen deutlich langsamer eintritt (DEUTSCH et al., 1957). Eine Ausnahme bildet nur das kurzwirkende Äthylbiscoumacetat, bei dem sowohl Initial-, als auch Erhaltungsdosis über den Tag verteilt werden müssen (DEUTSCH, 1949; MATTHEWS et al., 1955).

Die gewünschten therapeutischen Effekte können mit jedem der angeführten Präparate erzielt werden, vorausgesetzt, daß sie richtig dosiert werden. Es seien einige Literaturbeispiele angeführt. Die Aufzählung ist willkürlich und kann keinen Anspruch auf nur annähernde Vollständigkeit haben. Es wurde die Anführung der grundlegenden älteren Literatur bevorzugt, da diese mehr pharmakologisch interessierende Details enthält. Dicumarol: (DEUTSCH, 1947a, b); Äthylbiscoumacetat (DEUTSCH, 1949; SOLOMON et al., 1950; MANSON u. FULLERTON, 1956); Äthylidendicumarin: (FANTL u. NANCE, 1947; ROSE u. KRIEGER, 1951); Cyclocoumarol (BATTLE et al., 1950; ROTTER u. MEYER, 1951); Phenprocoumon (JÜRGENS, 1953; DEUTSCH et al., 1954; BRAMBEL u. SERRA, 1959); Warfarin (SHAPIRO, 1953; WOLFF et al., 1953); Acenocoumarin (JÜRGENS, 1956; LANDER u. HUNTER, 1956; ALEXANDER et al., 1957; DEUTSCH et al., 1957; MAYER u. CONELL, 1957; NEILL et al., 1957); Phenindion (BLAUSTEIN et al., 1953; PERLICK, 1953; BEAMISH u. CARTER, 1956); Chlorphenylindandion (LUND, 1957; MONTIGEL u. PULVER, 1960; PUGATSCH, 1960; SCHLEGEL u. MONTIGEL, 1960; NEUMANN et al., 1966); Diphenadion (FIELD et al., 1952; WILLIS et al., 1953; DUFF et al., 1957; RODMAN et al., 1959); Anisindion (BLAUSTEIN, 1958; KELLAWAY, 1958; LANGE et al., 1958; CONNELL u. MAYER, 1959); p-Bromphenylindandion (SEAMAN, 1961; SINGER et al., 1962). Es wird vielfach die Meinung vertreten, daß bei langdauernder Behandlung die Anwendung lang wirkender, bei kurzdauernder Behandlung die kurzwirkender Präparate günstiger sei, doch ist dies nicht gesichert. Ein Vergleich der Wirkung mehrerer indirekter Anticoagulantien findet sich bei BRUNTON et al. (1956); ESCUDERO (1959), FREMONT (1963).

b) Parenterale Applikation

Warfarin-Natrium oder -Kalium und Phenprocoumon können auch intravenös verabreicht werden. Die Dosierung ist dieselbe wie bei der oralen Verabreichung, nur tritt die Wirkung etwas früher ein (Abb. 21), doch ist der Unterschied

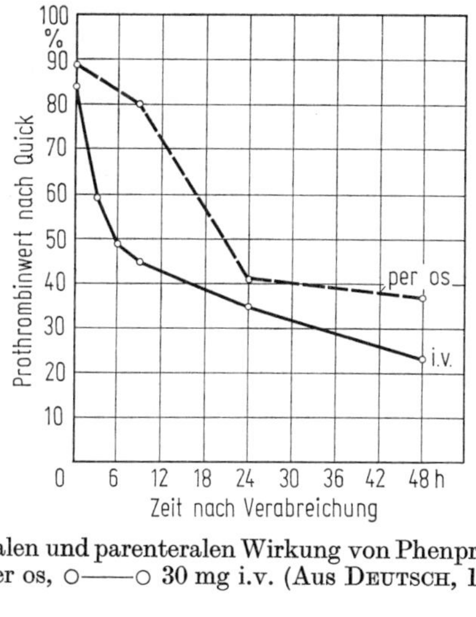

Abb. 21. Vergleich der oralen und parenteralen Wirkung von Phenprocoumon. o----o 30 mg per os, o——o 30 mg i.v. (Aus DEUTSCH, 1956)

nicht so groß, daß dadurch eine Therapieeinleitung mit Heparin unnötig würde. Die Bedeutung liegt nur in der Möglichkeit der Anwendung bei Patienten, die aus irgendwelchen Gründen nicht imstande sind, die Tabletten zu schlucken, also z.B. in den ersten postoperativen Tagen oder bei Bestehen eines starken Brechreizes (SHAPIRO, 1953; CRAMER, 1955; POLLOCK, 1955; DEUTSCH, 1956; NICHOLSON u. LEAVITT, 1956; TOOHEY, 1958).

Warfarin-Natrium kann auch intramuskulär (SHAPIRO u. CIFERRI, 1957) in einer Dosis von 75 mg und rectal (KRANZ u. KOPP, 1953; FREEMAN u. MEYER, 1956) in einer Dosierung von 100 mg verabreicht werden. Eine rektale Anwendung von Dicumarol wurde von HARTENBACH (1951) versucht, der nach 7 Tagen Werte von 20% erreichte, VON GOOSSENS (1950) jedoch als wirkungslos abgelehnt. Eine lokale Anwendung von Phenindandion ist wirkungslos (MAYER, 1964).

c) Kombinierte Behandlung mit Heparin(oiden) und seltenen Erden

Da bis zum Eintritt der Wirkung der indirekten Anticoagulantien 48 bis 72 Std vergehen, überbrückt man in dringlichen Fällen, in denen eine sofortige Wirkung erwünscht ist, diese Zeit mit Heparin(oiden) oder seltenen Erden (THIES, 1954). Diese Kombination hat keinen Einfluß auf die Dosierung der indirekten Anticoagulantien. Die Dosierung der Zusatzmedikamente ist in den Abschnitt A, B und D dieses Kapitels angeführt.

3. Abnorme Reaktionstypen

Es gibt Patienten, die gegenüber der Wirkung der indirekten Anticoagulantien besonders empfindlich bzw. besonders unempfindlich sind (70:25:5) (NAEGELI et al., 1960). Als Hyperreaktoren haben Patienten nach Operationen an den Gallenwegen, nach Herzoperationen, Patienten mit Stauungsleber, Leberparenchymerkrankungen, Alkoholabusus (THIES, 1954; GUGGENBÜHL-SCHMITTER, 1957; SHERLOCK, 1961), Fieber, Unterernährung und Malabsorptionssyndrom, Hyperthyreose, Wasserretention und Durchfällen zu gelten. Hyporeaktoren sind Patienten mit Shock, Hypothyreose (WALTERS, 1963), nach Rekompensation, während Diurese, mit Fettleibigkeit und mit malignen Prozessen (MATIS, 1964). O'REILLY et al. (1964) haben einen Patienten beobachtet, der auf die Gabe von 145 mg Warfarin täglich nur wenig reagierte. Es konnte eine Dosiswirkungskurve bis 1010 mg gemacht werden, die zu jener bei Normalfällen parallel verlief. Die Autoren konnten nachweisen, daß Resorption, Verteilungsvolumen, Verschwinderate und Abbau normal waren. Bei der Untersuchung der Familie zeigte sich, daß sich diese Eigenschaft über 3 Generationen vererbt hatte. Ein ähnliches Verhalten kann auch bei Ratten gefunden werden (vgl. auch HAUSTEIN und MARKWARDT, Kap. III, B, 3, S. 226). Diese zeigten in der 4. Generation signifikante Unterschiede im Metabolismus von Warfarin mit einer Halbwertszeit von 5 gegenüber 30 Std (DEORAS, 1966; PYÖRÄLÄ u. NEVANLINNA, 1968). In teilweisem Gegensatz hierzu steht die Beobachtung von POOL et al. (1968), deren resistente Ratten keinen Unterschied in der Resorption und Ausscheidung von Warfarin zeigten. SOULIER u. BLATRIX (1966) beschrieben 2 Fälle mit einer Resistenz gegen Warfarin und 3 Fälle mit einer solchen gegen Äthylbiscoumacetat.

4. Änderung der Reaktivität während der Behandlung

Auch gut eingestellte Patienten zeigen während einer Dauerbehandlung geringe Schwankungen im Prothrombinspiegel, die durch eine Änderung der Dosisverteilung oder eine geringe Erhöhung oder Senkung der Wochendosis ($^1/_2$—$1^1/_2$ Tabletten) leicht korrigiert werden können. Meist ist nach einiger Zeit wieder eine gegenläufige Tendenz zu beobachten. Größere Schwankungen sind meist durch das Auftreten interkurrenter Erkrankungen, Dekompensation, Schilddrüsenfunktionsstörungen (WALTERS, 1963), Auftreten einer Hepatitis (KLIESCH et al., 1960), Abheilung solcher oder durch interferierende Medikamente, insbesondere Alkoholgenuß und Schlafmittel (s. S. 439, 440) bedingt. Auch die Diät

Tabelle 34. *Dosisänderung während Langzeitbehandlung von Patienten im Thrombosedienst in Wien*

AC-Dosis-änderung	Durchschnittliche AC-Dosis mg/Woche		Therapie-dauer (Monate)	Patienten-zahl
mg	a	b		
+3	15	18	>12	3
+4,5	21	25,5	>12	5
+6	16,5	22,5	8—12	5
+7,5	10,5	18	5—11	2
+9	13,5	22,5	9	1
+10,5	12	22,5	>12	1
−3	19,5	16,5	>12	5
−6	19,5	13,5	>12	1

Tabelle 35. *Dosisänderung bei Patienten des Thrombosedienstes Wien während einer Langzeitbehandlung*

	Patient				
	A	B	C	D	E
	Phenprocoumon	Äthylbiscoumacetat	Äthylbiscoumacetat	Acenocoumarin	Phenylindondion
mg/Woche	31,5	3000	2550	44	350
Intervall (Monate)	5	12	3	>12	>12
mg/Woche	63,0	4500	2700	72	550 (Thrombose)
	Phenindan	Phenprocoumon	Phenprocoumon	Chlorphenylindandion	Phenprocoumon
mg/Woche	1500	30	21	48	21
Intervall (Monate)	5	10	7	3	4
mg/Woche	2100	34,5	47,5	48	24

hat einen Einfluß, da grüne Pflanzen mit Vitamin K-Gehalt, z.B. Spinat, Kohl, die Resistenz erhöhen (Quick, 1964; Udall, 1964, 1965, 1968), wobei nach unserer Erfahrung allerdings sehr große Mengen nötig sind (1 kg pro Tag). Das Abklingen der Thrombosetendenz wirkt sich als Empfindlichkeitszunahme aus. Auch beim Übergang aus der stationären in die ambulante Behandlung ist häufig eine Dosiskorrektur erforderlich.

In seltenen Fällen kann man eine kontinuierliche Resistenzzunahme beobachten, die aus den Begleitumständen nicht erklärt werden kann (Tabelle 34). In diesen Fällen ist man gezwungen, das Präparat zu wechseln, wenn die Therapie fortgesetzt werden muß. Nach einiger Zeit kann sich neuerdings eine Resistenz ausbilden (Tabelle 35).

5. Antidote

Die Wirkung der indirekten Anticoagulantien wird durch Vitamin K_1 sicher aufgehoben, doch beginnt die Wirkung erst nach ungefähr 6 Std nachweisbar zu werden. Bis zur Normalisierung der Gerinnung kann es 24—48 Std dauern und es können mehrere Dosen Vitamin K_1 hierzu erforderlich sein. Der Prothrombinspiegel kann durchaus nach einigen Tagen wieder absinken (Nicholson,

1957; Sise, 1958). Die Einleitung einer neuerlichen Anticoagulantienbehandlung unmittelbar nach einer höheren Vitamin K_1-Dosis kann Schwierigkeiten bereiten. Hierauf muß bei der Dosierung Rücksicht genommen werden: Soll lediglich ein nach unten entglittener Prothrombinspiegel wieder in therapeutische Bereiche gebracht werden, so genügen 1—2 mg, soll eine leichte Blutung durch eine teilweise Normalisierung des Prothrombinspiegels beseitigt werden, müssen etwa 5 mg gegeben werden. Soll jedoch die Behandlung schnell und definitiv beendet werden, gibt man 10—20 mg, eventuell 2mal. Vitamin K-Präparate ohne Phytylgruppe sind in dieser Indikation wirkungslos (Kranz, 1954; Dam et al., 1954; Douglas, 1962; Perlick, 1964; Vigran, 1965; Deutsch, 1966). Bezüglich der Wirkungsweise sei auf Deutsch (1966) sowie auf den Beitrag von Haustein u. Markwardt in diesem Handbuch (S. 229 ff.) verwiesen.

E. Seltene Erden

1. Handelspräparate

Verwendet werden Neodymsulfoisonicotinat (Neodym, Thrombodym), β-äthylpropionsaures Neodym und Praseodym (Helodym, Didym) sowie p-aminosulfosaures Cer (Ceranil).

2. Anwendungsweise

Seltene Erden sind bei oraler, subcutaner und intramuskulärer Applikation wirkungslos, so daß nur die intravenöse Anwendung in Frage kommt (Vincke u. Oelkers, 1938). Bei Dosen von 250—375 mg Thrombodym erhält man eine maximale Wirkung nach 3 Std. Die Wirkung hält bis 24 Std an, allerdings mit beträchtlichen individuellen Unterschieden (Hunter u. Walker, 1956) (Abb. 11). Zur prophylaktischen Behandlung empfehlen Thies u. Boecker (1953) am 1. Tag morgens 375 mg und abends 125 mg, dann in 12stündigen Abständen 125 mg, zur Therapie am 1. Tag dieselbe Dosis, am 2.—4. Tag 250 mg morgens und 125 mg abends, dann weiter alle 12 Std 125 mg. Später (1955) empfiehlt derselbe Autor nur 375 mg am 1. Tag und 125 mg am 2. Tag zur Überbrückung der Zeit bis zur Wirkung der indirekten Anticoagulantien. Vorsicht ist bei Patienten mit Operationen wegen Magencarcinoms und Gallenwegsverschlüssen geboten, die eine überschießende Reaktion zeigen können (Wilbrand, 1953; Thies, 1954; Breuer, 1955). Helodym wird mit 2mal täglich 1 mg/kg Körpergewicht dosiert (Osten, 1957; Albach, 1959; Faulhammer, 1960).

3. Antidote

Ob Vitamin K als Antidot gegen die Wirkung seltener Erden wirksam ist, ist umstritten. Thies u. Boecker (1953) sowie Vincke u. Sucker (1950) fanden eine antagonistische Wirkung, Beller u. Mammen (1956) konnten dies nicht bestätigen, obwohl auch in ihren Kurven eine gewisse Wirkung nachweisbar ist (Vincke, 1960).

X. Komplikationen, Nebenwirkungen

1. Allgemeines

Die Anticoagulantienbehandlung ist unabhängig von den verwendeten Präparaten nicht ungefährlich (Übersicht bei Meyler, 1966, 1968). Ihre häufigsten und wichtigsten Komplikationen sind Blutungen bei Überdosierung und Thromboembolien bei Unterdosierung. Die Häufigkeit von Blutungen wird sehr unterschiedlich mit 0—50% der behandelten Patienten angegeben. Dies hat seine Ursache in der unterschiedlichen Exaktheit der Registrierung durch Patient und Arzt, Weglassen unbedeutender Blutungen aus der Statistik, Unterschiede hinsichtlich Dauer der Behandlung, Zusammensetzung des Krankengutes, Art der Medikation, Intensität der Behandlung, Intervalle der Kontrollen und Qualität der Laboratoriumsuntersuchungen. In einer Sammelstatistik kurzzeitig behandelter Patienten mit Myokardinfarkt fand SHAPIRO (1965) bei 6223 Patienten ein Blutungshäufigkeit von 6,97%, eine Häufigkeit der schweren Blutungen von 1,33% und der Todesfälle von 0,08% (dort tabellarische Zusammenstellung). Die Blutungshäufigkeit beträgt bei prophylaktischer Behandlung an einem chirurgischen Krankengut 0,4%, wobei die Magenoperationen mit 7,5% belastet sind (THIES et al., 1965) BERCHTOLD et al. (1966) fanden 2,3% Blutungen. Bei

Tabelle 36. *Altersverteilung der Komplikationen im Jahre 1964 im Wiener Thrombosedienst.* (Nach DEUTSCH et al. 1966)

Alter	Fälle	Blutungen	%	Thrombosen	%
0—10	1	—	—	—	—
11—20	6	—	—	—	—
21—30	35	—	—	1 (1)	2,86
31—40	69	3	4,35	1	1,45
41—50	150	10	6,66	2	1,35
51—60	277	12	4,33	1	0,36
61—70	259	6	2,32	1 (1)	0,39
71—80	111	8	7,20	4 (4)	3,60
81—90	10	1	10,00	—	—

prophylaktischer Behandlung nach gynäkologischen Operationen fanden UHLMANN (1965) 7,5% Blutungen, HIILESMA u. ZILLIACUS (1965) 3,1% Blutungen, SCHWENZER (1959) 6,1%; BIRCHER u. KAUFMANN (1954) 2,05%; HIILESMA u. ZILLIACUS (1965) nach Entbindungen 0,8%. LEHMANN (1954) verglich die Blutungszwischenfälle bei Anwendung verschiedener Präparate und fand bei Äthylbiscoumacetat 1,4%, bei Phenprocoumon 4,6% und bei Depot-Thrombocid 8,9% Blutungen, SCHUBERT u. UHLMANN (1954) bei Dicumarol 6,9%, bei Thrombodym 10,7% und bei Thrombodym + Dicumarol 15,6%. Die Blutungsfrequenz ist also bei der Kurzzeitbehandlung bei Verwendung direkter Anticoagulantien größer. (Siehe auch Übersicht bei BELLER, 1960). Nach DELAHAYE et al. (1965) beträgt das Blutungsrisiko bei Behandlung venöser Thrombosen 5—8% (tödlich 0,1—0,5%), bei akuten arteriellen Thrombosen 8—11% (0,3—0,9%) und bei Langzeitbehandlung 6—30%, berechnet auf Behandlungsjahre 0,3—1,5%. In Holland sind in den Jahren 1960—1962 281 Patienten an den Folgen der Anticoagulantienbehandlung verstorben, und zwar 115 an Gehirnblutungen und 101 an Blutungen in den Magendarmtrakt, was dafür spricht, daß viele Patienten mit Kontraindikationen behandelt worden sein müssen. (DE KRUYFF, 1963).

Bei der Beurteilung der Langzeitbehandlung bezieht man sich besser auf die Behandlungszeit als auf die Fallzahl. Die Häufigkeit liegt zwischen 1 Blutung auf 7 Behandlungsjahre (PICKERING et al., 1959) und 1 Blutung auf 17 Jahre (ROOS u. JOOST, 1965) (weitere Literatur bei SHAPIRO, 1965), ist aber bei der Langzeitbehandlung unabhängig vom verwendeten Präparat und der Dauer der Behandlung (BAUGH, 1965). Die Blutungshäufigkeit nimmt mit dem Alter der Patienten (Tabelle 36) und mit der Intensität der Anticoagulantienbehand-

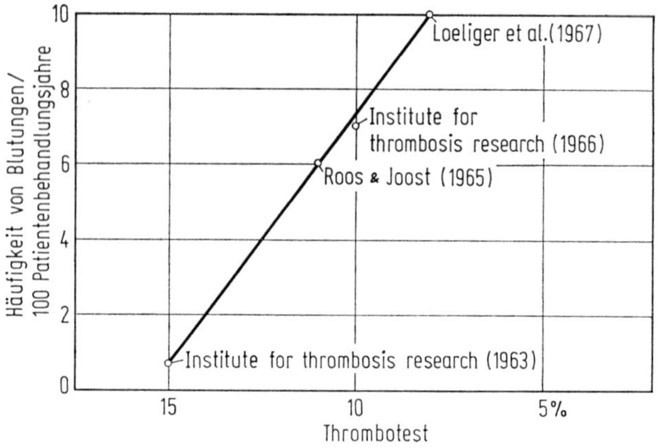

Abb. 22. Beziehung zwischen Häufigkeit von Blutungskomplikationen und Thrombotestwert bei großen Patientenzahlen. (Nach LOELIGER et al., 1967)

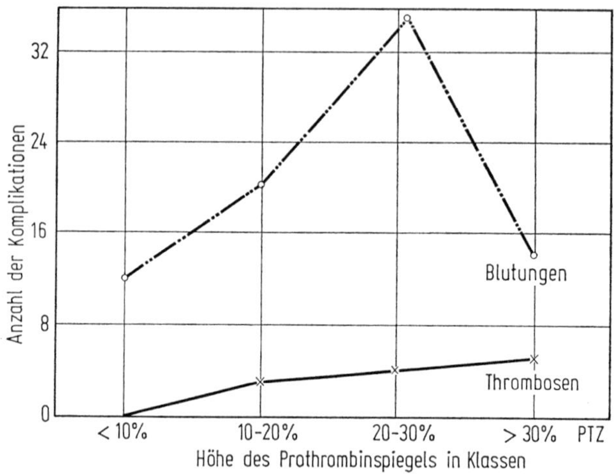

Abb. 23. Beziehung zwischen der Häufigkeit der Blutungen bzw. Auftreten thromboembolischer Komplikationen und der Höhe des Prothrombinspiegels. Ausgezogene Linie: Thrombosen, unterbrochene Linie: Blutungen. (Aus DEUTSCH et al., 1966)

lung zu (LOELIGER et al., 1967) (Abb. 22). Setzt man jedoch die Blutungshäufigkeit mit dem Prothrombinspiegel bei den Patienten eines Thrombosedienstes in Beziehung, so ergibt sich der auffallende Befund, daß die Blutungen keineswegs bei einem sehr niedrigen Prothrombinspiegel am häufigsten sind, woraus hervorgeht, daß hier wesentliche andere Faktoren eine zusätzliche Rolle spielen. ROOS u. JOOST (1965) finden auch tatsächlich in 64% ihrer Fälle eine lokale Ursache an der Entstehung der Blutung wesentlich mitbeteiligt. Die thromboembolischen Komplikationen hingegen nehmen mit steigendem Prothrombinspiegel eindeutig zu (Abb. 23) (DEUTSCH et al., 1966; LOELIGER, 1966). Welcher Faktor des Prothrombinkomplexes für das Auftreten der Blutungen vorwiegend verantwortlich gemacht werden kann, ist nicht gesichert. Nach der — nicht unwidersprochenen — Meinung von QUICK hat Faktor IX eine geringe, Faktor VII eine wesentliche Bedeutung.

Die häufigste Ursache der Blutungen sind Überdosierung durch Dosierungsfehler an sich oder falsche Dosierung infolge falscher Laboratoriumsbefunde, zu seltene Laboratoriumskontrolle oder fehlerhafte Einnahme des Medikamentes durch den Patienten, Übersehen bestehender Kontraindikationen oder Auftreten solcher während der Behandlung, Durchführung der Behandlung bei relativen Kontraindikationen, Gabe unverträglicher Zusatzmedikamente (s. S. 436 sowie HAUSTEIN und MARKWARDT, Kap. IV, B, S. 253 ff.), unerwartet tiefes Absinken der Gerinnungswerte bei Hyperreaktoren (s. S. 422), schließlich die durchblutungs-, gefäßpermeabilitäts- und fragilitätssteigernde Wirkung der Anticoagulantien an sich (s. S. 319, 326, 331 sowie HAUSTEIN und MARKWARDT, Kap. V, A, S. 264). Von den hier aufgezählten Ursachen lassen sich alle bis auf die beiden letzten durch eine entsprechend sorgsame Führung der Patienten weitgehend ausschalten.

Die meisten Blutungen sind unbedeutend und leicht zu beherrschen. Hierher gehören die Subkonjunktivalblutungen, Epistaxis, Zahnfleischblutungen, Hämoptysen, Hämatome und Hämaturie. Gefährlicher können die Blutungen in das Operationsgebiet sein. Besonders gefährlich sind die cerebralen, subduralen, epiduralen und intraspinalen Blutungen, Blutungen in den Magen-Darmtrakt, submucöse Blutungen in die Darmwandung mit Ileus, die intraperitonealen und retroperitonealen Blutungen, Blutungen in das Auge bzw. in die Retina, Nebennierenblutungen und Hämobilie (DALGAARD, 1953; SANKALE et al., 1969). Sehr wichtig ist es, intramuskuläre Injektionen generell zu vermeiden, da diese häufig zu ausgedehnter Hämatombildung führen. Subcutane und intravenöse Injektionen können gefahrlos durchgeführt werden (BEAUMONT u. TARRIT, 1955).

Die zweite häufige Komplikation ist das Auftreten von thromboembolischen Ereignissen während der Behandlung. Ein großer Prozentsatz dieser Ereignisse ist auf eine insuffiziente Behandlung zurückzuführen und daher ebenfalls vermeidbar (MAYER u. MATIS, 1959). Häufige Ursachen sind der zu späte Beginn der postoperativen Prophylaxe, zu große Intervalle zwischen den Heparininjektionen, so daß sich vor der nächsten Injektion ein Stadium mit Hypercoagulabilität ausbilden kann, unzureichende Dosierung der Heparinoide, Einstellung der Therapie mit indirekten Anticoagulantien auf Quick-Werte über 25% (Empfehlungen zu einer Einstellung auf 40—50% kann man sogar finden!). Allerdings kommen auch bei idealer Durchführung der Therapie gelegentlich Thromboembolien vor, die ihre Ursache in der unvollkommenen Beeinflussung der Thrombogenese durch die derzeit verfügbaren Anticoagulantien (s. Kapitel II und Kapitel IV) haben.

2. Komplikationen der Heparintherapie

a) Blutungen. Sie sind häufiger als bei Anwendung der indirekten Anticoagulantien und werden für die intensive Heparintherapie von STAMM mit 35% angegeben (1965). Hier spielt sicherlich neben den schon eingangs erwähnten allgemeinen Ursachen die gelegentlich auftretende Thrombocytopenie und die Hemmung der Plättchenadhäsion bei intensiver Heparintherapie eine wesentliche Rolle (ROWSELL et al., 1967) (s. S. 315). Alle im allgemeinen Teil beschriebenen Blutungen kommen vor. Am häufigsten finden sich Hämatome um Stichstellen, aber auch spontane Glutealhämatome werden beobachtet. Besonders erwähnt seien die Nebennierenblutungen, die schwere Allgemeinerscheinungen verursachen und häufig zum Tode führen (MERZ u. AUFDERMAUER, 1952; KNIGHT u. VALENTINE, 1962; WIECKIEWICZ, 1962; AMADOR, 1965; KRAUSE, 1965), die Blutungen in die Darmwand mit Ileussymptomatik (AUGUSTIN, 1962), Blutungen in das Retroperitoneum (WETTERDAL, 1942;

Cianci u. Piscatelli, 1969), ins Nierenlager (Rueff, 1956), intraperitoneal (Wesely et al., 1957; Morrison u. Wurzel, 1964) und können bis zum Nierenversagen führen (Gayer u. Löhr, 1958). Überdosierungen bleiben bei rechtzeitiger Erkennung und Gabe von Protamin ohne Folgen (Pachman, 1965).

b) Anaphylaktische Reaktionen kommen vor allem mit den älteren, noch weniger gut gereinigten Präparaten vor, finden sich aber auch bei Anwendung reinster Präparate als Folge einer Idiosynkrasie (0,1% der Fälle) (Højensgaard u. Schwartz, 1949; Zeytinoglu, 1949; Chernoff, 1950; Hauch et al., 1952; Izarn, 1954), während einer Heparinbehandlung am 8.—10. Behandlungstag sowie bei der ersten Reinjektion nach vorangegangener Heparin- oder Heparinoidbehandlung (4—5% der Fälle) (Cummine, 1949; Beaumont et al., 1952; Izarn, 1954; Bernstein, 1956; Hoogendam, 1965). Die Symptome sind: Schock, Atemnot, Asthmaanfall, Glottisödem, Cyanose und Dyspnoe wie bei Lungenembolie (Hoogendam, 1965), lokalisierte und generalisierte Urticaria, Erythem, Fieber. Die erkrankte Extremität ist oft besonders intensiv verfärbt (Jorpes, 1946; Gotz, 1951; Hauch et al., 1952; May u. Purtscheller, 1964; Hoogendam, 1965; Schimpf u. Barth, 1966). Gelegentlich fehlen die Thrombocyten vollkommen und der Faktor V ist vermindert wie bei einer beginnenden Verbrauchscoagulopathie (Schimpf u. Barth, 1966).

Manchmal entwickeln sich die Beschwerden erst nach längerer Heparinbehandlung mit Unruhe im Abdomen, Auftreten kolikartiger Schmerzen, die an eine Mesenterialarterienembolie denken lassen, Durchfälle, die allmählich blutig werden, wobei auch Abgänge beobachtet werden können wie bei einer Proktitis und Colitis. Analoge Veränderungen treten bei Hunden sehr häufig und nach wesentlich kürzerer Heparinbehandlung auf. Es ist nicht völlig klar, ob diese Veränderungen als allergisch oder als toxisch aufgefaßt werden müssen. Es kann aber hier Jürgens (1965) nicht beigepflichtet werden, der auch die eingangs geschilderten Schocksymptome als toxische Kreislaufwirkung erklären will.

c) Eine relativ häufige Komplikation, Frauen bevorzugend (bis zu 40% der Patienten), ist das Auftreten einer *Alopecie*, etwa 4—8 (3—20) Wochen nach Behandlungsbeginn, meist nur, wenn die Behandlung mindestens 2 Wochen lang durchgeführt wurde. Der Haarausfall beginnt an den Schläfen, kann auf diese lokalisiert bleiben oder sich auch weiter ausbreiten. Die übrige Körperbehaarung wird nur selten betroffen (Fischer et al., 1953; Zinn, 1964; Hugues, 1966). Die Haarpapille stellt ihre Aktivität ein, geht in ein Ruhestadium über, worauf das Haar allmählich ausfällt. Nach einiger Zeit nimmt sie jedoch ihre Tätigkeit wieder auf, und das Haar wächst nach (Kligman, 1961; Stamm, 1965; Ludwig, 1965), wobei es voller und sogar lockig werden kann (Jürgens, 1965).

d) Gefäßkrisen. Während der Heparinbehandlung kann es zu einer eigentümlichen blauen Verfärbung einer oder mehrerer Extremitäten kommen, die mit Schwellung und außerordentlich heftigen Schmerzen einhergeht. Nach Absetzen der Therapie gehen die Erscheinungen wieder zurück (Stamm, 1965; Turcotte et al., 1965; Dubois u. Goldstein, 1966).

e) Parästhesien an der Plantarseite der Füße mit Stechen und Brennen in der 2. Behandlungswoche (Robinson u. van der Veen, 1963).

f) Osteoporose mit Spontanfraktur, mit heftigen Knochenschmerzen, kann als Folge der Hemmung der Aktivität der Osteoblasten und wahrscheinlich auch einer Interferenz des Heparins mit der Bildung der Mucopolysaccharide der Grundsubstanz bei hoch dosierter (15—30000 E täglich durch mehr als 6 Monate) oder sehr lange dauernder (zur Arterioskleroseprophylaxe durch 2—16 Jahre) Behandlung sowie bei Patienten an der künstlichen Niere vor allem bei regionaler

Heparinisierung beobachtet werden (MAJOOR, 1965; JAFFE u. WILLIS, 1965; GRIFFITH et al., 1965; MILLER u. DE WOLFE, 1966). Kalzium, Phosphor, alkalische und saure Phosphatase sollen unverändert sein.

g) Ein Fall von *Hypoaldosteronismus*, charakterisiert durch Hypotonie, Erbrechen, Gewichtsverlust, Hyponatriämie und Hypochlorämie bei Hyperkaliämie, normaler 17-Ketosteroidausscheidung und fehlender Aldosteronausscheidung im Harn nach langdauernder Heparinbehandlung ohne Nebennierenblutungen wurde von WILSON u. GÖTZ (1964) beschrieben.

h) Heparin kann mit Paraproteinen insbesondere Makroglobulinen einen Komplex mit hoher Viscosität bilden, der in vivo zu tödlichen Komplikationen führen kann (MILLER, 1960; LOELIGER, 1965; COON u. WILLIS, 1966). Die tropische Makroglobulinämie scheint eine Ausnahme zu bilden (CHARMONT, 1962).

i) Der durch Heparin bewirkte Anstieg der freien Fettsäuren fördert das Auftreten von *ventriculären Extrasystolen* beim Menschen (OLIVER et al., 1969) und beim Hund mit frischem Myokardinfarkt (KURIEN et al., 1969) und kann so tödliche Zwischenfälle hervorrufen.

k) Heparin kann durch Agglutination der Plättchen und Abfangen der Aggregate in den kleinen Gefäßen zu einer *Thrombocytopenie* führen (GOLLUB und ULIN, 1962).

3. Heparinoide

Bei der Anwendung der Heparinoide hat man prinzipiell mit denselben Nebenwirkungen zu rechnen wie nach Heparin (THOMASCHEK, 1954; GASTPAR, 1963; JÜRGENS, 1965). Hinzu kommt, daß die Toxicität der Heparinoide mit Molekülgröße und Sulfurierungsgrad zunimmt. Diese äußert sich in Eiweißfällung (vor allem Fibrinogen), Speicherung im RES und Kumulation. Nach der Gabe des Heparin-Heparinoid-Gemisches GP 38190 findet sich ein mit Toluidinblau metachromatisch färbbares Material in den Kupfferschen Sternzellen der Leber des Menschen, das noch nach 45 Tagen nachweisbar war, mit einem Maximum nach 4—14 Tagen (HÖRDER et al., 1969). Die Behauptung, daß Blutungen seltener seien als unter Heparinbehandlung, ist irrig und auf die meist geringere Intensität der Behandlung zurückzuführen. STAMM (1965) beobachtete bei der Anwendung von 3 Heparinoidpräparaten bei äquivalenter Gerinnungshemmung ebenfalls eine Blutungshäufigkeit von 30%, gleichzeitig aber eine Häufigkeit an thromboembolischen Komplikationen von 30% gegenüber 1% bei der Heparinbehandlung. Allergische Reaktionen gelangen nach der Erstinjektion sowie bei mit Heparin oder Heparinoiden vorbehandelten Patienten zur Beobachtung (MATIS, 1954; DEUTSCH, 1965; STAMM, 1965). Der Versuch, diese Erscheinungen als toxische Reaktionen zu erklären (VODOPIVEC u. BAUMGARTNER, 1953; JÜRGENS, 1965), scheint nicht berechtigt, während die nach längerer Behandlung auftretenden abdominellen Beschwerden und blutigen Diarrhöen, Hautausschläge, Gelenkschwellungen, Tachykardien toxisch bedingt sein könnten. Haarausfall, Lockerung der Zähne, Querrillenbildung an den Nägeln und Verlust derselben wird häufiger als nach Heparin beobachtet (THOMASCHEK, 1952; KALK, 1953; HIRSCHBOECK et al., 1954; LUDWIG, 1965).

Im einzelnen sei auf folgende Beobachtungen bei einzelnen Heparinoiden hingewiesen:

a) Dextransulfat. Eine fibrinogenfällende Wirkung wird bei den kleinmolekularen, therapeutisch verwendeten Präparaten nicht beobachtet (HJORT u. STORMORKEN, 1957). Diese verursachen jedoch bei intravenöser Anwendung eine

Thrombocytopenie durch Aggregation der Thrombocyten mit begleitender Verlängerung der Blutungszeit (Hjort u. Stormorken, 1957; Tudhope et al., 1958). Ferner finden sich morphologische Veränderungen an den Capillaren (Hjort u. Stormorken, 1957), starke Kumulation (Tudhope et al., 1958), allergisch-toxische Erscheinungen wie Appetitlosigkeit, Erbrechen, Brechreiz, Diarrhoe, abdominelle Schmerzen (Cohen u. Tudhope, 1956; Sasaki et al., 1964) bei fast 100% der Patienten, Gelenkschmerzen bei etwa 50% der Fälle, Exantheme, Haarverlust bei $^2/_5$ der Patienten (Donzelot et al., 1955; Tudhope et al., 1958), kompletter Verlust der Nägel sowie Osteoporose (Hint u. Richter, 1958). Bei oraler Gabe sind derartige Nebenerscheinungen bisher nicht beobachtet worden.

b) Paritol verursacht ähnliche allergisch-toxische Erscheinungen, präkardiale Schmerzen, Gelenkschwellungen, Hauterscheinungen (Palmieri u. Giacca 1951), Lokalreaktionen an den Injektionsstellen sowie Zeichen der Kumulation (Martin u. Boles, 1952).

c) Treburon verursacht Lokalreaktionen an der Injektionsstelle, allergisch-toxische Erscheinungen, Alopecie in hohem Prozentsatz (bis 80% der behandelten Patienten), auch Ausfall der Augenbrauen und Schambehaarung, Querrillenbildung und Verlust der Nägel (Hirschboeck et al., 1954), Diarrhöen, Purpura und neigt zu Kumulation (Field et al., 1953).

d) Thrombocid macht ebenfalls die bereits oben beschriebenen allergisch-toxischen Erscheinungen (Friedrich, 1951; Eysholdt, 1952; Matis, 1954; Stamm, 1965), Haarausfall (Schreck, 1951; Thomaschek, 1952 bei 51 von 53 Patientinnen, Fischer et al., 1953; Merz, 1954; Thies, 1958), Hämatome an der Einstichstelle (Kranz, 1954), petechiale Blutungen (Jörgensen, 1953), und wird in geringerem Maße im RES gespeichert (Goossens et al., 1958). Bei ungenügender Dosierung fördert es thromboembolische Komplikationen (Gunst, 1952).

Nach Gabe von Pentosanpolysulfoester (SP 54) finden sich diese Erscheinungen viel seltener, da es ein viel kleineres Molekül ist. Schock nach intravenöser Gabe wurde bei 2 Fällen von Henk u. Nebosis (1968) beobachtet. Wir konnten bei 2 Patientinnen das Auftreten einer hämorrhagischen Nekrose während der Behandlung mit SP 54 am Ort der Injektion beobachten. Das klinische Bild entsprach völlig jenem, das man bei diesem Zwischenfall bei Behandlung mit indirekten Anticoagulantien sehr wohl kennt. Histologisch fand sich nur eine geringfügige Infiltration der Subcutis, aber Fibrinthromben in kleinen Venen und Arteriolen (Deutsch u. Fischer, 1965). Haarausfall wird auch hier beobachtet, selbst nach den geringen zur Arteriosklerose-Prophylaxe verwendeten Dosen (eigene Beobachtung).

e) Eleparon verursacht Unruhe, Tachykardie, Angstgefühl, Ödeme, Haarausfall, Hautreaktionen (Hardegg et al., 1957; Niel, 1960; Jürgens, 1965) und wird zumindest beim Tier in Leber, Niere und Darm gespeichert (Studer et al., 1954; Hardegg et al., 1957; Goossens et al., 1958).

f) Das *Heparinoid G 31150* wird in den Kupfferschen Sternzellen gespeichert und verursacht Haarausfall (Hörder et al., 1969).

4. Indirekte Anticoagulantien

Die Komplikationen der Behandlung mit indirekten Anticoagulantien (Sankale et al., 1969) betreffen alle Präparate aus dieser Gruppe in gleicher Weise, nur bei den Phenindanderivaten werden zusätzliche Nebenwirkungen beobachtet, die im Abschnitt 5 getrennt behandelt werden.

a) Blutungen. Sie sind seltener als bei der Heparinbehandlung. Die Ursachen sind die im allgemeinen Teil (s. S. 427 sowie Abschn. V, A, 1, S. 264) beschriebenen. Die Capillarpermeabilitätsänderung (JOHOW, 1949) wirkt sich bei der Langzeitbehandlung nur wenig aus (MARX, 1964), erklärt aber das Auftreten von Petechien vor Senkung des Prothrombinspiegels bei Intoxikation mit Dicumarolderivaten (GROSS u. SCHRANK, 1965; OLMER et al., 1966). Der Blutungscharakter unterscheidet sich von dem bei der Heparinbehandlung. Muskelhämatome entstehen nicht spontan, sondern nur nach intramuskulärer Injektion (WELTI u. BREYNAERT, 1951). Auch Suffussionen finden sich seltener. Epistaxis vor allem bei gleichzeitigen Erkältungen, Zahnfleischblutungen, subconjunctivale Blutungen, Mikrohämaturie sind häufige Ereignisse von geringerer Bedeutung. Wichtiger ist die Makrohämaturie (CHOUDHURY u. PHILLIPS, 1960); eine Anurie kann durch Gerinnselbildung im Ureter oder durch Kompression des Ureters durch eine retroperitoneale oder intraperitoneale Blutung (KADEN u. FRIEDMAN, 1961; KAUFMANN u. McLELLAN, 1968) entstehen.

Die Magen-Darm-Blutungen sind häufig Folge übersehener oder als abgeheilt erachteter Ulcera oder der fehlerhaften gleichzeitigen Verabreichung von Salicylaten und Phenylbutazon, oft aber auch erstes Symptom eines entstehenden Darmcarcinoms (SEITZ u. SEEBERGER, 1957; GOODMAN, 1958; MICHAELS, 1962). Es muß daher jede Blutung — nicht nur im Magen-Darm-Trakt — zu einer genauen Untersuchung Anlaß geben, um eine eventuell vorhandene organische Blutungsquelle (z.B. Hypernephrom) aufzudecken. Submucöse und subseröse Blutungen können eine Motilitätsstörung mit blutigen Durchfällen (COHEN, 1968) oder Obstruktion des Darmes mit Ileuserscheinungen verursachen (LASCH, 1961; ABAZA u. REBUT, 1962; TENAILLEAU, 1965: 50 Fälle, dort auch die ältere Literatur; GOLDFARB, 1965; CHICHE u. LEYMARIOS, 1966; ASKEY, 1966; KILLIAN u. HEITZMAN, 1967; LEATHERMAN, 1968); von diesen Blutungen, aber auch von Blutungen aus dem Ovar ausgehend (WESELEY et al., 1957; GUREVICH u. THOMAS, 1960; TACCHI, 1963) kann es zur Ausbildung eines Hämatoperitoneums kommen. Eine seltenere Ursache ist die Spontanruptur der Milz (KAUFMANN et al., 1965). Hämatome des Musculus rectus können intraabdominelle Erkrankungen vortäuschen (AXELROD u. KLEINFELD, 1951; MILES et al., 1951; BABB et al., 1965; KARACA et al., 1967). Kleine Blutungen in das Operationsgebiet sind häufig und von geringer Bedeutung. Größere Blutungen verzögern die Wundheilung und können auch gefährlich sein (BIRCHER, 1954; KAUFMANN, 1957; GUGGISBERG, 1958 u.a.v.a.O.). Platzbäuche treten während der postoperativen Behandlung mit Acenocoumarin 5mal häufiger auf als sonst (SCHULTZE u. HÜBENER, 1967). Seltene Blutungen sind die Hämobilie mit tödlicher Verblutung (eigene Beobachtung) (BRAWNER et al., 1966), Blutung aus dem Larynx mit Atembehinderung (GIRAUX et al., 1967), in arthrotische Gelenke (McLAUGHLIN et al., 1966), in den Karpaltunnel (HARTWELL u. KURTAY, 1966), in Lungencysten (KENT, 1965), Lungenblutung bei Stauung (MARTON, 1963), Hämatothorax bei Lungeninfarkt (SIMON et al., 1969), in den M. psoas (STRAŠILOVA et al., 1961), in ein Hypophysenadenom (NOURIZADEH u. PITTS, 1965). Blutungen in das Nierenlager (POTTS u. BROWN, 1965) sind sehr schmerzhaft (s. auch MEYLER u. HERXHEIMER, 1968).

Blutungen in das Zentralnervensystem sowie subdurale, subarachnoidale und epidurale Blutungen verlaufen häufig tödlich und kommen meist bei Patienten mit Hypertonie und Gefäßerkrankungen (Arteriosklerose, Diabetes) vor (PAN et al., 1962; WITTE, 1964; STRAIN, 1964; SPURNY et al., 1964; DOOLEY u. PERLMUTTER, 1964; OLDENKOTT u. DRIESEN, 1966; HAZARD et al., 1968). Während der Behandlung von Myokardinfarkten kann es zu Sickerblutungen in das

Pericard mit Ausbildung eines Hämoperikards oder zur Ruptur mit plötzlicher Tamponade kommen (s. S. 349 und Tabelle 8) (Hammarsten, 1949; Goldstein u. Wolff, 1951; Anderson et al., 1952; Izzo et al., 1953; Russek u. Zohman, 1953; Quick, 1960; Smith, 1961; Sievers et al., 1961; Fell, 1965). Die Häufigkeit dieser Zwischenfälle beträgt in großen Statistiken 4,7% mit und ohne Anticoagulantien in gleicher Weise (London, 1965). Eine beidseitige Nebennierenblutung ist eine gefährliche Komplikation, die häufig zum Tod führt (etwa 30 Fälle: Renk u. Stoll, 1968). Es ist unklar, ob es sich hierbei um eine primäre Blutung oder — ähnlich wie bei den Hautnekrosen — um eine Massenthrombose mit nachfolgender Blutung handelt (Chokas, 1958; Fragge et al., 1960; Domart et al., 1961; Geyer et al., 1965; Amador, 1965; McDonald, 1966; Leblanc et al., 1968; le Bodic et al., 1968).

Die Menses werden von therapeutischen Dosen kaum beeinflußt, doch kann es bei Überdosierung zu Menorrhagien und Metrorrhagien und auch zu vaginalen Blutungen in der Menopause kommen (Gross, 1962; Kubicek u. Praschl, 1968).

b) Hautnekrosen finden sich mit einer Häufigkeit von etwa 1:1000 und können bei Behandlung mit allen indirekten Anticoagulantien vorkommen. Sie sind wahrscheinlich dem thrombo-hämorrhagischen Phänomen von Selye an die Seite zu stellen (Selye et al., 1965). Es scheint zu einer schlagartigen Thrombose der Arteriolen und Venolen sowie der dazwischenliegenden kleinen Gefäße zu kommen, wobei eine Ähnlichkeit mit der Sanarelli-Shwartzman-Reaktion besteht (Lieb, 1964). Ursache der Entstehung und der Lokalisation bleiben weiterhin unbekannt.

Die erste Beobachtung erfolgte durch Flood et al., (1943) bei einer 49jährigen Frau, bei der am 3. Tag der 2. Dicumarolbehandlung wegen einer Thrombophlebitis migrans eine Brust nekrotisch wurde. 1950 beschrieben Deutsch et al. 3 weitere Fälle und interprätierten das Geschehen als eine zur Nekrose führende Blutung. Es beginnt mit einer bläulich-lividen Verfärbung der Haut, innerhalb der sich an den Haarfollikeln angeordnete dunklere Pünktchen erkennen lassen. Kommt das Geschehen in diesem Stadium von selbst oder unter der Anwendung von Cortisonderivaten und Heparin zum Stillstand, so kann es zur restitutio ad integrum kommen. Meist schreitet das Geschehen unter heftigen Schmerzen und starker Beeinträchtigung des Allgemeinbefindens bis zum Schock weiter fort und führt zur Ausbildung einer brettharten dunkel-blau-schwarzen Nekrose, die von einem flammend roten Saum umgeben ist. Diese Veränderung tritt meist zwischen dem 3. und 5. Behandlungstag, nicht nach dem 8. Tag auf und ist völlig unabhängig vom aktuellen Prothrombinspiegel. Bevorzugt werden adipöse Frauen post partum oder in der Menopause betroffen, so daß eine hormonale Ursache diskutiert wurde (Stacher, 1963). Die Veränderungen entsprechen nicht den Dermatomen; manchmal bleiben im Zentrum der Nekrose Hautinseln erhalten, manchmal treten Nekrosen symmetrisch auf. Sie verschlechtern sich bei Weiterbehandlung nicht und können auch bei der Wiederholung der Behandlung auftreten (Nalbandian et al., 1955). Mueller-Eckhardt stellte 1962 80 Fälle aus der Literatur zusammen. Betroffen waren Oberarm (1), Ellbogen (1), Schulterblatt (1), Mamma auch beidseitig (16), Bauchdecken (14), Penis (2), Gesäß (14), Oberschenkel (41), Knieregion (4), Unterschenkel (14), Knöchel (1), Fußsohle (1), Zehen (5) und Fußrücken (1). Es waren alle Altersklassen betroffen mit einer ungefähr gleichen Besetzung zwischen 21 und 80 Jahren. Als Grundkrankheiten waren alle Arten von thromboembolischen Erkrankungen zu beobachten. Kein indirektes Anticoagulans ist ausgeschlossen: Dicumarol (25), Äthylbiscoumacetat (7), Phenprocoumon (21), Äthylidendicumarin (2), Acenocoumarin (11), Phenylindandion (5) (Verhagen u. Wiersema,

1952; Kipen, 1961; Jipp, 1962; Vogel, 1962; Stöckli, 1962; Epiney, 1963; Stacher, 1964; Lieb, 1964; Borchgrevink u. Daae, 1965; Herzberg 1965; Aschenbrenner, 1965; Ludwig, 1965; Safar et al., 1965; Nalbandian et al., 1965; De Geeter u. Sluys, 1965; Halasz u. Maté, 1965; Lelek u. Badics, 1965; Lisse, 1965; Nudelman u. Kempson, 1966; Dalley u. Kelleher, 1966; Födisch u. Örtli, 1967; Viets u. Gebauer, 1967; Korbitz et al., 1969; Dombes et al., 1969). Die ältere Literatur siehe Müller-Eckhardt (1962). Larcan et al. (1968) beschreiben 4 Fälle (2 nach Phenylindandion und 2 nach Äthylbiscoumacetat), bei denen die Läsionen multipel und kleinfleckig waren und einer Purpura necroticans ähnelten. Das Auftreten der Nekrose zwingt nicht zum Absetzen der Therapie (Beller, 1961). Die Anticoagulantien dürften jedoch nicht die einzige auslösende Gruppe von Medikamenten sein. So wurde eine beidseitige Mammanekrose nach Penicillin und Sulfonamidbehandlung *ohne* Anticoagulantien von Šusteršič (1962) und eine solche ohne jegliche Therapie von Boersma u. Engler (1963) beschrieben.

c) Hautreaktionen mit Erythem, maculären und papulösen Eruptionen bis zur exfoliativen Dermatitis finden sich bei Anwendung der Cumarinderivate selten (Warfarin: Adams u. Pass, 1960; Äthylbiscoumacetat: Orgonasova u. Krubiskova, 1965), eine Urticaria wurde von Sheps u. Gifford (1959) nach Warfarin und von uns nach Acenocoumarin beobachtet. Bei diesem Patienten entwickelte sich außerdem gleichzeitig eine Resistenz gegen das Medikament.

d) Haarausfall wird viel seltener als nach Heparin(oiden) beobachtet, kommt aber gelegentlich vor, so nach Warfarin (Cornbleet u. Hoit, 1957) und anderen Dicumarolderivaten (Fischer et al., 1953; Gertenbach u. Jahnke, 1955; Borchgrevink u. Daae, 1965). Bei Kombination von Heparinoiden mit einem Dicumarolderivat beobachteten Fischer et al. (1953) Haarausfall in 78% der Fälle.

e) Als Purple Toes (Feder u. Auerbach, 1961) wird eine nach mehrwöchiger Behandlung mit Dicumarin und Warfarin auftretende, sehr schmerzhafte, eigentümliche blaue Verfärbung der Fußsohlen und der Zehen, die möglicherweise eine Folge der gefäßerweiternden Wirkung der Cumarinderivate ist, bezeichnet. Eine ähnliche Verfärbung kann auch an Thenar und Hypothenar auftreten.

f) Allgemeinerscheinungen: Magen-Darm-Beschwerden treten mit Brechreiz, Appetitlosigkeit und Diarrhöen gelegentlich nach Einnahme von Cumarinderivaten auf. Sie kommen zu Beginn der Behandlung häufiger vor, werden selten während der Einnahme der kleinen Erhaltungsdosen beobachtet und finden sich am häufigsten nach Äthylbiscoumacetat und Cyclocoumarin (Borchgrevink u. Daae, 1965). Bei extremen Überdosierungen können sich die Allgemeinerscheinungen bis zu Schwindel und Verwirrtheitszuständen steigern.

g) Blasenschmerzen und Harndrang ohne bakterielle Infektion wurde von Bay beschrieben. Die Erscheinungen verschwanden nach Absetzen der Therapie.

h) Übertritt in den Fetus: Indirekte Anticoagulantien treten über die Placenta in den Fetus über. Saidi et al. (1965) haben bei einer Mutter und ihrem Neugeborenen den Dicumarolspiegel mit 30,9 mg/Liter bzw. 24,5 mg/Liter bestimmt. Die Mutter hatte noch 3 Std vor der Krankenhausaufnahme die letzte Tablette Dicumarol eingenommen. Die entsprechenden Prothrombinwerte betrugen 11 und nach Vitamin K-Gabe 65% bei der Mutter und 38% beim Neugeborenen. Die Halbwertszeit des Dicumarols war bei Mutter und Kind mit 51 Std gleich. Die Cumarinderivate können zu intrauterinem Fruchttod und schweren Schädigungen des Neugeborenen (Gelbsucht, Leber- und Milzvergrößerungen, Hydrocephalus, Petechien, herdförmige Blutungen, Hämothorax, Hämoperikard und Blutungen in allen inneren Organen) führen, weshalb ihre Anwendung während der Gravidität abgelehnt werden muß (Merz u. Breitner, 1956; Quenneville et al., 1959; Joseph et al., 1961; Saidi et al., 1965; Pohl u. Kornhuber, 1966, ältere Literatur bei Finnerty u. McKay, 1962; Villasanta, 1965) (Tabelle 21).

i) Übertritt in die Milch: Indirekte Anticoagulantien treten in die Muttermilch über und sollen dort sogar eine höhere Konzentration als im Blut erreichen (Äthylbiscoumacetat: Gostof et al., 1952; Christ, 1954, Äthylidendicumarin: Ferstl u. Lachnit, 1953, Phenprocoumon: Merz, 1954; Merz u. Breitner, 1956). Andere Autoren finden nur so geringe Mengen von Dicumarol (Brambel u. Hunter, 1950) bzw. Äthylbiscoumacetat (Aeppli u. Pulver, 1954; Illingworth u. Finch, 1959), daß eine Schädigung nicht erwartet werden kann. Fries et al. (1957) fanden bei gestillten Säuglingen Phenprocoumon-behandelter Mütter niedrigere Prothrombinwerte und einen späteren Anstieg, aber nie gefährlich niedrige Werte. König et al. (1953) fanden keinen Unterschied.

k) Intoxikationen: Außerordentliche Überdosierungen wurden bei absichtlicher Einnahme von Cumarinderivaten aus Gründen des Selbstmordes (Warfarin: Holmes u. Love, 1952; Alha et al., 1961, Dicumarin: O'Reilly et al., 1962; Phenprocoumon: Gross u. Schrank, 1965; Seiler u. Duckert, 1968), versehentlich (Dicumarol: Thorsen, 1947; Schrieck, 1952; Breckenridge u. Kellermayer, 1964, Phenprocoumon: Kaufmann et al., 1958, Acenocoumarin: Pilgerstorfer u. Granditsch, 1969) oder zum Zwecke des Mordes (Dicumarol: ohne Autor 1953, Warfarin: Wilsson, 1957; Ikkala et al., 1964; Pribilla, 1966) beobachtet. Diese extrem hohen Dosen bedingen Verwirrtheit, Schwindel und Kopfschmerzen (Thorsen, 1947). Auch kommen immer wieder Fälle vor, bei denen insbesondere vom Krankenpflegepersonal periodisch Anticoagulantien eingenommen werden, um eine hämorrhagische Diathese vorzutäuschen (Phenylindandion: Gertenbach u. Jahnke, 1955; Zylka, 1959; Josso et al., 1966; Dicumarol: Brihaye et al., 1955, Phenprocoumon: Kaufmann et al., 1958; Gross, 1962; Mueller-Eckhardt, 1964, Warfarin: Olmer et al., 1966; Bowie et al., 1965 10 Fälle, O'Reilly u. Aggeler, 1966 12 Fälle; sowie zahlreiche eigene Beobachtungen). Der Nachweis eines normalen Faktor V-Wertes bei sehr niedrigem Quick-Wert und ungeklärter hämorrhagischer Diathese muß auf diese Möglichkeiten hinweisen, obwohl dieser Befund auch bei einer schweren Vitamin K-Resorptionsstörung vorliegen kann.

Intoxikationen können auch durch percutane Resorption von Warfarin aus alkoholischer Lösung zustandekommen (Fristedt u. Sterner, 1965).

l) Leberschädigung: Die indirekten Anticoagulantien verursachen nach allgemeiner Ansicht in therapeutischen Dosen keine manifeste Leberschädigung (Meitus et al., 1953; Lyngbye, 1963). Renschler et al. (1963) hingegen fanden bei einem mit Phenprocoumon behandelten Patienten eine Fettleber und beobachteten daraufhin bei 73 durchschnittlich 12 Monate lang behandelten Patienten eine Erhöhung der BSP Retention in 34%, der GOT in 22%, der GPT in 38% und der γ-Globuline in 42% der Patienten ohne Hyperbilirubinämie und erklären die Veränderung auf Grund des De Ritis-Quotienten als eine von der Hepatitis differente Leberparenchymschädigung, die sich durch das Fehlen der Hyperbilirubinämie auch von dem Phenylindandion-Ikterus unterscheidet. Kreiter u. Fink (1967) beobachteten eine auf Grund der biochemischen Befunde als cholostatisch anzusehende Leberschädigung bei einem Patienten sowohl nach Acenocoumarin, als auch nach Phenprocoumon bei histologisch unveränderter Leber. Bei toxischen Dosen kommt es jedoch zu einem Anstieg der GOT, GPT und LAP auch dann, wenn die Blutung durch Vitamin K verhindert wird (Pilgerstorfer u. Granditsch, 1969), der wohl dafür spricht, daß es zu einer leichten generellen Leberschädigung gekommen ist (Gross u. Schrank, 1965). Seiler u. Duckert (1969) hingegen fanden keine Änderung der Leberfunktionsteste bei einer Phenprocoumonintoxikation.

Hingegen ist bei Bestehen einer primären Leberschädigung die Wirkung der Anticoagulantien gesteigert, so daß vielfach die Gabe einer kleinen, sonst inaktiven Dosis bereits eine Verminderung des Prothrombins bewirkt, so daß dieses Vorgehen als Leberfunktionstest vorgeschlagen wurde (Della Santa u. von Kaulla, 1950; Hodeige, 1951; Hultén, 1954).

5. Phenylindandion

Die Häufigkeit der Nebenerscheinungen beträgt 1,5% (Medical Research Council, 1959), 3% (Borchgrevink, 1960), 3,7% (Perkins, 1962), von denen etwa 10% tödlich verlaufen sind (Meyler u. Herxheimer, 1968). Zusätzlich zu den bei den Cumarinderivaten beschriebenen Nebenerscheinungen werden unter der Therapie mit Phenylindandion noch folgende Nebenerscheinungen beobachtet:

a) Gelbfärbung des Harnes wird durch Ausscheidung von Abbauprodukten des Phenylindandion verursacht, die Gelbfärbung der Handflächen durch die Berührung der Tabletten (Blaustein, 1958; Mersky, 1963; Ross, 1963; Tyrell, 1963; Silverton, 1966).

b) Fieberreaktionen (Ager u. Ingram, 1957; Barritt u. Jordan, 1960; Jones, 1960; Mather u. Rileay, 1960; Perkins, 1962; Orning et al., 1967).

c) Durchfälle (Juel-Jensen, 1959; Barritt u. Jordan, 1960; Brooks u. Calleja, 1960; Tait, 1960; Tanser u. Keat, 1966).

d) Akkommodationsstörungen (Calmettes et al., 1956).

e) Hautreaktionen wie schwere exfoliative Dermatitis, gelegentlich begleitet von einer Stomatitis (Brooks u. Calleja, 1960; Jones, 1960; Perkins, 1962; Hollman u. Wong, 1964; Remde, 1965; Copeman, 1965; Borchgrevink u. Daae, 1965, sowie Enantheme (Menon, 1966).

f) Hepatitis. Unter Phenylindandion kann eine cholostatische Form der Hepatitis auftreten, die nach Absetzen der Therapie wieder verschwindet (Brooks u. Calleja, 1960; Jones, 1960; Mather u. Rileay, 1960; Portal u. Emmanuel, 1961; Perkins, 1962; Bleeken, 1962; Heine, 1962; Berthelot et al., 1964; Borchgrevink u. Daae, 1965; Hargreaves u. Howell, 1965; Orning et al., 1967).

g) Nephropathie. Unter der Behandlung mit PID-Derivaten werden häufig Albuminurie und Hämaturie beobachtet. In einzelnen Fällen kommt es zu Oligurie und fortschreitendem Nierenversagen auf der Basis einer tubulären Nekrose, die zum Tod des Patienten führen kann (Barritt u. Jordan, 1960; Brooks u. Calleja, 1960; Tait, 1960; Perkins, 1962; Galea et al., 1963; De Baker u. Williams, 1963; Pearle, 1963; Rapin et al., 1964; Davies, 1965; Smith, 1965 6 Fälle, Menon u. Burrell, 1966; Quedon et al., 1966, Orning et al., 1967). Gelegentlich findet man eine lympho-plasmacelluläre interstitielle Infiltration.

h) Agranulocytose. Die Knochenmarkschädigung mit Leukopenie, Eosinophilie und Thrombocytopenie kann den Tod der Patienten verursachen (Ager u. Ingram, 1957; Smith, 1959; Perkins, 1962; Metzger et al., 1963; Bochgrevink u. Daae, 1965; Malinvaud et al., 1966).

i) Jodfehlverwertung (Williams u. Doniach, 1961; Marx, 1964). Phenylindandion hemmt die Jodaufnahme in die Schilddrüse bei Ratte und Mensch, Acenocoumarin, Äthylbiscoumacetat, Warfarin, Phenprocoumon u. Chlorphenindion jedoch nicht (Stewart u. Grayson, 1966). Vitamin K_1 antagonisiert die Wirkung des Phenylindandions auf die Schilddrüse nicht.

k) Myokarditis (KERWIN, 1964).

Die leichten Nebenerscheinungen werden meist in der 1. Woche beobachtet, die schweren Komplikationen treten zwischen dem 10. und 70. Tag auf. Später ist mit solchen Komplikationen nicht mehr zu rechnen (ältere Literatur bei DOUGLAS, 1962 und ORNING et al., 1967: 344 Fälle mit 15 Todesfällen).

6. Seltene Erden

Als Nebenwirkungen der Salze seltener Erden wurden beobachtet:

a) Blutungen bei Überdosierung oder Nichtbeachten von Kontraindikationen.

b) Allgemeinerscheinungen. Unruhe (WILBRAND, 1953; BREUER, 1955) und starkes Hitzegefühl während der Injektion (BREUER, 1955) sowie eine Temperatursteigerung nach der Injektion (THIESS, 1955).

c) Bildung unlöslicher Sedimente mit Oxalsäure innerhalb der Niere sowie in den abführenden Harnwegen von rötlich-bräunlicher Farbe. Es ist daher die gleichzeitige Gabe von Fruchtsäften und oxalsäurehaltigen Gemüsen zu vermeiden. Außerdem beobachtet man oft das Auftreten von Proteinurie und findet Erythrocyten, Leukocyten und Zylinder im Sediment (OSTEN, 1957). Es sind sogar 3 Fälle von Anurie bekannt geworden, davon 2 mit tödlichem Ausgang.

d) Ablagerung der seltenen Erden im reticuloendothelialem System von Leber, Milz und Knochenmark, wo sie wahrscheinlich viele Jahre lang liegenbleiben (VINCKE u. OELKERS, 1938; THIESS, 1955; HARTENBACH, 1957; LAAS u. VINCKE, 1957, 1959; GOOSSENS u. GASTPAR, 1959; GOOSSENS, 1963; NODDACK et al., 1965; SEITZ, 1965). Sie können durch Gelatbildner nicht entfernt werden (NODDACK et al., 1965).

e) Durch Verminderung der osmotischen Resistenz der Erythrocyten kommt es zur *Hämolyse*, Hämoglobinämie und Hämoglobinurie, gleichzeitig steigen LDH, GOT, Aldolase und Sorbitdehydrogenase (RIZZA et al., 1957; GOOSSENS, 1963; NODDACK et al., 1965) an. Erythrocyten, Leukocyten und Thrombocyten werden irreversibel aggregiert (GOOSSENS, 1963).

Eine Veränderung der Leberfunktion wurde auch bei 20tägiger Behandlung nicht beobachtet (ALBACH, 1959).

XI. Beeinflussung der Anticoagulantienwirkung durch andere Medikamente

Die gleichzeitige Gabe anderer Medikamente kann mit der Wirkung der Anticoagulantien im Sinne einer abnormen Resistenz oder Empfindlichkeit bei der Einleitung der Therapie oder im Sinne einer plötzlichen Resistenzänderung während der Behandlung interferieren. Derartige Resistenzänderungen spielen besonders bei der Langzeitbehandlung eine wesentliche Rolle, während der das Auftreten interkurrenter Erkrankungen unvermeidlich die Anwendung zusätzlicher therapeutischer Maßnahmen erforderlich macht. Dementsprechend ist die Interferenz von Medikamenten mit der Heparinwirkung von geringerer Bedeutung als die Interferenz mit der Wirkung der indirekten Anticoagulantien.

Von HAUSTEIN u. MARKWARDT (s. dieses Handbuch Kap. IV, B, S. 253ff.) sind die in Betracht kommenden Möglichkeiten der Interferenz und die dazu durchgeführten experimentellen Untersuchungen beschrieben worden.

Bei zahlreichen Medikamenten ist jedoch der Modus der Interferenz noch nicht aufgeklärt (vgl. Tabelle 15 von HAUSTEIN und MARKWARDT, S. 253). Außerdem lassen sich die Ergebnisse von Tierversuchen häufig nicht auf den Menschen übertragen.

Die Beurteilung wird durch große individuelle Unterschiede im Verhalten der einzelnen Patienten, durch unterschiedliches Verhalten chemisch nahe verwandter Anticoagulantien sowie durch gleichzeitige Beeinflussung mehrerer Mechanismen erschwert. Um einen Überblick der bisherigen klinischen Erfahrungen in dieser Hinsicht zu geben, werden im folgenden die einzelnen Medikamente deshalb nicht entsprechend ihrer mutmaßlichen Angriffspunkte, sondern nach ihren Indikationsgruppen besprochen. In Tabelle 37 sind die interferierenden Medikamente nach ihrem Einfluß auf die Anticoagulantienwirkung zusammengestellt.

Tabelle 37. *Art der Beeinflussung der Wirkung indirekter Anticoagulantien durch interferierende Medikamente*

Verstärkend	Hemmend
Alkohol	Vitamin K
Thyroxin	Diät (Kohl, Wirsing, Spinat)
Testosteron	
Methandrostenolon	
Norethandrolon (Nilevar)	Stress
Glucagon	Glucocorticosteroide
	Thyreostatica
Breitbandantibiotica	orale Conntraceptiva
Chloramphenicol	
Cephaloridin	
Erythromycin	
Oleandomycin	
Neomycin	
Nitrofurantoin	
Sulfonamide	Griseofulvin
	Penicillin
	Rifampizin
Phenothiazine	Streptomycin
Amitryptilin (Tryptizol)	Phenylcyclopropylamin
Phenylcyclopropylamin	Barbiturate
Isocarboxacid (Marplan)	Glutethimide (Doriden)
Nialamid (Niamid)	Chloralhydrat
Iproniazid (Marsilid)	Meprobamat
	Ethchlorvynol (Placidyl)
Äthyl-(1-methylpropyl)-malonyl-thiourea (Inactin)	1-(3′-p-Fluorbenzoylpropyl)-4-hydroxy-4-p-chlorphenylpiperidin (Haloperidol)
Methylphenidate HCl (Rilatin)	
Phenyramidol (Analexin)	
Mefaminsäure	
Diphenylhydantoin	
Phenylbutazon	
Natrium salicylicum	Diuretica
Acidum acetylosalicylicum	Digitalisglucoside
Salicylsäureisopropylamid	
p-Aminosalicylsäure	Chlorcyclicin
Cinchophen (Atophan)	Diphenylhydramin
Indomethacin	
Acetaminophen (Tylenol)	
2-Äthyl-3-(3′, 5′-dijodo-4′-hydroxy-benzoyl)-benzofuran (Amplivix)	
Clofibrate (Regelan)	
Disulfiram (Antabus)	
Tetrachlorkohlenstoff	

A. Beeinflussung der Heparinwirkung

Die Heparinwirkung wird durch Protaminsulfat, Protaminchlorid, Hexadimethrinbromid (Polybren) und Toluidinblau durch direkte chemische Bindung prompt aufgehoben, so daß diese Substanzen als Antidote bei Heparinüberdosierung verwendet werden können (s. S. 414).

Zahlreiche Antibiotica schwächen die Heparinwirkung in vitro und in vivo ab, doch dürfte dies nur geringe praktische Bedeutung haben (WAISBREN u. GLICK, 1950; SARTORI, 1954, 1955; MATIS et al., 1958). Die von HINES u. KESSLER (1945) beobachtete Verminderung der Heparintoleranz durch Penicillin ist von anderen nicht bestätigt worden. Die toxische Wirkung von Polymyxin B, Neomycin, Viomycin und Dihydrostreptomycin wird bei der Maus durch Heparin vermindert, wobei die Abschwächung der antibiotischen Aktivität nur gering ist (HIGGINBOTHAM, 1960). Streptomycin, Dihydrostreptomycin, Kanamycin und Viomycin binden Heparin (SZABÓ et al., 1963). Ethacrynsäure steigert die Blutungshäufigkeit bei heparinbehandelten Patienten. 47% der Patienten, die beide Pharmaka erhalten hatten, wiesen gastrointestinale Blutungen auf, hingegen nur 7% der mit Heparin allein behandelten (LEMUEL u. SCHATTUCK).

WITTE et al. (1965) beschrieben eine Steigerung der fibrinolytischen Wirkung des Heparins durch gleichzeitige Gabe von Theophyllinnicotinat (Complamin), MINKER u. KOLTAI (1962) beobachteten eine Verkürzung der Wirkung von Hexamethonium und von d-Tubocurarin durch Heparin bei der Katze. Coronamid hemmt die Ausscheidung des Heparins durch die Niere (BELLER, 1960).

B. Beeinflussung der Wirkung indirekter Anticoagulantien

JAQUES untersuchte die Blutungsneigung anticoagulierter Ratten unter den verschiedensten Bedingungen eingehend und fand eine sehr eintönige Reaktion, nämlich das signifikante Ansteigen der Blutungen und Verblutungstodesfälle nach Streß der verschiedensten Art, nach der Gabe von beruhigenden (Pentabarbital, Barbitone, Chlorpromazin, Chlordiazepoxyd) und exzitierenden (Picrotoxin, Pentylentetrazol, LSD) Drogen sowie nach Adrenalektomie, während die genannten Einwirkungen allein oder die Anticoagulantien allein nur in Einzelfällen zu Blutungen führten. Der Prothrombinspiegel war nur bei den gleichzeitig adrenalektomierten Tieren niedriger als bei den mit Anticoagulantien allein behandelten Kontrollen, bei den mit Phenylindandion und Barbiturat behandelten Tieren sogar höher als bei den mit Phenylindandion allein behandelten Kontrollen, und dennoch waren die Blutungskomplikationen bei den kombiniert behandelten Tieren häufiger (MOGENSON et al., 1958; JAQUES, 1965; JAQUES u. LUCAS, 1965; LUCAS u. JAQUES, 1965; LUCAS, 1966; LUCAS et al., 1967, u.a.). Diese Befunde lassen sich aber nicht auf den Menschen übertragen.

1. Diät und Vitamine

Vitamin K_1 hebt die Wirkung der indirekten Anticoagulantien prompt auf, soferne es ausreichend dosiert wird (s. S. 423). Es kann daher als Antidot verwendet werden.

Da Vitamin K_1 in verschiedenen Vitamin-Mischpräparaten enthalten ist, können diese mit der Anticoagulantienwirkung interferieren. Ebenso kann eine Diät, die reich an Vitamin K-haltigen Nahrungsmitteln ist (verschiedene Kohlarten, besonders Wirsing, Brennesseln und Spinat) (MATIS, 1964; UDALL, 1964, 1965; QUICK, 1964; VIGRAN, 1965), eine antagonistische Wirkung entfalten. Es müssen jedoch große Mengen dieser Nahrungsmittel genossen werden.

Die Vitamine der B-Gruppe sowie die verschiedenen vitaminhältigen Leberschutzpräparate (Hepanovin, Lederplex, Litrison, Panzynorm, Prohepar) (THIES, 1958), Vitamin C (THIES, 1958) und Bioflavonoide (MATIS et al., 1950) haben keinen Einfluß.

2. Alkohol

Alkohol beeinflußt die Blutgerinnung bei gesunden Versuchspersonen nicht, hingegen wurde ein plötzliches Absinken des Quickwertes (NILSSON et al., 1961; MOORE, 1964) und des Faktor VII (STÖRMER u. KAUTZSCH, 1954) bei anticoagulantienbehandelten Patienten sowie eine Verminderung der Phenprocoumontoleranz (WARIS, 1963) beobachtet, so daß vor unregelmäßigem und starkem Alkoholgenuß während einer Anticoagulantienbehandlung vielfach gewarnt wurde (DEUTSCH, 1959; LOELIGER u. HENSEN, 1964; MATIS, 1964). Erst 1966 hat RIEDLER die Alkoholwirkung bei Versuchspersonen unter Anticoagulantienanwendung genau untersucht und fand, daß es nach dem Genuß von 3—8 dl Wein zunächst zu einem leichten Anstieg und dann zu einem Abfall des Quickwertes sowie der Faktoren VII und X und zu geringeren Veränderungen von Faktor II kommt. Die tiefsten Werte wurden 24—48 Std nach der Alkoholgabe erreicht. Der Autor erklärt die Wirkung in Anlehnung an die Hypothese von HEMKER et al. (1963) mit der Annahme, daß durch den Alkohol zunächst Reserven der Gerinnungsfaktoren aus der Leber mobilisiert werden, wodurch es zu einem flüchtigen Anstieg der Gerinnungsfaktoren kommt, dann aber die weitere Bildung von Gerinnungsfaktoren gehemmt wird, da die Leber den Alkohol entgiften muß.

3. Hormone

a) Schilddrüse

Thyroxin verstärkt beim Menschen die Wirkung der Cumarinderivate (JONES u. COHEN, 1961; OWENS et al., 1962; WALTERS, 1963) infolge Verkürzung der Halbwertszeit der cumarinabhängigen Gerinnungsfaktoren (LOELIGER et al., 1964). Thyreostatica hingegen verlängern die Halbwertszeit und vermindern dadurch die Anticoagulantienwirkung. Thiourazile haben Antivitamin K-Aktivität (FORMILLER u. COHON, 1969).

b) Glucocorticosteroide

Streßsituationen verursachen ebenso wie die Gabe von Glucocorticosteroiden beim unbehandelten Menschen eine Hypercoagulabilität (JÜRGENS, 1963; PERLICK, 1964 — dort ausführliche Literatur), die auch nach der Gabe von Anticoagulantien nachgewiesen werden kann. Prednison verkürzt die Silikongerinnungszeit (CHATTERJEA u. SOLOMON, 1954; MENCZEL u. DREYFUSS, 1960).

c) Männliche Geschlechtshormone und Anabolica

Testosteron und verschiedene seiner Derivate steigern die Wirkung von Warfarin (PYÖRÄLÄ u. KEKKI, 1963). Eine derartige Wirkung wurde auch für die Anabolica Methandrostenolone (Δ^1-17α-methyltestosteron, Dianabol) (PYÖRÄLÄ u. KEKKI, 1963; VIGRAN, 1965) und Norethandrolone (17α-Äthyl-19-nortestosteron, Nilevar) gefunden (VIGRAN, 1965), während 17β-(1-Cyclopenten-1-oxy)-androsta-1,4-dien-3-on (PYÖRÄLÄ et al., 1964), 19-Nortestosteron (PYÖRÄLÄ u. KEKKI, 1963), 19-Norandrostenolon-phenylproprionat (Durabolin) und Methyltestosteron (VIGRAN, 1965) keine derartige Wirkung haben sollen.

Die gelegentlich widersprechenden Angaben sind wahrscheinlich darauf zurückzuführen, daß auch die Reihenfolge der Gabe der Pharmaka einen Einfluß auf ihre Wirkung hat. So vermindern Äthyloestranol, Spironolacton, Norbolethone, Oxandrolone, wenn sie vor den Anticoagulantien gegeben werden, deren Wirkung durch Förderung der NADPH-abhängigen Oxydation an den Lebermitochondrien, während die nachträgliche Gabe die Wirkung der Anticoagulantien steigert. Progesteron, Prednisolon, Triamcinolon, DOCA, Östradiol und Thyroxin waren wirkungslos (Selye, 1969; Solymoss et al., 1970) (vgl. auch Haustein und Markwardt, Tabelle 15, S. 253).

d) Oestrogene

Oestriol beseitigt die Capillarpermeabilitätssteigerung durch Cumarinderivate. Die Gefäßteste wie Stautest, Saugtest und Harnsediment, die während einer Cumarinbehandlung häufig pathologische Werte ergeben, werden durch 5 bis 7,5 mg/die verbessert oder normalisiert (Poliwoda u. Barthels, 1963). Orale Contraceptiva hemmen die Anticoagulantienwirkung durch Erhöhung der Faktoren II, VII und X (Schrogie, 1967; Poller et al., 1968).

e) Glucagon

Glucagon erhöht die Empfindlichkeit gegenüber Anticoagulantien, Insulin hebt diese Wirkung auf, ohne allein eine Wirkung auszuüben (Weiner u. Moses, 1968).

4. Antibiotica

Zahlreiche Antibiotica beeinflussen die Blutgerinnung direkt im Sinne einer Hypercoagulabilität (ausführliche Literatur bei Perlick, 1964).

So bewirken Penicillin, Aureomycin sowie Penicillin kombiniert mit Streptomycin eine Verkürzung der Gerinnungszeit und eine Erhöhung der Heparintoleranz, die auch nachgewiesen werden können, wenn vorher indirekte Anticoagulantien verabreicht wurden. Die Prothrombinzeit wird jedoch nicht verändert (Sartori, 1954, 1955; Jürgens, 1963).

Rifampizin steigert den Bedarf an Acenocoumarin signifikant (Michot et al., 1970).

Breitbandantibiotica hemmen das Wachstum der Vitamin K-bildenden Darmbakterien und vermindern dadurch die Resistenz gegen Cumarinderivate, so daß bei entsprechend vorbehandelten Patienten mit einem verstärkten Absinken des Prothrombinspiegels bei üblicher Dosierung gerechnet werden muß (Owren, 1954; Matis u. Scheele, 1954; Matis et al., 1958; Naegeli, 1958; Hellemanns, 1962; Jürgens, 1963; Morelli u. Melmon, 1968; Solomon, 1968). Nach Owren (1954) kann eine kurze Aureomycinbehandlung zur Überwindung einer Anticoagulantienresistenz verwendet werden. Dies gilt vor allem für die darmdesinfizierenden Antibiotica wie Chloramphenicol (Kippel u. Pitsinger, 1968) und Neomycin. In gleicher Weise wirken auch Sulfonamide (Seegers, 1951; Hartshorn, 1968; Morelli und Melmon, 1968). Ob den Darmbakterien tatsächlich eine Bedeutung für die Vitamin K Versorgung des Menschen zukommt, ist zweifelhaft. Instilliert man nämlich Vitamin K-arm ernährten Versuchspersonen Vitamin K ins Coecum, so ändert sich die Anticoagulantienempfindlichkeit nicht (Udall, 1965).

Griseofulvin hingegen vermindert die Wirkung von Warfarin (Catalano u. Cullen, 1966; Cullen u. Catalano, 1967).

5. Schlafmittel und Psychopharmaka

Klinische Berichte über einen unerwarteten Anstieg der Prothrombinzeit nach der Gabe von Barbituraten, bei einzelnen Patienten unter der Behandlung mit Anticoagulantien liegen bereits seit langem vor (Avellaneda, 1955; Dayton et al., 1961; Reverchon u. Sapir, 1961; Hellemanns, 1962; Corn u. Rockett, 1965; Goss u. Dickhaus, 1965; van Dam et al., 1966; McDonald, 1967; Robinson u. McDonald, 1967; Antlitz, 1968; McDonald u. Robinson, 1968; Johansson,

1968; FORMILLER u. COHON, 1969; vgl. auch HAUSTEIN u. MARKWARDT S. 255). Dies scheint nach der Gabe von Äthylbiscoumacetat häufiger, nach Dicumarol seltener vorzukommen (SAMUELSON u. LILIENBERG, 1965). WEINER u. DAYTON (1959) berichten auch über ein Absinken des Plasmaspiegels des Äthylbiscoumacetats nach der Gabe von Barbituraten. Die Resistenz gegenüber der Anticoagulantienwirkung bei gleichzeitiger Barbituratgabe wirkt sich nur im Quicktest aus, nicht aber in der *P und P-Methode*, so daß angenommen wird, daß die Aktivität der Faktoren II und VII nicht beeinflußt wird (JOHANSSON, 1968). Es verdient besonders betont zu werden, daß diese Interferenz der Barbituratwirkung mit den indirekten Anticoagulantien nur bei 61% der Patienten gefunden wird, bei denen die Halbwertszeit des Anticoagulans durch Barbiturate verkürzt wird, während bei dem Rest der Patienten keine Interferenz besteht (CORN, 1966). Eine ähnliche Interferenz findet sich auch bei Glutethimide (Doriden) (CORN, 1966; HUSSAR, 1967; MCIVER, 1967; HARTSHORN, 1968). Auch Chloralhydrat (CUCINELL et al., 1966), Meprobamat (FROMILLER u. COHON, 1969) und Ethchlorvynol (Placidyl) haben eine ähnliche Wirkung. Thiobarbiturate (Inactin) hingegen schädigen die Leber und steigern die Anticoagulantienwirkung (THIES, 1958).

Der Tranquilizer 1-(3'-p-Fluorbenzoylpropyl)-4-hydroxy-4-p-chlorphenyl-piperidin (Haloperidol) verursacht eine Resistenz gegen Phenylindandion (OAKLEY u. LAUTCH, 1963; HUSSAR, 1967), während Phenothiazine leberschädigend und entkoppelnd auf die Phosphorylierung wirken und daher die Anticoagulantienwirkung verstärken (MONTIGEL, 1957; PERLICK, 1965; VIGRAN, 1965). Benzodiazepine (Chlordiazepoxyd, Diazepam) beeinflussen die Wirkung der Anticoagulantien nicht (MATIS, 1963; LACKNER u. HUNT, 1968).

Das Psychostimulans Methylphenidate-hydrochlorid (Ritalin) hemmt den Abbau von Äthylbiscoumacetat, so daß die Elimination langsamer erfolgt (GARRETTSON et al., 1969). Desimipramin (Pertofran) hat keinen Einfluß (WEINER, 1966). Das Antidepressivum Amitryptilin intensiviert die Wirkung der indirekten Anticoagulantien (REBER und STUDER, 1965). Phenyramidol (2-(β-Hydroxyphenetylamino)-pyridin, Alexin), ein Muskelrelaxans, bedingt ein verstärktes Absinken des Quick-Wertes bei Behandlung mit Warfarin und Phenylindandion (CARTER, 1965).

Sympathicolytica und Parasympathicomimetica beeinflussen zwar den Prothrombinspiegel bei unbehandelten Versuchspersonen geringfügig (ausführliche Literatur bei PERLICK, 1964), interferieren aber mit der Phenprocoumonwirkung nicht (SARTORI, 1958). Dasselbe gilt für die Kombination Panthesin-Hydergin (KRESBACH u. SAILER, 1955; DEUTSCH u. LEEB, 1956).

6. Antiphlogistika, Antirheumatika und Analgetika

Schon bald nach der Einführung des Phenylbutazons (1,2-Diphenyl-3,5-dioxo-4-n-butyl-pyrazolidin) in die Therapie erschienen die ersten Mitteilungen über plötzliches Absinken des Prothrombinspiegels und Auftreten besonders schwerer Blutungen bei gleichzeitiger Gabe von Anticoagulantien. Auch heute ist noch diese Kombination häufigste Ursache schwerer Blutungszwischenfälle bei der Anticoagulantientherapie (SIGG et al., 1956; PESTALOZZI et al., 1956; SEITZ u. SEEBERGER, 1958; THIES, 1958; EISEN, 1964; WEINER et al., 1965). SIGG et al. (1956) bestimmten nach einer Initialdosis von Äthylbiscoumacetat den Blutspiegel und fanden, daß dieser bei gleichzeitiger Gabe von Phenylbutazon nur insignifikant höher ist, daß das Äthylbiscoumacetat aber viel länger in der Zirkulation nachweisbar bleibt, und postulierten daraus einen sog. Retardeffekt, d.h., daß die Ausscheidung des Anticoagulans durch die Niere verzögert erfolgen soll. Diese Ansicht konnte in neueren Untersuchungen nicht bestätigt werden. AGGELER et al. (1967) belasteten Normalpersonen, vor allem aber ihren Warfarin-resistenten Patienten mit Phenylbutazon, bis ein gleichmäßiger Blutspiegel vorlag, und gaben dann Warfarin. Es zeigte sich, daß der Warfarinblutspiegel unter Phenylbutazon nur die Hälfte der erwarteten Höhe erreicht. Stellt man die Versuchspersonen mit und ohne Phenylbutazon auf den gleichen Prothrombinspiegel ein, so beträgt die Konzentration des Warfarins sogar nur $^1/_6$ der erwarteten. Dies bedeutet, daß trotz durch Verkürzung der biologischen Halbwertszeit niedrigerem Warfarinspiegels dieses wirksamer geworden ist. Dies erkären die Autoren damit, daß Warfarin durch Phenylbutazon aus seiner Eiweißbindung verdrängt und dadurch schneller metabolisiert, aber auch wirksamer wird.

Dies allein erklärt die schweren Blutungen nicht. Phenylbutazon übt außerdem eine starke Wirkung auf die Thrombocyten aus, indem es die Adhäsion und Aggregation derselben hemmt, so daß ihre Fähigkeit, einen wirksamen Verschlußpfropf an dem blutenden Gefäß zu bilden, in hohem Maße beeinträchtigt wird (KRÖHL, 1967; BREDDIN, 1968; EVANS u. MUSTARD, 1970).

Nach eigener Erfahrung kommt es bei Oxyphenbutazon (Tanderil) regelmäßig zu einer Verstärkung der Cumarinwirkung, was im Widerspruch zu FOX (1964) steht.

Natriumsalicylat (LINK et al., 1943; RAPAPORT et al., 1943; JAQUES u. LEPP, 1947; FIELD et al., 1949), Salicylsäureisopropylamid und p-Aminosalicylsäure (PERLICK, 1965) senken den Prothrombinspiegel in hohen Dosen und verstärken dadurch die Wirkung der indirekten Anticoagulantien. Acetylsalicylsäure hemmt außerdem die collagen-induzierte Thrombocytenaggregation und vermag dadurch in Kombination mit indirekten Anticoagulantien schwere Blutungen hervorzurufen (QUICK, 1967; O'BRIEN, 1968). Es erhöht den okkulten Blutverlust durch den Magen-Darmtrakt bei Normalfällen und bei mit Acenocoumarin behandelten Patienten in gleichem Ausmaß und verstärkt die Cumarinwirkung auf den Prothrombinspiegel (WATSON u. PIERSON, 1961). Cinchophen (Atophan) hat eine leberschädigende Wirkung und führt zu einem verstärkten Absinken des Prothrombinspiegels bei Phenylindandion-, Dicumarol- und Äthylbiscoumacetatbehandlung (JARNUM, 1954). Indomethacin hat nur einen geringen Einfluß auf die Anticoagulantienwirkung (MORELLI u. MELMON, 1968; HUSSAR, 1967; HOFFBRAND u. KININMONTH, 1967), während andere keinen Einfluß fanden (MÜLLER u. ZOLLINGER, 1966; FROST u. HESS, 1966; GASPARDY et al., 1967).

Acetaminophen (Tylenol) senkt in einer Dosis von 4mal 650 mg täglich über mehrere Tage den Prothrombinspiegel von Patienten, die mit Anticoagulantien behandelt werden, signifikant, während die Gabe von 2mal 650 mg täglich wirkungslos ist (ANTLITZ u. ANWALT, 1969). Der Wirkungsmodus wurde nicht untersucht (ANTLITZ et al., 1968).

7. Diuretica, Cardiaca

Die direkte Beeinflussung der Blutgerinnung beim Gesunden durch Diuretica und Digitalisglucoside ist geringfügig. Beim Kreislaufkranken ist die Veränderung der Gerinnungsverhältnisse durch die Umstellung des Kreislaufes und Änderung der Leberstauung unter der Therapie mit diesen Präpraten viel größer, so daß die direkte Präparatenwirkung völlig überlagert wird (Literatur bei PERLICK, 1964). Hierdurch verursachen die Diuretica eine Hypercoagulabilität, die sich auch auf die Resistenz gegen Anticoagulantien auswirkt. Darüber hinaus sollen Quecksilberdiuretica gelegentlich die Wirkung der Anticoagulantien hemmen, wobei eine direkte Reaktion zwischen Diureticum und Phenprocoumon diskutiert wurde (KNOBEL u. SAUDAN, 1955), was jedoch unwahrscheinlich erscheint. VINAZZER (1963) fand einen Anstieg des Quickwertes sowie der Faktoren VII und X nach Chlorthalidon, wenn die Patienten mit den langwirkenden Präparaten Chlorphenylindandion und Phenprocoumon behandelt worden waren. nicht aber bei Behandlung mit dem schnell ausgeschiedenen Acenocoumarin. VINAZZER postuliert eine Beschleunigung der Ausscheidung des Anticoagulans durch das Diureticum, ohne dafür Beweise erbringen zu können. DEUTSCH u. KOCK (1967) fanden keine Interferenz zwischen Furosemid und Anticoagulantien.

Änderung der Leberstauung durch Digitalispräparate verursacht auch eine Änderung der Empfindlichkeit gegen Anticoagulantien.

Clofibrate (Äthyl-2-p-chlorphenoxyisobutyrat) bedingt eine beträchtliche Verstärkung der Anticoagulantienwirkung (OWEN-WILLIAMS u. MEYNELL, 1960; ROGEN u. FERGUSON, 1963; ROBERTS u. PANTRIDGE, 1963; OWEN-WILLIAMS et al., 1963) durch Veränderung der Eiweißbindung (SOLOMON u. SCHROGIE, 1967). Disulfiram (Antabus) (ROTHSTEIN, 1968) und Amplivix (PYÖRÄLÄ et al., 1963) steigern, die Antihistaminica Chlorcyclizin und Diphenylhydramin (HARTSHORN, 1968) vermindern die Anticoagulantienwirkung.

XII. Schlußbemerkungen

Abschließend muß festgestellt werden, daß die Anticoagulantien, vom Standpunkt des Klinikers aus gesehen, noch bei weitem keine idealen Thromboembolietherapeutica sind. Dies ist nicht verwunderlich, greifen sie doch nur in einen der 3 Mechanismen der Virchowschen Trias ein, und in diesen nur unvollständig, da sie die Vorgänge, die am Beginn der Thrombose stehen, die Plättchenaggregation und Haftung, nicht zu beeinflussen imstande sind. Vielleicht bahnt sich aber gerade jetzt ein grundlegender Fortschritt an. Es werden Medikamente erprobt, die mit dieser Phase interferieren. So versucht man durch Infusion von großmolekularem Dextran, das Oberflächen (Gefäßwand wie Plättchen) mit monomolekularen Filmen zu überziehen imstande ist, die Entstehung des weißen Abscheidungsthrombus zu verhindern (RUSSEL et al., 1966; GRUBER u. BERGENETZ, 1968). STAMM (1968) versucht bereits, Dextran zur Überbrückung der Zeitspanne zwischen Operation und Einsetzen der Phenprocoumonwirkung zu verwenden und dadurch das gefährlichere Heparin auszuschalten.

Ein anderer Weg besteht in der Anwendung von Medikamenten, die mit der ADP- und Kollagen-induzierten Aggregation der Plättchen interferieren. SULLIVAN et al. (1968) ist es durch Dipyridamol gelungen, bei 27 Patienten durch 393 Behandlungsmonate nach Klappenersatz Embolien zu verhüten. Nach Absetzen des Dipyridamols sind prompt 2 Embolien aufgetreten. Acetylsalicylsäure in einer Anfangsdosis von 1,5 g und einer Erhaltungsdosis von 0,5—1,0 g täglich ist noch viel wirksamer (SCHARRER et al., 1970).

Als eine andere Weiterentwicklung bietet sich die vorsichtige Defibrinierung des ganzen Organismus durch das Gift von Ankistrodon rhodostoma, der malayischen Pit-Viper, an (SHARP et al., 1968; BELL u. PITNEY, 1969). Hierdurch entsteht eine Afibrinogenämie, die erstaunlich gut toleriert wird. Auch kommt es zu keiner Verstopfung der Capillaren durch das gebildete Fibrin. Es bleibt jedoch abzuwarten, wie groß die Risken dieser Behandlung in Wirklichkeit sind. Die Zukunft wird dies weisen.

Es ist mit den Anticoagulantien sicherlich noch nicht die Entwicklung der Thrombosetherapie abgeschlossen; von den derzeit in Verwendung stehenden Präparategruppen ist aber kaum mehr ein grundlegender Fortschritt zu erwarten.

Ich danke Herrn Dr. TRAGL und Frl. BIRGIT GASSENBAUER für die tatkräftige Unterstützung während dieser Arbeit.

Literatur

Abaza, A., Rebut, A. M.: Accidents abdominaux aigus pseudo-occlusifs de la thérapeutique anticoagulante. Presse méd. **70**, 1622 (1962).

Abbott, E. D., Gornall, A. G., Sutherland, D. J. A., Stiefel, M., Laidlaw, J. C.: The influence of a heparin-like compound on hypertension, electrolytes and aldosterone in man. Canad. med. Ass. J. **94**, 1155 (1966).

Abildgaard, C. F., Simone, J. V., Schulman, I.: Factor VIII (Antihaemophilic Factor) activity in sickle-cell anemia. Brit. J. Haemat. **13**, 19 (1967).

Abrahams, D. G., Howarth, S.: A peripheral action of heparin. Brit. Heart J. **12**, 429 (1950).

Ackerman, R. F., Zilversmit, D. B.: The heparin-like action of treburon in abolishing alimentary lipemia in normal individuals. Circulation **7**, 581 (1953).

Adams, C. W., Pass, B. J.: Extensive dermatitis due to Warfarin sodium (Coumarin). Circulation **22**, 947 (1960).

Adams, S. S., Thorpe, H. M., Glynn, L. E.: Effect of laminarin sulphate on bone growth. Lancet **1958 II**, 618.

Adams, W.: Der Prothrombingehalt des Blutes während der Schwangerschaft und im Wochenbett. Arch. Gynäk. **172**, 193 (1941).

Adelson, H. T.: Long term dicumarol administration as a therapeutic trial in sicklemia. New Engl. J. Med. **256**, 351 (1957).

Adelsson, E. J., Rheingold, J., Parker, O., Buonaventura, A., Crosby, W. H.: Blood platelet and fibrinogen survival in normal and abnormal states of coagulation. Blood **17**, 267 (1961).

Adlercreutz, E., Pettersson, T.: Reticuloendothelial system and anticoagulant therapy. Lancet **1963 I**, 470.

Aeppli, H., Pulver, R.: Tromexanausscheidung in der Muttermilch. Gynäkologia **138**, 145 (1954).

Ager, J. A. M., Ingram, G. I. C.: Agranulocytosis during phenindione therapy. Brit. med. J., **1957 I**, 1102.

Aggeler, P. M., Kosmin, M.: Anticoagulant prophylaxis and treatment of venous thromboembolic disease. In: S. Sherry, K. M. Brinkhous, E. Genton, J. M. Stengle, Thrombosis, p. 639. Washington: Nat. Acad. Sci. 1969.

— O'Reilly, R. A.: The pharmacological basis of oral anticoagulant therapy. Thrombos. Diathes. hämorrh. (Stuttg.), Suppl. **21**, 227 (1966).

— — Leong, L., Kowitz, P. E.: Potentiation of anticoagulant (Warfarin) by phenylbutazone. New Engl. J. Med. **276**, 496 (1967).

Agostino, D., Cliffton, E. E.: Trauma as a cause of localization of bloodborne metastases. Preventive effect of heparin and fibrinolysin. Ann. Surg. **161**, 97 (1965).

— — Organ localization and the effect of trauma on the fate of circulating cancer cells. Cancer Res. **25**, 1728 (1965).

— Grossi, C. E., Cliffton, E. E.: Effect of heparin on circulating Walker carcinosarcoma 256 cells. J. nat. Cancer Inst. **27**, 17 (1961).

Aiazzi-Manzini, M.: Arch. Fisiol. **25**, 257 (1927). Zit. nach Matis, 1960.

Akbarian, M., Austen, W. G., Yverhak, P. M., Scannel, J. G.: Thromboembolic complications of prosthetic cardiac valves. Circulation **37**, 826 (1968).

Alberini, B., Lasagna, G. C., Tedeschi, G.: Prog. Med. **17**, 430 (1961). Zit. nach Blood **19**, 633 (1962).

Albert-Weil, J.: Thérapeutique anti-encymatique et antagoniste de la coagulation inflammatoire intratissulaire. L'héparine associée aux antibiotiques dans la tuberculose pulmonaire. Gaz. Hôp. (Paris) **127**, 321 (1955).

— Unterstützung der Chemotherapie bei Tuberkulose mit Heparin. Med. Mschr. **10**, 529 (1956).

Alessandri, M., Fiorentini, P., Garagnani, C.: Plasmalipide, Gerinnungssystem und Fibrinolyse unter oraler SP-54 Therapie. Nach einem dtsch. Ref. aus G. Clin. med. **9**, 935 (1967).

Alexander, B.: Clotting factor VII (Proconvertin): Synonymy, properties, clinical and clinicolaboratory aspects. New Engl. J. Med. **260**, 1218 (**1959**).

— Blood coagulation and thrombotic disease. Circulation **25**, 872 (1962).

— Meyers, L., Goldstein, R., Gurewich, V., Grinspoon, L.: Elevated SPCA complex in pregnancy. Its possible role in pathogenesis of thromboembolism. J. clin. Invest. **33**, 914 (1954).

Alexander, F., Koppel, J. L., Arscott, P. M., Olwin, J. H.: Clinical experience with the anticoagulant Acenocoumarin (Sintrom). Arch. intern. Med. **100**, 558 (1957).

ALEXANDER, J. O. D.: The treatment of dermatitis herpetiformis with heparin. Brit. J. Derm. **75**, 289 (1963).
ALLEN, A. W., LINTON, R. R., DONALDSON, G. A.: Venous thrombosis and pulmonary embolism. J. Amer. med. Ass. **133**, 1268 (1947).
ALLEN, D. M.: Heparin therapy of purpura fulminans. Pediatrics **38**, 211 (1966).
ALLEN, E. V.: The clinical use of anticoagulants. Report of treatment with dicumarol in 1686 postoperative cases. J. Amer. med. Ass. **134**, 323 (1947).
— HINES, L. E., KVALE, L. E., BARKER, N. W.: The use of dicumarol as an anticoagulans. Ann. intern. Med. **27**, 371 (1947).
ALLINGTON, M. J.: Owren's method for the control of anticoagulant therapy. J. clin. Path. **11**, 62 (1958).
ALLISON, F., LANCASTER, M. G.: Studies on the pathogenesis of acute inflammation. III. The failure of anticoagulants to prevent the leucocytic sticking reaction and the formation of small thrombi in rabbits ear chambers damaged by heat. J. exp. Med. **114**, 535 (1961).
ALVAREZ, J. G.: Die Anwendung lang dauernder Anticoagulantientherapie beim Herzinfarkt. Verh. dtsch. Ges. Kreisl.-Forsch. **1965**, 325.
AMADOR, E.: Adrenal hemorrhage during anticoagulant therapy: A clinical and pathological study of ten cases. Ann. intern. Med. **63**, 559 (1965).
AMUNDSEN, M. A., SPITTEL, J. A., THOMPSON, J. H., OWEN, CH. A.: Hypercoagulability associated with malignant disease and with postoperative state. Evidence for elevated levels of antihemophilic globulins. Ann. intern. Med. **58**, 608 (1963).
ANDERSON, M. W., CHRISTENSEN, N. A., EDWARDS, J. E.: Hemopericardium complicating myocardial infarction in the absence of cardiac rupture. Arch. intern. Med. **90**, 634 (1952).
ANDERSON, W. G., FAWCETT, B.: An antichylomicronemic substance produced by heparin injection. Proc. Soc. exp. Biol. (N.Y.) **74**, 768 (1950).
ANFINSEN, CH. B., BOYLE, E., BROWN, R. K.: The role of heparin in lipoprotein metabolism. Science **115**, 583 (1952).
ANGERVALL, G., HOOD, B.: Untersuchungen über Heparin und Lipämie. Klärfaktor. Hemmung der Klärung im Plasma von normalen und arteriosklerotischen Personen. Acta med. scand. **157**, 407 (1957).
ANSCHÜTZ, M.: Über eine neue Klasse aromatischer, der Tetronsäure verwandter Verbindungen. Ber. Chem. Ges. **36**, 263 (1903).
ANTLITZ, A. M., ANWALT, L. F.: A double blind study of acetaminophen used in conjunction with oral anticoagulant therapy. Curr. Ther. Res. **11**, 360 (1969).
— MEAD, J. A., TOLENTINO, M. A.: Potentiation of oral anticoagulant therapy by acetaminophen. Curr. ther. Res. **10**, 501 (1968).
AOYAMA, S. H., KOLFF, W. I.: Treatment of renal failure with the disponible artificial kidney. Results in fifty two patients. Amer. J. Med. **23**, 565 (1957).
APPELMANS, M., LAMOTTE, K.: La coagulation sanguine dans les thromboses des veines retiniennes. Ophthalm. **129**, 1 (1955).
ARCHER, R. K., FLUTE, P.: Heparin and thromboplastin generation in the horse. Nature (Lond.) **183**, 235 (1959).
ARDLIE, N. G., KINLUGH, R. L., SCHWARTZ, C. J.: In vitro thrombosis and platelet aggregation in myocardial infarction. Brit. med. J. **1966 I**, 888.
ARGE, E.: Heparinoid and Heparin. An investigation into the anticoagulant effect of the dextran sulphate dexulate. Acta med. scand. **155**, 469 (1956).
ASCHENBRENNER, R.: Disc. zu Herzberg. Thrombos. Diathes. hämorrh. (Stuttg.), Suppl. **13**, 64 (1965).
ASHFORD, T. P., FREIMAN, D. G.: The role of the endothelium in the initial phases of thrombosis. An electron microscopic study. Amer. J. Path. **50**, 257 (1967).
ASHWIN, J. G.: The effect of drugs on experimental thrombogenesis. In: Int. Symp. Anticoagul. and Fibrinolysis, edit. MCMILLAN, R. L., MUSTARDS, J. F., p. 117. Toronto: McMillan 1961.
— Elevated incidence of experimental thrombosis after heparin. Canad. J. Biochem. **40**, 1153 (1962).
ASKEY, J. M.: Small bowel obstruction due to intramural hematoma during anticoagulant therapy. Calif. Med. **104**, 449 (1966).
— CHERRY, C. B.: Thromboembolism associated with auricular fibrillation. Continuous anticoagulant therapy. J. Amer. med. Ass. **144**, 97 (1950).
ASPENSTRÖM, G., KORSAN-BENGTSEN, K.: A double blind study of dicumarol prophylaxis in coronary heart disease. Acta med. scand. **176**, 563 (1964).
ASTRUP, T.: The toxicity of synthetic heparin substitute. Scand. J. Lab. clin. Invest. **5**, 137 (1953).
— FLYGER, H. H. K., GORMSEN, J.: The anticoagulant activity and toxicity of dextran sulfate and a xylan polysulfuric acid. Scand. J. Lab. clin. Invest. **7**, 204 (1955).

ASTRUP, T., NISSEN, U., RASMUSSEN, J.: Effects of preparations of heparin and heparitin sulfate on fibrinolysis. Arch. Biochem. **113**, 634 (1966).
AUDIER, M., DEVIN, R., BONNEAU, H., RUF, G.: Action de l'héparine après ligature coronaire chez le chién. Presse méd. **1954**, 803.
AUGUSTIN, E.: Ausgedehnte Gewebsnekrose nach postoperativer Embolieprophylaxe mit Marcoumar. Geburtsh. u. Frauenheilk. **19**, 461 (1958).
AUTIO, L., HAKKILA, J., HÄRTEL, G., IKKALA, E.: Anticoagulants and sodipallares infusion in acute myocardial infarction. Acta med. scand. **179**, 335 (1966).
AVELLANEDA, M.: Interferencia de los barbitúricos en la acciòn del tromexan. Medicína (B. Aires) **15**, 109 (1955).
AXELROD, M., KLEINFELD, M.: Unusual hemorrhagic complications in dicumarol therapy. N. Y. St. J. Med. **51**, 2789 (1951).
AZNAR, J.: Mesure de l'agregation des plaquettes. Activité antiagregante de l'héparine. Hémostase **6**, 351 (1966).
— LASSO, M.: Fibrinolytic activity of SP 54. Rev. clín. esp. **91**, 283 (1963).
BABB, R. R., SPITTELL, J. A., BARTHOLOMEW, L. G.: Hematoma of the rectus abdominis muscle complicating anticoagulant therapy. Mayo Clin. Proc. **40**, 760 (1965).
BABIOCH, G.: Klinische Erfahrungen in der Thrombose- und Emboliebehandlung mit dem Heparinoid "Thrombocid". Langenbecks Arch. klin. Chir. **263**, 497 (1950).
BACH, H. G., GRAEBER, W., GÜNTHER, O.: Zehn Jahre postoperative Thromboseembolieprophylaxe mit Anticoagulantien in der Gynäkologie. Gynäk. (Basel) **153**, 257 (1962).
BACHMANN, F., DUCKERT, F., KOLLER, F.: The Stuart Prower factor assay and its clinical significance. Thrombos. Diathes. hæmorrh. (Stuttg.) **2**, 24 (1958).
BAECKELAND, E.: Etude de la récanalisation sous traitement anticoagulant des artères thrombosées expérimentalement. Thrombos. Diathes. haemorrh. (Stuttg.) **3**, 386 (1959).
BAILEY, R. E., FORD, H. C.: Effects of heparin in aldosterone and sodium conservation in normal subjects. Clin. Res. **14**, 152 (1966).
BAIRD, W. L., BUCHANAN, D. P.: The nephrotic syndrome following thrombosis of the inferior vena cava. Amer. J. Med. **32**, 128 (1962).
BAKER, R. N.: An evaluation of results of anticoagulant therapy. Cerebral vascular diseases, edit. by MILLIKAN C. H., SIEKERT, R. G., WHISNANT, J. P., p. 213. New York: Grune & Stratton 1961.
— SCHWARTZ, W., ROSE, A. S.: Transient ischemic strokes. A report of a study of anticoagulant therapy. Neurology (Minneap.) **16**, 841 (1966).
BAKER, S. B., DE, WILLIAMS, R. T.: Acute interstitial nephritis due to drug sensitivity. Brit. med. J. **1963 I**, 1655.
BAKER, W. G., BANG, N. U., NACHMAN, R. L., RAAFAT, F., HOROWITZ, H. I.: Hypofibrinogenemic hemorrhage in acute myelogenous leucemia treated with heparin. Ann. intern. Med. **61**, 116 (1964).
BAKEY, M. E.: A critical evaluation of the problem of thromboembolism. Int. Abstr. Surg. **98**, 1 (1954).
BALACS, E. A., HÖGBERG, B., LAURENT, T. C.: The lipolytical activity of hyaluron sulfuric acid. Acta physiol. scand. **23**, 168 (1951).
BANG, N., BELLER, K., DEUTSCH, E., MAMMEN, E.: Thrombosis and bleeding disorders. Theory and methods. Stuttgart: Thieme 1970.
BANNISTER, R. G.: The risks of deferring valvulotomy in patients with moderate mitral stenosis. Lancet **1960 II**, 239.
BANSMER, G., QUINN, J.: Treatment of thromboembolic disease with subcutaneous heparin. West. J. Surg. **63**, 750 (1955).
BARKER, N. W., CROMER, H. E., HURN, M., WAUGH, J. M.: The use of dicumarol in the prevention of postoperative thrombosis with reference to dosage and safe administration. Surgery **17**, 207 (1945).
BARMEYER, J., REINDELL, H.: Untersuchungen über die Kausalität der Koronarthrombose beim Herzinfarkt. Z. Kreisl.-Forsch. **59**, 219 (1970).
BARNHART, M. I., DAS, P. C.: Generation of prothrombin R with plasma protein fractions. Amer. J. Physiol. **202**, 664 (1962).
BARONOFSKY, I. D., QUICK, A. J.: Heparin and the agglutination of platelets in vitro. Proc. Soc. exp. Biol. (N.Y.) **53**, 172 (1943).
BARRITT, P. W., JORDAN, S. C.: Anticoagulant drugs in the treatment of pulmonary embolism. Lancet **1960 I**, 1309.
BARTOK, I.: Vermehrung der Fälle von Thrombosen und Lungenembolien und ihre Ursachen. Virchows Arch. path. Anat. **333**, 619 (1960).
BARTON, P. G., HANAHAN, D. J.: The preparation and properties of a stable factor V from bovine plasma. Biochem. biophys. Acta (Amst.) **133**, 506 (1967).

BATTLE, W. D., CAPPS, R. T., ORTH, O. S., MEYER, O. O.: The effect of 4-hydroxycoumarin and anticoagulant No 63 upon the prothrombin time in dogs and human beings. J. Lab. clin. Med. **35**, 8 (1950).

BAUER, G.: Early diagnosis of venous thrombosis by means of venography and abortive treatment with heparin. Acta med. scand. **107**, 136 (1941).

— Heparin therapy in acut deep venous thrombosis. J. Amer. med. Ass. **131**, 196 (1946).

— Nine years experience with heparin in acute venous thrombosis. Angiology **1**, 161 (1950).

— Thirteen years experience with heparin therapy. In: Thrombose und Embolie. I. Int. Tagg, Basel **1954**, S. 721.

— BOSTRÖM, H., JORPES, E., KALLNER, L.: Intramuscular administration of heparin. Acta med. scand. **136**, 188 (1950).

BAUGH, C. W.: An investigation of the hemorrhagic diathesis in patients receiving coumarin and indanedione anticoagulants. Canad. med. Ass. J. **92**, 116 (1965).

BAUMGARTNER, H. R., CRONQUIST, M., WOBMANN, P., STREULI, F., DUCKERT, F.: Die Messung der Thrombocytenadhäsivität. Erste Erfahrung mit neueren Methoden. Schweiz. Ges. Kard. Solothurn **1967**, S. 34.

— TRANZER, J. P., STUDER, A.: An electron microscopic study of platelet thrombus formation in the rabbit with particular regard to 5-hydroxytryptamine release. Thrombos. Diathes. hæmorrh. (Stuttg.) **18**, 592 (1967).

BAY, E. B.: Zit. nach VIGRAN, 1965 l.c.

BEAMISH, R. E., CARTER, S. A.: Clinical experience with phenylindandione (danilone) with special reference to dosage. Canad. med. Ass. J. **74**, 39 (1956).

— STORRIE, V. M.: Anticoagulant therapy in impending myocardial infarction. In: Anticoagulant therapy in ischemic heart disease, edit. by NICHOL E.S. New York: Grune & Stratton 1965.

BEAUMONT, J. L., BEAUMONT, V.: Le sulfate de dextrane. Son action anticoagulante clinique et biologique. Sang **28**, 61 (1957).

— COBLENTZ, B., MAURICE, P., CHEVALLIER, H., LENÈGRE, J.: Indications et résultats du traitement anticoagulant dans l'angine du poitrine sévère. Sem. Hôp. Paris **28**, 1926 (1952).

— GERBAUX, A., LENÈGRE, J.: Les thromboses veineuses et leur traitement anticoagulant. (Suivi par le test de la tolérance à l'héparine in vitro.) Presse méd. **59**, 1665 (1951).

— LENÈGRE, J.: La crase sanguine dans les thromboses des artères coronaires et pulmonaires. Deductions thérapeutiques. Rev. Hémat. **7**, 228 (1952).

— MAURICE, P., ROGOWSKY, M., LENÈGRE, J.: Les accidents du traitement anticoagulant. Sem. Hôp. Paris **28**, 1932 (1952).

— MOERI, E., LENÈGRE, J.: Résultats du traitement anticoagulant chez les mitreux d'après 1400 observations. Arch. Mal. Cœur **50**, 225 (1957).

— TARRIT, A.: Les accidents hémorrhagiques survenus au cours de 1500 traitements anticoagulants. Sang **26**, 680 (1955).

BEAZLEY, H. L., FOSTER, W. J., CHAPMAN, D. W.: The effects of i.m. paritol on clotting time. Clin. Res. Proc. **1**, 38 (1953).

BECKER, H. M.: Die Lungenembolie, Häufigkeit und Vorbeugungsmaßnahmen. Münch. med. Wschr. **16**, 766 (1965).

— SCHMIDT, K.: Zum Problem der chirurgischen Thromboembolieprophylaxe. Münch. med. Wschr. **108**, 431 (1966).

BEIGLBÖCK, W.: Therapie mit Heparin. Ther. Umsch. **18**, 222 (1961).

— KOPECKY, P.: Neue Gesichtspunkte der Arterioskleroseprophylaxe und Therapie. Wien. med. Wschr. **114**, 89 (1964).

— SICKEL, K.: Die Wirkung des Heparins auf das fibröse Gewebe und die serösen Häute. Klin. Wschr. **29**, 211 (1951).

— — CLOTTEN, R.: Das Heparin als Heilmittel für mesenchymale Gewebe. Münch. med. Wschr. **94**, 410 (1952).

BELDING, H. H.: Use of anticoagulants in the prevention of venous thromboembolic disease in postoperative patients. Arch. Surg. **90**, 566 (1965).

BELL, W. R., PITNEY, W. R.: Behandlung von Priapismus durch therapeutische Defibrinierung. New Engl. J. med. **280**, 649 (1969).

BELLER, F. K.: Thrombose und Emboliebehandlung mit den Anticoagulantien. Thrombocid und Tromexan unter besonderer Berücksichtigung von Depot Thrombocid. Z. Geburtsh. Gynäk. **141**, 194 (1954).

— Klinik der Anticoagulantien. Med. Mschr. **9**, 734 (1955).

— A new heparinoid anticoagulant in thrombosis and anticoagulant therapy. In: W. WALKER, Thrombos. Anticoag. Therapy, p. 75. Dundee: C. Thomson & Co. 1960.

— Antikoagulantien. In: H. P. KUEMMERLE, A. SENN, R. RENTSCHNICK u. N. GOOSSENS, Klinik und Therapie der Nebenwirkungen, S. 1021. Stuttgart: Thieme 1960.

BELLER, F. K., MAMMEN, E.: Der Angriffspunkt der seltenen Erden Neodym im Gerinnungssystem. Arch. Gynäk. **187**, 319 (1956).
BENDIX, R. M., NECHELES, H.: Wound healing and heparin, using heparin deposits. Surgery **26**, 799 (1949).
BERCHTOLD, R., CAPLAZI, P., WANGER, F.: Über die Thrombose- und Embolieprophylaxe an einer chirurgischen Abteilung. Schweiz. med. Wschr. **96**, 1683 (1966).
BERGLUND, B., ADLERCREUTZ, E., HACONEN, P.: Antibody response to primary tetanus vaccination in patients under prolonged anticoagulant therapy. Acta path. scand. **57**, 451 (1963).
BERKADA, B.: The influence of anticoagulants on fibrinolytic activity. New Istanbul Contr. clin. Sci. **5**, 186 (1962).
BERKOWITZ, D., WOLDOW, A., LIKOFF, W., SPITZER, J. J.: The effects of heparin on the serum triglyceride and radioactive fat tolerance. Angiology **12**, 139 (1961).
— — SLKAROFF, D.: Effects of an oral heparinoid on fat tolerance. Clin. Res. **9**, 176 (1961).
BERMAN, H. J.: Anticoagulant-induced alterations in hemostasis, platelet thrombosis and vascular fragility in the peripheral vessels of the hamster cheek pouch. Circulat. Res. **9**, 95 (1961).
BERNSTEIN, J. L.: Anaphylaxis to heparin sodium. Report of a case with immunological studies. J. Amer. med. Ass. **161**, 1379 (1956).
BERTRAND, I., QUIVY, D.: Evaluation, au cours des dosages de l'héparine, de l'interaction héparine-thrombokinase. Arch. int. Pharmacodyn. **79**, 173 (1949).
BERTHELOT, P., OUDEA, P., BENHAMOU, J. P., FAUVERT, R.: Hépatite cholestatique due a la phenylindanedione. Rev. int. Hépat. **14**, 606 (1964).
BESCHWITZ, H. C.: Die Anwendung von Eleparon bei der Behandlung von Innenohrschwerhörigkeit und Tinnitis. HNO (Berl.) **7**, 122 (1958).
BEST, C. H., COWAN, C., MCLEAN, D. L.: Heparin and the formation of white thrombi. J. Physiol. (Lond.) **92**, 20 (1938).
BIANCO, S., CROLLE, G.: Sul controllo della terapia dicumarolia. Confronto fra il metodo di Quick e il metodo »P and P« di Owren e Aas. Minerva med. **47**, 39 (1956).
BICHER, H. I.: Anti-thrombotic effect of an heparin-like substance (SP 54) preventing red cell and platelet aggregation. Arzneimittel-Forsch. **20**, 379 (1970).
BICK, M. W., WOOD, R. M.: Heparin and Uveitis. Amer. J. Ophthal. **33**, 1878 (1950).
BIERSTEDT, P.: Über die Beeinflussung der Blutgerinnung durch ein neues Anticoagulans aus der Reihe der seltenen Erden. Dtsch. med. J. **9**, 39 (1958).
— Untersuchungen zur fermentativen Protaminspaltung als Beitrag zur Klärung des sog. Heparin-Rebound-Effektes im Zusammenhang mit der Herz-Lungen-Maschine. Klin. Wschr. **46**, 1039 (1968).
BIGGS, R.: Report of the standardisation of the one stage prothrombin time for the control of anticoagulant therapy. Thrombos. Diathes. hæmorrh. (Stuttg.), Suppl. **17**, 345 (1965).
— DENSON, K. W. E.: Standardisation of the one stage prothrombin time for the control of anticoagulant therapy. Brit. med. J. **1967 I**, 84.
— DOUGLAS, A. S., MCFARLANE, R. G.: The action of thromboplastic substances. J. Physiol. (Lond.) **122**, 554 (1953).
— MCFARLANE, R. G.: Human blood coagulation and its disorders. Oxford: Blackwell Sci. Publ. 1962.
— — DENSON, K. W. E., ASH, B. J.: Thrombin and the interaction of factors VIII and IX. Brit. J. Hæmat. **11**, 276 (1965).
BINGHAM, J. B., MEYER, O. O., POHLE, F. J.: Studies on the hemorrhagic agent 3,3'-methylenbis-(4-hydroxycoumarin). I. Its effect on the prothrombin and coagulation time of the blood of dogs and humans. Amer. J. med. Sci. **202**, 653 (1941).
BIRCHER, J.: Zur gezielten Thromboseprophylaxe mit Marcoumar. Gynäk. (Basel) **137**, 210 (1954).
— KAUFMANN, P.: Erfahrungen in der Prophylaxe der Thromboembolie. Gynäk. (Basel) **138**, 155 (1954).
BIZZI, B., ROSSI, L.: Gazz. int. Med. Chir. **66**, 865 (1961). Zit. aus Blood **18**, 615 (1961).
BJERKELUND, C. J.: Anticoagulants in prevention of embolism during abolition of auricular fibrillation. J. Oslo Cy. Hosp. **2**, 89 (1952).
— The effect of long term treatment with dicoumarol in myocardial infarction. Acta med. scand., Suppl. **330** (1957).
— Therapeutic level in long term anticoagulant therapy of the myocardial infarction and its relation to recurring infarction and sudden death. Amer. J. Cardiol. **11**, 158 (1963).
— ORNING, O.: The efficacy of anticoagulant therapy in preventing embolism related to D.C. electrical conversion of arterial fibrillation. Amer. J. Cardiol. **23**, 208 (1969).
BLASKE, O. R., ASHWIN, J. G., JAQUES, L. B.: An assay for the antithrombotic activity of anticoagulants. J. clin. Path. **12**, 118 (1959).

Blaustein, A.: A preliminary report on the clinical use of a new anticoagulant (Miradon). N.Y.St.J. Med. 58, 701 (1958).
— Shnayerson, N., Wallach, R.: Clinical use of a new anticoagulant, Phenylindandione. Amer. J. Med. 14, 704 (1953).
Bleeken, S. S.: Phenindione hepatitis. Brit. med. J. 1962 I, 111.
Blix, S.: Anticoagulant treatment of the defibrination syndrome. Acta med. scand. 181, 597 (1967).
Blombäck, B., Blombäck, M., Lagergren, H., Olsson, P.: The heparin cofactor activity in plasma and its relation for the anticoagulant effect of intravenously injected heparin. Acta phys. scand. 58, 306 (1963).
Blondet, C.: La prophylaxie de la maladie thromboembolique avec les anticoagulants dans l'état puerperal et ses répercussions sur le nourrisson. In: Thrombose und Embolie. 1. Int. Tagg Basel 1954, p. 935.
Bloor, B. M., Dortch, H., Lewis, T. H., Kibler, R. F., Shepard, K. S.: The effect of heparin upon intraabdominal adhæsions in rabbits. Ann. Surg. 126, 324 (1947).
Blüthgen, H., Eckart, J.: Die Behandlung thromboembolischer Erkrankungen mit Depot-Eleparon. Dtsch. med. J. 12, 355 (1961).
Blum, E.: Beeinflussung der Kallusbildung durch Antikoagulantien bei Frakturen mit thromboembolischen Komplikationen. Bruns' Beitr. klin. Chir. 208, 346 (1964).
Blum, S. F., Gardner, F. H.: Paroxysmal nocturnal hæmoglobinuria, mechanism of the enhancement of hemolysis by bovine thrombin. Blood 30, 352 (1967).
Blumberg, H., Dayton, H. B., Gordon, S. M.: Bronchodilator action of the anticoagulant warfarin sodium. Science 127, 188 (1958).
Blumgart, H. L., Freedberg, A. S., Zoll, P. M., Lewis, H. D., Wessler, S.: The effect of dicoumarol on the heart in experimental acute coronary occlusion. Amer. Heart J. 36, 13 (1948).
Bobeck, K., Cepalek, V.: Laboratory diagnosis of venous thrombosis. Acta med. scand. 160, 121 (1958).
Bockel, P., Schmidt, K. D.: Zwischenfall einer Antikoagulantientherapie. Münch. med. Wschr. 1955, 761.
Bodic, L. Le, Delajartre, A. Y., Godin, J. F., Cosset, H. B., Guillon, J.: Hémorrhagie bilatérale des capsules surrénales au cours d'un traitement anticoagulant. J. méd. Nantes 8, 1 (1968).
Böhnel, J., Stacher, A.: Behandlung thromboembolischer Erkrankungen mit Depot-Heparin. Wien. med. Wschr. 113, 213 (1963).
— — Parenterale Prednisolontherapie bei Blutkrankheiten. Wien. med. Wschr. 113, 292 (1963).
Boehringer-Scherb: Die Prothrombinzeit während der Schwangerschaft, Geburt und Wochenbett. Zbl. Gynäk. 67, 1345 (1943).
Boersma, D., Engler, H.: Gangrenous breast from venous thrombosis. Surgery 54, 876 (1963).
Boeryd, B.: Effect of heparin and plasminogen inhibitor (EACA) on intravenously injected ascites tumor cells. Acta path. microbiol. scand. 68, 547 (1966).
Böttiger, L. E., Carlson, L. A., Engstedt, L., Örö, L.: Long-term heparin treatment in ischemic heart disease. Effects on clinical condition and plasma lipids. Acta med. scand. 182, 245 (1967).
Boivin, J. Ch.: Infarctus du myocarde chez un hémophile. Arch. Mal. Cœur 47, 351 (1954).
Bollman, J. L., Preston, F. W.: Effects of experimental administration of dicoumarin; 3,3'-methylene-bis-(4-hydroxycoumarin). J. Amer. med. Ass. 120, 1021 (1942).
Boquien, Y., Horveno, P., Lucas, A.: Action de l'héparine sur un cas de néphrose lipoidique. Bull. Soc. méd. Hôp. Paris 71, 253 (1955).
— Porge, J. F.: Utilité de l'héparine dans le traitment de la néphrose lipoidique. Press. méd. 64, 692 (1956).
Borchgrevink, C. F.: Myocardial infarction in a Haemophiliac. Lancet 1959 I, 1229.
— Long-term anticoagulant therapy in angina pectoris and myocardial infarction. A clinical trial between intensive and moderate treatment. Acta med. scand., Suppl. 359 (1960).
— Platelet adhesion in vivo in patients with bleeding disorders. Acta med. scand. 170, 1 (1961).
— Long-term therapy of angina pectoris. Lancet 1962 I, 449.
— Antikoagulansjonsbehandling av patienter med angina pectoris. Nord. Med. 78, 1257 (1967).
— Bjerkelund, C. J., Abrahamsen, A. M., Bay, G., Borgen, P., Grande, B., Helle, I., Kjorstad, H., Petersen, A. M., Rörvik, T., Thorsen, R., Ödegard, A.: Long-term anticoagulant therapy after myocardial infarction in women. Brit. med. J. 3, 571 (1968).

Borchgrevink, C. F., Daae, L. N. W.: Nebenwirkungen der Cumarin- und Indandionderivate. Thrombos. Diathes. hæmorrh. (Stuttg.), Suppl. **13**, 53 (1965).
Borgström, S.: The value of postoperative dicoumarin prophylaxis at early rising. Acta chir. scand. **96**, 47 (1948).
— Investigation of the effect of dicumarol and early ambulation in the prevention of postoperative thromboembolism in a surgical marterial strongly disposed to thrombosis. Acta chir. scand. **100**, Suppl. 150 (1950).
— Further investigation on getting patients up from bed early and on dicumarol treatment as a prophylactic for postoperative thrombosis. Acta chir. scand. **104**, 425 (1952).
— Gelin, L. E., Zederfeldt, B.: The formation of vein thrombi following tissue injury. Acta chir. scand. **118**, Suppl. 247 (1959).
Boseila, A. W. A.: Influence of heparin and serotonin on basophil leucozytes of rabbit blood. Experientia (Basel) **15**, 343 (1959).
Boström, O. G., William-Olsson, L.: Thrombosis of central vein of retina, successfully treated with heparin. Lancet **1938 I**, 78.
Bottomley, J. E., Lloyd, O., Chalmers, D. G.: Postoperative prophylactic anticoagulants in gynecology. Lancet **1964 II**, 835.
Bouvier, C. A., Rosner, P., Berthoud, S., Ritschard, J.: Anomalies du compartement plaquettaire lors d'accidents cardiovasculaires, résultats obtenus par la méthode de Hellem. Schweiz. Ges. Kard. Solothurn 1967.
Bowie, E. J. W., Todd, M., Thompson, J. H., Owen, C. A., Wright, I. S.: Anticoagulant malingeres (the dicumarol eaters). Amer. J. Med. **39**, 855 (1965).
Boyd, D. P., Clarke, F. M.: Phlegmasia coerulea dolens. Surgery **51**, 19 (1962).
Bradham, R. R., Buxton, J. T.: Thrombectomy for acute iliofemoral venous thrombosis. Surgery **119**, 1271 (1964).
Bräutigam, H. H., Meyer-Wirtgen, W.: Gynäkologische Operationen bei Gerinnungshemmung. Geburtsh. u. Frauenheilk. **25**, 737 (1965).
Brain, M. C., Kuah, K. B., Dixon, H. G.: Heparin treatment of hæmolysis and thrombocytopenia in pre-eclampsia. Report of a case and a rewiew of the literature. Blood **31**, 674 (1968).
Brambel, C. E., Corwin, A. H., Capone, V. A.: Mechanism of the action of heparin as an etiological basis for homeostasis. Amer. J. med. Sci. **230**, 276 (1955).
— Hunter, R. F.: Effect of dicoumarol on the nursing infant. Amer. J. Obstet. **59**, 1153 (1950).
— Serra, G. L.: Oral anticoagulant therapy and its control: Marcoumar (Phenprocoumon), a new active anticoagulant and konakion (phytomenadione) as an effective regulator. Thrombos. Diathes. haemorrh. (Stuttg.) **3**, 257 (1959).
— Wise, W. D.: Anticoagulants in trauma, gangrenous conditions and frostbites. Thrombose und Embolie. 1. Int. Tagg, Basel, **1954**, S. 1192.
Brandis, H. J.: Chirurgie und Organfunktion. Medizinische **1960**, 143.
Braunsteiner, H., Potuzhek, O., Thumb, N.: Über die Beeinflussung der Eosinophilenzahl durch Heparin. Acta hæmat. (Basel) **22**, 153 (1959).
— Sailer, S., Sandhofer, F.: Untersuchungen über die Lipoproteinlipase. Wien. Z. inn. Med. **43**, 7 (1962).
— — — Lipoproteinlipase. Bibl. Haemat. (Basel) **15** (1963).
Brawner, J., Trivedi, H., Sataline, L. R.: Hemocholecyst. Report of a case associated with anticoagulant therapy. Ohio St. med. J. **62**, 1028 (1966).
Breckenridge, R. T., Kellermeyer, R. W.: A hemorrhagic syndrome due to dicumarol poisoning masquerading as propylthiouracil sensitivity. Ann. intern. Med. **60**, 1066 (1964).
Breda, R.: Bemerkungen über die Therapie und Prophylaxe der arteriellen Thromboembolien mit Antikoagulantien. 5. Kongr. Europ. Ges. Haemat. Freiburg 1955. S. 502.
Breddin, K.: Die Thrombocytenfunktion bei hämorrhagischen Diathesen, Thrombosen und Gefäßkrankheiten. Thrombos. Diathes. haemorrh. (Stuttg.), Suppl. **27** (1968).
— Bauke, J.: Thrombocytenagglutination und Gefäßkrankheiten. Blut **11**, 144 (1965).
Brehm, R., Janisch, H.: Versuch einer gezielten Thromboseprophylaxe mit SP 54. Wien. med. Wschr. **117**, 757 (1967).
Breneman, G. M., Priest, E., McCall, E.: Experience with phenylindanedione in the management of acute myocardial infarction. Amer. Heart J. **50**, 129 (1955).
Breuer, H.: Zur Frage der Thromboseprophylaxe. Medizinische **1955**, 1142.
Brewer, Sp. S.: Thrombelastographic measure of the coagulation defects induced by dicumarin type drugs. Circulation **24**, 893 (1961).
— Thrombelastographic study of 76 patients on long-term anticoagulant therapy with biscoumarin-type drugs. Amer. Heart J. **64**, 739 (1962).
Brihaye, J., Brihaye, M., Mascart, Ph.: Les hypoprothrombinémias dites idiopathiques. Acta clin. belg. **10**, 517 (1955).

BRINKHOUS, K. M., SMITH, H. P., WARNER, E. D., SEEGERS, W. H.: The inhibition of blood clotting. Amer. J. Physiol. **125**, 683 (1939).
BRITTEN, A.: Heparin, protamine and polybren. II. Their effect upon certain coagulation factors after incubation with plasma. Thrombos. Diathes. haemorrh. (Stuttg.) **13**, 550 (1965).
BRODIE, J. I., BEIZER, L. H.: Christmas disease and myocardial infarction. Arch. intern. Med. **115**, 552 (1965).
BRÖGLI, H.: Der Mechanismus des sogenannten „Heparin-Rebound" nach extracorporalem Kreislauf. Thrombos. Diathes. haemorrh. (Stuttg.) **13**, 401 (1965).
BROOKS, R. A., COPELAND, B. E.: Quality control of determinations of prothrombin time. Amer. J. clin. Path. **42**, 221 (1964).
BROOKS, R. H., CALLEJA, H. B.: Dermatitis, hepatitis and nephritis due to PID. Ann. intern. Med. **52**, 706 (1960).
BROUSTET, P., BLANCHOT, P., BRICAUD, H.: L'emploi des anticoagulants dans la réduction des fibrillations auriculaires. Thrombose und Embolie. 1. Int. Tagg, Basel, **1954**, S. 1181.
— TRARIEUX, M., CHOUSSAT, A.: Indications et contre-indications actuelles des thérapeutiques anticoagulantes dans les maladies thrombo-emboliques. XXXVII. Congr. Franc. Méd., Paris 1969, p. 67.
BROWN, L. B., NELSON, A. R.: Postinfectious intravascular thrombosis with gangrene. Arch. Surg, **94**, 652 (1967).
BROWNE, T. R., POSKANZER, D. C.: Treatment of strokes. New Engl. J. Med. **281**, 594 (1969).
BRÜSTER, H.: Untersuchungen zum Nachweis der perkutanen Resorption von Heparinoiden. Klin. Wschr. **44**, 766 (1966).
— Gerinnungsanalytische Untersuchungen zum akuten Defibrinierungssyndrom bei Mutter und Kind. Mschr. Kinderheilk. **115**, 219 (1967).
BRUMMER, P., LINKO, E., KALLIO, V.: Myocardial infarction treated by early ambulation. Effect of prolonged anticoagulant therapy on the immediate prognosis after discharge from hospital. Amer. Heart J. **62**, 478 (1961).
BRUN, J., GARDÈRE, J., POZZETTO, H.: Les thromboembolies des gros vaisseaux poulmonaires et des cavités cardiaques chez les insuffisantes réspiratoires. Poumon **19**, 509 (1963).
BRUNTON, L., LOWENSTEIN, L., SHAPIRO, L.: A comparison of some new anticoagulants. Arch. Surg. **72**, 153 (1956).
BRUZELIUS, S.: Coumarin in clinical use. Studies on the prophylactic and therapeutic value in the treatment of thromboembolism. Acta chir. scand. **92**, Suppl. 100 (1945).
BUCHTELA, K., HÄCKEL, H., HACKL, H.: Die perkutane Resorption eines mit S^{35} markierten Mucopolysaccharidpolyschwefelsäureesters. Arzneimittel-Forsch. **17**, 591 (1967).
BÜCHERL, E., KONCZ, J.: Untersuchungen über den Wirkungsmechanismus der kreislaufaktiven Thrombocid-Komponente. Langenbecks Arch. klin. Chir. **271**, 36 (1952).
BUGAR-MESZAROS, K., PRAZNOVSKY, M.: Anticoagulants in myocardial infarction. Acta med. Acad. Sci. hung. **16**, 237 (1960).
BULPITT, C. J.: Heparin as an analgesic in myocardial infarction: a double blind trial. Brit. med. J. **1967 II**, 279.
BURNS, J. J.: Implications of enzyme induction for drug therapy. Amer. J. Med. **37**, 327 (1964).
— CUCINELL, S. A., COSTER, R., CONNEY, A. H.: Application of drug metabolism to drug toxicity studies. Ann. N. Y. Acad. Sci. **123**, 273 (1965).
BURSTEIN, M.: Sur l'effet antagoniste de l'héparine au cours de la deuxième phase de la coagulation. Sem. Hôp. Paris **30**, 351 (1954).
— Physiologie de l'héparine. Atti Soc. lombarda Sci. med.-biol. **18**, 1955.
— Sur l'isolement d'une fraction des lipoprotéines après précipitation par l'héparine or par des héparinoides de synthèse. C. R. Acad. Sci. (Paris) **243**, 1 (1956).
— GUINAND, A.: Recherches sur l'action anticoagulante de l'héparine. Role du pH, effect favorisant du citrate trisodique. Rev. Hémat. **8**, 45 (1953).
— — Temps de thrombine et pouvoir antithrombinique du plasma humain en présence de l'héparine et de quelques héparinoides de synthèse. J. Physiol. (Paris) **47**, 115 (1955).
— LOEB, J.: Antithrombine naturelle et co-facteure plasmatique de l'héparine. C. R. Acad. Sci. (Paris) **239**, 904 (1954).
— — Inhibition de la thrombinoformation par l'héparine. Rev. franç. Étud. clin. biol. **1**, 752 (1956)-
BURT, C. C.: Anticoagulants. Edinb. med. J. **61**, 273 (1954).
BURTON, C. R.: Anticoagulant therapy of recent myocardial infarction. Canad. med. Ass. J. **70**, 404 (1954).
BUSKIRK, W. C., BELKO, J. S., GIOVANNIELLO, T. J.: The effect of intravenous injection of emulsified vitamin K_1 on the hypoprothrombinaemia induced by tromexan. New Engl. J. Med. **248**, 57 (1953).

Butt, H. R., Allen, E. V., Bollman, J. L.: A preparation from spoiled sweet clover (3,3'-methylene-bis-(4-hydroxycoumarin) which prolonges coagulation time of blood. Mayo Clin. Proc. **16**, 388 (1941).
Bygdeman, S., Eliasson, R., Johnson, S. R.: Relationship between postoperative changes in Adenosinediphosphate-induced platelet adhesiveness and venous thrombosis. Lancet **1966 I**, 1301.
Cachera, J. P., Stern, A., Rojas, M., Dubost, Ch.: Embolies arterielles des membre: Conduit actuelle du traitement. Presse méd. **75**, 2037 (1967).
Calmettes, L., Déodati, F., Bec, P.: Paralysie accomodative au cours d'un traitement par anti-coagulant de synthèse. Rev. Oto-neuro-ophtal, **28**, 497 (1956).
Campell, H. A., Link, K. P.: Studies on the hemorrhagic sweet clover disease. IV. The isolation and crystallisation of the hemorrhagic agent. J. biol. Chem. **138**, 21 (1941).
Capeci, N. E., Levy, R. L.: The influence of anticoagulant therapy on the incidence of thromboembolism and cardiac rupture in acute myocardial infarction. Amer. J. int. Med. **26**, 76 (1959).
Capraro, V., Marro, F., Valzelli, G.: Permeabilizing effects of heparin and heparin like substances. Nature (Lond.) **182**, 603 (1958).
Carey, L. C., Williams, R. D.: Comparative effects of dicoumarol, tromexan, and heparin on thrombus propagation. Ann. Surg. **152**, 919 (1960).
Carleton, R. A., Sanders, C. A., Burack, W. M.: Heparin administration after acute myocardial infarction. New Engl. J. Med. **263**, 1002 (1960).
Carlotti, J., Hardy, J. B., Linton, R. R., White, P. D.: Pulmonary embolism in medical patients. J. Amer. med. Ass. **134**, 1447 (1947).
Carroll, R., Kovacs, K., Tapp, E.: Experimental hexadimethrine necrosis of zona glomerulosa and inner layers of adrenal cortex. Lancet **1964 II**, 921.
Carter, A. B.: The immediate treatment of cerebral embolism. Quart. J. Med., N.S. **26**, 335 (1957).
— The role of anticoagulant therapy in cerebral infarction. In: W. Walker, Thromb. anticoagulant therapy, p. 62. Dundee: Thomson & Co. 1960.
— Anticoagulant treatment in progressing stroke. Brit. med. J. **1961 II**, 70.
Carter, St. A.: Potentiation of the effect of orally administrated anticoagulants by phenyramidol hydrochloride. New Engl. J. Med. **273**, 423 (1965).
Cash, J. D., Anderton, J. L.: Heparin infusion of artery and vein for repeated hemodialysis in acute renal failure. Lancet **1964 I**, 301.
Cassady, J. V.: Central retinal vein thrombosis. Amer. J. Ophthal. **36**, 331 (1953).
Castaigne, P., Laplane, D.: Indications du traitement anticoagulant dans les accidents vasculaires cerebraux d'origine arterielle. Bull. Soc. méd. Hôp. (Paris) **113**, 1403 (1962).
Castaldi, P. A., Stewart, I. H.: Uraemia. An acquired qualitative platelet defect. XI. Int. Congr. Haemat., Sydney, 1966, BE4.
Catalano, P. M., Cullen, St., I.: Warfarin antagonism by Griseofulvin. Clin. Res. **14**, 266 (1966).
Cejka, V., de Vries, L. A., Smorenberg-Schoorl, M. E., van Daatselaar, J. J., Borst, J. G. G., Majoor, C. L. H.: Effect of heparinoid and spirolactone on the renal excretion of sodium and aldosterone. Lancet **1960 I**, 317.
Chalmers, D. G.: Prophylactic anticoagulants in the operation period. Proc. 7th Cong. Int. Soc. Haematol., Rom 1958, vol. 2, p. 1101.
Chanbers, J. S. W., Goodbody, P. A.: Portal phlebothrombosis in the puerperium: A report of three cases. Brit. med. J. **1963 II**, 1104.
Chandler, H. L., Mann, G. V.: Heparin treatment of patients with angina pectoris. Failure to influence either the clinical course or the serum lipids. New Engl. J. Med. **248**, 1045 (1955).
Chargaff, E., Olson, K. B.: Studies on the chemistry of blood coagulation. IV. Studies on the action of the heparin and other anticoagulants. The influence of protamine on the anticoagulant effect in vivo. J. biol. Chem. **122**, 153 (1937).
— Ziff, M., Cohen, S. S.: Studies on the chemistry of blood coagulation. X. The reaction between heparin and the thromboplastic factor. J. biol. Chem. **136**, 257 (1940).
Charles, A. F., Scott, D. A.: Studies on Heparin. I. The preparation of heparin. J. biol. Chem. **102**, 425 (1933).
— — Studies on heparin. II. Heparin in various tissues. J. biol. Chem. **102**, 431 (1933).
Charmot, G., Vargues, R., Fouchet, M.: Splenomégalie tropicale avec macroglobulinémie. Effect thérapeutique possible de l'héparine dans deux cas. Presse méd. **69**, 1516 (1961).
Chataing, B.: Etude critique de quatre tests de coagulation dans la surveillance des traitements anticoagulants prolongés (antivitamines K). Hémostase **6**, 73 (1967).
Chaton, L.: Untersuchungen über die Bestimmung eines präthrombotischen Zustandes nach Operation. Zbl. Chir. **70**, 1349 (1943).

CHATTERJEA, R. B., SOLOMON, L.: Antagonistic effect of ACTH and cortison on anticoagulant activity of the ethylbiscoumacetate. Brit. med. J. **1954 II**, 790.
CHAZE, J., HOQUET, P.: Traitement des arteries par l'iodo-héparinate de sodium. Phlébologie **16**, 183 (1963).
CHERNOFF, A. I.: Anaphylactic reaction to injection of heparin. New Engl. J. Med. **242**, 315 (1950).
CHIARI, M., STEMBERGER, TH.: Zur Frage der Hypertoniebehandlung mit Heparin. Wien. klin. Wschr. **69**, 854 (1957).
CHICHE, P., LEYMARIOS, J.: Hématomas of the duodenal wall during anticoagulant therapy. Presse méd. **74**, 2475 (1966).
CHOKAS, W. V.: Bilateral adrenal bleeding complicating dicoumarol treatment of myocardial infarction. Amer. J. Med. **24**, 454 (1958).
CHOUDHURY, A. Q. M. B., PHILLIPS, T.: Haematuria during nicoumalone therapy. Brit. med. J. **1960 II**, 1802.
CHRIST, M. A.: Über die Ausscheidung von Arzneimitteln insbesondere Tromexan in die Milch. Gynäk. (Basel) **137**, 32 (1954).
CHRISTENSEN, F.: Uricosuric effect of dicoumarol. Acta med. scand. **175**, 461 (1964).
CIANCI, P. E., PISCATELLI, R. L.: Femoral neuropathy secondary to retroperitoneal hemorrhage. J. Amer. med. Ass. **210**, 1100 (1969).
CIVIERO, G., FACCHINI, G., CARBINI, G. C., PEDRAZZI, F.: Ricerche sulla modalita e sui meccanismi genetrici dell'azione vasoattiva del'eparina. Arch. Pat. clin. med. **36**, 340 (1959).
CLARKE, D. W., MONKHOUSE, F. C.: The combination of heparin and bovine serum albumin. Canad. J. Med. Sci. **31**, 394 (1953).
CLATANOFF, D. V., TRIGGS, P. O., MEYER, O. O.: Clinical experience with coumarin anticoagulants warfarin and warfarin sodium. Arch. int. Med. **94**, 213 (1954).
CLAUSEN, J., ANDERSEN, P. E., ANDRESEN, P., GRUELUND, SV., HARSLOF, E., ANDERSEN, U. H., JØRGENSEN, J., MOSE, C.: Langtids anticoagulans behandling after acut hjerteinfarct. Ugeskr. Læg. **123**, 987 (1961).
CLEVE, R. VAN: The rebound phenomen fact or fancy? Experience with discontinuation of long-term anticoagulation therapy after myocardial infarction. Circulation **32**, 878 (1965).
CLIFFTON, E. E., AGOSTINO, D.: Factors affecting the development of metastatic cancer: Effect of alteration in the clotting mechanism: Animal experiment and clinical observations. Cancer (Philad.) **15**, 276 (1962).
— — Irradiation and anticoagulant therapy to prevent pulmonary metastasis of the V 2 carcinoma in rabbits. Radiology **80**, 236 (1963).
— GROSSI, C. E.: Effect of human plasmin on the toxic effects and growth of blood-borne metastasis of the Brown-Pearce and the V 2 carcinoma of rabbit. Cancer (Philad.) **9**, 1147 (1956).
CLOETENS, W., DE MARTELAERE, P.: Etude de traitement anticoagulant dans les troubles cérebraux vasculaires. Acta clin. belg. **17**, 210 (1962).
CLUFF, L. E., BERTHRONG, M.: The inhibition of the local Shwartzman reaction by heparin. Bull. Johns Hopk. Hosp. **92**, 353 (1953).
COCCHERI, S., GENNARI, P., LORETI, A.: Aktivierung der Fibrinolyse in vitro und in vivo durch Polysaccharidester. Clin. Therap. **25**, 3 (1963).
— MIGLIORI, V.: Il controllo della terapia con anticoagulanti indiretti: valore pratico del thrombotest di Owren. G. Clin. med. **42**, 1452 (1961).
COHEN, J.: Unusual gastrointestinal reaction to bishydroxycoumarin (Dicoumarol). Amer. Heart J. **76**, 144 (1968).
COHEN, R. J., DENNIS, L. H., CONRAD, M. E.: Anticoagulant therapy in chronic idiopathic thrombocytopenic purpura. Blood **31**, 647 (1968).
COHN, J. E.: Effects of heparin on airway resistance. Clin. Res. 8, 253 (1960).
COLE, F., KLEITSCH, W. P.: Incompatibility of lumbar block and anticoagulant therapy. J. Amer. med. Ass. **147**, 1233 (1951).
COLMAN, R., ALEXANDER, P.: The effect of lanthanides and actinides on blood coagulation. I. Evidence for and properties of a new serum thromboplastic factor. J. clin. Invest. **43**, 705 (1964).
— — II. Assay of a new serum thromboplastic factor vulnerable to these elements and its variations in health and disease. J. clin. Invest. **43**, 720 (1964).
CONN, J. W., ROVNER, D. R., COHEN, E. L., ANDERSON, J. E.: Inhibition by heparinoid of aldosterone biosynthesis in man. J. Clin. Endocrin. Metabolism **26**, 527 (1966).
— — — KLEINBERGS, S.: A block in adrenal biosynthesis of aldosterone induced by heparinoid. Clin. Res. **12**, 351 (1964).
CONNELL, W. F., MAYER, G. A.: Evaluation of anticoagulant therapy with Anisindione (Miradon). Canad. med. Ass. J. **80**, 785 (1959).

CONNOR, W. E., HOAK, J. C., WARNER, E. D.: Massive thrombosis produced by fatty acid infusion. J. clin. Invest. **42**, 860 (1963).
CONRAD, F. G., ROTHERMICH, N. O.: A clinicopathological study of acute myocardial infarction and the role of anticoagulant therapy. Arch. intern. Med. **103**, 421 (1959).
CONRAD, L. C., HONICK, G. C., WIGGINS, C. W., KYRIACOPOULOS, J. D.: Double blind study of the effectiveness of long term anticoagulant therapy in myocardial infarction. Circulation **24**, 908 (1961).
CONSTANTINIDES, P.: The immediate cause of human coronary thrombosis. Progr. biochem. Pharmacol. **2**, 165 (1967a).
— Pathogenesis of cerebral artery thrombosis in man. Arch. Path. **83**, 422 (1967b).
COON, W. W., WILLIS, P. W.: Some side effects of heparin, heparinoids and their antagonists. Clin. Pharmacol. Ther. **7**, 379 (1966).
COOPER, C., LEHNINGER, A. L.: Oxidative phosphorylation by an enzyme complex from extracts of mitochondria. III. The span cytochrome to oxygen. J. biol. Chem. **219**, 519 (1956).
COOPERBERG, A. A., TEITELBAUM, J. I.: The correlation of antihaemophilic globulin in patients with coronary artery disease. Ann. intern. Med. **54**, 899 (1961).
COPEMAN, P. W. M.: Phenindione toxicity. Brit. med. J. **1965 I**, 305.
COPLEY, A. L.: Embolization of platelet agglutination thrombus in the hamster's pouch produced by heparin. Fed. Proc. **7**, 22 (1948).
— On the rationale of thrombosistherapy by the use of the true anticoagulant heparin and the hemorrhagic agents, dicumarol, tromexan and phenylindanedione. Thromb. und Embolie. 1. Internat. Tagg. Basel 1954, S. 216.
— CHAMBERS, B.: Experimentally induced petechial hemorrhage and white embolization in the rabbit's nictitating membrane. Amer. Heart J. **45**, 237 (1953).
CORIGLIONE, G.: Heparin in treatment of corneoconjunctival incrustation of lime. Amer. J. Ophthal. **50**, 522 (1960).
CORN, M.: Effect of phenobarbital and glutethimide on biological half-life of warfarin. Thrombos. Diathes. Haemorrh. (Stuttg.) **16**, 606 (1966).
CORNBLEET, T.: Local action of heparin on xanthomas. Arch. Derm. **71**, 172 (1955).
— HOIT, L.: Alopecia from coumarin. Arch. Derm. Syph. (Chic.) **75**, 440 (1957).
COSGRIFF, S. W.: Chronic anticoagulant therapy in recurrent embolism of cardiac origin. Ann. intern. Med. **38**, 278 (1953).
COTTIER, H., ROOS, B., RENTSCH, H., CRONKITE, E. P.: An electronmicroscopic study of in vivo primary thrombus formation. Blood **18**, 797 (1961).
COUNIOT, J., GAROBY, J. P., MALAVAUD, A.: Repérmeabilization par l'héparine d'une anastomose porto-cave thrombosée. Lyon chir. **55**, 21 (1959).
CRAFOORD, C.: Preliminary report on postoperative treatment with heparin as a preventive of thrombosis. Acta chir. scand. **79**, 407 (1937).
— Heparin in surgery. Lancet **1947 I**, 482.
— JORPES, E.: Heparin as a prophylactic against thrombosis. J. Amer. med. Ass. **116**, 2831 (1941).
CRAMER, W.: Über die parenterale and rektale Anwendung von 3-(1-Phenylpropyl)-4-oxycoumarin (Marcoumar) zur Einleitung der Thromboseprophylaxe. Ärztl. Wschr. **10**, 411 (1955).
— POHLHAUS, E.: Erfahrungen bei einer generellen Thromboseprophylaxe. Zugleich ein Erfahrungsbericht über 3000 Behandlungen mit Marcoumar. Bruns' Beitr. klin. Chir. **196**, 1 (1958).
CRANLEY, J. J., KRAUSE, R. J., STRASSER, E. S., HAFNER, CH. D., FOGARTY, TH. J.: Peripheral arterial embolism. Changing concepts. Surgery **55**, 57 (1964).
CROSBY, W. H.: Paroxysmal nocturnal hemoglobinuria. Relation of the clinical manifestations to underlying pathogenic mechanism. Blood **8**, 769 (1953).
CSABA, G., ÁCS, TH., HORVATH, C., KAPA, E.: Some new data concerning the biology of tumors. The effect of heparin inhibitors on tumor growth. Brit. J. Cancer **14**, 367 (1960).
— BIERBAUER, J., RETI, I.: Contributions to the mechanism of the destabilizing effect of heparin on the cell division. Acta biol. Acad. Sci. hung. **18**, 105 (1967).
CUCINELL, S. A., CONNEY, A. H., SANSUR, M., BURNS, J. J.: Drug interactions in man. I. Lowering effect of phenobarbital on plasma levels of bishydroxycoumarin (Dicumarol) and diphenylhydantoin (Dilantin). Clin. Pharmacol. Ther. **6**, 420 (1965).
— ODESSKY, L., WEISS, M., DAYTON, P. G.: The effect of chloralhydrate on bishydroxycoumarin metabolism. J. Amer. med. Ass. **197**, 366 (1966).
CUMMINE, H.: Anticoagulant therapy. Med. J. Austr. **1949 I**, 342.
CUNNINGHAM, G. M., MCNICOL, G. P., DOUGLAS, A. S.: Effect of anticoagulant drugs on platelet aggregation in the Chandler's tube. Lancet **1965 I**, 729.

Currie, G. A.: Effect of heparin on mixed lymphocyte cultures. Nature (Lond.) **215**, 164 (1967).
Czernicki, W.: The mechanism of the hemorrhagic diathesis in renal failure. IV. Platelet factors. Blood **32**, 175 (1968).
D'Abren, F., Humble, J. G.: Heilung einer Mesenterialvenenthrombose nach Resektion und Heparinbehandlung. Lancet **1946 I**, 534.
Dahl, J., Remde, W.: Überwachung der Anticoagulantientherapie mit Hilfe der Faktor-X-Bestimmung. Folia haemat. **85**, 96 (1966).
Dahl, S.: The influence of heparin on allergic cutaneous tests for allergic asthma. Ann. Allergy **22**, 303 (1964).
Dahm, K.: Beitrag zur Frage der Antikoagulantientherapie des Myokardinfarktes unter besonderer Berücksichtigung der Herzruptur und des Hämopericards. Med. Welt **1962**, 2626.
Dale, D. U., Jaques, L. B.: The prevention of experimental thrombosis by dicoumarin. Canad. med. Ass. J. **46**, 546 (1942).
Dalgaard, O. Z.: Dicumarol poisoning, its prophylaxis and treatment. Nord. Med. **49**, 121 (1953).
Dalley, D., Kelleher, P. R.: Skin sensitivity to phenindione. Report of a case. N. Z. med. J. **65**, 535 (1966).
Dalsgaard-Nielsen, J.: Anticoagulation therapy of cerebral vascular diseases. Atti del secondo simposio siu problemi attinenti alla coagulazione del sangue. Firenze 1956, p. 171.
Dam, F. E., van, Overkamp, M., Haanen, C.: The ineraction of drugs. Lancet **1966 II**, 1027.
Dam, H., Geill, T., Lund, E., Sondergaard, E.: Laboratory and clinical experiments with various anticoagulants. Thrombose und Embolie. 1. Int. Tagg, Basel 1954, p. 212.
Davey, H. G., Lander, H.: Effect of injected heparin on platelet levels in man. J. clin. Path. **21**, 55 (1968).
Davidson, E., Howard, A. N., Gresham, G. A.: The effect of phenindione on rats fed diets which produce thrombosis and experimental arteriosclerosis. Brit. J. exp. Path. **43**, 418 (1962).
Davidson, M.: Systemic administration of heparin and dicoumarol for postoperative adhesivenes. An experimental study. Arch. Surg. **59**, 300 (1949).
Davies, D.: Phenindione sensitivity. Brit. med. J. **1965 II**, 231.
Dayton, P. G., Tarcan, Y., Chenkin, T., Weiner, M.: The influence of barbiturates on coumarin plasma level and prothrombin response. J. clin. Invest. **40**, 1797 (1961).
Decker, K.: Der Schlaganfall, ein diagnostisches und therapeutisches Problem. Münch. med. Wschr. **100**, 923 (1958).
Degenring, F. W.: Heparinoid Folien Verband. Med. Klin. **58**, 1236 (1963).
Degrell, J.: Unsere Erfahrungen beim akuten, massiven ileofemoralen Venenverschluß. Bruns' Beitr. klin. Chir. **209**, 412 (1964).
Delbarre, F., Vic-Dupont, Lebrun, B.: Sur un cas d'association de maladie thrombo-embolique de néphrose lipoidique et de maladie d'adison. Effectes anticoagulantes. Bull. Soc. méd. Hôp. Paris **74**, 419 (1958).
Dennis, L. H., Stewart, J. L., Conrad, M. E.: A consumption coagulation defect in congenital cyanotic heart disease and its treatment with heparin. J. Pediat. **71**, 407 (1967).
Denson, K. W. E., Quick, A. J.: Phenindion and blood coagulation factors. Brit. Med. J. **1961 II**, 176
Derechin, M.: Una acción independente de la hipoprothrombinemía de anticoagulantes derivados de la 4-oxicumarina. Pren. méd. argent. **1956**, 1644.
Deutsch, E.: Zur Wirkungsweise gerinnungshemmender Substanzen, insbesondere des Dicumarin. Klin. Med. **2**, 293 (1947).
— Über die Behandlung der Thrombosen mit Dicumarin. Wien. klin. Wschr. **59**, 524 (1947).
— Erfahrungen mit Tromexan, einem neuen Anticoagulans der Dicumarolreihe. Schweiz. med. Wschr. **79**, 1010 (1949).
— Therapie mit Dicumarolderivaten. Therapiewoche **3**, 77 (1952).
— Beitrag zur i.v. Anwendung von Marcumar. Wien. klin. Wschr. **68**, 553 (1956).
— Prophylaxe und Therapie der Thrombosen. Wien. med. Wschr. **109**, 611 (1959).
— Antikoagulantientherapie des Herzinfarktes. Dtsch. med. J. **13**, 386 (1962).
— Disc. in Thrombos. Diathes. haemorrh. (Stuttg.) L. Zuckschwert, H. A. Thies: (Langzeitbehandlung mit Antikoagulantien.) Suppl. **12**, 175 (1964).
— Antikoagulantien in der Therapie arterieller Durchblutungsstörungen. Wien. klin. Wschr. **76**, 151 (1964).
— Disc. zu Jürgens J., Nebenwirkungen der Heparinoide. Thrombos. Diathes. haemorrh. (Stuttg.), Suppl. **13**, 41 (1965).
— Vitamin K in medical practice: Adults. Vitam. and Horm. **24**, 665 (1966).
— Störungen der Blutgerinnung. In: G. Brandt, H. Kunz u. R. Nissen, Intra und postoperative Zwischenfälle, Bd. 1, S. 60. Stuttgart: Thieme 1967.

Deutsch, E., Benda, L., Zischka, A.: Probleme der Antikoagulantienbehandlung. Thrombos. Diathes. haemorrh. (Stuttg.) **2**, 510 (1958).
— Fischer, M.: Disc. zu E. Ludwig, Thrombos. Diathes. haemorrh. (Stuttg.) Suppl. **13**, 40 (1965).
— — Kucsko, L.: Das sog. „Kasabach-Merritt-Syndrom" des Erwachsenen. Beitr. path. Anat. **130**, 369 (1964).
— — Lechner, K.: Der Thrombosedienst in Wien (1962—1964). Z. ges. inn. Med. **21**, 204 (1966).
— — Neumann, E.: Hämostase und Urämie. Thrombos. Diathes. haemorrh. (Stuttg.) Suppl. **25**, 155 (1968).
— Frischauf, H., Grünberger, V.: Zwischenfälle der Dicumarolbehandlung und ihre Therapie. Z. klin. Med. **147**, 324 (1950).
— Hueber, E. F., Mayer, E., Wohlrab, K.: Über die Verwendung eines neuen Antikoagulans: Marcumar zur Therapie. Klin. Med. **9**, 49 (1954).
— Kaiser, E., Leeb, H.: Sintrom, ein neues kurz wirkendes gerinnungshemmendes Monocumarinderivat. Wien. klin. Wschr. **69**, 40 (1957).
— Kock, M.: Die Wirkung von Furosemid auf die Blutgerinnung. Wien. med. Wschr. **117**, 498 (1967).
— Leeb, H.: Beitrag zur Frage einer kombinierten Thrombosebehandlung mit Panthesin und Marcoumar. Klin. Med. **11**, 19 (1956).
Deutschinoff, A., Köhler, H.: Beitrag zur Therapie der serogenen hämolytischen Anämie. Z. ges. inn. Med. **17**, 26 (1962).
Deykin, D., Wessler, St., Reimer, S. M.: Serum thrombotic accelerator (STA) activity as a measure of the antithrombic effect of dicumarol. J. clin. Invest. **39**, 981 (1960).
Dick, W.: Die Prophylaxe der Thrombose und Embolie. Medizinische **1958**, 543.
— Matis, P., Mayer, W.: Ergebnisse einer alternierenden Anticoagulantienprophylaxe in der Chirurgie. Thrombos. Diathes. haemorrh. (Stuttg.) **3**, 11 (1959).
— — — Ergebnisse einer alternierenden Antikoagulantienprophylaxe. Chirurg **32**, 443 (1961).
— — — Mörl, F. K., Naegeli, Th.: Zur Bedeutung von Proteinasen-Inhibitoren für die Thromboembolieprophylaxe. Med. Welt **1967**, 1835.
Dickmann, W. J., Wegner, C. R.: Studies of blood in normal pregnancy: percentages and grams per kilogram of serum protein and fibrin and variations in total amount of each. Arch. intern. Med. **53**, 353 (1934).
Dietrich, A.: Thrombose, ihre Grundlagen und ihre Bedeutung. Berlin: Springer 1932.
Dietrich, K. F., Anders, F. C., Gastpar, H.: Zur Behandlung der Paratenonitis crepitans mit Polysaccharidschwefelsäureestern. Zbl. Chir. **83**, 1707 (1958).
Dimond, E. G., Trotta, P. F.: The advantages and disadvantages of using heparin as the sole anticoagulant during the first thirty days after acute myocardial infarction. Dis. Chest. **40**, 214 (1961).
Doane, W. M., Whistler, R.: Comparison of the anticoagulant activity of three polysaccharid sulfates. Arch. Biochem. **101**, 436 (1963).
Domanig, E.: Erfahrungsbericht über systematische Thromboseprophylaxe. Wien. klin. Wschr. **63**, 478 (1951).
— Kunz, H.: Zur Frage der gezielten Thromboseprophylaxe. Med. Welt **1961**, 1847.
Domart, A., Wolfromm, R., Hazard, J.: Une cas exceptionelle d'insuffisance surrénale: l'hémorrhagie bilatérale des capsules surrénale au cours de traitement anticoagulant. Presse méd. **69**, 489 (1961).
Dombes, B., Gruenagel, H. H., Hempel, V.: Zur Pathogenese der Kumarinnekrose. Med. Welt **1969 II**, 1984.
Donner, L.: Einfluß der Dicumarolpräparate auf die Fibrinolyse. Schweiz. med. Wschr. **90**, 1254 (1960).
Donzelot, E., Kaufmann, H.: Sur l'action remarquable de l'héparine dans certain processus exudatifs. Bull. Soc. méd. Hôp. Paris **65**, 915 (1949).
— — Bozec, J. M.: Concidérations cliniques et physiopathologiques sur le traitement de l'angor par l'héparine. Sem. Hôp. Paris **29**, 1549 (1953).
— — Danzier, G.: Etude biologique et clinique d'une héparinique de synthese.: le sulfate de dextrane. Sem. Hôp. Paris **31**, 1475 (1955).
Dooley, D. M., Perlmutter, I.: Spontaneous intracranial haematomas in patients reciving anticoagulation therapy. J. Amer. med. Ass. **187**, 396 (1964).
Dooner, H. P., Vargas-Molinare, R., Mena-Rivera, I.: Portal and mesenteral thrombosis. Arch. intern. Med. **111**, 208 (1963).
Dorhout, Mees E. J., Houtzagers, J. J. R.: Three patienten met niervenathrombosen behandeld met anticoagulantia. Ned. T. Geneesk. **106**, 1245 (1962).

DOUGLAS, A. S.: The action of heparin in the prevention of prothrombinconversion. J. clin. Invest. **35**, 533 (1956).
— Anticoagulant Therapy. Oxford: Blackwell 1962.
— Anticoagulant therapy in coronary artery disease. In: S. SHERRY, K. M. BRINKHOUS, E. GENTON, J. M. STENGLE, Thrombosis, p. 690. Washington: Nat. Acad. Sci. 1969.
DREWES, J., SCHULTE, F. J.: Die Phlegmasia caerulea dolens. Dtsch. med. Wschr. **83**, 1997 (1958).
DREYFUSS, F., CZACZKES, J. W.: The uricosuric action of bishydroxycoumarin (Dicumarol) Arch. intern. Med. **102**, 389 (1958).
— TOOR, M., AGMON, J., ZLOTNICK, A.: Observations on myocardial infarction in Israel. Cardiology **30**, 387 (1957).
DROBNI, S., INCZE, F.: Heilung einer Mesenterialvenenthrombose durch umfangreiche Dünndarmresektion und Heparinbehandlung. Chirurg **31**, 34 (1960).
DUBOIS, A., GOLDSTEIN, M.: Manifestations de type allergique en cours de traitement à l'héparine en chirurgie vasculaire. Acta chir. belg. **65**, 881 (1966).
DUDIK, E., HEINRICH, K. H.: Klinische Betrachtungen bei einem Kranken mit Thrombophlebitis migrans. Medizinische **1955**, 451.
DUFF, I. F., DENNIS, E. W., GODGSON, P. E., COON, W. W.: Clinical experience with a new indandione derivate, a preliminary report. Univ. Mich. med. Bull. **19**, 43 (1957).
— FALLS, H. F., LINMAN, J. W.: Anticoagulant therapy in occlusive disease of the retina. Arch. Ophthal. (Chic.) **46**, 601 (1951).
— LINMAN, J. W., BIRCH, R.: The administration of heparin. Surg. Gynec. Obstet. **93**, 343 (1951).
DULOCK, M. A., KOLMEN, S. N.: Influence of Vitamin K_1 on restoration of prothrombin complex, proteins and fibrinogen in plasma of depleted dogs. Thrombos. Diathes. haemorrh. (Stuttg.) **20**, 136 (1968).
DUMAS, A.: Des médications anticoagulantes dans certaines formes d'hypertension arterielle. Presse méd. **60**, 996 (1952).
DUNCAN, CH. H., BEST. M. M., MCGAFF, CH. J.: Heparin-like activity of polyethylene sulfonate. J. Lab. clin. Med. **52**, 809 (1958).
DUPUY, R., VALLIN, J., DOBLONSKY, A., GAVELLE, M.: La traitement anticoagulant trouve-t-il une contraindication absolue dans certain lésions digestives. Arch. Mal. Appar. dig. **52**, 759 (1963).
DURAFFOURD, P.: Le controle biologique de la thérapeutique anticoagulante au long cours par la thrombelastographie. Arch. Clin. Belg. **15**, 115 (1960).
DURHAM, R. H.: Thrombophlebitis migrans and visceral carcinoma. In: Thrombose und Embolie. 1. Int. Tagg, Basel **1954**, p. 487.
DUVIOSIN, G. E., BRANDENBURG, R. O., MCGOON, D. C.: Factors affecting thromboembolism associated with prosthetic heart valve. Circulation **35**, Suppl 1, 70 (1967).
DYCKERHOFF, H., GOOSSENS, N.: Über die thromboseverhütende Wirkung des Neodyms (Neodympräparat Auer 144). Z. ges. exp. Med. **106**, 181 (1939).
— GRÜNEWALD, O.: Über den Reaktionsmechanismus der Hemmung der Blutgerinnung durch einige seltene Erden und durch Heparin. Biochem. Z. **315**, 124 (1943).
EASTHAM, R. D.: Adhesive platelets and myocardial infarction. Geriatrics, **21**, 182 (1966).
— Improved control of long term anticoagulant therapy. Brit. med. J. **1968 II**, 337.
— AVIS, P. R. D.: Seasonal fluctuation in adhesive platelets during long-term anticoagulant therapy. Brit. J. Haemat. **12**, 39 (1960).
EASTMAN, G. L., COOK, E. T., SHINN, E. T., DUTTON, R. E., LYONS, R. H.: Clinical study of anticoagulants in acute myocardial infarction with particular reference to early heparin therapy. Amer. J. med. Sci. **233**, 647 (1957).
EASTON, I. D., LOWE, K. G., STRONG, J. A., MCGIRR, F. M., PALMER, K. N. V.: Hydrocortisone in severe myocardial infarction. Lancet **1964 II**, 785.
EBERT, R. V., BORDEN, C. W., HIPP, H. R., HOLZMAN, D., LYON, A. F., SCHNAPER, H.: Long-term anticoagulant therapy after myocardial infarction. J. Amer. med. Ass. **207**, 2263 (1969).
ECKER, E. E., PILLEMER, C.: Anticoagulans and complementary activity. An experimental study. J. Immunol. **40**, 73 (1941).
ECKER, J. A., MCKITTRICK, J. E., FAILING, R. M.: Thrombosis of the hepatic veins. Amer. J. Gastroent. **45**, 429 (1966).
ECKMANN, L.: Indikationen und Gegenindikationen der präoperativen Antikoagulantienbehandlung. Langenbecks Arch. klin. Chir. **308**, 70 (1964).
EDSON, J. R., KRIVIT, V., WHITE, J. G., SHARP, H. L.: Intravascular coagulation in acute stem cell leukemia successfully treated with heparin. J. Pediat. **71**, 342 (1967).
EDWARDS, J. E.: Correlations in coronary arterial disease. Bull. N.Y. Acad. Med. **33**, 199 (1957).

Egeberg, O.: Antihemophilic A factor (factor VIII) and fibrinogen in human blood. A study on the question of a closer correlation between the levels of the two factors. Scand. J. Lab. clin. Invest. **14**, 230 (1962).
— Changes in hemostatic system associated with tendency to thrombosis. 10th Congr. Int. Soc. Haematol. Stockholm 1964a, G. 29.
— Conditions associated with increased blood factor VIII activity. The Hemophilias 203 (1964b).
— Thrombophilia caused by inheritable deficiency of blood antithrombin. Scand. J. clin. Lab. Invest. **17**, 92 (1965).
— Inherited fibrinogen abnormality causing thrombophilia. Thrombos. Diathes. Haemorrh. (Stuttg.) **17**, 176 (1967).
Eggstein, M.: Über Wechselbeziehungen zwischen Lipolyse und Antithrombinaktivität im Plasma nach Heparin (-oiden). Bibl. haemat. (Basel) **15**, 84 (1963),
Egli, F., Stalder, G., Gloor, F., Duckert, F., Koller, F., Hottinger, A.: Heparintherapie des hämolytisch-urämischen Syndroms. Helv. paediat. Acta **24**, 13 (1969).
Egli, M., Schneider, W.: Die Beeinflussung des Gerinnungsfaktor IX durch Hydroxy-Cumarin- und Phenyl-indandion-Derivate. Thrombos. Diathes. haemorrh. (Stuttg.) **6**, 331 (1961).
Ehringer, H.: Differenzierte simultane Durchblutungsmessung konsekutiver Extremitätensegmente (gleichseitiger Unterschenkel und Fuß) mit einem automatisch registrierenden Venenverschlußplethysmographen: zur Frage der Okklusionstechnik. Z. Kreisl.-Forsch. **58**, 500 (1969).
Ehrly, A. M.: Über die Wirkungsweise des Heparins bei der Behandlung erworbener hämolytischer Anämien. Blut **18**, 229 (1968).
Eisen, E. M., Tyson, M. C., Michael, S., Baumann, F.: Adhesiveness of blood platelets in arteriosclerosis obliterans, thrombangitis obliterans, acute thrombophlebitis, chronic venous insufficiency and arteriosclerotic heart disease. Circulation **3**, 271 (1951).
Eisen, M. J.: Combined effect of sodium warfarin and phenylbutazone. J. Amer. med. Ass. **189**, 64 (1964).
Eisenreich, F. X.: Die tödlichen Lungenembolien an der chirurgischen Klinik Gießen 1931—1953. In: Thrombose und Embolie. 1. Int. Tagg, Basel 1954, S. 1047.
Ekesparre, W.: Inaugural-Dissertation, Tübingen 1951. Zit. nach R. Gross.
Eknoyan, G., Wacksman, S. J., Glueck, H. I., Will, J. J.: Platelet function in renal failure. New Engl. J. Med. **280**, 677 (1969).
Eliot, R. S., Kaulla, K. N., Blount, S. G.: Thrombelastographic studies with a twenty four hour scedule for subcutaneous heparin. A comparison of its efficiency with prothrombin depressing agents. Circulation **2**, 1206 (1961).
Ellerbrook, L. D., Ramsden, D. L., Rhees, M. C., Brown, D. V.: The use of frozen pooled citrated normal plasma as a daily control for determinations of plasma prothrombin time. Amer. J. clin. Path. **32**, 218 (1959).
Ellis, H. A.: Effects of the long term administration to animals of dextran sulfate. J. Path. Bakt. **89**, 437 (1965).
— Effect of Heparin and synthetic anticoagulants on amphibian and avian development. Brit. J. Pharm. Chem. **26**, 421 (1966).
El Rifi, K., Bacon, B., Mehigan, J., Hoppe, E., Cole, W. H.: Increased incidence of pulmonary metastases after celiotomy: Counteraction by heparin. Arch. Surg. **91**, 625 (1965).
Emmons, P. R., Mitchell, J. R. A.: Postoperative Änderungen der Plättchenverklumpungsaktivität. Lancet **1965 I**, 71.
Enderle, J., Cleempoel, H.: Valeur du traitement anticoagulant dans l'infarctus du myocarde. Acta clin. belg. **11**, 32 (1956).
Engelberg, H., Kuhn, R., Steinman, M.: A controlled study of the effect of intermittent heparin in therapy on the course of human coronary atherosclerosis. Circulation **15**, 489 (1956).
— Masse, Th. B.: Heparin in the treatment of advanced peripheral arteriosclerosis. Amer. J. med. Sci. **225**, 14 (1953).
Enger, E., Boyesen, S.: Long term anticoagulant therapy in patients with cerebral infarction. A controlled clinical study. Acta med. scand **178**, Suppl. 438 (1965).
Enria, G., Ferrero, R.: Ricerche esperimentali sul trattamento dell flebotrombosi. Arch. Sci. med. **91**, 23 (1951).
Epiney, J.: Nécrose cutanée et anticoagulants. Rev. méd. Suisse rom. **83**, 1011 (1963).
Escudero, J., McDevitt, E., Wright, I. S.: Dicumarol, Coumadin, Marcumar and Tromexan. Circulation **20**, 405 (1959).
Eskeland, G.: Prevention of venous thrombosis and pulmonary embolism in injured patients. Lancet **1962 I**, 1035.

Esnouf, M. P., Jobin, F.: The isolation of factor V from bovine plasma. Biochem. J. **102**, 660 (1967).
Estes, J. W., Smith, D. L.: The summary retrospective assessment of anticoagulants in myocardial infarction. Amer. J. med. Sci. **251**, 249 (1966).
Evans, G., Irvine, W. T.: Long term arterial graft patency in relation to platelet adhesiveness, biochemical factors and anticoagulant therapy. Lancet **1966 II**, 353.
— Mustard, J. F.: Anti-inflammatory agents and platelet function. 18. Symp. Blood, Wayne State School Med., Detroit, p. 36, 1970.
Evans, W.: Anticoagulant therapy in coronary occlusion. Proc. roy. Soc. Med. **47**, 318 (1954).
Evensen, S. A., Jeremic, M., Hjort, P. F.: Intravascular coagulation with generalized Shwartzman reaction induced by a heparin-like anticoagulant (Liquoid). Thrombos. Diathes. haemorrh. (Stuttg.) **18**, 24 (1967).
Eylau, O.: Zur Pathogenese und causalen Behandlung der Kniegelenkarthrosen. Med. Klin. **55**, 2367 (1960).
Eysholdt, G. K.: Grundlagen der Thrombosebehandlung in der modernen Chirurgie. Bruns' Beitr. klin. Chir. **180**, 367 (1950).
— Gefahren der Thrombocidbehandlung. Med. Welt. **1952**, 346.
— Experimentelle Untersuchungen zur Beeinflussung frischer Thromben mit Heparin und Heparinoiden. Langenbecks Arch. klin. Chir. **276**, 476 (1953).
Falkenhausen, M. V.: Körpereigene und körperfremde gerinnungshemmende Substanzen in ihrer Beziehung zur Vorstufe des Gerinnungsfermentes. Z. ges. exp. Med. **79**, 18 (1931).
Faulhammer, O.: Behandlung mit Sofort-Antikoagulantien vom Typ der seltenen Erden besonders beim Infarktgeschehen an Herz und Lunge. Med. Klin. **1960**, 1123.
Favre-Gilly, J. E., Thouverez, J. P., Croizat, P.: Comparison du thrombocide et de l'héparine in vitro et in vivo. In: Thrombose und Embolie. 1. Int. Tagg, Basel 1954, S. 309.
Fedenkov, V., Melinkova, V. S.: The influence of heparin on thrombocyte adhesion. Ter. Arkh. **40**, 71 (1968).
Feder, W., Auerbach, R.: Purple Toes: An uncommon sequelae of oral coumarin drug therapy. Ann. intern. Med. **55**, 911 (1961).
Federoff, S.: Effect of heparin on serum proteins. Proc. Canad. Fed. biol. Sci. **5**, 27 (1962).
Feissly, R., Mandel, P.: Considérations sur le diagnostic hématologique des états thrombophiliques. Schweiz. med. Wschr. **84**, 807 (1954).
Fejfar, Z., Badger, D., Grais, M.: Epidemiological aspects of thrombosis and vascular disease. Thrombos. Diathes. haemorrh. (Stuttg.) Suppl. **21**, 5 (1966).
Felder, D. A.: Evaluation of the various clinical signs of thrombophlebitis and experience in the therapy with anticoagulants. Surg. Gynec. Obstet. **88**, 337 (1949).
Feldman, L., O'Connor, W. R., Friedman, I. A., Fischer, J. W.: Anticoagulant therapy in acute myocardial infarction. Amer. Heart J. **44**, 112 (1952).
Fell, S. C., Rubin, I. L., Enselberg, C. D., Hurwitt, E. S.: Anticoagulant-induced hemopericardium with tamponade. Its occurrence in the absence of myocardial infarction or pericarditis. New Engl. J. Med. **272**, 670 (1965).
Ferenc, G., Vas, G.: Über die Thrombose der vena renalis. Z. Urol **56**, 315 (1963).
Ferrero, C.: Traitement de l'angine a poitrine par l'héparine. Cardiologia (Basel) **23**, 102 (1953).
Ferstl, A., Lachnit, V.: Die Gefahren der Dicumarintherapie während der Lactation. Klin. Wschr. **31**, 539 (1953).
Fiam, B., Magyari, J.: Experimental thrombosis: Data on clot formation in the jugular segment. Magyar Haemat. Tarsagsag. III. Kongr. Budapest, 1965, p. 44.
Fichera, C.: Control of anticoagulant therapy. Acta med. scand, **172**, 363 (1962).
Fidlar, E., Jaques, L. B.: The effect of commercial heparin on the platelet count. J. Lab. clin. Med. **33**, 1410 (1948).
Field, J. B., Goldfarb, M. S., Ware, A. G., Griffith, G. C.: Effect in man of a new indandione anticoagulant. Proc. Soc. exp. Biol. (N.Y.) **81**, 678 (1952).
— Ramsay, G. D., Attyah, A. M., Starr, P.: The effect in man of a new heparinoid treburon. J. Lab. clin. Med. **41**, 208 (1953).
— — Starr, P.: Anticoagulant and serumlipid studies with a new synthetic heparinoid. Clin. Res. Proc. **1**, 70 (1953).
— Spero, K., Link, K. P.: Hypoprothrombinemia induced in the dog by salicylic acid. Amer. J. Physiol. **159**, 40 (1949).
Filkins, J. P., Luzio, N. R.: Heparin protection in endotoxin shock. Amer. J. Physiol. **214**, 1074 (1968).
Finley, J. K., Weaver, H. S.: Heparin-use in treatment of diabetic retinopathy. Arch. Ophthal. **64**, 163 (1960).

Finnerty, J. J., McKay, B. R.: Antepartum thrombophlebitis and pulmonary embolism: Report of a case and review of the literature. Obstet. Gynec. **19**, 405 (1962).
Fischer, A.: Über die Wirkung des Heparins auf des Wachstum von Gewebezellen in vitro. Protoplasma **26**, 344 (1936).
— Nyström, P.: Heparin als wachstumshemmender Stoff. Biochem. Z. **262**, 365 (1933).
— Parker, R. C.: Proliferation und Differenzierung. Arch. exp. Zellforsch. 8, 297, 1929.
Fischer, M.: Zur Behandlung thrombovariköser Erkrankungen mit einer Heparinoidsalbe. Wien. med. Wschr. **114**, 904 (1964).
— Deutsch, E.: Erfahrungen mit Thrombotest Owren, einem einfachen Reagens zur Überwachung der Antikoagulantientherapie. Wien. med. Wschr. **111**, 713 (1961).
Fischer, R., Bircher, J., Reich, Th.: Der Haarausfall nach antikoagulierender Therapie. Schweiz. med. Wschr. **73**, 509 (1953).
— Moghissi, K.: Thrombelastographie et thromboses postoperatoires. in: Thrombose und Embolie. 1. Int. Tagg, Basel 1954, S. 597.
Fischer, S.: Pathology of coronary occlusion with special reference to anticoagulant medication. Copenhagen: Store Nordiske Vedenskabsboghandel 1963.
Fischler, F., Roeckl, K. W.: Über experimentelle Beeinflussung von Leberfunktionen und der anatomischen Leberstruktur durch Einwirkung seltener Erden. Naunyn-Schmiedebergs Arch. exp. Path. Pharmak. **189**, 4 (1938).
Fisher, B., Fisher, E. R.: Anticoagulans and tumor cell lodgment. Cancer Res. **27**, 421 (1967).
Fisher, C. M.: Cerebrovascular diseases: Pathophysiology, diagnosis and treatment. J. chron. Dis. **8**, 419 (1958).
— Anticoagulant therapy in cerebral thrombosis and cerebral embolism. Neurology (Minneap.) **11**, 119 (1961).
Fisher, L. M., Kupfer, H. G., Kagan, E.: Hypercoagulation and thrombosis. Experimental production and clinical observations. Thrombos. Diathes. haemorrh. (Stuttg.) **9**, 221 (1963).
Fitzgerald, E., Szeto, L. F., Spero, J., Lewis, J. H.: The thrombolytic effect of heparin and a heparin like substance, SP 54. Thrombos. Diathes. haemorrh. (Stuttg.) **17**, 418 (1967).
Flach, K.: Das Verhalten der Gefäßwand bei der Behandlung von Durchblutungs- und Gerinnungsstörungen mit Antikoagulantien vom Typ der seltenen Erden. Arzneimittel-Forsch. **13**, 377 (1963).
Flessa, H. C., Kapstrom, A. B., Glueck, H. I., Will, J. J.: Placental transport of heparin. Amer. J. Obstet. Gynec. **93**, 570 (1965).
Flood, E. P., Redish, M. H., Bociek, S. J., Shapiro, Sh.: Thrombophlebitis migrans disseminata. Report of a case in which gangrene of a breast occurred. N.Y. St. J. Med. **43**, 1121 (1943).
Födisch, H. J., Örtli, P.: Eine seltene Antikoagulantienkomplikation: Die totale Mammanekrose. Wien klin. Wschr. **79**, 675 (1967).
Foley, W. T., McDevitt, E., Symons, C., Wright, I. S.: Further experience with long-term anticoagulant therapy. Arch. int. Med. **95**, 497 (1955).
Fontaine, L., Grand, M., Molho, D., Boschetti, E.: Activité antiinflammatoire experimentale de coumarines, indane-dione et acyl-indanediones apparentées aux anticoagulants oraux. Med. Pharmacol. exp. **17**, 497 (1967).
— — Quentin, Y., Merle, S.: Activité antiinflammatoire comparée de substances anticoagulantes. Med. exp. (Basel) **13**, 137 (1965).
Fontaine, R., Tuchmann, L.: Les indications et résultats de la thrombectomie dans le thromboses veineuses récentes d'après 74 observations personnelles. Lyon chir. **59**, 161 (1963).
Fontana, A. M.: Cicatrizzazione cutanea nel ratto, sottoposto a trattamento parenterale con tripsina e topico con eparina. Arch. Sci. med. **106**, 900 (1958).
Ford, H. C., Bailey, R. E.: The effect of heparin on sodium and potassium excretion and aldosterone secretion and metabolism in primary aldosteronism. Clin. Res. **13**, 114 (1965).
Formiller, M., Cohon, M. S.: Coumarin and indandione anticoagulants. Amer. J. Hosp. Pharm. **26**, 574 (1969).
Forwell, G. D., Ingram, G. I. C.: The anticoagulant activity of dextran sulfate. J. Pharm. Pharmacol. 8, 530 (1956).
Fox, S. L.: Potentiation of anticoagulants caused by pyrazole compounds. J. Amer. med. Ass. **188**, 320 (1964).
Fragge, R. F., Bernstein, I. C., Bell, J.: Fatal Waterhouse Friderichsen syndrome due to dicumarol. Ann. intern. Med. **52**, 923 (1960).
Francisco, A. de., Wright, I. S.: Thromboembolische Komplikationen nach Myokardinfarkt bei sog. Good Risk-Fällen. Circulation **13**, 692 (1956).

FRANKE, W., LIEDY, G.: Moderne Wege zur Diagnostik peripherer Durchblutungsstörungen und ihrer Behandlung. Med. Mschr. **16**, 677 (1962).
FRANZEN, S., HELLSTRÖM, R., ENGSTEDT, L., REIZENSTEIN, P.: Heparin treatment in chronic myeloproliferative diseases — a clinical study. 10th Congr. Int. Soc. Haemat. Stockholm, 1964, A 19.
FREEMAN, D. J., MEYER, O. O.: Rectal administration of warfarin (coumarin) sodium. Sodium (3-(2-acetonylbencyl)-4-hydroxycoumarin). Proc. Soc. exp. Biol. (N.Y.) **92**, 52 (1956).
FREEMAN, I., WEXLER, J.: Anticoagulants for treatment of arterial fibrillation. J. Amer. med. Ass. **184**, 1007 (1963).
FREEMAN, S.: The chemistry and pharmacology of anticoagulant drugs. Heparin. In: I. M. VIGRAN: Clinical anticoagulant therapy, p. 62. Philadelphia: Lea & Febiger 1965.
FREMOUNT, R. E., WIEDMAN, M., LUBELL, D.: A comparison of bishydroxycoumarin and Warfarin sodium in term of coagulation factor changes and bleeding complication. Amer. J. Med. Sci. **246**, 265 (1963).
FRENCH, A. J., DOCK, W.: Fatal coronary arteriosclerosis in young soldiers. J. Amer. med. Ass. **124**, 1233 (1944).
FRENCH, J. E.: Blood platelets: Morphological studies on their properties and life cycle. Brit. J. Haemat. **13**, 595 (1967).
— The fine structure of experimental thrombi. In: S. SHERRY, K. M. BRINKHOUS, E. GENTON, J. M. STENGLE: Thrombosis, p. 300. Washington: Nat. Acad. Sci. 1969.
FRICK, P. G., BRÖGLI, H.: The mechanism of heparin rebound after extracorporeal circulation for open cardiac surgery. Surgery **59**, 721 (1966).
FRIEDBERG, G. C. K.: Should we abandon anticoagulant therapy in acute myocardial infarction? J. Amer. med. Ass. **180**, 307 (1962).
— HORN, H.: Acute myocardial infarction not due to coronary artery occlusion. J. Amer. med. Ass. **112**, 1675 (1939).
FRIEDRICH, H. W.: Experimenteller Beitrag zur Thrombocidbehandlung der Thrombose. Ärztl. Wschr. **5**, 178 (1950).
— Experimentelle Untersuchungen über Fibrinolyse durch Thrombocid. Ärztl. Wschr. **6**, 352 (1951).
— Komplikationen bei der Thrombosetherapie und Prophylaxe mit Antikoagulantien. Ärztl. Wschr. **6**, 966 (1951).
— Über die Auswahl chirurgischer Patienten zur Thromboseprophylaxe. Dtsch. med. J. **4**, 354 (1953).
— Über die Wirkung von Heparin und Thrombocid auf die Gefäße. In: Thrombose und Embolie. 1. Int. Tagg, Basel 1954, S. 315.
— Calorimetrische Untersuchungen zur Frage der gefäßerweiternden Wirkung von Thrombocid. Ärztl. Wschr. **11**, 368, 1956.
FRIES, K.: Versuch einer generellen Thromboseprophylaxe im Wochenbett mit Marcoumar. Gyn. (Basel) **137**, 220 (1954).
— KÖNIG, F. E., REICH, TH.: Einfluß der Marcoumartherapie bei vollgestillten Kindern. Schweiz. med. Wschr. **87**, 615 (1957).
FRISTEDT, B., STERNER, N.: Warfarin intoxication from percutaneous absorption. Arch. environm. Hlth **11**, 205 (1965).
FRITZ, K. W.: Haemodialyse. Stuttgart: Thieme 1966.
FRITZSCHE, W.: Zur Hemmung der Hämolyse der Erythrozyten von Kranken mit paroxysmaler Hämoglobinurie durch Heparin. Klin. Wschr. **35**, 1166 (1957).
FROESE, P.: Antikoagulantien-Dauertherapie und Heparinzufuhr bei Langzeitdialyse. Klin. Wschr. **47**, 1111 (1969).
FROST, H., HESS, H.: Gleichzeitige Verabreichung von Indomethacin und Antikoagulantien. Int. Symp. Freiburg, p. 374. Stuttgart: Thieme 1966.
FRØYSAKER, K.: Heparin bei Fettembolien. Norske Lægefor. **11**, 751 (1962).
FUDENBERG, H., PALMER, W. L., KIRSNER, J. B.: Paroxysmal noctural hemoglobinuria: Report of a case with rare hemoglobinuria treated with corticotropin. Amer. J. med. Sci. **227**, 32 (1954).
FULLER, C. H., ROBERTSON, C. W., SMITHWICK, R. H.: Management of thrombembolic disease. New Engl. J. Med. **263**, 983 (1960).
FULTON, S. P., AKERS, R. P., LUTZ, B. R.: White thrombo-embolism and vascular fragility in the hamster cheek pouch after anticoagulants. Blood **8**, 140 (1951).
FURMAN, R. H., BALL, C. O. T., GALE, R. G., BILLINGS, F. T., MENEELY, G. R.: An evaluation of anticoagulant therapy in myocardial infarction based on prognostic categories. Amer. J. Med. **14**, 681 (1953).
GABOR, A.: Intrakutane Heparinbehandlung oberflächlicher Thrombophlebitiden. Münch. med. Wschr. **105**, 1493 (1963).

Gaertner, W.: Eine neue Heparinoidsalbe in der Hand des praktischen Arztes. Med. Mschr. **17**, 37 (1963).
Galea, E., Young, I., Bell, J.: Fatal nephropathy due to phenindione sensitivity. Lancet **1963 I**, 920.
Gallemer, E. P., Anylyan, W. G.: Venous thromboembolic disease in urological practice. J. Urol. (Baltimore) **81**, 215 (1959).
Gans, H., Castaneda, A. R.: Problems in hemostasis during open heart surgery. VII. Changes in fibrinogen concentration during and after cardiopulmonary bypass with particular reference to the effect of heparin neutralization on fibrinogen. Ann. Surg. **165**, 551 (1967).
Garrettson, L. K., Perel, J. M., Dayton, P. G.: Methylphenidate interaction with both anticonvulsants and ethyl biscumacetate. J. Amer. med. Ass. **207**, 2053 (1969).
Gaspardy, G., Balint, G., Gaspardy, G., Jr.: Wirkung der Kombination Indomethacin und Syncumar (Acenocumarol) auf den Prothrombinspiegel im Blutplasma. Z. Rheumaforsch. **26**, 332 (1967).
Gastpar, H.: Nebenwirkungen der Heparinoide. III. Int. Congr. Chemotherapy, vol. II, p. 1798. Stuttgart: Thieme 1963.
— Physiologische Bedeutung und pharmakologische Wirkungen des Heparins. Thrombos. Diathes. haemorrh. (Stuttg.) Suppl. **16** (1965).
— Metastasierung und Blutgerinnung. Thrombos. Diathes. haemorrh. (Stuttg.), Suppl. **28**, 119 (1968).
Gayer, J., Löhr, G. W.: Akutes Nierenversagen als Folge ausgedehnter innerer Blutungen nach Heparin-Überdosierung. Med. Klin. **53**, 2216 (1958).
Geeter, L. de, Sluys, Ch.: Nécrose cutanée due aux anticoagulants. Acta chir. belg. **64**, 850 (1965).
Geissendörfer, R.: Thrombose und Embolie. Leipzig: Thieme 1935.
Gerendas, M.: Die Thrombininaktivierung als Enzymprozeß. Thrombos. Diathes. haemorrh. (Stuttg.) **4**, 56 (1959).
Gerlach, U.: Behandlung von Venenthrombose und Lungenembolie. Therapiewoche **1966**, 479.
Gertenbach, H. W., Jahnke, K.: Vortäuschung einer haemorrhagischen Diathese mit einem Antikoagulans. Ärztl. Wschr. **10**, 463 (1955).
Geyer, G., Tragl, K. H., Zeitlhofer, J.: Beidseitige tödliche Nebennierenblutung während der Antikoagulantienbehandlung. Wien. klin. Wschr. **77**, 456 (1965).
Ghanem, M. H.: Rectal and sublingual heparin. Lancet **1958 II**, 907.
Giannico, P.: Curva ad andamento iperbolico delle iperprotrombinemia. Policlinico **35**, 1271 (1948).
Gibelli, A., Frandoli, G., Giarola, P., Nicola, P. de: Fibrinolytic activity and reduction of platelet adhesiveness following prolonged administration of ethylchlorophenoxy-isobutyrate (Atromid-S). Hémostase **6**, 285 (1966).
Giese, H.: Erfahrungen mit Eleparon bei thrombotischen Erkrankungen. Fortschr. Med. **79**, 657 (1961).
Gilbert, N. C., Nalefski, L. A.: The effect of heparin and dicoumarol in increasing the coronary flow volume. J. Lab. clin. Med. **34**, 797 (1949).
Giraux, P., Dufault, C., Bernier, J.: Hématome pharyngolarynge asphyxiant during l'anticoagulothérapie. Canad. med. Ass. J. **97**, 185 (1967).
Gjessing, H. C., Dedichen, J.: Livedo reticularis with summet ulcerations. Report of a case with long term anticoagulant therapy. Acta. med. scand. **156**, Suppl. 319, 74 (1956).
Glacebrook, A. J., Wrigley, F.: Clinical trials of succinates and of heparin in rheumatic fevers. Brit. med. J. **1949 II**, 789.
Glaz, E., Sugar, K.: Über die Wirkung des Heparins und der Heparinoide auf die Produktion des Aldosteron. Orv. Hetil. **104** (1963).
Glees, M.: Über Erfahrungen mit Thrombocid bei der Zentralvenenthrombose. Klin. Mbl. Augenheilk. **134**, 807 (1959).
Glueck, H. I., Rochil, W.: Myocardial infarction in a patient with a Hageman (Factor XII) defect. Ann. intern. Med. **64**, 390 (1966).
— Ryder, H. W., Wassermann, P.: The prevention of thromboembolic complications in myocardial infarction by anticoagulant therapy. A clinical-pathologic study. Circulation **13**, 884 (1956).
Gobbel, W. G., Edwards, R. H., Zukoski, C. F.: Gastrin inhibition by heparin. Sth. med. J. (Bgham, Ala.) **58**, 1044 (1965).
Godal, H. C.: Precipitation of human fibrinogen by heparin. Scand. J. Lab. clin. Invest. **12**, 56 (1960a).
— The interaction of protamin with human fibrinogen and the significance of this interaction for the coagulation of fibrinogen. Scand. J. Lab. clin. Invest. **12**, 433 (1960b).

GODAL, H. C.: The comparison of two heparin-neutralizing agents: protamin and polybrene. Scand. J. Lab. clin. Invest. **12**, 446 (1960c).
— The influence of heparin on the fibrin clot. Scand. J. Lab. clin. Invest. **13**, 306 (1961).
— ABILDGAARD, U.: The symptomatic effect of anticoagulant therapy in defibrination syndrome associated with demonstrable fibrin in plasma. Acta med. scand. **174**, 311 (1963).
— MADSEN, K., NISSEN-MEYER, R.: Thromboembolism in patients with total proconvertin (Factor VII) deficiency. A report of 2 cases. Acta med. scand. **171**, 325 (1962).
GODEAU, P., ROCHEMAURE, J.: Le traitement anticoagulant en pratique médicale courante. Paris: J. B. Bailliere et fils 1968.
GODLOWSKI, Z.: Die Heparin-(Antithrombin-)Verwendung zwecks Funktionsprüfung des menschlichen retikuloendothelialen Systems. Wien. med. Wschr. **82**, 1492 (1932).
— Prevention of hormonal eosinopenia and lymphopenia by inhibition of clotting in blood. Brit. med. J. **1951 I**, 854.
GOFMAN, J. W.: The metabolism and physical chemistry of lipoproteins, with especial reference to the role of heparin in lipoprotein metabolism. In: Thrombose und Embolie. 1. Int. Tagg, Basel 1954, p. 1053.
GOLDFARB, W. B.: Coumarin induced intestinal obstruction. Ann. Surg. **161**, 27 (1965).
GOLDHABER, P.: Heparin enhancement of factors stimulating bone resorption in tissue culture. Science **147**, 407 (1965).
GOLDSTEIN, R., WOLFF, Z.: Haemorrhagic pericarditis in acute myocardial infarction treated with bishydroxycoumarin. J. Amer. med. Ass. **146**, 616 (1951).
GOLLNICK, N.: Heparinoid und Hyaluronidase als blutgerinnungshemmende Wirkstoffe in einem neuartigen anti-thrombotischen Externum. Med. Welt **1961**, 152.
GOLLUB, S.: Heparin rebound in open heart surgery. Surg. Gynec. Obstet. **124**, 337 (1967).
— ULIN, A. W.: Heparin-induced thrombocytopenia in man. J. Lab. clin. Med. **59**, 430 (1962).
GOOD, R. A., THOMAS, L.: Inhibition by heparin of the local and generalized Shwartzman reaction. J. Lab. clin. Med. **40**, 804 (1952).
GOODMAN, D. H.: Early clue to visceral carcinoma: haemorrhage after i.v. given warfarin. J. Amer. med. Ass. **166**, 1035 (1958).
GOODWIN, J. F., MCGREGOR, A. G.: Anticoagulant therapy with heparin in Pitkins menstruum. Lancet **1950 II**, 667.
GOOSSENS, N.: Prophylaxe und Therapie mit Dicumarinen. Med. Mschr. **4**, 603 (1950).
— Zum Problem der perkutanen Thrombose-Embolie-Prophylaxe. Med. Mschr. **7**, 94 (1953).
— Antikoagulantienbehandlung der arteriellen Durchblutungsstörungen. Thrombos. Diathes. haemorrh. (Stuttg.), Suppl. **12**, 53 (1964).
— Langzeitbehandlung der arteriellen Durchblutungsstörungen. Thrombos. Diathes. haemorrh. (Stuttg.), Suppl. **12**, 53 (1964).
— Nebenwirkungen der seltenen Erden. Proc. III. Int. Congr. Chemotherapy, vol. 2, p. 1795. Stuttgart: Thieme 1964.
— Zur intramuskulären Heparin-Anwendung. Thrombos. Diathes. haemorrh. (Stuttg.), Suppl. **38**, 125 (1970).
— GASTPAR, H.: Zur Wirkungsweise, Bestimmungsmethodik und Toxizität von Neodym und Heparinoiden. Proc. 7th Congr. europ. Soc. Haematol. **1959**, p. 723.
— — SEITZ, W.: Über die Beziehungen zwischen Wirksamkeit und Toxicität bei Nativheparinen und Heparinoiden. Klin. Wschr. **36**, 524 (1958).
GORDON, D. M., BURKE, G. E.: Dicumarol in retinits pigmentosa. Amer. J. Ophthal. **45**, 666 (1958).
GORDON, L. A., RICHARDS, V., PERKINS, H. A.: Studies in regional heparinisation I. Use of simultaneous neutralization with protamin. New Engl. J. Med. **255**, 1025 (1956).
GORMSEN, J., ANDERSEN, A., GAMMELGAARD, A.: Prostatectomy during anticoagulant therapy. Acta chir. scand. **120**, 380 (1961).
— HAXHOLD, B. F.: The heparin tolerance test and thromboembolism incidence in surgery. Acta chir. scand. **120**, 121 (1960).
— HOLGER-MADSEN, T.: Heparin tolerance test on platelet-rich and platelet-poor plasma. Acta haemat. (Basel) **23**, 146 (1960).
GOSTOF, HOMOLKA, ZELENKA: Les substances derivées du tromexane dans le lait maternal et leurs actions paradoxales sur la prothrombine. Schweiz. med. Wschr. **82**, 764 (1952).
GOTTLOB, R.: Über das Prinzip der lokalen Heparinbehandlung der Thrombosen. In: Thrombose und Embolie. 1. Int. Tagg, Basel 1954, S. 763.
GOTZ, A.: Severe spontaneous hypersensitivity to heparin. Ann. intern. Med. **35**, 919 (1951).
GRAEFF, H., KUHN, W., BLEYL, U.: Verbrauchskoagulopathie und Lysekoagulopathie bei menschlichen Äquivalenten des Sanarelli-Shwartzman-Phänomens (generalisiertes Shwartzman-Phänomen). Thrombos. Diathes. haemorrh. (Stuttg.) **17**, 144 (1967).

Graff, A. C. De, Buckman, Ch. A.: Treatment of pulmonary embolism. Amer. Heart J. **27**, 836 (1969).
Graham, J. H., Emerson, C. P., Anglem, T. J.: Postoperative hypofibrinogenemia. Diffuse intravascular thrombosis after fibrinogen administration. New Engl. J. Med. **257**, 101 (1957).
Grasset, E., Schwartz, D. E.: In vivo and in vitro comparative assays of the anticoagulant activity of dextran sulfate and heparin. Brit. J. Pharmacol. Chemother. **10**, 317 (1955).
Grayson, M. J.: Chronic subdural haematomata associated with anticoagulant treatment. Proc. roy. Soc. Med. **55**, 804 (1962).
Greif, S., Wennig, F.: Hyaluronidase und Antihyaluronidase als Permeabilitätsfaktoren. Wr. med. Wschr. **103**, 353 (1953).
Gresham, G. A., Howard, A. N.: The independent production of arteriosclerosis and thrombosis in the rat. Brit. J. exp. Path. **41**, 395 (1960).
Griffith, F. E. D.: Ethylbiscoumacetat as an inhibitor of sickling. Lancet **1955 II**, 20.
Griffith, G. C.: Dosage schedules in anticoagulant therapy. Dis. Chest. **39**, 672 (1961).
— Prognosis and anticoagulant therapy in acute myocardial infarction. Circulation **24**, 945 (1961).
— Leak, D., Hedge, B.: Conservative anticoagulant therapy of acute myocardial infarction. Ann. intern. Med. **57**, 254 (1962).
— Nichols, G., Asher, J. D., Flanagan, B.: Heparin Osteoporosis. J. Amer. med. Ass. **193**, 85 (1965).
— Zinn, W. J., Engelberg, H., Dooley, J. V., Anderson, R.: Heparin versus heparin bishydroxycoumarin therapy. J. Amer. med. Ass. **174**, 1157 (1960).
Griguer, P.: Etude comparative du pouvoir fibrinolytique du 8061 C.B. et de la héparine in vitro. Table ronde sur l'hémoclar 1965, p. 78.
Grilli, H.: Glutethimida y tiempo de protrombina. Su aplicación en la terapeutica anticoagulante. Pren. méd. argent. **46**, 2867 (1959).
Groch, S. N., McDevitt, E., Wright, I. S.: A long term study of cerebral vascular disease. Ann. intern. Med. **55**, 358 (1961).
Gross, R.: Beitrag zum Problem: Blutgerinnung und Thrombose. Ärztl. Wschr. **11**, 555 (1956).
— Thromboembolische Erkrankungen der Lunge. In: Th. Naegeli, P. Matis, R. Gross, H. Runge, H. W. Sachs, Die thromboembolischen Erkrankungen, S. 511. Stuttgart: Schattauer.
— Blutungen durch Mißbrauch von Coumarinen und ihre Differentialdiagnose. Med. Welt **1962**, 745.
— Schrank, W.: Kapillarschädigung und Prothrombinkomplex unter Coumarinen. Beobachtungen an einer außergewöhnlichen Marcumar-Vergiftung. Med. Welt **28** N.F., 1543 (1965).
— Voss, D.: Blutgerinnungskontrollen bei der ambulanten Antikoagulantienbehandlung. Thrombos. Diathes. haemorrh. (Stuttg.), Suppl. **12**, 27 (1964).
Gruber, U. F., Bergenetz, S. E.: Neue Wege in der Thromboembolieprophylaxe. Helv. chir. Acta **34**, 14 (1968).
Grüneis, P., Vinazzer, H.: Zur Frage des therapeutischen Effektes von Heparin bei Hypertonie. Wien. klin. Wschr. **65**, 960 (1953).
Grüner, A., Hilden, T., Raaschou, F., Vogelius, H.: Heparin treatment of angina pectoris. Amer. J. Med. **14**, 433 (1953).
Gruschinske, G.: Erfahrungen mit der Heparinoid Luronasesalbe Lasonil als Basistherapeuticum. Dtsch. med. J. **13**, 297 (1962).
Gubser, J.: Zur Heparinbehandlung bei Angina pectoris. Medizinische **1956**, 1190.
Guggenbühl-Schmitter, H.: Erfahrungen mit der gezielten medikamentösen Thromboembolieprophylaxe an der Frauenklinik St. Gallen. Gyn. (Basel) **144**, 141 (1957).
Guggisberg, W., Montigel, C.: Erfahrungen mit kombinierten Antikoagulantien. Sintrom-Prophylaxe und Butazolidin-Prophylaxe bei thromboembolischen Erkrankungen. Ther. Umsch. **15**, 327 (1958).
Guicheney, A., Cobalakichenin, S., Ratnadas, M.: Thrombophlébites cérébrales post-puerpérales. Presse méd. **66**, 1158 (1958).
Gumpert, T.: Anticoagulant treatment in 104 male cases of acute myocardial infarction. Lancet **1962 I**, 399.
Gunst, W.: Über Erfahrungen mit dem Antithrombotikum Thrombocid in der Chirurgie. Dtsch. med. Wschr. **77**, 806 (1952).
Gurevich, V., Thomas, D.: Massive intraperitoneal hemorrhage from a ruptured corpus luteum — a rare complication of long term anticoagulant therapy. New Engl. J. Med. **263**, 909 (1960).
Gycha, F., Mayer, R., Oesterheld, G.: Behandlung von Hämatomen mit einer Heparinoid-Salbe. Med. Welt **1967**, 1496.

HAAN, D., TILSNER, V.: The influence of anticoagulants on angina pectoris. Angiology **16**, 49 (1965).
— — Statistische Zahlen zur Therapie des Herzinfarktes mit Antikoagulantien. Med. Welt **25** N.F., 1383 (1965).
— — Einwände gegen die Antikoagulantien-Therapie im Vergleich zu ihrem Nutzen (II). Med. Welt **25**, N. F., 1432 (1965).
HAAS, G.: Über Blutwaschung. Klin. Wschr. **7**, 1356 (1928).
HACKENSELLNER, H. A., SEELICH, F., STOCKINGER, L.: Versuche zur Hemmung der Resorption von Heterotransplantaten durch Heparin. Naturwissenschaften **43**, 38 (1956).
HAGMAN, B.: Effect of heparin, ε-aminocaproic acid and coumarin on tumor growth and spontaneous metastasis formation. Path. europ. **3**, 622 (1968).
HAHN, P. F.: Abolishment of alimentary lipemia following injection of heparin. Science **98**, 19 (1943).
HALASZ, TH., MATÉ, F.: Angaben zur haemorrhagischen Hautnekrosewirkung des Syncumar. Magy. Sebész. **19**, 354 (1965).
HALL, C. A., RAPAPORT, S. I., AMES, S. B., DE GROOT, J. A.: A clinical and family study of hereditary proconvertin deficiency. Amer. J. Med. **37**, 172 (1964).
HALLER, J. A., ABRAMS, B. L.: Use of thrombectomy in the treatment of acute ileofemoral thrombosis in 45 patients. Ann. Surg. **158**, 561 (1963).
— RANDSELL, H. T., STOWENS, D., RUBEL, W. F.: Renal toxicity of polybrene in open heart surgery. J. thorac. Surg. **44**, 486 (1962).
HALPERN, B., LAGRUE, G., FRAY, A., MORARD, J. C., MILLIEZ, P.: Sur le traitement des néphropathies expérimentals par l'héparin. Perspectives d'application clinique. Press. méd. **73**, 57 (1965).
— MILLIEZ, P., LAGRUE, G., FRAY, A., MORARD, J. C.: Protective action of heparin in experimental immune nephritis. Nature (Lond.) **205**, 257 (1965).
HALSE, TH.: Vorläufige Mitteilung über den Einfluß des Heparins auf die Fibrinolyse. Klin. Wschr. **24**, 728 (1947).
— Heparin und Heparinoide, Dicumarol. Zürich: S. Hirzel 1950.
— Ergänzender Beitrag zur Aktivierung der Fibrinolyse des nativen Plasmakoagulums durch Heparin. Arch. int. Pharmacodyn. **86**, 168 (1951).
— Das postthrombotische Syndrom. Darmstadt: Steinkopff 1954.
— Das fibrinolytische Potential. Medizinische **1958**, 2044, 2102.
— Enzymologie der spontanen und therapeutisch induzierten Fibrinolyse. Z. Vitamin-, Hormon- u. Fermentforsch. **11**, 47 (1960).
— Aktivierung der Fibrinolyse und Thrombolyse durch Polysaccharidschwefelsäureester (Heparin, Heparinoide). Azneimittel-Forsch. **12**, 574 (1962).
— PHILIPP, K., RUF, F.: Tierexperimentelle Untersuchungen über intravasale Thrombolyse mit Heparin und Thrombocid. Lang. Arch. Dtsch. Z. Chir. **263**, 459 (1950).
HAM, J. M., SLACK, W. W.: Platelet adhesiveness after operation. Brit. J. Surg. **54**, 385 (1967).
— — The effect of small doses of heparin on platelet adhesiveness and lipoproteinlipase activity before and after operation. Brit. J. Surg. **55**, 227 (1968).
HAMMARSTEN, J. F.: Hemopericardium with a rupture of the heart following dicumarol therapy of myocardial infarction. Minn. Med. **32**, 1003 (1949).
HAMMERL, H., HENK, W., HOLLER, I., PICHLER, O.: Über den Einfluß eines aus Duodenalschleimhaut gewonnenen Heparinoids auf die Veränderungen der Serumlipoide nach parenteraler Fettinfusion. Wien. klin. Wschr. **75**, 64 (1962).
— KRÄNZL, CH., PICHLER, O., STUDLAR, M.: Zur therapeutischen Indikationsstellung von SP 54 auf Grund klinisch-experimenteller Untersuchungen. Med. Welt **1967**, 638.
HANSEN, J. M., KRISTENSEN, M., SKOVSTED, L., CHRISTENSEN, K.: Dicoumarol-induced diphenylhydantoin intoxication. Lancet **1966 II**, 265.
HANSEN, O. F., HOLTEN, C.: Uricosuric effect of Dicumarol. Lancet **1958 I**, 1047.
HANSSON, R., HOLMBERG, C. G., TIBBLING, G., TRYDING, N., WESTLING, H., WETTERQUIST, H.: Heparin-induced diamine oxidase increase in human blood plasma. Acta med. scand. **180**, 533 (1966).
HANSTEDT, S.: Sinus cavernosus thrombose. Nord. Med. **69**, 399 (1963).
HARDAWAY, R. M.: The role of intravascular clotting in the etiology of shock. Ann. Surg. **155**, 325 (1962).
— Shock and disseminated intravascular coagulation. Thrombos. Diathes. haemorrh. (Stuttg.), Suppl. **20**, 121 (1966).
HARDEGG, W., HARTERT, H., HIERONYMI, G.: Gerinnungsaktivität und Toxicität bei Heparin und Heparinoiden. Klin. Wschr. **35**, 778 (1957).
— HUHNSTOCK, K., MAASS, W., ABEL, H.: Zum Mechanismus der blutdrucksenkenden Wirkung von Heparin. Klin. Wschr. **34**, 763 (1956).

Hardegg, W., Maass, W., Mayer, G., Abel, H., Huhnstock, K.: Über die Wirkung von Heparin auf den experimentellen Hochdruck bei Ratten. Klin. Wschr. **33**, 811 (1955).
Hargreaves, T., Howell, M.: Phenindione jaundice. Brit. Heart J. **27**, 932 (1965).
Harmeling, J. G., Cordray, D. R.: The activated partial thromboplastin time as a control in heparin therapy. Sth. med. J. (Bgham, Ala.) **60**, 594 (1967).
Harris, J. E.: Anticoagulants review. Arch. Ophthal. **54**, 282 (1955).
Harrison, C. E., Spittel, J. A., Waugh, J. M.: Coumarin anticoagulant therapy in patients with T-tube drainage of the common bile duct. New Engl. J. Med. **264**, 1290 (1961).
Harrower, H. W., Hurwitz, A., Yesner, R.: The treatment of thromboembolism with aqueous heparin. Surg. Gynec. Obstet. **106**, 293 (1958).
Hartenauer, G., Dewees, R. L., Krieger, E. M.: Acute myocardial infarction. Delaware med. J. **35**, 193 (1963).
Hartenbach, W.: Die therapeutische Wirksamkeit von Dicumarolsuppositorien. Dtsch. med. Wschr. **76**, 1455 (1951).
— Klinische und experimentelle Erfahrungen nach 5jähriger Thromboembolieprophylaxe an der chirurgischen Universitätsklinik München. In: Thrombose und Embolie. 1. Int. Tagg, Basel 1954, S. 948.
— Prophylaxe ohne Bestimmung der Gerinnungsfaktoren. Münch. med. Wschr. **99**, 335 (1957).
Hartert, H.: Klinische Blutgerinnungsstudien mit der Thrombelastographie. I. Physiologische und methodische Grundlagen der Thrombelastographie. Dtsch. Arch. klin. Med. **199**, 284 (1952).
— Beziehungen zwischen Antikoagulantienwirkung und Thrombosehemmung. Schweiz. med. Wschr. **84**, 831 (1954).
— Gezielte Therapie der Koronarthrombose mit Antikoagulantien. Verh. dtsch. Ges. Kreisl.-Forsch. **21**, 157 (1955).
— The laboratory detection of thrombosis and of bleeding tendencies. In: W. Walker, Thrombosis and anticoagulant therapy, p. 40. Dundee: C. Thompson & Co. 1960.
Hartman, M. M.: Reversal of serologic reactions by heparin. Therapeutic implications. I. Systemic lupus erythematodes. Ann. Allergy **22**, 238 (1964).
Hartwell, S. W., Kurtay, M.: Carpal tunnel compression caused by hematoma associated with anticoagulant therapy. Cleveland Clin. Quart. **33**, 127 (1966).
Harvald, B., Hilden, T., Lund, E.: Long term anticoagulant treatment after myocardial infarction. Lancet **1962 II**, 626.
Hauch, W. E., Carryer, H. M., Mathieson, D. R.: Hypersensitivity to heparin. Report of 3 cases. Mayo Clin. Proc. **27**, 163 (1952).
Hauser, W.: Behandlung der Thrombose und Embolie mit Thrombocid. Praxis (Bern) **41**, 574 (1952).
Havener, W. H., Sheets, J., Cook, M. J.: Therapy of senile macular degeneration. Arch. Ophthal. **61**, 390 (1959).
Havers, L.: Über periphere arterielle Embolie. Klin. Med. **5**, 451 (1950).
Haviar, V., Fedorcak, M., Luknarova, O.: The effect of heparin on the oxidative phosphorylation of the myocardium. Blood **31**, 553 (1968).
Hazard, B., Mignot, B., Gubler, J. P., Domart, A.: Concerning ten cerebral hemorrhages during anticoagulant therapy. Blood **31**, 828 (1968).
Hechl, P.: Über die Therapie des Tinnitus aurium mit Heparinoid SP 54. Wien. med. Wschr. **113**, 429 (1963).
Hedenius, P., Wilander, O.: The influence of intravenous injection of heparin in man on the time of coagulation. Acta med. scand. 88, 443 (1936).
Heikinheimo, R.: Heparin retarded clotting time in a clinical series. Ann. Med. intern. Fenn. **51**, 161 (1962).
Heilbrunn, S. W., Wilson, W. L.: Cell division in relation to protoplasmatic clotting. Biol. Bull. **97**, 242 (1949).
Heine, B. E.: Phenindione jaundice. Lancet **1962 I**, 489.
Heine, K. M., Herrmann, H., Stobbe, H.: Die Heparinbehandlung bei erworbener hämolytischer Anämie. Acta haemat. (Basel) **32**, 27 (1964).
Heinrich, H. G.: Die Beeinflussung des Gerinnungssystems durch seltene Erden im Tierexperiment. Z. ges. inn. Med. **12**, 721 (1957).
— Das Verhalten der Blutgerinnung bei der Behandlung von Thrombophlebitiden mit seltenen Erden. Ärztl. Wschr. **14**, 352 (1959).
— Klinische und gerinnungsphysiologische Untersuchungsmethoden zur Früherkennung von Thrombosen. Dtsch. Gesundh.-Wes. **15**, 385 (1960).
Held, E.: Prevention of thromboembolic disease and its treatment in obstetrics and gynecological surgery. Thrombos. Diathes. haemorrh. (Stuttg.) Suppl. **21**, 459, 1966.

HELLEMANS, J., VORLAT, M., VERSTRAETE, M.: Survival time of prothrombin and factors VII, IX and X after completely synthesis blocking doses of coumarin derivates. Brit. J. Haemat. **9**, 506 (1963).
HELLSTEN, W.: Redogörelse över heparinbehandlade fall från nögra stockholm sjukhus. Nord. Med. **14**, 1057 (1942).
— Phlebographic studies and heparin treatment in thromboembolic diseases. Acta chir. scand. **86**, Suppl. 33 (1942).
HEMKER, H. C., HEMKER, P. W.: Kinetic aspects of the interaction of blood-clotting enzymes. IV. Kinetics of competitive inhibition in clotting tests. Thrombos. Diathes. Haemorrh. (Stuttg.) **19**, 364 (1968).
— — LOELIGER, E. A.: Kinetic aspects of blood clotting enzymes. I. Derivation of basic formulas. Thrombos. Diathes. Haemorrh. (Stuttg.) **13**, 155 (1965).
— MÜLLER, A. D.: Kinetic aspects of the interaction of blood-clotting enzymes. V. The reaction mechanism of the extrinsic clotting system as revealed by the kinetics of one stage estimations of coagulation enzymes. Thrombos. Diathes. Haemorrh. (Stuttg.) **19**, 368 (1968).
— — Kinetic aspects of the interaction of blood-clotting enzymes. VI. Localization of the site of blood coagulation inhibition by the protein induced by vitamin K absence (PIVKA). Thrombos. Diathes. Haemorrh. (Stuttg.) **20**, 78 (1968).
— VELTKAMP, J. J., HANSEN, A., LOELIGER, E. A.: Nature of prothrombin synthesis: preprothrombinaemia in vitamin K deficiency. Nature (Lond.) **200**, 589 (1963).
— — LOELIGER, E. A.: Kinetic aspects of the interaction of blood clotting enzymes. III. Demonstration of an inhibitor of prothrombin conversion in vitamin K deficiency. Thrombos. Diathes. Haemorrh. (Stuttg.) **19**, 346, 1968.
HENFTLING, TH., SCHEELE, J.: Zum Problem der percutanen Thrombosetherapie. Med. Welt **1952**, 1632.
HENK, W., NEBOSIS, G.: Untersuchungen über den Einfluß eines Pentosansulfoesters auf Blutgerinnung und Fibrinolyse. Wien. klin. Wschr. **80**, 191 (1968).
HENSEN, A., KROES, F., VAN DYCK, L. M., FEKKES, N., HEMKER, H. C., LOELIGER, E. A.: A double blind study of phenprocoumon prophylaxis after myocardial infarction. Thrombos. Diathes. haemorrh. (Stuttg.), Suppl. **21**, 333 (1966).
HENSLER, L.: Beitrag zur Frage der Hypertonietherapie mit Heparin, Praxis (Bern) **44**, 301, 1955.
HERDMAN, R. C., EDSON, J. R., PICKERING, R. J., FISH, A. J., MARKER, S., GOOD, R. A.: Anticoagulant in renal disease in children. Amer. J. Dis. Child. **119**, 27 (1970).
HERMANEK, P.: Zur praktischen Bedeutung der unterschiedlichen formalen Genese des Myokardinfarktes. Wien. Z. inn. Med. **36**, 224 (1955).
HERMANN, R. E., DAVIS, J. H., HOLDEN, W. D.: Pulmonary embolism. A clinical and pathological study with emphasis on the effect of prophylactic therapy with anticoagulants. Amer. J. Surg. **102**, 19 (1961).
HERZBERG, J. J.: Zur Therapie der Marcumar-Necrose. Thrombos. Diathes. haemorrh. (Stuttg.), Suppl. **13**, 59 (1964).
HESS, H.: Anticoagulant therapy of peripheral arterial disease. Thrombos. Diathes. haemorrh. (Stuttg.), Suppl. **21**, 371 (1966).
HIEMEYER, V., ZEILE, G.: Katamnestische Untersuchungen zur spontanen Rückbildung thromboembolischer Verschlüsse von Extremitätenarterien. Dtsch. med. Wschr. **92**, 1966 (1967).
HIEPLER, E.: Einführung in die Methodik der Blutgerinnungsbestimmung. Würzburg: Laborarzt-Verlag s.a.
HIGGINBOTHAM, R. D.: Effect of heparin on neomycin. Tex. Rep. Biol. Med. 18, 408 (1960).
HIILESMAA, V., ZILLIACUS, H.: Blutungen in der Geburtshilfe. Thrombos. Diathes. haemorrh. (Stuttg.), Suppl. **13**, 147 (1965).
HILDEN, T.: Antiokagulantienbehandlung und „Rebound Phenomenon". Ugeskr. Læg. **19**, 577 (1966).
— IVERSEN, K., RAASCHOU, F., SCHWARTZ, M.: Anticoagulants in acute myocardial infarction. Lancet **1961 II**, 327.
— — — — Evaluation of anticoagulant therapy for myocardial infarction. Lancet **1962 II**, 1056.
HILL, A. B., MARSHALL, J., SHAW, D. A.: A controlled clinical trial of long-term anticoagulant therapy in cerebrovascular disease. Neurology (Minneap.) **11**, 132 (1961).
HILLEMANNS, H. G.: Praktische Erfahrungen mit einer generellen Thromboseprophylaxe bei gynäkologischen Operationen. Geburtsh. u, Frauenheilk. **15**, 992 (1955).
HINES, L. E., KESSLER, D. L.: The effect of penicillin on heparin tolerance. J. Amer. med. Ass. **128**, 794 (1945).
HINT, H. C., RICHTER, A. W.: Chronic toxicity of dextran sulfate in rabbits. Brit. J. Pharm. exp. Ther. **13**, 109 (1958).

Hirschboeck, J. S., Madison, F. W.: A comparison of the anticoagulant properties of a polyhexuronic acid ester with sodium heparin. J. Lab. clin. Med. **36**, 836 (1950).
— — Gilberti, J. J., Pisciotta, A. V.: A clinical study of the anticoagulant properties of treburon. Wis. med. J. **50**, 863 (1951).
— — Pisciotta, A. V.: Alopecia and other toxic effects of heparin and synthetic heparinoids. Amer. J. med. Sci. **227**, 279 (1954).
Hirsh, J., McBride, J. A., Dacie, J. V.: Thromboembolism and increased platelet adhesiveness in post-splenectomy thrombosis. Aust. Ann. Med. **15**, 122 (1966).
Hjort, P. F., Borchgrevink, C. F., Iversen, O. H., Stormorken, H.: The effect of heparin on the bleeding time. Thrombos. Diathes. haemorrh. (Stuttg.) **4**, 389 (1960).
— Molne, K.: Myocardial infarction during long term anticoagulant therapy. Acta med. scand. **176**, 693 (1964).
— Stormorken, H.: A study of the in vitro and in vivo effects of a synthetic heparin-like anticoagulant: dextran sulfate. Scand. J. clin. Lab. Invest., Suppl. **29** (1957).
Hoak, J. C.: Myocardial infarction associated with severe factor XII-deficiency. Lancet **1966 II**, 884.
— Connor, W. E., Eckstein, J. W., Warner, E. D.: Fatty acid induced thrombosis and death: Mechanism and prevention. J. Lab. clin. Med. **63**, 791 (1964).
— — Warner, E. D.: Antithrombotic effects of warfarin and heparin. Circulation **26**, 657 (1962).
— — — The antithrombotic effects of sodium heparin and sodium warfarin. Arch. intern. Med. **117**, 25 (1966).
Hockerts, Th., Mülke, G.: Tierexperimentelle Untersuchungen zur Wirkung des Antikoagulans Tromexan auf die Coronardurchblutung und den Sauerstoffverbrauch des Herzens. Cardiologia (Basel) **26**, 34 (1955).
Hodgson, P. E., Coon, W. W., McKenzie, J. W.: Thromboembolism, postphlebitic sequelae following treatment with anticoagulant drugs. Ann. Surg. **154**, 165 (1961).
Hoene, R.: Die Angriffspunkte des synthetischen Polysaccharidschwefelsäureesters Thrombocid im Gerinnungssystem. Klin. Wschr. **30**, 105 (1962).
Hörder, M. H.: Der Stuartfaktor während der Cumarintherapie. Thrombos. Diathes. haemorrh. (Stuttg.) **2**, 170 (1958).
— Hey, D., Brunswig, D.: Nebenwirkungen nach Verabreichung eines Heparin-Heparinoid-Gemisches beim Menschen. Arzneimittel-Forsch. **19**, 1876 (1969).
— Stier, W. D., Brunswig, D.: Zur klinischen Anwendung von Heparin-Heparinoid-Gemischen. Arzneimittel-Forsch. **19**, 1873 (1969).
Hoffmann, E. G., Husemann, E., Lötterle, R., Wiedersheim, M., Hertlein, W.: Über die Ausscheidung und Speicherung von radioaktiv injizierten Xylanschwefelsäureestern. II. Entwicklung der Methode, Prüfung der Abhängigkeit vom Polymerisationsgrad. Makromol. Chem. **10**, 107 (1953).
Hoffman, F. G.: Effective s.c. heparin treatment of myocardial infarction. Amer. J. med. Sci. **246**, 69 (1963).
Højensgaard, J. C., Schwartz, M.: Heparin hypersensitivity. Arch. Allerg. **2**, 7 (1949).
Holemans, R., Adamis, D., Horace, J. F.: Heparine et fibrinolyse. Experientia (Basel) **18**, 377 (1962).
— Vermylen, C., Verstraete, M.: Disappearance of factor V activity after incubation of plasma with heparin and heparinoids. Thrombos. Diathes. haemorrh. (Stuttg.) **4**, 303 (1960).
— Verstraete, M.: Influence of coumarin treatment on plasma thromboplastin formation and heparin tolerance. Blut 8, 29 (1962).
Holden, W. D., Cameron, D. B., Shea, P. J., Shaw, B. W.: Trypsin and thrombin induced venous thrombosis and its prevention with dicoumarol. Surg. Gynec. Obstet. **88**, 635 (1949).
Hollman, A., Wong, H. O.: Phenindione sensitivity. Brit. med. J. **1964 II**, 730.
Holmes, R. W., Love, J.: Suicide attempt with warfarin, a bishydroxycoumarin like rodenticide. J. Amer. med. Ass. **148**, 935 (1952).
Holmquist, B. H., Johansson, S., Nordlund, S.: Heparin subcutant som thrombosprofylacticum. Nord. Med. **62**, 1810 (1959).
Holten, C.: Anticoagulants in myocardial infarction. Lancet **1961 II**, 716.
Honkanen, P., Elfving, G.: The effect of intrathrombic heparinization in experimental arterial thrombosis. Ann. Chir. Gynaec. Fenn. **37**, 168 (1948).
Honkomp, J.: Zur Prophylaxe thrombotischer Verschlüsse nach Gefäßoperationen. Thrombos. Diathes. haemorrh. (Stuttg.), Suppl. **12**, 105 (1963).
Honorato, R.: Changes in the prothrombin time induced by methylxanthines. Role of the plasma co-factor of thromboplastin. Arch. Biochem. **22**, 345 (1949).
Honour, A. J., Ross Russel, R. W.: Experimental platelet embolism. Brit. J. exp. Path. **43**, 350 (1962).
Hoogendam, I. J.: Complicaties bij heparine-trediening. Ned. T. Geneesk. **109**, 415 (1965).

HORN, H., FINKELSTEIN, L. E.: Arteriosclerosis of the coronary arteries and the mechanism of their occlusions. Amer. Heart J. **19**, 655 (1940).
HORNBERGER, D.: Welche Therapie wird heute bei einem wiederholten Recidiv eines ausgedehnten Narbenkeloids außer Röntgen- und Radiumbestrahlung für erfolgreich gehalten? Dtsch. med. Wschr. **76**, 1251 (1951).
HOSEMANN, H.: Die Lungenembolie als Todesursache an der Universitätsfrauenklinik Göttingen in den Jahren 1927—1953. Gynaecologia (Basel) **138**, 49 (1954).
HOUGIE, C., TWOMEY, J. J.: Haemophilia B_M, A new type of factor IX-deficiency. Lancet **1967 I**, 698.
HOVIG, T.: The role of formed elements in thrombosis. In: S. SHERRY, K. M. BRINKHOUS, E. GENTON, J. M. STENGLE: Thrombosis, p. 374. Washington: Nat. Acad. Sci. 1969.
HOWE, G. W., ARMBRUST, C. A., LEWY, M. D., WAGNER, E. L.: Preliminary report of the antithrombotic action of heparin and Paritol-C in gout and rheumatoid arthritis. Amer. J. med. Sci. **223**, 258 (1952).
— — MCPEAK, E. M.: Comparative effects of heparin and Paritol C on coagulation, prothrombin time and plasma antithrombin level. J. lab. clin. Med. **38**, 542 (1951).
HOWELL, D., KYSER, F. A.: The effect of anticoagulant therapy upon the development of mural thrombosis following myocardial infarction. Ann. intern. Med. **40**, 694 (1954).
HOWELL, W. H.: The purification of heparin and its presence in blood. Amer. J. Physiol. **71**, 553 (1925).
— HOLT, E.: Two new factors in blood coagulation. Heparin and proantithrombin. Amer. J. Physiol. **47**, 328 (1918).
— MCDONALD, C. H.: Note on the effect of repeated intramuscular injections of heparin. Bull. Johns Hopk. Hosp. **46**, 365 (1930).
HRDINA, P., KOVALCIK, V.: Effect of reserpine and some adrenolytics on the anticoagulant activity of pelentan (Ethylbiscoumacetate). Thrombos. Diathes. haemorrh. (Stuttg.) **16**, 759 (1967).
HUEBER, E. F.: Über die prophylaktische Behandlung der Koronarsklerose mit Antikoagulantien. Int. J. Prophyl. Med. Sozialhyg. **4**, 145 (1960).
HUGHES, M. L., MORTENSEN, F., SHOURIE, L.: Comparison of continuous long term heparin and oral anticoagulant therapy in patients with severe angina pectoris. Amer. Heart J. **65**, 615 (1963).
HUGUES, J.: Accidents liés à la thérapeutique par anticoagulants. Rev. méd. Liège **21**, 551 (1966).
HUGULEY, C. M.: Drug-induced blood dyscrasias. II. Agranulocytosis. J. Amer. med. Ass. **188**, 817 (1964).
HULTÉN, O.: Dicumarol sensibility as a test of liver function. Acta Soc. Med. psalien. **59**, 356 (1954).
HUME, M., CHAN, Y. K.: Examination of the blood in venous thrombosis. J. Amer. med. Ass. **200**, 747 (1967).
HUMMEL, K., KÖHLER, R., BEHRINGER, F.: Zur Frage des Einflusses von Heparinpräparaten auf die Bildung von Antikörpern. Z. klin. Med. **148**, 597 (1951).
HUMMELT, K.: Behandlung der Zentralvenenthrombose mit Antikoagulantien. Klin. Mbl. Augenheilk. **129**, 799 (1956).
HUNT, P. S., REEVE, T. S., HOLLINGS, R. M.: A "standard" experimental thrombus. Observations on its production, pathology, response to heparin and thrombectomy. Surgery **59**, 812 (1966).
HUNTER, R. B., BIGGS, R., FULLERTON, H. W., DOUGLAS, A. S.: Control of anticoagulant therapy: postal comparison between five centers. J. clin. Path. **17**, 531 (1964).
— WALKER, W.: Anticoagulant action of Neodymium-3-sulfo-isonicotinate. Nature (Lond.) **78**, 47 (1956).
— — Neodymium-3-sulfoisonicotinate and blood coagulation. Brit. med. J. **1956 II**, 1214.
HURWITZ, A., YESNER, R.: The treatment of thromboembolism with aqueous heparin. Surg. Gynec. Obstet. **106**, 293 (1958).
HUSEMANN, E., PFANNEMÜLLER, B., HERTLEIN, W.: Über die Ausscheidung und Speicherung von radioaktiv injizierten Xylanschwefelsäureestern. II. Dauer der Speicherung, Kumulierung, Vergleich mit Heparin. Experientia (Basel) **9**, 379 (1953).
HYMAN, J., HARRIS, R.: The erythrocyte sedimentation rate in human subjects receiving dicumarol. Amer. Heart J. **39**, 321 (1958).
HYUN, B. H., PENCE, R. E., DAVILA, J. C., BUTHER, J., CUSTER, R. P.: Heparin rebound phenomen in extracorporal circulation. Surg. Gynec. Obstat. **115**, 191 (1962).
IKKALA, E., MYLLYLÄ, G., NEVANLINNA, H. R., PELKONEN, R., PYÖRÄLÄ, K.: Hemorrhagic diathesis due to criminal poissoning with warfarin. Acta med. scand. **176**, 201 (1964).
ILLINGWORTH, R. S., FINCH, E.: Ethylbiscoumacetate in human milk. J. Obstet. Gynæc. Brit. Emp. **66**, 487 (1959).

Ingram, G. I. C.: Laboratory studies in migratory phlebitis. In: Thrombose und Embolie. 1. Int. Tagg, Basel 1954, p. 446.
— Anticoagulant therapy. Pharm. Rev. **13**, 279 (1961).
— Forwell, G. D.: The effect of dextran sulphate on the one-stage prothrombin time. J. Pharm. 8, 589 (1956).
Innella, F., Redner, W. J.: Variations in prothrombin time caused by different thromboplastin reagents. Amer. J. clin. Path. **33**, 14 (1960).
Irniger, W.: Altersbestimmung von Thrombose und Embolie. Virchows Arch. path. Anat. **336**, 220 (1963).
Irskens, K. J.: Klinische Erfahrungen mit einer Heparinoidsalbe. Therapiewoche **13**, 31 (1963).
Isidori, A., Recchia, O., Butti, A.: Studio dell'attivitá di un sulfomucopolisaccharide extrattivo sul quadro lipemico e fibrinolitico nella malattia aterosclerotica. Minerva med. 58, 779 (1967).
Izarn, P.: Les accidentes d'intolérance à l'héparine. In: Thrombose und Embolie. 1. Int. Tagg, Basel 1954, p. 847.
Izuka, K., Murato, K., Nakazawa, K., Okubo, K., Oshima, Y.: Effects of chondroitin sulfates on serum lipids and hexosamines in atherosclerotic patients with special reference to thrombus formation time. Jap. Heart J. **9**, 453 (1968).
Izzo, P. A., Stevens, R. C., Tomsykoski, A. J., Rodriguez, C. E.: Hemopericardium associated with anticoagulant therapy. Arch. intern. Med. **92**, 350 (1953).
Jaeger, F., Krieg, E., Sartori, C.: Klinik und Therapie der Venenentzündung. Therapiewoche **6**, 204 (1956).
Jaffe, M. D., Willis, P. W.: Multiple fractures associated with long term sodium heparin therapy. J. Amer. med. Ass. **193**, 158 (1965).
Jansen, K. F., Tage-Hansen, E.: Dicoumarol in experimental thrombosis. Arch. Chir. scand. **98**, 152 (1949).
Jaques, L. B.: The reaction of heparin with proteins and complex bases. Biochem. J. **37**, 189 (1943).
— Heparin and Thromboplastin. The chemistry, pharmacology and assay of heparin. Thrombos. Diathes. haemorrh. (Stuttg.), Suppl. ad **9**, 27 (1962).
— Anticoagulant therapy. Pharmacological principles. Springfield: Ch. C. Thomas 1965.
— Lepp, E.: Action of sodium salicylate on prothrombin time in rabbits. Proc. Soc. exp. Biol. (N.Y.) **66**, 178 (1947).
— Lucas, O. N.: Spontaneous hemorrhage in rats subjected to depressant drugs, anticoagulants and stress. Proc. 10. Congr. Soc. Europ. Hematol. Strasbourg 1965, p. 1416
Jarnum, S.: Cincophen and acetylosalicylic acid in anticoagulant treatment. Scand. J. Lab. clin. Invest. **6**, 91 (1954).
Jarrett, C. L., Jaques, L. B.: The antithrombotic activity of the heparinoid G 31150. Thrombos. Diathes. haemorrh. (Stuttg.) **10**, 431 (1964).
Jean, G., Lambertengni, G., Praga, C., Cortellaro, M.: "Attività trombinica e antitrombinica" on pazienti affetti da infarto miocardio e soggetti trattati con terapia anticoagulante. Folia cardiol. (Milano) **24**, 282 (1965).
Jeavons, S. M., Ricketts, C. R.: Action of injections of dextran sulfate on the lipoproteins of serum. J. clin. Path. **9**, 255 (1956).
— Walton, K. W., Ricketts, C. R.: Duration of anticoagulant effect in relation to urinary excretion of dextran sulfate. Brit. med. J. **1956 II**, 1016.
Jewell, P., Pilkington, Th., Robinson, B.: Heparin and Ethylbiscoumacetate in prevention of experimental venous thrombosis. Brit. med. J. **1954 I**, 1013.
Jipp, P.: Subcutane Fettgewebsnekrose nach Antikoagulantientherapie. Chirurg **11**, 481 (1962).
Jirzik, H., Schwenn, K.: Versuch einer Thromboseprophylaxe mit perkutaner Heparinanwendung. Med. Klin. **19**, 1768 (1954).
Jörgensen, G.: Ambulante Thrombocidbehandlung. Med. Klin. **48**, 1518 (1953).
Johansson, S. A.: Apparent resistance to oral anticoagulant therapy and influence of hypnotics on some coagulation factors. Acta med. scand. **184**, 297 (1968).
Johnson, A., Merskey, C.: Heparin administration and diffuse intravascular clotting. Thrombos. Diathes. haemorrh. (Stuttg.), Suppl. **20**, 161 (1966).
Johnson, B. C., Hill, R. B., Alden, R.: Control of prothrombin synthesis by vitamin K. Fed. Proc. **24**, 453 (1965).
— — — Ranhotra, G. S.: Turnover time of prothrombin and of prothrombin messenger RNA and evidence for a ribosomal site of action of vitamin K in prothrombin synthesis. Life Sci. **5**, 385 (1966).
Johnson, S. A.: An in vitro test to measure heparin resistance in the blood of the atherosclerotic patients. Fed. Proc. **20**, 52 (1961).
— Role of blood vessels in thrombosis. 11. Int. Congr. Haematol., Sydney 1966, p. 133.

JOHNSON, S. A.: Formation of thrombi on injured endothelium in mesenteric arterioles in guinea pig. Thrombos. Diathes. haemorrh. (Stuttg.), Suppl. 28, 65 (1968).
— BALBOA, R. S., PEDERSON, H. J., BUCKLEY, M.: The ultrastructure of platelet participation in haemostasis. Thrombos. Diathes. haemorrh. (Stuttg.) **13**, 65 (1965).
— FREDELL, L., SHEPARD, J. A., TEBO, T. H., CHANG, C., PEDERSON, H. J., VAN HORN, D. I.: Red blood cells, fibrin and platelets in hemostasis. In: S. A. JOHNSON, W. H. SEEGERS, Physiol. of Hemost. Thromb., p. 44. Springfield, Illionoid: Ch. C. Thomas 1967.
— MCKENNA, J. L.: An investigation of the possible role of platelet fibrinogen in thrombi formation. Thrombos. Diathes. haemorrh. (Stuttg.) **9**, 102 (1963).
— SEEGERS, W. H.: Physiology of haemostasis and thrombosis. Springfield, Illinois: Ch. H. Thomas 1967.
JOHOW, R.: Die Bekämpfung der Kapillarschäden und der dadurch bedingten Blutungen bei der Behandlung der Thrombose mit Dicumarinen. Med. Klin. **44**, 1288 (1949).
— THIES, H. A.: Über Dicumarolintoxication. Med. Klin. **45**, 1161 (1950).
JOIST, J. H., PECHAN, J., SCHIKOWSKI, U., HÜBNER, G., GROSS, R.: Untersuchungen zur Natur und Ätiologie der urämischen Thrombocytopathie. 75. Tagg Dtsch. Ges. Inn. Med., Wiesbaden 1969.
JONES, J., COHEN, J.: Sodium dextro-thyroxine in coronary disease and hypercholesterinaemia. Circulation **24**, 164 (1961).
JONES, M. L.: Hepatitis due to phenindione sensitivity. Brit. med. J. **1960 II**, 504.
JORDAN, F. L.: The thrombosis service at Utrecht. In: Thrombose und Embolie. 1. Int. Tagg Basel 1954, p. 750.
— Organization of the thrombosis service in the Netherlands. Thrombos. Diathes. hamorrh. (Stuttg.) **2**, 527 (1958).
JØRGENSEN, L.: Experimental platelet and coagulation thrombi. A histological study of arterial and venous thrombi of varying age in untreated and heparinized rabbits. Acta path. microbiol. scand. **62**, 189 (1964).
JORPES, E.: Heparin in the treatment of thrombosis, 2nd ed. New York: Oxford Univ. press 1946.
— Die Behandlung der Thrombose mit gerinnungshemmenden Mitteln. Ergebn. inn. Med. Kinderheilk., N.F. **2**, 1 (1951).
— Thrombose und Thrombosebehandlung. Monographie, Stockholm 1960.
— Heparin, its chemistry, pharmacology and clinical use. Amer. J. Med. **33**, 692 (1962).
— Heparin zur Einleitung der Dauerbehandlung mit Antikoagulantien. Thrombos. Diathes. haemorrh. (Stuttg.) Suppl. **12**, 7 (1964).
JOSEPH, E., RIBIERRE, M., HEMERY, G., MIZZI: Les hémorrhagies foetales provoquées par l'administration d'anticoagulante à la famme enceinte. Sem. Hôp. Paris **37**, 2471 (1961).
JOSSO, F., LAVERGNE, J. M., GOUAULT, M., PROU-WARTELLE, O., SOULIER, J. P.: Differents etats moleculaires du facteur II (Prothrombine). Leur étude a l'aide de la staphylocoagulase et d'anticorps anti-facteur II. I. Le facteur II chez les sujets traites par les antagonistes de la vitamine K. Thrombos. Diathes. haemorrh. (Stuttg.) **20**, 88 (1968).
— PROU-WARTELLE, O., SOULIER, J. P.: Intoxication volontaire iterative par le phenylindanedione (pindione). Nouv. Rev. franç. Hémat. **6**, 685 (1966).
JUEL-JENSEN, B. E.: Sensitivity to phenindione. Report of a case of severe diarrhoe. Brit. med. J. **1959 II**, 173.
JÜRGENS, J.: Kochsalztoleranztest zur Aufdeckung latenter Gerinnungsstörungen. Heparintoleranztest ohne Heparin. Blut **2**, 301 (1956).
— Anticoagulans Sintrom. Arch. int. Pharmacodyn. **105**, 1 (1956).
— Indikation zur Überwachung der Antikoagulantientherapie. Internist (Berl.) **1**, 242 (1960).
— Kontrolle der Antikoagulantientherapie mit dem Heparinoid-Toleranztest. Thrombos. Diathes. haemorrh. (Stuttg.) 8, 342 (1962).
— Welche Medikamente beeinflussen den Prothrombinspiegel? Dtsch. med. Wschr. 88, 247 (1963).
— Nebenwirkungen der Heparinoide. Thrombos. Diathes. haemorrh. (Stuttg.), Suppl. **13**, 21 (1965).
— BELLER, F. K.: Klinische Methoden der Blutgerinnungsanalyse. Stuttgart: G. Thieme 1959.
JÜRGENS, R.: Experimentelle Untersuchungen über das Antikoagulans Marcoumar (3-(1-Phenyl-propyl)-4-oxy-cumarin) und seinen Antagonisten Konakion (synthetisches Vitamin K_1). Schweiz. med. Wschr. **83**, 471 (1953).
— Funktion der Thrombozyten bei Blutung und Thrombose. Wien klin. Wschr. **1953**, 850.
— Pharmakologie und Antikoagulantien. 1. Hamburger Symp., p. 18. Stuttgart: G. Thieme 1954.
— Beeinflussung der Wirkung von Marcumar durch verschiedene Medikamente im Tierexperiment. 2. Hamburger Symp., p. 76. Stuttgart: Schattauer 1958.

JUNGHANS, E., SCHMIDT, H. D.: Erfahrungen mit Antikoagulantien bei der generellen Prophylaxe der postoperativen Thromboembolie. Z. Geburtsh. Gynäk. **154**, 293 (1960).
JUST-VIERA, J. O., YEAGER, H. G.: Protection from thrombosis in large veins. Surg. Gynec. Obstet. **118**, 354 (1964).
KABACHNIK, M., FERNANDEZ, F., SERMUKSLIS, B., SMUD, R., PALERMO, G.: Vergleichsuntersuchungen mit SP 54 bei normo- bzw. dyslipämischen Arteriosklerotikern. Nach einem deutschen Referat aus Pren. méd. argent. **1967**, 2137.
KADEN, W. S., FRIEDMAN, E. A.: Obstructive uropathy complicating anticoagulant therapy. New Engl. J. Med. **265**, 281 (1961).
KAISER, E., HERBST, L.: Untersuchungen über den Einfluß des 4-Oxycoumarinderivates G 23350 auf das Shwartzman-Sanarelli-Phänomen. Klin. Med. **11**, 33 (1956).
— RAAB, W.: Die Wirkung von Heparin beim Arthus-Phänomen. Z. Immun.-Forsch. **134**, 167 (1967).
KAKKAR, V. V.: Treatment of deep vein thrombosis. A trial of heparin, streptokinase and arvin. Brit. med. J. **1969 I**, 806.
KALK, H.: Haarausfall nach Antikoagulantientherapie. Schweiz. med. Wschr. **83**, 766 (1953).
KAMATH, V. R., THORNE, M. G.: Ischaemic heart-disease and withdrawel of anticoagulant therapy. Lancet **1969 I**, 1025.
KARACA, M., KABAKCI, T., GÖKSEL, V., ALADAG, H.: Hematoma of the rectus muscle simulating the distorsion of the overian cyst in the course of anticoagulant therapy. New Istanbul Contr. clin. Sci. **9**, 64 (1967).
KARGES, O.: Antikoagulantienbehandlung peripherer arterieller Embolien. Ärztl. Wschr. **13**, 707 (1958).
KAUFMANN, E., STAEMMLER, M.: Lehrbuch der speziellen pathologischen Anatomie. Berlin: Walter de Gruyter & Co 1955, Bd. I, Teil 1, S. 324 ff. und Erg.-Bd. I, 1. Hälfte, S. 130 ff., 1967.
KAUFMANN, G., BACHMANN, F., STREULI, F., WEGMANN, T.: Der Gerinnungsdefekt bei Marcoumar Abusus. Helv. med. Acta **25**, 470 (1958).
KAUFMANN, P.: Vergleich zwischen einer Thromboseprophylaxe mit Antikoagulantien und mit Butazolidin. Schweiz. med. Wschr. **87**, 755 (1957).
KAUFMANN, S. A., MCLELLAN, P.: Urinary tract complications of anticoagulant therapy: „Pseudotumor" of the kidney. Brit. J. Radiol. **41**, 180 (1968).
KAUFMANN, W., GUMRICH, H., WALLER, H. D.: Spontanruptur der Milz während Antikoagulantien-Therapie nach Myokardinfarkt. Med. Welt N. F. **25**, 1403 (1965).
KAULLA, K. N. VON: Subcutanes Heparin und Versagen der indirekten Antikoagulantien. Thrombos. Diathes. haemorrh. (Stuttg.), Suppl. **38**, 131 (1970).
— HENKEL, W.: Heparinadsorption durch Erythrocyten. Schweiz. med. Wschr. **82**, 1128 (1952).
— HUSEMANN, E.: Über die Beziehungen der Molekülgröße und Gestalt zur physiologischen Wirkung. Experientia (Basel) **2**, 222 (1946).
— MCDONALD, T. S.: The effect of Heparin on components of the human fibrinolytic system. Blood **13**, 811 (1958).
— — TAYLOR, G. H.: The effect of heparin on fibrinolysis. J. Lab. clin. Med. 48, 952 (1956).
KAUTZSCH, E.: Über Wirkungsweise und Anwendung eines neuen Heparinoides. Dtsch. med. Wschr. **81**, 1846 (1956)).
KEATS, A. S., COOLEY, D. A., TELFORD, J.: Relativ antiheparin activity of polybrene and protamine in patients undergoing extracorporal circulation. J. thorac. cardiovasc. Surg. **38**, 362 (1959).
KEENEY, A., JAIN, M.: Macular disease of the involutional type. Trans. Amer. ophthal. Soc. **56**, 247 (1958).
KEÉRI-SZÁNTO, M., KEÉRI-SZÁNTO, E.: Über die Beziehung zwischen Heparin und der Gerendas'schen Thrombininaktivierungsreaktion. Hoppe-Seylers Z. physiol. Chem. **289**, 54 (1951).
KELEMEN, E., MAJOROS, M., JANOVICS, T.: Eosinophilia and blood clotting. Brit. med. J. **1951 I**, 1391.
KELER-BACOKA, M.: Über eine charakteristische Eigenschaft der Plasmocytomlipide in bezug zur Serumlipidausfällung durch Dextransulfatlösung. Clin. chim. Acta 8, 215 (1963).
KELLAWAY, G.: Clinical evaluation of "miradon". Brit. med. J. **1958 II**, 889.
KELLER, R.: Ergebnisse der Heparintherapie der Hypertonie. In: Thrombose und Embolie. 1. Int. Tagg., Basel 1954, S. 1121.
— Kasuistischer Beitrag zur lokalen Keloidbehandlung mit Heparin. Hautarzt **6**, 326 (1955).
— Die Heparinbehandlung der Hypertonie. Das Verhalten der Nierenfunktion. Medizinische **1956**, 83.
— Experimentelle Untersuchungen zur blutdrucksenkenden Wirkung des Heparin. Arch. int. Pharmacodyn. **110**, 300 (1957).

KENNEDY, A. C., BROWN, A.: Failure to influence the blood coagulation time by sublingual administration of heparin. Glasg. med. J. **33**, 89 (1952).
KENT, D. C.: Bleeding into pulmonary cyst associated with anticoagulant therapy. Amer. Rev. resp. Dis. **92**, 108 (1965).
KERWIN, A. J.: Anticoagulants in the treatment of cardial infarction. Amer. Heart J. **46**, 865 (1953).
— Fatal myocarditis due to sensitivity to phenindione. Canad. med. Ass. J. **90**, 1428 (1964).
KESSEL, M., HIEPLER, E.: Die Heparinelimination während extrakorporaler Dialyse. Klin. Wschr. **42**, 1216 (1964).
— — JAENECKE, J.: Untersuchungen zur isolierten Heparinisierung bei der extrakorporalen Dialyse. Klin. Wschr. **40**, 467 (1962).
KETTENBORG, H. K., LOELIGER, E. A., PLANTEN, O.: Artsen ervaringen met het indirect werkende anticoagulans marcoumar bij de thrombosedienst. Ned. T. Geneesk **102**, 2269 (1958).
KEYES, J. W., DRAKE, E. H., SMITH, F. J.: Survival rates after acute myocardial infarctions with long term anticoagulant therapy. Circulation **14**, 254 (1956).
KIDD, P., DENSON, K. W. E., BIGGS, R.: The thrombotest reagent and Christmas disease. Lancet **1963 II**, 522.
KIERBOE, FL.: Heparin oral and Tinnitus. Ugeskr. L. **1964**, 1298.
KIESEWETTER, W. B., SHUMACKER, H. B.: An experimental study of the comparative efficacy of heparin and dicumarol in the prevention of arterial and venous thrombosis. Surg. Gynec. Obstet. **86**, 687 (1948).
KILAÏDONIS, P., AGOROGIANNIS, S.: L'héparine dans le traitement de rheumatismes. C. R. Soc. Med. d'Athène 333 (1955).
KILAIDONNIS, A., CONSTANTOPOULOS, C., ANDRIOTAKIS, C.: Application du traitement anticoagulant à 344 cas d'infarctus du myocarde. Considerations statistiques et conclusion. Praxis (Bern) **50**, 507 (1961).
KILLIAN, S. T., HEITZMAN, E. J.: Intramural hemorrhage of small intestine due to anticoagulants. J. Amer. med. Ass. **200**, 591 (1967).
KIMURA, E. T., YOUNG, P. R., STEIN, R. J., RICHARDS, R. K.: Some pharmacologic characteristics of hexamethrine bromide (polybrene) — a new antiheparin agent. Toxicol. appl. Pharmacol. **1**, 185 (1959).
KINCAID-SMITH, P.: Histological diagnosis of rejection homografts in man. Lancet **1967 II**, 849.
— Anticoagulants in renal disease. Amer. Heart J. **27**, 840 (1969).
KIPEN, C. S.: Gangrene of the breast. A complication of anticoagulant therapy. New Engl. J. Med. **265**, 638 (1961).
KIRCHMAIR, W.: Die postoperative Anticoagulantienbehandlung nach Gefäßoperationen und ihre Gefahren. Med. Welt **1966**, 1331.
KISS, A.: Über die spontane Herzruptur. Wien. Z. inn. Med. **31**, 481 (1950).
KJAERHEIM, A., HOVIG, T.: The ultrastructur of haemostatic blood platelet plugs in rabbit mesenterium. Thrombos. Diathes. haemorrh. (Stuttg.) **7**, 1 (1962).
KLAHN, J.: Erfahrungen mit einem neuen Heparinoid in der Gynäkologie. Ther. d. Gegenw. **96** (1957).
KLEIN, O.: Die Anwendung von Elheparin bei einer schweren arteriellen Embolie. Med. Mschr. **12**, 31 (1958).
KLEIN, P. D., SEEGERS, W. H.: The nature of plasma antithrombin activity. Blood **5**, 742 (1950).
KLIEN, B. A.: Anticoagulant therapy of occlusion of central retinal vein. Arch. Ophthal. **29**, 699 (1943).
— WISE, G. N., HAVENER, W. H., HOUSTON, W. R.: Symposium on vascular diseases of the ocular fundus. Highlights of Ophthalmology, p. 50. Panama: Star & Herald Co. 1958.
KLIESCH, W. F., DAVIES, W. D., YOUNG, P. C.: Dangers of prolonged anticoagulant therapy in hepatic disease. J. Amer. med. Ass. **172**, 223 (1960)
KLIGMAN, A.: Pathologic dynamics of human hair loss. I. Telogen effluvium. Arch. Dermat. **83**, 175 (1961).
KLUFT, O. K., STORTENBEEK, W., DE VRIES, S. I., WIEBERDINK, J. W.: The postoperative dip in peroperative anticoagulation. Thrombos. Diathes. haemorrh. (Stuttg.) **13**, 218 (1965).
KNEPPER, P. A., MCDANIEL, J. R., BROOKER, R. M., NEUDORFF, L. G.: Primary mesenteric thrombosis treated with resection and anticoagulants. Amer. J. Surg. **80**, 937 (1950).
KNIGHT, L. L., VALENTINE, E. H.: Spontaneous bilateral adrenal hemorrhage. J. Amer. med. Ass. **182**, 1312 (1962).
KNOBEL, P., SAUDAN, Y.: Une incompatibilité médicamenteuse nouvelle (Thiomérine et marcoumar). Schweiz. med. Wschr. **85**, 131 (1955).

König, F. E., Reich, Th., Steinbrüchel, M.: Prophylaxe des thromboses après l'accouchement, au moyen de marcoumar, et état de l'enfant. Atti del primo simposio, Genova, 1953, p. 35.
Köstler, H.: Vergleichende Ergebnisse bei gezielter und genereller Thromboembolieprophylaxe bei 3503 operativen Eingriffen. Med. Klin. **54**, 1955 (1959).
— Erste experimentelle und klinische Erfahrungen mit Eleparon in Depot Form. Med. Klin. **55**, 553 (1960).
Koike, A.: Mechanism of blood borne metastasis. I. Some factors affecting lodgement and growth of tumor cells in the lungs. Cancer (Philad.) **17**, 450 (1964).
Koller, F.: Die Prophylaxe und Therapie der Thrombose mit Antikoagulantien. Helv. med. Acta **16**, 184 (1949).
— Über die Wirkung der Antikoagulantien auf die Blutplättchen. In: R. Jürgens und J. Waldenström, Symposium über die Nebenwirkungen von Arzneimitteln auf Blut und Knochenmark, S. 223. Stuttgart: Schattauer 1957.
— Über die Langzeitbehandlung cardialer und venöser Thrombosen. Thrombos. Diathes. haemorrh. (Stuttg.), Suppl. **12**, 41 (1964).
— Langzeitbehandlung mit Antikoagulantien. Schweiz. med. Wschr. **95**, 865 (1965).
— Klinische Beurteilung der Antikoagulantien. Internist (Berl.) **10**, 8 (1969).
— Loeliger, A., Duckert, F., Hu Wang, H.: Über einen neuen Gerinnungsfaktor (F VII) und seine klinische Bedeutung. Dtsch. med. Wschr. **77**, 528 (1952).
— Siegenthaler, W.: Mesenterialvenenthrombose, geheilt durch Antikoagulantien. Schweiz. med. Wschr. **83**, 18 (1953).
Koller, Th., Stamm, H., Hauser, G. A., Klingler, M.: Die cerebrale Venen- und Sinusthrombosen in der Geburtshilfe. Thrombos. Diathes. haemorrh. (Stuttg.) **1**, 37 (1957).
Konberger, I.: Zur Prophylaxe und Therapie postoperativer thromboembolischer Komplikationen mit intramuskulärer Heparinapplikation. Med. Klin. **54**, 1577 (1959).
Koncz, J., Bücherl, E.: Tierexperimentelle Untersuchung zur Kreislaufwirkung des synthetischen Antikoagulans Thrombocid. Langenbecks Arch. klin. Chir. **271**, 27 (1952).
Konrads, J.: Ein Beitrag zu dem seltenen Krankheitsbild der Thrombophlebitis migrans. Dtsch. med. Wschr. **74**, 552 (1949).
Koppel, J. L., Arscott, P. M., Friedman, L. H., Olwin, J. H.: Differences in tissue thromboplastin and their influence on the control of anticoagulant therapy. Surgery **43**, 94 (1958).
Korbitz, B. C., Ramirez, G., Mackman, S., Davis, H. I.: Coumarin-induced skin necrosis in a sixteen year old girl. Amer. J. Cardiol. **24**, 420 (1969).
Korn, E. D.: Clearing factor, a heparin-activated lipoprotein lipase. II. Substrate specificity and activation of coconut oil. J. biol. Chem. **215**, 15 (1955).
Korsan-Bengtsen, K., Berg, W., Aspenström, G.: A clinical study for a new heparinoid. Acta med. scand. **173**, 107 (1963).
Koszewski, B. J., Vahabzadeh, H.: Hypercoagulability syndrome due to heparin co-factor deficiency. Thrombos. Diathes. haemorrh. (Stuttg.) **11**, 485 (1964).
Kovacs, K., Carroll, R., Tapp, E.: Experimental hexadimethrine necrosis of anterior pituitary. Lancet **1964 II**, 919.
Kraft, E.: Thrombosebehandlung mit besonderer Berücksichtigung des Stadium embolicum. Münch. med. Wschr. **95**, 1203 (1953).
Kranz, H.: Nebenerscheinungen bei Anwendung von Depot-Thrombocid. Med. Klin. **1954**, 412.
— Der Dicumarolantagonismus des Vitamin K_1. Experimentelle Untersuchungen und klinische Konsequenzen. In: Thrombose und Embolie 1. Int. Tagg., Basel 1954, S. 346.
— Kopp, A.: Über die Möglichkeit einer rectalen Dicumaroltherapie. Münch. med. Wschr. **95**, 1033 (1953).
Krauland, W.: Morphologische Untersuchungen der Coronarthrombose und ihre Bedeutung für die Begutachtung. Dtsch. Z. ges. gerichtl. Med, **54**, 384 (1964).
— Über den Beginn der Coronarthrombose. Med. Welt. **1965**, 1101.
Kraus, H. H.: Lokale Thrombosetherapie mit Heparin. Mat. Med. Nord. **4**, 153 (1952).
Krause, F. J.: Tödliche Nebennierenblutungen bei Heparinbehandlung. Dtsch. med. Wschr. **90**, 955 (1955).
Kreissler, L.: Effect of heparin on the growth of a transplantable lymphosarcoma in mice. Science **115**, 145 (1952).
Kreiter, H., Fink, U.: Ein Fall von Leberschädigung nach Cumarin-Medikation. Med. Klin. **62**, 12 (1967).
Kresbach, E., Sailer, S.: Vergleichende Untersuchungen der Blutgerinnung bei der Behandlung von Thrombophlebitiden mit Marcoumar und Panthesin Hydergin. Wien. Klin. Wschr. **67**, 346 (1955).

KRENZER, W.: Prothrombinstudie bei thrombotischen Venenerkrankungen mittels der zwei Phasen Methode von Rieben in der Modifikation nach Schultze. Neue med. Welt **1950**, 960.
KRISTENSEN, M., HANSEN, J. M.: Potentiation of the tolbutamide effect by dicoumarol. Diabetes **16**, 211 (1967).
KRÖHL, R.: Reversible und irreversible Hemmung der Thrombozytenausbreitung. Diss. Frankfurt 1967.
KRONBERGER, L.: Zur konservativen Therapie der arteriellen Embolie. Med. Klin. **56**, 310 (1961).
— Zur absoluten Kontraindikation der Antikoagulantientherapie bei der Pankreatitis und ihrer thrombolischen Komplikation. Dtsch. med. J. **17**, 223 (1966).
KRÜCKEBERG, B.: Erfahrungen mit einer Heparinoid-Luronase-Salbe bei Hautkrankheiten. Med. Welt **1961**, 200.
KRÜGER, B. J., CRAMER, W.: Tödliche Lungenarterienembolie und Antikoagulantienprophylaxe. Bruns' Beitr. klin. Chir. **203**, 453 (1961).
KUBICEK, F., PRASCHL, E.: Klinische Erfahrungen mit der Antikoagulantien-Langzeitbehandlung an einem vorwiegend kardiologischen Krankengut. Wien. klin. Wschr. **80**, 813 (1968).
KUBIK, M., WRIGHT, H. P.: Coumarin treatment of experimental thrombosis. Proc. 3. Congr. Int. Soc. Haematol. 1950, p. 477.
KÜNZER, W., AALAM, F.: Zur Behandlung des akuten hämolytischen Syndroms. Klin. Wschr. **42**, 820 (1964).
KUHN, P. R., VAN NESS, A. L., JONES, R. J., BAY, E. V.: Long term anticoagulant therapy after myocardial infarction. Arch. intern. Med. **108**, 884 (1961).
KUHN, R. A.: Medical management of cerebrovascular diseases. Angiology **15**, 103 (1964).
KUIJJER, P. J., LEEKSMA, C. H. W.: Prophylaxe van veneuse thromboembolische complicaties met behulp van anticoagulantia. Ned. T. Geneesk. **109**, 1480 (1965).
KURIEN, V. A., YATES, P. A., OLIVER, M. F.: Free fatty acids, heparin, and arrhythmias during experimental myocardial infarction. Lancet **1969 II**, 185.
KUSCHINSKY, H., LUDEWIG, H.: Permeabilitätsänderungen durch Dicumarol, unabhängig von Änderungen der Prothrombinzeit. Naunyn-Schmiedebergs Arch. exp. Path. Pharmak. **210**, 404 (1950).
KUTSCHERA, W.: Ist die Antikoagulantienbehandlung des Myokardinfarktes indiziert? Wien. Z. inn. Med. **40**, 270 (1959).
LAAS, E., VINCKE, E.: Das Schicksal des Neodymsalzes der 3-Sulfoisonicotinsäure im Organismus. Arzneimittel-Forsch. **7**, 710 (1957).
— — Histologische Knochenmarksbefunde nach Verabreichung des Neodymsalzes der 3-Sulfoisonicotinsäure. Arzneimittel-Forsch. **9**, 532 (1959).
LACKNER, H., HUNT, V.: Effect of chlordiazepoxide (Librium) on hemostasis in normal subjects and on the control of long-term-anticoagulant therapy with warfarin. Thrombos. Diathes. haemorrh. (Stuttg.) (im Druck) (1969).
LAKIN, K. M.: Experimentelle Untersuchung der Wirkung von Antikoagulantien auf den Koronarkreislauf. Thrombos. Diathes. haemorrh. (Stuttg.), Suppl. **12**, 115 (1964).
LANDER, H., HUNTER, G. A.: A new coumarin derivate. (G 23350) a preliminary study. Med. J. Aust. **1956 II**, 680.
LANDSBERGER, A.: Die Wirkung von Heparinoiden auf den Ehrlich Ascites Tumor bei Mäusen. Med. Welt **1963**, 1222.
— Selektive Einschleussung von Eavens blue in Tumorzellen durch Heparinoide. Klin. Wschr. **41**, 565 (1963).
LANGE, H. F., AARSETH, S.: The influence of anticoagulant therapy on the occurence of cardiac ruptur and hemopericardium following heart infarction. II. A controlled study of a selected treated group based on 1044 autopsies. Amer. Heart J. **56**, 257 (1958).
LANGE, K., BOYD, J. L.: Functional pathology of experimental frostbite and the prevention of subsequent gangrene. Surg. Gynec. Obstet. **80**, 346 (1945).
— PERCHUK, E., ENZINGER, J., MOURATOFF, J.: Anisindione: A new anticoagulant with unusual properties. Amer. Heart J. **55**, 73 (1958).
LARCAN, A., BERTRAND, P., RICHON, J., CALAMAI, M.: Accidents cutanés nécrotic bulleux dus aux antivitamines K. Presse méd. **76**, 1217 (1968).
LASCH, F.: Der akute abdominelle Symptomenkomplex als Frühzeichen einer Blutung in die Bauchorgane bei der Antikoagulansbehandlung. Wien. klin. Wschr. **73**, 745 (1961).
LASCH, H. G.: Antikoagulantientherapie bei der Marchiafava Anämie. Thrombos. Diathes. haemorrh. (Stuttg.), Suppl. **12**, 109 (1964),
— HEENE, D. L., HUTH, K., SANDRITTER, W.: Pathophysiology, clinical manifestation and therapy of consumption coagulopathy. Amer. J. Cardiol. **20**, 381 (1967).
— HUTH, K.: 1. Waterhouse-Friderichsen-Syndrom, 2. Sanarelli-Shwartzman-Phänomen, 3. Kasabach-Merrit-Syndrom. Thrombos. Diathes. haemorrh. (Stuttg.) **30**, 113 (1967).

LASCH, H. G., LINKE, A., SESSNER, H. H.: Zur Pathogenese und Therapie der paroxysmalen nächtlichen Hämoglobinurie. Acta haemat. (Basel) **13**, 366 (1955).
— — — VOLKER, A.: Zur Therapie der paroxysmalen nächtlichen Hämoglobinurie. Klin. Wschr. **36**, 717 (1958).
— MECHELKE, K., NUSSER, E.: Über Änderungen der Gerinnungsfaktoren Prothrombin und Faktor VII bei hyper- und hypocirculatorischen Kreislaufumstellungen der Katze. Dtsch. Arch. klin. Med. **204**, 1 (1957).
— ROK, L., HEENE, D.: The defibrination syndrome. Thrombos. Diathes. haemorrh. (Stuttg.) Suppl. **20**, 97 (1966).
LASSEN, H. K.: Preoperative and postoperative anticoagulant prophylaxis to reduce fatal pulmonary embolism at a mixed surgical department. Acta chir. scand. **134**, 525 (1968).
LATTERI, N.: Stato attuale della terapia della thromboflebite del seno cavernoso. Minerva chir. **11**, 339 (1956).
LAUENSTEIN, K., FRIEDRICH, H., HABERLAND, G. L.: Über die antiphlogistische Wirkung von Heparin und Heparinoiden. Med. exp. (Basel) **6**, 200 (1962).
— SIEDENTOPF, H. G., FISCHER, H.: Über die Wirkung von Heparin, Heparinoiden und Carragenin auf die Komponenten des Meerschweinchen-Komplements in vitro. Z. Naturforsch. **20b**, 575, 1965.
LAUFMAN, H., MARTIN, W. B., TANTURI, C.: Effect of heparin and dicoumarol on sludge formation. Science **108**, 283 (1948).
LAWRENCE, E. A., BOWMAN, D., MORRE, D. B., BERNSTEIN, G. I. A.: Thromboplastic property of neoplasms. Surg. Forum **3**, 694 (1953).
LAZAR, G., KARADY, I.: Effect of phlogodym on the blood fibrinogen level in traumatic shock. Acta physiol. Acad. hung. Sci. **24**, 34 (1964).
LEATHERMAN, L. L.: Intestinal obstruction caused by anticoagulants. Amer. Heart J. **76**, 534 (1968).
LECHNER, G.: Pathologisch-anatomische Beobachtungen über den Einfluß der Antikoagulantien-Therapie auf die thrombo-embolischen Komplikationen des akuten Herzinfarktes. Wien. klin. Wschr. **78**, 87 (1966).
LECHNER, K., REGELE, H., WALDHÄUSL, W., KAROBATH, H.: Verbrauchskoagulopathie bei metastasierendem Prostatacarcinom. Acta haemat. (Basel) **40**, 95 (1968).
LECOMTE, J., HUGHUES, J.: Action inhibitrice de l'héparine sur le phénomène d'Arthus. Int. Arch. Allergy **5**, 367 (1954).
LEE, K. T., O'NEAL, R. M.: Anticoagulant therapy of acute myocardial infarction. Amer. J. Med. **21**, 555 (1956).
LEGER, L.: Anticoagulant de synthèse à action héparinique activ par voie intramusculaire. Presse méd. **60**, 1255 (1952).
LEHMANN, E. P., BOYS, F.: Heparin in the prevention of peritoneal adhesions. Ann. Surg. **112**, 969 (1940).
LEHMANN, H., DÖNHARDT, A.: Erfahrungsbericht zur Antikoagulantientherapie des akuten Herzinfarkts. Z. Kreisl.-Forsch. **49**, 133 (1960).
LEHMANN, J.: Versuch der Vorbeugung und Behandlung der Thrombosen mit einem peroral verabreichten Präparat (3,3'Methylen-di-4-hydroxy-cumarin). Svenska Läk.-Tidn. **39**, 73 (1942).
— Über die Stellung der Antikoagulantien im Rahmen der gesamten Embolieprophylaxe. Thrombose und Embolie. 1. Int. Tag. Basel, 1954, S. 905.
LEISSNER, H.: The use of heparin in obstetric practice as a means of preventing thrombosis. Acta med. scand. **107**, 127, 1941.
LEITNER, R., KYRLE, P.: Gezielte postoperative Embolie- bzw. Thrombose-Prophylaxe mit einem Cumarinderivat. Wien. med. Wschr. **117**, 579 (1967).
LELEK, I., BADICS, M.: Hemorrhagic skin necrosis during syncumar administration. Orv. Hetil. **106**, 2242 (1965).
LENÈGRE, J., GAY, J.: Le traitement anticoagulant au long cours dans le cardiopathies ischémiques par athérosclerose coronaire. XXXVII. Congr. Franc. Méd., Paris 1969, p. 31.
LENGGENHAGER, K.: Über die Entstehung, Erkennung und Vermeidung der postoperativen Fernthrombose. Leipzig: Thieme 1941.
— Zur chirurgischen Behandlung schwerster Extremitätenthrombosen und -embolien. Helv. chir. Acta **29**, 68 (1962).
LEO, L. L., LIDMAN, B.: Dicumarol in retinitis pigmentosa. Amer. J. Ophtal. **39**, 46 (1955).
LERNER, H. J., THOMPSON, J. C.: Heparin suppression of gastric acid secretion. Proc. Soc. exp. Biol. (N.Y.) **112**, 730 (1963).
LERNER, R., MARGOLIN, M., SLATE, W. G., ROSENFELD, H.: Heparin in the treatment of Hypofibrinogenemia complicating fetal death in utero. Amer. J. Obstet. Gynec. **97**, 373 (1967).
LESNY, I., POLACEK, L.: Anticoagulant therapy in disseminated sclerosis. Čas. Lék. čes. **88**, 115 (1949).

LEVER, W. F., HERBST, F. S. M., HURLEY, N. A.: Idiopathic hyperlipemia and primary hypercholesterolemic xanthomatosis. Arch. Derm. **71**, 150 (1955).
LEWALLE, J.: Application dans un service chirurgical de la préventive postoperatoire des accidents thromboemboliques par les anticoagulants. Acta chir. belg. **69**, 817 (1961).
LEWIS, J. H., KERBER, C. W., WILSON, J. H.: Effects of fibrinolytic agents and heparin on intravascular clot lysis. Amer. J. Physiol. **207**, 1044 (1964).
LEWIS, M. L., WARE, A. G.: The mechanism of action of human accelerator globulin and its relation to other clotting factors. Blood **9**, 520 (1954).
LHERMITTE, FR., DEROUESNÉ, CH.: Les traitements anticoagulants dans les affections vasculaires cérébrales. XXXVII. Congr. Franc. Méd., Paris 1969, p. 141.
LIEB, L.: Über die Kumarinnekrose und ihre Beziehung zum Shwartzman-Sanarelli-Phänomen. Zbl. Chir. **89**, 81 (1964).
LIEBERMAN, J., HANHART, C., GADAVID, G.: Treatment of myocardial infarction at the New York Hospital 1962. Circulation **33**, 447 (1964).
LINDNER, J.: Die perkutane Resorption von Heparin. Med. Klin. **58**, 1374 (1963).
LINDQUIST, B., FRITZ, H., HAGSTAM, K. E., LECEROF, H., LILJENBERG, B.: Short clotting time during haemodialysis by heparinisation with an infusion apparatus. Acta med. scand. **175**, 249 (1964).
LINK, K. P., OVERMAN, R. S., SULLIVAN, W. R., HUEBNER, C. F., SCHEEL, L. D.: Studies on the hemorrhagic sweet clover disease. XI. Hypoprothrombinemia in the rat induced by salicylic acid. J. biol. Chem. **147**, 463 (1943).
LINK, P.: The discovery of dicumarol and ist sequels. Circulation **19**, 97 (1959).
LINKBERG, A.: Über die blutgerinnungshemmende Wirkung des Liquoids. Z. ges. exp. Med. **85**, 262 (1932).
LINKE, H.: Für und Wider der Antikoagulantientherapie bei arteriellen Durchblutungsstörungen im Gliedmaßenbereich. Dtsch. Gesundh.-Wes. **19**, 626 (1963).
LISSE, K.: Die postoperative Blutung nach Antikoagulantienbehandlung. Zbl. Gynäk. **87**, 1758 (1965).
LITWINS, J., VORZIMER, J. J., SUSSMAN, L. N., APPLEZWEIG, N., ETESS, A. D.: Sublingual administration of heparin. Proc. Soc. exp. Biol. (N.Y.) **77**, 325 (1951).
LOELIGER, E. A.: Schlechte Eigenschaft langwirkender Cumarine oder zu deren Kontrolle ungeeignete Thrombokinase. Schweiz. med. Wschr. **88**, 639 (1958).
— Der holländische Thrombosedienst, eine Lösung des Problems der Durchführung der exakt kontrollierten Cumarinbehandlung in der Praxis. Wien. klin. Wschr. **73**, 917 (1961).
— Grundlagen einer erfolgversprechenden Langzeitbehandlung mit Cumarin (Organisation). Thrombos. Diathes. haemorrh. (Stuttg.) Suppl. **12**, 111 (1964).
— The turnover rate of coagulation factors II, VII, IX, X under pathological conditions. Thrombos. Diathes. haemorrh. (Stuttg.), Suppl. **13**, 195 (1964).
— Diskussion zu Stamm. Thrombos. Diathes. haemorrh. (Stuttg.), Suppl. **13**, 20 (1964).
— Der holländische Thrombosedienst und seine Probleme. Z. ges. inn. Med. **21**, 210 (1966).
— VAN DER ESCH, B., HEMKER, H. G., MATTERN, M. J.: The biological disappearence rate of prothrombin, factor VII, IX und X from plasma in hypothyroidism, hyperthyroidism and during fever. Thrombos. Diathes. haemorrh. (Stuttg.) **10**, 267 (1963).
— — MATTERN, M. J., DEN BRABANDER, A. S. A.: Behaviour of factors II, VII, IX, X during long term treatment with cumarin. Thrombos. Diathes. haemorrh. (Stuttg.) **9**, 74 (1963).
— HEMKER, H. C.: Considerations on an international standard for the one-stage prothrombin time in the control of anticoagulant therapy. Thrombos. Diathes. haemorrh. (Stuttg.), Suppl. **35**, 101 (1969).
— HENSEN, A.: Die Organisation des holländischen Thrombosedienstes. Thrombos. Diathes. haemorrh. (Stuttg.), Suppl. **12**, 21 (1964).
— — VAN DER ESCH, B.: Erkrankungen mit Mangel an Faktor II, VII, IX, X. Thrombos. Diathes. haemorrh. (Stuttg.), Suppl. **4**, 48 (1962).
— — KROES, F., DIJK, L. H. v., FEKKES, N., DE JONGE, H., HEMKER, H. C.: A double-blind trial of longterm anticoagulant treatment after myocardial infarction. Acta med. scand. **182**, 549 (1967).
— — MATTERN, M. J., HEMKER, H. C.: Rate of Synthesis of Coagulation Factors II, VII, IX and X during substitution therapy with PPSB. Proc. 10th Congr. Int. Soc. Blood. Transf. Stockholm, 1964, p. 1346.
— — VELTKAMP, J. J., VAN DER MEER, J., HEMKER, H. C.: On the metabolism of factor IX. The hemophilias, p. 159. New York: van Ress. Press 1964.
— KOLLER, F.: Behaviour of factor VII and prothrombin in late pregnancy and in the newborn. Acta haemat. (Basel) **7**, 157 (1952).
— MEEUWISSE-BRAUN, J. B., MUIS, H., BUITENDIJK, F. J. J., VELTKAMP, J. J.: Laboratory control of oral anticoagulants. Thrombos. Diathes. haemorrh. (Stuttg.) **23**, 588 (1970).

LOEWE, L., HIRSCH, ED., GRAYCEL, M. D.: Action of heparin on experimental venous thrombosis. Surgery **22**, 746 (1947).
— LASSER, R. P., MORRISON, M.: The prediction of thromboembolism. Angiology **1**, 64 (1950).
— ROSENBLATT, P.: A new practical method for subcutaneous administration of heparin. Amer. J. med. Sci. **208**, 54 (1944).
— — HIRSCH, E.: Venous thromboembolic disease. J. Amer. med. Ass. **130**, 386 (1946).
— — LEDERER, M.: A new method of administering heparin. Proc. Soc. exp. Biol. (N.Y.) **50**, 53 (1942).
LOHEAC, M.: Infarctus total de l'intestin grêle, par thrombose veineuse. Guerison par les anticoagulants. Lyon chir. **51**, 235 (1956).
LONDON, R.; Rupture of the heart: A critical analysis of autopsy incidence in relation to anticoagulation. In: E.S. NICHOL Anticoagulant therapy in ischaemic heart disease. New York: Grune & Stratton 1965.
LORENZ, D., REICHOLD, H.: Postoperative Thromboseprophylaxe und -therapie an den chirurgischen Krankenanstalten der Bundesrepublik Deutschland. Med. Klin. **61**, 849 (1966).
LOVELL, R. R., DENBOUROUGH, M. A., NESTEL, P. J., GOBLE, A. J.: A controlled trial of long-term treatment with anticoagulants after myocardial infarction in 412 male patients. Med. J. Aust. **1967 II**, 97.
LOWENTHAL, J., BIRNBAUM, H.: Vitamin K and coumarin anticoagulants. Dependence of anticoagulant effect on inhibition of Vitamin K transport. Science **164**, 181 (1969).
— FISHER, L. M.: the effect of thyroid function on the prothrombin time response to warfarin in rats. Experientia (Basel) **13**, 253 (1957).
— MAY, J.: Phlegmasia caerulea dolens. Brit. J. Surg. **52**, 584 (1965).
LUCAS, O. N.: Study of the influence of C.N.S. depressants in combination with indirect anticoagulants on experimental hemorrhage and on prothrombin activity in rats. XI. Int. Kongr. Haemat. Sydney **1966**, ZV 7.
— JAQUES, L. B.: Spontaneous hemorrhage precipitated by an emotional stress drug in anticoagulant-treated rats. Thrombos. Diathes. haemorrh. (Stuttg.) **13**, 235 (1965).
— MILLAR, G. J., JAQUES, L. B.: Spontaneous hemorrhage in anticoagulant-treated rats when subjected to excitant or depressant drugs. Thrombos. Diathes. haemorrh. (Stuttg.) **17**, 561 (1967).
LUDWIG, H.: Nebenwirkung der Heparinoide auf Haare und Nägel. Thrombos. Diathes. haemorrh. (Stuttg.), Suppl. **13**, 33 (1965).
— Diskussion zu Herzberg. Thromb. Diathes. haemorrh. (Stuttg.), Suppl. **13**, 63 (1965).
— Diskussion zu Gastpar. Thrombos. Diathes. haemorrh. (Stuttg.), Suppl. **28**, 158 (1968).
— Antikoagulantien in der Schwangerschaft und im Wochenbett. Thrombos. Diathes. haemorrh. (Stuttg.), Suppl. **38**, 147 (1970).
LÜSCHER, E. F.: Platelets in Haemostasis and Thrombosis. Brit. J. Haemat. **13**, 1 (1967).
LUKOMSKY, P. E., LAKIN, K. M.: The effect of neodicumarine and phenyline on the coronary circulation. Cor et vasa (Praha) **5**, 37 (1963).
LUND, E.: 2-p-Chlor-phenyl-1,3-indanedione (G 25766) in treatment of thromboembolic conditions, especially thrombophlebitis. Acta med. scand. **157**, 39 (1957).
LUND, F., TILLGREN, C.: Anticoagulant therapy in occlusive peripheral arterial disease and its evaluation. Thrombos. Diathes. haemorrh. (Stuttg.), Suppl. **21**, 385 (1966).
LUTON, E. F.: Carbon tetrachloride exposure during anticoagulant therapy. J. Amer. med. Ass. **194**, 1386 (1965).
LYNGBYE, J.: Effect of dicumarol on the transaminase activity in normal persons. Acta. med. scand. **171**, 631 (1962).
LYTTLETON, J. W.: The antithrombin activity of heparin. Biochem. J. **58**, 15 (1954).
MAASSEN, W., OPDERBECKE, H. W.: Zur Frage des diagnostischen Wertes dringlicher Prothrombinbestimmungen hinsichtlich postoperativer Emboliegefährdung in der Thoraxchirurgie. Thoraxchirurgie **4**, 312 (1956).
MACHT, ST. H., OERLBERG, H.: Use of anticoagulant in preventing post irradiation tissue changes in the human lung. Amer. J. Roentgenol. **63**, 335 (1950).
MAECK, J. S. VAN, ZILLIACUS, H.: Heparin in the treatment of toxemia of pregnancy. Amer. J. Obstet. **55**, 326 (1948).
MAGNER, J. P., MANSON, R. C., PEPPLE, A.: Successful treatment of pemphigus with heparin. Arch. Derm. **64**, 320 (1951).
MAHER, J. F., LAPIERRE, L., SCHREINER, G. E., GEIGER, M., WESTERVELT, F.B.: Regional heparinisation for hemodialysis. Technic and clinical experiences. New Engl. J. Med. **268**, 451 (1963).
— MALLORY, G. K., LAURENZ, G. A.: Rupture of the heart after myocardial infarction. New Engl. J. Med. **255**, 1 (1956).

MAJOOR, C. L. H.: Heparin and Osteoporosis. Lancet **1965 II**, 641.
— SCHLATMANN, R. J. A. F. M., JANSEN, A. P., PRENEN, H.: Excretion pattern and mechanism of diuresis induced by heparin. Clin. chim. Acta **5**, 591 (1960).
MAKOWSKY, L., KRAFT, E.: Die Indikationsstellung zur Thromboseprophylaxe mit Antikoagulantien. Münch. med. Wschr. **98**, 48 (1956).
MALINVAUD, G., DE LEOBARDY, J., SUCHAUD, CH.: Agranulocytose survenue au cours d'un traitement par phenyl-indane-dione. Presse méd. **74**, 1845 (1966).
MANCHESTER, B.: The value of continuous (1—10 years) long term anticoagulant therapy. Ann. intern. Med. **47**, 1202 (1957).
— RABKIN, B.: The control of dicumarol therapy in myocardial infarction by a simple blood prothrombin test. Circulation **10**, 691 (1954).
MANGIERI, C. N., CAIN, R. A.: Demonstration of lipemia clearing activity after sublingual administration of heparin potassium in the rabbit. Angiology **12**, 136 (1961).
— ENGELBERG, R., RANDALL, L. O.: The heparin like activity of a new anticoagulant treburon. J. Pharmacol. exp. Ther. **102**, 156 (1951).
MANSON, D. I., FULLERTON, H. W.: Anticoagulant therapy in cardiac infarction. Brit. med. J. **1956 I**, 6.
MARBET, R., WINTERSTEIN, A.: Probleme der Blutgerinnung. V. Über die Wirkung der Antikoagulantien des Heparintypus auf die 1. Phase der Blutgerinnung. Helv. physiol. Pharmacol. Acta **10**, 528 (1952).
MARCHAL, G., SAMAMA, M., LEROUX, M. E.: Les techniques biologiques de surveillance des traitementes anticoagulants. Bull. Soc. med. Hôp. Paris **113**, 1418 (1962).
MARGARETTEN, W., MCKAY, D. G., PHILLIPS, L. L.: The effect of heparin on endotoxin shock in the rat. Amer. J. Path. **51**, 61 (1967).
MARGGRAF, W.: Chirurgische sowie postoperative Behandlung arterieller Thrombosen und Embolien. 5. Kongr. Europ. Hämat. Ges. Freiburg 1955, S. 505.
MARION, M. P., ESTANOVE, S.: A propos de la prevention des complications thromboemboliques postopératoires en chirurgie abdominal. Lyon chir. **59**, 872 (1963).
MARKS, J.: Anticoagulant therapy in idiopathic occlusion of the axillary vein. Brit. Med. J. **1956 I**, 11.
— TRUSCOTT, B. M., WITHYCOMBE, J. F. R.: Treatment of venous thrombosis with anticoagulants. Lancet **1954 II**, 787.
MARKWARDT, F., WALSMANN, P.: Untersuchungen über den Mechanismus der Antithrombinwirkung des Heparins. Hoppe-Seylers Z. physiol. Chem. **317**, 64 (1959).
MARMONT, A.: Die Wirkung des intravenös verabreichten Heparins auf die Blutplättchen der Menschen im Kapillar- und Venenblut. In: F. BECKERMANN, R. JÜRGENS, G. SCHUBERT, Thrombose und Embolie, S. 50. Stuttgart: Thieme 1954.
— PALMIERI, A., GIACCA, ST.: Sulle modificazioni quantitative indotte dalla somministrazione endovenosa di eparino sulla piastrinemia capillare e venosa dell-uomo. Arch. E. Maragliano Pat. **9**, 281 (1954).
MARPLE, CH. D., WRIGHT, I. S.: Thromboembolic conditions and their treatment with anticoagulants. Springfield, Ill.: Thomas 1950.
MARQUARDSEN, J., OLIVARIUS, B. F.: Complications of anticoagulant therapy in cerebral apoplexy. Nord. Med. **65**, 439 (1961).
MARSHALL, J., REYNOLDS, E. H.: Withdrawel of anticoagulants from patients with transient ischaemic cerebrovascular attacks. Lancet **1965 I**, 5.
— SHAW, D. A.: Anticoagulant therapy in acute cerebrovascular accidents. Lancet **1960 I**, 995.
MARTIN, M. M., BOLES, T.: Use of the anticoagulant Paritol C in surgical cases. Surgery **31**, 691 (1952).
MARTIUS, C.: Mode of action of vitamins K in animals. Vitam. and Horm. **24**, 441 (1966).
— Anatagonisten der K-Vitamine. Bibl. "Nutr. et Dieta" (Basel) 8, 64 (1966).
MARTON, P. T.: Massive intrapulmonale Blutung als Komplikation der Antikoagulantienbehandlung. Norske Laegeforen **23**, 1727 (1963).
MARX, R.: Zum Problem der Bewertungsmethoden und der Dosierung von Heparinoiden. Thromb. und Embolie. 1. Int. Tgg, Basel 1954, S. 311.
— Zur Behandlung der Herzthrombosen mit Antikoagulantien. Dtsch. med. Wschr. **80**, 443 (1955).
— Ein neues Antikoagulans und Antithrombotikum vom Typ der Heparinkörper. Arzneimittel-Forsch. **6**, 667 (1956).
— Antithrombotica in der Behandlung der Herzinsuffizienz bei rheumatischen Kardiopathien. Internist (Berl.) **1**, 22 (1960).
— Wirkungen und Nebenwirkungen bei langzeitiger Anwendung von Cumarin und Indandionderivaten. Thrombos. Diathes. haemorrh. (Stuttg.), Suppl. **12**, 11 (1964).

Marx, R.: Kurzbericht über die Langzeittherapie mit Antikoagulantien. Thrombos. Diathes. haemorrh. (Stuttg.), Suppl. **12**, 121 (1963).
— Bayerle, H., Marx, E.: Über die Blastokolin- und Rhizakolinwirkung einiger Cumarinderivate, insbesondere von 3,3'-Methylen-di-(4-oxycumarin), des spezifischen Hemmstoffes der Prothrombinbildung im Säugerorganismus. Biochem. Z. **319**, 378 (1949).
— — Skibbe, J.: Über ein Komplement des Prothrombins unter besonderer Berücksichtigung der Antithrombotika Dicumarol und Heparin. Naunyn-Schmiedebergs Arch. exp. Path. **206**, 324 (1949).
— Lang, W.: Zur Frage der Verhütbarkeit der Gerinnung der Pleuraexsudate und -transsudate mit Antikoagulantien unter besonderer Berücksichtigung des Heparins. Z. ges. exp. Med. **117**, 509 (1951).
— Schmidt, H.: Über den Einfluß der Antikoagulantien auf die Fibrinolyse im menschlichen Serum. Ärztl. Forsch. **5** (1), 132 (1951).
— Schmiedt, E., Avenhaus, H., Marx, F., Kolle, P.: Zur antithrombotischen-thrombolytischen Differentialtherapie des Priapismus. Urologe **6**, 347 (1967).
— Stich, W.: Zur Kenntnis der Wirkung des Antithromboticums Neodym auf menschliche Blutzellen. 5. Kongr. Europ. Ges. Haemat. Freiburg, 1955, S. 495.
Masini, G., Lombardi, M.: Azione uricurica del 2-fenil-5-bromo-1,3-indandione a basso dosaggio. Gazz. med. ital. **119**, 330 (1960).
Mason, E. C.: A note on the use of heparin in blood transfusion. J. Lab. clin. Med. **10**, 203 (1924).
Master, A. M.: The treatment of impending infarction. Dis. Chest **43**, 302 (1963).
Mastrogiovanni, P. D.: The action of an extractive heparinoid on the beta-lipoproteins and serum cholesterol of neurologic patients. Observations on the Kuenkel phenol reaction. Rass. Neuropsichiat. **14**, 199 (1960).
Matanic, V.: Zur perkutanen Heparintherapie thrombophlebitischer Prozesse. Med. Klin. **58**, 1377 (1963).
Mather, G., Rileay, C.: Idiosyncrasy to phenindione. Brit. med. J. **1960 II**, 506.
Mathur, C. N., Mitra, C. R., Krishnaswamy, N. R., Kulshreshtha, R. K., Arora, R. B.: The effect of some cumarine derivatives on the coronary flow and their structure-activity relationship. Arch. int. Pharmacodyn. **153**, 213 (1965).
Matis, P.: Die Behandlung thromboembolischer Zustände mit dem Heparinoid Thrombocid. Wien. klin. Wschr. **64**, 35 (1952).
— Zur optimalen Durchführung gerinnungshemmender Maßnahmen. Arzneimittel-Forsch. **3**, 613 (1953).
— Nebenwirkungen gerinnungshemmender Maßnahmen. Thrombose und Embolie. 1. Int. Tgg, Basel, 1954, S. 853.
— Gerinnungshemmende Maßnahmen. Thrombos. Diathes. Haemorrh. (Stuttg.), Suppl. **10**, 317 (1960).
— Der Effekt von Nebenmedikamenten bei langzeitiger Antikoagulantienanwendung. Thrombos. Diathes. haemorrh. (Stuttg.), Suppl. **12**, 33 (1964).
— Bauer, K., Rockstroh, Ch.: Das Heparinoid Thrombocid in der Therapie und Prophylaxe thromboembolischer Zustände. Med. Welt **1950**, 1520.
— Funfack, H., Rockstroh, Ch.: Untersuchungen über den Einfluß des Rutins auf die Blutgerinnung im Hinblick auf die Therapie und Prophylaxe mit Dicumarol bzw. Dicumarolderivaten. Schweiz. med. Wschr. **1950**, 101.
— Hager, H.: Zur Wirkung des Dicumarols auf die Permeabilität der Kapillaren. Z. exp. Med. **118**, 131 (1951).
— Konold, P., Mayer, W., Liebaldt, G.: Vasoaktive Wirkungen der Antikoagulantien und Fibrinolytika. Thrombos. Diathes. Haemorrh. (Stuttg.), Suppl. **13**, 109 (1965).
— Mayer, W.: Thromboseverhütung und Thromboseheilung. Dtsch. med. J. **10**, 107 (1959).
— — Nagel, W.: Zur gegenseitigen Beeinflussung antithrombotischer und antibiotischer Maßnahmen. In: F. Beckermann, R. Jürgens und G. Schubert, Thrombose und Embolie, S. 95. Stuttgart: Schattauer 1958.
— — Schaefer, A. M.: Antikoagulantia und Wundheilung — ein klinischer Beitrag. Zbl. Chir. **85**, 219 (1960).
— Scheele, J.: Zur Frage der Wechselbeziehung zwischen antibiotischer und antithrombotischer Therapie. Medizinische **1954**, 826.
Matteis, F. de: Recenti vedute in tema di malattia reumatica. Eparina e reumatismo. Minerva pediat. **6**, 845 (1954).
Matthes, M.: Über die Behandlung des Pemphigus vulgaris mit Heparin. Klin. Wschr. **31**, 305 (1953).
Matthews, H. L., Meynell, M. J., Parsons, C. G., Warburton, E. B., Waterhouse, J. A. H.: Prothrombin pattern over the 24 hours in patients receiving oral anticoagulants. Brit. med. J. **1955 II**, 947.

Matthews, J. M., Shulman, R., Tuxford, A., Walter, W.: The choice of test for control. In W. Walker: Thrombosis and anticoagulant therapy, p. 46. Dundee: Thomson & Co. 1960.
— Walker, W.: Control of anticoagulant therapy. Lancet **1959 II**, 1159.
Maurizio, E., Malagamba, G.: Die antikoagulierende Therapie in der Universitäts-Frauenklinik Genua. Thrombose und Embolie. 1. Int. Tgg, Basel 1954, S. 925.
May, R.: Klinische Erfahrungen mit der lokalen Heparinbehandlung bei Thrombosen. Thrombose und Embolie 1. Int. Tagg, Basel 1954, S. 770.
— Wetter, Thrombose und Embolie, Thromboseprophylaxe. Nauheimer Fortb.-Lehrgänge **20**, 142 (1954).
— Die long term Therapie der Thrombose. Med. Klin. **55**, 589 (1960).
— Purtscheller, W.: Nil nocere: Heparin-Schock. Münch. med. Wschr. **106**, 1725 (1964).
Mayer, G.: Über die Wirkung des Heparins auf den nephrogenen Hochdruck der Ratte. Z. ges. exp. Med. **128**, 27 (1956).
Mayer, G. A.: Standard clotting time. J. Lab. clin. Med. **49**, 938 (1957).
— Connell, W. F.: The anticoagulant effect of a new coumarin derivate—Sintrom-(Geigy) — and its control by standardized clotting time. J. Cand. med. Ass. **76**, 272 (1957).
Mayer, W.: Zur lokalen Anwendung des Phenylindandions. Arzneimittel-Forsch. **14**, 121 (1964).
— Matis, P.: Zur Frage der Thromboembolie-Förderung durch Unterdosierung von Antikoagulantien. Medizinische **1959**, 1701.
Mayoux, R., Rebattu, J. P., Carré, J., Lesné, G.: L'héparine dans le traitement de la surdité, des bourdonnements et de vertiges. Resultats, sur 100 cas. Presse méd. **64**, 28 (1956).
McCarter, J. C., Bingham, J. B., Meyer, O. O.: Studies on the hemorrhagic agent 3,3'-methylenebis-(4-hydroxy-coumarin). IV. The pathologic findings after the administration of dicumarol. Amer. J. Path. **20**, 651 (1944).
McDevitt, E.: Anticoagulant therapy in central vascular diseases. Transactions of the 3rd, Conference, p. 90. New York: Grune & Stratton 1961.
— Smith, B.: Thrombophlebitis during pregnancy and the puerperium. In: S. Sherry, K. M. Brinkhous, E. Genton, J. M. Stengle, Thrombosis, p. 55. Washington: Nat. Acad. Sci. 1969.
McDonald, F. D., Myers, A. R.: Adrenal hemorrhage during anticoagulant therapy. J. Amer. med. Ass. **198**, 1052 (1966).
McDonald, L.: New evidence on thrombosis and blood coagulation. Proc. 7th Congr. Europ. Soc. Haematol., London 1959, p. 649.
— Edgill, M.: Coagulability of the blood in ischaemic heart disease. Lancet **1957 II**, 457.
— — Changes in coagulability of the blood during various phases of ischemic heart disease. Lancet **1959 I**, 1115.
— — Action of heparin in ischaemic heart disease. Lancet **1961 I**, 844.
McDonald, M. G., Robinson, D. S.: Clinical observations of possible barbiturate interference with anticoagulation. J. Amer. med. Ass. **204**, 97 (1968).
McDowell, F., McDevitt, E.: Treatment of the completed stroke with long term anticoagulant: Six and one-half years experience, edit. by Millikan, C. H., Siekert, R., and Whisnant, J. P.. New York: Grune & Stratton 1965.
McFarland, W., Galbraith, R. C., Miale, Au.: Heparin therapy in autoimmune hemolytic anemia. Blood **15**, 741 (1960).
McFayden, W. A. L.: Heparin administration by polyethylene tubing. Brit. med. J. **1949 II**, 925.
McGuire, W.: The effect of dicumarol on the visual fields in glaucoma. Amer. J. Ophthal. **32**, 1095 (1949).
McKay, D. G.: Disseminated intravascular coagulation; an intermediary mechanism of disease. New York: P. B. Hoeber 1964.
— Francoisin, R., Zeller, J.: Pulmonary embolism and disseminated intravascular coagulation. Amer. J. Cardiol. **20**, 374 (1967).
— Müller-Berghaus, G.: Therapeutic implications of disseminated intravascular coagulation. Amer. J. Cardiol. **20**, 392 (1967).
McLaughlin, G. E., McCarthy, D. H., Segal, B. L.: Hemarthrosis complicating anticoagulant therapy. J. Amer. med. Ass. **196**, 1020 (1966).
McLean, J.: The thromboplastic action of cephalin. Amer. J. Physiol. **41**, 250 (1916).
McMichael, J., Parry, E. H. O.: Prognosis and anticoagulant prophylaxis after coronary occlusion. Lancet **1960 II**, 991.
McMillan, R. L., Brown, K. W. G.: Heparin and thromboplastin. J. Lab. clin. Med. **44**, 378 (1954).
— — Watt, D. L.: Long term anticoagulant therapy after myocardial infarction. J. Canad. med. Ass. **83**, 567 (1960).

McNickle, H. F.: The prevention of primary postoperative thrombosis. Arch. Surg. **79**, 775 (1959).
Mehl, H.: Über ein neues Sofortantikoagulans zur Therapie der Durchblutungsstörungen, Embolien und Thrombosen. Med. Klin. **53**, 1911 (1958).
Meitus, M. L., Wasserman, P., Playfair, H.: Influence of long-term bishydroxycumarin therapy on liver function. Arch. intern. Med. **91**, 464 (1953).
Meixner, H.: Thromboemboliephrophylaxe im Wochenbett. Wien. klin. Wschr. **73**, 592 (1961).
— Zur Frage der puerperalen Sinusthrombose und Antikoagulantientherapie. Geburtsh. u. Frauenheilk. **22**, 1279 (1962).
Meltzer, L. E., Palmon, F., Ferrigan, M., Pekover, J., Sauer, H., Kitchell, J. R.: Prothrombin levels and fatality rates in acute myocardial infarction. J. Amer. med. Ass. **187**, 986 (1964).
Ménaché, D.: The turnover rate of the coagulation factors II, VII and XI under normal metabolic conditions. Thrombos. Diathes. Haemorrh. (Stuttg.) Suppl. **13**, 187, 1964.
Menczel, J., Dreyfuss, F.: Effect of prednison on blood coagulation time in patients on dicumarol therapy. J. Lab. clin. Med. **56**, 14 (1960).
Mendes de Leon, Ch.: Die Behandlung der akuten Polyarthritis mit Heparin. Ned. T. Geneesk. **96**, 2417 (1952).
Menon, I. S.: Phenindione and paralytic ileus. Lancet **1966 I**, 1421.
— Burrell, N. S.: Phenindione sensitivity complicating anticoagulant therapy. J. Ind. med. Ass. **47**, 552 (1966).
Merskey, C.: Side-effect of phenindione. Brit. med. J. **1963 I**, 1477.
— Drabkin, A.: Anticoagulant therapy. Blood **25**, 567 (1965).
— Scholtz, E.: Technical objectives in the control of anticoagulant therapy. Brit. J. Haemat. **1**, 308 (1955).
Merz, M. O., Piotrowski, A.: Dicumarin compounds in the treatment of the pigment degeneration of the retina. Ophthalmologica (Basel) **145**, 249 (1963).
Merz, W. R., Kontrolle der therapeutischen Heparinwirkung im Blut bei Thromboseerkrankung. Schweiz. med. Wschr. **83**, 110 (1953).
— Tödliche Lungenembolie bei Therapie mit Antikoagulantien. Schweiz. med. Wschr. **83**, 407 (1953).
— Der Übergang der Dicumarine von Mutter auf Kind durch die Muttermilch. Thrombose und Embolie, 1. Int. Tgg, Basel 1954, S. 275.
— Richtlinien für die antikoagulierende Therapie der schweren postoperativen und postportalen akuten Venenthrombosen. Schweiz. med. Wschr. **84**, 315 (1954).
— Aufdermauer, A.: Nebennierenapoplexie bei Heparinverabreichung. Schweiz. med. Wschr. **82**, 590 (1952).
— Breitner, J.: Wirkung der Dicumarine auf den Fetus und auf das Neugeborene. Geburtsh. u. Frauenklinik **16**, 426 (1956).
Metzger, H., Spruch, M., Fornoff, H.: Agranulocytose et thrombopénie par l'indandione. Nouv. Rev. franç. Hémat. **3**, 603 (1963).
Meuwissen, O. A. J., Hart, H. Ch.: Double blind trial of longterm anticoagulant treatment after myocardial infarction. 12. Congr. Int. Soc. Hematol., New York 1968.
— Vervoorn, A. C., Cohen, O., Jordan, F. L. J.: Interim report on the Utrecht study of longterm anticoagulant therapy in occlusive coronary artery disease. Thrombos. Diathes. Haemorrh. (Stuttg.), Suppl. **21**, 329 (1966).
Meyer, J. S.: Localized changes in properties of the blood and effects of anticoagulant drugs in experimental cerebral infarction. New Engl. J. Med. **258**, 151 (1958).
Meyer, O. O.: Contraindications to use. In: Vigran, I. M., Clinical anticoagulant therapy, p. 83. Philadelphia: Lea & Febiger 1965.
Meyhöfer, W., Beller, F. G.: Beitrag zur Heparinbehandlung des Pemphigus vulgaris. Hautarzt **7**, 78 (1956).
Meyler, L.: Coumarin derivates. Side effects of drugs, vol. 5, p. 499. Amsterdam: Exc. Med. Found. 1966.
— Herxheimer, A.: Side effects of drugs 1965—1967, vol. 6, p. 460. Amsterdam: Excerpta medica foundation 1968.
Miale, J. B.: Laboratory control of anticoagulant therapy. J. Amer. med. Ass. **180**, 736 (1962).
— The fibrometer system for routine coagulation tests. Prothrombin time and partial thromboplastin time, macro and micro. Amer. J. clin. Path. **43**, 475 (1965).
— LaFond, D.: Prothrombin time standardization. Proposal of the standards committee, College of American Pathologists. Tgg des Committee on Thrombosis and Haemostasis, Washington 1967.
Michaels, L.: Cancer incidence and mortality in patients having anticoagulant therapy. Lancet **1964 II**, 832.

MICHAELS, M. M.: Bleeding from occult tumors during anticoagulant therapy. Circulation **25**, 804 (1962).
MICHON, L., AUBERTIN, D., JAGERSCHMIDT, G., VALLETEAU DE MOULLIAC, G.: Deux cas des thromboses primitives de la veine rénale du nouveau-né. Guérison de l'un d'eux par perfusion d'héparine. Sem. Hôp. Paris **38**, 435 (1963).
MICHOT, F., BÜRGI, M., BÜTTNER, J.: Rimactan (Rifampizin) und Antikoagulantientherapie Schweiz. med. Wschr. **100**, 583 (1970).
MIETTINEN, P., KYTILÄ, J.: The use of heparinoid in sclerotic degeneration of the fundus oculi. Ann. Med. exp. Fenn. **39**, 75 (1961).
MIGULA, R., PÄSSLER, H. W.: Zur chirurgischen Behandlung arterieller Embolien der Extremitäten. Wien. klin. Wschr. **70**, 592 (1958).
MILCH, E., BERMAN, L., EGAN, R.: Use of dicumarol for prevention of postoperative thromboembolism. Arch. Surg. **67**, 142 (1953).
— — — Dishydroxycumarin (Dicumarol) Prophylaxis. Arch. Surg. **83**, 444 (1961).
MILES, E. J., KANE, A. A., DEGENSHEIM, G. A.: A complication of anticoagulant therapy simulating an acute surgical abdomen. N. Y. St. J. Med. **51**, 1197 (1951).
MILLER, D.: Heparin precipitability of the macroglobulin in a patient with Waldenström's macroglobulinemia. Blood **16**, 1313 (1960).
MILLER, K. D., BAYER, W. L.: Prothrombin rebound — a response to dicoumarol. Blood **17**, 365 (1961).
MILLER, W. E., DEWOLFE, V. G.: Osteoporosis resulting from heparin therapy. Cleveland Clin. Quart. **33**, 31 (1966).
MILLIKAN, C. H.: Role of anticoagulants in the treatment of cerebrovascular disease. Amer. J. Med. **33**, 731 (1962).
— Cerebral vascular disease. In: I. M. VIGRAN, Clinical anticoagulant therapy, p. 210. Philadelphia: Lea and Febiger 1965.
— SIEKERT, R. G., SHICK, R. M.: Studies in cerebrovascular disease. III. The use of anticoagulant drugs in the treatment of insufficiency or thrombosis within the basilar arterial system. Mayo Clin. Proc. **30**, 116 (1955).
— — — Studies in cerebrovascular disease. V. The use of anticoagulant drugs in the treatment of intermittent insufficiency of the internal carotid arterial system. Mayo Clin. Proc. **30**, 578 (1955).
— — WHISNANT, J. P.: Anticoagulant therapy in cerebral vascular disease. Current status. J. Amer. med. Ass. **166**, 587 (1958).
MINGE, R. K., DENNIS, CL.: Failure of dicoumarol to interfere with adhaesive localization of intra-abdominal infections. Ann. Surg. **131**, 400 (1950).
MINKER, E., KOLTAI, M.: Die Beeinflussung der ganglienblockierenden Hexamethonium-, d-Tubocurarin und TEAB-Wirkung durch Heparin. Acta physiol. Acad. Sci. hung. **22**, 99 (1962).
MODEIRA DA SILVA, A.: Thrombolyse-Versuche bei artefizieller Thromboembolie beim Hund. Diss. Univ. Coimbra 1964.
MOELLER, J.: Klinik und konservative Therapie einer Nierenvenenthrombose. Dtsch. med. Wschr. **86**, 2535 (1961).
MOGENSON, G. J., FISHER, L. M., JAQUES, L. B.: The effect of stress and adrenalectomy on the response to dicumarol in rats. Canad. J. Biochem. Physiol. **36**, 51 (1958).
MOLNE, K., HJORT, P. F.: Myocardial infarction during anticoagulant therapy. Acta med. scand. **177**, 571 (1965).
MONTIGEL, C.: Die gerinnungsverzögernde Wirkung der Cumarine und deren Beeinflussung durch Barbiturate, Phenylbutazon und andere Substanzen in vivo. Proceedings of the 6. Int. Europ. Congr. of Haematology 1957, Bd. 2, S. 386.
— PULVER, R.: G25766, ein Derivat des Phenylindandions mit antithrombotischer Wirkung. Schweiz. med. Wschr. **90**, 213 (1960).
MONTO, R. W., GRIEST, W. D., SZILAGYI, D. E.: Essential thrombophilia. Arch. intern. Med. **90**, 54 (1952).
MOOLTEN, S. E., VROMAN, L., VROMAN, G. M. S., GOODMAN, B.: Role of blood platelets in thromboembolism. Arch. intern. Med. **84**, 667 (1949).
MOORE, C.B.: Pitfalls in anticoagulant therapy for myocardial infarction. Angiology **15**, 27 (1964).
MORAWETZ, F., SCHNETZ, E.: Erfahrungen mit Eleparon, einem neuen Heparinkörper. Wien. med. Wschr. **112**, 300 (1962).
MORELLI, A. C.: Accion de un heparinoide en los aterosclerosos bajo tratamiento anticoagulante trombolitico. Medico (Uruguayo) **29**, 4658 (1963).
MORRIONE, TH.: The formation of collagen fibers by the action of heparin on soluble collagen: an electron microscopic study. J. exp. Med. **96**, 197 (1952).
MORRISON, F. S., WURZEL, H. A.: Retroperitoneal hemorrhage during heparin therapy. Amer. J. Cardiol. **13**, 329 (1964).

Morrison, M., Richter, J. H., Loewe, L.: Increased blood platelet clumping in thromboembolic disease. Amer. J. clin. Path. 18, 879 (1948).
Moschos, C. B., Wong, P. C. Y., Sise, H. S.: Controlled study of the effective level of long-term anticoagulation. J. Amer. med. Ass. **190**, 799 (1964).
Moses, C. C.: Effect of heparin and dicoumarol on thrombosis induced in the presence of venous stasis. Proc. soc. exp. Biol. (N.Y.) **59**, 25 (1945).
Moss, N. H., Schafer, R. L., Kisby, C. K.: Anticoagulant effect of dicumarol at various prothrombin levels in dog. Proc. soc. exp. Biol. (N.Y.) **69**, 143 (1948).
Moss, W. T., Haddy, F. J., Sweany, S. K.: Some factors altering the severity of acute radiation pneumonitis variation with cortisone, heparin and antibiotics. Radiology **75**, 50 (1960).
Mosso, H. E.: Acción de la heparina en las diversas manifestaciones de atherosclerosis y en la hipertensión arterial. Pren. méd. argent. **1956**, 728.
Mueller, M. J., Lebherz, T. B.: Antepartum thrombophlebitis. Obstet. and Gynec. **34**, 874 (1969).
Müller, G., Zollinger, W.: Der Einfluß von Indomethacin auf die Blutgerinnung unter besonderer Berücksichtigung der Interferenz mit Antikoagulantien. Praxis (Bern) **55**, 1462 (1966).
Müller, K. H., Herrmann, K.: Verträgt sich eine gleichzeitige Behandlung mit Antikoagulantien und Indomethacin? Med. Welt **1966**, 1553.
Müller, W. A.: Zur Langzeit-Antikoagulantien-Behandlung des Herzinfarktes. Helv. med. Acta **31**, 238 (1964).
Mueller-Eckhardt, Ch.: Über lokale Blutungen und Nekrosen der Haut und des subcutanen Gewebes bei der Antikoagulantienbehandlung. Med. Klin. **57**, 2135 (1962).
— Blutungen durch Missbrauch von Antikoagulantien. Med. Klin. **59**, 1131 (1964).
Murley, R. S.: Post-operative venous thrombosis and pulmonary embolism with particular reference to current methods of treatment. Ann. roy. Coll. Surg. Engl. **6**, 283 (1950).
Murphy, E. A., Mustard, J. F.,: Dicumarol therapy: Some effects of platelets and their relationship to clotting tests. Circulat. Res. 8, 1187 (1960).
— — Dicumarol therapy and platelet turnover. Circulat. Res. **9**, 402 (1961).
— — Rowsell, H. C., Downie, H. G.: Quantitative studies on the effect of dicumarol on experimental thrombosis. J. Lab. clin. Med. **61**, 935 (1963).
Murray, G. D. W.: Heparin and thrombosis and embolism. Brit. J. Surg. **27**, 567 (1940).
— Heparin and thrombosis and blood vessel surgery. Surg. Gynec. Obstet. **72**, 340 (1941).
— Best, C. H.: The use of heparin in thrombosis. Ann. Surg. **108**, 163 (1938).
— Jaques, L. B., Perrett, T. S., Best, C. H.: Heparin and vascular occlusion. Canad. med. Ass. J. **35**, 621 (1936).
— — — — Heparin and the thrombosis of veins following injury. Surgery **2**, 163 (1937).
— McKenzie, R.: Postoperative thrombosis and embolism. Amer. J. Surg. **57**, 414 (1942).
Musgrove, J. E., Ho, W. C.: Hematoma of the rectus abdominalis muscle during anticoagulant therapy. Canad. med. Ass. J. **95**, 827 (1966).
Mustard, J. F.: Changes in the platelet levels of nontransfused patients following surgical operations. Acta haemat. (Basel) **17**, 257 (1957).
— Role of platelets in thrombosis. Thrombos. Diathes. haemorrh. (Stuttg.), Suppl. **21**, 131 (1966).
— The relationship between the structure of a thrombus or a hemostatic plug and the mechanism involved in its formation. Thrombos. Diathes. haemorrh. (Stuttg.), Suppl. **28**, 57 (1968).
— The fate of thrombi. In: S. Sherry, K. M. Brinkhous, E. Genton, J. M. Stengle: Thrombosis, p. 496. Washington: Nat. Acad. Sci. 1969.
— Gilbert, J. B., Murphy, E. A.: Long term effects of intermittent low doses of heparin on platelet economy in man. Lancet **1965 I**, 575.
— Glynn, M. F., Jorgensen, H. L., Packham, M. A., Nishizawa, E., Rowsell, H. C.: Platelets, blood coagulation and thrombosis. In: Sh. A. Johnson, W. H. Seegers, Physiol. Hemost., Thromb., p. 288. Springfield, Illinois: Ch. C. Thomas, 1967.
— — Nishizawa, E. E., Packham, M. A.: Platelet-surface interactions: relationship to thrombosis and hemostasis. Fed. Proc. **26**, 106 (1967).
— Murphy, E. A.: Platelet survival studies in controls and atherosclerotic subjects with and without anticoagulant therapy. 8th Internat. Congr. haemat., Tokio 1960, p. 428.
— — Downie, H. G., Rowsell, H. C.: Heparin and thrombus formation: Early suppression and late enhancement. Brit. J. Haemat. **9**, 548 (1963).
— — Rowsell, H. C., Downie, H. G.: Factors influencing thrombus formation in vivo. Amer. J. Med. **33**, 621 (1962).
— Rowsell, H. C., Murphy, E. A.: Platelet economy (Platelet Survival and Turnover) Brit. J. Haemat. **12**, 1 (1966).

NAEGELI, TH.: Durch Antibiotika bedingte Änderung der Reaktion des Organismus auf Antikoagulantien. Helv. chir. Acta **25**, 447 (1958).
— MATIS, P.: Zur Antikoagulantientherapie und Prophylaxe. Medizinische **1953**, 511.
— — Thrombose und Embolie im Bereiche der Extremitäten. In: Th. NAEGELI, P. MATIS, R. GROSS, H. RUNGE, H. W. SACHS, Die thromboembolischen Erkrankungen, p. 788. Stuttg.: Schattauer 1960.
NAJJAR, S. S., AHMAD, M.: Heparin therapy in fulminant meningococcemia. J. Pediat. **75**, 449 (1969).
NAKAMOTO, S., HOLMES. J. H.: Our experience in regional heparinization. Trans. Amer. Soc. artif. intern. Org. **4**, 36 (1958).
NAKAZAWA, K., MURATA, K., IZUKA, K., OSHIMA, Y.: The short-term effects of chondroitin sulfates A and C on coronary atherosclerotic subjects: with reference to its anti-thrombogenic activities. Jap. Heart J. **10**, 289 (1969).
NALBANDIAN, R. M., MADER, I. J., BARRETT, J. L., PEARCE, J. F., RUPP, E. C.: Petechiae, ecchymoses and necrosis of skin induced by coumarin congeners. J. Amer. med. Ass. **192**, 603 (1965).
NEILL, E. C., MOON, R. Y., VAN DER VEER, J. B.: Clinical evaluation of a new oral anticoagulant "Sintrom". Circulation **15**, 713 (1957).
NELSON, T. E.: Effect of dicumarol on blood vascular integrity in the rabbit. Circulat. Res. 8, 889 (1960).
— CASTRONOVA, E., HYMAN, CH.: Effect of dicoumarol on transvascular exchange of T 1824 labeled protein in rabbits. Amer. J. Physiol. **183**, 647 (1955).
NENNSTIEL, H. J.: Erfahrungen mit der ambulanten Antikoagulantien-Langzeittherapie. Med. Mschr. **19**, 413 (1965).
NEU, L. T., WATERFIELD, J. R., ASH, C. J.: Prophylactic anticoagulation in orthopedic patients. Ann. intern. Med. **62**, 463 (1965).
NEUMANN, W., REMDE, W., DAHL, J.: Thromboembolieprophylaxe mit Chlorphenylindandion. Folia haemat. **85**, 103 (1966).
NEUMAYR, A., SCHMID, J.: Kapillarpermeabilität und Antithrombin. Schweiz. med. Wschr. **78**, 616 (1948).
NEWLAND, H.: Antagonism of the anti-thrombotic effect of warfarin by uric acid. Amer. J. med. Sci, **256**, 44 (1968).
— NORDÖY, A.: Effect of large doses of warfarin sodium on haemostasis and on ADP induced platelet aggregation in vivo in the rat. Cardiovasc. Res. **1**, 362 (1967).
NICHOL, E. S., FASSETT, W. D.: An attempt to forestall acute coronary thrombosis: Preliminary note on the continuous use of dicumarol. Sth. med. J. (Bgham, Ala.) **40**, 631 (1947).
— KEYES, J. N., BORG, J. F., COOGAN, T. J., BOEHRER, J. J., MULLINS, W. L., SCOTT, T., PAGE, R., GRIFFITH, G. C., MASSIE, E.: Long term anticoagulant therapy in coronary arteriosclerosis. Amer. Heart J. **55**, 142 (1958).
— PHILIPS, W. C., CASTEN, G. G.: Virtue of prothrombin anticoagulant therapy in impending myocardial infarction. Ann. intern. Med. **50**, 1158 (1959).
NICHOLSON, J. H.: Clinical experiences with anticoagulants. A comparison of coumadin (wafarin) sodium and dicumarol (bishydroxycoumarin). Angiology **8**, 456 (1957).
— LEAVITT, T.: Clumadin (warfarin) sodium. A new anticoagulant. New Engl. J. Med. **255**, 491 (1956).
NICOLA, P. DE: Factor VII (SPCA). Its physiopathologic significance. Blood 8, 947 (1953).
— Osservazioni cliniche su un eparinoide sintetico con particolare riguardo alla somnistrazione per via intramuscolare. Clin. terap. **19**, 111 (1960).
NICOLAS, F., ALLEGRET, M., GUILLON, J.: Utilisation d'un antivitamine K chez les malades atteints d'insuffisiance rénale. Ouest. med. **19**, 1298 (1966).
NICROSINI, F.: Therapeutic activity of a mucopolysaccharide in arteriosclerotic hyperlipaemia. Farmaca, 21 (1966).
— PICCINELLI, O.: Modificazioni della lipemia totale e delle varie frazioni lipidiche indotte da un eparinoide estratto dalla mucosa duodenali. G. Clin. med. **40**, 1264 (1959).
NIEL, W.: Über weitere Erfahrungen mit Eleparon in der Geburtshilfe. Med. Klin. **55**, 233 (1960).
NIELSEN, A.: Prophylaktisk postoperativ Heparinbehandling. Nord. Med. **16**, 2873 (1942).
NIESERT, H. W.: Der Heparin-Toleranz-Test als zusätzliche Kontrolle bei der Antikoagulantientherapie. Ärztl. Wschr. **11**, 63 (1956).
NIETH, H., MAMMEN, E., GROSS, R.: Zur Heparinisierung des Blutes bei der extrakorporalen Hämodialyse. Klin. Wschr. **36**, 372 (1958).
NIEWIAROWSKI, ST., BANKOWSKI, E., ROGOWICKA, I.: Studies on the adsorption and activation of the Hageman factor (factor XII) by collagen and elastin. Thrombos. Diathes. haemorrh. (Stuttg.) **14**, 387 (1965).

Niewiarowski, St., Wegrzynomicz, Z.: Influence of dicoumarol derivatives on plasma fibrinolytic system. Thrombos. Diathes. haemorrh. (Stuttg.) **3**, 279 (1959).
— — Studies on the mechanism of heparin action on blood clotting and fibrinolysis. Pol. Tyg. lek. **16**, 24 (1961).
Nikkilä, E., Gräsbeck, R.: Heparin in lipoid nephrosis. Acta med. scand. **150**, 39 (1954).
— Niemi, T.: Effect of age on the lipemia clearing activity of serum after administration of heparin to human subjects. J. Geront. **12**, 44 (1957).
Nilsson, I. M.: Recurrent hypoprothrombinaemia due to poisoning with a dicumarol containing rat killer. Acta haemat. (Basel) **17**, 176 (1957).
— Bielawiec, M., Björkman, S. E.: The effect of heparin on fibrinolytic activators and plasmin. Scand. J. Haemat. **1**, 75 (1964).
— Björkman, S. E., Studwitz, W. v., Hallén, A.: Antifibrinolytic activity of certain pectins. Thrombos. Diathes. haemorrh. (Stuttg.) **6**, 177 (1961).
— Krook, H., Sternby, N. H., Söderberg, E., Söderström, N.: Severe thrombotic disease in a young man with bone marrow and skeletal changes and a high content of an inhibitor in the fibrinolytic system. Acta med. scand. **169**, 321 (1961).
Nitz-Litzow, D.: Klinisch chemische Untersuchungen zur Lipolyse mit einem neuen Heparinoid. Ärztl. Forsch. **15**, I/33 (1961).
Noack, H.: Zur Frage der generellen Antikoagulantienprophylaxe bei gynäkologischen Operationen und Kaiserschnitt. Geburtsh. u. Frauenheilk. **25**, 955 (1965).
Noddack, I., Lübbers, B., Thies, H. A., Bäcker, A.: Der Verbleib von intravenös verabreichtem Neodym im Kaninchenkörper. Thrombos. Diathes. haemorrh. (Stuttg.), Suppl. **13**, 75 (1965).
Noel, B., Bourgeois, S.: Hèmoclar et Fibrinolyse. Table Ronde sur l'Hèmoclar, **1965**, 70.
Nold, B., Osterwald, L.: Über die Agglutinationsfähigkeit der Thrombocyten unter der Geburt. Zbl. Gynäk. **81**, 155 (1959).
Nordöy, A., Chandler, A. B.: Platelet thrombosis induced by adenosine diphosphate in the rat. Scand. J. Haemat. **1**, 16 (1964).
— — The influence of hypercephalinaemia on the adenosine diphosphate induced thrombosis in the rat. Scand. J. Haemat. **2**, 148 (1965).
— Ødegaard, E. A.: The influence of citrate and heparin on the adhesiveness of rat platelets and human platelets measured in vitro. Scand. J. clin. Lab. Invest. **15**, 399 (1963).
Nordöy, S., Benestad A. M.: Evaluation of the effect of heparin in addition to oral anticoagulant therapy in acute myocardial infarction. Acta med. scand. **174**, 627 (1963).
Nourizadeh, A. R., Pitts, F. W.: Hemorrhage into pituitary adenoma during anticoagulant therapy. J. Amer. med. Ass. **193**, 623 (1965).
Novakov, I. A.: The thrombolytic properties of dicumarol. Soviet Med. **12**, 16 (1958).
Nudelman, H. L., Kempson, R. L.: Necrosis of the breast. A rare complication of anticoagulant therapy. Amer. J. Surg. **111**, 728 (1966).
Nyström, A.: Dikumarinbehandling vid psoriasis. Nord. Med. **1947**, 600.
Oakley, D. P., Lautch, H.: Haloperidol and anticoagulant treatment. Lancet **1963 II**, 1231.
O'Brien, J. R.: Heparin and Christmas Factor. Nature (Lond.) **181**, 1801 (1958).
— The effect of heparin on the early stages of blood coagulation. J. clin. Path. **13**, 93 (1960).
— Aspirin and platelet aggregation. Lancet **1968 I**, 203.
— Effects of salicylates on human platelets. Lancet **1968 I**, 779.
Obrist, F.: Die haemato-serologische Erfassung der Thrombosegefährdung mit spezieller Bewertung des β-Naphtholtestes. Gynäkologia **144**, 253 (1957).
Ødegaard, A. E., Skalhegg, B. A., Hellem, A. J.: ADP-induced platelet adhesiveness as a diagnostic test in von Willebrand's disease. Thrombos. Diathes. haemorrh. (Stuttg.) **11**, 23 (1964).
Oelkers, H.: Die Wirkungsweise seltener Erden. Naunyn-Schmiedebergs Arch. exp. Path. Pharmak. **194**, 477 (1939).
— Vincke, E.: Zur Pharmakologie der seltenen Erden. Naunyn-Schmiedebergs Arch. exp. Path. Pharmak. **188**, 53 (1938).
Oeri, J.: Therapie der postoperativen Thrombose und Embolie mit Antikoagulantien. Thrombos. Diathes. haemorrh. (Stuttg.), Suppl. ad vol. **5**, 96 (1961).
— Erfahrungsbericht über Langzeitbehandlung mit Antikoagulantien. Thrombos. Diathes. haemorrh. (Stuttg.), Suppl. **12**, 129 (1963).
Oldenkott, P., Driesen, W.: Spontanes epidurales Hämatom im Brustwirbelkanal während Antikoagulantien-Langzeitbehandlung. Med. Welt **1966**, 305.
Oldfelt, C. O.: Heparin treatment in cardiac insufficiency with intermittent auricular fibrillation and multiple embolism. Acta med. scand. **112**, 593 (1942).
Olesen, E. S.: Activation of the blood fibrinolytic system. Copenhagen: Munksgaard 1965.

OLIVER, M. F., ROBERTS, S. D., HAYES, D., PAPTRIDGE, J. F., SUZMAN, M. M., BERSOHN, I.: Effect of atromid and ethyl chlorophenoxyisobutyrate on anticoagulant requirements. Lancet **1963 I**, 143.
OLMER, J., MONGIN, M., CASANOVA, P., MURATORE, R., OLMER, R. J.: L'absorption clandestine de derives coumariniques. Nouv. Rev. franç. Hémat. **6**, 689 (1966).
OLSEN, O. C., KAHRS, T., RÖMCKE, O., LINGJAERDE, P.: Long-term prognosis of myocardial infarction. Analysis in relation to Russek's classification of "Good" and "Poor" risk cases. Acta med. scand. **156**, Suppl. 319, 17 (1956).
OLSEN, R. E.: Vitamin K induced prothrombin formation antagonism by actinomycin D. Science **145**, 926 (1964).
OLSON, J. P., MILLER, L. L., TROUP, S. B.: Synthesis of clotting factors by the isolated perfused rat liver. J. clin. Invest. **45**, 690 (1966).
OLSSON, P.: Effect of i.v. injection of heparin in varying and repeated doses on the coagulation time. Acta med. scand. **174**, 281 (1963).
— FRANCKEN, I., NORDSTRÖM, S.: Antithrombin activity (Heparin Co-factor) in plasma after major surgery in heparinized patients. Acta chir. scand. **126**, 434 (1963).
OLWIN, J. H., ALLEN, E.: Plasma prothrombin during pregnancy and the puerperium. Amer. J. Obstet. **60**, 1363 (1950).
— KOPPEL, J. L.: Anticoagulant therapy during pregnancy. A new aproach. Obstet. Gynec. **34**, 847 (1969).
O'MEARA, R. A. Q.: Fibrin formation and tumor growth. Thrombos. Diathes. haemorrh. (Stuttg.), Suppl. **28**, 137 (1968).
— JACKSON, R. D.: Cytological observations on carcinoma. Irish J. med. Sci. **391**, 327 (1958).
— THORNES, R. E.: Some properties of the cancer coagulative factors. Irish J. med. Sci. **423**, 106 (1961).
O'REILLY, R. A., AGGELER, P. M.: Surreptitious ingestion of coumarin anticoagulant drug. Ann. intern. Med. **64**, 1034 (1966).
— — GIBBS, J. O.: Hemorrhagic state due to surreptitious ingestion of bishydroxycoumarin. New Engl. J. Med. **267**, 19 (1962).
— — HOAG, M. S., LEONG, L. S., KROPATKIN, M. L.: Hereditary transmission of exceptional resistance to coumarin anticoagulant drugs.: The first reported kindred. New Engl. J. Med. **271**, 809 (1964).
— — KOWITZ, P. E., KROPATKIN, M., LEONG, L. S.: New aproaches to the initiation of long-term anticoagulant therapy. Clin. Res. **13**, 94 (1965).
ORGONASOVA, M., KRUBISKOVA, K.: Allergotoxic hemorrhagic purpura during treatment with pelentan. Lék. Obz. **14**, 289 (1965).
ORMA, E. J., KOSKENOJA, M., ISOTUPA, R., KAUMANEN, E.: The effect of heparin and placebo therapy on hypertension in geriatic patients. Ann. Med. intern. Fenn. **44**, 145 (1955).
ORNING, O. M., SYSE, P. R., HJORT, P. F.: Bivirkninger av fenylindandion (Thrombantin). T. Norske Lægeforen. **87**, 1273 (1967).
OROSZ, L., HANKISS, J.: Heparin and the water metabolism with specivic reference to the ADH. Tohoku J. exp. Med. **79**, 152 (1963).
— KELENTEY, B.: Intraarterielle Heparinbehandlung obliterativer Gefäßwanderkrankungen. Wien. klin. Wschr. **32**, 103 (1962).
OSTEN, W.: Verwendung von Salzen seltener Erdmetalle (Neodym und Praseodym) als Thromboseprophylaktikum. Ärztl. Wschr. **12**, 107 (1957).
OWEN-WILLIAMS, G. E., MEYNELL, M. J.: Atromid, phenindione and blood coagulation. Lancet **1960 I**, 443.
— — GADDIE, R.: Atromid and anticoagulant therapy. J. Atheroscler. Res. **3**, 658 (1963).
OWENS, J. C., NEELY, W. B., OWEN, W. R.: Effect of sodium dextrothyroxine in patients receiving anticoagulants. New Engl. J. Med. **266**, 76 (1962).
OWREN, P. A.: The coagulation of blood. Oslo: J. Chr. Gundersen 1947.
— Acquired hemolytic jaundice. Scand. J. clin. Lab. Invest. **1**, 41 (1949).
— A quantitative one-stage method for the assay of prothrombin. Scand. J. clin. Lab. Invest. **1**, 81 (1949).
— Long-term dicumarol treatment in cardiovascular disease. Technic and Results. Thrombose und Embolie. I. Int. Tgg, Basel, 1954, S. 1085.
— Thrombotest, a new method for controlling anticoagulant therapy. Lancet **1959 II**, 754.
— Long term treatment with anticoagulants in coronary artery disease. Thrombos. Diathes. haemorrh. (Stuttg.) **2**, 492 (1958).
— Selection of patients for long term anticoagulant therapy. Farmakoterapi **15**, 73 (1959).
— Control of anticoagulant therapy. Arch. intern. Med. **111**, 248 (1963).
— Indications for anticoagulant therapy. New Engl. J. Med. **268**, 1228 (1963).

Owren, P. A.: Antikoagulantienbehandlung des Herzinfarktes. Thrombos. Diathes. haemorrh. (Stuttg.), Suppl. **12**, 47 (1964).
— Report on long term therapy with anticoagulants. Thrombos. Diathes. haemorrh. (Stuttg.), **12**, 131 (1964).
— Aas, K.: The control of dicumarol therapy and the quantitative determination of prothrombin and proconvertin. Scand. J. clin. Lab. Invest. **3**, 201 (1951).
Oyvin, I. A., Baluda, V. P., Sheged, S. M., Tokaren, O. Y., Neglinskaya, E. A., Yagodkina, E. G.: Anticoagulant and antiphlogistic properties of Phlogodyn (Neodymium Pyrocatechol Disulphonate). Acta physiol. Acad. Sci. hung. **24**, 373 (1964).
Pachman, D. J.: Accidental heparin poisoning in an infant. Amer. J. Dis. Childr. **110**, 210 (1965).
Paff, G. H., Sugiura, H. T., Bocher, C. A., Roth, J. S.: The probable mechanism of heparin inhibition of mitosis. Anat. rec. **114**, 499 (1952).
Palmer, J. L., Gundersen, S. M.: The effect of dicumarol on the erythrocyte sedimentation rate in normal man. New Engl. J. Med. **239**, 818 (1948).
Palmieri, A., Giacca, S.: Sull'azione di un nuovo anticoagulante (Paritol C) sul tempo di coagulazione in soggetti normali e trombofilici. Boll. Soc. ital. Biol. sper. **27**, 1780 (1951).
Pan, A., Rogers, A. G., Hill, N. C., Henteleff, P. D.: Bilateral subdural haematoma complicating phenylindandione therapy. Canad. J. med. Ass. **87**, 1119 (1962).
Panasewicz, J.: Influence of heparin on shock following transfusion of heterogenous blood. Acta physiol. pol. **6**, 357 (1955).
Papacharalampous, N., Zollinger, H. U.: Morphologie und Pathogenese des subtotalen und totalen Coronarverschlusses. Schweiz. med. Wschr. **83**, 859 (1953).
Papp, C., Smith, K. S.: Prognosis and treatment of cardiac infarction, a survey of 200 patients. Brit. med. J. **1951 I**, 1471.
Partilla, H., Stockinger, L.: Dicumarol. Seine Eigenschaften und Wirkungsweise. II. Mitt.: Die Fibroblastenkultur im Verlauf des Myocardinfarktes. Cardiologia (Basel) **28**, 47 (1955).
Pasero, G.: Über die urikosurische Wirkung antiprothrombinämischer Substanzen und einiger neuer Indandionderivate und über die Beziehung zwischen Vitamin K und tubulärer Harnsäurerückresorption. Dtsch. med. Wschr. **85**, 854 (1960).
— Marini, N.: Sull'azione uricosurica del 2-fenil-5-bromo-1,3-indanedione. Gazz. med. ital. **117**, 561 (1958).
Paterson, J. C.: Factors in the production of coronary artery disease. Circulation **6**, 732 (1952).
— The pathology of venous thrombi. In: S. Sherry, K. M. Brinkhous, E. Genton and J. M. Stengle, Thrombosis, p. 321. Washington: Nat. Acad. Sci. 1969.
Pearce, J. M. S.: Nephropathy and phenindione sensitivity. Lancet **1963 I**, 1158.
— Gubbay, S. S., Walton, J. N.: Long-term anticoagulant therapy in transient cerebal-ischaemic attacks. Lancet **1965 I**, 6.
Peery, Th. M., Miller, F.N., Rullis, I.: The significance of low prothrombin concentration prior to dicumarol therapy in myocardial infarction. Med. Ann. D. C. **21**, 303 (1952).
Penick, G. D.: Blood states that predispose to thrombosis. In: S. Sherry, K. M. Brinkhous, E. Genton and J. M. Stengle, Thrombosis, p. 553. Washington, D. C.: Nat. Acad. Sci. 1969.
Penther, Ph., Bensaid, J., Maurice, P., Lenègre, J.: Les complications thromboemboliques après remplacement valvulaire par la prothèse de Starr-Edwards. Arch. Mal. Cœur **61**, 1278 (1968).
Pepper, H., Lindsay, St.: Responses of platelets, eosinophils and total leucocytes during and following surgical procedures. Surg. Gynec. Obstet. **110**, 319 (1960).
Perkins, H. A., Boulware, J. M., Feichtmeir, T. V., Thayer, W. W., Spaet, Th. H.: Paroxysmal nocturnal hemoglobinuria: report of four cases, with observations on treatment with 3,3'-methylenebis-(4-hydroxycoumarin) (dicumarol). Ann. intern. Med. **43**, 1218 (1955).
— Osborn, J. J., Gerbode, F.: The effect of heparin on the platelet count in vitro. With particular reference to the collection of blood for extracorporal circulation. Amer. J. clin. Path. **30**, 397 (1958).
Perkins, J.: Phenindione jaundice. Lancet **1962 I**, 125.
— Phenindione sensitivity. Lancet **1962 I**, 127.
Perlick, E.: Der Einfluß des Phenylindandions auf die Gerinnungsfaktoren Prothrombin, V und VII und die Frage der Vitamin-K-Resistenz. Klin. Wschr. **31**, 261 (1953).
— Gerinnungslaboratorium in Klinik und Praxis. Leipzig: VEB Thieme 1960.
— Antikoagulantien, 3. Aufl. Leipzig: VEB Thieme 1964.
— Lutz, H.: Erythrocytenfragilität und Gefäßkrankheiten. Z. klin. Med. **150**, 421 (1953).
Peruzy, A. D., Sereno, L.: Hypocholesteremia producing and clearing action of a new extracted heparinoid free from anti-coagulation action. Minerva med. **49**, 4195 (1958).

Pestalozzi, H., Clauss, A., Sigg, A.: Retardwirkung von Butazolidin auf die Antikoagulantien vom Dicumaroltyp. Helv. med. Acta **23**, 589 (1956).

Peters, H. R., Guyther, I. R., Brambel, C. E.: Dicumarol in acute coronary Thrombosis. J. Amer. med. Ass. **130**, 398 (1946).

Peters, K., Matis, P.: The influence of some anticoagulant and fibrinolytic substances on mice fibroblastes (strain L) in tissue culture. Thrombos. Diathes. haemorrh. (Stuttg.) **6**, 381 (1961).

Pevny, E.: Pelentan eczema. Vnitřní Lék. **11**, 1126 (1965).

Pezold, F. A.: Medikamentöse Gerinnungshemmung bei der Coronarthrombose. Therapiewoche **11**, 99 (1960).

Pfeifer, G.: Zur Therapie der Thromboembolien nach gynäkologischen Operationen mit einem Sofortantikoagulans vom Typ der Heparinkörper. Med. Welt **1960**, 2544.

Pfleiderer, Th., Rücker, G.: Über Kaliumgehalt und Adhäsivität der Thrombocyten von gesunden Menschen und Patienten mit obliterierender Gefäßsklerose. Klin. Wschr. **42**, 1223 (1964).

Phillips, L. L., Skrodelis, V., Quigley, H. J.: Intravascular coagulation and fibrinolysis in septic abortion. Obstet. and Gynec. **30**, 350 (1967).

Pichotka, J., Lewis, R. B.: Use of heparin in treatment of experimental frostbite. Proc. Soc. exp. biol. (N.Y.) **72**, 130 (1949).

Pickering, G., Arnott, W. M., Biggs, R., Fullerton, H. W., Gilchrist, A. R., Hunter, R. B., Reid, D. D.: An assessment of long-term anticoagulant administration after cardiac infarction. Second report of the working party on anticoagulant therapy in coronary thrombosis to the medical research Council. Brit. med. J. **1964 II**, 837.

— — — — — — — Wood, P., Wright, J. H., Douglas, A. S.: An assessiment of long term anticoagulant administration after cardiac infarction. Brit. med. J. **1959 II**, 803.

Pilgerstorfer, H. W., Granditsch, G.: Intoxikation mit einem Cumarinderivat bei einem Kind. (In Vorbreitung).

Piotet, G.: Un cas de pyléphlébite gueri par l'association des antibiotiques à un anticoagulant. Helv. chir. Acta **22**, 281 (1955).

Pisko-Dubienski, Z. A.: A new approach to pulmonary embolism. Brit. J. Surg. **55**, 138 (1968).

Ploman, K. G.: Heparin treatment of thrombosis in central vein of retina. Acta ophthal. (Kbh.) **16**, 502 (1938).

Pohl, M., Kornhuber, G.: Fruchtschädigung nach Antikoagulantienbehandlung in der Schwangerschaft. Med. Klin. **61**, 964 (1966).

Pokorny, J., Reiniš, Z.: Therapeutical importance of heparin in Bürger's disease. Vnitřní Lék. **2**, 419 (1956).

Poliwoda, H., Barthels, A.: Untersuchungen zur Kombinationstherapie Dicumarol-Östriol. Folia haemat. N.F. 8, 441 (1963).

Pollard, J. V., Hamilton, M. J., Christensen, N. A., Achor, R. W. P.: Problems associated with long term anticoagulant treatment. Observations in 139 cases. Circulation **25**, 311 (1962).

Poller, L.: Limitations of heparin tolerance in the prediction of thromboembolism. Acta haemat. (Basel) **14**, 372 (1955).

— Coagulability and thrombosis. Clin. Sci. **15**, 55 (1956).

— Methods for the laboratory control of short term anticoagulant therapy. Acta haemat. (Basel) **28**, 168 (1962).

— The effect of the use of different tissue extracts on one-stage prothrombin times. Acta haemat. (Basel) **32**, 292 (1964).

— Standardization of anticoagulant treatment: the Manchester regional thromboplastin scheme. Brit. med. J. **1964 II**, 565.

— A national standard for anticoagulant therapy. Lancet **1967 I**, 491.

— A national standard for anticoagulant therapy. The Manchester comparative reagent. Tagg. des Committe on Thrombosis and Haemostatis, Washington 1967.

— Thomson, J. M.: Reduction of "rebound" hypercoagulability by gradual withdrawal ("tailing off") of oral anticoagulants. Brit. Med. J. **1965 II**, 1475.

Pollock, B. E.: Clinical experience with warfarin (coumadin) sodium, a new anticoagulant. J. Amer. med. Ass. **159**, 1094 (1955).

Ponticelli, C., Imbasciati, E., Graziani, G.: Haemolytic uraemic syndrome and heparin therapy. Lancet **1970 I**, 246.

Pool, J. G., O'Reilly, R. A., Schneiderman, L. J., Alexander, M.: Warfarin resistance in the rat. Amer. J. Physiol. **215**, 627 (1968).

Poole, J. C. F.: The effect of anticoagulants in artificial thrombus production. Proc. 7th Congr. europ. Soc. Haemat., part 2, p. 646 (1960).

— French, J. E., Cliff, W. J.: The early stages of thrombosis. J. clin. Path. **16**, 523 (1963).

Popper, L., Feiks, F. K.: Herzinfarkt und Koronarthrombose. Wien. klin. Wschr. **73**, 421 (1961).
Portal, R. W., Emanuel, R. W.: Phenindione hepatitis complicating anticoagulant therapy. Brit. med. J. **1961 II**, 1318.
Porter, P., Porter, M. C., Shanberge, J. N.: Interaction of heparin with the plasma proteins in relation to its antithrombin activity. Biochemistry **6**, 1854 (1967).
Potts, D. K., Brown, A. F.: Spontaneous perirenal haemorrhage from cyst adenocarcinoma and concurrent hypoprothrombinemia. J. Urol. (Baltimore) **93**, 33 (1965).
Poucher, R. L., Vecchio, T. J.: Absence of tolbutamide effect on anticoagulant therapy. J. Amer. med. Ass. **197**, 1069 (1966).
Praetorius, M.: Zur Problematik der Thromboseprophylaxe in der Urologie. Urol. int. (Basel) **2**, 254 (1956).
Prandoni, A., Wright, I.: The anticoagulants. Heparin and dicoumarin: 3,3'-methylene-bis-(4-hydroxycoumarin). Bull. N. Y. Acad. Med. **18**, 433 (1942).
Pratesi, F.: Terapia endoarteriosa nelle trombosi delle arterie periferiche. Atti del primo simposio, Geneva, Dec. 1953, p. 315.
Prémont, M.: L'action vaso-dilatrice de l'héparine. Presse méd. **67**, 2043 (1959).
Preston, A. E.: The plasma concentration of factor VIII in the normal population. Mothers and babies at birth. Brit. J. Haemat. **10**, 110 (1964).
— Barr, A.: The plasma concentration of factor VIII in the normal population. II. The effects of age, sex and blood group. Brit. J. Haemat. **10**, 238 (1964).
Preston, F. W.: The antiheparin effect of polybrene. J. Lab. clin. Med. **40**, 927 (1952).
Pribilla, O.: Mord durch Warfarin. Toxikol. **21**, 235 (1966).
Prill, A.: Ischiadikuslähmungen als Komplikation unter Antikoagulantienbehandlung. Med. Welt **1965**, 307.
Pugatsch, I.: Zur Antikoagulantientherapie der Venenthrombosen in der inneren Medizin. Helv. med. Acta **21**, 249 (1954).
— Über ein neues Antikoagulans (G 25766) der Indandion-Reihe mit prothrahierter Wirkung. Schweiz. med. Wschr. **90**, 209 (1960).
Pulver, R.: Heparinoide. Chemie und tierexperimentelle Prüfung. Chemotherapia **3**, 388 (1961).
— Über den Wirkungsmechanismus der Heparinoide. Arzneimittel-Forsch. **12**, 582 (1962).
— Das Heparinogen. Arzneimittel-Forsch. **13**, 581 (1963).
— Die Antithrombinwirkung von Heparinoiden in vivo. III. Arzneimittel-Forsch. **13**, 1010 (1963).
— Die Potenzierung der Heparinwirkung durch Heparinoide. Arzneimmittel-Forsch. **15**, 1320 (1965).
Purschke, H.: Wird die postoperative Emboliesterblichkeit durch Behandlung mit Antikoagulantien gesenkt? Zbl. Chir. **81**, 1213 (1956).
— Die fulminante tiefe Venenthrombose. Chirurg **31**, 327 (1960).
Putnam, C. S.: Die Behandlung der multiplen Sclerose mit Dicumarin. Arch. neurol. Psych. **57**, 1 (1947).
Pyörälä, K., Ikkala, E., Siltanen, P.: Benziodarone (Amplivix) and anticoagulant therapy. Acta med. scand. **173**, 385 (1963).
— Kekki, M.: Decreased anticoagulant tolerance during methandrostenolone therapy. Scand. J. clin. Lab. Invest. **15**, 367 (1963).
— — Eisalo, A.: The effect of a non alkylated anabolic steroid, quinbalone, in liver function and anticoagulant requirement. Ann. Med. exp. Fenn. **42**, 61 (1964).
— Nevanlinna, H. R.: The effect of selective and non selective inbreeding on the rate of warfarin metabolism in the rat. Ann. Med. exp. Fenn. **46**, 35 (1968).
— Nikkila, E. A., Vuopio, P., Myllylä, G.: Coumarin anticoagulant requirement in relation to serum cholesterol and triglyceride level. Acta med. scand. **183**, 437 (1968).
Quedon, J., Corbin, J. L., Vuagnat, P., Chapman, A.: Néphropathie interstitielle aigue avec anurie transitoire secondaire à une intolérance à la phénindione. J. Urol. Néphrol. **72**, 901 (1966).
Quenneville, G., Barton, B., McDevitt, E., Wright, I. S.: The use of anticoagulants for thrombophlebitis during pregnancy. Amer. J. Obstet. **77**, 1135 (1959).
Quick, A. J.: The prothrombin in hemophilia and in obstructive jaundice. J. biol. Chem. **109**, LXXII (1935).
— On the action of heparin and its relation to thromboplastin. Amer. J. Physiol. **115**, 317 (1936).
— The normal antithrombin of the blood and its relation to heparin. Amer. J. Physiol. **123**, 712 (1938).
— Haemorrhagic diseases. Philadelphia: Lea & Febiger 1957.
— The development and use of the prothrombin test. Circulation **19**, 92 (1959).

Quick, A. J.: Haemopericardium during anticoagulant treatment. Brit. med. J. **1960 II**, 1802.
— Leafy vegetables in diat alter prothrombin time in patients taking anticoagulant drugs. J. Amer. med. Ass. **187**, 27 (1964).
— One-stage prothrombin time in the control of anticoagulant therapy. Anticoagul. therap. in ischemic heart dis. (St. Nichol, ed.), p. 381. New York: Grune & Stratton 1966.
— Aspirin and platelet stickiness. Lancet **1967 I**, 386.
— Hussey, C. V.: Erythrocytin, a new clotting factor from erythrocytes; its value in the study of hemophilia. J. Lab. clin. Med. **46**, 940 (1955).
— Shanberge, J. N., Stefanini, M.: The effect of heparin in platelets in vivo. J. Lab. clin. Med. **33**, 1424 (1948).
— Stanley-Brown M., Bancroft, F.: A study of the coagulation defect in hemophilia and in jaundice. Amer. J. med. Sci. **190**, 501 (1935).
Rabinowitch, I., Pines, B.: The effect of heparin on experimentally produced venous thrombosis. Surgery **14**, 669 (1943).
Raby, C.: Un critere d'efficacité des traitements hépariniques. Ann. Anesth. Franc. V, Numero special 1964.
— Fernand-Laurent, J., Bertrand, H.: Etude comparative des effects in vitro de polybrene et de la protamine sur le sang normal et hépariné. Hémostase **2**, 315 (1962).
Racca, G., Ghia, C., Brina, A.: Risultati del trattamento con eparinoide nelle arteriopatie periferiche organiche. Minerva med. **51**, 3249 (1960).
Rais, O.: Heparin treatment of peritenomyosis (pertendinitis) crepitans acuta. Acta chir. scand. **121**, Suppl. 268 (1961).
Rall, D. P., Smith, N. H., Kelly, M.: Effect of anticoagulants on local Schwartzman reaction. Proc. Soc. exp. Biol. (N.Y.) 88, 241 (1955).
Rapaport, E.: Some lessions learned from past studies on the use of anticoagulants in acute myocardial infarction. Circulation, Suppl. **4**, ad vol. 39 u. 40, 112 (1969).
Rapaport, S. I., Ames, S. B.: Clotting factor assays on plasma from patients receiving intramuscular or subcutaneous heparin. Amer. J. med. Sci. **234**, 678 (1957).
— Wing, M., Guest, G. M.: Hypoprothrombinemia after salicylate administration in man and rabbits. Proc. Soc. exp. Biol. (N.Y.) **53**, 40 (1943).
Rapin, M., Amstutz, Ph., Gorce, F., Barois, A., Goulon, M.: Anurie par néphropathie interstitielle aigue au décours d'un traitement prolongé par la phénindione. Presse méd. **72**, 2279 (1964).
Räsänen, T., Cederberg, A., Taskinen, E.: The mitotic count in the gastrointestinal epithelium and regenerating liver of heparinized rats. Gastroenterology **50**, 41 (1966).
Rässler, R.: Erfahrungen mit der Thromboemboliebehandlung in der Universitäts-Frauenklinik Berlin. Ther. d. Gegenw. **1955**, 173.
Ratnoff, O. D., Busse, R. J., Sheon, R. P.: The demise of John Hageman. New Engl. J. Med. **279**, 760 (1968).
Rattner, H., Rodin, H., Bielinski, S.: Pemphigus vegetans beeing treated with heparin. Arch. Derm. **65**, 740 (1952).
Raynaud, R., D'Eshouges, J. R., Nakache, G.: Les anticoagulants dans le traitement de l'athérosclérose. Presse méd. **1955**, 1594.
Reber, K.: Versuche zur Beeinflussung der Thrombozytenadhäsivität in vivo. Thrombos. Diathes. haemorrh. (Stuttg.) Suppl. **24**, 35 (1967).
— Studer, A.: Beeinflussung der Wirkung einiger indirekter Antikoagulantien durch Monoaminoxydase-Hemmer. Thrombos. Diathes. haemorrh. (Stuttg.) **14**, 83 (1965).
— — Tobler, R., Koller, F.: Dosiswirkung von N-Formyl-chitosan-polyschwefelsäureester (Ro 1-8307) hinsichtlich Klärfaktoraktivierung und Gerinnungshemmung im Vergleich mit Heparin im Tierversuch und am Menschen. Acta haemat. (Basel) **21**, 31 (1959).
Reed, C. I.: The intravascular use of heparin. Amer. J. Physiol. (Lond.) **74**, 79 (1925).
Refn, I., Raaschou, F.: Er sublingual heparin anvendelig. Nord. Med. **47**, 159 (1941).
— — Vestergaard, L.: Subcutaneous application of heparin. Thrombose u. Embolie. 1. Int. Tagg, Basel 1954, p. 758.
Regelson, W.: The tumor inhibiting action of a heparinoid polyethylensulfonate. Clin. Res. Proc. **5**, 217 (1957).
Reggiani, M., Belloni, F.: Il comportamente delle-piastrine nel periodo postoperatorio. Haematologica Arch. **37**, 575 (1953).
Rehn, E.: Über die abschließende Durchführung der Embolieprophylaxe an der Freiburger chirurgischen Klinik und ihre Ergebnisse. Dtsch. med. Wschr. **72**, 595 (1947).
— Prophylaxe und Behandlung von Thrombose und Embolie. Langenbecks Arch. klin. Chir. **270**, 17 (1951).
Rehter, D.: Erfahrungen mit einer neuen synthetischen Heparinoid-Salbe. Med. Welt **1962**, 2000.

Reilly, E. B., Perry, A., Fujita, K., Nakamura, R. M.: Haematuria and anticoagulants Lancet **1964 I**, 554.
Reimer, St. M., Wessler, St., Deykin, D.: Observations on the nature of the thrombosis inducing activity of mammalian serum. Fed. Proc. **19**, 62 (1960).
Reiniš, Z., Pokorny, J., Hrabáné, J.: Importance of heparin in the treatment of human arteriosclerosis. Vnitřní Lék. **2**, 423 (1956).
Reist, A.: Selektive Prophylaxe der thromboembolischen Erkrankungen im Wochenbett mit Tromexan. Gynaekologia (Basel) **137**, 214 (1954).
Remde, W.: Die Überwachung der Antikoagulantientherapie. Z. ärztl. Fortbild. **57**, 1246 (1963).
— Neumann, W., Dahl, J.: Blutspendewesen. Organisation und Arbeitsweise eines zentralen Thrombosedienstes. Dtsch. Gesundh.-Wes. **20**, 830 (1965).
— Schön, G.: Ursachen der Blutungsbereitschaft bei Urämie. Folia haemat. **85**, 81 (1966).
Remy, M., Cadoit, P., Pernot, C.: L'héparine dans le traitement des artérites des membres inférieurs. Presse méd. **61**, 961 (1953).
Renaud, S.: Anticoagulants in the prevention of endotoxin induced phlebothrombosis in the rat. J. Lab. clin. Med. **66**, 253 (1965).
Renk, E., Stoll, W. G.: Orale Antikoagulantien. Fortschr. Arzneimittel-Forsch. **11**, 226 (1968).
Renschler, H. E., Schmidt, F. W., Mammen, E. F.: Untersuchungen über die Auswirkungen langdauernder Antikoagulantienbehandlung auf die Leber. Dtsch. Arch. klin. Med. **208**, 524 (1963).
Retik, A. B., Arons, M. S., Ketcham, A. S., Mangel, N.: The effect of heparin on primary tumors and metastases. J. surg. Res. **2**, 49 (1962).
Reverchon, F., Sapir, M.: Constatation clinique d'un antagonisme entre barbituriques et anticoagulants. Presse méd. **69**, 1570 (1961).
Ricci, M.: Comportamento del fibrinogeno ematico in corso di trattamento con marcoumar e con marcoumar e vitamina K. Arch. Sci. med. **99**, 112 (1955).
Richards, R. K., Cortell, R.: Studies on the anticoagulant 3,3'-methylene-bis-(4-hydroxycoumarin). Proc. Soc. exp. Biol. (N.Y.) **50**, 237 (1942).
Richards, R. L.: Anticoagulant therapy in acute myocardial infraction. Scot. med. J. **3**, 235 (1958).
— Begg, T. B.: Long-term anticoagulant therapy in arteriosclerotic periphereal arterial disease. Zit. nach Lund und Tillgren l.c.
Richardson, J. H., Smith, B. T.: Thrombotic thrombocytopenic purpura. Survival in pregnancy with heparin sodium therapy. J. Amer. med. Ass. **203**, 518 (1968).
Richter, W., Imdahl, H.: Diagnose und Differentialdiagnose der arteriellen Embolie und Phlegmasia caerulea dolens im Hinblick auf die Indikationsstellung zur Therapie. Med. Welt **1962**, 842.
Ricketts, C. R.: Dextran sulfate, a synthetic analogue of heparin. Biochem. J. **51**, 129 (1952).
— Walton, K. W.: Dextran sulfate: the relation of molecular features to biological properties. Brit. J. Pharmacol. **8**, 476 (1953).
— — Leuven, B. D. van, Birbeck, A., Brown, A., Kennedy, A. C., Burt, C. C.: The therapeutic trial of the synthetic heparin analogue dextran sulfate. Lancet **1953 II**, 1004.
— — Saddington, S. M.: Preparation of dextran (S 35) sulphate and tracer experiments in the rabbit. Biochem. J. **58**, 232 (1954).
Riedler, G.: Einfluß des Alkohols auf die Antikoagulantientherapie. Thrombos. Diathes. Haemorrh. (Stuttg.) **16**, 613 (1966).
Rifi, K. E., Bacon, B., Mehigan, J., Hoppe, E., Cole, W. H.: Increased incidence of pulmonary metastases after celiotomy: Counteraction by heparin. Arch. Surg. **91**, 625 (1965).
Rinzler, S. H., Travell, J., Bakst, H., Benjamin, Z. H., Rosenthal, R. L., Rosenfeld, S., Hirsch, B. B.: Effect of heparin on cardiac pain in patients with angina of effort. Clin. Res. Proc. **1**, 18 (1953).
Ritland, S., Lygren, T.: Comparison of efficacy of 3 and 12 month's anticoagulant therapy after myocardial infarction. Lancet **1969 I**, 122.
Rizza, C. R., Shepherd, D. M., Walker, W.: Haemoglobinaemia and haemoglobinuria following the administration of neodymium 3-sulphoisonicotinate (Thrombodym). Thrombos. Diathes. haemorrh. (Stuttg.) 1, 553 (1957).
Roberg, N. B., Requarth, W. H.: Heparin in experimental myocardial infarction. Circulation **1**, 1193 (1950).
Roberts, L. N., Mason, G. P.: A clinical essessment of anticoagulant control. Canad. med. Ass. J. **85**, 831 (1961).
Roberts, S. D., Pantridge, J. F.: Effect of atromid on requirements of warfarin. J. Atheroscler. Res. **3**, 655 (1963).

Robinson, D. S.: Further studies on the lipolytic system induced in plasma by heparin injection. Quart. J. exp. Physiol. **41**, 195 (1956).
Robinson, H. J., Veer, J. B. van der: Dysesthesia Pedis. Arch. intern. Med. **111**, 153 (1963).
Robinson, R. W.: Platelet adhesiveness and aggregation with chlorophenoxyisobutyric ester. Amer. J. med. Sci. **253**, 76 (1967).
Roderich, L. M.: The pathology of sweet clover disease in cattle. J. Amer. vet. med. Ass. **74**, 314 (1929).
— A Problem in the coagulation of blood. Sweet clover disease of cattle. Amer. J. Physiol. **96**, 314 (1931).
Rodman, N. F.: Sequential changes in platelet ultrastructure in a white thrombus model. Physiol. Hemost. Thromb. (Editors Sh. A. Johnson and W. H. Seegers), p. 266. Springfield, Ill.: Ch. C. Thomas 1967.
— Changes in platelet ultrastructure during white thrombus formation. In: C. Haanen, J. Jürgens: Platelets in haemostasis. Experimental biology and medicine, p. 103. Basel: S. Karger 1968.
— Mason, R. G., Brinkhous, K. M.: Some pathogenetic mechanisms of white thrombus formation: Agglutination and self destruction of platelets. Fed. Proc. **22**, 1356 (1963).
Rodman, T., Myerson, R. M., Pastor, B. H.: Prevention of painful crises of sickle cell anemia with prothrombinopenic anticoagulants. Amer. J. med. Sci. **242**, 707 (1961).
— Ryan, C. S., Pastor, B. H.: A comparative study of four prothrombinopenic anticoagulant drugs. Amer. J. Med. **27**, 411 (1959).
Rogen, A. S., Ferguson, J.: Clinical observations on patients treated with atromid and anticoagulants. J. Atheroscler. Res. **3**, 671 (1963).
Rogers, J. F., Barrett, R. J., Lam, C. R.: The effect of moderate degrees of dicumarol induced hypoprothrombinemia on experimental intravascular thrombosis. Surg. Gynec. Obstet. **89**, 339 (1949).
Rome, S.: Heparin in senile macular degeneration. Arch. Ophthal. **57**, 190 (1957).
Roos, J., Joost, H. E. van: The cause of bleeding during anticoagulant treatment. Acta med. scand. **178**, 129 (1965).
Rose, W. M.: Anticoagulants in the management of cerebral infarction, a record of the poor result obtained. Med. J. Austr. **1950 I**, 503
— Krieger, V. I.: Observations on ethylidenedicumarin as an anticoagulant with special reference to puerperal patients. Med. J. Austr. **1952 II**, 813
Rosenberg, B. A., Malach, M.: Acute myocardial infarction in a city hospital. II. Experience with anticoagulants. Amer. J. Cardiol. **2**, 71 (1958).
Roskam, J.: Progrés récents et problémes actuels dans les domaines conjoints de l'hémostase spontanée et de la thrombose. Bull. Acad. roy. Méd. Belg. **5**, 391 (1965).
— Hugues, J.: Le mécanisme du formation des thromboses arterielles. Arch. Mal. Cœur **47**, 545 (1954).
Ross, J. P.: Side-effect of phenindione. Brit. med. J. **1963 I**, 886.
Rosselli, M., Sordi, A., Malfanti, P. L.: Studio sulle modificazioni clinico-elettro-cardiografiche indotte dall'eparina in sogetti con aterosclerosi coronarica. Nota I: Trattamento eparinico prolungato. Foll. cardiol. (Milano) **15**, 227 (1956).
Rossmann, H., Looft, D.: Beobachtungen bei der Antikoagulantienbehandlung der Retinitis pigmentosa. Medizinische **1959**, 280.
Roth, K. L.: Interaction of heparin with auto-agglutinins in idiopathic acquired hemolytic anemia. Proc. Soc. exp. Biol. (N.Y.) **86**, 352 (1954).
Rothfeld, B., Williams, C. H., Thaler, W. J., Rodas, J. M.: Effect of dicumarol on localiced Shwartzman reaction. Proc. Soc. exp. Biol. (N.Y.) **87**, 5 (1954).
Rothstein, E.: Warfarin effect enhanced by Disulfiram. J. Amer. med. Ass. **206**, 1574 (1968).
Rotter, R., Meyer, O. O.: Clinical evaluation of 4-hydroxycoumarin anticoagulant No. 63. Arch. intern. Med. 88, 296 (1951).
Rowsell, H. C., Glynn, M. F., Mustard, J. F., Murphy, E. A.: Effect of heparin on platelet economy in dogs. Amer. J. Physiol. **213**, 915 (1967).
Rubini, J. R., Becker, R. R., Stahmann, M. A.: Effect of synthetic lysine polypeptides on rabbit blood coagulation. Proc. Soc. exper. Biol. (N.Y.) **82**, 231 (1953).
Rudberg, H. A. zitiert nach W. O. Hellsten: Phlebographic studies and heparin treatment in thromboembolic diseases. Acta chir. scand. Suppl. **73** (1942).
Rückardt, C., Perlick, E.: Pathologisch anatomische Befunde nach Verabreichung von Dextransulfat und Carboxymethyldextransulfaten im Tierexperiment. Acta biol. med. germ. **10**, 126 (1963).
Rueff, R.: Über die Spontanblutungen in die Rectumscheide und ins Nierenlager. Zugleich ein Beitrag zum Problem der Blutungen bei der Therapie mit Antikoagulantien. Gynaecologia (Basel) **142**, 234 (1956).

RUGE, W., RENSCHLER, H., SCHÖLMERICH, P., HARTMANN, F.: Erfahrungen in der poliklinischen Betreuung Herzinfarktkranker. Verh. dtsch. Ges. inn. Med. **69**, 864 (1963).
RUNGE, H., HARTERT, I.: Bericht über $1^1/_2$ Jahre einer gezielten Prophylaxe der Thromboembolie. Klin. Wschr. **30**, 385 (1952).
— — Statistische Untersuchungen über das Verhalten der Blutgerinnung im Thrombelastographen nach gynäkologischen Operationen. Klin. Wschr. **31**, 32 (1953).
— — Gezielte Prophylaxe der Thromboembolie. Thrombose und Embolie. I. Internat. Tagg. Basel 1954, S. 915.
— — Erfahrungen mit der Heparinbehandlung ohne Blutgerinnungskontrolle. Münch. med. Wschr. **100**, 1416 (1958).
RUPP, E., STRECKERT, F., STÜTTGEN, G.: Die Beeinflussung der allergischen Reaktion durch Dauermedikation eines Anticoagulans vom Heparin-Typ. Arzneimittel-Forsch. **9**, 146 (1959).
RUSSEK, H. J., ZOHMANN, B. L.: An evaluation of anticoagulant therapy in the treatment of acute myocardial infarction. Amer. Heart J. **41**, 871 (1952).
— — Anticoagulant therapy in acute myocardial infarction. A survey of specialists opinions concerning indications, results and dangers. Amer. J. med. Sci. **225**, 8 (1953).
— — DOERNER, A. A., RUSSEK, A. S., WHITE, L. G.: Indications for bishydroxycoumarin (dicumarol) in acute myocardial infarction. Circulation **5**, 707 (1952).
— — WHITE, L. G., DOERNER, A. A.: Indications for bishydroxycoumarin (dicumarol) in acute myocardial infarction. J. Amer. med. Ass. **145**, 390 (1951).
RUSSEL, H. E., BRADHAM, R. R., LEE, W. H.: An evaluation of infusion therapy (including dextran) for venous thrombosis. Circulation **33**, 839 (1966).
RUSTARD, H., MYHRE, E.: Surgery during anticoagulant treatment. Acta med. scand. **173**, 115 (1963).
RUTSTEIN, D. D., CASTELLI, W. P., NICKERSON, R. J.: Heparin and human lipid metabolism. Lancet **1969 I**, 1003.
RYAN, J. J., KETCHAM, A. S., WEXLER, H.: Warfarin treatment of mice bearing autochthonous tumors: Effect on spontaneous metastases. Science **162**, 1493 (1968).
— — — Warfarin therapy as an adjunct to the surigical treatment of malignant tumor in mice. Cancer Res. **29**, 2191 (1969).
SACHS, J. J.: Experience with the dilute prothrombin time in the diagnosis of thromboembolic diseases. Amer. J. med. Sci. **220**, 674 (1950).
— HENDERSON, R. R.: Use of bishydroxycoumarin (dicumarol) in the presence of impaired renal function. J. Amer. med. Ass. **148**, 839 (1952).
SAFAR, J., KALISTA, V., PSENICKA, P.: Necrosis in the course of anticoagulant therapy. Prakt. Lék. (Praha) **45**, 525 (1965).
SAGE, R. H., TUDOR, R. W.: Treatment of fat embolism with heparin. Brit. med. J. **1958 I**, 1160.
SAIDI, P., HOAG, S., AGGELER, P. M.: Transplacental transfer of bishydroxycumarin in the human. J. Amer. med. Ass. **191**, 761 (1965).
SAILER, S.: Erfahrungen mit dem Antithrombotikum Thrombodym. Wien. klin. Wschr. **69**, 791 (1957).
SAIPT, O.: Über Fortschritte bei lokaler Heparinoidbehandlung. Wien. med. Wschr. **114**, 405 (1964).
SALVAGGIO, J. E., ARNOLD, C. A., BSNOV, C. H.: Long-term anticoagulation in sickle cell disease. New Engl. J. Med. **269**, 182 (1963).
SALZMAN, E. W.: The limitations of heparin therapy after arterial reconstruction. Surgery **57**, 131 (1965).
— HARRIS, W. H., DESANCTIS, R. W.: Anticoagulation for thromboembolism. New Engl. J. Med. **275**, 122 (1966).
SAMUELSON, S. M., LILIENBERG, G.: Do barbiturates influence the prothrombin-proconvertin level during anticoagulant therapy? Scand. J. clin. Lab. Invest. **17**, 73 (1965).
SANDRITTER, W.: Die Morphologie der Thrombolyse an experimentellen Abscheidungs- und Gerinnungsthromben und an menschlichen Thromben. Thrombose und Embolie. 1. Internat. Tagg, Basel, 1954, S. 560.
— SCHLÜTER, G., KÖPPEL, G.: Thrombolyse im Tierexperiment. Med. Welt **51**, 2732 (1964).
SANKALE, M., FABRE, S., SOW, A. M.: Incidents, accidents, surveillance et contre-indications des traitements anticoagulants. XXXVII. Congr. Franc. Méd., Paris 1969, p. 161.
SANTA, R. DELLA, FALLER, R.: Valeur du temps de coagulation dans le traitement dicoumarinique. Schweiz. med. Wschr. **81**, 1242 (1951).
— KAULLA, K. N. VON: Artificially induced hypoprothrombinemia as a test in liver damage. Acta haemat. (Basel) **3**, 124 (1950).
SARROUY, CH., RAFFI, A., DEYME, H.: Néphrose lipoidique traitée par l'héparine. Pédiatrie **8**, 98 (1953).

SARTORI, C.: Einfluß der Antibiotica auf die Spontangerinnungszeit und den Heparintoleranztest des menschlichen Blutes bei normalem Prothrombinspiegel. Thromb. u. Embolie, 1. Internat. Tagg, Basel, 1954, S. 507.
— Praxis der Antikoagulantientherapie. Über den Einfluß verschiedener Antibiotika auf die Blutgerinnung. Medizinische **1955**, 1026.
— Blutgerinnung und vegetativ wirksame Substanzen. In: F. BECKERMANN, R. JÜRGENS und G. SCHUBERT, Thrombose und Embolie, S. 84. Stuttgart: Schattauer 1958.
— Prophylaxe und Therapie des Netzhautvenenverschlusses. Thrombos. Diathes. haemorrh. (Stuttg.), Suppl. ad vol. **5**, 152 (1960).
SARTORIUS, H.: Zum Wirkungsmechanismus der Hypertoniebehandlung mit Heparin. Thrombose und Embolie. 1. Internat. Tagg, Basel **1954**, S. 1130.
— MOENCH, A., FELLNER, K. E.: Die Wirkung von Heparin auf den Ablauf der experimentellen Nephritis und Nephrose. Z. ges. exp. Med. **125**, 572 (1955).
SASAKI, S.: Production of lymphocytosis by polysulphates (heparinoids). Nature (Lond.) **214**, 1041 (1967).
— TAKEMOTO, T., OKA, S.: Toxicity of heparinoids with special reference to the precipitation of fibrinogen. Thrombos. Diathes. haemorrh. (Stuttg.) **12**, 232 (1964).
SAWYER, PH. N., SCHAEFER, H. C., DOMINGO, R. T., WESOLOWSKI, S. A.: Comparative therapy of thrombophlebitis. Surgery **55**, 113 (1964).
SCALABRINO, R.: Symposium sulla Eparina, p.126. Milano: Tamburini 1956.
SCANU, A., GIORDANO, C., MANCINI, M., SCHIANO, S.: Aspetti della situazione colloidale plasmatica in soggetti umani normali, aterosclerotici ed ipertesi prima e doppo la somministrazione di un piccola dose di eparina. Valutazione statistica dei dati. Minerva med. **2**, 1600 (1955).
SCARDIGLI, G., SALVINI, L., ARADAS, A.: L'absorption de l'héparine par voie sublinguale. Presse méd. **63**, 1190 (1955).
SCHALK, K. E.: Die Häufigkeit der Lungenembolie als Bewertungsmaß einer generellen Thromboseprophylaxe. 4 Jahre klinische Erfahrungen mit Thrombodym. Chirurg **33**, 385 (1962).
SCHARRER, I., SCHEPPING, M., BREDDIN, H.: Thromboseprophylaxe mit Aspirin? Der Einfluß von Acetylsalicylsäure auf die Thrombozytenaggregation in vivo und in vitro. Klin. Wschr. **47**, 1318 (1969).
SCHATZ, I. J., HATHAWAY, J. C.: Heparin therapy and thrombin times. J. Amer. med. Ass. **186**, 740 (1963).
SCHETTLER, G.: Lipoproteide und Arteriosklerose. Verh. dtsch. Ges. inn. Med. **66**, 650 (1960).
SCHIMPF, KL., BARTH, P.: Heparinschock mit Verbrauchsreaktion des Blutgerinnungssystems? Klin. Wschr. **44**, 544 (1966).
SCHLACHETZKI, J., JUNG, H. H.: Über den Einfluß von Phenprocoumon auf das Osteophytenwachstum. Z. ges. exp. Med. **149**, 56 (1969).
SCHLACHMAN, M., CAVUSOGLU, M.: Practical application of heparin for long term anticoagulant therapy. N. Y. St. J. Med. **59**, 1054 (1959).
SCHLATMANN, R., JANSEN, A., PRENEN, H., KORST, J., MAJOOR, C. L. I. H.: Natrium-Diurese durch Heparine, Heparinoide, Chondroitinsulfate und SP 54. J. clin. Endocr. **24**, 35 (1964).
— PRENEN, H., JANSEN, A. P., MAJOOR, C. L. I. H.: The natriuric action of heparin and some related substances. Lancet **1960 I**, 314.
SCHLEGEL, J. J., MONTIGEL, C.: Prophylaxe und Therapie der Thromboembolie mit Sintrom und Indaliton in der Chirurgie. Schweiz. med. Wschr. **90**, 990 (1960).
SCHMID, H. J.: Paroxysmale nächtliche Hämoglobinurie: Hemmung der in vitro Haemolyse durch Germanin, Heparin und Heparinoide. Schweiz. med. Wschr. **96**, 1267 (1966).
SCHMID, J.: Antithrombinwirkung bei Fleckfieberkranken. Wien. Z. inn. Med. **27**, 71 (1946).
— STOCKINGER, L.: Zellwachstum und Dikumarine. Wien. Z. inn. Med. **32**, 67 (1951).
SCHMIDT, H., MARX, R.: Zur Frage der Kapillarschädigung unter Dicumaroltherapie und deren Beeinflussung durch Rutin. Med. Klin. **46**, 812 (1951).
SCHMUTZLER, R.: Gerinnungsphysiologische Bedingungen für das appositionelle Thrombuswachstum. In: E. FRITZE, J. VAN DE LOO, H. KOLLMEIER: Coll. über Koronarthromb. u. Myokardinfarkt, Bochum, 1964, S. 109.
— Das Verhalten der Histaminase, Diaminoxydase und Benzylaminoxydase im Blutplasma von Meerschweinchen und Mensch nach intravenöser Injektion von Heparin. Klin. Wschr. **46**, 953 (1968).
— MÜLLER, W. A.: Die Antikoagulantien Langzeitbehandlung nach Herzinfarkt. Thrombos. Diathes. haemorrh. (Stuttg.) **12**, 133 (1964).
SCHNAPER, W.: Long term oral anticoagulation following myocardial infarction. Thrombos. Diathes. haemorrh. (Stuttg.), Suppl. **21**, 319 (1966).
SCHNEIDER, E., KICKELHAYN, R.: Untersuchungen zur Thrombose und Emboliepropylaxe mit Heparin und Parathrodym. Dtsch. Z. Chir. **257**, 221 (1943).

Schneider, J., Bierbaum, D., Mross, Fr., Kapp-Schwoerer, H.: Medikamentöse Thrombose- und Embolieprophylaxe mit SP 54 bei der Therapie gynäkologischer Karzinome mit Radium und Telekobaltbestrahlung. Med. Welt **1967**, 1446.

Schofield, F. W.: A brief account of a disease in cattle simulating hemorrhagic septicaemia due to feeding sweet clover. Canad. vet. Rec. **3**, 74 (1922).

Scholz, D. A., Barker, N. W.: Preliminary studies of a new anticoagulant drug. Mayo Clin. Proc. **27**, 332 (1952).

Schön, H.: Untersuchungen über den Fettklärmechanismus bei der hyperlipämischen Atherosclerose. Verh. dtsch. Ges. inn. Med. **66**, 673 (1960).

— Berg, G., Schürcher, W.: Weitere Untersuchungen über die hyperlipaemische Atherosklerose. Med. Welt **1964**, 390.

Schreck, W.: Über die Anwendung von Depot Thrombocid bei Thrombosen und Embolien. Dtsch. med. Wschr. **76**, 1560 (1951).

— Antikoagulantien in der Geburtshilfe und Frauenheilkunde. Münch. med. Wschr. **94**, 2227 (1952).

Schrieck, H. van der: Intoxication grave par le dicoumarol. Acta clin. belg. **7**, 202 (1952).

Schroeder, E., Landbeck, G.: Beitrag zur Überwachung der Antikoagulantien-Therapie mit Simplastin und Diagnostic Plasma. Med. Welt **1966**, 1320.

Schubert, G., Uhlmann, G.: Thromboseprophylaxe und -therapie in der Frauenheilkunde. In: F. Beckermann, R. Jürgens u. G. Schubert, Thrombose und Embolie, S. 65, Stuttgart: Thieme 1954.

Schüpbach, A., Herrmann, E.: Thrombosekrankheit bei essentieller (?) Thrombocythaemie. Schweiz. med. Wschr. **84**, 95 (1954).

Schütterle, G., Platt, D.: Die Beeinflussung der experimentellen Glomerulonephritis durch Heparin und Prednisolon. Klin. Wschr. **48**, 179 (1970).

Schult, R., Grundner, H. G., Hartert, H.: Untersuchungen über einen Pyramidonabkömmling ohne Retardwirkung auf ein gleichzeitig verabreichtes gerinnungshemmendes Cumarinderivat. Med. Welt. **1962**, 312.

Schultze, K. W., Hübener, K. K.: Postoperative Nahtdehiszenz und medikamentöse Embolieprophylaxe nach gynäkologischen Laparotomien. Geburtsh. Frauenheilk. **7**, 670 (1967).

Schulz, Fr. H.: Das Fibrinogen. Leipzig: VEB Thieme 1953.

Schumacher, E. E., Drake, J. R., Feenstra, C. H.: Heparin and the oral anticoagulants. A comparison with special reference to acute myocardial infarction. Amer. J. Card. **9**, 568 (1962).

Schwartz, S. I.: Prevention and production of thrombosis by alterations in electric environment. Surg. Gynec. Obstet. **108**, 533 (1959).

Schwenkert, E., Gastpar, H., Seitz, W.: Die Hemmung der Bienengifthaemolyse durch Heparin und andere gerinnungshemmende Substanzen. Klin. Wschr. **30**, 282 (1952).

Schwenzer, A. W.: Zur Frage der Prophylaxe und Therapie der Thromboembolie. Geburtsh. u. Frauenheilk. **13**, 100 (1953).

— Zur Frage der Thromboseprophylaxe mit Antikoagulantien. Geburtsh. u. Frauenheilk. **19**, 1061 (1959).

Schwilk, N. F., Rosenberg, A. J.: Evaluation of heparin in the treatment of senile macular degeneration. Amer. J. Ophtal. **51**, 57 (1961).

Scott, D. A., Charles, A. F.: Studies on Heparin. III. The purification of heparin. J. biol. Chem. **102**, 437 (1933).

Seaman, A. J.: p-Bromindione: A new potent, long acting oral anticoagulant drug. J. Amer. med. Ass. **177**, 712 (1961).

— Griswold, H. E., Reaume, R. B., Ritzmann, L. W.: Prophylactic anticoagulant therapy for coronary artery disease. A seven year controlled study. J. Amer. med. Ass. **189**, 183 (1964).

— — — — Long-term anticoagulant prophylaxis after myocardial infarction. New Engl. J. Med. **281**, 115 (1969).

Seegers, W. H.: The quantity of heparin required to clot heparin plasma mixtures. Proc. Soc. exp. biol. (N.Y.) **51**, 172 (1942).

— Influence of certain drugs on blood coagulation and related phenomena. Pharmacol. Rev. **3**, 278 (1951).

— Smith, H. P.: Antithrombic activity of plasma. Quantitative interrelationships. Proc. Soc. exp. biol. (N.Y.) **52**, 159 (1943).

Seide, M. J.: Laboratory control of coumarin therapy: the clinicians dilemma. Ann. intern. Med. **57**, 572 (1962).

Seidell, M. A., Windsor, E., Surtshin, A.: Lipolysis induced by an orally effective heparinoid, Riker 560. Clin. Res. **8**, 246 (1960).

Seif, St. S.: Ophthalmology. In Vigram, I. M., Clinical anticoagulant therapy, p. 257. Philadelphia: Lea & Febiger 1965.

SEILER, K., DUCKERT, F.: Properties of 3-(1-phenyl-propyl)-4-oxycoumarin (Marcoumar[R]) in the plasma when tested in normal cases and under the influence of drugs. Thrombos. Diathes. haemorrh. (Stuttg.) **19**, 389 (1968).

— — Intoxication with Phenprocoumon (Marcoumar[R]). Pharmakokinetics and side effects. Thrombos. Diathes. haemorrh. (Stuttg.) **21**, 320 (1969).

SEISLER, K. H.: Über den Wert eines sofort Antikoagulans bei Herz- und Gefäßkrankheiten. Ther. d. Gegenw. **98**, 281 (1959).

SEITZ, R.: Ergebnisse der Therapie mit Antikoagulantien in der inneren Medizin. In: F. BECKERMANN, R. JÜRGENS u. G. SCHUBERT, Thrombose und Embolie, S. 15. Stuttgart: Schattauer 1958.

— Diskussion zu Noddack et al. Thrombos. Diathes. haemorrh. (Stuttg.) Suppl. **13**, 87 (1965).

— SEEBERGER, E.: Blutung durch Antikoagulantien als Wegweiser (diagnostischer). Medizinische **1957**, 358.

— — Blutgerinnung unter dem Einfluß klinischer Maßnahmen in der inneren Medizin. In: F. BECKERMANN, JÜRGENS, R., SCHUBERT, G. Thrombose und Embolie, S. 43. Stuttgart: Schattauer 1958.

SEITZ, W., EBERHARD, W.: Über die eiweißfällende Wirksamkeit des Heparinoids Thrombocid und seine Verwendung für eine einfache Bestimmung des Gesamteiweißgehaltes des Serums. Klin. Wschr. **42**, 972 (1952).

SELIGMAN, B., SHAFTEL, H. E., HALPERN, A.: Deep thrombophlebitis: clinical considerations. Angiology **12**, 17 (1961).

SELVAAG, O.: Long term anticoagulant treatment in atherosclerosis obliterans of the lower extremities. J. Oslo Cy Hosp. **12**, 89 (1962).

SELYE, H.: Protection by catatoxic steroids against phenindione overdosage. Thrombos. Diathes. haemorrh. (Stuttg.) **23**, 77 (1970).

— TUCHWEBER, B.: Blutungen in entzündeten Hautbezirken nach Behandlung mit Antikoagulantien. Arch. klin. exp. Derm. **223**, 527 (1965).

— — GABBIANI, G.: Effect of Heparin upon various forms of the thrombohemorrhagic phenomenon (THP). Blood **26**, 533 (1965).

SEVITT, S.: Anticoagulant prophylaxis against venous thrombosis and pulmonary embolism after injury. Thrombos. Diathes. haemorrh. (Stuttg.) Suppl. **21**, 287 (1966).

— GALLAGHER, N. C.: Venous thrombosis and pulmonary embolism in injured patients. Lancet **1959 II**, 981.

SFORZA, M., CAGLIANI, P.: Erster Bericht über postoperative Prophylaxe mit SP 54. Gazz. med. ital. **122**, 384 (1963).

SHAFTEL, H. E., PADERNACHT, E.: The effect of continued administration of sublingual heparin on the fat tolerance test. Angiology **12**, 124 (1961).

— SELMAN, D.: The effect of sublingual heparin on hyperlipemic serum. Angiology **10**, 131 (1959).

SHALDON, ST., CHIANDUSSI, L., HIGGS, BR.: Haemodialysis by percutaneous catheterisation of the femoral artery and vein with regional heparinisation. Lancet **1961 II**, 857.

SHANBERGE, J. N., FUKUI, H.: Studies on the anticoagulant action of heparin, protamine, and polybrene in the activation of factor IX. J. Lab. clin. Med. **69**, 927 (1967).

— SARELIS, A., REGAN, E. E.: The effect of heparin on plasma thromboplastin formation. J. Lab. clin. Med. **54**, 501 (1959).

SHAPIRO, S.: Long-term anticoagulant therapy. Med. Clin. N. Amer. **37**, 659 (1953).

— Complications of treatment. In: VIGRAN, I. M., Clinical anticoagulant therapy, p. 276. Philadelphia: Lea & Febiger, 1965.

— CIFERRI, F. E.: Intramuscular administration of the anticoagulant warfarin (coumadin) sodium. J. Amer. med. Ass. **165**, 1377 (1957).

— MCKAY, D.: Prevention of the generalized Shwartzman phenomenon with sodium warfarin. Fed. Proc. **17**, 456 (1958).

— REDISH, M., CAMPBELL, H. A.: Prothrombin estimation, a procedure and clinical interpretation. Proc. Soc. exp. Biol. (N.Y.) **50**, 85 (1942).

SHARLAND, D. E.: Effect of cessation of anticoagulant therapy on the course of ischaemic heart disease. Brit. med. J. **1966 II**, 392.

SHARNOFF, J. G., BAGG, J. F., BREEN, ST. R., ROGLIANO, A. G., WALSH, A. E., SCARDINO, V.: The possible indication of postoperative thromboembolism by platelet counts and blood coagulation studies in the patient undergoing extensive surgery. Surg. Gynec. Obstet. **111**, 469 (1960).

— KASS, H. H.: A plan of heparinization of the surgical patient to prevent postoperative thromboembolism. Surg. Gyn. Obstet. **115**, 75 (1962).

SHARP, A. A., WARREN, B. A., ALLINGTON, M. J.: Anticoagulant therapy with a purified fraction of Malayan pit viper venom. Lancet **1968 I**, 493.

SHEPS, S. G., GIFFORD, R. W., JR.: Urticaria after administration of warfarin sodium. Amer. J. Cardiol. **3**, 118 (1959).
SHERLOCK, S. P. V.: Anticoagulant and the liver. Proc. of Sympos. on anticoagulant therapy. London 1960. London: Harvey and Blythe.
SHIMAMOTO, T., ISHJOKA, T., FUJITA, T.: Antithrombotic effect of monoamine oxidase inhibitor (nialamide). Comparison with prothrombinopenic anticoagulants. Circulat. Res. **10**, 647 (1962).
SHIRES, D., HOLCOMB, A., CADE, J., LEVIN, D.: Treatment of chronic proliferative glomerulonephritis with heparin. Clin. Res. **14**, 387 (1966).
SHORE, B.: Heparin — activated enzyme system of human plasma. Proc. Soc. exp. biol. (N.Y.) 88, 73 (1955).
— NICHOLS, A. V., FREEMAN, N. K.: Evidence for lipolytic action by human plasma obtained after i.v. administration of heparin. Proc. Soc. exp. biol. (N.Y.) **83**, 216 (1953).
SIEKERT, R. G., MILLIKAN, C. H., WHISNANT, J. P.: Anticoagulant therapy in intermittent cerebrovascular insufficiency. J. Amer. med. Ass. **176**, 19 (1961).
— WHISNANT, J. P., MILLIKAN, C. H.: Surgical and anticoagulant therapy of occlusive cerebral vascular disease. Ann. intern. Med. **58**, 637 (1963).
SIEVERS, J., BLOMQUIST, G., BIÖRCK, G.: Studies on myocardial infarction in Malmö. VI. Acta med. scand. **169**, 95 (1961).
SIGG, A., PESTALOZZI, H., CLAUSS, A., KOLLER, F.: Verstärkung der Antikoagulantienwirkung durch Butazolidin. Schweiz. med. Wschr. **86**, 1194 (1956).
SILFVERSKIÖLD, B. P.: Heparin und experimentelle Glomerulonephritis. Skand. Arch. Physiol. **83**, 175 (1940).
SILVERTON, N. H.: Skin pigmentation by phenindione. Brit. med. J. **1966 II**, 24.
SIMON, H. B., DAGGETT, W. M., DE SANCTIS, R. W.: Hemothorax as a complication of anticoagulant therapy in the presence of pulmonary infarction. J. Amer. med. Ass. **208**, 1830 (1969).
SINAPIUS, D.: Pathologische Histologie der Koronarthrombose unter Berücksichtigung des zeitlichen Ablaufs. In: E. FRITZE, J. VAN DE LOO, H. KOLLMEIER: Coll. über Koronarthromb. u. Myokardinfarkt, Bochum 1964, S. 43.
SINGER, M. M., FISCH, S., GRAFF, A. C. DE: Study of Bromindione, a new anticoagulant. J. Amer. med. Ass. **179**, 150 (1962).
SISE, H. S.: Warfarin; a new coumarin anticoagulant. Practitioner **181**, 98 (1958).
SKÖLD, E.: Heparin bei Bluttransfusion. Acta med. scand. **88**, 450 (1936).
SMITH, D. S., KOZONIS, M. C.: Dicumarol therapy in the treatment of the status angina and impending coronary thrombosis. J. Mich. med. Soc. **52**, 1320 (1953).
SMITH, G. S., MULLIGAN, W. J.: Dicumarolprophylaxis against venous thrombosis in women undergoing surgery. Surg. Gynec. Obstet. **86**, 461 (1948).
SMITH, H. K.: Use of dicumarol in persistent priapism. J. Urol. (Baltimore) **64**, 400 (1950).
SMITH, J. J., GRACE, R. A., HUSSEY, C. V., ROZEK, L. F., BLASKE, J. T., BARNUM, J.: Coagulation mechanism and effect of heparin in haemorrhagic shock. Amer. J. Physiol. **193**, 593 (1958).
SMITH, K.: Acute renal failure in phenindione sensitivity. Brit. med. J. **1965 II**, 24.
SMITH, P.: Fatal agranulocytosis due to phenylindandione. Report of a case. Ann. intern. Med. **51**, 617 (1959).
SMITH, S.: A further report on dicumarol prophylaxis against venous thrombosis in women undergoing surgery. Surg. Gynec. Obstet. **90**, 439 (1950).
SMITH, W. G.: Postcardiotomy syndrome, anticoagulants and haemopericardium. Lancet **1961 I**, 750.
SOLANDT, D. Y., BEST, C. H.: Heparin and coronary thrombosis in experimental animals. Lancet **1938 II**, 130.
— NASSIM, R., BEST, C.: Production and prevention of cardiac mural thrombosis in dogs. Lancet **1939 II**, 592.
SOLOMON, C., MCNEILE, H. J., LANGE, R.: Experience with the new anticoagulant B.O.E.A. J. Lab. clin. Med. **36**, 19 (1950).
SOLOMON, H. M., SCHROGIE, J. J.: The effect of phenyramidol on the metabolism of bishydroxycoumarin. J. Pharm. exp. Ther. **154**, 660 (1966).
— — Change in receptor site affinity: a proposed explanation for the potentiating effect of D-thyroxine on the anticoagulant response to warfarin. Clin. Pharmacol. Ther. **8**, 797 (1967).
— — The effect of various drugs on the binding of warfarin-^{14}C to human albumin. Biochem. Pharm. **16**, 1219 (1967).
SOLYMOSS, B., VARGA, S., KRAJNY, M., WERRINGLOER, J.: Influence of spironolactone and other steroids on the enzymatic decay and anticoagulant activity of bishydroxycoumarin. Thrombos. Diathes. haemorrh. (Stuttg.), **23**, 562 (1970).

SONNENBERG, P., ZAPFE, H.: Nutzen und Gefahren der Behandlung des frischen Myokardinfarktes mit Anticoagulantien. Dtsch. med. Wschr. **80**, 1876 (1955).

SØRENSEN, O. H., FRIIS, TH., JØRGENSEN, A. W., JØRGENSEN, M. B., NISSEN, N. I.: Anticoagulant treatment of acute coronary thrombosis. Acta med. scand. **185**, 65 (1969).

SØRENSON, C. W., WRIGHT, I. S.: A synthetic anticoagulant, a polysulfuric acid ester of polyanhydromannuronic acid (Paritol). Experiments with its use in man. Circulation **2**, 658 (1950).

SOUGIN-MIBASHAN, R., HORWITZ, M.: The uricosuric action of ethylbiscoumacetate. Lancet **1955 I**, 1191.

SOULIE, P., CHICHE, P.: Les anticoagulants dans les cardiopathies valvulaires. Bull. Soc. méd. Hôp. Paris **113**, 1388 (1962).

SOULIER, J. P.: Renseignements fournis par le test de tolérance à l'héparine in vitro dans le traitement des thromboses. Phlebologie **5**, 62 (1952).

— Action of heparin in the blood coagulation system. Internat. Congr. Haemat. Stockholm, 1962, p. 37.

— BLATRIX, C.: Resistance to anticoagulants. Thrombos. Diathes. haemorrh. (Stuttg.), Suppl. **21**, 257 (1966).

— LARRIEU, M. J.: Les anticoagulants en thérapeutique. Paris: Doin 1955.

— MANDALAKI, T.: Survaillance de traitement par les dicoumariniques. Presse méd. **70**, 204 (1962).

— WEILLAND, C.: Données nouvelles concernant l'action anticoagulante d'un sel de néodym. Rev. Hémat. **11**, 265 (1956).

SOVÉNYI, E., BALÁZS, V., FRÖHLICH, M. M.: Die Wirkung von Heparin und Heparinantagonisten auf die Makro- und Kryoglobuline. 8. Europ. Kongr. Haemat. Wien 1961.

SPAET, TH. H., ERICHSON, R. B.: Vascular factors in the pathogenesis of thrombosis. Thrombos. Diathes. haemorrh. (Stuttg.) Suppl. **21**, 67 (1966).

— — SPIELVOGEL, A. R.: The hemostatic sequence. SH. A. JOHNSON, W. H. SEEGERS: Physiol. of Hemost. Thromb., p. 154. Springfield, Ill.: Ch. C. Thomas 1967.

— TS'AO, CHUNG-HSIN: Vascular endothelium and thrombogenesis. In: S. SHERRY, K. M. BRINKHOUS, E. GENTON and J. M. STENGLE, Thrombosis, p. 416. Washington, D. C.: Nat. Acad. Sci. 1969.

SPANOUDIS, S., EICHBAUM, F., ROSENFELD, G.: Inhibition of the local Shwartzman reaction by dicumarol. J. Immunol. **75**, 167 (1960).

SPECTOR, I., CORN, M.: Control of heparin therapy with activated partial thromboplastin time. J. Amer. med. Ass. **201**, 157 (1967).

SPOHN, K.: Die tödlichen Lungenembolien an den Heidelberger Kliniken. Langenbecks Arch. klin. Chir. **269**, 518 (1951).

— Beitrag zur gezielten Thromboembolieprophylaxe in der Chirurgie. Thrombose und Embolie. I. Internat. Tagg, Basel, 1954, S. 963.

SPOONER, M., MEYER, O.: The effect of dicumarol on platelet adhesiveness. Amer. J. Physiol. **142**, 279 (1944).

SPURNY, O., RUBIN, S., WOLF, J., WU, W.: Spinal epidural hematoma during anticoagulant therapy. Arch. intern. Med. **114**, 103 (1964).

STACHER, A.: Zur Pathogenese der Hautnekrose bei der Antikoagulantientherapie. Wien. klin. Wschr. **75**, 820 (1963).

— Über den Wert von Chlorphenylindandion in der Therapie thrombo-embolischer Krankheiten. Wien. med. Wschr. **114**, 150 (1964).

STAMM, H.: Erhöhte Kapillardurchlässigkeit bei Antikoagulantientherapie und beim postthrombotischen Syndrom. Ther. Umsch. **14**, 144 (1957).

— Prophylaxe und Therapie der Thrombosen in der Geburtshilfe. Thrombos. Diathes. haemorrh. (Stuttg.), Suppl. ad vol. **5**, 137 (1961).

— Einfluß der Langzeitbehandlung mit Antikoagulantien in der Gravidität auf den Foetus. Thrombos. Diathes. haemorrh. (Stuttg.), Suppl. **12**, 137 (1963).

— Cerebrale Sinusthrombose und Antikoagulantientherapie. Gynaecologia (Basel) **157**, 125 (1964).

— Nebenwirkungen der Heparine. Thrombos. Diathes. haemorrh. (Stuttg.), Suppl. **13**, 9 (1965).

— Antiheparine. Thrombos. Diathes. haemorrh. (Stuttg.), Suppl. **19**, 181 (1966).

— Thromboembolische Komplikationen in der Schwangerschaft, Gynaecologia (Basel) **164**, 137 (1967).

— Die postoperative Thrombophlebitis und Thromboembolie in der Gynäkologie. Gynäkologe **1**, 21 (1968).

— HERTIG, H.: Statistik der Thromboembolie in Gynäkologie und Geburtshilfe. Zbl. Gynäk. **80**, 628 (1958).

STARK, H.: Über die Wirkung des Heparins bei der Behandlung von arteriosklerotisch bedingten Foveaprozessen. Mbl. Augenheilk. **131**, 165 (1957).

STEFENELLI, N., TULZER, H., WEWALKA, F.: Hautnekrosen als Nebenwirkung der Therapie mit Antikoagulantien. Thrombos. Diathes. haemorrh. (Stuttg.) **5**, 136 (1961).
STEIN, E.: Der Herzinfarkt. In: TH. NAEGELI, P. MATIS, R. GROSS, H. RUNGE, H. W. SACHS, Die thromboembolischen Erkrankungen, S. 621. Stuttgart: Schattauer 1960.
STEINMETZ, L.: Über familiäre Thromboseneigung. Arch. Klaus-Stift. Vererb.-Forsch. **39**, 235 (1954).
STEPANOVA, M. P.: Clearing factor and blood heparin in patients with atherosclerosis and effect of iodine therapy on these indices. Fed. Proc. **22**, T 232 (1963).
STEPHENSON, S. F.: Anticoagulans and mitral valvotomy. A nine-year survey. Thorax **21**, 38 (1966).
STERNE, J.: Action de certains anticoagulants sur le métabolisme urique. Maroc. méd. **35**, 102 (1956).
STEURER, G.: Die Behandlung arterieller Thromboembolien der großen Extremitätengefäße mit Heparin (Liquemin) intravenös. Münch. med. Wschr. **103**, 2034 (1961).
STEVENSON, F. H.: Angina of effort, use of heparin for its control. Lancet **1954 I**, 1319.
STEWART, R. D. H., GRAYSON, M. F.: The effect of long-term treatment on thyroid function. Scot. med. J. **11**, 360 (1966).
STINCHFIELD, F. E., SANKARAN, B., SAMILSON, R.: The effect of anticoagulant therapy on bone repair. J. Bone Jt Surg. **38** A, 270 (1956).
STÖCKLI, A.: Hautnekrosen bei Cumarinmedikation. Praxis **51**, 1308 (1962).
STÖRMER, H., KAUTZSCH, E.: Regulationsabläufe bei der Behandlung mit Cumarin. Therapiewoche **4**, 590 (1954).
STORM, O.: Prä- und peroperative Prophylaxe der Thrombose. Thrombos. Diathes. haemorrh. (Stuttg.), Suppl. ad vol. **5**, 90 (1961).
— GOTTLIEB, O.: Erfahrungen mit der Antikoagulantien Langzeitbehandlung nach Herz- und Gefäßoperationen. Thrombos. Diathes. haemorrh. (Stuttg.), Suppl. **12**, 141 (1963).
— TERSLEV, E., GAMMELGAARD, P. A.: Anticoagulant prophylaxis at shunt operations in infants and children with the tetralogy of Fallot. Acta chir. scand. **127**, 194 (1964).
STORTI, E., VACCARI, F.: Studies on the relationship between anticoagulants and hemolysis. I. Effect of anticoagulants on hemolysis and on the agglutination of red blood cells by anti-erythrocyte serum. Acta haemat. (Basel) **15**, 12 (1956).
STOUGHTON, R. B.: Morphea-like basal-cell carcinoma. Arch. Derm. **65**, 733 (1952).
STRÄULI, P.: Intravascular clotting and cancer localization. Thrombos. Diathes. haemorrh. (Stuttg.), Suppl. **20**, 147 (1966).
STRAIN, R. E.: Spinal epidural haematoma in patients on anticoagulant therapy. Ann. Surg. **159**, 507 (1964).
STRAŠILOVA, H., MAŘATKA, Z., VICKLICKÝ, J.: Psoas muscle hemorrhage as a complication of anticoagulant therapy. Vnitř. Lék. **7**, 1131 (1961).
STRATA, A., SALVATORE, V., CASTELLO, S., CUCURACHI, L.: Il solfato di protamina nella chiarificazione plasmatica provocata da un eparinoide syntetico. G. Clin. med. **43**, 692 (1962).
STRAUBE, K. H.: Die infarktbedingte Herzruptur. Z. ges. inn. Med. **17**, 465 (1962).
STREIFF, F., PETERS, A., ALEXANDRE, P.: Recherches biologiques concernant l'action de l'hémoclar sur l'hémostase en general et le système fibrinolytic en particulier. Table Ronde s. l'Hémoclar **1965**, 57.
STRICKER, H., MARX, E.: Über die Bedeutung der Art und der Stärke der Sulfurierung von Chondroitinschwefelsäuren für deren blutgerinnungshemmende Wirkung. Akad. Wiss. u. Literatur, Abh. math.-naturw. Kl. **9**, 479 (1965).
STRUVER, G. P., BITTNER, D. L.: The partial thromboplastin time in anticoagulant therapy. Amer. J. clin. Path. **38**, 473 (1962).
STUDER, A.: Vorkommen und Bedeutung des körpereigenen Heparins. Experientia (Basel) **10**, 148 (1954).
STÜRUP, H., FOG, T.: Antikoagulationsbehandling ved apoplexia cerebri; om differential diagnosen mellem haemorrhagia og encefalomalacia cerebri. Nord. Med. **50**, 1261 (1953).
STÜTTGEN, G., HOFFMANN, N., SIMMICH, W.: Die Aktivierung der Proteolyse des menschlichen Serums und der Haut durch Heparin. Klin. Wschr. **35**, 1168 (1957).
— WEIDENBACH, H.: Zur Frage der Beeinflussung der perkutanen Heparinresorption. Derm. Wschr. **126**, 1164 (1952).
STUHLERT, H.: Zur ambulanten Behandlung der Thrombophlebitis. Med. Welt **1962**, 2290.
SULLIVAN, B. J., MASTERSON, W. K.: Peripheral vascular responces to remote thermal burns and frostbite as influenced by Heparin and Paritol. Amer. J. Physiol. **175**, 56 (1953).
SULLIVAN, J. M., HARKEN, D. E., GORLIN, R.: Pharmacologic control of thromboembolic complications of cardiac valve replacement. New Engl. J. Med. **279**, 576 (1968).
SUSCHKE, J., VOGT, D.: Über den metachromatischen Nachweis von Heparinoiden im Urin. Dtsch. med. Wschr. **94**, 547 (1969).

Šusteršič, Z.: Über eine spontane beiderseitige Nekrose der Mamma. Chirurg **11**, 485 (1962).
Suzman, M. M.: Prophylactic value of long-term anticoagulant therapy in coronary artery disease. Anticoagulant therapy in ischemic heart disease, edit. by Nichol. New York: Grune & Stratton 1965.
Swart, Au., Singher, H. O.: Preparation of a standard thromboplastin for use in prothrombin time assays. Amer. J. clin. Path. **36**, 184 (1961).
Symons, C., de Toszeghi, A., Cook, I. J. Y.: Effect of ethylchlorophenoxyisobutyrate with or without androsterone on platelet stickiness. Lancet **1964 I**, 233.
Szabó, I., Kelentey, B., Vályi-Nagy, T.: Metachromatische Reaktion zum Nachweis der Affinität einiger Antibiotica zu Heparin. Arzneimittel-Forsch. **13**, 961 (1963).
Szczeklik, E., Janiakowa, A.: Die Bedeutung der Blutgerinnungsfaktoren in der Pathogenese der Koronarthrombose. Z. ges. inn. Med. **12**, 639 (1957).
Szeghy, G., Czverencz, I.: Observations with local application of heparin. Amer. J. Ophthal. **50**, 525 (1960).
Tacchi, D.: A pelvic haematocele complicating anticoagulant therapy. J. Obstet. Gynaec. Brit. Cwlth **70**, 321 (1963).
Tait, G. B.: Nephropathy during phenindione therapy. Lancet **1960 II**, 1198.
Takats, G. de: Heparin tolerance. A test of the clotting mechanism. Surg. Gynec. Obstet. **77**, 31 (1943).
— Fowler, E. F.: The problems of thromboembolism. Surgery **17**, 153 (1945).
Tamayo-Perez, R., Montiel, J. M., Ruiz-Reyes, G.: Prevention by heparin of experimental acute renal failure due to incompatible blood transfusion. XI. Int. Kongr. Haemat. Sydney, 1966, DG 2.
Tanchès, A.: Propriétés antiathéromateuses de l'héparin previos injections, cliniques et biologiques. Presse méd. **61**, 1282 (1953).
Tanser, A. R., Keat, E. C. B.: Phenindione-induced haemorrhagic ulcerative colitis. Brit. med. J. **1966 I**, 588.
Taubmann, G., Winkler, G.: Über eine hochwirksame antithrombotische Substanz von Heparincharakter. Klin. Wschr. **29**, 296 (1951).
Taylor, A., Essex, H. E.: Effect of anticoagulants on recanalisation. Circulat. Res. **7**, 658 (1959).
Teitelbaum, J. I., Cooperberg, A. A., Kalant, N.: Effect of a high-fat diet on the concentration of antihemophilic globulin and factor V. Canad. med. Ass. J. **87**, 1101 (1962).
Ten Pas, A., Monto, R. W.: The treatment of autoimmune hemolytic anemia with heparin. Am. J. med. Sci. **251**, 63 (1966).
Tenailleau, A.: A propos d'un hématome intra-mural du jejunum au cours d'un traitement anticoagulant. Thesis Paris, 1965.
Teschan, P. E., Baxter, C. R., O'Brien, T. F., Freyhof, J. N., Hall, W. H.: Prophylactic haemodialysis in treatment of acute renal failure. Ann. intern. Med. **53**, 992 (1960).
Thies, H. A.: Erfahrungen mit Antikoagulantien bei 6000 Fällen der Chirurgie. Thrombose und Embolie. I. Internat. Tagg, Basel, 1954, S. 954.
— Thrombodym und Prothrombinzeit. Dtsch. med. Wschr. **79**, 640 (1954).
— Erfahrungen mit seltenen Erden. Rev. Hémat. **10**, 397 (1955).
— Cer als Antikoagulans. Ther. d. Gegenw. **96**, 411 (1957).
— Klinische Maßnahmen und Anwendung von Antikoagulantien in der Chirurgie. In: F. Beckermann, R. Jürgens und G. Schubert, S. 63. Thrombose und Embolie. Stuttgart: Schattauer 1958.
— Heparin und extrakorporaler Kreislauf. Thrombos. Diathes. haemorrh. (Stuttg.), Suppl. ad vol. **5**, 99 (1961).
— Prophylaxe und Therapie mit Antikoagulantien. Blut. **8**, 515 (1962).
— Boecker, D.: Klinische Erfahrungen mit einem neuen Antithrombotikum aus der Reihe der seltenen Erden. Dtsch. med. Wschr. **78**, 222 (1953).
— Rodewald, G.: Antikoagulantien-Langzeittherapie nach Herz- und Gefäßoperationen. Thrombos. Diathes. haemorrh. (Stuttg.), Suppl. **12**, 61 (1963).
— — Hoffheinz, H. J.: Blutungen bei Antikoagulantien und Fibrinolytica in der Chirurgie. Thrombos. Diathes. haemorrh. (Stuttg.), Suppl. **13**, 133 (1965).
Thill, C. J., Stafford, W. T., Spooner, M., Meyer, O. O.: Haemorrhagic agent 3,3′-methylene-bis-(4-hydroxycoumarin). V. Its effect in prevention of experimental thrombosis. Proc. Soc. exp. Biol. (N.Y.) **54**, 333 (1943).
Thimann, K. V., Bonner, W. D.: Inhibition of plant growth by protoanemonin and cumarin and its prevention by BAL. Proc. nat. Acad. Sci. (Wash.) **35**, 272 (1949).
Thomas, D. P., Wessler, St., Reimer, St. M.: The relation of factors XII, XI and IX to hypercoagulable states. Thrombos. Diathes. haemorrh. (Stuttg.), **9**, 90 (1963).
Thomascheck, G.: Klinische Kritik des synthetischen Heparins Thrombocid in der Geburtshilfe und Frauenheilkunde. Geburtsh.- u. Frauenheilk. **11**, 1077 (1952).

THOMASCHECK, G.: Nebenwirkungen der Heparine und Heparinoide, Thrombose und Embolie. I. Internat. Tagg, Basel, 1954, S. 854.
— Weitere Ergebnisse über die Folgeerscheinungen der Thromboembolie nach kausaler und konservativer Behandlung. Zbl. Gynäk. **78**, 1405 (1956).
THOMASSON, DE: Infarctus mésentérique total par thrombose de la veine mésentérique (Guérison par traitement anticoagulant). Mém. Acad. Chir. **82**, 843 (1956).
THOMES, A. B., SCALLEN, R. W., SAVAGE, I. R.: The prophylactic value of long-term anticoagulant therapy. Circulation **21**, 354 (1960).
— — — Long term anticoagulant therapy in coronary disease. J. Amer. med. Ass. **176**, 181 (1961).
THOMPSON, G. R., MIKKELSEN, W. M., WILLIS, P. W.: The uricosuric effect of certain oral anticoagulant drugs. J. Lab. clin. Med. **52**, 950 (1958).
THOMPSON, J. C., LERNER, H. J., MUSICANT, M. E.: Heparin inhibition of gastric secretion in duodenal ulcer and control patients. Surg. Gynec. Obstet. **122**, 751 (1966).
THORNE, TH. B.: Anticoagulants in the treatment of retinal vein thrombosis. Proc. roy. Soc. **54**, 856 (1961).
THORNES, R. D.: Anticoagulant therapy in patients with cancer. Irish med. Ass. **62**, 390 (1969).
THORSEN, G.: Dicoumarol poisoning with relapse. Lancet **1947** I, 420.
THURNHERR, A., NIEDERBERGER, W.: Neuere Auffassungen über Aetiologie und Therapie der Atherosklerose unter besonderer Berücksichtigung von Heparin. Schweiz. med. Wschr. **84**, 286 (1954).
— — Lipoproteidstudien zur Ätiologie und Therapie der Arteriosklerose. Unter besonderer Berücksichtigung der papier-elektrophoretischen Lipoproteidbestimmung und der Heparintherapie. Bull. schweiz. Akad. med. Wiss. **12**, 1 (1956).
THURNHERR, N., THÖLEN, H., DUCKERT, F.: Quantitative heparin determination and periodic extracorporal dialysis. Helv. med. Acta **33**, 334 (1967).
THYGESEN, P.: Dicumarolbehandlung bei disseminierter Sklerose. Ugeskr. Læg. **1952**, 1685.
TIBURTIUS, H.: Die Venenverschlüsse der Netzhaut. Klin. Monatsh. Augenheilk. **136**, 604 (1960).
TIDBALL, M. E.: Heparin inhibition of histamine release and its relation to calcium. Fed. Proc. **26**, 231 (1967).
TILLGREN, C.: Obliterative arterial disease of the lower limbs. II. A study of the course of the disease. Acta med. scand. **178**, 103 (1965).
— Obliterative arterial disease of the lower limbs. III. Prognostic influence of concomitant coronary heart disease. Acta med. scand. **178**, 121 (1965).
— Obliterative arterial disease of the lower limbs. IV. Evaluation of long-term anticoagulant treatment. Acta med. scand. **178**, 203 (1965).
TÖNZ, O., AUFDERMAUR, F.: Erfolgreiche Behandlung eines Waterhouse-Friderichsen Syndroms mit Heparin. Schweiz. med. Wschr. **97**, 1611 (1967).
TOMICH, E. G., WOOLLETT, J. E.: Sublingual heparin. Lancet **1952 II**, 888.
TOOHEY, M.: Comparison of Quick's, Owren's and Ware's techniques for the control of anticoagulant therapy. J. clin. Path. **11**, 50 (1958).
— Anticoagulants in myocardial infarction. Brit. med. J. **1958 I**, 252.
— Clinical experience with warfarin sodium. Brit. med. J. **1958 II**, 892.
TOULOUKIAN, R. J.: Idiopathic vena caval thrombosis with renal infarction in the newborn infant: Survival following nephrectomy. Surgery **65**, 978 (1969).
TOUSEK, M.: Paroxysmale Nachthaemoglobinurie. Fol. haemat. (Lpz.) **73**, 284 (1955).
TOWBIN, A.: Recurrent cerebral embolism. A cause of chronic organic brain disease. Arch. Neurol. Psychiat. (Chic.) **73**, 173 (1955).
TRAUTMANN, H.: Über klinische Erfahrungen mit dem Antikoagulans Eleparon. Münch. med. Wschr. **100**, 1037 (1958).
TROOP, R. C., BRIGGS, J. T.: Effect of heparin on a ring reduction of adrenal steroids by liver homogenates. Metabolism **14**, 867 (1965).
— KRZANOWSKI, P. T., BRIGGS, J. T.: Mechanism of heparin inhibition of adrenal steroid. A ring reduction. Metabolism **15**, 542 (1966).
TSIOURIS, G., STATHOPOULOU, R., TSEVRENIS, I.: Serum inhibition of plasmin and of plasminogen activation in thrombotic diseases. J. Atheroscler. Res. **7**, 425 (1967).
TUBIANA, R., DUPARC, J.: Prevention of thromboembolic complications in orthopedic and accident surgery. J. Bone Jt. Surg. B **43**, 7 (1961).
TUDHOPE, G. R., COHEN, H., MEIKLE, R. W.: Alopecia following treatment with dextran sulphate and other anticoagulant drugs. Brit. med. J. **1958 I**, 1034.
TULLOCH, J. A., STUART, K. L.: Ethylbiscoumacetate as inhibitor of sickling. Lancet **1956 I**, 107.
TURCOTTE, J. G., KRAFT, R. O., FRY, W. J.: Heparin reactions in patients with vascular disease. Arch. Surg. **90**, 375 (1965).

TURNBULL, A. C.: Prophylaxis by anticoagulants after gynaecological operations. In: W. WALKER, Thrombosis and anticoagulant therapy, p. 60. Dundee: Thomson & Co. 1960.
TYRRELL, M. J.: Side-effect of phenindione. Brit. med. J. **1963 I**, 1160.
TYTGAT, G. N., COLLEN, D. J., VREKER, R. A. DE: La diathese hémorragique en cas de cirrhose du foie. Nouv. Rev. franç. Hémat. **8**, 123 (1968).
UDALL, J. A.: Long term anticoagulation therapy. Stabilisation by dietary fixation. Arizona Med. **21**, 17 (1964).
— Human sources and absorption of Vitamin K in relation to anticoagulation stability. J. Amer. med. Ass. **194**, 127 (1965).
— Stabilization of anticoagulant therapy by simultaneous coumarin and Vitamin K administration. Angiology **19**, 95 (1968).
UGLOV, F. G., POTASHOV, L. V.: The prophylaxis of thromboembolic complications in surgery for mitral stenosis. J. thorac. cardiovasc. Surg. **44**, 408 (1962).
UHLMANN, G.: Blutungen in der Gynaekologie. Thrombos. Diathes. haemorrh. (Stuttg.), Suppl. **13**, 141 (1965).
ULLERY, J. C.: Thromboembolic disease complicating pregnancy and the puerperium. Amer. J. Obstet. **68**, 1243 (1954).
ULUTIN, O. N., SESTAKOF, D.: Coagulability of the blood in ischaemic heart disease. Lancet **1958 I**, 324.
UNGHVARY, L., FARKAS, K., HOVANYI, M., FARKAS, F.: Über die Wirkung des Heparins auf das Gesamtkatecholaminniveau des Vollblutes und deren Wertung. Z. Rheumaforsch. **23**, 204 (1964).
USHIRO, C. S., SCHALLER, W. F.: Anticoagulation therapy in cerebral thrombosis and embolism. Neurology (Minneap.) **7**, 253 (1957).
VACCARI, F., BALDINI, E.: Su un caso di emoglobinuria parossistica notturna (malattia di Marchiafava-Micheli). Minerva med. **48**, 3675 (1957).
VAKIL, R. J.: Preinfarction syndrome: management and follow up. Amer. J. Cardiol. **14**, 55 (1964).
VALDORF HANSEN, F., HOYER, I., LARSEN, H. W.: Longterm anticoagulant therapy in diabetic retinopathy. Reports of the Steno.-memorial Hospital and the Nord. Insulinlaboratorium **11**, 184 (1963).
VALENTINE, G. H.: Heparinized blood for exchange transfusion. Lancet **1958 II**, 21.
VALLENT, K.: Die Wirkung von Heparin in der Regulierung des Wasser- und Elektrolythaushaltes. Klin. Wschr. **43**, 235 (1965).
— FEHER, T., FACHET, J.: Über die Wirkung der Heparinbehandlung auf die Ausscheidung der einzelnen 17-Ketosteroidfraktionen. Endokrinologie **48**, 51 (1965).
VANNAS, S., ORMA, H.: Experience of treating retinal venous occlusion with anticoagulant and antisclerotic therapy. Arch. Ophthal. **58**, 812 (1957).
— RAITTA, CH.: Anticoagulant treatment of retinal venous occlusion. Amer. J. Ophthal., Ser. III, **62**, 874 (1966).
VARA, P., KOTSALO, K.: Über die Schwankungen der Thrombozytenzahl während der Geburt bei Gesunden und bei toxaemischen Frauen. Ann. Chir. Gynaec. Fenn. **45**, 251 (1956).
VARANGOT, J., VASSY, S.: Essais de prévention des thromboses expérimentales chez le lapin par le dicoumarol. Gynéc. et Obstét. **46**, 20 (1947).
VASTOLA, E. F., FRUGH, A.: Anticoagulants for occlusive cerebrovascular lesions. Neurology (Minneap.) **9**, 143 (1959).
VERHAGEN, H., WIERSEMA, M. U.: Huidblœding en necrose bij patienten met thrombose, behandeld met dicumarol of dicumacyl. Need. T. Geneesk. **96**, 1578 (1952).
VERSTRAETE, M.: Intravasculaire stolling als oozaak van hemorragische diathese. Verh. Vlaam. Akad. Geneesk. Belg. **283**, 308 (1966).
— Antithrombins. Thrombos. Diathes. haemorrh. (Stuttg.), Suppl. **20**, 385 (1966).
— AMERY, A., VERMYLEN, C., ROBYN, G.: Heparin treatment of bleeding. Lancet **1963 I**, 446.
— CLARK, P. A., WRIGHT, I. S.: Evaluation of prothrombin times performed with different thromboplastins. Acta med. scand. **163**, 105 (1959).
VEYRAT, R., FABRE, J., MÜLLER, A. F.: Inhibition sélective de la sécrétion de l'aldostérone par un héparinoide semi-synthétique (Ro 1-8307). Helv. med. Acta **29**, 543 (1963).
VIERDT: Disc. zu STAMM, H., Thrombos. Diathes. haemorrh. (Stuttg.), Suppl. **2**, 142 (1960).
VIETS, C. H., GEBAUER, D.: Klinischer Beitrag zur Pathogenese der Cumarin-Nekrosen. Dtsch. med. Wschr. **92**, 1767 (1967).
VIGRAN, I. M.: The management of long term anticoagulant therapy. Geriatrics **18**, 916 (1954).
— Clinical anticoagulant therapy, p. 152. Philadelphia: Lea & Febiger 1965.
— WARE, A. G.: Laboratory controls. In: VIGRAN, I. M., Clinical anticoagulant therapy, p. 90. Philadelphia: Lea & Febiger 1965.
VILLASANTA, U.: Thromboembolic disease and pregnancy. Amer. J. Obstet. Gynec. **93**, 142 (1965).

Vinazzer, H.: Untersuchungen über die fibrinolytische Wirkung des Heparins. Wien. Z. inn. Med. **32**, 167 (1951).
— Die Beeinflussung der Antikoagulantientherapie durch ein Diuretikum. Wien. Z. inn. Med. **44**, 323 (1963).
— Der Einfluß von Heparin auf die akute Verbrauchskoagulopathie und den „rebound-effect". Eine tierexperimentelle Studie. Thrombos. Diathes. haemorrh. (Stuttg.) **19**, 225 (1968).
— Die postoperative Thrombosebereitschaft. Thrombos. Diathes. haemorrh. (Stuttg.), Suppl. **23** (1969).
Vincke, E.: Die blutgerinnungshemmende Wirkung der seltenen Erden. Hoppe-Seylers Z. physiol. Chem. **272**, 65 (1941).
— Untersuchungen über Thromboseprophylaxe mit organischen Salzen seltener Erden. III. Thromboseverhütende Wirkung des Neodymnicotinats. Naunyn-Schmiedebergs Arch. exp. Path. Pharmak. **204**, 497 (1947).
— Thromboseprophylaxe und Thrombodym. Ther. d. Gegenw. **99**, 509 (1960).
— Die Wirkung seltener Erden auf Fermente. 3. Die Wirkung des Neodyms auf die Glukose-6-phosphat-dehydrogenase der Erythrozyten. Ther. d. Gegenw. **101**, 267 (1962).
— Oelkers, H. A.: Zur Pharmakologie der seltenen Erden. III. Toxizität und Wirkung auf Stoffwechselvorgänge. Naunyn-Schmiedebergs Arch. exp. Path. Pharmak. **188**, 465 (1938).
— Schmidt, E.: Über den Prothrombinmangel durch seltene Erden und seine Beeinflussung durch Vitamin K_5. Hoppe-Seylers Z. physiol. Chem. **273**, 39 (1942).
— Sucker, E.: Über ein neues Antithrombotikum, das Neodymsulfoisonicotinat. Klin. Wschr. **28**, 74 (1950).
Virchow, R.: Die Pfropfbildungen und Verstopfungen in den Gefäßen. In: Handbuch der speziellen Pathologie und Therapie, Bd. 1. Erlangen 1854.
Vodopivec, M.: Kurze Mitteilung zur Frage der Heparinallergisierung. Verwendung von Thrombocid bei Patienten, die auf natives Heparin allergisch reagieren. Dtsch. med. Wschr. **79**, 23 (1954).
— Baumgartner, R.: Gibt es echte allergisch-anaphylaktische Reaktionen auf Thrombocid? Praxis **42**, 990 (1953).
— — Zur Behandlung der Hypertonie mit Thrombocid. Praxis **43**, 938 (1954).
Vogel, H.: Beitrag zur Therapie der Hautnekrosen nach Cumarin-Behandlung. Med. Klin. **57**, 355 (1962).
Vollmer, H.: Anwendung von Heparinoid-Hyaluronidase-Salbe in der Praxis. Med. Welt **1966**, 159.
Vries, A. de, Feldman, J. D., Stein, O., Stein, Y., Katchalski, E.: Effects of intravenously administered poly-D,L-lysin in rats. Proc. Soc. exp. Biol. (N.Y.) **82**, 237 (1953).
— Schwager, A., Katchalski, E.: Action of water-soluble polyamino acids on blood coagulation. Internat. Congr. Hemat. Cambr. 1950.
Waaler, B.: The effect of permanent anticoagulant therapy on symptoms and mortality in angina pectoris. Acta med. scand. **157**, 289 (1957).
Wagner, K., Sailer, S., Eber, O., Pailer, J.: Untersuchungen zur Heparinwirkung bei haemolytischen Anaemien. Wien. Z. inn. Med. **42**, 453 (1961).
Wagreich, H., Tarlow, J. M.: Studies on the strength of fibrinogen thrombin clots. Arch. Biochem. **7**, 345 (1945).
Waibel, P. P.: Postoperative management of arterial bypass. Thrombos. Diathes. haemorrh. (Stuttg.), Suppl. **21**, 377 (1966).
Waisbren, B. A., Glick, D.: Effect of aureomycin on heparin concentration and clotting time of human blood. Proc. Soc. exp. Biol. (N.Y.) **75**, 476 (1950).
Wakim, K. G., McKenzie, B. F., McGuckin, W. E., Brown, A. L., Baggenstoss, A. H.: The effects of heparin, nicotinic acid, and ACTH on experimental nephrosis. Amer. J. med. Sci. **245**, 259 (1963).
Waldron, B. R., Fennell, R. H., Jr., Castleman, B., Bland, E. F.: Myocardial rupture and hemopericardium associated with anticoagulant therapy. A post mortem study. New Engl. J. Med. **251**, 892 (1954).
Wallace, D. C.: Cerebral vascular disease in relation to long term anticoagulant therapy. J. chron. Dis. **17**, 527 (1964).
Wallich, E., Tanret, P., Monsaingeon, A.: Evolution d'une heterograffe en présence d'héparine. C. R. Soc. Biol. (Paris) **153**, 1179 (1959).
Walsh, A. C.: Anticoagulant therapy as a potentially effective method for the prevention of presenile dementia: Two case reports. J. Amer. Geriat. Soc. **16**, 472 (1968).
Walters, M. B.: The relationship between thyroid function and anticoagulant therapy. Amer. J. Cardiol. **11**, 112 (1963).

WALTON, K. W.: Investigation of the toxicity of a series of dextran sulfates of varying molecular weight. Brit. J. Pharmacol. **9**, 1 (1954).
WARIS, E.: Effect of ethylalcohol on some coagulation factors in man during anticoagulant therapy. Ann. Med. exp. Fenn. **41**, 45 (1963).
WARTMAN, W. B.: Occlusion of the coronary arteries by hemorrhage into their walls. Amer. Heart J. **15**, 459 (1938).
WASCHKE, G.: Beitrag zur generellen Thromboseprophylaxe nach gynäkologischen Operationen. Zbl. Gynäk. **79**, 1609 (1957).
WASSEN, E., FOGSTRAND, I., MASRELIEZ, N.: Några försök att tillföra antikoagulantia till fall av akut pneumonik. Svenska Läk.-Tidn. **42**, 2926 (1945).
— ZANDER, G.: Om behandling av polyarthrit och andra liknanda tillstånd med dikumarin preparat. Svenska Läk.-Tidn. **42**, 1768 (1945).
WASSERMAN, A. J., GUTTERMAN, L. A., YOE, K. B., KEMP, V. E., RICHARDSON, D. W.: Anticoagulants in acute myocardial infarction. Amer. Heart J. **71**, 43 (1966).
WATSCHINGER, B.: Heparinisierung während der künstlichen Dialyse. Klin. Med. **58**, 287 (1963).
WATSON, R. M., PIERSON, R. N.: Effect of anticoagulant treatment upon aspirin-induced gastrointestinal bleeding. Circulation **24**, 613 (1961).
WEARN, J. T.: Thrombosis of the coronary arteries, with infarction of the heart. Amer. J. med. Sci. **165**, 250 (1923).
WEBER, C.: Treatment of cerebral venous and sinus thrombosis. Thrombos. Diathes. haemorrh. (Stuttg.), Suppl. **21**, 435 (1966).
WEBSTER, J. R., SAADEH, G. B., EGGUM, P. R., SUKER, J. R.: Wheezing due to pulmonary embolism: Treatment with heparin. New Engl. J. Med. **274**, 931 (1966).
WEGMANN, R., GARRAUD, R.: Le problème de l'absorption cutanée de l'héparine. Presse méd. **69**, 898 (1961).
WEIGELIN, E., APOLLONIO, A.: Die Behandlung der retinalen Venenthrombose mit Antikoagulantien. Ophthalmologica (Basel) **140**, 225 (1960).
WEINER, M.: Effect of centrally active drugs on coumarin anticoagulants. Nature (Lond.) **212**, 1599 (1966).
— BRODIE, B. B., BURNS, J. J.: A comparative study of hypoprothrombinemic agents: the physiologic disposition and chemical pharmacology of coumarin and indanedione compounds. Thrombose und Embolie. 1. Internat. Tagg, Basel, 1954, S. 181.
— DAYTON, P. G.: Effect of barbiturates on coumarin activity. Circulation **20**, 783 (1959).
— MOSES, D.: The effect of glucagon and insulin on the prothrombin response to coumarin anticoagulants. Proc. Soc. exp. Biol. (N.Y.) **127**, 761 (1968).
— SIDDIQUI, A. A., BOSTONACI, N., DAYTON, P. G.: Drug interactions: The effect of combined administration on the half-life of coumarin and pyrazolone drugs in man. Fed. Proc. **24**, 153 (1965).
WEINREICH, J., HÖRDER, M. H., TIETJEN, K., GAEDEKE, U.: Die Behandlung des Herzinfarktes mit Antikoagulantien. Dtsch. med. Wschr. **92**, 1003 (1967).
WELLS, C. E.: Cerebral embolism. The natural history, prognostic signs, and effects of anticoagulation. Arch. Neurol. Psychiat. (Chic.) **81**, 667 (1959).
WELTI, J. J., BREYNAERT, R.: Danger des piqures au cours d'un traitement anticoagulant. Volumineux hématome rétropéritonéal provoqué par infiltration anésthesique du sympathique lombaire. Presse méd. **59**, 518 (1951).
WESELEY, A. C., NEUSTADTER, M. J., LEVINE, W.: Massive intraperitoneal hemorrhage of ovarion follicular origin during anticoagulant therapy. Amer. J. Obstet. **73**, 683 (1957).
WESSLER, ST.: Experimentally produced phlebothrombosis in the study of thromboembolism. J. clin. Invest. **32**, 610 (1953).
— Thrombosis in the presence of vascular stasis. Amer. J. Med. **33**, 648 (1962).
— The role of stasis in thrombosis. In: S. SHERRY, K. M. BRINKHOUS, E. GENTON and J. M. STENGLE, Thrombosis, p. 461. Washington, D. C.: Nat. Acad. Sci. 1969.
— BALLON, J. D., KATZ, J. H.: Studies in intravascular coagulation. V. A distinction between the anticoagulant and antithrombotic effects of dicumarol. New Engl. J. Med. **256**, 1223 (1957).
— CONNELLY, M. T.: Studies in intravascular coagulation. II. A comparison of the effect of dicumarol and heparin on clot formation in isolated venous segments. J. clin. Invest. **32**, 650 (1953).
— GASTON, L. W.: Pharmacologic and clinical aspects of heparin therapy. Anesthesiology **27**, 475 (1966).
— MORRIS, L. E.: Studies on intravascular coagulation. IV. The effect of heparin and dicumarol on serum-induced venous thrombosis. Circulation **12**, 553 (1955).
— ZOLL, P. M., SCHLESINGER, M. J.: The pathogenesis of spontaneous cardiac rupture. Circulation **6**, 334 (1952).

West, R. L., Jennings, P. B., Hardaway, R. M., Lundberg, E.: Effect of heparin on the decrease in blood coagulation factor activity associated with experimental endotoxemia. Ann. Surg. **165**, 351 (1967).

Wetterdal, P.: The use of heparin as a prophylactic against thrombosis following gynecologic operations. Acta med. scand. **107**, 123 (1941).

Whisnant, J. P.: Cerebral vascular diseases, edit. by Millikan, C. H., Siekert, R. G., Whisnant, J. P., p. 159. New York: Grune & Stratton 1961.

White, B. H.: The effect of dicumarol upon postoperative peritoneal adhesions. Ann. Surg. **130**, 942 (1949).

Wicke, G.: Einleitung der Antikoagulantientherapie mit kurz- und langwirkenden Dicumarinen. Thrombose und Embolie. I. Internat. Tagg, Basel, 1954, S. 739.

Widhalm, J.: SP 54 in Therapie und Prophylaxe thrombotischer Zustände in Gynäkologie und Geburtshilfe. Prakt. Arzt **21**, 923 (1967).

Wieckiewicz, E.: Bilateral haemorrhage to the suprarenal bodies in the course of myocardial infarction treated with heparin. Case report. Pol. Tyg. Lek. **17**, 361 (1962).

Wilbrand, U.: Erfahrungen mit dem neuen Antikoagulans Thrombodym. Dtsch. med. Wschr. **78**, 330 (1953).

Wilcken, D. E. L., McKenzie, K. M., Goodwin, J. F.: Anticoagulant treatment of obliterative pulmonary hypertension. Lancet **1960 II**, 781.

Wild, H.: Thromboembolische Frühprophylaxe an dem ersten postoperativen Tag. Wien. med. Wschr. **115**, 128 (1965).

Wilhelmsen, L., Selander, S., Söderholm, B., Paulin, S., Varnauskas, F., Werkö, L.: Recurrent pulmonary embolism. Medicine (Baltimore) **42**, 335 (1963).

Wille, P.: Bei welchen Patienten empfiehlt sich eine gezielte Thromboemboliebehandlung mit Antikoagulantien. Zbl. Gynäk. **79**, 1144 (1957).

— Die postoperativen Veränderungen im Gerinnungssystem und ihre Bedeutung für die Früherkennung der Thrombose. Folia haemat. West **4**, 335 (1960).

Willemssens, P., Henkes, H. E.: Treatment of senile macular degeneration. Ophthalmologica (Basel) **140**, 147 (1960).

Williams, E. D., Doniach, I.: The antithyroid activity of the anticoagulant phenylindanedione. J. Endocr. **21**, 421 (1961).

Williams, R. D., Carey, L. C.: Studies in production of standard venous thrombosis. Ann. Surg. **149**, 381 (1959).

— Karaffa, F.: Comparison of a fibrinolysin and heparin on induced venous thrombosis and thrombolysis. Surg. Gynec. Obstet. **121**, 309 (1965).

Willis, P. W., McCris, J. A., Dennis, E. W., Hodgson, P. E., Coon, W. W., Gamble, J. R., Duff, I. F.: Clinical evaluation of Dipaxin, an oral anticoagulant. J. Lab. clin. Med. **42**, 968 (1953).

Willms, D.: Tierexperimentelle Untersuchungen zur hyaluronidasehemmenden Wirkung von SP 54. Diss. München 1960.

Wilson, I. D., Goetz, F. C.: Selective hypoaldosteronism after prolonged heparin administration. Amer. J. Med. **36**, 635 (1964).

Wimhöfer, H.: Prophylaxe und Therapie der postoperativen Thromboembolie. Medizinische **1957**, 900.

Windsor, E., Cronheim, G. E.: Anticoagulant and antilipaemic activity in animals and man after oral and parenteral administration. In: W. Walker, Thrombosis and anticoagulant therapy, p. 70. Dundee: Thomson & Co. 1960.

Wing, A. J., Curtis, J. R., Wardener, H. E. De: Reduction of clotting in scribner shunts by long-term anticoagulation. Brit. med. J. **3**, 143 (1967).

Winterstein, A.: Heparin. Bibl. haemat. (Basel) **11**, 35 (1960).

Wising, P.: The identity of prothrombin and midpiece of complement. Acta med. scand. **94**, 506 (1938).

Witmer, R.: Zur Behandlung der Retina-Venenthrombose. Klin. Mbl. Augenheilk. **134**, 797 (1959).

Witte, S.: Die Steigerung der Kapillarpermeabilität durch Blutgerinnungsstörungen. Thrombos. Diathes. haemorrh. (Stuttg.) **2**, 146 (1958).

— Blutungen bei Antikoagulantien und Fibrinolytika in der inneren Medizin. Thrombos. Diathes. haemorrh. (Stuttg.), Suppl. **15**, 109 (1965).

— Bressel, D.: Thrombininhibitoranstieg im Blut nach percutaner Heparinoidanwendung. Klin. Wschr. **38**, 501 (1960).

— Klein, H. O., Gerathewohl, H.: Zur Frage einer gleichzeitigen Anwendung von Antikoagulantien und Theophyllinnikotinat. Med. Klin. **60**, 1046 (1965).

Woldow, A., Chapman, J. E., Evans, J. M.: Fat tolerance test in subjects with arteriosclerosis. Heparin effects upon lipemia, lipoproteins and gamma globulin. Amer. Heart J. **47**, 568 (1954).

Wolf, G.: Sinusthrombosen im Wochenbett. Tägl. Prax. **4**, 371 (1963).
Wolf, W. A.: A possible antipyretic property of dicumarol in treatment of septic pelvic thrombophlebitis. Amer. J. Obstet. **61**, 573 (1951).
Wolff, J. M., Barker, N. W., Gifford, R. W., Mann, F. D.: Experience with a new intravenous coumarin anticoagulant (warfarin sodium derivate). Proc. Mayo Clin. **28**, 489 (1955).
Wollheim, E.: Therapie des Myocardinfarktes. Dtsch. med. Wschr. **81**, 2080 (1956).
Wood, J. C., Conn, H. L.: Prevention of systemic arterial embolism in chronic rheumatic heart disease by means of protracted anticoagulant therapy. Circulation **10**, 517 (1954).
Wood, S.: Pathogenesis of metastasis formation observed in vivo in the rabbit ear chamber. Arch. Path. **66**, 550 (1958).
— Holyoke, E. D., Yardley, J. H.: Mechanisms of metastasis production by blood-borne cancer cells. Proc. 4th Canad. Cancer conf., p. 167. Academic Press New York: 1961.
Wright, H. P.: Changes in the adhesiveness of blood platelets following parturition and surgical operations. J. Path. Bact. **54**, 461 (1942).
— The sources of blood platelets and their adhesiveness in experimental thrombocytosis. J. Path. Bact. **56**, 151 (1944).
— Comments on the present status of anticoagulants with a report of new studies dealing with marcoumar (3-[1′-Phenyl-Propyl-]4-hydroxycoumarin), phosphorylated hesperidin and the use of anticoagulant therapy for the treatment of cerebral vascular thrombosis and embolie. Thromb. and Embolie, 1. Internat. Tagg Basel 1954, S. 694.
— Kubik, M. M., Hayden, M.: Influence of anticoagulant administration on the rate of recanalisation of exp. thrombosed veins. Brit. J. Surg. **40**, 163 (1952).
Wright, I. S.: The challenge of cerebral vascular disease. Proc. Rudolf Virchow Med. Soc. New York **15**, 105 (1956).
— Experience with anticoagulants. Circulation **19**, 110 (1959).
— Treatment of cerebral arterial thromboembolism and hemorrhage. Thrombos. Diathes. haemorrh. (Stuttg.), Suppl. **21**, 423 (1966).
— Adams, R. D., Covalt, D. A., Fazekas, J. F., Merritt, H. H.: Cerebrovascular disease with aging. Bull. N.Y. Acad. Med. **32**, 657 (1956).
— Marple, C. D., Beck, D. F.: Myocardial infarction- its clinical manifestations and treatment with anticoagulants. Grune & Stratton New York: 1954.
Wynn, A., Goodwin, J. R., Birbeck, A.: Prolonged anticoagulant therapy with heparin. Brit. med. J. **1952 I**, 893.
Yamada, K., Kuzuya, H., Noda, M.: Studies on some actions of sulphated polysaccharides in arteriosclerosis. II, III, IV. Jap. Circulat. J. **25**, 570 (1961).
Yarington, C. T.: Thrombosis of the cavernous sinus. J. int. Coll. Surg. **40**, 66 (1963).
Yeh, T. J., Anabtawi, I. N., Cornett, V. E., Ellison, R. G.: Influence of rhythm and anticoagulation upon the incidence of embolization associated with Starr-Edwards prostheses. Circulation **35**, Suppl. 1, 77 (1967).
York, I. M., Rogers, W. I., Kensler, C. J.: The production of thrombi and emboli in the hamster cheek pouch by phthalanilides and related compounds. J. Pharm. exp. Ther. **141**, 36 (1963).
Zahavi, J., Dreyfuss, F.: An abnormal pattern of adenosine diphosphate-induced platelet aggregation in acute myocardial infarction. Thrombos. Diathes. haemorrh. (Stuttg.) **21**, 76 (1969).
Zahir, M.: Anticoagulans and experimental wound healing. Brit. J. exp. Path. **46**, 623 (1965).
Zahn, F. W.: Untersuchungen über Thrombose. Bildung von Thromben. Virchows Arch. path. Anat. **62**, 81 (1875).
Zakrzewski, Z.: Die Rolle des Prothrombins und Heparins bei der Proliferation und Differenzierung von Geweben. Untersuchungen in vitro. Arch. exp. Zellforsch. **13**, 152 (1932).
Zambouras, D., Anezyris, P., Kalakonas, P.: La cortisone et l'héparine dans les thrombophlebites expérimentales. Presse méd. **69**, 1134 (1961).
Zbinden, G., Tomlin, S.: Effect of heparin on platelet adhesiveness. Acta haemat. (Basel) **41**, 264 (1969).
Zeller, W., Schön, H., Aladag, I.: Parenterale und orale Therapie hyperlipämischer Arteriosklerosekranker mit SP 54. Med. Welt **1964**, 2231.
Zemplényi, T., Grafnetter, D.: Species and sex differences in fatty acid release by tissues incubated with lipaemic human serum. Brit. J. exp. Path. **39**, 99 (1958).
Zeytinoglu, I.: Bir heparine idiosyncrasie si vak'aji. Türk. Tip. Cemiyeti Mannairasi **15**, 508 (1949).
Zilliacus, H.: Behandlung av barnförlamning med Heparin. Svenska Läk.-Tidn. **1945**, 2625.
— On specific treatment of thrombosis and pulmonary embolism with anticoagulants. Acta med. scand., Suppl. 171 (1946).
Zilstorff-Pedersen, K.: Tinitus behandlet med heparin sublingualt. Nord. Med. **1962**, 927.
Zinn, W. J.: Side reactions of heparin in clinical practice. Amer. J. Cardiol. **14**, 36 (1964).

Zollikofer, H., Schulthess, P., Pugatsch, I.: Über eine neue Kontrollmethode der Antikoagulantientherapie. Helv. med. Acta **25**, 465 (1958).
Zollinger, H. U., Matter, M., Häberlin, P., Koller, F.: Antikoagulantientherapie trotz Kontraindikationen. Schweiz. med. Wschr. **92**, 445 (1962).
— Papacharalampous, N.: Über das appositionelle proximale Wachstum der Coronarthromben. Schweiz. med. Wschr. **83**, 864 (1953).
Zollinger, W.: Comparative study of control methods for anticoagulant therapy. In: W. Walker, Thrombosis and anticoagulant therapy, p. 42. Dundee: Thomson & Co. 1960.
Zuckschwerdt, L., Thies, H. A.: Langzeitbehandlung mit Antikoagulantien. Thrombos. Diathes. haemorrh. (Stuttg.), Suppl. 12 (1964).
Zweifler, A. J.: The effect of heparin on thrombus growth. Clin. Res. **9**, 240 (1961).
— Standardized technique for the study of thrombus growth: Effect of heparin therapy. J. Lab. clin. Med. **60**, 254 (1962).
Zweigbergk, J. O.: Akta Chir. Skand. **1942**. Zitiert nach W. O. Hellsten: Phlebographic studies and heparin treatment in thromboembolic diseases. Acta chir. scand., Suppl. 73 (1942).
Zylka, W.: Haematologische Krankheitsbilder durch Selbstbeschädigung. Medizinische **1959**, 1389.
Cooperative Study: Sodium heparin vs sodium warfarin in acute myocardial infarction. J. Amer. med. Ass. **189**, 555 (1964).
Medical Research Council Working Party: Assesement of short term anticoagulant administration after cardiac infarction. Brit. med. J. **1969 I**, 335.
Ohne Autor: Death from dicoumarol poisoning. The case of Regina vs. T. vdM. The indictment and the verdict. J. forens. Med. **1**, 68 (1953).

Namenverzeichnis

Kursiv gesetzte Seitenzahlen beziehen sich auf die Literatur.

Sachverzeichnis